Gastroenterologie und Hepatologie

Herausgegeben von Burkhard Kommerell, Adolf Stiehl und Peter Czygan

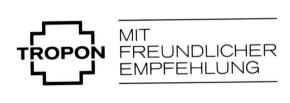

Gastroenterologie und Hepatologie

Herausgegeben
von Burkhard Kommerell, Adolf Stiehl und Peter Czygan

Mit Beiträgen von

Peter Czygan
Hans-Gerd Dammann
Gerhard E. Feurle
Klaus Fleischer
Ulrich Gärtner
Karl Gmelin
Matthias Goerig
Andreas Habenicht
Johannes Horn
Marianne Huntsberry-Dörner
Burkhard Kommerell
Bernd Limberg
Christine Männer

Peter Müller
Heinrich Müller-Lobeck
Richard Raedsch
Ulrich Räth
Helmut K. Seitz
Andreas Sieg
Bernd Simon
Adolf Stiehl
Lorenz Theilmann
Ingeborg Walter-Sack
Ellen Weber
Bertram Wiedenmann

Verlag W. Kohlhammer
Stuttgart Berlin Köln Mainz

CIP-Kurztitelaufnahme der Deutschen Bibliothek

Gastroenterologie und Hepatologie /
hrsg. von Burkhard Kommerell...
Mit Beitr. von Peter Czygan... –
Stuttgart; Berlin; Köln; Mainz: Kohlhammer, 1987.
 ISBN 3-17-009204-9

NE: Kommerell, Burkhard [Hrsg.]; Czygan, Peter [Mitverf.]

Die Wiedergabe von Gebrauchsnamen, Handelsnamen oder Warenbezeichnungen in diesem Werk berechtigt auch ohne besondere Kennzeichnung nicht zu der Annahme, daß solche Namen im Sinne der Warenzeichen- und Markenschutz-Gesetzgebung als frei zu betrachten wären und daher von jedermann benutzt werden dürften. Wo in diesem Buch Medikamente und ihre Dosierung erwähnt werden, haben Autoren und Verlag diese Angaben nach dem derzeitigen Wissensstand bei Fertigstellung des Werkes formuliert. Es wird geraten, bei Arzneimittelverordnungen jeweils die Beipackzettel der Präparate zu prüfen, um in eigener Verantwortung festzustellen, ob die Dosierungsempfehlungen und Kontraindikationen gegenüber den Angaben in diesem Buch abweichen.

Alle Rechte vorbehalten
© 1987 W. Kohlhammer GmbH
Stuttgart Berlin Köln Mainz
Verlagsort: Stuttgart
Gesamtherstellung: W. Kohlhammer Druckerei GmbH + Co. Stuttgart
Printed in Germany

Inhaltsverzeichnis

1. Ösophagus

von *Johannes Horn*

1.1	Allgemeines	1
1.2	**Die Achalasie**	1
1.2.1	Definition	1
1.2.2	Ätiologie	1
1.2.3	Epidemiologie	2
1.2.4	Symptome	2
1.2.5	Diagnose	2
1.2.6	Klassifikation	3
1.2.7	Klinischer Verlauf	4
1.2.8	Therapie	4
1.2.9	Postoperative Komplikationen	5
1.3	**Die Refluxkrankheit**	5
1.3.1	Definition	5
1.3.2	Klassifikation	5
1.3.3	Pathogenese	6
1.3.4	Symptome	6
1.3.5	Diagnose	6
1.3.6	Klinischer Verlauf	7
1.3.7	Therapie	7
1.3.8	Postoperative Komplikationen	8
1.4	**Ösophagusdivertikel**	10
1.4.1	Definition	10
1.4.2	Epidemiologie	10
1.4.3	Symptome	10
1.4.4	Diagnose	10
1.4.5	Therapie	10
1.5	**Gutartige Tumoren**	12
1.5.1	Definition	12
1.5.2	Epidemiologie	12
1.5.3	Klassifikation	12
1.5.4	Symptome	12
1.5.5	Diagnose	12
1.5.6	Indikation	12
1.5.7	Therapie	13
1.6	**Das Ösophaguskarzinom**	13
1.6.1	Definition	13
1.6.2	Epidemiologie	13
1.6.3	Ätiologie	13
1.6.4	Pathologie	13
1.6.5	Klassifikation	13
1.6.6	Symptome	14
1.6.7	Diagnostik	14
1.6.8	Therapie	16
1.7	**Ösophagusverätzungen**	17
1.7.2	Klassifikation	17
1.7.3	Diagnostik	17
2.3.2.7	Therapie	42
1.7.4	Therapie	17
	Literatur	18

2. Magen und Duodenum

von *Bernd Simon, Peter Müller* und *Hanns-Gerd Dammann*

2.1	Physiologische Vorbemerkungen, Untersuchungsmethoden	20
2.1.1	Säuresekretion	20
2.1.2	Gastrin	23
2.1.3	Pepsinogen	23
2.1.4	Intrinsic-Faktor	23
2.1.5	Gastroduodenoskopie	24
2.1.6	Röntgenuntersuchung	24
2.2	**Gastritis**	24
2.2.1	Nichterosive Gastritis	24
2.2.2	Erosive Gastritis	26
2.2.3	Hyperplastische Gastritis	27
2.2.4	Verätzungsgastritis	28

2.2.5	Bakteriell-phlegmonöse Gastritis	29
2.2.6	Granulomatöse Gastritis	29
2.3	**Peptische Ulkuserkrankung**	**30**
2.3.1	Ulcus duodeni	30
2.3.1.1	Epidemiologie	30
2.3.1.2	Pathologische Anatomie	30
2.3.1.3	Ätiologie und Pathogenese	30
2.3.1.4	Symptomatik	32
2.3.1.5	Diagnostik	33
2.3.1.6	Differentialdiagnose	33
2.3.1.7	Therapie	33
2.3.2	Ulcus ventriculi	39
2.3.2.1	Epidemiologie	39
2.3.2.2	Pathologische Anatomie	39
2.3.2.3	Pathogenese	40
2.3.2.4	Symptomatik	41
2.3.2.5	Differentialdiagnose	41
2.3.2.6	Diagnostik	42
2.3.3	Komplikationen der peptischen Ulkuserkrankung	43
2.3.3.1	Blutung	43
2.3.3.2	Perforation	44
2.3.3.3	Penetration	44
2.3.3.4	Pylorusstenose	44
2.3.4	Folgezustände nach Ulkusoperationen	45
2.3.4.1	Rezidivulkus im operierten Magen	45
2.3.4.2	Syndrom der zuführenden Schlinge	46
2.3.4.3	Postoperative Refluxgastritis	46
2.3.4.4	Dumpingsyndrom	46
2.3.4.5	Postvagotomiediarrhö	47
2.3.4.6	Postoperative Mangelzustände	47
2.3.4.7	Karzinome des operierten Magens	47
2.3.5	Zollinger-Ellison-Syndrom (ZES)	48
2.4	**Neoplasien des Magens**	**49**
2.4.1	Maligne Magentumoren	49
2.4.1.1	Magenkarzinom	49
3.1.6	Untersuchungsmethoden	65
2.4.1.1.1	Epidemiologie	49
2.4.1.1.2	Ätiologie	49
2.4.1.1.3	Risikopatienten	50
2.4.1.1.4	Pathologische Anatomie	50
2.4.1.1.5	TNM-Klassifikation	50
2.4.1.1.6	Symptomatik	51
2.4.1.1.7	Diagnostik	51
2.4.1.1.8	Therapie	51
2.4.1.2	Malignes Lymphom	52
2.4.1.3	Leiomyosarkom	52
2.4.2	Benigne Magentumoren	52
2.4.2.1	Epitheliale Polypen	52
2.4.2.2	Polyposissyndrom	53
2.4.2.3	Leiomyome und andere gutartige Tumoren des Magens	53
2.5	**Sonstige Magenerkrankungen**	**53**
2.5.1	Medikamenteninduzierte Schleimhautschäden	53
2.5.2	Hiatushernien	54
3.2.8.1	Glukocortiocoide	72
2.5.3	Mallory-Weiss-Syndrom	55
2.5.4	Volvulus	55
2.5.5	Akute Dilatation des Magens	55
2.5.6	Das Magendivertikel	55
2.5.7	Hypertrophische Pylorusstenose des Erwachsenen	55
2.5.8	Gastroparese und Bezoare	56
2.5.8.1	Diabetische Gastroparese	56
	Literatur	56

3. Dünndarm

von *Gerhard E. Feurle*

3.1	**Sprue**	**63**
3.1.1	Definition und Inzidenz	63
3.1.2	Ätiologie	63
3.1.3	Pathologie	63
3.1.4	Pathophysiologie	63
3.1.5	Klinik und Symptome	64
3.1.6.1	Dünndarmbiopsie	65
3.1.6.2	Resorptionsteste	65
3.1.6.3	Röntgenologische Darstellung	66
3.1.6.4	Blutuntersuchungen	66
3.1.7	Differentialdiagnose	66
3.1.8	Therapie	66
3.1.9	Verlauf und Prognose	68
3.2	**Morbus Crohn**	**68**
3.2.1	Definition und Inzidenz	68
3.2.2	Ätiologie	68
3.2.3	Pathologie	69

3.2.4	Pathophysiologie	69	3.8.1.4	Mesenteriale Venenthrombose	91
3.2.5	Klinik und Symptome	69	3.5.1.2	Ätiologie und Pathogenese	82
3.2.6	Untersuchungsmethoden	70	3.5.1.3	Klinik	82
3.2.6.1	Röntgen	70	3.5.1.4	Untersuchungsmethoden	82
3.2.6.2	Endoskopie/Histologie	71	3.5.1.5	Differentialdiagnose	82
3.2.6.3	Labor	71	3.5.1.6	Therapie	82
3.2.7	Differentialdiagnose	71	3.5.2	Saccharoseintoleranz	83
3.2.8	Therapie	72			
3.2.8.2	Salazosulfapyridin	73	**3.6**	**Dünndarmtumoren**	83
3.2.8.3	Metronidazol	73	3.6.1	Karzinoide	83
3.2.8.4	Azathioprin (6-Mercaptopurin)	73	3.6.1.1	Die serotoninbildenden (argentaffinen) Karzinoide des Ileums	83
3.2.8.5	Cholestyramin	73	3.6.1.2	Peptidhormonproduzierende Tumoren (Karzinoide) des Duodenums	85
3.2.8.6	Operationsindikation	73			
3.2.8.7	Diätetische Behandlung	74			
3.2.8.8	Behandlung des Kurzdarmsyndroms	75			
3.2.8.9	Psychotherapie	75	3.6.2	Gutartige Tumoren des Dünndarms	86
3.2.8.10	Morbus Crohn und Schwangerschaft	75	3.6.3	Bösartige Tumoren des Dünndarms	86
3.2.9	Verlauf und Prognose	75	3.6.4	Polyposen des Dünndarms	86
3.3	**Vermehrte Keimbesiedlung des Darms — das Blindsacksyndrom**	75	3.6.4.1	Peutz-Jeghers-Syndrom	86
			3.6.4.2	Gardner-Syndrom	86
			3.9.10.1	Klinik	96
3.3.1	Definition und Inzidenz	75	3.6.5	Lymphome des Dünndarms	87
3.3.2	Ätiologie und Pathologie	76	3.6.5.1	Primäre Nicht-Hodgkin-Lymphome des Dünndarms	87
3.3.3	Klinik	77			
3.3.4	Untersuchungsmethoden	78	3.6.5.2	Alphakettenerkrankung (immunoproliferative Dünndarmerkrankung)	88
3.3.4.1	Bakteriologie, Parasitologie	78			
3.3.4.2	Glykocholat-Atemtest	78			
3.3.4.3	Röntgenuntersuchung	78			
3.3.4.4	Schillingtest	79			
3.6.4.3	Cronkhite-Canada-Syndrom	86	**3.7**	**Kurzdarmsyndrom**	88
3.3.4.5	Der therapeutische Versuch	79	3.7.1	Definition und Ätiologie	88
3.3.4.6	Gallensäureanalyse	79	3.7.2	Pathophysiologie und Pathologie	88
3.3.4.7	Praktisches Vorgehen	79			
3.3.5	Differentialdiagnose	79	3.7.3	Klinik	88
3.3.6	Therapie	79	3.7.4	Therapie	89
3.3.7	Verlauf und Prognose	79	3.7.5	Prognose	90
3.4	**Morbus Whipple**	79			
3.4.1	Definition und Inzidenz	79	**3.8**	**Vaskuläre Darmerkrankungen** (s. auch Kapitel 7)	90
3.4.2	Ätiologie und Pathophysiologie	80			
3.4.3	Pathologie	80			
3.4.4	Klinik und Symptome	80	3.8.1	Durchblutungsstörungen	90
3.4.5	Untersuchungsmethoden	81	3.8.1.1	Mesenterialarterienverschluß	90
3.4.6	Differentialdiagnose	81	3.8.1.2	Nichtokklusive intestinale Ischämie. Definition und Pathophysiologie	90
3.4.7	Therapie	81			
3.5	**Kohlehydratintoleranz**	81	3.8.1.3	Chronische Angina abdominalis	91
3.5.1	Laktoseintoleranz	81	3.8.2	Vaskuläre Darmwandläsionen	92
3.5.1.1	Definition und Inzidenz	81	3.8.2.1	Angiodysplasie	92

3.9	Infektiöse Dünndarmerkrankungen	92	4.3.2.2	Sigmoido- und Koloskopie	104
3.9.1	Akute Diarrhö durch unbekannte Erreger oder bakterielle Toxine	92	4.3.3	Röntgenologische Verfahren	105
			4.3.3.1	Kolondarstellung im Doppelkontrast	105
3.9.2	Cholera	93	4.3.3.2	Abdomenübersichtsaufnahme	105
3.9.3	Escherichia coli	93	4.3.4	Sonographie	105
3.9.4	Campylobacter jejuni	93			
3.9.5	Salmonellen	93	4.4	Das irritable Kolon	105
3.9.5.1	Klinik	94	4.4.1	Definition	105
3.9.5.2	Therapie	94	4.4.2	Inzidenz	106
3.9.6	Yersinia	94	4.4.3	Ätiologie	106
3.9.6.1	Diagnose	95	4.4.4	Symptome	106
3.9.6.2	Therapie	95	4.4.5	Untersuchungsmethoden	106
3.9.7	Tuberkulose	95	4.4.6	Differentialdiagnose	107
3.9.8	Viren	95	4.4.7	Therapie	107
3.9.9	Candida	95	4.4.8	Verlauf und Prognose	107
3.9.10	Lambliasis	96			
3.9.10.2	Diagnose	96	4.5	Habituelle Obstipation	107
3.9.10.3	Therapie	96	4.5.1	Pathogenese	107
3.9.11	Cryptosporidien	96	4.5.2	Untersuchungsmethoden	108
3.9.12	Bandwürmer	96	4.5.3	Therapie	108
3.9.12.1	Klinik	97			
3.9.12.2	Diagnose	97	4.6	Colitis ulcerosa	108
3.9.12.3	Therapie	97	4.6.1	Definition	108
3.9.13	Ascaris lumbricoides	97	4.6.2	Lokalisation	108
3.9.13.1	Klinisches Bild	97	4.6.3	Inzidenz	108
3.9.13.2	Diagnose	97	4.6.4	Ätiologie	108
3.9.13.3	Therapie	98	4.6.5	Pathologie	108
			4.6.6	Pathophysiologie	110
3.10	Pneumatosis cystoides intestinalis	98	4.6.7	Symptome	110
			4.6.8	Untersuchungsmethoden	110
3.10.1	Klinisches Bild	98	4.6.9	Klinik	111
3.10.2	Diagnose	98	4.6.9.1	Die leichte Kolitis	111
3.10.3	Therapie	98	4.6.9.2	Die mittelschwere Kolitis	111
			4.6.9.3	Die schwere Kolitis	111
3.11	Tropische Sprue	98	4.6.10	Begleiterkrankungen	113
	Literatur	98	4.6.11	Folgeerkrankungen	113
			4.6.12	Differentialdiagnose	113
			4.6.13	Therapie	113

4. Dickdarm

von *Adolf Stiehl* und *Richard Raedsch*

			4.6.13.1	Dauerbehandlung der Kolitis	117
			4.6.13.2	Diät bei Colitis ulcerosa	117
4.1	Anatomie und Anomalien	102	4.6.13.3	Chirurgische Behandlung der Colitis ulcerosa	117
4.2	Physiologie	102	4.6.14	Kolitis in der Schwangerschaft	118
4.3	Untersuchungstechniken	103	4.6.15	Verlauf und Prognose	118
4.6.9.4	Das toxische Megakolon	111	4.6.16	Karzinomrisiko	118
4.3.1	Anamnese und körperliche Untersuchung	103	4.7	Enterocolitis Crohn (Morbus Crohn des Dickdarm)	118
4.3.2	Endoskopische Untersuchung	104	4.7.1	Definition	118
4.3.2.1	Rektoskopie und Proktoskopie	104	4.7.2	Inzidenz	118
			4.7.3	Ätiologie	119

4.7.4	Pathologie	119	4.9.6	Komplikationen	128
4.7.5	Pathophysiologie	119	4.9.6.1	Blutung	128
4.7.6	Klinik und Symptome	119	4.9.6.2	Divertikulitis	128
4.7.7	Untersuchungsmethoden	120	4.9.7	Untersuchungsmethoden	129
4.7.7.1	Untersuchung des Anus und Rektums	121	4.9.8	Differentialdiagnose	129
4.7.7.2	Prokto- und Rektoskopie	121	4.9.9	Therapie	130
4.7.7.3	Koloskopie und Röntgenuntersuchung des Kolons	121	4.9.10	Verlauf und Prognose	130
			4.10	**Die pseudomembranöse Enterokolitis**	130
4.7.7.4	Untersuchung des Urogenitaltraktes	122	4.10.1	Definition	130
4.7.8	Aktivität der Erkrankung	122	4.10.2	Inzidenz	131
4.7.9	Lokalisation der Erkrankung	122	4.10.3	Ätiologie	131
4.7.10	Intestinale Komplikationen	122	4.10.4	Pathologie und Pathophysiologie	131
4.7.11	Anale und perianale Läsionen	123	4.10.5	Symptome	131
4.7.12	Extraintestinale Komplikationen	123	4.10.6	Untersuchungsmethoden	131
4.7.13	Differentialdiagnose	123	4.10.7	Differentialdiagnose	132
4.7.14	Therapie	123	4.10.8	Therapie	132
4.7.14.1	Cortison und Salazosulfapyridin	123	4.10.9	Verlauf und Prognose	132
4.7.14.2	Metronidazol	124	4.11	**Dickdarmpolypen**	132
4.7.14.3	Azathioprin	124	4.11.1	Definition	132
4.7.14.4	Diät	124	4.11.2	Einteilung	132
4.7.14.5	Psychotherapie	125	4.11.3	Inzidenz	132
4.7.14.6	Chirurgische Therapie	125	4.11.4	Lokalisation	132
4.7.15	Morbus Crohn und Infertilität	125	4.11.5	Ätiologie	133
4.7.16	Morbus Crohn und Schwangerschaft	125	4.11.6	Pathologie	133
4.7.17	Morbus Crohn im Kindesalter	125	4.11.7	Maligne Entartungstendenz	134
4.7.18	Verlauf und Prognose	125	4.11.8	Symptome	134
4.7.19	Karzinomrisiko	126	4.11.9	Untersuchungsmethoden	134
			4.11.10	Differentialdiagnose	135
			4.11.11	Therapie	135
4.8	**Appendizitis**	126	4.11.12	Verlauf und Prognose	135
4.8.1	Definition	126	4.11.13	Familiäre Polypose	135
4.8.2	Inzidenz	126	4.11.14	Gardner-Syndrom	135
4.8.3	Ätiologie	126	4.11.15	Hamartome	136
4.8.4	Pathologie	126	4.11.16	Juvenile Polypen	136
4.8.5	Symptome	126			
4.8.6	Sonderformen	126	4.12	**Dickdarmkarzinom**	136
4.8.7	Untersuchungsmethoden	127	4.12.1	Definition	136
4.8.8	Differentialdiagnose	127	4.12.2	Epidemiologie	136
4.8.9	Therapie	127	4.12.3	Ätiologie	137
4.8.10	Prognose	127	4.12.4	Pathologie	137
			4.12.5	Symptome	137
4.9	**Divertikulose-Divertikulitis**	127	4.12.6	Untersuchungsmethoden	138
4.9.1	Definition	127	4.12.6.1	Nachweis von okkultem Blut (Hämokkulttest)	138
4.9.2	Inzidenz	127			
4.9.3	Anatomie	127	4.12.6.2	Koloskopie	139
4.9.4	Pathologie und Pathophysiologie	128	4.12.7	Therapie	139
			4.12.7.1	Nachsorge	139
4.9.5	Symptome	128	4.12.7.2	Zytostatikabehandlung	140

4.12.7.3	Bestrahlung	140	4.19	Das sterkorale Ulkus und Kotsteine	145
4.12.8	Verlauf und Prognose	140	4.19.1	Definition	145
			4.19.2	Ätiologie	146
4.13	**Morbus Hirschsprung (Megacolon congenitum)**	**141**	4.19.3	Symptome	146
			4.19.4	Therapie	146
4.13.1	Definition	141			
4.13.2	Inzidenz	141	**4.20**	**Infektiöse Dickdarmerkrankungen**	**146**
4.13.3	Ätiologie	141	4.20.1	**Shigellose**	147
4.13.4	Pathologie	141	4.20.1.1	Definition	147
4.13.5	Pathophysiologie	141	4.20.1.2	Inzidenz	147
4.13.6	Symptome	141	4.20.1.3	Ätiologie	147
4.13.7	Untersuchungsmethoden	141	4.20.1.4	Pathologie	147
4.13.8	Komplikationen	141	4.20.1.5	Symptome	147
4.13.9	Differentialdiagnose	141	4.20.1.6	Untersuchungsmethoden	147
4.13.10	Therapie	142	4.20.1.7	Differentialdiagnose	147
4.13.11	Verlauf und Prognose	142	4.20.1.8	Therapie	147
			4.20.1.9	Verlauf und Prognose	147
4.14	**Erworbenes Megakolon**	**142**	4.20.2	**Amöbiasis des Dickdarm**	147
4.14.1	Definition	142		(s. auch Kapitel 8)	
4.14.2	Ursachen und Therapie	142	4.20.2.1	Definition	147
			4.20.2.2	Inzidenz	147
4.15	**Vaskuläre Dickdarmerkrankungen**	**143**	4.20.2.3	Ätiologie	147
	(s. auch Kapitel 7)		4.20.2.4	Pathologie	147
4.15.1	Einteilung	143	4.20.2.5	Symptome	148
4.15.2	Die ischämische Kolitis	143	4.20.2.6	Untersuchungsmethoden	148
4.15.2.1	Definition	143	4.20.2.7	Differentialdiagnose	148
4.15.2.2	Ätiologie	143	4.20.2.8	Therapie	148
4.15.2.3	Pathologie	143	4.20.3	**Schistosomiasis (Bilharziose)**	148
4.15.2.4	Symptome	143		(s. auch Kapitel 8.6.1)	
4.15.2.5	Untersuchungsmethoden	143	4.20.3.1	Definition	148
4.15.2.6	Differentialdiagnose	143	4.20.3.2	Vorkommen	148
4.15.2.7	Therapie	144	4.20.3.3	Symptome	148
4.15.2.8	Prognose	144	4.20.4	**Peitschenwurmkrankheit**	148
			4.20.4.1	Definition	148
4.16	**Strahlenkolitis**	**144**	4.20.4.2	Vorkommen	148
4.16.1	Definition	144	4.20.4.3	Symptome	149
4.16.2	Inzidenz	144	4.20.4.4	Diagnose	149
4.16.3	Ätiologie	144	4.20.4.5	Therapie	149
4.16.4	Pathologie	144			
4.16.5	Pathophysiologie	144	4.20.5	**Balantidiose**	149
4.16.6	Symptome	144	4.20.5.1	Definition	149
4.16.7	Untersuchungsmethoden	144	4.20.5.2	Vorkommen	149
4.16.8	Differentialdiagnose	145	4.20.5.3	Symptome	149
4.16.9	Therapie	145	4.20.5.4	Diagnose	149
			4.20.5.5	Therapie	149
4.17	**Das solitäre unspezifische Kolonulkus**	**145**	4.20.6	**Enterobiasis (Oxyuriasis)**	149
4.18	**Pneumatosis cystoides intestinalis des Dickdarms**	**145**		Literatur	149

5. Analerkrankungen

von *Heinrich Müller-Lobeck*

5.1	Einführung	152
5.2	**Das Kontinenzorgan**	152
5.2.1	Anatomie und Funktion	152
5.2.2	Wechselwirkung zwischen Kontinenzorgan und Darmfunktion	154
5.3	**Proktologische Diagnostik**	155
5.3.1	Anamnese	155
5.3.2	Proktologischer Untersuchungsgang	156
5.3.3	Differentialdiagnostische Hinweise	157
5.4	**Spezielle Proktologie**	160
5.4.1	Das Hämorrhoidalleiden	160
5.4.2	Rektales Prolapssyndrom	164
5.4.3	Stuhlinkontinenz	166
5.4.4	Perianale und anorektale Entzündungen	170
5.4.5	Tumoren	174
	Literatur	175

6. Akutes Abdomen

von *Johannes Horn*

6.1	**Definition**	177
6.2	**Untersuchung**	177
6.2.1	Die klinische Untersuchung	177
6.2.2	Labortechnische Untersuchungen	177
6.2.3	Apparative Untersuchungen	178
6.3	**Ätiologie**	180
6.4	**Differentialdiagnose**	181
6.4.1	Schmerzlokalisation im gesamten Abdomen	181
6.4.2	Schmerzlokalisation im Epigastrium	182
6.4.3	Schmerzlokalisation im rechten Oberbauch	183
6.4.4	Schmerzlokalisation im linken Oberbauch	183
6.4.5	Schmerzlokalisation im rechten Unterbauch	184
6.4.6	Schmerzlokalisation im linken Unterbauch	185
6.4.7	Schmerzsymptomatik im mittleren Unterbauch	186
6.5	**Therapie**	186
6.5.1	Therapeutische Überlegungen	186
6.5.2	Allgemeine therapeutische Maßnahmen	186
6.5.3	Richtlinien bei Perforationen und Penetrationen	187
6.5.4	Richtlinien bei akuten Entzündungen	187
6.5.5	Richtlinien bei Passagestörungen im Bereich des Gastrointestinaltraktes	188
6.5.6	Richtlinien bei akuten Durchblutungsstörungen	188
6.5.7	Richtlinien bei reflektorischen und metabolischen Störungen	188
	Literatur	189

7. Intestinale Ischämie ... 190

von *Johannes Horn*

7.1	**Allgemeines**	190
7.2	**Ätiologie**	190
7.3	**Pathogenese**	192
7.3.1	Faktoren der Ischämieentstehung	192
7.3.1.1	Systemische Faktoren	192
7.3.1.2	Stenosen	192
7.3.1.3	Kollateralen	192
7.3.2	Folgen der Ischämie	192
7.3.3	Nonokklusive Ischämie	193
7.4	**Symptomatik**	193
7.4.1	Chronische Verlaufsform (Angina intestinalis)	193
7.4.2	Akute Verlaufsformen	195

7.4.3	Nonokklusive Ischämie	195
7.4.4	Ischämische Kolitis	195
7.5	**Diagnose**	**195**
7.5.1	Angina intestinalis	195
7.5.2	Akute Ischämie (Darminfarkt)	195
7.5.3	Ischämische Kolitis	197
7.6	**Therapie**	**197**
7.6.1	Indikation	197
7.6.1.1	Angina intestinalis	197
7.6.1.2	Akute Ischämie	197
7.6.1.3	Nonokklusive Ischämie	197
7.6.1.4	Ischämische Kolitis	198
7.6.2	Technik	198
7.6.2.1	Angina intestinalis	198
7.6.2.2	Akute Ischämie	199
7.6.2.3	Ischämische Kolitis	199
7.7	**Resultate**	**199**
7.7.1	Angina intestinalis	199
7.7.2	Akute Ischämie	199
	Literatur	199

8. Tropische Erkrankungen

von *Klaus Fleischer*

8.1	**Reisediarrhö**	201
8.2	**Intestinale Protozoen**	**201**
8.2.1	Amöbiasis	201
8.2.1.1	Epidemiologie	201
8.2.1.2	Pathogenese	202
8.2.1.3	Klinik	203
8.2.1.4	Komplikationen	203
8.2.1.5	Diagnose	204
8.2.1.6	Therapie	205
8.2.1.7	Prognose	206
8.2.2	Lamblien	206
8.2.3	Balantidium coli	206
8.3	**Malaria**	**206**
8.3.1	Pathogenese	207
8.3.2	Malaria und Magen-Darm-Trakt	207
8.3.3	Malaria und Leber	207
8.3.4	Malaria und Milz	207
8.3.5	Diagnose	207
8.3.6	Therapie	207
8.4	**Chagaserkrankung**	**208**
8.5	**Kala Azar**	**208**
8.6	**Wurmerkrankungen**	**209**
8.6.1	Schistosomiasis	209
8.6.1.1	Epidemiologie	210
8.6.1.2	Infektion	210
8.6.1.3	Entwicklung	210
8.6.1.4	Pathogenese	210
8.6.1.4.1	Leber-Milz-Beteiligung	211
8.6.1.4.2	Darm-Schistosomiasis	211
8.6.1.4.3	Andere Organbeteiligungen	212
8.6.1.4.4	Assoziationen mit anderen Infektionen	212
8.6.1.5	Klinik	212
8.6.1.5.1	Zerkariendermatitis	212
8.6.1.5.2	Katayamafieber	212
8.6.1.5.3	Chronische Schistosomiasis: Erste Symptome	212
8.6.1.5.4	Chronische Schistosomiasis: Hepatosplenomegalie	212
8.6.1.5.5	Chronische Schistosomiasis: Darmveränderungen	213
8.6.1.5.6	Chronische Schistosomiasis: Harnwegsveränderungen	213
8.6.1.6	Diagnostik	213
8.6.1.6.1	Einachweis im Urin	213
8.6.1.6.2	Einachweis im Stuhl	213
8.6.1.6.3	Eiquantifikation	213
8.6.1.6.4	Einachweis in Darm- und Blasenbiopsie	214
8.6.1.6.5	Serologie	214
8.6.1.6.6	Weitere Diagnostik	214
8.6.1.7	Therapie	214
8.6.1.8	Vorbeugung und Kontrolle	214
8.6.2	Weitere Saugwurmarten	214
8.6.2.1	Großer Darmegel	215
8.6.2.2	Chinesischer Leberegel	215
8.6.2.3	Der große Leberegel	215
8.6.3	Rundwurmarten	215
8.6.3.1	Hakenwurm	215
8.6.3.2	Zwergfadenwurm	215
8.6.3.3	Viszerales Larva-migrans-Syndrom	216
	Literatur	**217**

9. Leber

9.1 Bilirubinstoffwechsel und Hyperbilirubinämie 219

von *Andreas Sieg* und *Ulrich Gärtner*

- 9.1.1 Bilirubinstoffwechsel 219
- 9.1.1.1 Bilirubinbildung 219
- 9.1.1.2 Bilirubintransport im Plasma .. 220
- 9.1.1.3 Aufnahme i5 die Leberzelle und intrazellulärer Transport 221
- 9.1.1.4 Konjugation 221
- 9.1.1.5 Biliäre Exkretion von Bilirubin 222
- 9.1.1.6 Abbau des konjugierten Bilirubins im Darm 223
- 9.1.2 Hyperbilirubinämische Störungen 223
- 9.1.2.1 Unkonjugierte Hyperbilirubinämie durch erhöhte Bilirubinproduktion 223
- 9.1.2.1.1 Hämolyse 223
- 9.1.2.1.2 Ineffektive Erythropoese (Dyserythropoese) 224
- 9.1.2.2 Unkonjugierte Hyperbilirubinämie durch verminderte hepatische Ausscheidung von Bilirubin 224
- 9.1.2.2.1 Crigler-Najjar-Syndrom Typ I 224
- 9.1.2.2.2 Crigler-Najjar-Syndrom Typ II 225
- 9.1.2.2.3 Gilbert-Syndrom 226
- 9.1.2.2.4 Arzneimittelbedingte Formen der unkonjugierten Hyperbilirubinämie 227
- 9.1.2.3 Konjugierte Hyperbilirubinämie 227
- 9.1.2.3.1 Dubin-Johnson-Syndrom 227
- 9.1.2.3.2 Rotor-Syndrom 228
- 9.1.2.3.3 Benigne rekurrierende intrahepatische Cholestase 228
- 9.1.2.3.4 Andere Formen der konjugierten Hyperbilirubinämie 229

Literatur 229

9.2 Akute Hepatitis 235

von *Karl Gmelin* und *Lorenz Theilmann*

- 9.2.1 Klinischer Verlauf der Virushepatitis 238
- 9.2.1.1 Inkubationszeit 238
- 9.2.1.2 Prodromalstadium 238
- 9.2.1.3 Ikterische Krankheitsphase ... 238
- 9.2.1.4 Fulminante Hepatitis 238
- 9.2.1.5 Ausheilung der Hepatitis 239
- 9.2.2 Laborbefunde 239
- 9.2.2.1 Transaminasenwerte 239
- 9.2.2.2 Serumbilirubin............. 239
- 9.2.2.3 Blutbild 239
- 9.2.2.4 Akute-Phase-Proteine 240
- 9.2.2.5 Immunglobuline 240
- 9.2.2.6 Komplement 240
- 9.2.2.7 Alpha-1-Feto-Protein 240
- 9.2.2.8 DNA-Antikörper 240
- 9.2.2.9 Blutzuckerwerte 240
- 9.2.2.10 Spurenelemente 240
- 9.2.3 Histologie 240
- 9.2.3.1 Indikation zur Leberbiopsie bei akuter Hepatitis 240
- 9.2.3.2 Histologische Veränderungen 240
- 9.2.4 Therapie der akuten Hepatitis 241
- 9.2.4.1 Allgemeine Maßnahmen 241
- 9.2.4.2 Bettruhe 241
- 9.2.4.3 Diät und Infusionstherapie 242
- 9.2.4.4 Neue Therapieansätze 242
- 9.2.4.5 Gebrauch von oralen Kontrazeptiva 242
- 9.2.5 Hepatitis A 242
- 9.2.5.1 Epidemiologie und Übertragung 242
- 9.2.5.2 Marker des Hepatitis-A-Virus 243
- 9.2.5.2.1 Eigenschaften und Struktur des HAV.................... 243
- 9.2.5.2.2 Antikörper gegen das HAV (= anti-HAV) 243
- 9.2.5.3 Empfängliche Spezies, Zellkulturen, Gewebetropismus 243
- 9.2.5.4 Replikation und Pathogenität .. 244
- 9.2.5.5 Virusausscheidung, Vektoren .. 244
- 9.2.5.6 Verlauf der HAV-Marker während der Infektion 244
- 9.2.5.7 Diagnostik der Hepatitis A 245
- 9.2.5.8 Klinischer Verlauf der Hepatitis A 245
- 9.2.5.8.1 Inkubationszeit 245
- 9.2.5.8.2 Besonderheiten des klinischen Verlaufs der Hepatitis A 245
- 9.2.5.9 Prognose der Hepatitis A 245
- 9.2.5.10 Prophylaxe der Hepatitis A ... 245
- 9.2.5.10.1 Passive Immunisierung 245
- 9.2.5.10.2 Aktive Immunisierung 245
- 9.2.5.11 Inaktivierung 246

Inhaltsverzeichnis

9.2.6	Hepatitis B	246
9.2.6.1	Epidemiologie und Übertragung	246
9.2.6.2	Marker des Hepatitis-B-Virus	247
9.2.6.2.2	Anti-HBs (= Antikörper gegen das HBsAg)	248
9.2.6.2.3	HBcAg (= Core-Antigen des HBV)	248
9.2.6.2.4	Anti-HBc (= Antikörper gegen das Core-Antigen)	249
9.2.6.2.5	HBeAg (= e-Antigen des Hepatitis-B-Virus)	249
9.2.6.2.6	Anti-HBe (= Antikörper gegen das HBeAg)	249
9.2.6.2.7	HBV DNA (= DNA des Hepatitis-B-Virus)	249
9.2.6.2.7.1	Lokalisation der Gene auf der HBV DNA (Pre-S/S-Gen, C-Gen, übrige Gen-Loci, kurzer Strang der HBV DNA)	250
9.2.6.3	Empfängliche Spezies, Gewebetropismus, Zellkultur	250
9.2.6.3.1	Empfängliche Spezies	250
9.2.6.3.2	Gewebetropismus (Verteilungsmuster von HBsAg und HBcAg im Lebergewebe)	251
9.2.6.3.3	Zellkultur	251
9.2.6.4	Replikation und Pathogenität	251
9.2.6.5	Verlauf der HBV-Marker während der Infektion	252
9.2.6.5.1	HBsAg-positive Hepatitis B	252
9.2.6.5.2	HBsAg-negative Hepatitis B („serologisch atypische" Form der Hepatitis B)	252
9.2.6.6	Diagnostik der Hepatitis B	252
9.2.6.7	Klinischer Verlauf der Hepatitis B	253
9.2.6.7.1	Inkubationszeit	253
9.2.6.7.2	Besonderheiten des klinischen Verlaufs der Hepatitis B	253
9.2.6.7.3	Extrahepatische Erkrankungen bei Hepatitis B	253
9.2.6.8	Prognose der Hepatitis B	253
9.2.6.8.1	Krankheitsbilder durch das HBV	253
9.2.6.9	Immunität gegen das HBV	254
9.2.6.9.1	Humorale Immunität	254
9.2.6.9.2	Zelluläre Immunreaktionen	254
9.2.6.10	Prophylaxe der Hepatitis B	254
9.2.6.10.1	Passive Immunisierung gegen Hepatitis B	254
9.2.6.10.2	Aktive Immunisierung gegen Hepatitis B	255
9.2.6.10.3	Passiv-aktive Immunisierung gegen Hepatitis B	256
9.2.6.11	Inaktivierung des HBV	256
9.2.7	Hepatitis-Delta-Virus (= HDV)	256
9.2.7.1	Epidemiologie und Übertragung der HDV-Infektion	256
9.2.7.2	Marker des Hepatitis-Delta-Virus	258
9.2.7.2.1	HDAg (= Antigen des HDV)	258
9.2.7.2.2	Anti-HD (= Antikörper gegen das HDAg)	258
9.2.7.3	Empfängliche Spezies, Gewebetropismus, Zellkultur	258
9.2.7.4	Replikation und Pathogenität	258
9.2.7.5	Verlauf der HDV-Marker während der Infektion	258
9.2.7.5.1	Autoimmunphänome und HLA-Typen bei der HDV-Infektion	260
9.2.7.6	Diagnostik der HDV-Infektion	260
9.2.7.7	Klinischer Verlauf der HDV-Infektion	261
9.2.7.7.1	Inkubationszeit	261
9.2.7.7.2	Besonderheiten des klinischen Verlaufs der HDV-Infektion	261
9.2.7.8	Prognose der Hepatitis-Delta-Virusinfektion	261
9.2.7.9	Prophylaxe der HDV-Infektion	261
9.2.8	Hepatitis Non-A, non-B	261
9.2.8.1	Epidemiologie und Übertragung der Hepatitis NANB	262
9.2.8.2	Marker und mögliche Erreger der Hepatitis NANB	262
9.2.8.3	Empfängliche Spezies und Übertragungsversuche der Hepatitis NANB	262
9.2.8.4	Licht- und elektronenmikroskopische Besonderheiten der Hepatitis NANB	263
9.2.8.4.1	Lichtmikroskopische Besonderheiten	263
9.2.8.4.2	Elektronenmikroskopische Veränderungen	263
9.2.8.5	Diagnostik bei Hepatitis NANB	263
9.2.8.6	Klinischer Verlauf der Hepatitis NANB	264
9.2.8.6.1	Inkubationszeit	264

9.2.8.6.2	Besonderheiten des klinischen Verlaufs der Hepatitis NANB	264		9.3	Chronische Hepatitis	272

von *Karl Gmelin* und *Lorenz Theilmann*

9.2.8.7	Prognose der Hepatitis NANB	264
9.2.8.8	Prophylaxe der Hepatitis NANB	264
9.2.9	Sonstige Infektionskrankheiten mit Leberbeteiligung	265
9.2.9.1	Viruserkrankungen mit Leberbeteiligung	265
9.2.9.1.1	Herpesvirusgruppe	265
9.2.9.1.1.1	Epstein-Barr-Virus-Infektion	265
9.2.9.1.1.2	Zytomegalievirusinfektion	265
9.2.9.1.2	Andere Virusinfektionen	266
9.2.9.2	Hepatitisähnliche Erkrankungen bei Protozoen	266
9.2.9.2.1	Malaria	266
9.2.9.2.2	Leishmaniose	266
9.2.9.2.3	Toxoplasmose	266
9.2.9.2.4	Amöbiasis	267
9.2.9.3	Wurmerkrankungen	267
9.2.9.4	Mykosen	267
9.2.9.5	Spirochätosen	267
9.2.9.5.1	Syphilis	267
9.2.9.5.2	Borreliosen	267
9.2.9.5.3	Leptospirosen	267
9.2.9.6	Bakterielle Infektionen	268
9.2.9.6.1	Tuberkulose	268
9.2.9.6.2	Brucellose	268
9.2.9.6.3	Gonorrhö	268
9.2.9.6.4	Salmonellosen, Shigellosen	268
9.2.9.7	Morbus Boeck	268
9.2.10	Virushepatitis in besonderen Situationen	268
9.2.10.1	Hepatitis während der Schwangerschaft	268
9.2.10.2	Hämodialyse und Transplantation	269
9.2.11	Extrahepatische Erkrankungen bei der Hepatitis	269
9.2.11.1	Herz	269
9.2.11.2	Lunge	270
9.2.11.3	Gastrointestinaltrakt	270
9.2.11.4	Pankreas	270
9.2.11.5	Nervensystem und Psyche	270
9.2.11.6	Extrahepatische Störungen durch zirkulierende Immunkomplexe	270
9.2.11.6.1	Serumkrankheitssyndrom	270
9.2.11.6.2	Polyarteriitis nodosa	270
9.2.11.6.3	Glomerulonephritis	271
9.2.11.6.4	Kryoglobuline	271

9.3.1	Chronische HBV-Infektion	272
9.3.1.1	HBsAg-positive chronische HBV-Infektion	272
9.3.1.2	HBsAg-negative chronische HBV-Infektion	273
9.3.2	Chronische Hepatitis-Delta-Virusinfektion	273
9.3.3	Chronische Hepatitis NANB	274
9.3.4	Chronisch persistierende Hepatitis	274
9.3.4.1	Ätiologie	274
9.3.4.2	Klinische Zeichen	274
9.3.4.3	Laborwerte	274
9.3.4.4	Histologie	274
9.3.4.5	Prognose und Verlauf	275
9.3.5	Chronisch aktive Hepatitis	275
9.3.5.1	Ätiologie	275
9.3.5.2	Klinische Zeichen	275
9.3.5.3	Laborwerte	276
9.3.5.4	Histologie	276
9.3.5.5	Prognose und Verlauf	276
9.3.5.6	Autoimmunhepatitis (lupoide Hepatitis)	276
9.3.6	Chronisch lobuläre Hepatitis	277
9.3.7	Therapie der chronischen Hepatitis	277
9.3.7.1	Transferfaktor	277
9.3.7.2	BCG-Impfung	277
9.3.7.3	Immunsuppressive Therapie	277
9.3.7.3.1	HBsAg-positive Patienten	277
9.3.7.3.2	HBsAg-negative Patienten	277
9.3.7.3.3	Autoimmunhepatitis	278
9.3.7.3.4	Chronische Hepatitis NANB	278
9.3.7.4	Antivirale Therapie bei chronischer Hepatitis	278
9.3.7.4.1	Virostatika	278
9.3.7.4.2	Interferone	279

Literatur 279

9.4	**Alkoholische Leberschäden**	300

von *Helmut K. Seitz*

9.4.1	Epidemiologie, Inzidenz und sozialmedizinische Bedeutung	300

9.4.2	Pathophysiologie	302	9.5.9	Therapie	331
9.4.2.1	Die Bedeutung des Alkoholstoffwechsels in der Pathogenese alkoholischer Lebererkrankungen	302	9.5.10	Verlauf und Prognose	331
				Literatur	332
9.4.2.2	Beschleunigte Äthanoloxidation nach chronischer Alkoholzufuhr: Ursachen und Konsequenzen	308	**9.6**	**Portale Hypertension**	**338**
				von *Peter Czygan*	
9.4.2.3	Alkohol und biologische Membranen	310	9.6.1	Definition	338
9.4.2.4	Der Einfluß von Alkohol auf das Immunsystem	311	9.6.2	Physiologie und Druckmessung	338
9.4.3	Pathohistologie	311	9.6.3	Klassifikation	339
9.4.4	Klinik, Laborchemie und Differentialdiagnose	312	9.6.3.1	Präsinusoidale portale Hypertension	340
9.4.4.1	Laborchemische Veränderungen beim Alkoholismus ohne schwere Lebererkrankung	312	9.6.3.2	Sinusoidale portale Hypertension	340
			9.6.3.3	Postsinusoidale portale Hypertension	341
9.4.4.2	Die alkoholische Fettleber	312	9.6.4	Inzidenz	342
9.4.4.3	Die alkoholische Hepatitis	312	9.6.5	Prädilektionsstellen der Ösophagusvarizenblutung	342
9.4.4.4	Die alkoholische Leberzirrhose	313			
9.4.5	Therapie	313	9.6.6	Risikofaktoren der Ösophagusvarizenblutung	342
9.4.6	Prognose	315			
	Literatur	315	9.6.7	Stadieneinteilung der Ösophagusvarizen	343
			9.6.8	Diagnostik	343
			9.6.9	Akute Ösophagusvarizenblutung	344
9.5	**Leberzirrhose**	**323**	9.6.10	Therapie der Ösophagusvarizenblutung	345
	von *Burkhard Kommerell*		9.6.10.1	Behandlung der Hypovolämie	345
			9.6.10.2	Infusionstherapie	345
9.5.1	Definition	323	9.6.10.3	Kalorienzufuhr	345
9.5.2	Häufigkeit	323	9.6.10.4	Komaprophylaxe	345
9.5.3	Einteilung	323	9.6.10.5	Antibiotikatherapie	346
9.5.4	Ätiologie	324	9.6.10.6	Vermeidung renaler Komplikationen	346
9.5.4.1	Alkohol	324			
9.5.4.2	Virushepatitis	326	9.6.10.7	Blutstillung	346
9.5.4.3	Kryptogene Zirrhosen	327	9.6.10.7.1	Ballontamponade	346
9.5.5	Klinische Symptome	327	9.6.10.7.2	Vasopressin	348
9.5.6	Begleitkrankheiten	328	9.6.10.7.3	Vasopressinanaloga	350
9.5.6.1	Ulcus pepticum	328	9.6.10.7.4	Somatostatin	350
9.5.6.2	Gallensteine	328	9.6.10.7.5	Ösophagusvarizensklerosierung	350
9.5.6.3	Pankreatitis	328			
9.5.6.4	Abdominalhernie	328	9.6.10.8	Prophylaktische Ösophagusvarizensklerosierung	354
9.5.6.5	Diabetes mellitus	328			
9.5.7	Laboratoriumsbefunde	329	9.6.10.9	Medikamentöse Rezidivprophylaxe	354
9.5.8	Leberblindpunktion und Laparoskopie	330			
				Literatur	355

9.7	**Aszites** 365	9.8.4.3	Plasmaaminosäure- veränderungen 403
	von *Matthias Goerig, Andreas Habenicht* und *Burkhard Kommerell*	9.8.4.4	Gammaaminobuttersäure (GABA) 404
		9.8.5	Therapie 405
		9.8.5.1	Darmreinigung 406
9.7.1	Klinik 366	9.8.5.2	Lactulose 406
9.7.1.1	Assoziierte Befunde 366	9.8.5.3	Antibiotika 407
9.7.2	Differentialdiagnose 367	9.8.5.4	Proteinrestriktion 407
9.7.2.1	Aszitespunktat 367	9.8.5.5	Amino- und Ketosäuren 407
9.7.2.2	Bakterielle Peritonitis 367	9.8.5.6	L-Dopa und Bromocriptin ... 408
9.7.3	Pathophysiologie 368	9.8.5.7	Dexamethason, Mannit 408
9.7.3.1	Hydrostatischer und kolloidosmotischer Druck ... 368	9.8.5.8	Hämoperfusion, Hämofiltration 408
9.7.3.2	Rolle des Lymphsystems 369		
9.7.3.3	Nierenfunktion 370		**Literatur** 409
9.7.3.4	Endokrine Faktoren 372		
9.7.3.5	Endotoxine 374	**9.9**	**Die primäre biliäre Zirrhose** 412
9.7.3.6	Zusammenfassung der Pathophysiologie 374		von *Ulrich Gärtner* und *Andreas Sieg*
9.7.4	Hyponatriämie 375		
9.7.5	Hypokaliämie 375		
9.7.6	Therapie 375	9.9.1	Definition 412
9.7.6.1	Bettruhe 376	9.9.2	Häufigkeit und Epidemiologie 412
9.7.6.2	Natrium- und Flüssigkeits- restriktion, Kaliumsubstitution 376	9.9.3	Ätiologie und Pathophysiologie 412
		9.9.4	Klinik 413
9.7.6.3	Parazentese 376	9.9.4.1	Begleiterkrankungen 415
9.7.6.4	Medikamentöse Therapie 377	9.9.5	Diagnostik 415
9.7.6.5	Therapierefraktärer Aszites ... 380	9.9.5.1	Anamnese 415
9.7.6.6	Aszitesretransfusion und extrakorporale Aszitesdialyse .. 381	9.9.5.2	Körperliche Untersuchung ... 415
		9.9.5.3	Laboruntersuchungen 416
9.7.6.7	Peritoneovenöser Shunt 381	9.9.5.4	Sonstige klinische Untersuchungen 417
9.7.7	Prognose 382		
9.7.8	Hepatorenales Syndrom 382	9.9.6	Histologie 417
		9.9.7	Differentialdiagnose 418
	Literatur 383	9.9.8	Therapie 418
		9.9.8.1	Symptomatische Behandlung .. 418
9.8	**Hepatische Enzephalopathie** 398	9.9.8.2	Sonstige Therapiemöglichkeiten 419
	von *Bernd Limberg*		
		9.9.9	Verlauf und Prognose 420
		9.9.9.1	Therapieeffekte 420
9.8.1	Diagnostik 398		
9.8.2	Endogenes Leberkoma 399		**Literatur** 420
9.8.3	Exogenes Leberkoma 401		
9.8.4	Pathogenese 401	**9.10**	**Wilsonsche Erkrankung** ... 424
9.8.4.1	Ammoniakinduzierte Neurotoxizität 401		von *Burkhard Kommerell*
9.8.4.2	Synergistische neurotoxische Wechselwirkung zwischen Ammoniak, Merkaptanen und freien Fettsäuren 402	9.10.1	Definition 424
		9.10.2	Pathogenese und Ätiologie ... 424

9.10.3	Leberveränderungen	424	9.12.1.2	Bestimmung der Alpha$_1$-AT-Konzentration im Serum und Typisierung der Mangelkonstellation	439
9.10.4	Klinik	425			
9.10.4.1	Leberschädigung	425			
9.10.4.2	Hämolytische Anämie	425			
9.10.4.3	Beteiligung des ZNS	425	9.12.2	Klinik	439
9.10.4.4	Psychische Veränderungen	426	9.12.2.1	Morbidität und Prognose im Kindesalter	440
9.10.4.5	Augenbeteiligung	426			
9.10.4.6	Nierenbeteiligung	426	9.12.2.2	Hapatopathie im Erwachsenenalter	440
9.10.5	Laboruntersuchungen	426			
9.10.5.1	Kupfer	426	9.12.3	Diagnostik	440
9.10.5.2	Coeruloplasmin	426	9.12.4	Therapie	441
9.10.5.3	Radiokupfertest	426			
9.10.6	Diagnose	426		Literatur	441
9.10.7	Therapie	427			
9.10.8	Prognose	428			
	Literatur	428	**9.13**	**Venen und Arterien der Leber**	**442**
				von *Ulrich Räth*	
			9.13.1	Lebervenen	442
9.11	**Hämochromatose**	**431**	9.13.1.1	Anatomie	442
	von *Christine Männer*		9.13.1.2	Ätiologie	442
			9.13.1.3	Klinik	442
9.11.1	Definition	431	9.13.1.4	Labordiagnostik	443
9.11.2	Ätiologie und Pathogenese	431	9.13.1.5	Bildgebende Diagnostik	443
9.11.3	Pathologie	432	9.13.1.6	Therapie	444
9.11.4	Klinik	433	9.13.1.7	Veno-Occlusive-Disease (VOD)	445
9.11.4.1	Lebererkrankung	433			
9.11.4.2	Hauterscheinungen	433	9.13.1.7.1	Epidemiologie	445
9.11.4.3	Diabetes mellitus	433	9.13.1.7.2	Ätiologie	445
9.11.4.4	Endokrine Störungen	434	9.13.1.7.3	Klinik	445
9.11.4.5	Kardiologische Störungen	434	9.13.1.7.4	Labordiagnostik	445
9.11.4.6	Arthropathie	434	9.13.1.7.5	Histologie	445
9.11.5	Diagnose	434	9.13.1.7.6	Therapie	445
9.11.6	Therapie	436		Literatur	446
9.11.7	Prognose	436	9.13.2	Erkrankungen der Arteria hepatica	447
	Literatur	436			
			9.13.2.1	Verschluß der Arteria hepatica	447
			9.13.2.1.1	Ätiologie	448
			9.13.2.1.2	Diagnostische Maßnahmen	448
9.12	**Leberbeteiligung bei Alpha$_1$-Antitrypsinmangel**	**439**	9.13.2.1.3	Therapie	448
			9.13.2.1.4	Klinik	448
	von *Bertram Wiedenmann* und *Marianne Huntsberry-Dörner*		9.13.2.2	Aneurysmen der Arteria hepatica	448
			9.13.2.2.1	Klinik	449
			9.13.2.2.2	Diagnostik	449
9.12.1	Alpha$_1$-Antitrypsin	439	9.13.2.2.3	Ätiologie	449
9.12.1.1	Struktur und Synthese	439	9.13.2.2.4	Therapie	449
				Literatur	449

9.14 Lebertumoren 451
von *Lorenz Theilmann* und *Karl Gmelin*

9.14.1 Maligne Lebertumoren 451
9.14.1.1 Primäres Leberzellkarzinom ... 451
9.14.1.1.1 Ätiologie und Pathogenese 451
9.14.1.1.2 Pathologie 452
9.14.1.1.3 Symptome 453
9.14.1.1.4 Diagnostik 454
9.14.1.1.5 Verlauf und Prognose 454
9.14.1.1.6 Therapie 454
9.14.1.2 Cholangiokarzinom 454
9.14.1.2.1 Peripheres Cholangiokarzinom 454
9.14.1.2.2 Hiläres Cholangiokarzinom ... 455
9.14.1.3 Hämangiosarkom (Angiosarkom, malignes Hämangioendotheliom, Kupfferzellsarkom) .. 455
9.14.1.4 Leiomyosarkom 455
9.14.1.5 Fibrosarkom 455
9.14.1.6 Hepatoblastom 456
9.14.2 Gutartige Lebertumoren 456
9.14.2.1 Leberadenom 456
9.14.2.2 Fokal-noduläre Hyperplasie ... 457
9.14.2.3 Adenomatöse Hyperplasie 457
9.14.2.4 Kavernöses Hämangiom 457
9.14.2.5 Infantiles Hämangioendotheliom 458
9.14.2.6 Gallengangsadenom 458
9.14.2.7 Biliäres Zystadenom 458
9.14.2.8 Mesenchymale Hamartome ... 458
9.14.2.9 Teratome 458

Literatur 458

9.15 Leberzysten 463
von *Lorenz Theilmann*

9.15.1 Angeborene Leberzysten 463
9.15.1.1 Solitäre Leberzysten 463
9.15.1.2 Multiple Leberzysten 463
9.15.1.3 Segmentale Dilatation intrahepatischer Gallengänge (Carolische Krankheit) 464
9.15.1.4 Choledochuszysten 464
9.15.1.5 Peliosis Hepatis 464
9.15.2 Erworbene Leberzysten 464
9.15.2.1 Traumatische Zysten 464
9.15.2.2 Echinokokkuszysten 464
9.15.2.2.1 Echinococcus granulosus 464
9.15.2.2.2 Echinococcus alveolaris 465
9.15.2.3 Zystizerkose 466

Literatur 466

9.16 Arzneimittel und Lebererkrankungen 468
von *Ingeborg Walter-Sack* und *Ellen Weber*

9.16.1 Einleitung 468
9.16.2 Arzneimittelbedingte Leberschäden 468
9.16.2.1 Entstehungsmechanismen 469
9.16.2.2 Klinische Formen arzneimittelbedingter Leberveränderungen 471
9.16.3 Maßnahmen bei arzneimittelbedingten Störungen der Leberfunktion und/oder -struktur ... 477
9.16.3.1 Allgemeine Maßnahmen 477
9.16.3.2 Spezielle Maßnahmen 479
9.16.4 Metabolische Elimination von Arzneimitteln durch fremdstoffabbauende Enzymsysteme der Leber 481
9.16.4.1 Die Bedeutung der gesunden Leber für den Arzneimittelstoffwechsel 481
9.16.4.2 Die Bedeutung von Leberkrankheiten für den hepatischen Abbau von Arzneimitteln 482
9.16.4.3 Richtlinien für eine Anpassung der Arzneimitteldosierung 482
9.16.4.4 Einfluß einer Cholestase auf die Elimination von Arzneimitteln 485
9.16.4.5 Beeinflussung der Verteilung von Arzneimitteln durch schwere Lebererkrankungen 486
9.16.5 Veränderte Ansprechbarkeit von Zielorganen bei Erkrankungen der Leber 486
9.16.5.1 Extrahepatische Gewebe 486
9.16.5.2 Die Leber als Zielorgan 487
9.16.6 Einschränkung der Beurteilung von Arzneimittelplasmakonzentrationen 487

Literatur 487

10. Gallenblase und Gallenwege

von *Richard Raedsch* und *Adolf Stiehl*

10.1	Physiologische Vorbemerkungen	492
10.1.1	Gallenproduktion	492
10.1.2	Gallenflüssigkeit	493
10.1.3	Enterohepatische Zirkulation der Gallensäuren	493
10.1.4	Störungen der enterohepatischen Zirkulation	493
10.2	Klinik der Gallenwegserkrankungen	494
10.2.1	Laborbefunde	494
10.2.2	Spezielle Diagnostik	494
10.2.2.1	Sonographie	494
10.2.2.2	Röntgendiagnostik	495
10.2.2.3	Endoskopisch retrograde Cholangiopankreatikographie (ERCP)	495
10.2.2.4	Perkutane transhepatische Cholangiographie (PTC)	495
10.2.2.5	Untersuchung der Gallenflüssigkeit	495
10.2.2.6	Computertomographie	495
10.2.2.7	Leber-Galle-Szintigraphie	495
10.2.2.8	Choledochusmanometrie, Choledochoskopie	495
10.3	Cholezystolithiasis	495
10.3.1	Inzidenz	495
10.3.2	Ätiologie und Pathogenese	496
10.3.3	Klinik	496
10.3.4	Untersuchungsbefunde	496
10.3.5	Differentialdiagnosen	497
10.3.6	Therapie	497
10.3.6.1	Medikamentöse Auflösung von Cholesteringallensteinen	497
10.3.6.2	Therapie der Gallenkolik	498
10.4	Choledocholithiasis	498
10.4.1	Inzidenz	498
10.4.2	Ätiologie und Pathogenese	498
10.4.3	Klinik	498
10.4.4	Untersuchungsmethoden	498
10.4.5	Differentialdiagnosen	499
10.4.6	Therapie	499
10.4.7	Schallwellen-Lithotrypsie	500
10.5	Akute Cholezystitis	500
10.5.1	Inzidenz	500
10.5.2	Ätiologie und Pathogenese	500
10.5.3	Klinik	500
10.5.4	Untersuchungsmethoden	501
10.5.5	Differentialdiagnosen	501
10.5.6	Therapie	501
10.5.7	Verlauf und Prognose	502
10.6.	Chronische Cholezystitis	502
10.6.1	Einteilung	502
10.6.2	Ätiologie und Pathogenese	502
10.6.3	Klinik	502
10.6.4	Untersuchungsmethoden	502
10.6.5	Therapie	502
10.6.6	Verlauf und Prognose	502
10.7	Postcholezystektomiesyndrom	502
10.7.1	Definition	502
10.7.2	Ätiologie und Pathogenese	503
10.7.3	Klinik	503
10.7.4	Untersuchungsmethoden	503
10.7.5	Differentialdiagnosen	503
10.7.6	Therapie	503
10.8	Cholangitis	504
10.8.1	Definition	504
10.8.2	Ätiologie und Pathogenese	504
10.8.3	Klinik	504
10.8.4	Untersuchungsmethoden	504
10.8.5	Differentialdiagnosen	505
10.8.6	Therapie	505
10.8.6.1	Antibiotikatherapie	505
10.8.7	Verlauf und Prognose	506
10.9	Extrahepatische Cholestase	506
10.9.1	Definition	506
10.9.2	Ätiologie und Pathogenese	506
10.9.3	Klinik	506
10.9.4	Untersuchungsmethoden	507
10.9.5	Therapie	507
10.9.6	Verlauf und Prognose	507
10.10	Tumoren	508
10.10.1	Inzidenz	508
10.10.2	Ätiologie und Pathogenese	508
10.10.3	Klinik	508
10.10.4	Untersuchungsmethoden	508
10.10.5	Differentialdiagnosen	508

10.10.6	Therapie	508	12.1.3.9	Hyperlipoproteinämie	517
10.10.7	Verlauf und Prognose	508	12.1.3.10	Hereditäre Pankreatitis	517
			12.1.4	Pathophysiologie	517
	Literatur	508	12.1.5	Morphologie	518
			12.1.6	Symptomatologie	518
			12.1.7	Diagnose	520
			12.1.7.1	Laborbefunde	520
			12.1.7.2	Sonographie	521
			12.1.7.3	Computertomographie	521
			12.1.7.4	Röntgenuntersuchungen	521

11. Primär sklerosierende Cholangitis

von *Richard Raedsch* und *Adolf Stiehl*

12.1.7.5	Endoskopisch-retrograde Cholangio- und Pankreatikographie (ERCP)	521
12.1.8	Überwachungsprogramm	521
12.1.9	Verlauf und Prognose	522
12.1.10	Konservative Therapie	522
11.1	Ätiologie und Pathogenese	511
12.1.10.1	Volumensubstitution	522
11.2	Klinik	512
12.1.10.2	Nulldiät/Magensonde	523
11.3	Diagnostik	513
12.1.10.3	Schmerztherapie	523
11.4	Differentialdiagnosen	513
12.1.10.4	Arzneimitteltherapie	523
12.1.10.5	Endoskopische Papillotomie	524
11.5	Therapie	513
12.1.10.6	Respiratorische Insuffizienz	524
11.6	Prognose	513
12.1.10.7	Niereninsuffizienz	524
12.1.11	Komplikationen	524
	Literatur	513
12.1.12	Chirurgische Therapie	525
	Literatur	525

12. Pankreaserkrankungen

von *Peter Czygan*

12.2	Chronische Pankreatitis	527
12.2.1	Definition	527
12.2.2	Epidemiologie	527
12.2.3	Ätiologie	528
12.2.3.1	Alkohol	528
12.2.3.2	Gallenwegserkrankungen	528
12.2.3.3	Stoffwechselerkrankungen	528
12.1	Akute Pankreatitis	515
12.2.3.4	Morphologische Veränderungen im Bereiche des Pankreas, der Papille oder des Duodenums	528
12.1.1	Definition	515
12.1.2	Epidemiologie	515
12.1.3	Ätiologie	515
12.1.3.1	Alkohol	515
12.2.4	Verlauf	528
12.1.3.2	Gallenwegserkrankungen	515
12.2.5	Diagnose	530
12.1.3.3	Morphologische Veränderungen im Bereich der Papille und/oder des Duodenums	516
12.2.5.1	Enzymbestimmung im Serum	530
12.2.5.2	Stuhluntersuchungen	530
12.2.5.3	Chymotrypsin	530
12.2.5.4	Funktionsteste mittels Sonde	530
12.1.3.4	Postoperativ	516
12.2.5.5	Sondenlose Funktionsteste	531
12.1.3.5	Traumata	516
12.2.5.6	Sonographie	531
12.1.3.6	Medikamente	516
12.2.5.7	Röntgenuntersuchungen	532
12.1.3.7	Infektionen	516
12.2.5.8	Computertomographie	532
12.1.3.8	Hyperparathyreoidismus	516

12.2.5.9	Endoskopisch retrograde Cholangio- und Pankreatikographie (ERCP)	532	13.2	Die benignen und malignen endokrinen Pankreastumoren	535
12.2.6	Konservative Therapie	532	13.3	Die mesenchymalen Pankreastumoren	538
12.2.6.1	Diät	532	13.4	Maligne Tumoren des exokrinen Pankreas	538
12.2.6.2	Pankreasfermentsubstitution	533	13.5	Pankreaszysten	540
12.2.6.3	Vitaminsubstitution	533		Literatur	541
12.2.6.4	Schmerzbehandlung	533			
	Literatur	533			

Stichwortverzeichnis 543

13. Die Tumoren des Pankreas

von *Ulrich Räth* und
Bertram Wiedenmann

13.1	Die benignen, exokrinen Pankreastumoren	535

1. Ösophagus

von *Johannes Horn*

1.1 Allgemeines

Der Ösophagus stellt die Verbindung zwischen Pharynx und Magen dar. Er beginnt in Höhe des Ringknorpels und endet an der Kardia, funktionell den unteren Ösophagussphinkter bildend. Er ist ca. 25 cm lang, wobei folgende Abschnitte zu unterscheiden sind: Pars cervicalis, thoracica und abdominalis. Normalerweise markiert der Übergang der Ösophagusschleimhaut (Plattenepithel) in das Zylinderepithel des Magens die Organgrenze zwischen Ösophagus und Magen.

Seine Aufgabe ist der Nahrungstransport. Sie wird geleistet durch das Zusammenwirken von komplexer anatomischer Struktur und koordinativer, im wesentlichen neural gesteuerter Funktion. Durch eine Vielzahl von Erkrankungen kann die Funktion gestört werden, wobei primär funktionelle Störungen und primär morphologische Veränderungen zu unterscheiden sind. Ein längerzeitiges Bestehen einer Läsion erschwert allerdings diese Zuordnung, nachdem sich eine veränderte Morphologie auf die Funktion und, vice versa, eine anhaltend gestörte Funktion beeinträchtigend und verändernd auf die morphologischen Strukturen auswirkt (Abb. 1.1).

Eine regelrechte Funktion des Ösophagus einschließlich des unteren Ösophagussphinkters ist Voraussetzung für eine ungestörte Passage sowie für die Vermeidung eines Refluxes. Eine Vielzahl von Faktoren ist für die Gewährleistung dieser Funktionen verantwortlich: neben der Motilität des Ösophagus selbst sind es die intraabdominellen Druckverhältnisse, der strukturelle Aufbau des unteren Ösophagussphinkters sowie seine funktionelle Regulation. Störungen in diesem komplexen Zusammenwirken können entweder die Passage erschweren oder zu einem pathologischen Reflux mit allen sich daraus ergebenden Folgen führen.

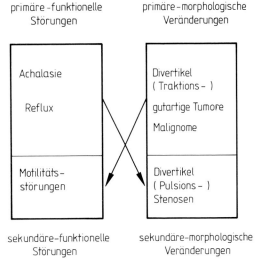

Abb. 1.1: Die Unterscheidung zwischen primär-funktionellen und primär-morphologischen Veränderungen.

1.2 Die Achalasie

1.2.1 Definition. Diesem Krankheitsbild liegt eine neuromuskuläre Störung zugrunde, die sich histologisch durch eine verminderte Darstellbarkeit von argyrophilen Ganglienzellen im Ösophagus auszeichnet und sich symptomatologisch in Form einer Aperistaltik und einer Unfähigkeit zur Erschlaffung des unteren Ösophagussphinkters äußert. Die Dysphagie wird somit zum führenden Symptom.

1.2.2 Ätiologie. Die beschriebenen histologischen Veränderungen sind deskriptiv; ein kausaler Zusammenhang ist bislang nicht sicher abzuleiten. Neben der primären Achalasie, deren Genese demnach nicht geklärt ist, findet sich bei der

Ösophagus

Chagas-Krankheit (Trypanosoma cruzi) eine symptomatische Form der Achalasie. Auch das Kardiakarzinom kann eine der Achalasie vergleichbare Symptomatik verursachen.

1.2.3 Epidemiologie. Das Vorkommen ist selten; die jährliche Neuerkrankung beträgt ca. 1:100 000. Männer und Frauen sind gleich häufig betroffen. Nur gelegentlich findet sich diese Erkrankung bei Kindern (ca. 5 % des Gesamtkrankengutes). Ein Häufigkeitsgipfel besteht zwischen dem 35. und 45. Lebensjahr.

1.2.4 Symptome. Das Hauptsymptom ist die unterschiedlich stark ausgeprägte Dysphagie. Die Intensität ist in aller Regel progredient und betrifft feste und flüssige Nahrungsformen gleichermaßen. Sie ist zudem abhängig von psychischen Einflüssen. Der Retrosternalschmerz und die Regurgitation sind häufige Begleitsymptome. Die regurgitierten Nahrungsbestandteile sind dabei frei von Säure oder Galle und können vor allem nachts (also in liegender Position) zu Aspirationen führen.

1.2.5 Diagnose. Der Ösophagusbreischluck zeigt 2 charakteristische Veränderungen: konische Enge im Bereich des unteren Ösophagussphinkters und eine unterschiedlich stark ausgeprägte Dilatation des „prästenotischen" Ösophagus, welche zudem durch eine verminderte oder gar aufgehobene Peristaltik gekennzeichnet ist **(Abb. 1.2a–1.2c)**.

Schon auf der Thoraxübersichtsaufnahme sind gelegentlich Spiegelbildungen als Ausdruck der gestörten Passage und der vorliegenden Dilatation zu erkennen. Nachdem auch das Schlukken von Luft erschwert ist, fehlt in der Regel auf der Abdomen-Leeraufnahme die Magenblase.
Als Ausdruck der Passagestörung finden sich bei der endoskopischen Untersuchung Nahrungsreste, die zum Teil an der Wandung fest anhaften. Eine sekundäre Keim- und Pilzbesiedlung ist häufig, so daß neben den Zeichen einer Retentionsösophagitis Wandbeläge von Soor oder Hefe das makroskopisch-endoskopische Bild bestimmen. Das enge Segment im Bereich des unteren Ösophagussphinkters ist endoskopisch in der Regel gut zu passieren, wobei dadurch meist schon ein gewisser kurzzeitiger therapeutischer Effekt erzielt wird.

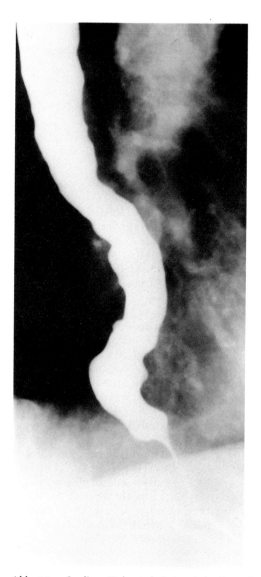

Abb. 1.2a: Stadium II der Achalasie mit beginnender Ösophagusdilatation als Ausdruck der Dekompensation.

Die manometrische Untersuchung dokumentiert das funktionelle Verhalten und zeigt bei der Achalasie in Abhängigkeit der Schwere der Erkrankung typische Veränderungen **(Abb. 1.3a)**.

Die Achalasie

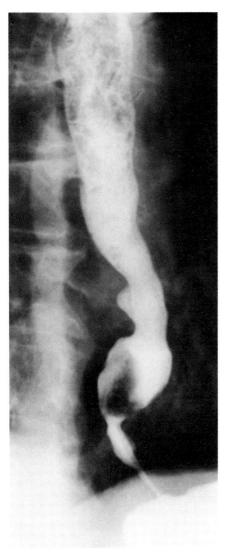

Abb. 1.2b: Stadium II der Achalasie mit flottierendem Bolus.

Es besteht eine charakteristische Überempfindlichkeit auf Cholinergika, welche im wesentlichen in einer schmerzhaften Ösophaguskontraktion und konsekutiven Regurgitation besteht.

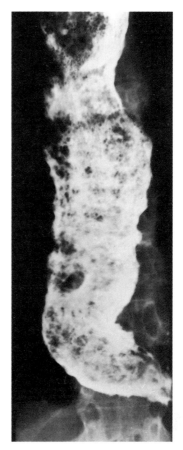

Abb. 1.2c: Stadium III der Achalasie.

1.2.6 Klassifikation. Es lassen sich 3 Schweregrade unterscheiden: Das *Stadium I* zeichnet sich durch eine unkoordinierte Motorik aus, wobei eine Dilatation in aller Regel noch nicht nachzuweisen ist; dieses Stadium wird als kompensierte Achalasie bezeichnet. *Stadium II* und *Stadium III* gelten als dekompensierte Formen der Achalasie, wobei eine klare Trennung zwischen beiden Stadien nicht möglich ist. Im *Stadium II* ist eine deutliche Dilatation nachweisbar, die Erschlaffung des unteren Ösophagussphinkters ist meist nicht möglich; im *Stadium III* besteht keinerlei Erschlaffungstendenz des unteren Ösophagussphinkters, die Dilatation des Ösophagus ist extrem.

Ösophagus

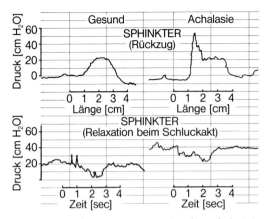

Abb. 1.3a: Durchzugsmanometrie bei der Achalasie im Vergleich zum Normalbefund.

1.2.7 Klinischer Verlauf. Obwohl 3 Schweregrade der Achalasie definiert sind, ist unklar, inwieweit sie Ausdruck einer kontinuierlichen Krankheitsprogredienz sind. So läßt das *Stadium III* mitunter eine lange Anamnese vermissen; andererseits weisen Fälle mit *Schweregrad II* nicht selten eine jahrelange Vorgeschichte mit charakteristischer Symptomatik auf. Immerhin zeichnet sich das Vollbild der Symptomatik durch schwere Dysphagie, Megaösophagus, Gewichtsreduktion bis hin zur Kachexie sowie bronchopulmonale Infektionen aus. Komplikationen von seiten des Ösophagus, wie Blutungen, Perforationen oder narbige Stenosen, sind selten. Allerdings kann ein Karzinom im Bereich des unteren Ösophagus eine Spätfolge sein; es findet sich bei der Achalasie etwa 10fach häufiger als beim normalen Kollektiv (8, 11).

1.2.8 Therapie. Die Indikation bemißt sich nach dem Schweregrad sowie dem Ausmaß der Beschwerden. Das Ziel ist Beschwerdefreiheit, was gleichbedeutend ist mit Verbesserung bzw. Normalisierung der Passagefunktion. Drei verschiedene Therapieverfahren stehen zur Verfügung: die medikamentöse Behandlung und die Dilatation als konservative Verfahren neben den Möglichkeiten der operativen Behandlung.
Bei nur leichten Beschwerden kann eine medikamentöse Therapie mit Nifedipin (Adalat® 3 × 2 Tabl./die) versucht werden. Ansonsten gilt heute die Dilatation als das Verfahren der ersten Wahl, zumal es weniger eingreifend und von einer geringeren Letalität gefolgt ist als die Myotomie. Die Indikation zur primären Operation wird bei Kindern, unklarer Dignität sowie bei extremem Megaösophagus bzw. nach erfolgloser Dehnungsbehandlung gestellt. Aus der Literatur ergibt sich nach erfolgter Dilatation (n = 2895) eine Perforationsrate von 0 bis 3,2% und eine Letalität von 0 bis 0,79%; nach Myotomie (n = 1906) entsprechend 1,7% und 1,4%. Bezüglich der Erfolgsrate sind nach Dilatation in 79 bis 95%, nach Myotomie in 65 bis 84% der Fälle gute Ergebnisse zu erwarten (36).

Dilatation mit der Starkschen Sonde. In geübter Hand lassen sich mit der Starkschen Sonde gute Ergebnisse erzielen, vergleichbar mit der pneumatischen Dehnung. Der Nachteil liegt in der schlechten Überprüfbarkeit der Lage des Dilatators in bezug auf die zu sprengende Enge; ein zusätzliches Gefahrenmoment ist in der direkten Kraftübertragung zu sehen, wobei über das sinnvolle Maß hinaus mit der Gefahr der Komplikation dilatiert werden kann. Es werden bis zu 85% gute bis befriedigende Ergebnisse erzielt (26).

Die pneumatische Dehnung. Das enge Segment wird hierbei pneumatisch mittels eines eingeführten Ballons gedehnt. Am gebräuchlichsten ist der Browne-McHardy-Dilatator. Die Lage des Ballons ist röntgenologisch kontrollierbar. Die zur Sprengung aufzuwendenden Drucke betragen ca. 300 mmHg. Nach der Dehnung ist durch einen Gastrografin®-Schluck die mögliche Komplikation der Perforation auszuschließen. In einigen Fällen ist es notwendig, die Dehnungsbehandlung während der folgenden Tage mehrfach zu wiederholen. Allerdings bleibt eine Versagerquote von 10 bis 20%, bei der die Indikation zur operativen Behandlung zu stellen ist. Der Erfolg der pneumatischen Dehnung läßt sich manometrisch dokumentieren (**Abb. 1.3b**).

Die Myotomie. Die Pars abdominalis des Ösophagus wird transabdominal freigelegt und in diesem Bereich der Muskelmantel, unter Respektierung der Mukosa und Schonung des ventralen Vagusastes, über eine Länge von mindestens 5 cm längsgespalten. Mit der Durchführung der Myotomie ist das eigentliche Operationsziel zur Behandlung der Achalasie erreicht. Durch eine zusätzliche Antirefluxoperation (Fundoplika-

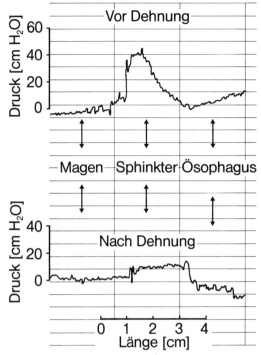

Abb. 1.3b: Durchzugsmanometrie bei der Achalasie vor und nach Dehnungsbehandlung.

tion, Semifundoplikation) läßt sich der nach Myotomie häufig auftretende gastroösophageale Reflux (17 bis 36 %) deutlich reduzieren (0 bis 18 %) (9, 24).

1.2.9 Postoperative Komplikationen. Die häufigste Frühkomplikation nach Dilatation ist die Perforation, die zur sofortigen operativen Intervention zwingt. Schleimhautläsionen während der Myotomie lassen sich leicht übernähen, wobei in diesen Fällen immer eine Fundoplikation bzw. eine Semifundoplikation zur Deckung der Nahtstelle indiziert ist.

Der klinisch relevante gastroösophageale Reflux stellt die häufigste Spätkomplikation der Behandlung der Achalasie dar. Sie ist etwa doppelt so häufig nach der Myotomie im Vergleich zu den dilatierenden Verfahren. Diese Komplikation – die sekundäre Refluxösophagitis – macht sodann ein neues Therapiekonzept notwendig.

1.3 Die Refluxkrankheit

1.3.1 Definition. Die Kompetenz des unteren Ösophagussphinkters sorgt im Normalfall für eine Refluxbarriere. Dies schließt einen vorübergehenden Übertritt von Magensaft in den unteren Ösophagus vor allem postbrandial nicht aus – er bleibt jedoch kurzzeitig und kontrolliert, wobei die Clearancefunktion der normalen Ösophagusmotilität nicht unwesentlich Anteil hat. Erst die Insuffizienz des unteren Ösophagussphinkters bildet die Voraussetzung für einen längerzeitigen Kontakt von saurem Magensaft mit der Ösophagusschleimhaut als Voraussetzung für eine unterschiedlich schwere Refluxösophagitis.

1.3.2 Klassifikation. Die Refluxösophagitis ist definiert und klassifiziert nach den histologisch nachweisbaren Defekten im Bereich der distalen Ösophagusschleimhaut. Ohne dieses morphologische Substrat sollte von einem Reflux, nicht aber von einer Refluxösophagitis gesprochen werden.

Nach Savary und Miller sind 4 Schweregrade zu unterscheiden (31). *Stadium I* und *Stadium II* können ad integrum ausheilen; im *Stadium III* und *Stadium IV* kommt es pathohistologisch zur Ausbildung von Ersatzregeneraten: Narbengewebe bzw. Zylinderepithel **(Tab. 1.1)**.

Es ist eine primäre von einer sekundären Refluxkrankheit zu unterscheiden. Bei der *primären* Form ist die Funktion des unteren Ösophagussphinkters absolut oder relativ gestört; absolut, d. h., es liegt eine funktionelle Dysregulation vor. Als Ursache kommen Medikamente, Nahrungs- oder Genußmittel (Fette bzw. Nikotin und Alkohol) oder Hormoneinflüsse (Schwangerschaft) in Betracht. Relativ bedeutet eine chronische Überbeanspruchung des an sich funktionierenden Sphinkterapparates durch intraabdominelle Druckerhöhungen (Obstipation, Adipositas, Aszites). Die *sekundäre* Refluxkrankheit entsteht als Folge organischer Erkrankungen der Speiseröhre oder der Kardia (Sklerodermie, diabetische Vaskuloneuropathie) bzw. nach operativen Eingriffen am unteren Ösophagussphinkter (Kardiaresektion, Myotomie).

Die Hiatushernie stellt an sich keine Veränderung mit Krankheitswert dar. Sie prädisponiert allerdings zum Reflux. Inwieweit eine echte Refluxerkrankung durch sie mitverursacht ist, bedarf des funktionellen und morphologischen Nachweises (Refluxösophagitis).

Tab. 1.1: Klassifikation der Refluxösophagitis

Stadium	
I	Solitäre, nicht konfluierende Epitheldefekte
II	Konfluierende, aber nicht zirkuläre Defekte
III	Zirkuläre Schleimhautläsionen
IV	Weitergehende Defekte sowie Komplikationen (Ulzerationen, Stenosen)

1.3.3 Pathogenese. Das synergetische Zusammenwirken von Refluxbarriere durch den unteren Ösophagussphinkter und die durch die Eigenmotilität des Ösophagus bewirkte Clearancefunktion gewährleisten die ungestörte, unidirektionale Entleerung im Bereich des ösophago-gastralen Übergangs. Die Funktion des unteren Ösophagussphinkters resultiert aus dem Zusammenwirken struktureller und regulativer (neurohumoraler) Mechanismen. Jeder dieser Einzelfaktoren kann gestört sein, wodurch ein pathologischer Reflux und schließlich eine Refluxkrankheit entstehen kann. Inwieweit ein pathologischer Reflux zur Refluxkrankheit wird, hängt von der Kontaktzeit des Refluates mit der Ösophagusschleimhaut ab.

Die Kontaktzeit bis zur beginnenden Schleimhautdestruktion ist individuell verschieden und ist mitbedingt durch die unterschiedliche Kompetenz vorhandener defensiver Schleimhautschutzfaktoren.

1.3.4 Symptome. Bei voller Ausprägung des Refluxes ergibt sich ein charakteristisches Beschwerdebild, gekennzeichnet durch saures Aufstoßen, Druckgefühl und Brennen hinter dem Brustbein sowie Zunahme der Beschwerden in liegender Position. Die nicht selten auch weniger typisch ausgeprägte Symptomatik macht eine differentialdiagnostische Orientierung notwendig und muß an kardiale, mediastinale und diaphragmale Erkrankungen denken lassen. Ein wichtiger anamnestischer Hinweis ist die Feststellung früherer Refluxbeschwerden bei jetziger Beschwerdefreiheit oder gar einsetzender Dysphagien. Die peptische Stenose als Folge der Refluxkrankheit hat in dieser Weise ihr typisches chronologisches Korrelat.

1.3.5 Diagnose. Die Erhebung der Anamnese und des Beschwerdebildes steht am Anfang. Sie gibt Hinweise auf die Erkrankung, wobei Art der Beschwerden und Schweregrad nicht zwingend korrelieren. Entscheidend für die therapeutische Indikationsstellung ist das endoskopische und histologische Substrat.

Röntgenuntersuchung. Der Ösophagusbreischluck gibt Auskunft über Motilität des Ösophagus sowie morphologische Veränderungen des unteren Ösophagussphinkters. Der röntgenologische Refluxnachweis ist in der Regel nicht repräsentativ für das tatsächliche Refluxverhalten. Die peptische Stenose als Folge einer längerzeitig bestehenden Refluxkrankheit wird in Schwere und Umfang deutlich, wobei allerdings die Dignitätsfrage endoskopisch bioptisch zu klären ist.

Endoskopie. Die endoskopische Untersuchung ist unverzichtbar. Durch sie ist die makroskopische Beurteilung der Schleimhaut und eventuell bestehender Defekte und Regenerate zu beurteilen. Der zusätzlich entscheidende Vorteil resultiert aus der Möglichkeit der Biopsieentnahme. Mit Hilfe der histologischen Beurteilung ist eine Klassifizierung der Refluxerkrankung möglich, um nicht zuletzt die oft anstehende Dignitätsfrage zu klären (s. **Tab. 1.1**).

Funktionsteste. *Manometrie.* Mit der Durchzugs- und Mehrpunktmanometrie stehen 2 Verfahren zur Verfügung, welche eine Beurteilung der Druckverhältnisse, der Peristaltik und der reflektorischen Erschlaffung im Bereich des unteren Ösophagussphinkters ermöglichen. Die Mehrpunktmanometrie erlaubt zusätzlich den Bauchkompressionstest mit dem Nachweis des sogenannten Common-cavity-Phänomens als Hinweis auf einen Reflux. Der Pentagastrintest als Teil der Durchzugsmanometrie gibt Auskunft über die regulative Kompetenz des unteren Ösophagussphinkters (19).

pH-Metrie. Die kontinuierliche Langzeit-pH-Metrie spiegelt das reelle Refluxverhalten am besten wider. Neben der Feststellung des pH-Profils erlaubt die Versuchsanordnung zusätzliche Untersuchungen, wie etwa die Messung der Säureclearance. Hierbei wird ein definierter Säurebolus in den Ösophagus instilliert und die Zeit bis zum Wiedererreichen eines pH von über 4 gemessen.

Magensekretionsanalyse. Obwohl sich aus der Magensaftanalyse keine direkten Konsequenzen für das therapeutische Vorgehen ableiten lassen, rundet diese Untersuchung die diagnostischen Maßnahmen ebenso wie das pathophysiologische Verständnis des jeweiligen Falles ab. Ein besonderes Gewicht kommt dieser Untersuchung bei gleichzeitig vorliegendem Ulcus duodeni zu. Eine erhöhte Säuresekretion macht bei entsprechender Krankheitsmanifestation weitere Untersuchungen notwendig, wobei im Einzelfall zu entscheiden sein wird, inwieweit dieser Untersuchungsbefund Eingang findet in das geplante Therapiekonzept. Normale oder erniedrigte Säuresekretionswerte haben für die Therapieplanung keine Bedeutung.

1.3.6 Klinischer Verlauf. Unbehandelt führt die Refluxkrankheit nach unterschiedlicher Krankheitsdauer zu Gewebsregeneraten im Bereich des unteren Ösophagus. Hierbei wird das destruierte Ösophagusepithel durch Zylinderepithel und die Strukturen der Submukosa durch Narbenbildungen ersetzt. Letzteres führt zur Ausbildung einer zunehmenden narbigen Schrumpfung, einer Stenosierung mit unterschiedlicher Ausdehnung. Durch das Zugrundegehen des distalen Ösophagusepithels wird der Übergang von gesunder Ösophagusschleimhaut zur Zylinderepithel-Regenerationszone nach proximal verlagert, was als sekundärer Endobrachiösophagus definiert ist. Diese Konstellation wird auch als Barrett-Syndrom oder Barrett-Ösophagus bezeichnet.
Nachdem das Zylinderepithel vor allem gegenüber erneutem Säurekontakt weniger widerstandsfähig ist, sind Ulkusentstehungen in diesem Bereich keine Seltenheit, wodurch der Destruktionsprozeß in die Tiefe vordringt und zu rezidivierenden Narbenbildungen Anlaß gibt. In dieser Zone des chronischen entzündlichen und regenerativen Umbaus kommt es im Verlauf der Erkrankung bei ca. 10% der Patienten zur Ausbildung eines Adenokarzinoms. Dieser Umstand muß bei der diagnostischen Abklärung einer vorhandenen peptischen Stenose besondere Berücksichtigung finden.
Andere Komplikationen als Folge des chronisch entzündlichen Umbauprozesses im Bereich des distalen Ösophagus treten selten auf, gelegentlich leichte Blutungen, ganz selten einmal eine Perforation.

1.3.7 Therapie. Neben der konservativen, medikamentösen Therapie stehen unter dem Sammelbegriff der Antirefluxplastik eine Reihe verschiedener Operationsverfahren zur Behandlung der Refluxkrankheit zur Verfügung. Der Erfolg der jeweils durchgeführten Therapie hängt nicht unwesentlich von der Indikationsstellung ab. Ziel der Behandlung ist die Beschwerdefreiheit; die Therapieplanung basiert auf der Klassifikation entsprechend der endoskopisch-histologischen Schweregraduierung.
In *Stadium I* und *Stadium II* ist in der Regel die konservative Therapie mit regelmäßigen Kontrolluntersuchungen adäquat und erfolgreich. Bei Persistenz der Ösophagitis, trotz konservativer Therapie, kann in Einzelfällen eine Operation notwendig werden.
In Abhängigkeit von individuellen Faktoren (Dauer der Erkrankung, Leidensdruck, Operationsrisiko, begleitenden Erkrankungen) wird man sich im *Stadium III* eher zur Operation entschließen. Es ist jedoch auch hier möglich, den Effekt einer konservativen Therapie abzuwarten und durch geeignete diagnostische Verfahren die individuellen pathophysiologischen Verhältnisse zu eruieren.
Die Indikation im *Stadium IV* richtet sich nach dem Vorhandensein oder Fehlen akuter entzündlicher Veränderungen. Im ersten Fall wird der endoskopischen Bougierung die Operation folgen. Im zweiten Fall kann nach Bougierung der weitere Verlauf unter gleichzeitiger konservativer Therapie abgewartet werden (Kontrollendoskopie).

Konservative Therapie. Neben diätetischen Maßnahmen (eiweißreiche Kost, Verzicht auf Nikotin und Alkohol) gibt es 2 medikamentöse Therapieansätze: Reduktion der Säuresekretion durch H_2-Rezeptorenblocker sowie Verbesserung der Schleimhautresistenz durch Verabfolgung „zytoprotektiver" Pharmaka (z. B. Carbenoxolon).

Operative Therapie. Unter dem Begriff der Antirefluxplastik sind eine Vielzahl operativer Verfahren subsumiert, die sämtlich das Ziel verfolgen, durch unterschiedliches methodisches Vorgehen im Sinne einer Korrektur des ösophago-gastralen Überganges den bestehenden Reflux zu verhindern. Galt früher noch das Hauptaugenmerk der Rekonstruktion des Hisschen Winkels, so wird heute eher versucht, einen Ventilmechanismus zu schaffen, welcher den unterschiedlichen Druckverhältnissen und Funktionszuständen Rechnung trägt. Bei den meisten operativen Methoden wird hierfür der Fundus des Magens total oder partiell um den distalen Ösophagus als Manschette gelegt und fixiert. Im deutschsprachigen Raum werden die Fundoplikation nach Nissen-Rosetti und die Semifundoplikation bzw. Ösophagofundopexie nach Lortat-Jakob am häufigsten angewandt (23, 29) **(Abb. 1.4a/1.4b)**. Die in anglo-amerikanischen Ländern zusätzlich üblichen Verfahren, die Kardioplastik nach Belsey und die posteriore Gastropexie nach Hill, haben sich hier kaum durchgesetzt (7, 21, 27, 28). Die Erfolgsquote für alle Verfahren liegt bei 80 bis 90 %. Allerdings unterscheiden sie sich hinsichtlich der postoperativen Komplikationen (34). Das sogenannte „gas-bloat syndrome" findet sich nach der Fundoplikation nach Nissen-Rosetti am häufigsten (ca. 10 %), während das Persistieren der Refluxösophagitis bei diesem Verfahren nur bei ca. 1 % der Fälle beobachtet wird. Alle anderen Methoden haben leicht höhere Inzidenzen an Erkrankungsrezidiven bzw. persistierendem Reflux (ca. 3 %), zeigen aber seltener die Folge der Überkorrektur (Unfähigkeit zu rülpsen oder zu erbrechen, sogenanntes „gas-bloat syndrome") (34, 37).

Bei gleichzeitig vorliegender axialer Hiatushernie wird die Hernie zusammen mit dem distalen Ösophagusabschnitt mobilisiert, der Magenanteil in das Abdomen zurückverlagert und der Hiatus oesophagei durch Pfeilernähte auf Normalgröße eingeengt. Es schließt sich die Durchführung der Antirefluxplastik an.

In ca. 8 % der Fälle findet sich neben der Refluxkrankheit ein Ulcus duodeni. Bei dieser Konstellation, ebenso bei nachgewiesener Hyperazidität des Magens und anamnestischem Hinweis auf eine Ulkuserkrankung, ist zusätzlich zu der Antirefluxplastik die Durchführung der proximalen gastralen Vagotomie indiziert (10).

Ist die Refluxösophagitis durch das Vorliegen einer Stenose kompliziert **(Abb. 1.5a/1.5b)**, so verfolgt die Therapie 2 Ziele: Durch Bougierung, welche gegebenenfalls häufiger wiederholt wird, wird die Passage wiederhergestellt. Die histologische Untersuchung von ausgiebig und repräsentativ entnommenen Biopsien soll die Dignitätsfrage klären helfen. Nach Wiedergewinnung einer ausreichenden Passage wird bei fortbestehenden Beschwerden und damit persistierender Refluxösophagitis eine chirurgische Antirefluxplastik durchzuführen sein.

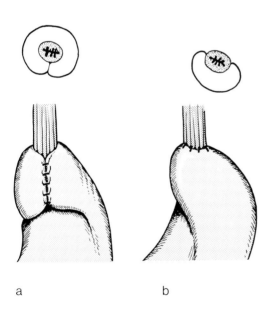

a   b

Abb. 1.4a: Antirefluxplastik nach Nissen-Rosetti (Fundoplikatio).
Abb. 1.4b: Antirefluxplastik nach Lortat-Jakob (Semifundoplikatio).

1.3.8 Postoperative Komplikationen. Neben dem „gas-bloat syndrome" und der Persistenz bzw. dem Rezidiv der Refluxkrankheit sind das Abgleiten der Fundusmanschette nach Fundoplikation mit Stenosierung des Magens in Höhe des Korpus sowie Postvagotomie-Symptome, als Folge intraoperativ geschädigter Vagusäste, seltene postoperative Komplikationen (34, 37).

Die Refluxkrankheit

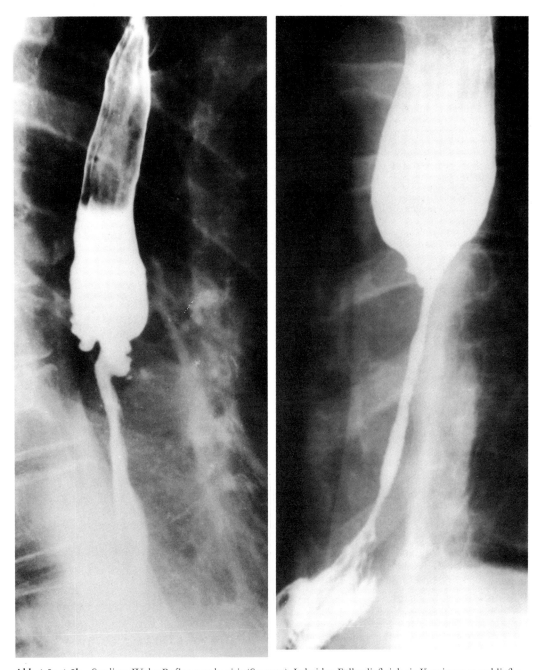

Abb. 1.5a, 1.5b: Stadium IV der Refluxösophagitis (Stenose). In beiden Fällen ließ sich ein Karzinom ausschließen.

Ösophagus

1.4 Ösophagusdivertikel

1.4.1 Definition. Ein Divertikel stellt eine unterschiedlich große Ausbuchtung im Bereich der Ösophaguswandung dar. Traktionsdivertikel (alle Wandschichten) entstehen durch Zug von außen, während sich Pulsionsdivertikel (nur Schleimhaut) als Folge eines Mißverhältnisses zwischen intraluminalem Druck und Wandstabilität entwickeln. Während die Pulsionsdivertikel im Bereich des oberen und unteren Ösophagussphinkters lokalisiert sind, entstehen die Traktionsdivertikel bevorzugt in der mittleren Ösophagusenge in Höhe der Bifurkation.

1.4.2 Epidemiologie. Das pharyngo-ösophageale Divertikel, das sogenannten Zenkersche Divertikel, ist mit ca. 70 % die häufigste Erscheinungsform. Die röntgenologische Inzidenz beträgt ca. 0,1 %. In der Regel erkranken ältere Menschen (jenseits des 50. Lebensjahres); Männer etwa 2fach häufiger als Frauen. Die parabronchialen Traktionsdivertikel sind seltener; man rechnet mit einer Häufigkeit von 0,02 %, wobei die Geschlechter etwa gleich betroffen sind. Das epiphrenale Divertikel ist äußerst selten.

1.4.3 Symptome. Diese sind von der Lokalisation, der Größe sowie von der Konfiguration abhängig. Führendes Symptom ist die Dysphagie gefolgt von Globusgefühl, Regurgitation unverdauter Nahrungsbestandteile und rezidivierendes Verschlucken mit gelegentlicher Aspiration.

1.4.4 Diagnose. Durch den Ösophagusbreischluck erfolgt der Nachweis und die Klärung hinsichtlich Lage und Größe. Durch die obligate Ösophagoskopie lassen sich Komplikationen ausschließen und der gesamte Ösophagus ergänzend beurteilen. Bei den parabronchialen Divertikeln gibt oft schon die Thoraxübersichtsaufnahme Hinweise auf mögliche mediastinale oder hiläre Prozesse, als deren Folge diese Divertikel anzusehen sind **(Abb. 1.6a–1.6c).**

1.4.5 Therapie. Die pharyngo-ösophagealen Divertikel werden operativ behandelt, unabhängig von Art und Ausmaß der Beschwerden. Bei

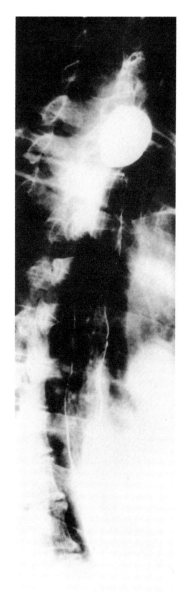

Abb. 1.6a: Pharyngo-ösophageales Divertikel (Zenkersches Divertikel).

der Therapie der epiphrenalen Divertikel sind die in vielen Fällen nachweisbaren verursachenden Faktoren zu berücksichtigen (Achalasie, peptische Stenose, Hiatushernie), nach deren Beseiti-

Ösophagusdivertikel

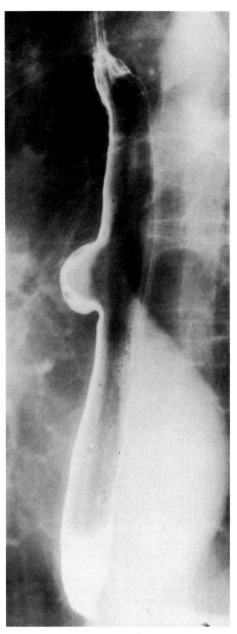

Abb. 1.6b: Parabronchiales Ösophagusdivertikel.

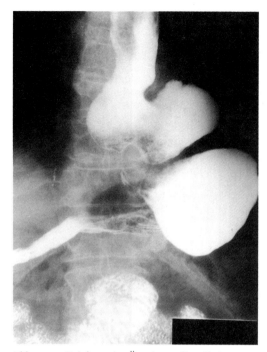

Abb. 1.6c: Epiphrenales Ösophagusdivertikel.

gung (z. B. Dilatation) häufig schon eine symptomatische Besserung festzustellen ist. Mitunter können sich nach Behandlung der verursachenden Noxe kleine epiphrenale Divertikel völlig zurückbilden. Die parabronchialen Divertikel stellen in aller Regel keine Operationsindikation dar, es sei denn, Komplikationen wie Fistelbildungen zum Tracheobronchialsystem machen dies erforderlich.

Operative Verfahren. Bei den meist zur chirurgischen Therapie anstehenden pharyngo-ösophagealen Divertikel wird der linksseitige operative Zugang gewählt (Vorderwand des linken Musculus sternocleidomastoideus). Neben der Divertikelabtragung muß der Funktionsstörung im oberen Ösophagussphinkter Rechnung getragen werden. In jedem Fall ist eine Längsmyotomie der oralen Ösophagusmuskulatur einschließlich des Musculus cricopharyngeus indiziert. Bei der operativen Behandlung eines epiphrenalen Divertikels wird das Vorgehen und die Wahl des operativen Zuganges von der bestehenden Grunderkrankung abhängen. Bei der idiopathischen Form ist der thorakale Zugang vorzuziehen.

Ösophagus

1.5 Gutartige Tumoren

1.5.1 Definition. Gutartige Tumoren zeichnen sich durch ein lokal verdrängendes Wachstum, einen hohen histologischen Differenzierungsgrad sowie durch fehlende Metastasierung aus.

1.5.2 Epidemiologie. Das Vorkommen gutartiger Tumoren ist selten. An den Erkrankungen der Speiseröhre haben sie einen Anteil von 0,1 bis 1% (18, 22). Beide Geschlechter sind gleich häufig betroffen. Als bevorzugtes Alter gilt das 2. bis 6. Lebensjahrzehnt.

1.5.3 Klassifikation. Nach klinisch diagnostischen Kriterien sind die häufigeren intramuralen von den seltenen intraluminären Tumoren abzugrenzen. Beide Formen sind jedoch in der Regel mesenchymaler Natur (Leiomyom, Fibrom, Lipom, Hämangiom, Myxom). Vom Epithel ausgehende Tumoren sind die Ausnahme (Zysten, Papillome).

1.5.4 Symptome. Das führende Symptom ist die Dysphagie. Nicht selten bleiben diese Tumoren lange Zeit symptomlos.

1.5.5 Diagnose. Die Diagnose wird in der Regel radiologisch gestellt und endoskopisch gesichert. Bei der Kontrastmitteldarstellung des Ösophagus zeigt sich die gut abgegrenzte Raumforderung bei völligem Erhalt der Schleimhautstrukturen. Gestielte Tumoren sind allseits von Kontrastmittel umgeben und können im Lumen des Ösophagus flottieren **(Abb. 1.7)**. Endoskopisch bestätigt sich die Intaktheit der Schleimhaut, was mit ein Grund dafür ist, daß vor allem kleine Tumoren häufig nicht erkannt werden. Eine Biopsie sollte vermieden werden, um den Erfolg eines eventuell notwendig werdenden chirurgischen Eingriffes nicht zu gefährden.

1.5.6 Indikation. Nicht wegen der Gefahr der Malignisierung, sondern wegen der präoperativ nicht zu entscheidenden Dignität besteht in jedem Fall die Indikation zur chirurgischen bzw. endoskopischen Therapie. Endoskopisch abtragbar sind allerdings nur die intraluminalen und vor allem die gestielten Tumoren.

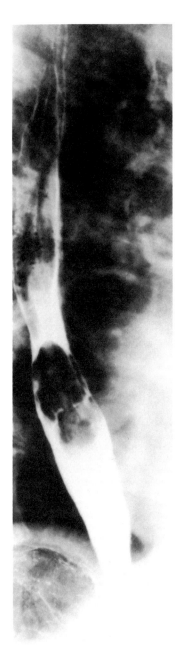

Abb. 1.7: Gutartiger, im Lumen der Speiseröhre flottierender Tumor (Fibrom).

1.5.7 Therapie. Bei nicht möglicher endoskopischer Abtragung ist die chirurgische Exstirpation angezeigt. Von der Lokalisation des Tumors hängt der chirurgische Zugangsweg ab. Im zervikalen Bereich empfiehlt sich der linksseitige kollare Zugang, bei distal gelegenen Tumoren die rechtsseitige Thorakotomie. Suprakardiale Tumoren können auch von links angegangen werden. In der Regel lassen sich die Tumoren enukleieren, ohne dabei die Schleimhaut zu eröffnen; dies sollte in jedem Fall angestrebt werden. Eine intraoperative Schnellschnittdiagnostik ist zu empfehlen. Das selten vorkommende Hämangiom stellt wegen seines invasiven Wachstums ein therapeutisches Problem dar. Anzustreben ist die Resektion; alternativ oder kombiniert hat die Strahlenbehandlung Aussicht auf Erfolg.

1.6 Das Ösophaguskarzinom

1.6.1 Definition. Der Begriff des Ösophaguskarzinoms subsumiert alle epithelialen Malignome der Speiseröhre unabhängig der histologischen Differenzierung. Die Abgrenzung des Adenokarzinoms des distalen Ösophagus vom Kardiakarzinom ist schwierig und häufig nur per definitionem zu klären: Danach handelt es sich um ein primäres Ösophaguskarzinom, wenn es allseitig von Plattenepithel umgeben ist (35) oder wenn mindestens 3/4 der Tumormasse im distalen Ösophagus lokalisiert ist (16).

1.6.2 Epidemiologie. Sowohl die Häufigkeit als auch die Geschlechtsverteilung weisen deutliche geographische Unterschiede auf. Während es in westlichen Industrieländern eher selten ist – sein Anteil an den Krebserkrankungen beträgt ca. 2% –, ist das Ösophaguskarzinom in Afrika, Asien und der Karibik nahezu endemisch – in China betrifft es ca. 70% der Karzinomerkrankungen. In den westlichen Ländern sind Männer etwas häufiger betroffen (zwischen 3:1 in Deutschland und 10:1 in Frankreich); in den Endemiegebieten findet sich dagegen eine ausgewogene Geschlechtsverteilung. Das Prädilektionsalter für das Ösophaguskarzinom liegt im 6. und 7. Lebensjahrzehnt.

1.6.3 Ätiologie. Epidemiologische Daten geben Hinweise auf die besondere Bedeutung exogener Noxen. Vor allem in westlichen Ländern spielt der Alkohol und der Tabakkonsum eine ätiologisch wichtige Rolle. Die Häufigkeit von ebenfalls mit vermehrtem Tabakgenuß in Verbindung zu bringenden Zweitkarzinomen im Bereich der Mundhöhle verstärkt den Hinweis auf die auslösende exogene Noxe (13).

In den asiatischen Ländern werden neben dem Tabak andere schädliche, chemische und physikalische Umwelteinflüsse, in China vor allem das Nitrosamin, als Mitverursacher des Ösophaguskarzinoms diskutiert. Die Entstehung eines Ösophaguskarzinoms auf dem Boden benigner Vorerkrankungen ist statistisch gesichert. Neben dem Plummer-Vinson-Syndrom gelten Verätzungsnarben, die Achalasie sowie der Endobrachyösophagus als prädisponierende Erkrankungen.

1.6.4 Pathologie. Das Plattenepithelkarzinom – verhornend oder nichtverhornend – ist mit 80 bis 95% der Fälle der dominierende histologische Typ. Prinzipiell sind im gesamten Ösophagus Adenokarzinome möglich; sie nehmen aber nach distal an Häufigkeit zu. Sie gehen entweder vom Zylinderepithel ösophagealer Drüsen oder vom Zylinderepithel des Endobrachyösophagus aus (31). Neben der intramuralen Ausbreitung steht die frühzeitige lymphogene Metastasierung im Vordergrund. Als regionäre Lymphknoten gelten im oberen Ösophagusdrittel die retropharyngealen und paratrachealen, im mittleren Drittel die im Hilusbereich lokalisierten parabronchialen, im unteren Drittel die paraösophagealen und parakardialen Lymphknoten. Der fehlende Serosaüberzug des Ösophagus führt zu frühzeitiger Tumorinfiltration in die Umgebung. Als eine Besonderheit des Ösophaguskarzinoms kann die nicht seltene lymphogene intramurale Metastasierung angesehen werden. Auf diese Weise können Zweittumoren, meist distal des Ursprungstumors gelegen, entstehen.

1.6.5 Klassifikation. Die präoperative Stadieneinteilung (Staging) eines Tumors verfolgt das Ziel, Patienten für die jeweils angezeigte Therapie zu selektionieren, woraus unmittelbar eine prognostische Einschätzung folgt. Die postoperative Klassifizierung bildet neben der Möglichkeit der Prognosebeurteilung die unabdingbare Voraussetzung für die Evaluierung des Behandlungserfolges respektive einer sich anschließenden adjuvanten bzw. notwendig werdenden

Ösophagus

Zusatztherapie. Die Stadien- und die TNM-Klassifizierung sind in verkürzter Form in **Tab. 1.2** dargestellt. Für die prognostische Einschätzung ebenso wie für die Therapieplanung ist die Lokalisation des Karzinoms von Bedeutung. Im proximalen Drittel tritt es in einer Häufigkeit von 20%, im mittleren Drittel von 35% und im unteren Drittel von 45% auf (22, 33) **(Abb. 1.8a–1.8c)**.

1.6.6 Symptome. Das differentialdiagnostisch so vielseitige Symptom der Dysphagie steht auch bei dieser Erkrankung im Vordergrund. Auf Grund der Dehnbarkeit des Ösophagus und der Erfahrung, daß ca. ²/₃ der Zirkumferenz befallen sein müssen, ehe die Dysphagie symptomatisch in Erscheinung tritt, gilt, daß es sich in aller Regel um ein Spätsymptom handelt. Dies wird zudem durch den Umstand belegt, daß die mittlere Überlebenszeit, vom Beginn der Dysphagie an, lediglich im Durchschnitt etwa 8 Monate beträgt (5). Erfahrungsgemäß vergehen 3 Monate zwischen dem Beginn dysphagischer Beschwerden und der Diagnosestellung bzw. dem Therapiebeginn. Neben der Dysphagie sind häufig retrosternale Schmerzen und gelegentliche Regurgitationen zu beobachten. Gewichtsverlust, Heiserkeit und die selten auftretende Hämatemesis gelten als Spätsymptome.

1.6.7 Diagnostik. Der Ösophagusbreischluck ermöglicht neben der differentialdiagnostischen Abgrenzung zu anderen, mit einer Dysphagie einhergehenden Erkrankung in ca. 95% der Fälle die Entdeckung des Karzinoms (15). Die Identifikation erfolgt durch die endoskopische Untersuchung und die histologische Sicherung nach Biopsieentnahme. Durch diese postsymptomati-

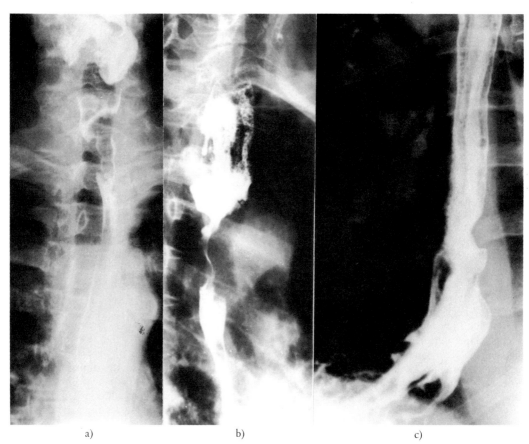

a)　　　　　　　　　b)　　　　　　　　　c)

Abb. 1.8a—1.8c: Ösophaguskarzinom im oberen (a), im mittleren (b) und im unteren (c) Drittel des Ösophagus.

Tab. 1.2: Stadieneinteilung des Ösophaguskarzinoms

Stadium				
I	Zervikal und intrathorakal	T_1	N_0	M_0
II	Zervikal	T_1	N_1, N_2	M_0
		T_2	N_0, N_1, N_2	M_0
	Intrathorakal	T_2	N_0	M_0
III	Zervikal	T_3	jedes N	M_0
		jedes T	N_3	M_0
	Intrathorakal	jedes T	N_1	M_0
IV	Zervikal und intrathorakal	jedes T	jedes N	M_1

sche Diagnostik werden Karzinome festgestellt, die in ca. 70 % der Fälle dem *Stadium III* und *Stadium IV* zuzuordnen sind. Eine Frühdiagnostik ist in den Ländern mit seltener Karzinominzidenz kaum zu erreichen. In endemischen Gebieten haben sich Röntgenuntersuchungen, aber vor allem die sogenannte Bürstenzytologie bewährt. Diese für Reihenuntersuchungen geeignete Untersuchungsmethode weist eine Treffsicherheit von ca. 95 % auf (17). Nach der diagnostischen Sicherung eines Karzinoms sind zur weiteren Therapieplanung folgende Fragen zu klären:
(a) Allgemeine Operabilität?
(b) Fernmetastasierung?
(c) Lokale Operabilität?

Hierfür stehen folgende Untersuchungsverfahren zur Verfügung:
— *Sonographie:* Zum Nachweis von Lebermetastasen
— *Thoraxübersicht* (eventuell *Schichtaufnahmen*): Zur Festellung von Lungenmetastasen sowie zur Beurteilung des Lungenhilus und eventuell paratrachealer und parahilärer Lymphknoten
— *Computertomographie:* Zum Ausschluß einer lokalen Infiltration in benachbarte Organstrukturen und ebenfalls zum Nachweis von Lungenmetastasen
— *Bronchoskopie:* Zum Ausschluß einer Infiltration in das benachbarte Bronchialsystem, vor allem bei Tumoren des mittleren Drittels
— *Mediastinoskopie:* Diese ist selten indiziert, vor allem, wenn die Möglichkeit zur Computertomographie nicht gegeben ist
— *Laparoskopie:* Bei sonographischem Nachweis von Lebermetastasen läßt sich auf diese Weise eine histologische Klärung herbeiführen.

Klärung der Operabilität. Nachdem das Ösophaguskarzinom vor allem bei älteren Patienten diagnostiziert wird und dessen chirurgische Behandlung stets einen großen operativen Eingriff notwendig macht, ist eine möglichst genaue Einschätzung der individuellen Ausgangssituation erforderlich. Als wichtige Parameter gelten neben der Beurteilung des Allgemein- und Ernährungszustandes die Lungenfunktion und das Serum-Albumin. Jeder Nachweis von Fernmetastasen, bei noch so kleinem Primärtumor, engt das Therapieziel auf eine reine Palliation ein. Dies gilt auch bei einem Befall der Virchowschen Drüse. Wegen der frühzeitigen lymphatischen, intramuralen und perifokalen infiltrierenden Tumorausdehnung ist eine strenge Korrelation zwischen der Längsausdehnung und der kurativen Operabilität nicht gegeben. Bei 8 oder mehr Zentimetern ist allerdings kaum noch mit der Möglichkeit einer Kuration zu rechnen (1, 3). Während nach diesen Kriterien in 50 bis 70 % der Fälle Operabilität gegeben ist, liegt die Resektionsquote, also die technische Entfernbarkeit des Tumors, mit 30 bis 40 % deutlich niedriger (6).

Ösophagus

1.6.8 Therapie. Das Ziel ist die kurative Resektion. Durch die allgemeine Späterkennung des Ösophaguskarzinoms ist diese Möglichkeit zahlenmäßig wesentlich eingeschränkt. Neben der chirurgischen Resektion stehen mit der Strahlenbehandlung und der Chemotherapie 2 weitere Therapieprinzipien zur Verfügung. Wegen des in vielen Fällen nur palliativen Charakters der Therapie wird man im Einzelfall versuchen, durch geeignete Kombinationen dieser Therapieprinzipien die Überlebensrate zu verbessern.

Chirurgische Resektion. Die frühzeitige intramurale Ausbreitung des Tumors über die makroskopisch erkennbaren Grenzen hinaus macht einen großen, mindestens 5 cm langen Sicherheitsabstand erforderlich. Entsprechendes gilt für die Einbeziehung der regionären Lymphknotenstationen, was durch eine sorgfältige Dissektion einschließlich der perikardialen Lymphabflußwege erreicht wird. Die aus onkologischen Gesichtspunkten notwendige Einhaltung des Sicherheitsabstandes wird im proximalen Anteil, also bei der Festlegung der oralwärts gelegenen Absetzungshöhe, zu einem resektionstechnischen Problem, welches heute noch unterschiedlich bewertet wird. Die vielfach empfohlene zervikale bzw. pharyngeale Anastomosenart nach stumpfer Ösophagusdissektion konnte eine Verbesserung der Langzeitprognose noch nicht unter Beweis stellen (2, 30).

Zur rekonstruktiven Wiederherstellung der Passage sind Magen, Kolon und Dünndarm gleichermaßen geeignet. Der Magenersatz findet allerdings am häufigsten Anwendung. Der Magenhochzug kann dabei mediastinal, retrosternal oder subkutan erfolgen, wobei der kürzeste Weg, transmediastinal, meist bevorzugt wird.

Bezüglich des operationstechnischen Vorgehens lassen sich prinzipiell 4 Verfahren unterscheiden:
(1) *Der linksseitige abdominothorakale Zugang,* der allerdings nur für das Kardiakarzinom geeignet ist
(2) *Das in 2 Phasen abdomoni-rechts-thorakale Vorgehen:* Dieses bietet sich vor allem beim Karzinom im mittleren und distalen Drittel des Ösophagus an
(3) *Die Ösophagektomie in 3 Phasen nach McKeown* (25): Bei dieser Methode läßt sich die Resektion bis in den zervikalen Abschnitt des Ösophagus ausdehnen und die Anastomose dort in besserer Übersicht anlegen
(4) *Die abdomino-zervikale Ösophagusexhairese:* Zunächst für das Karzinom des proximalen Drittels empfohlen, findet sie heute Anwendung auch bei den tiefer sitzenden Malignomen.

Die 5-Jahres-Überlebensrate nach potentiell kurativer Operation beträgt zwischen 10 und 20% (6, 20, 22). Die Operationsletalität wird mit 15 bis 25% angegeben (6, 22, 33).

Radiotherapie. Die Strahlentherapie wird entweder in palliativer oder kurativer Absicht durchgeführt. Für eine mögliche kurative Therapie müssen innerhalb von 3 bis 6 Wochen 50 bis 68 Gy appliziert werden (14). Der Erfolg der Strahlentherapie besteht im wesentlichen in einer Linderung der tumorverursachten Symptome (Dysphagie). Die Überlebensrate konnte bisher nicht wesentlich verbessert werden (4). Das Ziel der palliativen Bestrahlung beschränkt sich auf den Versuch, auf die Beschwerden einzuwirken, vor allem aber die Passage zu verbessern. In ca. 75% der Fälle ist eine solche Palliation möglich.

Chemotherapie. Die Erfolge, die durch Zytostatika bei der Behandlung des Adenokarzinoms der Kardia zu erzielen sind, blieben bislang bei der Therapie des Plattenepithelkarzinoms aus. Zwar sind für eine Reihe von Zytostatika Remissionsraten von 15 bis 20% beschrieben worden, doch sind diese von einer sehr kurzen Dauer (wenige Monate). Kombinationstherapien scheinen derzeit mehr Aussicht auf Erfolg zu haben, wobei vor allem der Kombination mit Cisplatin, Bleomycin und Vincristin Bedeutung beigemessen wird. Noch ist eine letzte Beurteilung nicht möglich.

Präoperative Vorbestrahlung. Die von Nakayama eingeführte und mit guten Resultaten belegte Vorbestrahlung hat sich allgemein nicht durchgesetzt. Eine derzeit im Abschluß befindliche EORTC-Studie hat keinen Vorteil nachweisen können.

Präoperative (neoadjuvante) Chemotherapie. Die insgesamt unbefriedigenden Behandlungsergebnisse des Ösophaguskarzinoms führen zu immer neuen Behandlungskonzeptionen. So einleuchtend die Überlegungen sind, durch präoperative Zytostase den Tumor zu verkleinern und eventuell vorhandene Metastasen zu eliminieren (20), so wichtig wird es sein, die Richtigkeit dieses Konzeptes in vergleichenden Studien zu belegen.

Palliative Therapiemaßnahmen. Neben der mit palliativem Ziel durchgeführten Strahlentherapie stehen endoskopische und chirurgische Verfahren zur Verfügung, welche vor allem eine selbständige Ernährung des Patienten ermöglichen sollen. Die Methodenwahl richtet sich im wesentlichen nach dem Allgemeinzustand des Patienten in dem Bewußtsein, einen erträglichen und nicht zuletzt menschenwürdigen Zustand herbeizuführen. Unter diesen Gesichtspunkten bietet die palliative Resektion Vorteile, setzt aber allgemeine Operabilität voraus. Die endoskopische Intubation mittels einer Endoprothese hat sich bewährt und ist vor allem wegen ihrer geringen Invasivität der operativen Tubuseinlage überlegen. Eine freie Passage wird erreicht, allerdings nur für flüssige Nahrung. Der palliative Effekt einer freien Passage kann heute auch durch den Einsatz der Lasertechnik erzielt werden. Die Umgehungsanastomosen ohne gleichzeitige Resektion des Tumors sind operativ aufwendig und nur in wenigen Fällen, vor allem bei jüngeren Patienten in gutem Allgemeinzustand, indiziert. Selten kann die ösophago-tracheale Fistel einmal die Indikation zu diesem Verfahren darstellen. Die am wenigsten zu empfehlende Methode ist die Ernährungsfistel (Witzelfistel oder Jejunalfistel). Sie kann als psychologisch belastendes Verfahren nur als die Methode der letzten Wahl angesehen werden.

1.7 Ösophagusverätzungen

1.7.1 Definition. Eine Verätzung bedeutet eine reversible oder irreversible Schädigung des Gewebes, wobei in Abhängigkeit von der schädigenden Substanz (freie H^+- oder OH^--Ionen) Koagulations- oder Kolliquationsnekrosen entstehen. Neben Säuren und Laugen werden Verätzungen durch Chemikalien des täglichen Haushaltsbedarfes verursacht (Geschirrspülmittel, Abflußreiniger, Entkalker).

1.7.2 Klassifikation. In Anlehnung an die Graduierung des Verbrennungsschadens lassen sich 3 Schweregrade der Verätzung definieren (**Tab. 1.3**).

Tab. 1.3: Stadieneinteilung der Ösophagusverätzung

Stadium	
I	Hyperämie, Ödem der Schleimhaut
II	Blasenbildung, Fibrinbeläge, Erosionen (bis in die Submukosa reichende Gewebsschädigung)
III	Ulzerationen, Nekrosen (Schädigung aller Wandschichten möglich)

1.7.3 Diagnostik. Die Anamnese ist von besonderer Wichtigkeit, nachdem das Ausmaß der Schädigung von Art, Menge und Dauer der Einwirkung abhängt. Die Inspektion des Mund- und Rachenraumes gibt erste Anhaltspunkte über die Schwere der Verätzung. Die röntgenologische Untersuchung mit wasserlöslichem Kontrastmittel läßt Komplikationen erkennen, wobei, neben dem Nachweis von Extravasaten als Folge einer Perforation, auf Luft im Mediastinum oder unter dem Zwerchfell, aber auch auf eine mögliche Mediastinalverbreiterung als Folge einer beginnenden Mediastinitis zu achten ist. Obwohl die frühzeitige endoskopische Untersuchung (innerhalb der ersten 72 Stunden) empfohlen wird, ergeben sich aus dem erhobenen Befund zunächst keine therapeutischen Konsequenzen.

1.7.4 Therapie. Sie ist unabhängig von der ätzenden Substanz und berücksichtigt in der Akutphase vor allem die Allgemeinsituation des Patienten. Somit steht die Schocktherapie im Mittelpunkt mit begleitender Analgesie und Sedierung. Breitbandantibiotika werden ebenso empfohlen wie Prednisolon (2 bis 5 mg/kg Körpergewicht) (12). Das Einlegen einer dünnen Magensonde soll die später notwendig werdende Bougierungstherapie erleichtern helfen. Wegen strenger Nahrungskarenz ist eine ausreichende kalorische parenterale Infusionstherapie erforderlich.
Die fortführende Therapie beinhaltet die über 6 bis 12 Wochen fortzusetzende Prednisolontherapie (bis zu 2 mg/kg Körpergewicht) sowie die Frühbougierung ab dem 8. bis 12. Tag in regel-

mäßigen Abständen (alle 3 bis 4 Tage). In etwa 5 bis 10% der Fälle ist später mit einer Striktur zu rechnen. Diese machen eine regelmäßige Bougierung, selten einmal eine operative Behandlung erforderlich. Auf Grund des stark erhöhten Karzinomrisikos im Striktur-verursachten Narbengewebe sind regelmäßige endoskopische Kontrollen angezeigt. In der Frühphase entstandene Perforationen sind in jedem Fall chirurgisch zu behandeln.

Literatur

(1) *Akakura, I.:* Surgery of Carcinoma of the Esophagus with Preoperative Radiation. Chest 57: 47, 1970
(2) *Akiyama, H., Sato, Y., Takahashi, F.:* Immediate Pharyngogastrostomy Following Total esophagectomy by Blunt Dissection. Jap. J. Surg. 1: 225, 1971
(3) *Appelqvist, P.:* Carcinoma of the Esophagus and Gastric Cardia. A Retrospective Study based on Statistical and Clinical Material from Finland. Acta chir. Scand. Suppl. 430: 1–92, 1972
(4) *Appelqvist, P., Silvo, J.:* The Results of Surgery and Radiotherapy in the Treatment of small Carcinomas of the Thoracic Esophagus. Ann. clin. Res. 2: 184, 1979
(5) *Barbier, P., Joss, R., Scheurer, U., Aeberhard, P.:* Das Oesophaguskarzinom heute. I. Teil. Schweiz. med. Wschr. 112: 1026, 1982
(6) *Barbier, P., Joss, R., Scheuer, U., Aeberhard, P.:* Das Oesophaguskarzinom heute. II. Teil: Therapie. Schweiz. med. Wschr. 112: 173, 1982
(7) *Belsey, R.:* Mark IV, Repair of Hiatal Hernia by the Transthoracic Approach. World. J. Surg. 1: 475, 1977
(8) *Berges, W., Groeneveldt, U., Wienbeck, M.:* Klinik, Diagnose und Differentialdiagnose der Achalasie, in: Häring, R. (Hrsg.): Oesophaguschirurgie. Edition Medizin, Weinheim – Deerfield Beach, Florida – Basel 1982
(9) *Black, J., Vorbach, A. N., Leigh Collis, J.:* Results of Hellers's Operation for Achalasia of the Esophagus, The Importent of Diatal Repair. Br. J. Surg. 63: 949, 1976
(10) *Blum, A. L., Siewert, J. R.:* Refluxkrankheit, in: Allgöwer, M., Harder, F., Hollender, L. F., Peiper, H. J., Siewert, J. R.: Chirurgische Gastroenterologie. Springer-Verlag, Berlin – Heidelberg – New York 1981
(11) *Borchard, F.:* Pathophysiologische Anatomie der Achalasie, in: Häring, R. (Hrsg.): Oesophaguschirurgie. Edition Medizin, Weinheim – Deerfield Beach, Florida – Basel 1982
(12) *Campbell, G. S., Burnett, H. F., Ransom, J. M., Williams, G. D.:* Treatment of Corrosive Burns of the Esophagus. Arch. Surg. 112: 495, 1977
(13) *Day, N. E.:* Epidemiology of Esophageal Cancer. Cancer Res. 35: 3304, 1975
(14) *Earlam, R., Conha-Melo, J. R.:* Esophageal Squamous Carcinoma: A Critical Review of Radio Therapy Brit. J. Surg. 67: 457, 1980
(15) *Felix, R.:* Die Röntgendiagnostik des Oesophagus-Carcinoms. Langenbecks Arch. Chir. 355: (Kongreßbericht) 1981
(16) *Haggitt, R. C., Tryzelaar, J., Ellis, F. H., Colcher, H.:* Adenocarcinoma Complicating Columnar Epithelium-lined Esophagus. Am. J. Clin. Pathol. 70: 1, 1978
(17) *Halter, F., Witzel, L., Grétillat, P. A., Scheuerer, U., Keller, M.:* Diagnostic Value of Biopsy, Guided Lavage and Brush Cytology. Dig. Dis. 22: 129, 1977
(18) *Harrington, S. W., Moersch, H. J.:* Surgical Treatment and Clinical Manifestations of Benign Tumors of the Esophagus with Report of severe Cases. J. Thorac. Surg. 13: 394, 1944
(19) *Heil, Th.:* Die Funktionsanalyse der Speiseröhre – Bedeutung für Diagnostik und Therapie. Z. Allg. Med. 56: 1917, 1980
(20) *Herrmann, R., Schlag, P.:* Präoperative (neoadjuvante) Chemotherapie – ein neues onkologisches Konzept. Deutsches Ärzteblatt 80: 1, 1983
(21) *Hill, L. D.:* An Effective Operation for Hiatal Hernia: An Eight Year Appraisal. Ann. Surg. 166: 681, 1967
(22) *Husemann, B.:* Chirurgie der Speiseröhre. F. Enke-Verlag, Stuttgart 1982
(23) *Kirschner, M.:* Die Eingriffe bei den Bauchbrüchen einschließlich der Zwerchfellbrüche (neu bearb. von R. Zenker) Springer Verlag, Berlin – Göttingen – Heidelberg 1957
(24) *Mansour, K. A., Symbas, P. N., Jones, E. L., Hatcher, C. R.:* A Combined Surgical Approach in the Management of Achalasia of the Esophagus. Ann. Surg. 42: 192, 1976
(25) *McKeown, K. C.:* Resection of Midesophageal Carcinoma with Esophagogastric Anastomosis. World J. Surg. 5: 517, 1981
(26) *Meyer, W.:* Dilatationsbehandlung bei der Achalasie des Ösophagus mit der Stark'schen Sonde, in: L. Braun (Hrsg.): Hiatushernie – Achalasie. Georg Thieme-Verlag, Stuttgart – New York 1982
(27) *Pearson, F. G., Langer, B., Henderson, R. D.:* Gastroplasty and Belsey Hiatus Hernia Repair. J. Thorac. Cardiovasc. Surg. 61: 50, 1971
(28) *Pearson, F. G., Cooper, J. D., Nelems, J. M.:* Gastroplasty and Fundoplication in the Management of Complex Reflux Problems. J. Thorac. Cardiovasc. Surg. 76: 665, 1978
(29) *Rosetti, M., Hell, K.:* Fundoplication for the

Treatment of Gastroesophageal Reflux in Hiatal Hernia. World J. Surg. 1: 439, 1977
(30) *Rothmund, M., Gamstätter, G.:* Standardisierte Chirurgie des Oesophaguscarcinoms. DMW 109: 606, 1984
(31) *Siewert, R., Peiper, H. J., Niemann, H., Emmermann, H., Becker, H. D.:* Klassifikation und Therapie peptischer Oesophagusstenosen. Langenbecks Arch. Chir. 330: 332, 1972
(32) *Siewert, R., Lepsin, G., Peiper, H. J.:* Das Karzinom von Oesophagus und Kardia. Internist 18: 451, 1977
(33) *Siewert, J. R.:* Das Carcinom von Oesophagus und Cardia, in: Allgöwer, M., Harder, F., Hollender, L. F., Peiper, H. J., Siewert, J. R. (Hrsg.): Chirurgische Gastroenterologie. Springer-Verlag, Berlin – Heidelberg – New York 1981
(34) *Skinner, D. B.:* Complications of Surgery for Gastroesophageal Reflux. World J. Surg. 1: 485, 1977
(35) *Turnbull, A. D. M., Goodner, J. T.:* Primary Adenocarcinoma of the Esophagos. Cancer 22: 915, 1968
(36) *Wirsching, R., Witte, J., Sauerbruch, T., Zumtobel, V., Herber, G.:* in: Häring, R. (Hrsg.): Oesophaguschirurgie. Edition Medizin, Weinheim – Deerfield Beach, Florida – Basel 1982
(37) *Woodward, E. R.:* Surgical Treatment of Gastroesophageal Reflux and its Complications. World J. Surg. 1: 453, 1977

2. Magen und Duodenum

von *Bernd Simon*, *Peter Müller* und *Hanns-Gerd Dammann*

2.1 Physiologische Vorbemerkungen, Untersuchungsmethoden

2.1.1 Säuresekretion

Der Säuresekretionsprozeß findet in den im Korpus- und Fundusanteil des Magens gelegenen Parietalzellen (Belegzellen) statt. Unter Energieverbrauch (ATP) werden H^+-Ionen zusammen mit Cl^--Ionen in das Magenlumen gepumpt, wo ein Konzentrationsgradient für H^+-Ionen zwischen Lumen- und Serosaseite von 1:1 000 000 aufgebaut wird. Der Cl^--Ionen-Transport erfolgt gegen einen elektrischen Gradienten, da das Magenlumen im Vergleich zur Interstitialflüssigkeit negativ geladen ist. Der H^+-Ionen-Transport wird durch das an der luminalen Seite gelegene Transportenzym, die H^+/K^+-ATPase, katalysiert. Die Aktivität dieses Enzyms ist magnesiumabhängig, im Gegensatz zur Na^+/K^+-ATPase nicht durch Ouabain hemmbar. Die H^+/K^+-ATPase kommt ausschließlich in der Parietalzelle vor. Hemmstoffe sind u. a. substituierte Benzimidazole (z. B. Omeprazol), die die Säuresekretion bei Tier und Mensch nahezu vollständig unterdrücken (1–4).
Eine wesentliche Funktion im Säuresekretionsprozeß spielt auch das an der serosalen Seite lokalisierte Adenylatzyklase-cAMP-Phosphodiesterase-System. Das zyklische Nukleotid vermittelt die Histaminwirkung an der Belegzelle: Histamin bindet sich an H_2-Rezeptoren der serosalen Belegzellmembran, aktiviert die räumlich eng benachbarte Adenylatzyklase, was eine Erhöhung der intrazellulären cAMP-Spiegel zur Folge hat. Über eine Aktivierung von Proteinkinasen wird die Säuresekretion ausgelöst (5, 6).
Daneben existieren auch Rezeptoren für Azetylcholin (Muskarinrezeptor) und für Gastrin an der serosalen Seite der Belegzelle **(Abb. 2.1)** (7–9). Diskutiert werden ferner Bindungsstellen für Aminosäuren, endogene Opiate (Enkephaline) sowie für Hemmstoffe der Säuresekretion, wie z. B. Prostaglandine, Sekretin und Somatostatin.
Wie die am eingehendsten untersuchten Sekretagoga (Azetylcholin, Histamin und Gastrin) wechselseitig den Säuresekretionsprozeß beeinflussen, ist heute nur lückenhaft bekannt. Für Gastrin konnte eine physiologische Rolle im Säuresekretionsprozeß wahrscheinlich gemacht werden, da nach Mahlzeitreiz Serumspiegel gefunden werden, die in humanpharmakologischen Experimenten die Säuresekretion stimulieren (10). Untersuchungen mit spezifischen Hemmstoffen für Azetylcholin (Pirenzepin) (8), Histamin (H_2-Blocker) (11) und endogene Opiate (Naloxon) (12) deuten allerdings auf eine Schlüsselrolle dieser Sekretagoga im physiologischen Säurespiel hin. Auch Kalzium-Ionen wird eine modulierende Funktion („second messenger" für Azetylcholin und Gastrin?) nachgesagt (13).
Unter physiologischen Bedingungen ist der bedeutsamste Inhibitor der Säuresekretion die H^+-Ionen-Konzentration im Lumen. Der Hemmeffekt wird über eine verminderte Gastrinfreisetzung aus den G-Zellen des Antrumbereiches ausgelöst (14).
Zahlreiche Peptidhormone, wie z. B. Sekretin (15), Somatostatin (16), Glukagon (17), GIP (18), Neurotensin (19) sowie Prostaglandine (20), hemmen in pharmakologischen Dosen die Säuresekretion. Ob diesen Substanzen eine physiologische Bedeutung zukommt, ist nach wie vor unbekannt.
Die menschliche Säuresekretion wird üblicherweise unter basalen (BAO: „*b*asal *a*cid *o*utput") und unter Stimulationsbedingungen (MAO: „*m*aximal *a*cid *o*utput"; PAO: „*p*eak

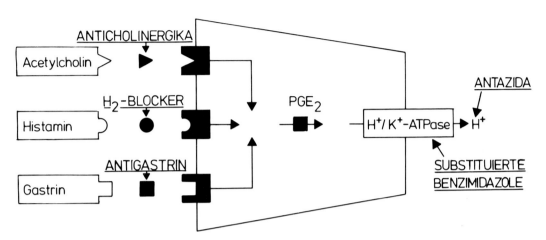

Abb. 2.1: Schematische Darstellung der Angriffspunkte verschiedener säurehemmender Pharmaka an der Parietalzelle.

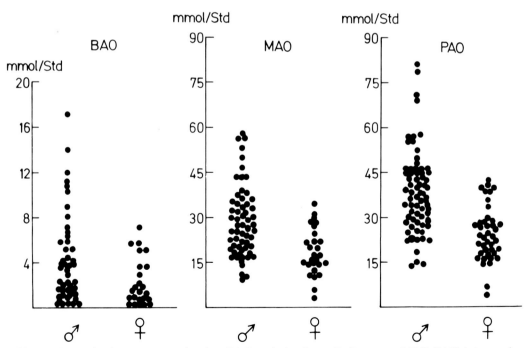

Abb. 2.2: Säuresekretionswerte unter basalen (BAO) und stimulierten Bedingungen (MAO, PAO) bei gesunden Männern (n = 100) und Frauen (n = 50) (21).

Magen und Duodenum

Tab. 2.1: Dosierung, Applikationsform und Zeitpunkt der Maximalwirkung klinisch häufig eingesetzter Säurestimulanzien

Stimulans	Dosis	Applikationsform	Zeitpunkt der Maximalwirkung
Pentagastrin	6 µg/kg	s.c.	15—45 Min.
	6 µg/kg	i.m.	10—30 Min.
	6 µg/kg/Std.	i.v.	10—30 Min.
Histamin	50 µg/kg	s.c.	30—45 Min.
Betazol	50 µg/kg	i.m.	45—120 Min.
Impromidin	10 µg/kg	i.m./s.c.	30—60 Min.
	10 µg/kg/Std.	i.v.	30—60 Min.

*a*cid *o*utput") gemessen. Durch kontinuierliche Magensaftaspiration über jeweils 60 Minuten werden in 15minütigen Fraktionen Nüchternsekretion und die mit verschiedenen Stimulatoren auslösbare Säuresekretion (Tab. 2.1) bestimmt. Die Messung der H^+-Ionen-Konzentration erfolgt durch Titration des Magensaftes mit 0,1 normaler NaOH auf pH 7,0. Die Werte werden in mmol H^+/Std. angegeben.

In der Regel wird als Stimulans Pentagastrin in einer Dosierung von 2 bis 6 µg/kg i.v., i.m. oder s.c. verabreicht. Als Nebenwirkungen werden vereinzelt Übelkeit, Schweißausbruch und Blutdruckabfall beobachtet. Histamin wird in einer Dosierung von 40 bis 50 µg/kg KG i.v. oder s.c. appliziert. Da Histamin das Herz-Kreislauf-System nachhaltig beeinflußt (Blutdruckabfall), sollte immer zuvor ein Histamin-H_1-Blocker i.m. (z. B. Diphenhydramin) gegeben werden. Betazol verursacht weniger Herz-Kreislauf-Symptome als Histamin, allerdings tritt die maximale Säuresekretion deutlich später auf. Neuerdings findet ein selektiver Histamin-H_2-Agonist, Impromidin, Anwendung: Seine Dosierung beträgt 10 µg/kg KG (i.m., s.c. oder i.v.). Kardiovaskuläre Nebenwirkungen sind selten.

Männer haben eine höhere Maximal-(MAO-) und Gipfel-(PAO-)Sekretion als Frauen (Abb. 2.2). Dieser Befund korreliert mit dem histologischen Nachweis einer vermehrten Parietalzellmasse beim männlichen Geschlecht. Die Basalsekretion (BAO) liegt bei Männern üblicherweise < 5 mmol H^+/Std. und die mit Pentagastrin stimulierte Säuresekretion (MAO, PAO) zwischen 20 und 40 mmol H^+/Std. Typischerweise werden bei Frauen um 20 bis 40 % niedrigere Werte gemessen (21, 22). Nach proximal gastraler Vagotomie (PGV) finden sich maximale Säurewerte, die 50 bis 60 % unter den präoperativen liegen (23). Die Basalsekretion unterliegt einem zirkadianen Rhythmus, wobei die höchsten Werte zwischen 23 Uhr und 5 Uhr morgens beobachtet werden.

Mit weiteren Funktionstests, zu denen der Insulintest, der Scheinfütterungstest, der Mahlzeit-induzierte Säuresekretionstest und die Messung der 24stündigen intragastralen Azidität unter normalen Ernährungsbedingungen zählen, gelingt es, detailliertere Einblicke in das physiologische Säuresekretionsverhalten zu gewinnen. So können die verschiedenen Phasen der Säuresekretion (kephal-vagale und gastrale) getrennt analysiert werden.

Die kephal-vagale Säuresekretion wird durch Sehen, Riechen, Schmecken etc. von Speisen ausgelöst. Diese Phase wird am besten mit dem Scheinfütterungstest überprüft: Patienten (Versuchspersonen) wird eine standardisierte fleischhaltige Mahlzeit verabreicht, die nur gekaut, nicht jedoch geschluckt werden darf. Gleichzeitig wird über eine nasogastrale Sonde die Säuresekretion gemessen. Während der ersten Stunde nach Nahrungsaufnahme macht die dadurch initiierte Säuresekretion ca. 50 % des Gesamtsäureoutputs aus. In der zweiten Stunde fällt dieser Anteil auf ca. 10 % ab.

Wenn Nahrungsbrei in den Magen gelangt, dann wird der Säuresekretionsprozeß durch Dehnungsreiz bzw. durch chemische Reaktion der angedauten Nahrungsbestandteile (Proteine) mit der Belegzelle weiter unterhalten. In der ersten Stunde sind Dehnungsreiz und chemische Reaktion jeweils für 25 % des Gesamtsäureoutputs verantwortlich. In der zweiten Stunde überwiegt deutlich die chemische Reaktion (Tab. 2.1a).

Unter den aufgenommenen Nahrungsbestandteilen stimulieren nur Peptide bzw. Aminosäuren direkt die Säuresekretion (24). Die beiden anderen Hauptbestandteile der Nahrung (Kohlehydrate und Fette) hemmen dagegen die Säuresekretion auf bisher ebenfalls noch ungeklärte Weise (25, 26).

Tab. 2.1a: Physiologische Stimulation der menschlichen Säuresekretion

Phase	Stimulus	Anteil am Gesamtsäure-output in %
Basale	Endogen	15
Kephal-vagale	Sehen, Riechen, Schmecken	30
Gastrale	Nahrungsbrei im Magen	50
Intestinale	Angedauter Nahrungsbrei im Dünndarm	5

Säuresekretionsanalysen haben als Routineverfahren an Bedeutung verloren. Sie sind noch gerechtfertigt
— bei Zollinger-Ellison-Syndrom-Patienten (ZES) zur Diagnosesicherung bzw. Therapiekontrolle
— zur Kontrolle des Operationserfolges nach Magenresektion bzw. Vagotomie und
— bei ätiologisch unklaren Hypergastrinämien.

2.1.2 Gastrin

Die Freisetzung von Gastrin unterliegt unter physiologischen Bedingungen einem komplexen Regelwerk. Sie ist gesteigert während der kephal-vagalen und gastralen Phase. An der vermehrten Freisetzung sind neben vagalen Einflüssen vor allem Peptide bzw. Aminosäuren der aufgenommenen Nahrung beteiligt.
Wirksamer Inhibitor der Gastrinfreisetzung ist die H^+-Ionenkonzentration des Magenlumens: Fällt beispielsweise der pH-Wert unter 2,5, dann wird weniger Gastrin aus den G-Zellen des Antrums abgegeben (27).
Gastrin wird im Serum radioimmunologisch gemessen. Je nach Test-Kit liegen die Normwerte zwischen 50 und 100 ng/ml.
Stark erhöhte Serum-Gastrinspiegel werden beim Zollinger-Ellison-Syndrom (ZES), der G-Zell-Hyperplasie, beim nach B-II-Operationen zurückgelassenen Antrumstumpf und bei perniziöser Anämie beobachtet. Bei Niereninsuffizienz und nach ausgedehnten Dünndarmresektionen ist der Gastrinabbau verzögert. Deswegen werden auch hierbei erhöhte Plasmakonzentrationen gefunden (28).

2.1.3 Pepsinogen

Pepsinogen wird in den Hauptzellen und Drüsenhalszellen der Fundus- und Korpusschleimhaut, den Mukuszellen der Pylorusdrüsen sowie in den Brunnerschen Drüsen gebildet. Elektrophoretisch werden 2 Pepsinogene unterschieden: Pepsinogen I, das ausschließlich in der Korpusschleimhaut gebildet wird, und Pepsinogen II, das auch in den Antrum- und Brunnerschen Drüsen synthetisiert wird. Beide Pepsinogene sind alkalilabil und haben ihr pH-Optimum bei 1,8 bis 3,5. Ihre Bestimmung im Blut erfolgt radioimmunologisch.
Pepsinogenkonzentration im Serum und Säuresekretion gehen in der Regel parallel. Während der kephal-vagalen Phase wird besonders viel Pepsinogen sezerniert. Hemmer der Säuresekretion, wie Anticholinergika, H_2-Rezeptor-Antagonisten etc., sind auch Inhibitoren der Pepsinogensekretion.
Welche Bedeutung die Messung der Pepsinogen-I-Spiegel im Serum hat, ist nicht klar. Häufig finden sich erhöhte Pepsinogen-I-Konzentrationen bei Patienten, die auch eine vermehrte Säuresekretion aufweisen. Daher werden bei etwa 1/3 aller Patienten mit Ulcus-duodeni-Erkrankung auch erhöhte Pepsinogen-I-Werte im Serum gefunden. Auch bei Patienten mit Zollinger-Ellison-Syndrom lassen sich erhöhte Pepsinogen-I-Spiegel nachweisen (29). Die Bestimmung der Pepsinogen-I-Spiegel ist heute wissenschaftlichen Fragestellungen vorbehalten.

2.1.4 Intrinsic-Faktor

Der Intrinsic-Faktor, ein Glykoprotein mit einem Molekulargewicht von 45 000, wird ausschließlich in den Parietalzellen gebildet (30). Stimulatoren der Säuresekretion fördern auch die Intrinsic-Faktor-Freisetzung. Patienten mit einer reduzierten Säuresekretion haben häufig auch eine verminderte Intrinsic-Faktor-Freisetzung.
Dem Intrinsic-Faktor kommt eine wesentliche Rolle in der Resorption von Vitamin B_{12} zu. Elek-

trophoretisch werden 2 verschiedene Komponenten unterschieden: der Intrinsic-Faktor und das sogenannte R-Protein. Letzteres ist für die Bindung von Vitamin B_{12} im sauren Magensaft offensichtlich wichtiger als der Intrinsic-Faktor selbst. Im Dünndarm wird dann das an R-Protein gebundene Vitamin B_{12} proteolytisch abgespalten und an den Intrinsic-Faktor zur Resorption aus dem distalen Dünndarm umgekoppelt. Die Resorption des Komplexes erfolgt über einen spezifischen Rezeptor.

Normalerweise reichen geringe Mengen von Intrinsic-Faktor aus, um Vitamin B_{12} ausreichend zu binden. Aus diesem Grunde werden nur selten bei Patienten mit Achlorhydrie Vitamin-B_{12}-Mangelzustände beobachtet. Zirkulierende Antikörper gegenüber Parietalzellen und Intrinsic-Faktor werden bei perniziöser Anämie und atrophischer Gastritis gefunden (31).

Mit Hilfe des Schilling-Testes wird geprüft, wieviel Kobalt-57-markiertes Vitamin B_{12} nach oraler Gabe pro Tag im Urin ausgeschieden wird. Normalerweise sollten mehr als 7% der täglich zugeführten Testdosis im Urin erscheinen. Die Meßwerte sind von der Sekretion des Intrinsic-Faktors im Magen bzw. von der Resorption des Vitamin-B_{12}-Intrinsic-Faktor-Komplexes im distalen Dünndarm abhängig. Dieser Test hat in den letzten Jahren an Bedeutung verloren, da im Serum der Vitamin-B_{12}-Gehalt direkt gemessen werden kann.

2.1.5 Gastroduodenoskopie

Diese Methode hat durch die Entwicklung hochflexibler Glasfiberinstrumente eine dominierende Bedeutung in der Diagnostik von Magen- und Duodenalerkrankungen erlangt. Neben direkter Betrachtung der Magenschleimhaut, die auch das Erkennen kleinster Veränderungen gestattet, können gezielt Gewebsentnahmen zur zytologischen bzw. histologischen Beurteilung entnommen werden. Gleichzeitig können therapeutische Maßnahmen, wie z.T. Abtragen von Polypen, Entfernung von Fremdkörpern etc., vorgenommen werden. Die Komplikationsrate der Fiberendoskopie des oberen Verdauungstraktes schwankt zwischen 0,092% und 0,13%, die Letalität zwischen 0,004% und 0,018% (32). Die diagnostische Treffsicherheit der Fiberendoskopie des Magens und Duodenums hinsichtlich der Dignität von Veränderungen kann heute mit 99,8% angenommen werden (33). **Abb. 2.3** zeigt eine Zusammenstellung chrakteristischer endoskopischer Befunde.

2.1.6 Röntgenuntersuchung

Die Röntgenuntersuchung des Magens und Duodenums hat in den letzten Jahren stark an Bedeutung eingebüßt. Gemessen am Ergebnis gastroskopisch-bioptischer Untersuchungen liegt die radiologische Fehlerquote bei den üblichen Standardmethoden bei 20 bis 30% (34). Mit verfeinerter radiologischer Untersuchungstechnik ist jedoch die radiologische Treffsicherheit mit rund 85% anzusetzen (35). So können beispielsweise auch Frühkarzinome des Magens bei der radiologischen Erstuntersuchung mit Hilfe einer Doppelkontrasttechnik in Buscopan-Hypotonie festgestellt werden.

Bis vor wenigen Jahren war die Reliefdarstellung die am meisten geübte Methode. Die Prallfüllung erlaubt Aussagen über Form, Lage, Tonus, Motorik, Entleerung und randständig zu projizierende Läsionen.

Mit Hilfe des Doppelkontrastes können auch feinste Läsionen der Magenschleimhaut dargestellt werden.

2.2 Gastritis

Unter Gastritis versteht man die Entzündung der Magenschleimhaut, die entweder diffus ausgebreitet oder aber auf bestimmte Bezirke beschränkt ist. Es existieren verschiedene Einteilungsmöglichkeiten, die beispielsweise den zeitlichen Verlauf (akut, chronisch), den endoskopisch-histologischen Befund oder ätiologische Faktoren berücksichtigen (36).

Im folgenden werden überwiegend endoskopisch-histologische Kriterien zur Klassifizierung herangezogen **(Abb. 2.4)**.

2.2.1 Nichterosive Gastritis

Man unterscheidet den Typ A, der auf Fundus und Korpus beschränkt ist, vom Typ B, der fast ausschließlich das Antrum befällt (37).

Gastritis

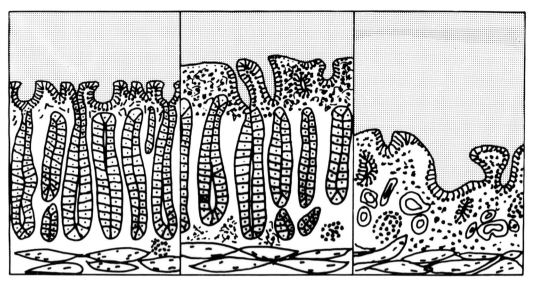

Abb. 2.4: Histologische Befunde der Magenbiopsie: *Links:* Unauffällige Schleimhaut, *Mitte:* ausgeprägte Oberflächengastritis, *Rechts:* chronisch-atrophische Gastritis.

Typ-A-Gastritis: Die entzündlichen Veränderungen sind typischerweise im Korpus- und Fundusbereich des Magens ausgebreitet, während das Antrum weitgehend ausgespart bleibt. Die Veränderungen reichen von oberflächlicher Gastritis bis zur ausgeprägten Atrophie der Magenschleimhaut. Bei letzterem ist die Zahl der Fundusdrüsen erheblich reduziert, die Lamina propria ist von zahlreichen Plasmazellen und Lymphozyten infiltriert. Anstelle von Haupt- und Belegzellen finden sich häufig Dünndarm- sowie Mukuszellen (intestinale Metaplasie).

Die nichterosiven Magenschleimhautveränderungen werden häufig bei älteren Patienten beobachtet: Sie treten bei mehr als 50 % der über 50jährigen auf (38). Die atrophische Verlaufsform zeigt sich besonders bei Patienten mit Schilddrüsenerkrankungen, mit Eisenmangelanämien bzw. bei Verwandten von Patienten mit perniziöser Anämie.

Bei diesem häufigen Krankheitsbild sind die Patienten in der Regel beschwerdefrei. Die Diagnose wird ausschließlich endoskopisch/bioptisch gestellt. Die Veränderungen reichen von einem Schleimhauterythem bis zu einer Reduzierung des Schleimhautfaltenreliefs mit Durchscheinen der Schleimhautgefäße. Nur selten hilft die Röntgenuntersuchung weiter (36).

Patienten mit ausgeprägter Schleimhautatrophie im Korpus- und Fundusbereich haben eine reduzierte bis vollständig aufgehobene Säuresekretion. Antikörper gegen Parietalzellen können bei mehr als 60 % der Patienten mit atrophischer Gastritis des Typs A und bei 80 bis 90 % der Patienten mit perniziöser Anämie nachgewiesen werden. Charakteristischerweise sind hierbei die Serumgastrinspiegel erhöht. Häufig sind die Serumpepsinogen-I-Spiegel (besonders bei atrophischer Gastritis) erniedrigt.

Üblicherweise bedarf die oberflächliche bzw. atrophische Fundus- und Korpusgastritis keiner Behandlung. Eine Vitamin-B_{12}-Malabsorption sollte bei Patienten mit Achlorhydrie ausgeschlossen werden. Da eine chronisch atrophische Gastritis nach Ansicht verschiedener Autoren die Entwicklung eines Magenkarzinoms begünstigen soll (39–41), sollten unerwartete Änderungen des Beschwerdebildes Anlaß für eine gründliche gastroskopisch-histologische Untersuchung sein.

Typ-B-Gastritis: Auch hier existieren oberflächliche und atrophische Verlaufsformen. Überwiegend ist die Antrumschleimhaut betroffen. Bei längerer Krankheitsdauer kann sich die Entzündung nach proximal ausbreiten und dann auch die Magenkorpusschleimhaut befallen. Auch bei der Typ-B-Gastritis sind die Patienten

in der Regel beschwerdefrei. Die Säureproduktion ist, im Gegensatz zur Typ-A-Gastritis, normalerweise nicht reduziert. Die Serumgastrinspiegel sind normal bis leicht erniedrigt. Ebenfalls im Gegensatz zur Typ-A-Gastritis werden Antikörper gegen Parietalzellen nicht beobachtet; allenfalls finden sich in einem geringen Prozentsatz Antikörper gegen Gastrinzellen (37). Bei der Typ-B-Gastritis soll die Inzidenz des Magenkarzinoms erhöht sein (42).
Ob duodenogastraler Reflux für die Ausprägung dieses Krankheitsbildes allein verantwortlich ist, ist umstritten. Als auslösende Faktoren werden auch chronischer Alkoholkonsum bzw. längerdauernde Einnahme nichtsteroidaler Antirheumatika diskutiert.
Auch dieses Krankheitsbild bedarf keiner Therapie. Bei symptomatischem Verlauf können Antazida oft mit Erfolg eingesetzt werden.

Perniziöse Anämie: Es handelt sich hierbei um eine megaloblastäre Anämie bei Achlorhydrie. Aufgrund einer extrem ausgeprägten Atrophie der Fundus- und Korpusdrüsen ist die Intrinsic-Faktor-Freisetzung drastisch reduziert, was eine Vitamin-B_{12}-Malabsorption zur Folge hat.
Neben den atrophischen Veränderungen in der Korpus- und Fundusschleimhaut findet sich häufig eine nichterosive Gastritis im Bereich der Antrumschleimhaut.
Die Nüchterngastrinspiegel sind bei mehr als 80% der Patienten mit perniziöser Anämie erhöht (43). Antikörper gegen Parietalzellen werden bei 90% der Patienten beobachtet (verglichen mit nur 20% bei gesunden Kontrollen jenseits des 60. Lebensjahres).
Manchmal ist die perniziöse Anämie mit bestimmten autoimmunologischen Erkrankungen der Schilddrüse und der Nebennierenrinde assoziiert: So haben nahezu 50% der Patienten mit perniziöser Anämie Antikörper gegenüber Schilddrüsengewebe. Bei 1/5 aller Patienten mit Morbus Addison werden Antikörper gegen Parietalzellen beobachtet (44). Die perniziöse Anämie kommt familiär gehäuft vor.
Patienten mit perniziöser Anämie haben gegenüber der Normalbevölkerung ein 3fach höheres Magenkarzinomrisiko (45).
Die Therapie besteht in einer monatlichen Injektion von 1000 µg Vitamin B_{12}. Zur Erkennung maligner Schleimhautveränderungen bei diesen Patienten wurden früher sehr engmaschige endoskopische Kontrollen empfohlen. Heute neigt man eher dazu, die Kontrollen in 2- bis 5jährigen Abständen durchzuführen.

2.2.2 Erosive Gastritis

Die erosive Gastritis stellt eine häufige Ursache einer oberen gastrointestinalen Blutung dar. Blutende Erosionen finden sich entweder diffus im gesamten Magen oder lokalisiert auf bestimmte Schleimhautareale. Histologisch überschreiten die Läsionen nicht die Muscularis-mucosae-Grenze und heilen daher ohne Narbenbildung ab. In seltenen Fällen können Erosionen allerdings diese Barriere durchbrechen und akute Ulzera bilden. Die Unterscheidung zwischen Erosion und akutem Ulkus ist von wesentlicher Bedeutung, da es in der Regel nur bei einer über die Muscularis mucosae hinausreichenden Läsion zu einer klinisch gravierenden Blutung kommen kann.
Eine erosive Gastritis kann verschiedene Ursachen haben: Sie kann durch exzessiven Alkoholgenuß oder durch Einnahme nichtsteroidaler Antirheumatika (Aspirin®, Indometacin) hervorgerufen werden. Bei Patienten mit Leberzirrhose und portaler Hypertension finden sich derartige Schleimhautveränderungen ebenfalls häufiger. Unter intensivmedizinischen Bedingungen begegnet man diesem Krankheitsbild unter der Bezeichnung Streßläsionen: Besonders gefährdet sind Patienten mit ausgedehnten Verbrennungen (mehr als 30% der Körperoberfläche), Sepsis, Polytrauma, Schädel-Hirn-Trauma, Nieren-, Leber- und respiratorischer Insuffizienz sowie nach größeren operativen Eingriffen (46–48).
Bei der Entstehung streßbedingter Läsionen spielt die Mangeldurchblutung der Magenschleimhaut eine entscheidende Rolle. Die Korpusschleimhaut deckt ihren hohen Energiebedarf ausschließlich über aerobe Stoffwechselvorgänge. Hyp- bzw. Anoxie führen daher rasch zum Zusammenbruch des Zellstoffwechsels. In diesen vorgeschädigten Schleimhautbezirken können aggressive Faktoren wie Salzsäure, Pepsin, Gallensäure und Lysolecithin die normalerweise undurchdringbare Schleimhautbarriere aufbrechen. Erhöhte Säuresekretionswerte werden unter anderem bei Patienten mit Schädel-Hirn-Trauma, Verbrennungen und respirato-

Abb. 2.3: Endoskopische Befunde

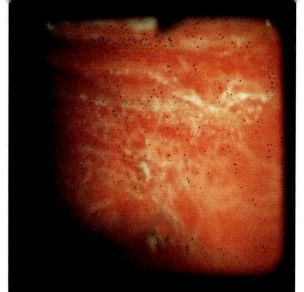

1 Akute Gastritis.

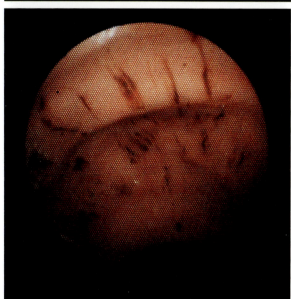

2 Schleimhaut-Hämorrhagien nach akuter Aspirin-Gabe.

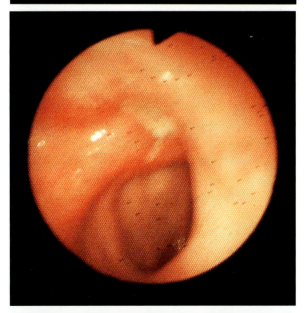

3 Akutes Ulkus duodeni.

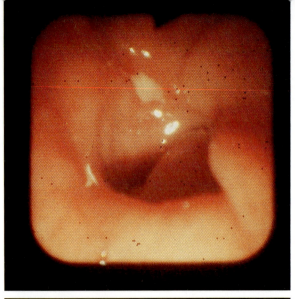

4 Präpylorisch gelegenes Ulkus ventriculi.

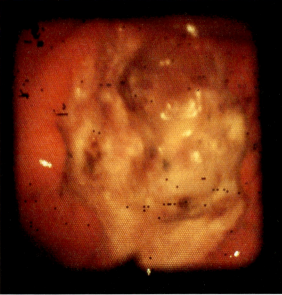

5 Exulzeriertes Magen-Neoplasma.

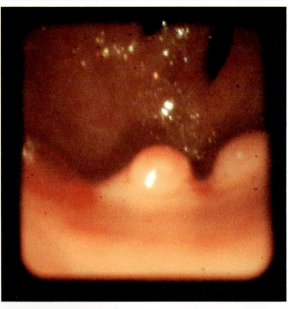

6 Magenschleimhaut-Polypen.

rischer Insuffizienz beobachtet. Der Salzsäure kommt eher eine permissive als zentrale Rolle bei der Ausbildung der Streßläsionen zu. Dennoch steht eine Reduktion des Säure- und Pepsingehaltes des Magensaftes im Mittelpunkt der therapeutischen Bemühungen (49).

Eine Blutung aus Streßläsionen tritt meist schmerzlos auf und macht sich klinisch entweder als Meläna oder als Hämatemesis bemerkbar. Für die Erfassung geringgradiger Blutungen sind spezielle Nachweismethoden (wie z. B. Guajak) erforderlich. Allgemeinsymptome, wie z. B. Blutdruckabfall, Tachykardie, Kaltschweißigkeit, Oligurie bzw. Anurie, sind bereits Ausdruck einer blutungsbedingten Hypovolämie.

Mittel der Wahl zur Diagnose streßbedingter Blutungen ist mit einer Trefferquote von mehr als 90% die Ösophago-Gastroduodenoskopie. Die röntgenologische Darstellung dieser Schleimhautläsionen hat in den letzten Jahren wesentlich an Bedeutung verloren.

In über 80% der Fälle sistieren die Blutungen aus erosiven Läsionen innerhalb von 24 Stunden. Der Anhebung des intragastralen pH auf Werte über 3,5 und mehr kommt demnach überwiegend eine rezidivverhütende Bedeutung zu. Prinzipiell kann dies entweder durch
— Neutralisation des Magensaftes mit Antazida
— oder aber mit Sekretionshemmern (H_2-Rezeptor-Antagonisten)
erreicht werden (50–52). Wegen der einfacheren Handhabung dürften hierbei die H_2-Rezeptor-Antagonisten Therapeutika erster Wahl sein. Cimetidin (Tagamet®) sollte in einer Dosierung von 1600 bis 2400 mg/24 Std. intravenös und Ranitidin (Sostril®, Zantic®) in einer Dosierung von 200 bis 300 mg/24 Std. intravenös verabreicht werden. Beide Medikamente sollten hierbei als Kurzinfusion appliziert werden. Bei diesem Vorgehen sollte regelmäßig 1–2 ×/die der intragastrale pH überprüft werden. Kommt es bei Monotherapie mit H_2-Blockern nicht zu einem adäquaten Anstieg des intragastralen pH auf Werte über 4, so sollten Mg/Al-haltige Antazidagemische, 10 bis 20 ml alle 2 bis 3 Stunden, zusätzlich gegeben werden. Alternativ hierzu kann auch eine Kombinationsbehandlung mit 3 × 10 mg Pirenzepin i.v. (Gastrozepin®) erfolgen. Eine Kombinationsbehandlung empfiehlt sich auch auf allen Intensivstationen, auf denen wegen des pflegerischen Aufwandes entsprechende Kontrollen des intragastralen pH-Wertes nicht durchgeführt werden können.

Bei Patienten mit eingeschränkter Nierenfunktion müssen die Tagesdosen der H_2-Rezeptor-Antagonisten Cimetidin und Ranitidin entsprechend den Serum-Kreatinin-Werten reduziert werden. Ab einem Serum-Kreatinin von 3,0 mg/100 ml sollte die Cimetidin- bzw. Ranitidindosierung halbiert werden. Ranitidin scheint für diese spezielle Indikation dem Cimetidin überlegen zu sein, da es im Gegensatz zu Cimetidin nicht den Abbau anderer Pharmaka in der Leber hemmt.

Eine wirkungsvolle Prophylaxe der Streßulkusblutung ist jedoch auch durch alleinige Antazidagabe durchführbar (50, 51). Allerdings ist der pflegerische Aufwand ungleich größer, da in 1- bis 2stündlichen Abständen der intragastrale pH gemessen und mit Antazida adäquat auf Werte über 4 eingestellt werden muß.

Allgemeinmaßnahmen, wie z. B. frühzeitige orale Ernährung bzw. Gabe von Sondenkost, konsequente Schockbehandlung bzw. Beatmung, adäquate Sedierung und analgetische Therapie, stellen die Basis einer Streßulkusprophylaxe bei allen Risikopatienten dar.

Bei einer manifesten Blutung aus Streßläsionen ist die Wirksamkeit einer Antazida- bzw. H_2-Rezeptor-Blocker-Gabe nicht eindeutig belegt. In ersten Studien wurde auf die blutstillende Wirkung einer intravenösen Gabe von Sekretin (0,2 bis 0,5 KE/Std.) bzw. Somatostatin (250 µg/Std.) aufmerksam gemacht (53).

2.2.3 Hyperplastische Gastritis

Hierbei ist die Zahl der Oberflächenepithelzellen vermehrt und die Schleimhaut insgesamt verdickt. Die Veränderungen treten bei der (a) Ménétrierschen Erkrankung, (b) der hypersekretorischen Gastropathie und (c) beim Zollinger-Ellison-Syndrom (ZES) auf. Die verdickten Schleimhautfalten können röntgenologisch und auch endoskopisch oft nur schwer von einem Lymphom bzw. Karzinom des Magens unterschieden werden.

(a) *Ménétriersche Erkrankung:* Dieses selten vorkommende Krankheitsbild ist durch Riesenfal-

ten (bis zu 10 mm breit und 30 mm hoch), vor allem an der großen Kurvatur des Korpus, gekennzeichnet. Das Antrum ist hingegen oft ausgespart. Histologisch findet man eine Elongation und Schlängelung der Magendrüsen, eine Hyperplasie der Mukuszellen und einen Verlust von Parietal- und Hauptzellen.
Die Lamina propria ist mit Lymphozyten infiltriert. Eine intestinale Metaplasie ist nicht selten. Drüsen- und Ausführungsgänge können sich zystisch erweitern und dann bis zur Submukosa reichen.
Typischerweise tritt die Erkrankung zwischen dem 30. und 60. Lebensjahr auf; Männer sind häufiger befallen. Die Patienten klagen über uncharakteristische Oberbauchbeschwerden. Weitere Symptome sind: Übelkeit, Erbrechen, Gewichtsverlust, Anorexie, Durchfall sowie Blutung aus oberflächlichen Erosionen. Die häufig zu beobachtende Hypalbuminämie bzw. Ödembildung erklärt sich durch den Verlust von Eiweiß durch die veränderte Magenschleimhaut. Die Säuresekretion ist stark reduziert (54).
Die Diagnose wird endoskopisch/bioptisch gesichert, wobei Röntgenuntersuchung, klinisches Bild und Laborwerte wichtige Hinweise liefern. Charakteristisch ist die ausgeprägte Hypertrophie der Schleimhautfalten, besonders im Korpusbereich, sie ist mit einer Hypersekretion von Schleim verbunden, die bei der Röntgenuntersuchung ein Ausflocken von Barium begünstigt.
Differentialdiagnostisch muß ein diffus infiltrierendes Karzinom, ein Magenlymphom oder (sehr selten) die hypersekretorische Gastropathie (siehe unten) ausgeschlossen werden.
In ca. 10% der Fälle kann sich ein Karzinom entwickeln. Damit gehört die Ménétriererkrankung zu den Präkanzerosen (54).
Da die Ursache der Erkrankung nicht bekannt ist, existiert keine rationale Therapie. In vielen Fällen bessert die häufige Einnahme kleiner Mahlzeiten das klinische Beschwerdebild. Wegen des enteralen Eiweißverlustes sollte eine proteinreiche Nahrung eingenommen werden. In einigen Fällen kann der Eiweißverlust durch H_2-Blocker bzw. Indometacin vermindert werden. In schweren Fällen ist manchmal auch heute noch eine Gastrektomie nicht zu umgehen. Die Entscheidung zu diesem Eingriff soll jedoch so lange wie möglich hinausgezögert werden, da spontane Besserungen vorkommen können.

(b) *Hypersekretorische Gastropathie:* Sie ist die häufigste Form der hyperplastischen Gastritis mit Riesenfalten im Antrum. Im Gegensatz zur Ménétrierschen Erkrankung findet sich eine gesteigerte Säuresekretion, die jedoch nie so ausgeprägt wie bei Gastrinompatienten ist. Die Gastrinspiegel liegen üblicherweise im Normbereich. Histologisch kann die hypersekretorische Gastropathie oft nicht vom Morbus Ménétrier unterschieden werden. Eiweißverlust durch die Magenschleimhaut ist selten. Epigastrische Beschwerden bessern sich oft unter H_2-Blockern, nur in seltenen Fällen ist ein chirurgischer Eingriff notwendig (55).

(c) *Zollinger-Ellison-Syndrom* (ZES): Eine umschriebene Hyperplasie der Fundusdrüsen zeigt sich auch im Rahmen des Zollinger-Ellison-Syndroms. Dieses Krankheitsbild wird im Kapitel 2.3.5 abgehandelt.

2.2.4 Verätzungsgastritis

Akzidentell bzw. in suizidaler Absicht eingenommene alkalische bzw. stark saure Lösungen können zu akuten Nekrosen der Magenschleimhaut führen. Das Ausmaß dieser Veränderungen hängt von der Menge, Konzentration und Kontaktzeit mit der schädigenden Noxe bzw. dem Füllungszustand des Magens ab (56). Während Alkali überwiegend die Schleimhaut des Ösophagus schädigt, verätzt Säure vorwiegend die präpylorische Region. Je nach Ausmaß der Nekrosen entwickeln sich rasch Perforationen, Peritonitis bzw. massive Blutungen. Seltener sind Verbrauchskoagulopathie, Hämolyse und Nierenversagen.

Pathoanatomisch unterscheidet man folgende Schweregrade (56):

Unter *Schweregrad I* werden die oberflächlichen Schleimhautveränderungen wie Erythem und Schleimhautödem subsumiert. In der Regel heilen diese Veränderungen ohne Narbenbildung aus.
Bei *Schweregrad II* reichen die Veränderungen durch die Submukosa bis zur Muskelschicht. Tiefergehende Ulzerationen sind die Folge, die unter Narbenbildung abheilen. Im Bereich des Ösophagus kann dies zu einer Einengung des Lumens führen. Bei mehr als 80% der Patienten wird ein solches Narbenstadium innerhalb von 8 Wochen erreicht.

Beim *Schweregrad III* kommt es zu einer Penetration des Ösophagus, Magens bzw. Duodenum, was zur Ausbildung einer Mediastinitis, Peritonitis bzw. Beteiligung der Nachbarorgane führt.

In den meisten Fällen läßt sich die Diagnose durch Erhebung der Anamnese bzw. Befragen der nächsten Angehörigen leicht stellen. Veränderungen der Mund- und Rachenschleimhaut spiegeln nicht ohne weiteres das Ausmaß der Schädigungen im Bereich Ösophagus, Magen, Duodenum wider. Manchmal sind die Patienten sogar anfangs völlig beschwerdefrei. Klagen die Patienten über Dysphagie oder Odynophagie, so muß an Schleimhautschäden im Bereich der Speiseröhre gedacht werden. Schmerzen im Epigastralraum bzw. kaffeesatzartiges Erbrechen läßt an eine Magen-/Duodenalschleimhautschädigung denken. Bei Schweregrad III stehen Allgemeinsymptome wie Schock, Dyspnoe, Tachypnoe, akutes Abdomen im Vordergrund.

Die Diagnose wird endoskopisch gesichert. Damit gelingt es auch, das Ausmaß der Schädigungen in etwa abzuschätzen. Subphrenische Luftsichel bzw. Mediastinalemphysem sind sichere röntgenologische Zeichen auf stattgehabte Perforation.

Im Falle einer Säureverletzung sollten größere Mengen von Wasser oder Milch zur Verdünnung und Neutralisierung gegeben werden. Im Falle einer Laugenverätzung empfiehlt sich die Gabe von Orangensaft oder verdünntem Essig. Eine gefürchtete Komplikation im Akutstadium stellt das Kehlkopfödem dar, das noch nach 24 Stunden auftreten kann und eine sofortige Tracheotomie notwendig macht. Bei Verdacht auf Perforation bzw. Peritonitis sollte sofort eine Thorakotomie bzw. eine Laparatomie durchgeführt werden.

Einzelne Studien weisen auf die Wirksamkeit einer frühzeitigen Corticosteroidgabe zur Verhinderung von Strikturen nach Alkaliverätzung hin (57). Für säureinduzierte Schleimhautschäden konnte dies bisher nicht gezeigt werden. Obwohl meist Antibiotika verabreicht werden, ist deren Wirksamkeit bei dieser Indikation nicht gezeigt. Das gleiche trifft für säuresekretionshemmende Pharmaka, wie z. B. Cimetidin und Ranitidin, zu. Wenn der Patient das Akutstadium übersteht, können sich als Spätkomplikationen Narbenstenosen im Bereich des Ösophagus und des Magenausgangs entwickeln. Letztere kann chirurgische Maßnahmen, wie Pyloroplastik und Gastroenterostomie bzw. Resektionsverfahren, notwendig machen.

Ob sich als Spätkomplikation in einem derart geschädigten Magen ein Karzinom entwickeln kann, ist nach wie vor umstritten (58).

2.2.5 Bakteriell-phlegmonöse Gastritis

Meist wird dieses Krankheitsbild durch Streptokokken, selten durch Staphylokokken, E. coli oder gasbildende Bakterien hervorgerufen. Bei der phlegmonösen Gastritis handelt es sich um eine eitrige Entzündung vornehmlich der Submukosa mit Ausbreitung in andere Wandschichten. Der Nachweis der Bakterien gelingt leicht im Exsudat. Gasblasen in der Submukosa weisen auf eine Infektion mit gasbildenden Bakterien hin (z. B. coliforme Keime bzw. Chlostridium welchii) (59).

Die Patienten klagen über akute Oberbauchbeschwerden, Fieber, Übelkeit und Erbrechen. Pathognomonisch ist eitriges Erbrechen. Das Vollbild eines akuten Abdomens ist nicht selten.

Prädisponierende Faktoren sind chronischer Alkoholismus, Unterernährung, Infektionen des oberen Respirationstraktes, vorausgegangene operative Eingriffe am Magen sowie (selten) peptische Ulkuserkrankungen (60).

Röntgenologisch zeigt sich eine Wandverdikkung bzw. Gasblasen im Bereich der Magenwand.

Der sofortigen Laparatomie, die aus diagnostischen und therapeutischen Gründen notwendig ist, sollte eine hochdosierte Antibiotikatherapie vorausgehen. Ohne operatives Vorgehen liegt die Mortalität bei nahezu 100 %.

2.2.6 Granulomatöse Gastritis

Granulome der Magenschleimhaut kommen bei Tuberkulose, Sarkoidose, Syphilis, Histoplasmose sowie bei der Crohnschen Erkrankung vor. Im Rahmen einer gastrointestinalen Tuberkulose ist der Magen selten befallen. Da der Nachweis säurefester Stäbchen meist nicht gelingt, basiert die Diagnose auf dem Nachweis von verkäsenden Granulomen im Biopsiematerial (61). Eine gastroduodenale Beteiligung kommt beim Morbus Crohn bei weniger als 5 % aller Patienten vor. Die betroffenen Magenabschnitte, meist das

Antrum, stellen sich bei der Röntgenuntersuchung verengt und ohne durchschnürende Peristaltik dar. Bei 2/3 aller Patienten können die typischen Epitheloidzellgranulome endoskopisch/bioptisch nachgewiesen werden (62). Differentialdiagnostisch muß bei der granulomatösen Gastritis immer ein Malignom ausgeschlossen werden. Oft gestaltet sich die Diagnosesicherung schwierig, in vielen Fällen ist ein chirurgisches Eingreifen unumgänglich.

2.3 Peptische Ulkuserkrankung

2.3.1 Ulcus duodeni

2.3.1.1 Epidemiologie. Schätzungsweise erkranken ca. 5 bis 15% der Bevölkerung im Verlauf ihres Lebens an einem Duodenalgeschwür. In einer umfassenden epidemiologischen Studie aus Dänemark fand sich zwischen 1963 und 1968 eine jährliche Inzidenz der Ulcus-duodeni-Erkrankung von 0,2% bei Männern und von 0,1% bei Frauen. Sie nahm mit steigendem Alter zu (63). Vergleichbare Zahlen werden aus Finnland und den Vereinigten Staaten von Amerika berichtet.

Kontrollierten Studien zufolge rezidivieren ca. 50 bis 80% der Duodenalgeschwüre innerhalb eines Zeitraumes von 1 bis 2 Jahren. Das Ulcus duodeni ist ca. 4fach häufiger als das Ulcus ventriculi. In der Bundesrepublik Deutschland erkrankten 1976 mehr als 240 000 Patienten an einem Erstulkus, während 570 000 Patienten ein Rezidivulkus im Magen bzw. Zwölffingerdarm hatten. Daraus resultiert eine Gesamtzahl von über 800 000 Ulkuskranken pro Jahr (64). Die Kosten für die Behandlung des Duodenalulkus wurden 1980 für die westdeutsche Wirtschaft auf ca. 1 Milliarde DM geschätzt (65).

In den letzten 30 Jahren ist eine abnehmende Inzidenz der Ulcus-duodeni-Erkrankung in den westlichen Industrienationen zu verzeichnen (64). Ob es sich hierbei um eine echte Abnahme der Ulcus-duodeni-Erkrankung handelt oder aber um einen Effekt, der durch Änderungen des Erfassungssystems vorgetäuscht wird, kann nicht entschieden werden. Fest steht, daß die Zahl der im Krankenhaus behandelten und operierten Patienten bzw. der Patienten, die an einem Ulcus duodeni verstorben sind, im letzten Jahrzehnt entscheidend abgenommen hat.

2.3.1.2 Pathologische Anatomie. Ca. 95% der Ulcera duodeni sind im Bulbus lokalisiert, und davon finden sich wiederum nahezu 90% in einem Abstand von weniger als 3 cm vom Pylorus entfernt. 50% sitzen an der Vorderwand, ca. 23% an der Hinterwand und 22% an der Unterwand. Nur 5% aller Ulcera duodeni sind postbulbär lokalisiert (**Abb. 2.5**).

Ulcera duodeni sind rund, oval oder strichförmig und messen in der Regel weniger als 1 cm im Durchmesser. Sie durchdringen die Lamina muscularis propria und reichen bis zur Submukosa. Der Ulkusgrund besteht aus einer eosinophilen Nekrosezone, die von Granulationsgewebe umgeben ist. Sehr selten werden sogenannte Riesenulzera (>2 cm im Durchmesser) beobachtet.

2.3.1.3 Ätiologie und Pathogenese. Obwohl unser Wissen um die Pathogenese des peptischen Ulkusleidens nach wie vor begrenzt ist, darf davon ausgegangen werden, daß peptische Läsionen überall dort entstehen, wo an der Schleimhautoberfläche ein Ungleichgewicht zwischen aggressiven und defensiven Faktoren besteht. Zu den aggressiven Faktoren werden Salzsäure, Pepsin bzw. Gallensäuren und Lysolecithin, zu

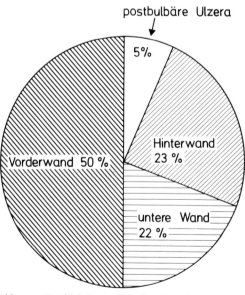

Abb. 2.5: Prädilektionsstellen des Ulcus duodeni.

den defensiven eine intakte Magenschleimhautdurchblutung, eine ungestörte Mukus- und Alkalisekretion der Deckepithelien, eine rasche zelluläre Regenerationsrate und ein ausreichender Prostaglandingehalt der Magenschleimhaut gezählt.

Neben einer genetischen Prädisposition spielen Umweltfaktoren, wie Rauchen, Medikamente etc. eine nicht zu unterschätzende Rolle.

Obwohl die Ursachen der Ulcus-duodeni-Erkrankung heterogen sind, sind in den letzten Jahren einige familiär gehäuft auftretende Untergruppen näher charakterisiert worden: Dazu zählen die Hyperpepsinogenämie I, ein Verlauf mit normalem Serumpepsinogenspiegel, sowie eine Ulcus-duodeni-Erkrankung mit gesteigerter Magenentleerung und Hypergastrinämie. Auch scheint das Frühauftreten der Ulcus-duodeni-Erkrankung familiär verankert zu sein (66).

In der Weltliteratur sind auch sehr selten vorkommende Syndrome beschrieben, die gehäuft mit einem Ulcus duodeni einhergehen: Dazu zählen beispielsweise die systemische Mastozytose (67), die multiple endokrine Adenomatose Typ I (68) sowie eine Amyloidose Typ IV (69) (Tab. 2.2).

Die Bedeutung psychologischer Faktoren in der Pathogenese der Ulcus-duodeni-Erkrankung ist nach wie vor nicht klar umrissen. Zahlreiche Persönlichkeitsprofile wurden beschrieben, die von Alexander erarbeitete hat die meiste Beachtung gefunden: Es soll sich hierbei um Persönlichkeiten mit besonders ausgeprägtem Abhängigkeits-/Unabhängigkeitskonflikt handeln (70).

Ob Streßsituationen eine Ulcus-duodeni-Erkrankung auslösen können, ist nicht eindeutig beantwortet. Generelle Streßsituationen, wie Kriegszeiten etc., haben jedenfalls nicht zu einer höheren Inzidenz des Ulkusleidens geführt.

Magengesunde weisen durchschnittlich eine Milliarde Parietalzellen auf und produzieren auf exogenen Stimulationsreiz (Pentagastrin, Histamin etc.) zwischen 20 bis 40 mmol HCl/Std. Bei Patienten mit Ulcus duodeni ist die Anzahl der Belegzellen oft auf das Doppelte vermehrt, die stimulierte Säuresekretion (MAO, PAO) kann auf mehr als 40 mmol HCl/Std. ansteigen (22). Ein Ulcus duodeni ist dann unwahrscheinlich, wenn der maximale Säureoutput < als 10 mmol H^+/Std. beträgt.

Patienten mit gesteigerter Säuresekretion weisen häufig eine Hyperpepsinogenämie I auf (30 bis 50 %) (Abb. 2.6). Die Pepsinogen-I-Konzentration im Serum spiegelt die Zahl der Hauptzellen wider, die wiederum mit der Parietalzellmasse korreliert (29).

Auch ist die Ansprechbarkeit der Parietalzelle gegen exogene Stimulanzien bei Ulcus-duodeni-Patienten in der Regel gesteigert (71).

Patienten mit einem Ulcus duodeni haben nach Mahlzeitreiz höhere Serumgastrinspiegel als Normalpersonen (72). Da Gastrin trophische Effekte auf das Magenschleimhautepithel besitzt, könnte dieser Effekt unter anderem die größere Parietalzell-/Hauptzellmasse erklären.

Ein weiteres Charakteristikum bei Patienten mit Ulcus-duodeni-Erkrankung ist eine gestörte H^+-Ionen-induzierte „Feed-back-Hemmung" der Säuresekretion und Gastrinfreisetzung: So hält nach Nahrungsaufnahme die Säuresekretion bei Ulcus-duodeni-Patienten deutlich länger an als bei Magengesunden (73).

Patienten mit einem Ulcus duodeni sollen eine beschleunigte Magenentleerung aufweisen, so daß der Bulbus duodeni rasch mit saurem Mageninhalt überflutet wird (74). Die Neutralisationskapazität des Bulbus duodeni wird dadurch schnell erschöpft.

Eine verminderte Schleimhautresistenz muß in der Pathogenese der Ulcus-duodeni-Erkran-

Tab. 2.2: Begleitfaktoren bei peptischer Ulkuserkrankung

Ulcus duodeni gehäuft bei
- ▲ Verwandten 1. Grades
- ▲ Hyperpepsinogenämie I
- ▲ Blutgruppe 0
- ▲ „Non-secretors" von AB0-Blutgruppenmerkmalen im Speichel
- ▲ MEA Typ I
- ▲ Leberzirrhose
- ▲ chronisch obstruktiver Lungenerkrankung
- ▲ chronischer Niereninsuffizienz
- ▲ Gastrinom, systemischer Mastozytose
- ▲ Rauchern

Ulcus ventriculi gehäuft bei
- ▲ Verwandten 1. Grades
- ▲ chronischer NOSAC-Einnahme
- ▲ chronisch-atrophischer Gastritis Typ B
- ▲ Rauchern

Magen und Duodenum

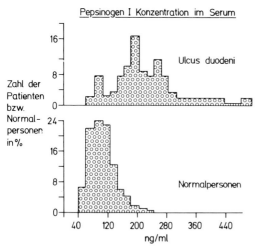

Abb. 2.6: Serum-Pepsinogen I- Konzentrationen bei Patienten mit Ulcus duodeni und bei gesunden Kontrollpersonen (29).

kung von Bedeutung sein, da nur 1/3 aller Patienten exzessiv gesteigerte Säuresekretionswerte aufweisen. Ob Berichte über eine verminderte Prostaglandinbiosynthese bei Ulcus-duodeni-Patienten zutreffend sind, bleibt abzuwarten. Die pathophysiologischen Auffälligkeiten sind von Patient zu Patient unterschiedlich stark ausgeprägt (Tab. 2.3). Ein verändertes Säuresekretionsverhalten ist schon einige Jahre vor Ausbruch der Erkrankung nachzuweisen.

Tab. 2.3: Pathophysiologische Auffälligkeiten bei Patienten mit Ulcus-duodeni-Erkrankung

— Erhöhte Parietalzellenzahl
— Gesteigerte Säure- und Pepsinsekretionskapazität
— Vermehrte Ansprechbarkeit der Parietalzelle auf Gastrin
— Beschleunigte Magenentleerung
— Gestörte H^+-induzierte „feed-back"-Hemmung der Säuresekretion und Gastrinfreisetzung
— Erhöhte Gastrinfreisetzung auf Nahrungsreiz

Immer wieder wird auch auf eine mögliche infektiöse Genese der Ulcus-duodeni-Erkrankung aufmerksam gemacht: Als virale Agenzien werden Herpes-simplex- (Typ I) und Zytomegalieviren genannt (75).
Bei bestimmten internistischen Krankheitsbildern (s. Tab. 2.2) ist die Inzidenz der Ulcus-duodeni-Erkrankung erhöht: Ein Kausalzusammenhang ist in den meisten Fällen nicht gesichert. Erwähnenswert sind hierbei Ulcera duodeni bei Patienten mit Leberzirrhose („hepatogenes Ulkus"), bei chronischer Niereninsuffizienz bzw. nach Nierentransplantation sowie bei chronisch obstruktiver Lungenerkrankung.
Zigarettenraucher haben ein höheres Risiko, an einem Ulcus duodeni zu erkranken, als Nichtraucher (76). Auch ist der Heilungsverlauf trotz adäquater Therapie bei Rauchern verzögert (77) und die Rezidivquote erhöht (78). Die Ursachen hierfür sind nur lückenhaft bekannt. Diskutiert werden eine verminderte Bikarbonatsekretion des Pankreasgewebes, ein gesteigerter duodenogastraler Reflux sowie eine reduzierte Ansprechbarkeit der Parietalzellen auf H_2-Blocker durch Zigarettenrauchen.

2.3.1.4 Symptomatik. Klinisches Hauptsymptom der Ulcus-duodeni-Erkrankung ist der epigastrische Schmerz, der oft als brennend bzw. bohrend beschrieben wird. Er ist in ca. 70% der Fälle vorhanden, in der Regel vorübergehend, nur selten hält er über Stunden an. Entgegen früheren Ansichten steht der Ulkusschmerz nicht unbedingt im Zusammenhang mit der Nahrungsaufnahme, obwohl er unter Nüchternbedingungen, d.h. besonders in den Nachtstunden, stark ausgeprägt sein kann. Weitere Symptome sind Übelkeit, Brechreiz und Gewichtsverlust. Charakteristisch ist die Schmerzerleichterung durch Gabe von Alkali bzw. Nahrungsaufnahme.
Periodizität und Chronizität der Schmerzattacken sind typisch für diese Ulkuserkrankung. So wechseln sich Tage bis Wochen heftig ausgeprägter Schmerzattacken mit symptomfreien Intervallen ab. Aus neueren endoskopischen Untersuchungsserien weiß man allerdings, daß ca. 30% aller Patienten asymptomatische Ulcera duodeni aufweisen.

2.3.1.5 Diagnostik. Die körperliche Untersuchung hat nur einen geringen Stellenwert. Häufig findet man ein druckschmerzhaftes Epigastrium.
Die Diagnose wird durch Gastroskopie bzw. Röntgenuntersuchung gesichert. Die Endoskopie ist Mittel der Wahl, da auch kleinere Läsionen sicher erkannt werden. Auch im narbig deformierten Bulbus gelingt mit dieser Methode der Nachweis akuter und auch kleiner Ulzerationen sicher. Zusätzlich können entzündliche Veränderungen wie Refluxösophagitis, Gastritis etc. erfaßt werden. Zirka 25 % endoskopisch verifizierter Duodenalgeschwüre entgehen dem röntgenologischen Nachweis.
Zur Diagnosesicherung ist die Durchführung eines Säuresekretionstestes nicht notwendig. Sekretionsanalysen sollten nur bei Verdacht auf Gastrinom (ZES) bzw. bei ätiologisch nicht erklärbaren Gastrinspiegelerhöhungen erfolgen. Im letzten Falle ermöglicht eine Sekretionsanalyse eine Unterscheidung zwischen reaktiver Hypergastrinämie infolge verminderter oder vollständig aufgehobener Säuresekretion (wie bei Postvagotomiezuständen, atrophischer Gastritis) und primären Hypergastrinämiezuständen infolge gesteigerter Säuresekretion (wie beim Zollinger-Ellison-Syndrom und der antralen G-Zell-Hyperplasie).

2.3.1.6 Differentialdiagnose. Ähnliche Beschwerdebilder können durch eine Reihe von anderen Erkrankungen hervorgerufen werden: Dazu zählen peptische Läsionen des Ösophagus und Magens, das Magenkarzinom, eine medikamenteninduzierte Dyspepsie und in seltenen Fällen auch der Morbus Crohn.
Im Rahmen eines Morbus Crohn kommen Duodenalulzera in etwa 5 % aller Fälle vor (62). H_2-Rezeptoren-Blocker sind bei diesen flachen und zumeist landkartenartig begrenzten Läsionen wirkungslos. Sie heilen in der Regel erst unter Cortison ab.
Zu den Raritäten zählen Ulcera duodeni bei Lues, Tuberkulose oder Morbus Boeck. Eine Diagnosesicherung ist hierbei oft nur möglich, wenn auch andere Organe befallen sind.
Zu den malignen Duodenalläsionen gehört das seltene, in allen Duodenalabschnitten vorkommende primäre Duodenalkarzinom. Seine Inzidenz liegt im allgemeinen Autopsiegut bei etwa 0,03 %. Weitere maligne Erkrankungen, die in die differentialdiagnostischen Überlegungen mit einbezogen werden müssen, sind das solitäre Plasmozytom, das Lymphangiom, das Leiomyosarkom und das maligne Lymphom.
Endoskopie mit Biopsie gestattet eine Unterscheidung zwischen den verschiedenen Krankheitsbildern.
Von besonderer klinischer Wichtigkeit ist das in jüngster Zeit klarer definierte Krankheitsbild der „Duodenitis" bzw. der nicht durch Ulkus bedingten Dyspepsie. Die Patienten klagen über typische Symptome wie Völlegefühl, Sodbrennen, epigastrische Schmerzen und Blähungen. Ein Ulcus duodeni wird endoskopisch nicht gefunden. Die Duodenalschleimhaut ist in über 80 % der Fälle nicht entzündlich verändert. Ob die Patienten ein erhöhtes Risiko für eine Ulcus-duodeni-Erkrankung haben, kann derzeit nicht entschieden werden. Häufig fehlende pathologische Veränderungen im Magen und Bulbus weisen auf den funktionellen Charakter dieser Störung hin (79).
Auch müssen gelegentlich andere Erkrankungen des Oberbauches wie Cholelithiasis, Pankreatitis etc. ausgeschlossen werden.

2.3.1.7 Therapie. In den letzten Jahren sind auf diesem Gebiet entscheidende Fortschritte erzielt worden. Zahlreiche klinische Studien sicherten nicht nur die Wirksamkeit neuer Medikamente, sondern erbrachten auch Erkenntnisse über den natürlichen Verlauf der Ulcus-duodeni-Erkrankung. Dies war nicht zuletzt auch dem breiten Einsatz der Endoskopie zu verdanken.
Behandlungsziele beim peptischen Ulkus sind prompte Schmerzbefreiung, rasche Ulkusabheilung sowie das Verhindern von Ulkusrezidiven. Hierfür stehen Medikamente mit verschiedenem Wirkprinzip zur Verfügung.
An erster Stelle sind Pharmaka zu nennen, die eine Reduktion der intragastralen Azidität bewirken, wie Histamin-H_2-Rezeptor-Antagonisten, selektive Anticholinergika, aber auch Magnesium- und Aluminium-haltige Antazida (z. B. Talcid®, Maaloxan®) **(Tab. 2.4a)**.
Schleimhautschützende Substanzen, wie z. B. Sucralfat und Carbenoxolon-Natrium, wirken ulkusabheilend dadurch, daß sie protektive Mechanismen der Magenschleimhaut fördern: So bildet Sucralfat (Ulcogant®) beispielsweise ein Polymerisationsprodukt über dem Ulkusgrund und -rand und hält dadurch H^+-Ionen vom Ul-

Tab. 2.4a: Pharmaka zur Behandlung des peptischen Ulkus

Medikament	Wirkmechanismus	Durchschnittliche Heilungsraten (%)		
		Ulcus duodeni		Ulcus ventriculi
		4	8	8
		Wochen		
H_2-Blocker (Cimetidin, Ranitidin, Famotidin)	Verdrängung von Histamin an den H_2-Rezeptoren der Belegzelle	65—85	>90	85—90
Antazida	Neutralisation von Säure und Pepsin, Bindung von Gallensäuren	65—85	>90	80—90
Pirenzepin	Verdrängung von Azetylcholin an den Muskarinrezeptoren der Belegzelle	65—80	>90	
Sucralfat	Abdichtung des Ulkuskraters? Stimulierung der PG-Synthese?	65—80	>90	70
Carbenoxolon	Hemmung des endogenen PG-Abbaus?			85—90
Omeprazol	Hemmung der (H^+/K^+)-ATPase	90—100		90
Prostaglandine	Säurehemmung, Zytoprotektion?	60—80		

kuskrater fern. Unter diesem Schutzfilm erfolgt eine beschleunigte Reepithelialisierung des Ulkus.

Allgemeinmaßnahmen. Bei der unkomplizierten Ulcus-duodeni-Erkrankung ist eine stationäre Behandlung unnötig.
Wie bereits dargelegt, beeinflußt Zigarettenrauchen den Verlauf der Ulcus-duodeni-Erkrankung negativ (76, 77). Jeder rauchende Patient sollte hierauf aufmerksam gemacht werden.
Die früher häufig empfohlenen Diätvorschriften können weitgehend entfallen. Heute gilt die Faustregel, daß der Patient die Speisen und Getränke meiden sollte, die ihm Beschwerden verursachen. Dies ist von Patient zu Patient verschieden. Obwohl Kaffee die Säuresekretion stimuliert und höherprozentiger Alkohol die Magenschleimhaut schädigt, konnte ein negativer Einfluß beider Genußmittel auf Ulkusentstehung und -abheilung bisher nicht gezeigt werden.

Medikamente. In zahlreichen plazebokontrollierten Studien konnte die Wirksamkeit der beiden H_2-Blocker Cimetidin und Ranitidin in der Akut- und Langzeitbehandlung des peptischen Ulkusleidens gesichert werden (80—82).
Cimetidin (Tagamet®) ist eine substituierte Imidazolverbindung, die durch Modifikation des Histaminmoleküls entstanden ist; Ranitidin (Sostril®, Zantic®), ein Furanabkömmling mit einer im Vergleich zu Cimetidin geänderten Seitenkette. Famotidin (Pepdul®) besitzt ein Thiazolgerüst als aromatischen Fünfring (**Abb. 2.7**).
Die Bioverfügbarkeit von Cimetidin, Ranitidin und Famotidin liegt zwischen 40 und 80% und wird durch gleichzeitige Nahrungsaufnahme nicht reduziert. Unter 2 × 150 mg Ranitidin täglich wird die Säuresekretion über 24 Stunden um 70%, unter einer Standarddosierung von 800 bis 1200 mg Cimetidin täglich hingegen nur um 40 bis 50% gehemmt. Famotidin ist (auf Gewichtsbasis) der derzeit stärkste H_2-Rezeptor-Antagonist. Unter einer abendlichen Gabe von 40 mg wird die 24stündige intragastrale Azidität unter normalen Ernährungsbedingungen um ca. 70% supprimiert.
Alle 3 H_2-Blocker werden überwiegend über die Niere ausgeschieden. Dabei werden 50 bis 70% von Cimetidin und bis zu 50% von Ranitidin und Famotidin unverändert im Urin gefunden. Wegen der überwiegend renalen Elimination muß bei eingeschränkter Nierenfunktion (Kreatinin ≥ 3 mg%) eine Dosisanpassung aller H_2-Rezeptor-Antagonisten auf die Hälfte erfolgen (83).
Cimetidin und Ranitidin haben sich als ebenbürtig in der Akuttherapie der Ulcus-duodeni-Erkrankung erwiesen: Nach 4wöchiger Behandlung werden mit 2 × 400 mg Cimetidin täglich bzw. 2 × 150 mg Ranitidin täglich durchschnittliche Heilungsraten von 80 bis 90% erreicht. Verlängerung der Behandlung um weitere 4 Wochen erhöht die Abheilungsrate beim Ulcus duo-

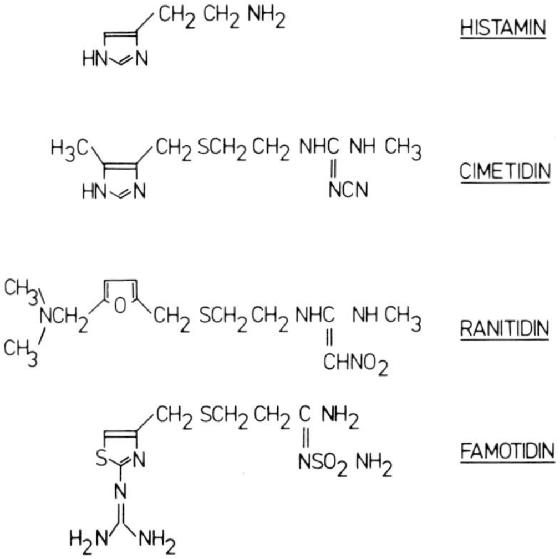

Peptische Ulkuserkrankungen

HISTAMIN: HN-N-CH=... CH₂CH₂NH₂ (structure)

CIMETIDIN: H₃C-...-CH₂SCH₂CH₂NHC(=NCN)NHCH₃ (structure)

RANITIDIN: (CH₃)₂NCH₂-furan-CH₂SCH₂CH₂NHC(=CHNO₂)NHCH₃ (structure)

FAMOTIDIN: guanidinyl-thiazole-CH₂SCH₂CH₂C(=NSO₂NH₂)NH₂ (structure)

Abb. 2.7: Strukturformeln von Histamin und der H$_2$-Rezeptor-Antagonisten Cimetidin, Ranitidin und Famotidin.

Tab. 2.4: Einfluß verschiedener Dosierungsformen von Cimetidin und Ranitidin auf die 24stündige intragastrale Azidität unter standardisierten Ernährungsbedingungen bei gesunden Probanden (n = 10) (84).

	Hemmung der intragastralen H$^+$-Aktivität über		
	24 Stunden	Nacht (23^{00}—7^{00})	Tag (8^{00}—22^{00})
Cimetidin			
2 × 400 mg	42 %	47 %	34 %
1 × 800 mg	51 %	85 %	10 %
Ranitidin			
2 × 150 mg	72 %	75 %	68 %
1 × 300 mg	65 %	95 %	35 %

deni auf mehr als 90 %. Somit heilen nur wenige Ulcera duodeni unter einer H$_2$-Rezeptor-Therapie nicht ab. Auch die Schmerzsymptomatik klingt unter beiden H$_2$-Blockern vergleichbar rasch ab.
Ursprünglich wurde Cimetidin in einer 4mal täglichen Dosierung gegeben. Seit einigen Jahren kann dieser H$_2$-Blocker jedoch auch in einer 2mal täglichen Dosierung à 400 mg in der Akutbehandlung des Ulcus duodeni eingesetzt werden.
Bereits vor 50 Jahren wurde von Henning auf die zentrale Bedeutung der nächtlichen Säuresekretion in der Pathogenese der Ulcus-duodeni-Erkrankung aufmerksam gemacht. In intragastralen Aziditätsmessungen über 24 Stunden konnte gezeigt werden, daß die Säuresekretion in ähnlichem Ausmaße gehemmt werden kann, gleichgültig, ob die Tagesdosen von Cimetidin und Ranitidin verteilt auf morgens und abends oder ausschließlich abends eingenommen werden (**Tab. 2.4**).
Bei einmal abendlicher Einnahme liegt der Schwerpunkt der Säurehemmung begreiflicherweise in den Nachtstunden. Die supprimierende Wirkung läßt am darauffolgenden Tag rasch nach (84). Die neue Darreichungsform schaltet somit gezielt den pathogenetisch wichtigen Schlüsselfaktor der Ulcus-duodeni-Erkrankung aus und dürfte einer bakteriellen Fehlbesiedlung des Magens weitgehend vorbeugen.
Direkte Vergleichsstudien (2 × 400 mg versus 1 × 800 mg Cimetidin tgl., 2 × 150 mg versus 1 × 300 mg Ranitidin tgl., 2 × 20 mg versus 1 × 40 mg Famotidin tgl.) zeigen, daß Ulcera duodeni bei einmal abendlicher Verabreichung von H$_2$-Blockern genauso rasch abheilen wie unter 2mal täglicher Dosierung. Auch das Symptomenbild kann vergleichbar rasch beherrscht werden (85–87).
Cimetidin und Ranitidin sind gut verträglich. Die Gesamtinzidenz von Nebenwirkungen dürfte zwischen 2 und 3 % liegen. Am häufigsten werden unter einer H$_2$-Blocker-Therapie Kopfschmerzen, allergischer Hautausschlag, Obstipation, Diarrhö etc. beobachtet. Selten sind reversible Transaminasenanstiege und Blutbildveränderungen (Thrombopenie, Granulozytopenie) (83).
Im Gegensatz zu Cimetidin bindet sich Ranitidin (und Famotidin) nicht an Androgenrezeptoren, zirkulierende T-Lymphozyten und an das Cytochrom-P-450-haltige Oxygenasensystem der Leber. Durch dieses Enzymsystem werden zahlreiche Medikamente (Antiarrhythmika, Antikonvulsiva, Benzodiazepine, Antikoagulanzien, Betablocker etc.) verstoffwechselt. Bei gleichzeitiger Einnahme von Cimetidin wird durch Hemmung des Abbaus die Plasmaspiegel dieser Medikamente erhöht, was (insbesondere bei Pharma-

Magen und Duodenum

ka mit geringer therapeutischer Breite, wie z. B. Theophyllin, Lidocain etc.) zu unerwünschten Nebenwirkungen führen kann. Aufgrund der höheren Wirkselektivität sollten Ranitidin (und auch Famotidin) bevorzugt bei älteren und polymorbiden Patienten eingesetzt werden (83, 88).

Während klassische Anticholinergika in der Ulkustherapie aufgrund ihrer Nebenwirkungen (Tachykardie) keine Anwendung mehr finden, steht mit Pirenzepin (Gastrozepin®) ein selektives Antimuskarinikum zur Verfügung. Es handelt sich um eine trizyklische Substanz mit einer Piperazin-substituierten Seitenkette. Wegen seiner ausgesprochen hydrophilen Eigenschaften passiert Pirenzepin kaum die Blut-Liquor-Schranke und hat aus diesem Grund keine zentralen Effekte. Die Hydrophilie des Moleküls bedingt allerdings auch eine geringe enterale Resorptionsrate, die bei 20 bis 30 % liegt und durch gleichzeitige Nahrungsaufnahme noch weiter vermindert wird (89).

Aus plazebokontrollierten Studien geht hervor, daß Pirenzepin in täglichen Dosen von 100 bis 150 mg die Ulcus-duodeni-Abheilung beschleunigt. Unter dieser Dosierung werden Abheilungsraten beobachtet, die denen unter H_2-Blockern entsprechen. Ob das Antimuskarinikum die Ulkussymptomatik ähnlich rasch beeinflußt wie H_2-Blocker ist umstritten. Unter 100 bis 150 mg Pirenzepin ist in ca. 10 bis 20 % mit dem Auftreten von anticholinergen Nebenwirkungen (wie z.B. Mundtrockenheit, Akkommodationsstörungen etc.) zu rechnen. Ein geringer Teil der Patienten klagt über Durchfall (89).

Obwohl Antazida zu den ältesten Arzneimitteln zählen, gelang ihr Wirksamkeitsnachweis beim Ulcus duodeni erst 1977: Gabe von 1008 mmol täglicher Neutralisationskapazität beschleunigt gegenüber Plazebo die Ulcus-duodeni-Abheilung. Nachteil eines derartigen Vorgehens sind Durchfälle in ca. 60 % (90).

Zwischenzeitlich konnte allerdings auch die Wirksamkeit niedrigerer Antazidadosen belegt werden. So dürften Antazidamengen zwischen 200 und 400 mmol täglicher Neutralisationskapazität zur Behandlung des Ulcus duodeni ausreichend sein (91).

Abb. 2.8 illustriert Wirksamkeit, aber auch Begrenzung einer Antazidagabe: 30 ml eines Magnesium-Aluminium-haltigen Antazidumgemi-

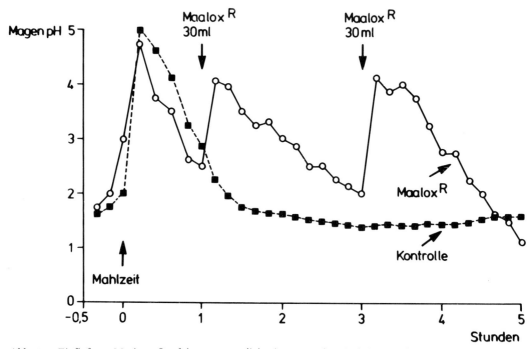

Abb. 2.8: Einfluß von Maaloxan® auf den postprandialen intragastralen pH bei Ulcus duodeni-Patienten (92).

sches (Maaloxan®) induziert einen Anstieg des intragastralen pH-Wertes über maximal 2 Stunden (92). Um einen ausreichenden Säureschutz über 24 Stunden zu garantieren, müssen Antazida daher mehrmals am Tag (4- bis 6mal tgl.) verabreicht werden. Die Antazidagemische sollten hierbei mindestens 1 Stunde nach den Mahlzeiten verabreicht werden, da die Nahrung selbst eine adäquate Säureabpufferung bewerkstelligt.

Heute werden bevorzugt Magnesium-Aluminium-haltige Antazidagemische eingesetzt. Bei hochdosierter Gabe aluminiumhaltiger Antazida über einen längeren Zeitraum muß an eine Phosphatverarmung des Organismus gedacht werden (Bildung von nichtresorbierbarem Aluminiumphosphat im Darm).

Carbenoxolon (Biogastrone®, Ulcus-Tablinen®), 1963 in zahlreichen europäischen Ländern eingeführt, gilt als erstes Ulkustherapeutikum mit nachgewiesener Wirksamkeit. Sein molekularer Wirkmechanismus ist nicht klar bekannt. Diskutiert wird unter anderem eine Hemmung der prostaglandinabbauenden Enzymsysteme in der Magenschleimhaut.

Die unter Carbenoxolon (6 × 50 mg tgl. in der ersten Woche, dann 3 × 50 mg tgl.) beobachteten Abheilungsraten entsprechen denen unter H_2-Blockern. Bei 20 bis 30% der Patienten muß mit aldosteronartigen Nebenwirkungen, wie Natrium- und Wasserretention, Hypertonie, Hypokaliämie etc. gerechnet werden. Wegen seiner hohen Nebenwirkungsrate hat die Substanz in letzter Zeit an Bedeutung verloren.

Sucralfat (Ulcogant®) besitzt weder säurehemmende noch säureneutralisierende Eigenschaften. In Anwesenheit von Säure soll Sucralfat ein Polymerisationsprodukt bilden, das (über elektrostatische Bindungen?) an den Ulkuskrater fixiert wird und diesen dadurch abdichtet. Ob die zusätzliche Bindung von Pepsin und Gallensäuren von Bedeutung ist, bleibt umstritten (93).

4 × 1 g Sucralfat täglich beschleunigt die Ulcus-duodeni-Abheilung signifikant gegenüber Plazebo und vergleichbar rasch wie Cimetidin. Sucralfat wird kaum resorbiert, systemische Nebenwirkungen sind nicht zu erwarten. Bei ca. 5% der Patienten tritt eine Obstipation auf. Durch Komplexbildung wird die Resorption von Tetracyclin und Phenytoin vermindert (93).

Medikamente in klinischer Prüfung. Obwohl die antisekretorische Wirksamkeit von Prostaglandinen der E-Gruppe sowie ihrer Analoga lange bekannt ist, wurden sie erst in jüngster Zeit klinisch getestet (Rioprostil, Misoprostol, Arbaprostil, Enprostil). Nach ersten Mitteilungen heilen Prostaglandine (94) Ulcera duodeni beschleunigt ab, wenn sie in säurehemmenden Dosen gegeben werden. Als häufigste Nebenwirkungen werden Diarrhöen erwähnt.

Mit substituierten Benzimidazolen besteht erstmals die Möglichkeit, die menschliche Säuresekretion vollständig zu blockieren (**Abb. 2.9**) (94a).

Nach ersten Berichten scheint Omeprazol (ein Vertreter dieses Wirkprinzips) anderen Ulkustherapeutika, was die Ulcus-duodeni-Abheilung anbelangt, überlegen zu sein. Nach bereits 14 Tagen werden Abheilungsraten unter 20 bis 40 mg Omeprazol täglich von mehr als 70% berichtet (95).

Das Sicherheitsprofil dieser neuartigen Substanzgruppe ist derzeit noch nicht klar umrissen, so daß eine genaue Nutzen/Risiko-Einschätzung im Augenblick nicht möglich ist.

Langzeitbehandlung. Die Ulcus-duodeni-Erkrankung ist ein chronisch-rezidivierendes Leiden. Nur bei ca. 20 bis 30% der Fälle tritt das Ulkus einmal im Laufe des Lebens auf. Kontrollierten Studien zufolge kommt es hingegen bei 50 bis 80% der Fälle zu einem Rezidiv innerhalb der ersten 12 Monate. In nahezu 30 bis 40% treten diese Ulzera symptomlos auf, d. h. sie werden nur bei routinemäßig durchgeführten endoskopischen Untersuchungen erfaßt.

Die Wirksamkeit von H_2-Blockern in der Rezidivprophylaxe der Ulcus-duodeni-Erkrankung ist an großen Patientenkollektiven gesichert (82). Cimetidin wird in einer abendlichen Dosierung von 400 mg, Ranitidin in einer von 150 mg und Famotidin in einer von 20 mg gegeben. Unter kontinuierlicher abendlicher Gabe von H_2-Blockern kann die Rezidivulkusquote von 60 bis 80% pro Jahr unter Plazebo auf 20 bis 30% pro Jahr gesenkt werden. Treten unter einer kontinuierlichen Langzeittherapie mit H_2-Blockern Ulkusrezidive auf, so sprechen diese gut auf eine 4- bis 6wöchige Therapie mit der vollen Tagesdosis von Cimetidin (800 mg), Ranitidin (300 mg) bzw. Famotidin (40 mg) an. Nach Abheilung der Rezidivulzera können diese Patienten dann wieder auf eine Erhaltungstherapie mit der halben Tagesdosis gesetzt werden.

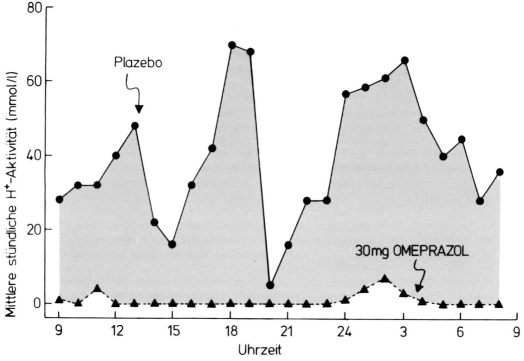

Abb. 2.9: Einfluß einer 6tägigen Vorbehandlung mit 30 mg Omeprazol tgl. auf die 24stündige intragastrale Azidität bei Patienten mit inaktiver Ulcus duodeni-Erkrankung (n = 6) unter standardisierten Ernährungsbedingungen (94a).

Für Sucralfat (2 g tgl.) und Pirenzepin (75 mg tgl. und mehr) liegen erste Erfahrungen in der Langzeitbehandlung an einem kleinen Patientenkollektiv vor (82).

Die Art der Akutbehandlung hat offensichtlich keinen Einfluß auf die Rezidivhäufigkeit. So werden Rezidivquoten in vergleichbarer Größenordnung beobachtet, unabhängig davon, ob in der Akutphase mit Antazida, H_2-Blockern bzw. schleimhautschützenden Pharmaka behandelt wurde.

Die bisher verfügbaren Ulkustherapeutika verändern selbst bei Langzeitanwendung nicht den natürlichen Verlauf der peptischen Ulkuserkrankung. So treten Rezidive nach Absetzen einer Langzeitgabe, beispielsweise mit H_2-Blockern, gleich häufig wie in unbehandelten Kontrollgruppen auf (**Abb. 2.10**) (96).

Bisher besteht keine Einigkeit darüber, welches Patientenkollektiv von einer kontinuierlichen Langzeitgabe profitiert. Den größten Nutzen dürften Patienten mit Ulkuskomplikationen in der Anamnese, mit häufigen Rezidiven (2 bis 3 pro Jahr) sowie ältere mit erhöhtem Operationsrisiko haben.

Chirurgisches Vorgehen. Im Zeitalter wirksamer Ulkustherapeutika kann die Indikation zum operativen Vorgehen zurückhaltender gestellt werden. Seit Einführung von Cimetidin ist die Zahl elektiver Ulkusoperationen weltweit dramatisch zurückgegangen (**Abb. 2.11**) (97).

Als Operationsverfahren der Wahl gilt beim unkomplizierten Ulcus duodeni die proximal-gastrale Vagotomie („Parietalzell-Vagotomie" – PGV). Bei diesem Verfahren wird eine vollständige vagale Denervierung des säuresezernierenden Areals des Magenfundus und -korpus durchgeführt, wobei die vagale Innervation des Magenausganges unangetastet bleibt. Im Gegensatz zur trunkulären Vagotomie und der selektiv-gastralen Vagotomie, die immer eine Drainageoperation notwendig machen (**Abb. 2.12**), sind die postoperativen Beschwerden beim erst-

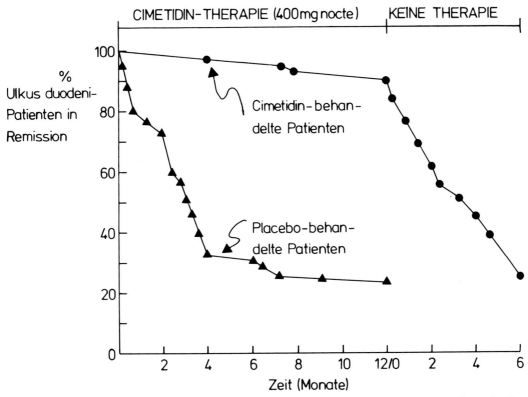

Abb. 2.10: Ulcus duodeni — Rezidivraten unter einer Cimetidin-Erhaltungstherapie (400 mg nocte) bzw. Plazebo. Nach Absetzen von Cimetidin sind die Rezidivraten mit denen der plazebobehandelten Kontrollgruppe identisch (96).

genannten Verfahren deutlich geringer: So werden nur in ca. 6% der Fälle Dumpingsymptome und in nur ca. 4% der Fälle Postvagotomiediarrhöen beobachtet. Wird hingegen eine Vagotomie mit einer Pyloroplastik bzw. Antrektomie kombiniert (z.B. bei Vorliegen einer organischen Pylorusstenose), dann erhöht sich die postoperative Morbidität auf 10 bis 25% (98).

Ein besonderes Problem der proximal-gastralen Vagotomie stellt die nicht unerhebliche Rezidivrate dar, die während eines Zeitraumes von 3 bis 5 Jahren zwischen 10 und 30% liegen soll (98).

Patienten mit proximal-gastraler Vagotomie erfahren die gleiche Lebensqualität wie nichtoperierte magengesunde Patienten **(Tab. 2.5)**. So geben über 80% der Patienten, deren proximal-gastrale Vagotomie mindestens 5 Jahre zurückliegt, ein sehr gutes bis gutes Operationsergebnis an (Visick I und II). Sie unterscheiden sich dadurch nicht von magengesunden Kontrollgruppen, deren Wohlbefinden ebenfalls nach der Visickklassifikation aufgeschlüsselt worden war (99).

2.3.2 Ulcus ventriculi

2.3.2.1 Epidemiologie. Der Häufigkeitsgipfel des Ulcus ventriculi tritt ca. 10 Jahre später als beim Ulcus duodeni auf und liegt im 6. Lebensjahrzehnt. Untersuchungen aus Dänemark weisen darauf hin, daß 0,5% der erwachsenen Bevölkerung pro Jahr an einem Ulcus ventriculi erkranken. Männer und Frauen sollen gleich häufig betroffen sein (100).

2.3.2.2 Pathologische Anatomie. Man unterscheidet präpylorisch gelegene Ulzera (soge-

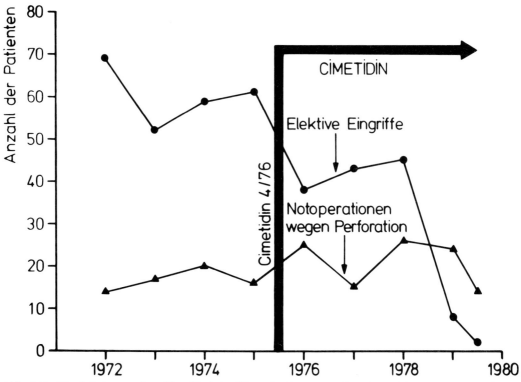

Abb. 2.11: Häufigkeit operativer Eingriffe beim Ulcus duodeni vor und nach Einführung von Cimetidin in Rotherham (England) (97).

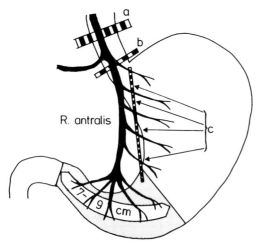

Abb. 2.12: Formen der Vagotomie: (a) Trunkuläre Vagotomie, (b) selektive gastrale Vagotomie, (c) proximale gastrale Vagotomie (PGV); die zum Antrum ziehenden Äste bleiben erhalten.

nannter Ulkustyp III nach Johnson) von solchen, die an der Antrum-/Korpusschleimhautgrenze bzw. im Fundus (Ulkus Typ I und II nach Johnson) lokalisiert sind (101). Ca. 5 bis 10% aller Magengeschwüre sind Malignome.

Am häufigsten kommen Ulcera ventriculi an der kleinen Kurvatur im Bereich der Angulusfalte vor. Ulcera ventriculi, die durch chronische Einnahme nichtsteroidaler Antirheumatika hervorgerufen werden, treten überwiegend im Antrum auf.

2.3.2.3 Pathogenese. Obwohl bei zahlreichen Patienten normale bis erniedrigte Säuresekretionswerte gefunden werden (102), scheint die Magensäure auch bei diesem Ulkustyp eine wesentliche Rolle zu spielen. Eine Achlorhydrie nach Stimulation wird bei Patienten mit benigner Ulcus-ventriculi-Erkrankung praktisch nie beobachtet. Bei 10 bis 20% der Patienten mit

Tab. 2.5: Gesamtbeurteilung des Therapieerfolges bei Ulcus-duodeni-Patienten (n = 415) 5 Jahre nach PGV durch die VISICK-Klassifikation

Als Kontrollgruppe (n = 561) dienten magengesunde Blutspender, deren Befundung nach der VISICK-Klassifikation eingeteilt wurde.

VISICK   I = sehr gutes Ergebnis, Beschwerdefreiheit;
VISICK II = gutes Ergebnis, nur leichte, behebbare Beschwerden;
VISICK III = befriedigendes Ergebnis, leichte, nicht behebbare Beschwerden;
VISICK IV = schlechtes Ergebnis, keine Besserung, schwere Nebenwirkungen (99).

VISICK-Klassifikation	Kontrollgruppe n	%	SPV-Patienten n	%
I	362	64,5	267	64,3
II	162	28,9	115	27,7
III	36	6,4	18	4,4
IV	1	0,2	15	3,6
	561		415	

Ulcus ventriculi findet man gleichzeitig auch ein Ulcus duodeni (sogenannter Ulkus Typ II nach Johnson). Präpylorisch gelegene Ulzera haben in der Regel ein Säuresekretionsverhalten wie Ulcera duodeni.

Eine verminderte Schleimhautresistenz stellt einen weiteren wichtigen pathogenetischen Faktor dar.

Die Ursache, warum Ulcera ventriculi bevorzugt an der kleinen Kurvatur gefunden werden, könnte durch die unterschiedliche Gefäßarchitektur in den verschiedenen Magenabschnitten erklärt werden: So fehlt an der kleinen Kurvatur ein submuköser Gefäßplexus, der für die Schleimhautdurchblutung wesentlich ist (103). Deshalb treten vermutlich auch Ulcera ventriculi besonders bei älteren Patienten auf.

Ob eine gestörte Mukus- und Bikarbonatsekretion in der Pathogenese der Ulcus-ventriculi-Erkrankung eine wesentliche Rolle spielt, ist nicht bekannt. Bei Patienten mit atrophischer Gastritis, die häufig ein Ulcus ventriculi entwickeln, wurde eine verminderte Mukussekretion beobachtet (104). Von Interesse ist weiter der Befund, daß die Alkalisekretion des Deckepithels durch nichtsteroidale Antirheumatika gehemmt werden kann (105).

Ob dem duodenogastralen Reflux pathogenetisch eine ausschlaggebende Bedeutung zukommt, ist unklar. Gallensäuren, Lysolecithin und Pankreassekret können das Magenschleimhautepithel unter experimentellen Bedingungen schädigen. Auf eine erhöhte Gallensäurekonzentration im Magensaft wurde bei Ulcus-ventriculi-Patienten hingewiesen (106). Ob Motilitätsstörungen die Ulcus-ventriculi-Entstehung begünstigen können, wird ebenfalls kontrovers diskutiert: Bei Ulcus-ventriculi-Patienten wurde eine zeitgerechte (107) als auch eine verzögerte (108) Magenentleerung festgestellt.

Noch unübersichtlicher als beim Ulcus duodeni ist die Einordnung psychischer Faktoren bei der Ulcus-ventriculi-Entstehung. So fehlen bisher prospektive Studien über den ulzerogenen Einfluß bestimmter Persönlichkeitsmerkmale.

Der Effekt des Zigarettenrauchens auf die Ulcus-ventriculi-Entstehung und -heilung ist weit weniger gut untersucht als beim Ulcus duodeni. Schleimhautläsionen bzw. Ulzerationen des Magens, die durch chronische Gabe nichtsteroidaler Antirheumatika hervorgerufen werden, werden in einem gesonderten Kapitel abgehandelt (s. 2.5.1).

2.3.2.4 Symptomatik. Die körperliche Untersuchung ist in der Regel wenig hilfreich. Auch beim Ulcus ventriculi steht der epigastrische Schmerz im Vordergrund. Der Beschwerdetyp ist allerdings oft uncharakteristisch: Manchmal werden die Schmerzen durch Nahrungsaufnahme nicht gebessert, sondern verstärkt. In 30% der Fälle werden Schmerzen auch während der Nacht registriert. Asymptomatische Verlaufsformen scheinen beim Ulcus ventriculi häufiger vorzukommen als beim Ulcus duodeni. Ein Großteil der Ulcus-ventriculi-Patienten klagt über Gewichtsabnahme, die auf Übelkeit bzw. Zunahme der Oberbauchschmerzen bei Nahrungsaufnahme zurückzuführen ist. Auch ist die Periodizität der Ulkusrezidive weniger deutlich als beim Ulcus duodeni.

2.3.2.5 Differentialdiagnose. Wichtigste differentialdiagnostische Überlegung ist der Ausschluß eines Magenkarzinoms. Die klinische Symptomatik ist hierbei wenig hilfreich. Nur in fortgeschrittenen Stadien können eine tastbare Resistenz im Abdomen bzw. vergrößerte supraklavikuläre Lymphknoten (Virchow) auf ein

Malignom hinweisen. In der Regel gelingt nur durch Röntgenkontrastuntersuchung bzw. Endoskopie mit Biopsie eine eindeutige Differenzierung. Größere Ulzera (Durchmesser > 2 cm) sind häufiger maligne als kleinere (s. auch Differentialdiagnose Ulcus duodeni).

2.3.2.6 Diagnostik. Die Gastroskopie ist Mittel der Wahl, da sie die genaue Beurteilung von Größe und Lokalisation des Ulkus sowie die gezielte Entnahme von Schleimhautbiopsien gestattet. Routinemäßig werden jeweils 8 Biopsien aus Ulkusgrund und -randwall entnommen.
Die Trefferquote der radiologischen Untersuchung liegt etwas niedriger. Eine Kombination von endoskopischen und radiologischen Verfahren gestattet in über 95% der Fälle die Unterscheidung zwischen einem benignen und malignen Ulcus ventriculi.
Eine Säuresekretionsanalyse ist zur Diagnosefindung nicht erforderlich.
Aufgrund einer leicht verminderten Säuresekretion liegen bei Patienten mit einem Magenulkus die Nüchternserumgastrinspiegel leicht höher als in der Normalbevölkerung. Differentialdiagnostische Bedeutung kommt diesem Parameter jedoch nicht zu.

2.3.2.7 Therapie. Im Gegensatz zum Ulcus duodeni muß eine endoskopische bzw. radiologische Kontrolle des Heilungsverlaufes unter konservativer Therapie gefordert werden. Nur dadurch kann in Zweifelsfällen die Benignität gesichert werden.

Allgemeinmaßnahmen. Auch ein unkompliziertes Ulcus ventriculi muß nicht stationär behandelt werden. Diätvorschriften sind überflüssig. Auf den möglichen ungünstigen Einfluß des Zigarettenrauchens sollte aufmerksam gemacht werden.

Medikamente. H_2-Blocker sind auch beim Ulcus ventriculi Mittel der Wahl. Daneben sind aber auch Magnesium-Aluminium-haltige Antazida (z. B. Talcid®, Maaloxan®), Pirenzepin, Sucralfat und Carbenoxolon wirksam (81, 109, 110).
Unter einer täglichen Gabe von 800 bis 1200 mg Cimetidin bzw. 300 mg Ranitidin heilen 60 bis 70% aller Ulcera ventriculi innerhalb von 4 Wochen ab. Verlängerung der Behandlungszeit um weitere 4 Wochen erhöht die Abheilungsquote auf ca. 80 bis 90%. In wenigen Fällen ist eine Fortsetzung der Therapie über insgesamt 12 Wochen bis zur kompletten Abheilung notwendig. Das Ulkussymptomenbild bessert sich unter beiden H_2-Antagonisten rascher als unter Plazebo (81, 109).
Auch beim Ulcus ventriculi sind H_2-Blocker in der einmal abendlichen Dosierung wirksam. Daraus leitet sich ab, daß auch bei diesem Ulkustyp der nächtlichen Säuresekretion eine wichtige pathogenetische Bedeutung zukommt. Anders als beim Ulcus duodeni ist die Wirksamkeit von Pirenzepin beim Ulcus ventriculi weniger gut belegt. Die effektive Dosis dürfte zwischen 100 und 150 mg täglich liegen (89, 109).
Magnesium-Aluminium-haltige Antazidagemische (100 bis 300 mmol tgl. Neutralisationskapazität) beschleunigen ebenfalls die Ulcus-ventriculi-Abheilung (91, 110).
Die Wirksamkeit von 4×1 g Sucralfat täglich ist beim benignen Ulcus ventriculi weniger gut dokumentiert als beim Ulcus duodeni (109).
Das früher häufig eingesetzte Carbenoxolon spielt heute wegen seiner relativ hohen Nebenwirkungsquote nur eine untergeordnete Rolle. Hochsitzende kardianahe Ulzera, die auf H_2-Antagonisten nicht ansprechen, können jedoch mit diesem Medikament oft noch erfolgreich behandelt werden.

Rezidivprophylaxe. Auch in der Langzeitbehandlung der Ulcus-ventriculi-Erkrankung sind H_2-Blocker wirksam (111, 112). Für alle anderen Pharmaka steht der Wirksamkeitsnachweis bei dieser Indikation aus.
Von einer medikamentösen Langzeitbehandlung mit H_2-Blockern dürften ältere Patienten, solche mit schwerwiegenden Begleiterkrankungen, Patienten mit Ulkuskomplikationen in der Anamnese (Blutung) sowie Rheumapatienten mit Ulkusanamnese, die unter chronischer Gabe nichtsteroidaler Antirheumatika stehen, profitieren.

Chirurgisches Vorgehen. Patienten, deren Ulkus unter einer medikamentösen Therapie, beispielsweise mit H_2-Blockern, selbst bei negativem Biopsiebefund nach 12 bis 16 Wochen keine Größenabnahme zeigt, sollten dem Chirurgen vorgestellt werden. Als operative Maßnahmen kommen modifizierte Billroth-I-Verfahren sowie die Ulkusexzision mit und ohne PGV zur Anwendung.

Die lange Zeit diskutierte Hypothese, chronisch rezidivierende Ulcera ventriculi hätten ein erhöhtes Risiko, maligne zu entarten bzw. Komplikationen zu entwickeln, ist unzutreffend (113). Dies sollte bei der Entscheidung, ob medikamentös oder chirurgisch vorgegangen werden soll, berücksichtigt werden.

2.3.3 Komplikationen der peptischen Ulkuserkrankung

2.3.3.1 Blutung. Bei 15 bis 20% aller Patienten mit peptischem Ulkus tritt innerhalb eines Zeitraumes von 15 bis 25 Jahren eine Blutung auf. Ulcus-duodeni-Patienten sind gefährdeter als Patienten mit Ulcus ventriculi. Auch ältere Patienten neigen häufiger zu einer Blutung als jüngere (114, 115).

In 60 bis 80% der Fälle kommt die Blutung spontan zum Stehen. In mehr als 30% treten allerdings innerhalb weniger Tage Blutungsrezidive auf. Bei Ulcus-ventriculi-Patienten liegt das Risiko einer Rezidivblutung geringgradig niedriger als beim Ulcus duodeni (115, 116).

Kardinalsymptome einer peptischen Ulkusblutung sind Hämatemesis bzw. Meläna; bei chronischem und blanderem Verlauf eine hypochrome mikrozytäre Anämie. Bei foudroyantem Verlauf stehen Herz-Kreislauf-Symptome wie Tachykardie, Blutdruckabfall, eventuell Synkope im Vordergrund.

Die Diagnose einer peptischen Ulkusblutung wird endoskopisch gesichert. Zur Beurteilung des klinischen Schweregrades hat sich die Einteilung nach Forrest bewährt **(Tab. 2.6)** (117).

Tab. 2.6: Klassifizierung der Blutungsaktivität nach Forrest (117).

Blutungsaktivität		Kriterien
Aktive Blutung:	Forrest-Typ Ia	Arterielle (spritzende) Blutung
	Ib	Sickerblutung
Sistierte Blutung:	Forrest-Typ II	Hämatin bzw. Koagel auf Läsion, sichtbarer Gefäßstumpf
Keine Blutung:	Forrest-Typ III	Läsion ohne o. a. Kriterien

Der endoskopische Nachweis eines Gefäßstumpfes (Forrest II) im Ulkuskrater besitzt eine prognostische Bedeutung: Bei diesen Patienten ist das Risiko einer Rezidivblutung doppelt so hoch (118).

Die Prognose der Patienten mit peptischer Ulkusblutung hat sich in den letzten 20 Jahren deutlich gebessert. Verfeinerte Diagnostik, Fortschritte auf dem Gebiet der Intensivmedizin und standardisierte Operationsverfahren haben hierzu beigetragen.

Ziele der therapeutischen Bemühungen sind rasche Blutstillung, Stabilisierung des Herz-Kreislauf-Systems sowie Verhütung von Rezidivblutungen.

Chirurgisches Vorgehen. Bei wenigen Patienten ist die Ulkusblutung so dramatisch (Forrest I a), daß sofort operativ vorgegangen werden muß. Die meisten Blutungen sistieren innerhalb von 24 Stunden spontan. Als absolute Operationsindikationen gelten mehr als 1500 ml Blutersatz/24 Stunden, ein sichtbarer Gefäßstumpf im Ulkuskrater, eine kontinuierliche, medikamentös nicht beherrschbare Blutung über 48 Stunden sowie eine Rezidivblutung unter medikamentöser Behandlung. Als relative Operationsindikation werden fortgeschrittenes Lebensalter und schwerwiegende Begleiterkrankungen angesehen.

Als operative Verfahren kommen bei einer Blutung aus einem Ulcus duodeni die Ulkusumstechung kombiniert mit einer proximal-gastralen Vagotomie in Frage. Beim blutenden Ulcus ventriculi wird häufig eine Ulkusexzision zusammen mit einer PGV kombiniert. Selten ist eine partielle bzw. totale Gastrektomie (z. B. bei flächenhaften Blutungen) erforderlich.

Endoskopische Blutstillung. Hierzu zählen Methoden wie Unterspritzung des blutenden Ulkus mit einem Sklerosierungsmittel (z. B. Ethoxysklerol) und die Elektro- bzw. Laserkoagulation (Argon, Neodym-Yag). Mit diesen Verfahren wird in ca. 90% der Fälle eine primäre Blutstillung erreicht (119, 120). Wegen der einfachen Praktikabilität, des geringen technischen Aufwandes bei gleicher Wirksamkeit scheint sich als Methode der Wahl die Unterspritzung der blutenden Läsion durchzusetzen. Nachteile der Elektrokoagulation, wie erhöhte Perforationsgefahr, Anhaften des Koagels am

Kopf der Koagulationssonde und die nicht lang anhaltende Blutstillung, haben diese Methode in den Hintergrund treten lassen.
Die Laserkoagulation hat hingegen den Vorteil der exakten Steuerbarkeit, der thermischen Reaktion bei fehlendem Gewebskontakt und einer der Elektrokoagulation offensichtlich überlegenen Hämostase. Hohe Anschaffungskosten stehen dem breiten Einsatz dieser Methode jedoch entgegen.

Medikamentöse Behandlung. Die Wirksamkeit von H_2-Blockern (Cimetidin, Ranitidin) in der Therapie der aktiven Ulkusblutung ist nicht belegt (121). Dagegen weisen Studien auf eine blutungsrezidivverhütende Wirkung beider Medikamente hin. Die Dosierung beträgt für Cimetidin 1600 bis 2000 mg tgl. i.v., für Ranitidin 200 bis 300 mg tgl. i.v. (122).
An relativ geringen Patientenzahlen konnte hingegen eine blutstillende Wirkung für Somatostatin (250 µg/Std. i.v.) als auch für Sekretin (0,5 KE/Std. i.v.) gezeigt werden (122).

2.3.3.2 Perforation. Eine Perforation in die freie Bauchhöhle kommt bei 5 bis 10% der Patienten mit peptischer Ulkuserkrankung vor. Männer sind häufiger betroffen als Frauen (115, 123).
Prädilektionsstellen sind die Vorderwand des Bulbus duodeni sowie die kleine Kurvatur des Magens.
Die Mortalitätsrate liegt bei perforiertem Ulcus ventriculi mit ca. 10 bis 40% deutlich höher als beim perforierten Ulcus duodeni (5 bis 10%). Dies dürfte auf das höhere Lebensalter der Ulcus-ventriculi-Patienten zurückzuführen sein (124).
Die Ulkusperforation verursacht typische Symptome: Dem plötzlich einsetzenden umschriebenen und messerscharfen Abdominalschmerz geht häufig eine langsame Zunahme der Ulkusbeschwerden über Tage und Wochen voraus. Der Schmerz ist zunächst überwiegend im mittleren Epigastrium lokalisiert, breitet sich jedoch dann in das ganze Abdomen aus. Blutdruck- und Pulsverhalten sind normal. Das Abdomen ist oft bretthart und zeigt eine heftige Abwehrspannung. In über 90% der Fälle fehlen Darmgeräusche. Anstieg der Leukozytenzahlen weist auf eine beginnende Peritonitis hin. In über 75% der Fälle findet sich röntgenologisch freie Luft unter dem Zwerchfell. Nur in seltenen Fällen bereitet die Diagnose Schwierigkeiten: So werden bei älteren Patienten mit psychiatrischen Krankheitsbildern häufig blande verlaufende Perforationen beobachtet. Bei diesen Patienten sind ungeklärte Schockbilder oft das führende klinische Symptom.
Bei gesicherter Perforation muß sofort laparatomiert werden: Das Ulkus wird übernäht und, wenn möglich, eine proximal-gastrale Vagotomie durchgeführt. Nur bei Patienten mit hohem Operationsrisiko kann zunächst ein konservatives Vorgehen mit nasogastraler Absaugung, Wasser- und Elektrolytsubstitution sowie antibiotische Abschirmung versucht werden.

2.3.3.3 Penetration. Genaue Angaben über die Häufigkeit dieser Komplikation fehlen. Die Penetration erfolgt am häufigsten in das darunterliegende Pankreasgewebe. Seltener sind Gallengangssystem, Leber, großes Netz bzw. Mesokolon betroffen (125).
Auch hier findet sich eine typische Symptomatologie: heftige Schmerzen, die in den Rücken ausstrahlen und nicht durch Nahrungsaufnahme bzw. Medikamentengabe beeinflußbar sind. Erbrechen sowie Schmerzen, besonders während der Nachtzeit, sind häufiger als beim unkomplizierten Ulcus pepticum.
Bei ca. 30% der Patienten mit penetrierendem Ulkus tritt eine Blutung auf, in ca. 20% der Fälle werden erhöhte Amylasewerte im Serum beobachtet. Penetriert ein Ulcus duodeni in das Gallengangssystem, so kann ein Ikterus auftreten. Malabsorption weist auf eine gastrokolische Fistel hin.
Häufig gestaltet sich die Diagnose eines penetrierenden Ulcus pepticum schwierig. Sie kann oft nur operativ oder autoptisch gesichert werden. An ein penetrierendes Ulkus sollte gedacht werden, wenn trotz adäquater medikamentöser Therapie die Ulkusbeschwerden zunehmen. Gastrokolische bzw. choledochoduodenale Fisteln können röntgenologisch erkannt werden.
In den meisten Fällen ist eine chirurgische Intervention unumgänglich.

2.3.3.4 Pylorusstenose. Mit dieser Komplikation muß bei ca. 5% aller Ulcera duodeni bzw. im Pyloruskanal gelegenen Ulzera gerechnet werden (126). In selteneren Fällen kommen als Ursa-

Tab. 2.7: Ursachen einer organisch bedingten Magenausgangsstenose

- **Peptisches Ulksleiden**
  (bes. intrapylorisch gelegene Ulzera)
- **Tumoren**
  - Benigne
    (z. B. adenomatöser Polyp)
  - Maligne
    (z. B. Antrumkarzinom, Pankreaskopfkarzinom, Lymphome)
- **Entzündliche Erkrankungen**
  (z. B. M. Crohn)
- **Sonstige**
  - hypertrophische Pylorusstenose,
  - postoperativ,
  - Pancreas anulare

che einer organischen Pylorusstenose die in **Tab. 2.7** aufgeführten Krankheitsbilder in Frage.

Die Patienten haben typischerweise eine lange Ulkusanamnese. Leitsymptom sind rezidivierendes Erbrechen von Speisen, die vor längerer Zeit eingenommen wurden, sowie Gewichtsverlust. Häufig wird ein Dauerschmerz im Oberbauch angegeben, der durch Erbrechen gebessert wird.

Anämie, erniedrigte Serum-Albumin-Spiegel, metabolische Alkalose mit erhöhten Harnstoffwerten, Hypokaliämie und Hypochlorämie werden häufig beobachtet.

Eine Abdomenübersichtsaufnahme zeigt einen stark dilatierten, mit Flüssigkeit und Nahrungsresten gefüllten Magen. Nach Entleerung des Mageninhaltes über eine Magensonde wird die Diagnose röntgenologisch bzw. gastroskopisch gesichert.

Kontinuierliches Ableiten des Magensekretes, Korrektur der Serumelektrolyte und des Säure-Basen-Haushaltes sind erste therapeutische Maßnahmen. Bei stark untergewichtigen Patienten verbessert eine parenterale hochkalorische, proteinreiche Ernährung die Operationsaussichten. H_2-Antagonisten werden intravenös zur Reduktion der Magensaftvolumina und beschleunigten Abheilung der für eine Pylorusstenose am häufigsten in Frage kommenden peptischen Ulzera verabreicht. Selbst höhergradige, peptisch bedingte Stenosen können sich unter einer solchen Therapie vollständig zurückbilden.

Der klinische Verlauf entscheidet über das weitere Vorgehen, da primär nicht genau abgeschätzt werden kann, ob der Magenausgangsstenose ein überwiegend entzündlicher oder ein chronisch narbiger Prozeß zugrunde liegt. Symptome und Dauer der Erkrankung können nicht in allen Fällen über die Reversibilität der Erkrankung Auskunft geben.

Die Mortalitätsrate steigt mit zunehmendem Alter, der Zahl der Begleiterkrankungen und besonders dann an, wenn gleichzeitig eine obere gastrointestinale Blutung vorliegt (128).

Die Entscheidung zu einem chirurgischen Vorgehen wird durch Vorgeschichte des Patienten, Ausmaß der Stenose und klinischen Verlauf bestimmt. Als operative Verfahren kommen Pyloroplastik, eine Dilatation des Pyloruskanals sowie Resektionsverfahren (Billroth I) etc. zur Anwendung.

2.3.4 Folgezustände nach Ulkusoperationen

2.3.4.1 Rezidivulkus im operierten Magen. Je nach Operationsverfahren treten in bis zu 30 % der Fälle Ulkusrezidive auf, wobei die proximal-gastrale Vagotomie am ungünstigsten abschneidet. Der mögliche Mechanismus der Rezidivulkusentstehung nach adäquat durchgeführter PGV ist in **Abb. 2.13** dargestellt. Die Rezidivneigung ist beim Magenulkus geringer ausgeprägt als beim Ulcus duodeni (128–131).

Bei Rezidivulzera sollte neben einer inadäquat ausgeführten Vagotomie, einer nicht ausreichend durchgeführten Resektion immer auch an die Einnahme ulzerogener Medikamente gedacht werden. In seltenen Fällen versteckt sich hinter

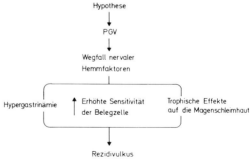

Abb. 2.13: Hypothetischer Mechanismus der Rezidivulkusentstehung nach Vagotomie.

gehäuften Rezidiven ein Gastrinom bzw. ein bei der Resektion nach Billroth II zurückgelassener Antrumrest.

Typischerweise treten Ulkusrezidive nach Resektionsoperationen im Anastomosenbereich bzw. im anastomosierten Dünndarmabschnitt auf (Ulcus pepticum jejuni).

Die Patienten mit Rezidivulkus klagen über epigastrische Beschwerden, gelegentlich kann eine Blutung, eine blutungsbedingte Anämie, Übelkeit und Erbrechen sowie Gewichtsabnahme vorhanden sein.

Die Diagnose wird endoskopisch gestellt, da der radiologische Nachweis nur in etwa der Hälfte aller Fälle gelingt.

Patienten mit Rezidivulkus sprechen gut auf eine medikamentöse Therapie mit H_2-Blockern an (Cimetidin 800 bis 1000 mg tgl. bzw. Ranitidin 300 mg tgl. über 4 bis 8 Wochen) (132, 133). Wenn eine medikamentöse Einstellung des Patienten nicht gelingt, muß an eine Zweitoperation gedacht werden. Die Operationsmortalität ist bei diesen Sekundäreingriffen erhöht. In **Tab. 2.8** sind die 3 in Frage kommenden Operationsverfahren mit ihren jeweiligen Rezidivraten angegeben.

Wenn nach Billroth-II-Operation ein Rezidivulkus auftritt, muß an einen zurückgelassenen Antrumstumpf gedacht werden. Dieser Antrumteil induziert eine gastrale Hypersekretion durch vermehrte, dem normalen Regelkreislauf nicht mehr unterworfene Gastrinfreisetzung. Eine Unterscheidung zum Zollinger-Ellison-Syndrom gelingt durch Provokationstests mit Sekretin und Kalzium. Unter Sekretin kommt es bei Patienten mit zurückgelassenem Antrumstumpf nicht zu dem für das ZES typischen Gastrinanstieg. Das zurückgelassene Antrum muß entfernt werden.

2.3.4.2 Syndrom der zuführenden Schlinge. Infolge inadäquater Operationstechnik kann es bei Patienten mit Billroth-II-Operation zu einer mangelhaften Entleerung der zuführenden Jejunumschlinge kommen (**Abb. 2.14**). Charakteristischerweise werden die postprandial auftretenden Beschwerden durch provoziertes Erbrechen gebessert. Eine operative Korrektur ist unumgänglich.

2.3.4.3 Postoperative Refluxgastritis. Ein gewisser Prozentsatz operierter Patienten klagt über Brechreiz, Übelkeit und Völlegefühl. Als Ursache wird ein vermehrter Reflux von Duodenalinhalt in den operierten Magen angenommen (134, 135). Endoskopisch findet man im Anastomosenbereich eine stark gerötete und verquollene Schleimhaut mit erheblicher galliger Benetzung. Da man durch Gabe von Colestyramin nur selten das Krankheitsbild günstig beeinflussen kann, bleibt umstritten, ob die Beschwerden tatsächlich durch alkalischen Reflux hervorgerufen werden.

2.3.4.4 Dumpingsyndrom. Einige Patienten klagen postoperativ, unmittelbar nach der Nahrungsaufnahme, über das Auftreten von Kreislaufsymptomen, wie z. B. Schwitzen, Tachykardien, Blutdruckabfall, Schwindel, verbunden mit Oberbauchbeschwerden und Brechreiz. Als Ursache wird eine rasche Entleerung hyperosmolarer Nahrungsbestandteile in den Dünndarm diskutiert. Daraus resultiert eine vermehrte Wasseransammlung im Darm, was eine vermehrte intestinale Distention und ein vermindertes zirkulierendes Plasmavolumen zur Folge hat (136, 137).

Das Spätdumpingsyndrom, das typischerweise 1 bis 3 Stunden nach Nahrungsaufnahme auftritt,

Tab. 2.8: Chirurgische Behandlung des postoperativen Rezidivulkus: Rezidivraten verschiedener Verfahren

	Postoperatives Rezidivulkus		
	operative Behandlung		
	Revagotomie	Resektion	Revagotomie plus Resektion
Rezidivrate	22%	15%	2%

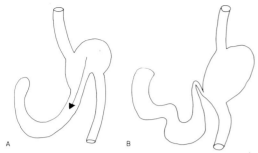

Abb. 2.14: Die beiden Formen des Syndroms der zuführenden Schlinge.
(A) Der Mageninhalt entleert sich in die zuführende Schlinge.
(B) Zu lange zuführende Schlinge, die abknickt und somit nicht Galle und Pankreassekret entleeren kann.

beruht aller Wahrscheinlichkeit nach auf einer Hypoglykämie, die durch eine vermehrte Insulinausschüttung hervorgerufen wird. Letztere wird durch den raschen Anstieg der Glukose im Blut, bedingt durch die veränderten anatomischen Verhältnisse, induziert.
Beide Formen des Dumpingsyndroms werden üblicherweise diätetisch behandelt: Zuckerhaltige Nahrungsbestandteile sollten möglichst gemieden und kleinere Mahlzeiten häufiger über den Tag verteilt eingenommen werden. Operative Korrekturen haben nur in seltenen Fällen Erfolg (136, 137).

2.3.4.5 Postvagotomiediarrhö. Nach der früher durchgeführten trunkulären Vagotomie klagte ein nicht unbeträchtlicher Prozentsatz der Patienten über Diarrhöen, die typischerweise 2 Stunden nach dem Essen auftreten. Vergleichbare Symptome werden bei der jetzt bevorzugten Parietalzellvagotomie (PGV) nur noch in weniger als 5% beobachtet. Die Durchtrennung der zum Dünn- und Dickdarm ziehenden viszeralen Äste des Nervus vagus soll hierfür verantwortlich sein (137).

2.3.4.6 Postoperative Mangelzustände. Leichtere Fälle von Vitamin-B_{12}-Malabsorption treten auch bei Patienten mit Vagotomie plus Antrektomie bzw. Vagotomie plus Pyloroplastik auf. Da der Intrinsic-Faktor im Überschuß sezerniert wird, muß in diesen Fällen eine verminderte enterale Resorption angenommen werden.

Peptische Ulkuserkrankungen

Ganz selten kann auch bei diesen Patienten eine Anämie durch Eisen- bzw. Folsäuremangel hervorgerufen werden (138).
Osteomalazie bzw. Osteoporose können sich nach partieller oder kompletter Gastrektomie, selten aber auch nach Vagotomie plus Pyloroplastik entwickeln. Die Änderungen im Knochenstoffwechsel sind Ausdruck einer Malabsorption von Kalzium und Vitamin D. Patienten mit Osteomalazie haben üblicherweise erniedrigte Serum-Kalzium- und erhöhte alkalische Phosphatasewerte. Erst nach einigen Jahren kann eine reduzierte Knochendichte röntgenologisch erfaßt werden. Eine Substitutionstherapie ist angezeigt (139, 140).
Bei etwa der Hälfte aller Magenoperierten kommt es zu einem Gewichtsverlust von bis zu 5 kg. Er wird durch eine verminderte tägliche Kalorienaufnahme als Folge eines raschen Sättigungsgefühls hervorgerufen. Beschleunigte Magen-Darm-Passage, verminderte Kontaktzeit zwischen Nahrungsbrei und Darmwand, ungenügende Nahrungsdurchmischung und Steatorrhö werden weiterhin hierfür verantwortlich gemacht.

2.3.4.7 Karzinome des operierten Magens. 15 bis 20 Jahre nach einer Magenoperation muß in 3 bis 10% der Fälle mit dem Auftreten eines Karzinoms im Restmagen gerechnet werden. Am gefährdetsten sind Patienten, bei denen eine 2/3-Resektion des Magens nach Billroth II durchgeführt worden war. Ein erhöhtes Karzinomrisiko sollen allerdings auch Patienten mit Billroth-I-Anastomose haben (141).
Als Ursachen für die erhöhte Magenkarzinominzidenz im operierten Magen werden biliodigestiver Reflux, An- bzw. Hypazidität des Magens mit Veränderung der Mikroflora und Produktion kanzerogener Nitrite diskutiert.
Das Karzinom des zuvor wegen Ulkus operierten Magens hat die gleichen histologischen Charakteristika wie das Karzinom des nichtoperierten Magens. Man findet alle Variationen des Adenokarzinoms mit oder ohne intestinale Metaplasien. Lediglich tritt die entzündliche Infiltration des tumoralen Gewebes mehr in Erscheinung.
Jeder operierte Ulkuspatient, bei dem nach einigen Jahren Wohlbefindens dyspeptische Beschwerden mit Nausea und Gewichtsverlust auftreten, sollte auf ein Stumpfkarzinom hin unter-

sucht werden, vor allem wenn die Primärintervention eine B-I- oder B-II-Resektion war.
Ein röntgenologischer Bariumschluck und eine Endoskopie mit multiplen Biopsien sind nötig.
Ist die Diagnose des Magenstumpfkarzinoms gestellt, so erhebt sich die Frage, inwieweit eine Resektion sinnvoll ist. Ohne Metastasen ist die Resektion bzw. die totale Gastrektomie angezeigt. Die kurative oder potentiell-kurative Resektion zeigt die längste Überlebensspanne. Sie entspricht ungefähr der des operierten primären Magenkarzinoms.
Die palliativen Operationen zeigen schlechte Resultate mit durchschnittlich nur wenigen Monaten Überlebens ohne wesentliche Verbesserung der Lebensqualität. Eine erweiterte totale Gastrektomie kann als Palliativmaßnahme gerechtfertigt sein, wenn der voluminöse Magentumor die umliegenden Organe wie Colon transversum, Pankreasschwanz oder -korpus, die Nebenniere und den Milzhilus infiltriert.
Eine systematische Kontrollendoskopie pro Jahr nach dem 10. postoperativen Jahr ist bei allen Patienten zu empfehlen, um die Entwicklung der Veränderungen der Mukosazellen im Bereich der Anastomose zu verfolgen. Da das Karzinomrisiko nach B-II-Resektion am höchsten zu sein scheint, wäre in diesen Fällen nach 10 Jahren sogar eine zweimalige Endoskopie mit Biopsie pro Jahr sinnvoll.

2.3.5 Zollinger-Ellison-Syndrom (ZES)

Das ZES ist charakterisiert durch eine pathologisch gesteigerte Säuresekretion, durch häufig rezidivierende Ulcera duodeni und durch Diarrhöen. Ihm liegt ein gastrinproduzierender Tumor (Gastrinom) zugrunde, der meist im Pankreas lokalisiert ist. Letzterer verursacht die für das Krankheitsbild pathognomonische Hypergastrinämie (142).
Das sehr seltene Krankheitsbild hat einen Häufigkeitsgipfel zwischen dem 3. und 5. Lebensjahrzehnt (143). Kardinalsymptom ist der epigastrische Schmerz. Typischerweise haben die Patienten eine lange Schmerzanamnese, bevor die Diagnose gestellt wird. Andere Symptome sind Diarrhöen, Brechreiz, Meläna, Bluterbrechen und Gewichtsverlust. Die Diarrhö ist durch die exzessive Hypersekretion verursacht: Große Mengen von Säure gelangen in den oberen Teil des Dünndarms und führen zu Schädigungen der Schleimhaut bzw. Störungen der Darmmotilität. Auch dem Gastrin wird eine motilitätsfördernde Wirkung zugesprochen. In vielen Fällen ist die Diarrhö mit einer Steatorrhö verbunden, da die Lipase aus dem Pankreasgewebe durch exzessive Säuresekretion inhibiert wird.
3/4 aller Patienten haben ein oder mehrere Ulzera im Bulbus duodeni. Ein Ulkus in der Pars descendens duodeni ist oft ein erster Hinweis für das Vorliegen eines ZES.
Die gastrinproduzierenden Tumoren sind in über 90% der Fälle im Pankreas lokalisiert, können aber auch selten im Duodenum vorkommen. 2/3 aller Gastrinome sind maligne.
Patienten mit ZES haben häufig noch andere endokrine Auffälligkeiten: In ca. 20% der Fälle wird ein Hyperparathyreoidismus gefunden, selten endokrin aktive Tumoren der Hypophyse, der Nebennieren, der Ovarien bzw. der Schilddrüse. Im Rahmen der multiplen endokrinen Adenomatose (MEA I), einer autosomal dominanten Erkrankung, haben die Patienten derartige Veränderungen in der Nebenschilddrüse, im Pankreasgewebe und in der Hypophyse (144).
Wegweisend für die Diagnose des ZES ist eine basale Säuresekretion von >10 mmol H^+/Std. bzw. bei voroperierten Mägen von mehr als 5 mmol H^+/Std. Die Diagnose wird durch Bestimmung des Nüchterngastrins im Serum gesichert. Letzteres ist üblicherweise deutlich erhöht (mehr als 500 pg/ml). Bei niedrigen Serumgastrinwerten müssen bei Verdacht auf ZES Provokationsteste mit Sekretin bzw. Kalzium durchgeführt werden (**Tab. 2.9**).
Differentialdiagnostisch muß beim Vorliegen einer Hypergastrinämie mit Hypersekretion neben dem ZES auch an einen zurückgelassenen Antrumstumpf, an eine antrale G-Zell-Hyperplasie sowie an eine Pylorusstenose gedacht werden. Hypergastrinämie, die mit einer niedrigen Säuresekretion einhergeht (wie z.B. atrophische Gastritis, perniziöse Anämie), kann durch Säuresekretionsmessungen ausgeschlossen werden.
Die totale Exstirpation des Tumors ist anzustreben. Wenn dies nicht gelingt bzw. das Krankheitsbild weit fortgeschritten ist, dann kann heute auf die früher übliche totale Gastrektomie durch eine konsequente Behandlung mit H_2-Rezeptor-Antagonisten verzichtet werden. Hierbei soll die basale Säuresekretion unter 10 mmol H^+/Std. gesenkt werden.

Tab. 2.9: Gastrinprovokationsteste

Krankheitsbild	Verhalten des Serumgastrinspiegels		
	Sekretin-i.v.-Bolusgabe	Kalziuminfusion	Testmahlzeit
Zollinger-Ellison-Syndrom (Gastrinom)	↑ (> 200 pg/ml)	↑ (> 400 pg/ml)	—
Ulcus duodeni	↓ bzw. —	↑ (< 400 pg/ml)	(↑)
G-Zell-Hyperplasie	↓	(↑)	↑

↑ Anstieg des Serumgastrin   ↓ Abfall des Serumgastrin   — Serumgastrin unverändert

Unter den derzeit verfügbaren H_2-Rezeptor-Antagonisten Cimetidin, Ranitidin und Famotidin sollte den beiden letzteren (Sostril®, Zantic® bzw. Pepdul®) wegen ihrer stärkeren antisekretorischen Potenz und des Fehlens antiandrogener Eigenschaften selbst bei hoher Dosierung der Vorzug gegeben werden. Nachteile einer H_2-Blocker-Therapie bei ZES sind relativ kurze Dosierungsintervalle sowie bei einem Teil der Patienten notwendig werdende Dosiserhöhungen (145).

Eine weitere medikamentöse Alternative stellt der Protonenpumpenhemmer Omeprazol (tägliche Dosis: 60 bis 100 mg) dar. Dieses Medikament kann bei ZES-Patienten mit exzessiv gesteigerter Säureproduktion erfolgreich in 1- bis 2mal täglicher Dosierung eingesetzt werden (146).

2.4 Neoplasien des Magens

Die Mehrzahl der Neubildungen im Magen ist maligne. Am häufigsten sind Adenokarzinome, gefolgt vom malignen Lymphom, Leiomyosarkom etc.
Benigne Tumoren, wie z. B. das Leiomyom und epitheliale Polypen, kommen vergleichsweise selten vor.

2.4.1 Maligne Magentumoren

2.4.1.1 Magenkarzinom

2.4.1.1.1 Epidemiologie. Innerhalb der letzten 40 Jahre wird ein stetiger Rückgang der Magenkarzinominzidenz in den westeuropäischen Ländern und den Vereinigten Staaten von Amerika beobachtet. Während beispielsweise im Jahre 1940 in den USA 22,5 auf 100 000 Einwohner an einem Magenkarzinom starben, lag diese Zahl im Jahre 1981 bei ca. 10 pro 100 000. Männer werden zweimal häufiger als Frauen befallen (147).

Dagegen ist das Magenkarzinom in Japan, Zentral- und Südamerika nach wie vor häufig (148, 149). Dies weist auf Umweltfaktoren hin, wie aus epidemiologischen Untersuchungen an Japanern, die in die Vereinigten Staaten von Amerika eingewandert sind, hervorgeht. Deren Kinder weisen eine ähnlich niedrige Karzinominzidenz auf wie gebürtige Amerikaner.

2.4.1.1.2 Ätiologie. Bis heute ist nicht bekannt, welche Umweltfaktoren die Tumorentstehung begünstigen. Vermutet werden gewisse Nahrungsbestandteile bzw. -zusätze (Stärkemehl, in Salzlake eingelegtes Gemüse, gepökelter Fisch etc.). Bei Patienten mit Magenkarzinom wurde ein gesteigerter Kochsalzkonsum festgestellt (150).

Am häufigsten werden Nitrate/Nitrite als auslösende Faktoren diskutiert, da sie Bestandteile der Nahrung sind und in Nitrosamine umgewandelt werden können (151). Letztere sind im Tierversuch karzinogen. Für die Richtigkeit der Hypothese spricht, daß in Gegenden mit hohem Nitratgehalt im Grund- und Trinkwasser eine hohe Mortalitätsrate an Magenkarzinom beobachtet wurde. Bei Patienten mit perniziöser Anämie, atrophischer Gastritis sowie nach Resektionsoperationen, die alle ein erhöhtes Karzinomrisiko aufweisen, werden vermehrt nitritbildende Bakterien sowie eine erhöhte Nitrit- und Nitrosaminkonzentration im Magensaft beobachtet.

Magen und Duodenum

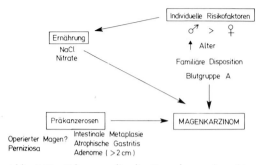

Abb. 2.15: Faktoren, die die Entstehung eines Magenkarzinoms begünstigen sollen.

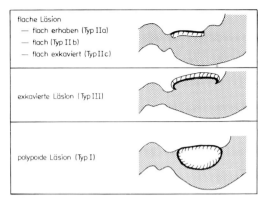

Abb. 2.16: Endoskopische Klassifikation des Frühkarzinoms.

Darüber hinaus werden genetische Faktoren bei der Entstehung des Magenkarzinoms erörtert. Patienten mit Magenkarzinom haben besonders häufig die Blutgruppe A. Auch wird eine familiäre Häufung des Magenkarzinoms beschrieben. Die vermutete Kausalkette der Krebsentstehung im Magen ist in **Abb. 2.15** wiedergegeben.

2.4.1.1.3 Risikopatienten. Ein Zusammenhang zwischen perniziöser Anämie und Magenkarzinom ist aus Autopsiestudien lange bekannt. Danach sollen bis zu 10% aller Patienten mit perniziöser Anämie ein Magenkarzinom entwickeln. Neuere Studien lassen eine niedrigere Inzidenz vermuten (152, 153).
Bei magenoperierten Patienten wird ein erhöhtes Karzinomrisiko beschrieben: Prospektive Studien weisen auf eine Karzinominzidenz nach 20 Jahren zwischen 3 und 10% hin.
Das gutartige Magengeschwür im nichtoperierten Magen gilt nicht als Präkanzerose. Dagegen wird eine chronisch-atrophische Gastritis mit intestinaler Metaplasie als Präkanzerose aufgefaßt. Dieses Krankheitsbild wird in Ländern mit hoher Karzinominzidenz (z.B. Japan) weitaus häufiger beobachtet: 116 Patienten mit atrophischer Gastritis konnten über insgesamt 20 Jahre beobachtet werden. 10% entwickelten ein Magenkarzinom, verglichen mit nur 0,6% mit unauffälliger Mukosa bzw. oberflächlicher Schleimhautentzündung (154).

2.4.1.1.4 Pathologische Anatomie. Bei Magenkarzinomen handelt es sich histologisch nahezu ausschließlich um Adenokarzinome, wobei je nach Wachstumsverhalten polypoide, ulzeröse, diffus infiltrierende sowie Mischformen unterschieden werden. Das infiltrierend wachsende Karzinom hat die schlechteste Prognose. Antrum und Korpusbereich werden gleich häufig befallen, die kleine Kurvatur ist bevorzugt. Die Metastasierung erfolgt zunächst in die regionalen Lymphknoten.
Das auf die Mukosa bzw. Submukosa beschränkte Magenfrühkarzinom wird morphologisch entsprechend **Abb. 2.16** unterschieden. Frühkarzinome sind überwiegend im Antrum lokalisiert. Sie machen ca. 5 bis 10% aller Magenkarzinome aus (155). Dies bedeutet, daß die Mehrzahl der Magenkarzinome erst im fortgeschrittenen Stadium erkannt werden: Der Tumor hat bereits die äußere Ring- und Längsmuskulatur durchbrochen, die regionalen Lymphknoten sind befallen.
Ob es sich beim Frühkarzinom um ein eigenes Krankheitsbild handelt oder nur um das frühe Stadium eines „normalen" Magenkarzinoms, ist derzeit in Diskussion. Es gibt Hinweise für die eine wie für die andere Überlegung: Patienten mit Frühkarzinom haben eine gute Prognose, selbst wenn regionale Lymphknoten befallen sind. Auf der anderen Seite entwickeln Patienten mit einem Frühkarzinom, die die Operation ablehnen, häufig ein fortgeschrittenes Magenkarzinom.

2.4.1.1.5 TNM-Klassifikation. Zur Beurteilung der Tumorausbreitung hat sich die TNM-Klassifikation aus den Jahren 1970 (156) bzw. 1977 (157) bewährt **(Tab. 2.10)**. T bedeutet die Tiefe der Tumorinfiltration, N das Ausmaß der Lymphknotenbeteiligung und M das Vorhandensein von

Tab. 2.10: TNM-Klassifikation des Magenkarzinoms

Primärtumor (T)
T_1 Tumor auf Mukosa/Submukosa beschränkt.
T_2 Tumor bis zur Serosa reichend.
T_3 Tumor durchbricht Serosa; Nachbarorgane frei.
T_4 Tumorbefall auch der Nachbarorgane.

Lymphknotenbeteiligung (N)
N_0 Regionale Lymphknoten frei.
N_1 Regionaler Lymphknotenbefall; <3 cm vom Tumor entfernt.
N_2 Regionaler Lymphknotenbefall; >3 cm vom Tumor entfernt.
N_3 Disseminierter intraabdominaler Lymphknotenbefall.

Fernmetastasen (M)
M_0 Keine Fernmetastasen.
M_1 Fernmetastasen gesichert.

Fernmetastasen. Beispielsweise entspricht T_1, N_0, M_0 dem klassischen Frühkarzinom.
Seit 1977 wird zusätzlich die R-Klassifikation benutzt, in der eine postoperative Stadieneinteilung erfolgt (157). R_0 bedeutet die vollständige Entfernung des Tumorgewebes, R_1 den mikroskopischen und R_2 den makroskopischen Nachweis von Tumorgewebe im zurückgelassenen Organ.
Die Erfassung der Tumorausbreitung nach TNM und R liefert wichtige prognostische Hinweise: T_1, N_0, M_0 (Frühkarzinom) hat eine 5-Jahres-Überlebensrate von mehr als 90%, T_{2-3}, N_0, M_0 eine von ca. 50%. Bei T_4/bis N_3/M_0 sinkt die 5-Jahres-Überlebensrate auf ca. 10% ab, wenn intraoperativ kein Tumorgewebe zurückgelassen wurde (R_0). Die schlechteste Prognose haben Patienten, die entweder Fernmetastasen (M_1) oder aber das Tumorstadium T_4/bis N_3 aufweisen und bei denen Tumorgewebe zurückgelassen wurde (R_1/R_2). Erfahrungsgemäß wird die Mehrzahl der Patienten mit Magenkarzinom erst im fortgeschrittenen Stadium erkannt.

2.4.1.1.6 Symptomatik.
Ca. 25% der Patienten mit Magenkarzinom haben klassische Ulkussymptome. Häufig werden uncharakteristische Oberbauchbeschwerden angegeben. Gewichtsverlust tritt bei ca. 50% der Patienten auf; Schluckbeschwerden stehen im Vordergrund, wenn der Tumor kardianahe sitzt. Gelegentlich kommt es zu Hämatemesis, häufiger zu Meläna.

Aszites deutet auf eine Leberbeteiligung bzw. peritoneale Ausbreitung hin. Kurzatmigkeit läßt an einen Pleuraerguß bzw. Lungenmetastasen denken. Nur in ca. 30% der Fälle wird eine Tumorresistenz im epigastrischen Bereich abgetastet. Metastatischer Befall beider Ovarien mit Aszitesbildung wird als „Krukenberg-Tumor" bezeichnet.

2.4.1.1.7 Diagnostik.
Die Laborbefunde sind uncharakteristisch; am häufigsten findet man eine durch Sickerblutung hervorgerufene Eisenmangelanämie.
Die Endoskopie mit Biopsie spielt in der Diagnosefindung eine überragende Rolle. Nur bei diffus die Magenwand infiltrierenden Tumoren ist die Endoskopie der Röntgenuntersuchung des Magens unterlegen (zirrhöses Karzinom). Mit diesen Techniken wird eine Trefferquote von über 95% erreicht. Aus makroskopisch verdächtigen Bezirken sollten mindestens 8 Biopsien mit tiefgreifender Biopsiezange entnommen werden.
65% der Patienten mit Magenkarzinom haben eine basale Achlorhydrie verglichen mit nur 15 bis 20% gleichaltriger Magengesunder.

2.4.1.1.8 Therapie.
Die einzige kurative Maßnahme ist die vollständige operative Entfernung des Tumorgewebes. Dies gelingt in der Regel nur bei Patienten mit einem Frühkarzinom (T_{1-2}, N_0, M_0). Magenkarzinome, die ausschließlich auf den Magen (bis T_3) bzw. die regionalen Lymphknoten (bis N_2) beschränkt sind, sollten unter allen Umständen operativ angegangen werden. Bei diesem Vorgehen sollte versucht werden, den Tumor möglichst komplett zu entfernen (R_0), auch wenn dies in zahlreichen Fällen eine totale Gastrektomie erforderlich macht.
Patienten mit ausgedehntem Lymphknotenbefall werden zwar in über 80% der Fälle operiert, die Überlebensrate ist jedoch aufgrund des fortgeschrittenen Tumorleidens gering, der Eingriff selbst durch eine hohe Morbidität und Mortalität ausgezeichnet. Sind Fernmetastasen vorhanden, dann verbietet sich ein chirurgisches Vorgehen, es sei denn, eine Magenausgangsstenose oder das Auftreten einer Blutung machen eine solche Maßnahme erforderlich (158). Für diese Patienten kommt, wenn überhaupt, nur eine Polychemotherapie in Frage. Deren Ergebnisse sind bisher allerdings enttäuschend: Gastrointestinale Karzinome sprechen schlecht auf eine sy-

stemische Chemotherapie an. Eine Polychemotherapie mit 5-Fluorouracil, Methotrexat und Adriamycin verlängert die Überlebensrate nur geringfügig (159).
Die Radiotherapie hat sich beim Magenkarzinom als ineffektiv erwiesen.

2.4.1.2 Malignes Lymphom. Primäre Lymphome machen ca. 5 % aller Malignome des Magens aus. Am häufigsten ist das Non-Hodgkin-Lymphom. Nur bei ca. 2 % aller Non-Hodgkin-Lymphome wird ein isolierter Magenbefall gesehen, dagegen ist eine Mitbeteiligung dieses Organs im Rahmen eines generalisierten Lymphoms häufiger (15 bis 20 %).
Das klinische Symptomenbild ähnelt dem des benignen Magenulkus bzw. des Magenkarzinoms. Bauchschmerzen, Gewichtsabnahme, Übelkeit, Erbrechen werden angegeben.
Die Diagnose eines Non-Hodgkin-Lymphoms wird röntgenologisch und endoskopisch/histologisch gestellt. Es finden sich polypoide, ulzerativ oder infiltrativ wachsende Tumoren. In Einzelfällen gestaltet sich die Abgrenzung gegenüber einem Adenokarzinom schwierig. Beim infiltrativ wachsenden Lymphom kann nur durch tiefgreifende Biopsien bzw. Laparatomie die Diagnose gestellt werden.
Die Tumorausbreitung wird mit dem modifizierten Ann-Arbor-Schema (160) erfaßt **(Tab. 2.11)**. Stadium I_E entspricht einem ausschließlichen Befall des Magens. Im Stadium II_E sind der Magen sowie Lymphknoten auf einer Seite des Zwerchfells betroffen. Im Stadium III_E und IV_E ist es unmöglich, ein primäres Magenlymphom abzugrenzen, da ca. 15 bis 20 % aller Patienten mit generalisiertem Non-Hodgkin-Lymphom eine Magenbeteiligung aufweisen. Dies ist auch für die Therapie belanglos, da Stadium III und IV chemotherapiert werden.

Eine exakte Stadieneinteilung muß der Therapie vorausgehen. Dies beinhaltet eine gründliche klinische Untersuchung mit Lymphknotenstatus, Thoraxübersichtsaufnahme, Oberbauchsonogramm, Computertomogramm, Knochenmarksbiopsie etc. Bei pathologisch erhöhten Leberwerten ist eine Leberblindpunktion bzw. Laparaskopie angezeigt.
Bei isoliertem Magenbefall (Stadium I_E) wird chirurgisch vorgegangen, während Stadium III_3 und IV_E ausschließlich chemotherapeutisch behandelt werden (z. B. CHOP-Schema: Cyclophosphamid, Adriamycin, Vincristin und Prednison). Die Therapie bei Stadium II_E ist nicht standardisiert. An einen chirurgischen Eingriff, bei dem das Lymphom möglichst vollständig entfernt werden sollte, sollte sich eine Radiotherapie und/oder Chemotherapie anschließen (161).
Ca. 80 % aller Patienten mit malignem Magenlymphom können kurativ behandelt werden. Die operative Mortalitätsrate liegt bei ca. 5 %, die 5-Jahres-Überlebensraten für alle 4 Stadien zusammen mehr als 50 %. Damit ist die Prognose des Non-Hodgkin-Lymphoms günstiger als die des Adenokarzinoms des Magens.

2.4.1.3 Leiomyosarkom. Leiomyosarkome machen ca. 1 % aller Malignome aus. Es handelt sich meist um große, das Magenlumen ausfüllende Tumoren, die leicht bluten. Die Unterscheidung von einem gutartigen Leiomyom erfolgt histologisch. Eine operative Entfernung des Tumors ist Therapie der Wahl. Radiotherapie und Chemotherapie sind ohne Effekt.
Seltene maligne Tumoren des Magens sind das Liposarkom, das neurogene Sarkom, das Fibrosarkom sowie Karzinoidtumoren.

2.4.2 Benigne Magentumoren

2.4.2.1 Epitheliale Polypen. Benigne epitheliale Polypen kommen im Magen selten vor. Nach vorsichtigen Schätzungen dürfte ihre Inzidenz zwischen 0,4 % und 1 % liegen (162).
Histologisch werden der hyperplasiogene, der adenomatöse und der hamartomatöse Polyp unterschieden (163, 164).
Am häufigsten ist der *hyperplasiogene Polyp*, der ca. 75 % aller benignen Magenpolypen ausmacht. Die Mehrzahl ist kleiner als 1,5 cm. 90 % dieser Polypen sind gutartig. Sie kommen mit gleicher

Tab. 2.11: Stadieneinteilung beim primären Magenlymphom

I_E	— Isolierter Magenbefall.
II_E	— Magenbefall und Beteiligung eines oder mehrerer Lymphknoten auf einer Seite des Zwerchfells.
III_E	— Magenbefall und Beteiligung von Lymphknoten auf beiden Seiten des Zwerchfells.
IV_E	— Disseminierter Organbefall.

Häufigkeit im Antrum und im proximalen Bereich des Magens vor. Nur in seltenen Fällen ist über eine maligne Entartung berichtet worden (Polypen > 2 cm groß bzw. in Nachbarschaft eines Magenkarzinoms).

Seltener sind *adenomatöse Polypen*, die häufig größer als 2 cm werden und als echte Neubildungen anzusehen sind. Ca. 40 % dieser adenomatösen Polypen entarten maligne. Sie sind überwiegend im Antrum lokalisiert und von atrophischer Schleimhaut umgeben. Adenomatöse Polypen finden sich relativ häufig zusammen mit einem Magenkarzinom.

Der *hamartomatöse Polyp* wird entweder isoliert oder im Rahmen einer Polyposis angetroffen. Er ist nicht als maligne anzusehen.

Die meisten Polypen können röntgenologisch bzw. endoskopisch leicht entdeckt werden. In der Regel machen diese Polypen keine oder nur unspezifische Symptome (Druck im Epigastrium, gelegentliches Erbrechen und Übelkeit). Die Polypen können durch chronische Sickerblutung eine Eisenmangelanämie induzieren. Bei ca. 85 % der Patienten mit Polypen wird eine Achlorhydrie gefunden. Gehäuft zeigt sich eine Polypenbildung bei Patienten mit atrophischer Gastritis, perniziöser Anämie und Magenkarzinom.

Adenomatöse Polypen mit einer Größe von > 2 cm sollten bevorzugt chirurgisch entfernt werden. Gleiches gilt für breit aufsitzende Polypen, deren histologische Zuordnung nicht gelingt, desgleichen für solche, die Beschwerden verursachen. In den meisten Fällen ist ein operatives Vorgehen nicht erforderlich: Ein hyperplasiogener Polyp kann mit der Biopsiezange bzw. Schlinge vollständig abgetragen werden (165). In vielen Fällen genügt die bioptische/histologische Kontrolle des Befundes.

2.4.2.2 Polyposissyndrome. Multiple Polypen im Magen finden sich beim seltenen Peutz-Jeghers-Syndrom, beim Gardner-Syndrom, dem Cronkhite-Canada-Syndrom sowie bei der familiären Polyposis coli (163, 164). Beim autosomal vererbten Gardner-Syndrom zeigen sich adenomatöse und hamartomatöse Polypen im Magen. Aufgrund ihrer präkanzerösen Eigenschaften (besonders im Kolorektalbereich) sollte eine chirurgische Polypenentfernung durchgeführt werden.

Beim Peutz-Jeghers-Syndrom kommen hamartomatöse Polypen in 25 % der Fälle vor. Auch hier wird eine erhöhte Inzidenz an Adenokarzinomen beobachtet, allerdings dürften diese Tumoren nicht aus den hamartomatösen Polypen selbst entstehen.

2.4.2.3 Leiomyome und andere gutartige Tumoren des Magens. Leiomyome, die der glatten Muskulatur des Magens entstammen, verraten sich klinisch durch Blutungsepisoden bzw. abdominelle Schmerzen. In der Regel ist das asymptomatische Leiomyom kleiner als 2 cm, während solche mit Symptomen größer sind. Eine chirurgische Exzision sollte bei symptomatischen Läsionen vorgenommen werden. Rezidive werden nicht beobachtet.

Sehr selten kommen im Magen Lipome, Schwanome, Hämangiome, Neurinome und Fibrome vor, die chirurgisch entfernt werden sollten.

2.5 Sonstige Magenerkrankungen

2.5.1 Medikamenteninduzierte Schleimhautschäden

Im Tierexperiment schädigen zahlreiche Medikamente nach akuter bzw. chronischer Gabe die Schleimhaut von Magen und Duodenum. Diese Befunde können nicht ohne weiteres auf den Menschen übertragen werden. Der Nachweis derartiger Eigenschaften gestaltet sich deswegen beim Menschen so schwierig, da in den meisten epidemiologischen Studien entsprechende Kontrollgruppen fehlen oder aber die Vergleichsgruppen hinsichtlich wesentlicher Merkmale, wie Alter, Geschlecht etc., oft heterogen sind.

Trotzdem gibt es genügend Hinweise auf ein schleimhautschädigendes Potential bestimmter Medikamente auch beim Menschen (167, 168). Dieses läßt sich durch Messung der transmukösen Potentialdifferenz, Bestimmung der Epithelzelldesquamation bzw. Hämoglobingehaltes im Magensaft, Erfassung des stummen Blutverlustes im Stuhl und dem endoskopischen Nachweis von Schleimhautveränderungen (wie Gastritis, Petechien, Erosionen etc.) auch beim Menschen erfassen.

Dazu zählen in erster Linie Salizylate (Aspirin®) und andere nichtsteroidale Antirheumatika. Ob die hierbei hervorgerufenen Schleimhautschäden

Magen und Duodenum

Tab. 2.12: Medikamenteninduzierte Schleimhautschäden am Magen und Duodenum

Medikament/Noxe	Erosionen	Mikroblutung	Hämatemesis bzw. Meläna	Peptisches Ulkus
Aspirin®				
— ungepuffert	ja	ja	ja	ja
— gepuffert	nein	nein	nein	?
Paracetamol	nein	nein	(nein)	(nein)
Indometacin	ja	ja/nein	?	?
Corticosteroide	nein	nein	nein	nein
Ethanol	ja	nein	?	nein
Koffein	?	nein	?	ja/nein
Nikotin	?	?	?	ja

über Erosionen hinaus in Ulzera übergehen können, ist bisher nicht eindeutig geklärt.
Auch ist bis heute nicht klar beantwortet, inwieweit Corticosteroide ulzerogen wirken.
Zu den Noxen, die mit der Geschwürskrankheit in enge Verbindung gebracht werden, zählt auch das Rauchen (**Tab. 2.12**).
Als Ursache dieser Läsionen werden u. a. lokaltoxische Effekte, die im Falle von Aspirin® pH-abhängig sind, und eine Verarmung des Prostaglandingehaltes der Magen- und Duodenalschleimhaut diskutiert.

2.5.2 Hiatushernien

Die Hiatushernie ist selten angeboren; ihre Häufigkeit nimmt mit steigendem Alter zu: Bei Reihenröntgenuntersuchungen werden im 2. Lebensjahrzehnt bei 1 % und in der 7. Lebensdekade bei 40 % der Fälle und mehr Hiatushernien entdeckt (169).
Anatomisch handelt es sich nicht um echte Hernien, da nur die Vorderseite des Fornix von Peritoneum überzogen ist und sich somit kein echter Bruchsack bilden kann. Drei unterschiedliche Typen werden unterschieden (**Abb. 3.17**).
Bei der *axialen Hiatushernie* ist der gastroösophageale Übergang entlang der Längsachse des Ösophagus nach kranial verschoben.
Die *paraösophageale Hiatushernie* ist dadurch definiert, daß ein Teil des Magenfundus oberhalb des Zwerchfells tritt und sich entlang des Ösophagus in das Mediastinum vorschiebt. Der gastroösophageale Übergang findet sich topographisch an korrekter Stelle.

Die Kombination von axialer und paraösophagealer Hernie wird als *Mischhernie* bezeichnet. Ein Extremfall dieser Lageanomalie ist der „Upside-Down-Magen", bei dem sich der Magen überwiegend oberhalb des Zwerchfells befindet.
Hiatushernien können reponibel (Gleithernie) oder irreponibel (fixiert) sein.
Mehr als 80 % aller Hiatushernien sind asymptomatisch und machen auch während einer 10jährigen Nachbeobachtungsperiode keine Beschwerden (170). Selten (besonders bei größeren Hernien) sind Druck- und Völlegefühl im Epigastrium, retrosternales Brennen, Aufstoßen, Nausea, intermittierende Dysphagie und Singultus. Ein Drittel der Patienten wird zunächst dem Kardiologen vorgestellt. Differentialdiagnostisch ist von Bedeutung, daß Refluxbeschwerden bei Hernienträgern in Ruhe auftreten, sich im

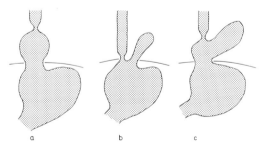

Abb. 2.17: Schematische Darstellung der verschiedenen Formen von Hiatushernien.
(a) axiale Hiatushernie
(b) paraösophageale Hiatushernie
(c) Mischform

Liegen und Bücken und nicht, wie bei Angina pectoris, durch körperliche Anstrengung verstärken.
Seltene Komplikationen bei Hiatushernie sind Eisenmangelanämie (Sickerblutungen) und peptische Ulzerationen im Bereich des Schnürringes. Pulmonale Komplikationen (bei großen Hernien) reichen von Bronchiektasen, Pneumonien bis zu Lungenabszessen.
Die Diagnose einer Hiatushernie kann häufig schon bei der Thoraxübersichtsaufnahme gestellt werden. Eine para- bzw. retrokardiale Spiegelbildung ist diagnoseweisend. Die Diagnosesicherung gelingt durch eine Ösophagus-Magen-Passage mit Bariumkontrastbrei. Kleine Hernien stellen sich oft erst bei besonderer Lagerung (Rücken links, Kopf-Tieflage) oder bei Steigerung des intraabdominellen Drucks dar. Eine Ösophagogastroskopie klärt, ob gleichzeitig eine Refluxösophagitis vorliegt.
Da Komplikationen selbst bei größeren axialen Hiatusgleithernien nur selten auftreten, empfiehlt sich heute ein sehr zurückhaltendes Vorgehen. Nur bei Blutungen aus Ulzerationen im Hernienbereich sollte ein operatives Vorgehen erwogen werden. Hingegen wird bei paraösophagealen Hernien wegen der latenten Komplikationsgefahr (Inkarzeration, Strangulation) die Notwendigkeit einer chirurgischen Korrektur auch bei Symptomlosigkeit allgemein anerkannt (171, 172).
Gleiches gilt auch für die Mischhernien.
Operationsmortalität und Komplikationsrate bei elektiven Eingriffen ist niedrig, im Falle einer Inkarzeration bzw. Strangulation steigt sie auf 50 % an (172). Die Langzeitergebnisse einer chirurgischen Therapie bei paraösophagealen Hernien gelten als gut: In 80 % der Fälle wird eine klinische Heilung erreicht, die 2 bis 10 Jahre nach Operation noch nachweisbar ist.

2.5.3 Mallory-Weiss-Syndrom

Hierunter versteht man Längseinrisse der Schleimhaut am kardioösophagealen Übergang, die durch starken Husten, Erbrechen, Krampfanfälle etc. hervorgerufen werden. Zahlreiche Patienten sind Alkoholiker.
In ca. 10 % der Fälle ist das Mallory-Weiss-Syndrom Ursache einer oberen gastrointestinalen Blutung. Die Diagnose wird endoskopisch gesichert. Häufig kommt die Blutung von selbst zum Stehen. Eine Frührezidivprophylaxe kann mit H_2-Blockern bzw. Antazida versucht werden.

2.5.4 Volvulus

Der Magen kann sich um seine eigene Längsachse drehen, so daß der untere Ösophagus dadurch verschlossen wird. Ein Magenvolvulus kann akut oder chronisch auftreten. Meist liegt gleichzeitig eine paraösophageale Hernie bzw. eine Aussackung des Zwerchfells vor. Bei diesem seltenen Leiden bestehen erhebliche epigastrale Schmerzen, die Kardia ist nicht passierbar. Der röntgenologische Nachweis 2 getrennter Flüssigkeitsspiegel im linken oberen Quadranten ist wegweisend. Eine operative Korrektur ist angezeigt, bei der auch die paraösophageale Hernie beseitigt werden sollte.

2.5.5 Akute Dilatation des Magens

Hierunter versteht man eine lokale Form des paralytischen Ileus, wie sie nach abdominellen operativen Eingriffen, bei diabetischer Ketoazidose und unter einer Anticholinergika-Therapie beobachtet wird. Der Magen ist enorm dilatiert und enthält große Flüssigkeitsmengen. Das Einführen einer Magensonde und die kontinuierliche Absaugung des Mageninhaltes führen zur raschen Besserung.

2.5.6 Das Magendivertikel

Sehr selten finden sich im Bereich des Fundus, zur Hinterwand zu gelegen, Magendivertikel. Diese machen üblicherweise keine Beschwerden, werden durch Zufall entdeckt und bedürfen keiner Therapie.

2.5.7 Hypertrophische Pylorusstenose des Erwachsenen

Selten entwickelt sich eine Magenausgangsstenose infolge Hypertrophie bzw. Hyperplasie zirkulärer Muskelschichten im Bereich des gastroduodenalen Übergangs. In vielen Fällen zeigt sich gleichzeitig ein pylorusnahe gelegenes Ulkus.

Klinische Symptome sind Übelkeit und Erbrechen. Im Gegensatz zur Pylorusstenose des Neugeborenen ist beim Erwachsenen ein Tumor im Oberbauch nicht zu tasten. Bei der Röntgenuntersuchung entdeckt man den eng gestellten Pyloruskanal, der oft nicht mit dem Gastroskop passiert werden kann. In manchen Fällen ist eine chirurgische Resektion unvermeidlich, unter anderem auch, um infiltrativ wachsende Karzinome zu erfassen.

2.5.8 Gastroparese und Bezoare

Nach chirurgischen Eingriffen am Gastrointestinaltrakt kommt es in weniger als 10% der Fälle zu Entleerungsstörungen des Magens. Klinisch stehen postprandiales Völlegefühl, Übelkeit und Erbrechen im Vordergrund.
Gelegentlich kann das Lumen von Magen/Duodenum durch Bezoarbildung vollständig ausgefüllt sein. Die Diagnose wird röntgenologisch bzw. endoskopisch gestellt. Mit letzterer Untersuchungstechnik kann gleichzeitig das Bezoarmaterial entfernt werden.

2.5.8.1 Diabetische Gastroparese.
Magenentleerungsstörungen finden sich als seltene Komplikation beim Diabetes mellitus. Die Ursache dieser Störung ist unklar, sie tritt bei juvenilen Diabetikern auf, die gleichzeitig an einer Retinopathie und Nephropathie etc. leiden. Brechreiz, Übelkeit und Gewichtsverlust sind vorherrschende Symptome. Die Diagnose gelingt durch eine Röntgenkontrastuntersuchung. Manchmal ist Metoclopramid hilfreich.

Literatur

(1) *Forte, J. G., Lee, H. C.:* Gastric adenosine triphosphatases: A review of their possible role in HCl secretion. Gastroenterology 73: 921, 1977
(2) *DiBona, D. R., Ito, S., Berglindh, T., Sachs, G.:* Cellular site of gastric acid secretion. Proc. Natl. Acad. Sci. U.S.A. 76: 6689, 1979
(3) *Fellenius, J. G., Berglindh, T., Sachs, G., Olbe, L., Elander, B., Sjöstrand, S. E., Wallmark, B.:* Substituted benzimidazoles inhibit gastric acid secretion by blocking ($H^+ + K^+$)-ATPase. Nature 290: 159, 1981
(4) *Forte, J. G., Machen, T. E., Obrink, K. J.:* Mechanisms of gastric H^+ and Cl^- transport. Ann. Rev. Physiol. 42: 111, 1980
(5) *Soll, A. H., Wollin, A.:* Histamine and cyclic AMP in isolated canine parietal cells. Am. J. Physiol. 237: E 444, 1979
(6) *Simon, B., Kather, H.:* Histamine-sensitive adenylate cyclase of human gastric mucosa. Gastroenterology 73: 429–431, 1977
(7) *Konturek, S. J., Biernat, J., Olesky, J., Rehfeld, J. F., Stadil, F.:* Effect of atropine on gastrin and gastric acid response to peptone meal. J. Clin. Invest. 54: 593, 1974
(8) *Hammer, R., Berrie, C. P., Birdsall, N. J., Burgen, A. S. V., Hulme, E. C.:* Pirenzepine distinguishes between subclasses of muscarinic receptors. Nature 283: 90, 1980
(9) *Johnson, L. R., Takeuchi, K., Speir, G. R.:* Mucosal gastrin receptors, in: Rosselin, G., Fromageot, P., Bonfils, P.: Hormone Receptors in Digestion and Nutrition, S. 401–412. Elsevier, Amsterdam 1979
(10) *Feldman, M., Walsh, J. H., Wong, H. C., Richardson, C. T.:* Role of gastrin heptadecapeptide in the acid secretory response to amino acids in man. J. Clin. Invest. 61: 308, 1978
(11) *Henn, R. M., Isenberg, J. I., Maxwell, V., Studevant, R. A. L.:* Inhibition of gastric acid secretion by cimetidine in patients with duodenal ulcer. N. Engl. J. Med. 293: 371, 1975
(12) *Feldman, M., Walsh, J. H., Taylor, I. L.:* Effect of naloxone and morphine on serum gastrin and pancreatic polypeptide concentrations in humans. Gastroenterology 79: 294, 1980
(13) *Christiansen, J., Rehfeld, J. F., Stadil, F.:* Interaction of calcium and magnesium on gastric acid secretion and serum gastrin concentration in man. Gastroenterology 68: 1140, 1975
(14) *Carter, D. C., Grossman, M. I.:* Effect of luminal pH on acid secretion from Heidenhain pouches evoked by topical and parenteral stimulants. J. Physiol. 281: 227, 1978
(15) *Dalton, M. D., Eisenstein, A. M., Walsh, J. H., Fordtran, J. S.:* Effect of secretin on gastric function in normal subjects and in patients with duodenal ulcer. Gastroenterology 71: 24, 1976
(16) *Phillip, J., Domschke, S., Domschke, W., Urbach, H. J., Reiss, M., Demling, L.:* Inhibition by somatostatin of gastrin release and gastric acid responses to meals and pentagastrin in man. Scand. J. Gastroenterol. 12: 261, 1977
(17) *Christiansen, J., Holst, J. J., Kalaja, E.:* Inhibition of gastric acid secretion in man by exogenous and endogenous pancreatic glucagon. Gastroenterology 70: 688, 1976
(18) *Maxwell, V., Shulkes, A., Brown, J. C., Solomon, T. E., Walsh, J. H., Grossman, M. I.:* Effect of gastric inhibitory polypeptide on pentagastrin-stimulated acid secretion in man. Dig. Dis. Sci. 25: 113, 1980

(19) *Andersson, S., Rosell, S., Sjodin, L., Folkers, K.:* Inhibition of acid secretion from vagally innervated and denervated gastric pouches by Gln^4-neurotensin. Scand. J. Gastroenterol. 15: 253, 1980

(20) *Classen, M., Koch, H., Deyle, P., Weidenmüller, S., Demling, L.:* The effect of prostaglandin E$_1$ on basal gastric secretion in humans. Klin. Wochenschr. 48: 876, 1970

(21) *Card, W. I., Marks, I. N.:* The relationship between the acid output of the stomach following "maximal" histamine stimulation and the parietal cell mass. Clin. Sci. 19: 147, 1960

(22) *Cox, A. J.:* Stomach size and its relation to chronic peptic ulcer. J. A. M. A. 54: 407, 1952

(23) *Payne, R. A., Kay, A. W.:* The effect of vagotomy on the maximal acid secretory response to histamine in man. Clin. Sci. 22: 373, 1962

(24) *Taylor, I. L., Byrne, W. J., Christie, D. L., Ament, M. E., Walsh, J. H.:* Effect of individual L-amino acids on gastric acid secretion and serum gastrin and pancreatic polypeptide release in humans. Gastroenterology 83: 273, 1982

(25) *McGregor, I. L., Deveney, C., Way, L. W., Meyer, J. H.:* The effect of acute hyperglycemia on meal-stimulated gastric, biliary, and pancreatic secretion, and serum gastrin. Gastroenterology 70: 197, 1976

(26) *Varner, A. A., Isenberg, J. I., Ealshoff, J. D., Lamers, C. B. H. W., Maxwell, V., Shulkes, A. A.:* Effect of intravenous lipid on gastric acid secretion stimulated by intravenous amino acids. Gastroenterology 79: 873, 1980

(27) *Schiller, L. R., Walsh, J. H., Feldman, M.:* Distention-induced gastrin release and gastric acid secretion: effects of luminal acidification and intravenous atropine. Gastroenterology 78: 912, 1980

(28) *Becker, H. D.:* Differentialdiagnose der Hypergastrinämie, in: Domschke, W., Wormsley, K. G. (Hrsg.): Magen und Magenkrankheiten, S. 210 ff. Thieme-Verlag, Stuttgart 1981

(29) *Samloff, I. M.:* Pepsinogens in peptic ulcer disease, in: Peptic Ulcer Disease: An Update. Biomedical Information Corp. Publications 4: 27, 1979

(30) *Levine, J. S., Nakane, P. K., Alle, R. H.:* The immunoelectronmicroscopic localization of human intrinsic factor (HIF) in gastric mucosa. Gastroenterology 76: 1184, 1979

(31) *Donaldson, R. M.:* Intrinsic factor and the transport of cobalamin, in: Johnson, L. R. (Hrsg.): Physiology of the Gastrointestinal Tract, S. 641. Raven Press, New York 1981

(32) *Silvis, S. E., Nebel, G., Rogers, G., Sugawa, C., Mandelstam, P.:* Endoscopic complications. Results of the 1974 American Society for Gastrointestinal Endoscopy survey. J. Amer. med. Ass. 235: 928, 1976

(33) *Dekker, W., Tytgat, G. N.:* Diagnostic accuracy for fiberendoscopy in the detection of upper intestinal malignancy. A follow-up analysis. Gastroenterology 73: 710, 1977

(34) *Laufer, I.:* The double-contrast enema: Myths and misconceptions. Gastrointest. Radiol. 1: 19–31, 1976

(35) *Stender, H. St., Seifert, E.:* Vergleich röntgenologischer und endoskopischer Untersuchungen beim Magenfrühkarzinom. Röntgen-Bl. 30: 332, 1977

(36) *Stadelmann, O.:* Gastritis: Erscheinungsformen und klinische Wertigkeit, in: Domschke, W., Wormsley, K. G. (Hrsg.): Magen und Magenkrankheiten, S. 220, Thieme-Verlag, Stuttgart 1981

(37) *Strickland, R. G., Mackay, I. R.:* A reappraisal of the nature and significance of chronic atrophic gastritis. Dig. Dis. 18: 426, 1973

(38) *Cheli, R., Simon, L., Aste, H., Figus, I. A., Nicolo, G., Bajtai, A., Puntoni, R.:* Atrophic gastritis and intestinal metaplasia in asymptomatic Hungarian and Italian populations. Endoscopy 12: 105, 180

(39) *Siurala, M., Sipponen, P., Kekki, M.:* Gastritis und Magenkarzinom-epidemiologische Zusammenhänge. Leber Magen Darm 14(4): 139–148, 1984

(40) *Lehtola, J.:* Family study of gastric carcinoma; with special reference to histological types. Scand. J. Gastroenterol. 13 (Suppl.): 11, 1978

(41) *Imai, T., Kubo, T., Watanabe, H.:* Chronic gastritis in Japanese with reference to high incidence of gastric carcinoma. J. Natl. Cancer Inst. 47: 179, 1971

(42) *Siurala, M., Varis, K.:* Gastritis. In: Scientific Foundations of Gastroenterology. Sircus, W., A. N. Smith, W. Heinemann. Medical Press, London 1980

(43) *McGuigan, J. E., Trudeau, W. L.:* Serum gastrin concentrations in pernicious anemia. N. Engl. J. Med. 282: 258, 1970

(44) *Maclaurin, B. P.:* The stomach – pernicious anemia and gastritis, in: Asquith, P. (Hrsg.): Immunology of the Gastrointestinal Tract, S. 55. Churchill Livingstone, Edinburgh 1979

(45) *Elsborg, L., Mosbech, J.:* Pernicious anaemia as a risk factor in gastric cancer. Acta Med. Scand. 206: 315, 1979

(46) *Czaja, A. J., MacAlhany, J. C., Pruitt, B. A. Jr.:* Acute gastroduodenal disease after thermal injury. An endoscopic evaluation of incidence and natural history. N. Engl. J. Med. 291: 925, 1974

(47) *Lorenz, W., Fischer, M., Rhodel, H., Troidl, H., Reimann, J. H., Ohmann, C.:* Histamine and

(48) *Skillman, J. J., Bushnell, L. S., Goldman, H., Silen, W.:* Respiratory failure, hypotension, sepsis and jaundice. A clinical syndrome associated with lethal hemorrhage from acute stress ulceration of the stomach. Am. J. Surg. 117: 523, 1969

stress ulcer: new components in organizing a sequential trial on cimetidine prophylaxis in seriously ill patients and definition of a special group at risk (severe polytrauma). Klin. Wschr. 58: 653, 1980

(49) *Halter, F.:* Pathogenese der akuten gastroduodenalen Läsion, in: Blum, A. L., Farthmann, E. H., Lankisch, P. G. (Hrsg.): Notfalltherapie, S. 248. Springer-Verlag, Berlin – Heidelberg – New York 1982

(50) *McElwee, H. P., Sirinek, K. R., Levine, B. A.:* Cimetidine affords protection equal to antacids in prevention of stress ulceration following thermal injury. Surgery 86: 620, 1979

(51) *Priebe, H. J., Skillman, J. J., Bushnell, L. S., Lang, P. C., Silen, W.:* Antacid versus cimetidine in preventing acute gastrointestinal bleeding. A randomized trial in 75 critically ill patients. N. Engl. J. Med. 302: 426, 1980

(52) *Barth, H. O., Berg, P., Brunner, G., Dammann, H. G.* et al.: Ranitidin versus Cimetidin in der Prophylaxe der Stressulkus-Blutung: Eine prospektive Multicenter-Vergleichsstudie. Langenbeck's Arch. Chir. 362: 131, 1984

(53) *Kayasseh, L., Gyr, K.:* Medikamentöse Therapie der akuten gastrointestinalen Blutung, in: Blum, A. L., Farthmann, E. H., Lankisch, P. G. (Hrsg.): Notfalltherapie, S. 262. Springer-Verlag 1982

(54) *Scharschmidt, B. F.:* The natural history of hypertrophic gastropathy (Ménétrier's disease). Report of a case with 16 years follow up and review of 120 cases from the literature. Am. J. Med. 63: 644, 1977

(55) *Overholt, B. F., Jeffries, G. H.:* Hypertrophic, hypersecretory protein-losing gastropathy. Gastroenterology 58: 80, 1970

(56) *Kirsh, M. M., Ritter, F.:* Caustic ingestion and subsequent damage to the oropharyngeal and digestive passages. Ann. Thorac. Surg. 21: 74, 1976

(57) *Webb, W. R., Koutras, P., Ecker, R. R., Sugg, W. L.:* An evaluation of steroids and antibiotics in caustic burns of the oesophagus. Ann. Thorac. Surg. 9: 95, 1970

(58) *Eaton, H., Tennekoon, G. E.:* Squamous carcinoma of the stomach following corrosive acid burns. Br. J. Surg. 59: 382, 1972

(59) *Nicholson, B. W., Maull, K. I., Scher, L. A.:* Phlegmonous gastritis: clinical presentation and surgical management. South Med. J. 73: 875, 1980

(60) *Webster, V. J.:* Necrotizing gastritis and phlegmonous gastritis – are they separate entities? Aust. N. Z. J. Surg. 50: 194, 1980

(61) *Novis, B. H., Bank, S., Marks, I. N.:* Gastrointestinal and peritoneal tuberculosis. S. Afr. Med. J. 47: 365, 1973

(62) *Fielding, J. F., Toye, D. K. M., Beton, D. C., Cooke, W. T.:* Crohn's disease of the stomach and duodenum. Gut 11: 1001, 1970

(63) *Bonnevie, O.:* The incidence of duodenal ulcer in Copenhagen County. Scand. J. Gastroenterol. 10: 385, 1975

(64) *Sonnenberg, A., Arnold, R., Fritsch, A.:* Epidemiologie and Genetik der Ulcuskrankheit, in: Blum, A. L., Siewert, J. R. (Hrsg.): Ulcus-Therapie, S. 3. Springer-Verlag, Berlin – Heidelberg – New York 1982

(65) *Horisberger, B., Bapst, L.:* Epidemiologische Entwicklung der peptischen Ulzera und Evaluation der Duodenalulzera in der Bundesrepublik Deutschland vor und nach Einführung von Cimetidin, in: Culyer, A. J., Horisberger, B. (Hrsg.): Technologie im Gesundheitswesen, S. 250. Springer-Verlag, Berlin – Heidelberg – New York 1984

(66) *Rotter, J. I., Rimoin, D. L.:* Peptic ulcer disease – a heterogenous group of disorders? Gastroenterology 75: 604, 1977

(67) *Ammann, R. W., Vetter, D., Deyhle, P., Tschen, H., Sulser, H., Schmid, M.:* Gastrointestinal involvement in systemic mastocytosis. Gut 17: 107, 1976

(69) *Hansen, O. P., Hansen, M., Roe, B.:* Multiple endocrine adenomatosis of mixed types. Acta med. Scand. 200: 327, 1976

(69) *Van Allen, M. W., Frohlich, J. A., Davis, J. R.:* Inherited predisposition to generalized amyloidosis. Neurology 19: 10, 1976

(70) *Alexander, F.:* Psychosomatic Medicine. Norton, New York 1950

(71) *Isenberg, J. I., Grossman, M. I., Maxwell, V., Walsh, J. H.:* Increased sensitivity to stimulation of acid secretion by pentagastrin in duodenal ulcer. J. Clin. Invest. 55: 330, 1975

(72) *Arnold, R., Koop, H., Creutzfeld, W.:* Hormones and their role in ulcer disease, in: Holtermüller, K. H., Malagelada, J. R. (Hrsg.): Advances in Ulcer Disease, S. 207. Excerpta Medica, Amsterdam 1980

(73) *Walsh, J. H., Richardson, C. T., Fordtran, J. S.:* pH dependence of acid secretion and gastrin release in normal and ulcer subjects. J. Clin. Invest. 55: 462, 1975

(74) *Lam, S. K., Isenberg, J. I., Grossman, M. I., Lane, W. H., Hogan, D. L.:* Rapid gastric emptying in duodenal ulcer patients. Dig. Dis. Sci. 27: 598, 1982

(75) *Editorial:* Viruses and duodenal ulcer. Lancet I (8222): 705, 1981
(76) *Sonnenberg, A., Müller-Lissner, S. A., Vogel, E., Blum, A. L.:* Predictors of duodenal ulcer healing and relapse. Gastroenterology 81: 1061, 1981
(77) *Rohner, H. G., Brandstätter, G., Kratochvil, P., Kollmeier, J., Gugler, R.:* Healing of duodenal ulcer with twice daily oxmetidine, part 1, in: Baron, J. H. (Hrsg.): Cimetidine in the 80's, S. 21, 1981
(78) *Sontag, S., Graham, D. Y., Belsito, A., Weiss, A., Farley, A., Grunt, R., Cohen, N., Kinnear, D., Davis, W., Archambault, A., Achord, J., Thayer, W., Gillies, R., Sidorow, J., Sabesin, S., Dyck, W., Fleshler, B., Cleator, I., Wenger, J., Opekun, A.:* Cimetidine, cigarette smoking and recurrence of duodenal ulcer. N. Engl. J. Med. 311: 689, 1984
(79) *Horrocks, J. C., De Dombal, F. T.:* Clinical presentation of patients with "dyspepsia". Gut 19: 19, 1978
(80) *Freston, J. W.:* Cimetidine. I. Developments, Pharmacology and Efficacy. Ann. Int. Med. 97: 573, 1982
(81) *Simon, B., Müller, P., Dammann, H. G.:* Therapie der peptischen Ulkuserkrankung mit neu entwickelten H_2-Rezeptor-Antagonisten. Wiener Med. Wschr. 132: 223, 1982
(82) *Misiewicz, J. J., Bradbury, J. E.:* Review of trials of maintenance treatment for the prevention of duodenal ulcer recurrence, in: Misiewicz, J. J., Wood, J. R. (Hrsg.): Ranitidine. Therapeutic Advance, S. 43. Excerpta Medica, 1984
(83) *Simon, B., Müller, P., Dammann, H. G.:* Cimetidin, Ranitidin und Famotidin: Eine Vergleichende Wertung. Innere Medizin 11: 81, 1984
(84) *Dammann, H. G., Ergenzinger, K., Kistner, S., Walter, T. A., Müller, P., Simon, B.:* Effects of histamine H_2-receptor antagonists and other agents on intragastric acidity and acid secretion, in: Misiewicz, J. J., Wood, J. R. (Hrsg.): Ranitidine. Therapeutic Advance, S. 126. Excerpta Medica, 1984
(85) *Delattre, M., Dickson, B.:* Cimetidine once daily. Lancet I: 625, 1984
(86) *Ireland, A., Colin-Jones, D. G., Gear, P., Golding, P. L., Ramage, J. K., Williams, J. G., Leicester, R. J., Smith, C. L., Ross, G., Bamfort, J., DeGara, G. J., Gledhill, T., Hunt, R. H.:* Ranitidine twice daily vs 300 mg nightly in treatment of duodenal ulcers. Lancet II: 274, 1984
(87) *Simon, B., Dammann, H. G., Jakob, H. G., Miederer, S. E., Müller, P., Ottenjann, R., Paul, F., Scholten, Th., Schütz, E., Seifert, E., Stadelmann, O.:* Famotidin versus Ranitidin in der Akutbehandlung der Ulkus duodeni-Erkrankung. Zeitschrift für Gastroenterologie 23 (2): 47–51, 1985

(88) *Reimann, I. W., Klotz, U.:* Klinisch bedeutsame Interaktionen von Cimetidin. Inn. Med. 10: 31, 1983
(89) *Longdong, W.:* Anticholinergics for peptic ulcer – a renaissance? Hepato-Gastroenterology 29: 40, 1982
(90) *Peterson, W. L., Sturdevant, R. A., Frankl, H. D., Richardson, C. T., Isenberg, J. D., Elashoff, J. D., Sones, J. Q., Gross, R. A., MacCallum, R. W., Fordtran, J. S.:* Healing of duodenal ulcer with an antacid regimen. N. Engl. J. Med. 297: 341, 1977
(91) *Blum, A. L.:* Stellung der Antacida in der modernen Ulcustherapie. Dtsch. Med. Wschr. 110 (1): 3–7, 1985
(92) *Deering, T. B., Malagelada, J. R.:* Comparison of an H_2 receptor antagonist and a neutralizing antacid on postprandial acid delivery into the duodenum in patients with duodenal ulcer. Gastroenterology 73: 11, 1977
(93) *Marks, I. N., Samloff, I. M., Äärimaa, M., Siurala, M.* (Hrsg.): Sucralfat. Neue Aspekte in der Therapie von Ulzera und Läsionen. Edition Medizin, Weinheim 1983
(94) *Vantrappen, G., Janssens, J., Popiela, T. et al.:* Effect of 15(R)15 Methyl-Prostaglandin E_2 (Arbaprostil) on the healing of duodenal ulcer. A double-blind multicenter study. Gastroenterology 83: 357, 1982
(94a) *Sharma, B. K., Walt, R. P., Pounder, R. E. et al.:* Optimal dose of oral omeprazole for maximal 24 hour decrease of intragastric acidity. Gut 25: 957, 1984
(95) *Classen, M., Dammann, H. G., Domschke, W. et al.:* Kurzzeit-Therapie des Ulkus duodeni mit Omeprazol und Ranitidin. Dtsch. Med. Wschr. 110: 210, 1985
(96) *Gudmand-Hoyer, E., Jensen, K. B., Krag, E. et al.:* Prophylactic effect of cimetidine in duodenal ulcer disease. Br. Med. J. I: 1095, 1978
(97) *Bardhan, K. D.:* Long-term management of duodenal ulcer – a physician's view, in: Baron, J. H. (Hrsg.): Cimetidine in the 80's, S. 95. Churchill Livingstone, Edinburgh 1981
(98) *Grossman, M. I.:* Peptic Ulcer: New Therapies, new diseases. UCLA Conference, Los Angeles, USA. Ann. Int. Med. 95: 609, 1981
(99) *Müller, C., Engelke, B., Fiedler, L. et al.:* How do clinical results after proximal gastric vagotomy compare with the Visick grade pattern of healthy controls? World J. Surg. 7: 610, 1983
(100) *Bonnevie, O.:* The incidence of gastric ulcer in Copenhagen County. Scand. J. Gastroenterol. 10: 231, 1975
(101) *Johnson, H. D., Love, A. H. G., Rogers, N. C., Wyatt, A. B.:* Gastric ulcer blood groups and acid secretion. Gut 5: 402, 1964

(102) *Aukee, R.:* Gastritis and acid secretion in patients with gastric ulcers and duodenal ulcers. Scand. J. Gastroenterol. 7: 567, 1972

(103) *Barlow, T. E., Bentley, F. H., Walden, D. N.:* Arteries, veins and arteriovenous anastomoses in the human stomach. Surg. Gynecol. Obstet. 93: 657, 1951

(104) *Filipe, M. I.:* Mucins in the human gastrointestinal epithelium: A review. Invest. Cell. Path. 2: 195, 1979

(105) *Swierczek, J. S., Konturek, St. J.:* Gastric alkaline response to mucosa-damaging agents: effect of 16,16-dimethyl-prostaglandin E_2. Am. J. Physiol. 241: G 509–G 515, 1981

(106) *DuPlessis, D. J.:* Pathogenesis of gastric ulceration. Lancet I: 974, 1965

(107) *Buckler, K. G.:* Effects of gastric surgery upon gastric emptying in cases of peptic ulceration. Gut 8: 137, 1967

(108) *Miller, L. J., Malagelada, J. R., Longstreth, G. F., Go, V. L. W.:* Dysfunctions of the stomach with gastric ulceration. Dig. Dis. Sci. 25: 857, 1980

(109) *Dobrilla, G., Felder, M., Piazzi, L., Lucchin, L.:* Current management of the short-term treatment of peptic ulceration and the role of ranitidine, in: Riley, A. J., Salmon, P. R. (Hrsg.): Ranitidine. Proceedings of an international symposium held in the context of the 7th World Congress of Gastroenterology, S. 45. Excerpta Medica, 1982

(110) *Blum, A. L., Fimmel, C.:* Therapie des Ulkus ventriculi mit Antazida, in: Antazida: Klinische Pharmakologie und therapeutische Wirksamkeit. Zeitschr. Gastroenterol. (Suppl.) 21: 59, 1983

(111) *Dölle, W.:* Histamine H_2 receptor antagonists in short and long term treatment of gastric ulcer, in: Holtermüller, K. H., Malagelada, J. R. (Hrsg.): Advances in ulcer disease, S. 330. Excerpta Medica, Amsterdam 1980

(112) *Cockel, R., Dawson, J., Jain, S.:* Ranitidine in the long-term treatment of gastric ulcers, in: Misiewicz, J. J., Wormsley, K. G. (Hrsg.): The Clinical Use of Ranitidine, S. 232. The Medicine Publ. Foundation 1982

(113) *Littman, A., Hanscom, D. H.:* The course of recurrent ulcer. Gastroenterology 61: 592, 1971

(114) *Fiedler, H., Thiele, G.:* Gastrointestinale Blutungen im internistischen Krankengut eines Bezirkskrankenhauses. Eine retrospektive Studie aus den Jahren 1965–1974. Z. Gesamte Inn. Med. 31: 574–579, 1976

(115) *Fry, J.:* Peptic ulcer: A profile. Br. Med. J. 2: 809, 1964

(116) *Borland, J. L., Hancock, W. R., Borland, J. L. Jr.:* Recurrent upper gastrointestinal hermorrhage in peptic ulcer. Gastroenterology 52: 531, 1977

(117) *Forrest, J. A. H.:* Endoscopy in gastrointestinal bleeding. Lancet II: 394, 1974

(118) *Storey, D. W., Brown, S. G., Swain, C. P.* et al.: Endoscopic prediction of recurrent bleeding in peptic ulcer. N. Engl. J. Med. 305: 915, 1981

(119) *Soehendra, N., Grimm, H., Tietze, B.:* Gastrointestinale Blutung – Therapeutische Sklerosierung. Z. Gastroenterol. 22: 102, 1984

(120) *Frühmorgen, P.:* Neue Verfahren zur Blutstillung, in: Operative Endoskopie, Symposium Erlangen, Mai 1979, S. 83. Acron-Berlin

(121) *Langman, M. J. S.:* H_2-Rezeptorantagonisten in der Behandlung der oberen gastrointestinalen Blutung: eine kritische Standortbestimmung, in: Wormsley, K. G., Dammann, H. G., Simon, B. (Hrsg.): H_2-Blocker in der Therapie säurebedingter Erkrankungen, S. 51. Springer-Verlag 1984

(122) *Kayasseh, L., Gyr, K.:* Medikamentöse Therapie der gastrointestinalen Blutung, in: Blum, A. L., Farthmann, E. H., Lankisch, P. G. (Hrsg.): Notfalltherapie, S. 262. Springer-Verlag, Heidelberg 1982

(123) *Berne, C. J., Rosoff, L. S.:* Acute perforation of peptic ulcer, in: Nyhus, L. M., Wastell, C. (Hrsg.): Surgery of the stomach and duodenum, 3. Aufl. Little Brown, Boston 1977

(124) *Cohen, M. M.:* Treatment and mortality of perforated peptic ulcer: A survey of 852 cases. Can. Med. Assoc. J. 105: 263, 1971

(125) *Norris, J. R., Haubrich, W. S.:* The incidence and clinical features of penetration in peptic ulceration. J. A. M. A. 178: 386, 1961

(126) *Kozoll, D. D., Meyer, K. A.:* Obstructing gastroduodenal ulcers: General factors influencing incidence and mortality. Arch. Surg. 91: 983, 1965

(127) *Thomson, F. B., McDougall, E. P., McIntyre, D. I.:* Follow-up study of 500 patients with chronic duodenal ulcer admitted to a veterans hospital. Surg. Gynecol. Obstet. 110: 51, 1960

(128) *Goligher, J. C., Pulvertraft, C. N., Irvin, T. T.* et al.: Five to eight-year results of truncal vagotomy and pyloroplasty for duodenal ulcer. Br. Med. J. 1: 7–13, 1972

(129) *Madsen, P., Kronborg, O.:* Recurrent ulcer 5½–8 years after highly selective vagotomy without drainage and selective vagotomy with pyloroplasty. Scand. J. Gastroenterol. 15: 193, 1980

(130) *Postlethwait, R. W.:* Five year follow-up results of operations for duodenal ulcer. Surg. Gynecol. Obstet. 137: 387, 1973

(131) *Andersen, D., Amdrup, E., Hostrup, H., Hanberg Sørensen, F.:* Aarhus county vagotomy trial. Five-year recurrence rate after PGV and SGV. Acta Hepato-Gastroenterol. (Stuttg.) 27: 344, 1980

(132) *Gugler, R., Lindstaedt, H., Miederer, S., Möckel, W., Rohner, H. G., Schmitz, H., Szekessy, T.:* Cimetidine for anastomotic ulcers after partial gastrectomy. N. Engl. J. Med. 301: 1077, 1979
(133) *Stage, J. G.:* Behandlung postoperativer Rezidivulzera mit Ranitidin, in: Wormsley, K. G., Dammann, H. G., Simon, B. (Hrsg.): H$_2$-Blokker in der Therapie säurebedingter Erkrankungen, S. 8. Springer-Verlag 1984
(134) *Hoare, A. M., McLeish, A., Thompson, H., Alexander-Williams, I.:* Selection of patients for bile diversion surgery: Use of bile acid measurement in fasting gastric aspirates. Gut 19: 163, 1978
(135) *Toye, D. K. M., Williams, J. A.:* Postgastrectomy bile vomiting. Lancet I: 469, 1964
(136) *Becker, H. D.:* Pathogenese, Diagnostik und Therapie des Dumping-Syndroms. Chirurg 48: 247, 1977
(137) *Becker, H. D., Caspary, W. F.:* Postgastrectomy and postvagotomy syndromes. Springer-Verlag, Berlin – Heidelberg – New York 1980
(138) *Tovey, F. I., Clark, C. G.:* Anaemia after partial gastrectomy: A neglected curable condition. Lancet I: 956, 1980
(139) *Fromm, D.:* Complications of gastric surgery, S. 85. John Wiley & Sons, New York 1977
(140) *Jones, C. T., Williams, J. A., Nicholson, G.:* Disturbances of bone metabolism after partial gastrectomy, in: Stammons, F. A. R., Williams (Hrsg.): Partial Gastrectomy: Complications and Metabolic Consequences, S. 190. Butterworth, London 1963
(141) *Saegesser, F., Rohenspies, U.:* Das primäre Magenkarzinom als Spätkomplikation der Ulkuschirurgie, in: Bünte, H., Langhans, P. (Hrsg.): 100 Jahre Ulkus-Chirurgie. Konservative und chirurgische Therapie heute, S. 257. Urban & Schwarzenberg-Verlag 1982
(142) *Zollinger, R. M., Ellison, E. H.:* Primary peptic ulcerations of the jejunum associated with islet cell tumors of the pancreas. Ann. Surg. 142: 709, 1955
(143) *Ellison, E. H., Wilson, S. D.:* The Zollinger-Ellison syndrome: Reappraisal and evaluation of 260 registered cases. Ann. Surg. 160: 512, 1964
(144) *Wermer, P.:* Multiple endocrine adenomatosis: Multiple hormone producing tumors, a familial syndrome, in: Bonfils, S. (Hrsg.): Endocrine-Secreting tumors of the gastrointestinal Tract, S. 671. W. B. Saunders Company, London 1974
(145) *Howard, J. M., Chremos, A. N., Collen, M. J.* et al.: Famotidine, a new potent long-acting histamine H$_2$-receptor antagonist: Comparison with cimetidine and ranitidine in the treatment of Zollinger-Ellison syndrome. Gastroenterology 88: 1026, 1985
(146) *McArthur, T. E., Collen, M. J., Maton, P. N.* et al.: Omeprazole: Effective, convenient therapy for Zollinger-Ellison Syndrome. Gastroenterology 88: 939, 1985
(147) Cancer Statistics – 1981. CA 31: 13, 1981
(148) *Muñoz, N., Correa, P., Cuello, C., Duque, E.:* Histologic types of gastric carcinoma in high and low risk area. Int. J. Cancer 3: 809, 1968
(149) *Yamagata, S., Hisamichi, S.:* Epidemiology of cancer of the stomach. World J. Surg. 3: 663, 1979
(150) *Joossens, J. V., Geboers, J.:* Nutrition and gastric cancer. Proc. Nutr. Soc. 40: 37, 1981
(151) *Rudell, W. S. J., Bones, E. S., Hill, M. J.* et al.: Gastric juice nitrate. A risk factor for gastric cancer in the hypochlorhydric stomach. Lancet II: 1037, 1976
(152) *Hoffman, N. R.:* The relationship between pernicious anemia and cancer of the stomach. Geriatrics 25: 90, 1970
(153) *Zamcheck, N., Grable, E., Ley, A., Norman, L.:* Occurrence of gastric cancer among patients with pernicious anemia at the Boston City Hospital. N. Engl. J. Med. 252: 1103, 1955
(154) *Siurala, M.:* Gastritis, its fate and sequelae. Ann. Clin. Res. 13: 111, 1981
(155) *Qizilbash, A. H., Stevenson, G. W.:* Early gastric cancer. Pathol. Ann. 14: 317, 1977
(156) *Kennedy, B. J.:* TNM classification for stomach cancer. Cancer 26: 971, 1970
(157) American Joint Committee for Cancer Staging and Endresults Reporting. Manual for Staging of Cancer. Gastroenterology 81: 247, 1981
(158) *Pichlmayr, R., Meyer, H. J.:* Value of gastrectomy "de Principe", in: Herfarth, C., Schlag, P. (Hrsg.): Gastric Cancer, S. 196. Springer-Verlag, New York 1979
(159) *MacDonald, J. S., Schein, P. S., Wooley, P. V.* et al.: 5-Fluorouracil, doxorubicin and mitomycin (FAM) combination chemotherapy for advanced gastric cancer. Ann. Intern. Med. 93: 533, 1980
(160) *Carbone, P. P., Kaplan, H. S., Musshoff, K.* et al.: Report of committee of Hodgkin's disease staging classification. Cancer Res. 31: 1860, 1971
(161) *Dworkin, B., Lightdale, C. J., Weingard, D. N.* et al.: Primary gastric lymphoma. Dig. Dis. Sci. 26: 445, 1981
(162) *Bentivenga, S., Panagopoulos, P. G.:* Adenomatous gastric polyps. Am. J. Gastroenterol. 44: 135, 1965
(163) *Ming, S.:* The classification and significance of gastric polyps. International Academy of Pathology Monograph. The Gastrointestinal Tract, S. 149, 1977

(164) *Elster, K.:* Histologic classification of gastric polyps, in: Morson, B. C.: Current Topics in Pathology. Springer, Berlin 1977

(165) *Classen, M., Phillip, J., Frühmorgen, P.:* Therapeutische Endoskopie im Magen, in: Domschke, W., Wormsley, K. G. (Hrsg.): Magen und Magenerkrankungen, S. 297. Thieme-Verlag, Stuttgart 1981

(166) *Watanabe, H., Enjoji, M., Yao, T., Oshato, K.:* Gastric lesions in familial adenomatosis coli. Hum. Pathol. 9: 269, 1978

(167) *Schlumpf, U.:* Der Einsatz nicht-steroidaler Antirheumatika. Schweiz. med. Wschr. 112: 1200, 1982

(168) *Felder, M.:* Nicht-steroidale Antirheumatika: Nebenwirkungen und Interaktionen. Schweiz. med. Wschr. 112: 1209, 1982

(169) *Dyer, N. H., Oridie, R. B.:* Incidence of hiatus hernia in asymptomatic subjects. Gut 9: 696, 1968

(170) *Rex, J. C., Andersen, H. A., Bartholomew, L. G.:* Esophageal hiatal hernia: a 10 year study of medically treated cases. J. A. M. A. 178: 271, 1961

(171) *Skinner, D. B., Belsey, R. H. R.:* Surgical management of esophageal reflux and hiatus hernia. J. Thorac. Cardiovasc. Surg. 53: 33–49, 1967

(172) *Hill, L. D.:* Incarcerated paraesophageal hernia: a surgical emergency. Am. J. Surg. 126: 286, 1973

3. Dünndarm

von *Gerhard E. Feurle*

3.1 Sprue

3.1.1 Definition und Inzidenz

Bei der einheimischen Sprue – auch gluteninduzierte Enteropathie oder Zöliakie genannt – besteht eine Dünndarmzottenatrophie, die durch Kontakt der Darmschleimhaut mit dem Protein Gluten des Getreides entsteht. Die Zottenatrophie führt zur Malabsorption. Die Prävalenz liegt zwischen 1:3000 (10) und 1:300 (60). Die Erkrankung tritt selten familiär gehäuft auf, ohne daß ein klarer Erbgang erkennbar wäre.

3.1.2 Ätiologie

Sechzig bis 90 % der Patienten mit Sprue haben die HLA-Antigene B8 und DR3, aber weniger als 2 % der Personen mit diesen Antigenen entwikkeln eine Sprue. Man nimmt deshalb an, daß die Krankheit durch Zusammenwirkung HLA-assoziierter Gene mit zusätzlichen (immunregulatorischen?) genetischen Loci entsteht (64). Bei Kontakt mit Gluten kommt es zur Zottenreduktion, später zum Zottenverlust und zur Ansammlung von immunologisch kompetenten – meist IgM- aber auch IgA-haltigen – Rundzellen. Die häufig im Serum zu findenden Antikörper gegen Gluten und die Assoziation der Sprue mit der Dermatitis herpetiformis Duhring (S. 65) weisen auf einen immunologischen Mechanismus in Ätiologie und Pathogenese hin.

3.1.3 Pathologie

Im typischen, unbehandelten Fall findet sich ein „Zottenkahlschlag". Lupenauflichtmikroskopisch sieht man eine flache Schleimhaut mit Kryptenöffnungen. Im Schnittbild imponiert außer dem Zottenverlust eine dichte Rundzellinfiltration in der Lamina propria mit Verbreiterung der Kryptenregion, so daß die Schleimhautdicke insgesamt unverändert ist (**Abb. 3.1**). Die Höhe des Oberflächenepithels ist vermindert, der Bürstensaum verkürzt und verplumpt, die Enterozyten in den verlängerten Krypten zeigen vermehrt Mitosen. Die Veränderungen sind im oberen Dünndarm immer stärker ausgeprägt als beispielsweise im Ileum. Bei glutenfreier Kost normalisiert sich der oberste Dünndarm dementsprechend zuletzt.

3.1.4 Pathophysiologie

Die morphologischen Veränderungen bewirken in erster Linie eine Beeinträchtigung der Absorptionsfunktion des Dünndarms. Sie führen aber auch zu einer Reduktion von Bürstensaumenzymen und so zu einer verminderten Disaccharidspaltung. Die Malabsorption betrifft Fette, Kohlenhydrate und Eiweiß, wobei die ins Kolon gelangenden Fettsäuren bakteriell hydroxyliert werden und ähnlich wie die Hydroxyfettsäure Rizinolsäure neben der Steatorrhö auch einen vermehrten Wassereinstrom in den Darm

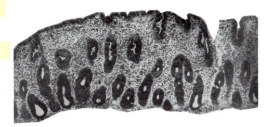

Abb. 3.1: Mikroskopische Aufnahme einer Jejunumschleimhautbiopsie mit „Zottenkahlschlag" bei unbehandelter Sprue. Typisch ist außerdem die verbreiterte Kryptenregion und die Infiltration mit Rundzellen.

bewirken. Die vermehrte Flüssigkeit im Dünndarm wird durch Absorption im Kolon weitgehend ausgeglichen, so daß zwar ein großes Stuhlvolumen mit Steatorrhö, aber meist keine wäßrige Diarrhö entsteht. Die durch die starke Oberflächenverminderung ebenfalls reduzierten Bürstensaumenzyme können eine Laktoseintoleranz herbeiführen.

Neben der verminderten Absorption trägt auch die vermehrte Zellexfoliation mit Verlust von Protein, Eisen und endogenen Fettsäuren zur negativen Nährstoffbilanz bei. Die verminderte Eiweißaufnahme führt zum Proteinmangel, der sich u. a. im Minderwuchs bis zur Atrophie, aber auch in Muskelschwund und Hypalbuminämie äußert. Die verminderte Fettaufnahme hat Untergewicht und einen Mangel an fettlöslichen Vitaminen A, D, E, K mit Osteomalazie und Blutungsneigung zur Folge. Bikarbonatverlust kann zur metabolischen Azidose führen, regelmäßig findet sich ein Mangel an Kalzium, Magnesium, Eisen und Zink.

3.1.5 Klinik und Symptome

Klassischerweise beginnt die Ernährungsstörung im Kleinkindalter nach Einführung glutenhaltiger Nahrung. Oft kommt es zunächst zur Remission und dann zum Rezidiv im 30. oder 40. Lebensjahr. Eine Manifestation im Kindesalter ist allerdings nur bei weniger als der Hälfte der erwachsenen Patienten mit Sprue eruierbar. Erstmanifestationen werden auch noch im hohen Alter beobachtet. Im typischen Fall ist der Patient klein, untergewichtig, schwach, das Unterhautfettgewebe und die Muskulatur sind verringert, der Bauch ist infolge der vermehrten Flüssigkeit im Darm aufgetrieben, der Rücken ist rund (Osteomalazie) (**Abb. 3.2**). Andere häufige Symptome sind Tetanie mit sekundärem Hyperparathyreoidismus, spontane Streß-Fraktur (**Abb. 3.3**), Meteorismus, Eisen- und Folatmangel, Blutungsneigung infolge Vitamin-K-Mangels, Eiweißmangelödeme oder Polyneuropathie. Obwohl erhöhtes Stuhlgewicht und Stuhlfett die Regel ist, wird keineswegs regelmäßig über Diarrhö geklagt. Die Stuhlfrequenz liegt meist zwischen 1 und 4 pro Tag, nur selten beobachtet man hohe Stuhlfrequenzen. Appetit und Nahrungszufuhr sind meist gesteigert. Seltene Komplikationen sind Enzephalopathie, Vit-

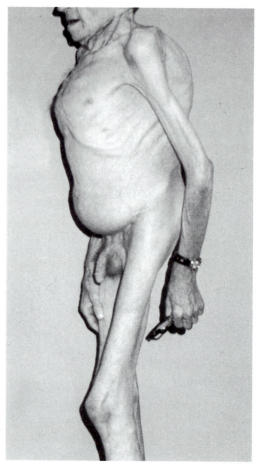

Abb. 3.2: 70jähriger Mann mit unbehandelter Sprue. Bemerkenswert sind Abmagerung, Kyphose und Muskelatrophie.

amin-B_{12}-Mangel bei Beteiligung des Ileums, Nebennieren- oder Hypophyseninsuffizienz, exokrine Pankreasinsuffizienz als Ausdruck der Malnutrition und Pellagra.

Die Ausprägung der Symptome ist sehr unterschiedlich, sie reicht von einer asymptomatischen isolierten Hypokalzämie bis zur lebensbedrohlichen Kachexie.

An Komplikationen können nach langjährigem Verlauf der Sprue Lymphome und Karzinome des Gastrointestinaltrakts auftreten, außerdem beobachtet man in seltenen Fällen Ulzerationen oder auch Strikturen im Dünn- oder Dickdarm. Die Ulzera können zur Blutung und/oder Perforation und dadurch zum Tod führen (5).

3.1.6 Untersuchungsmethoden

3.1.6.1 Dünndarmbiopsie. Der entscheidende diagnostische Schritt ist die Dünndarmbiopsie mit Nachweis einer zottenlosen Jejunumschleimhaut mit vertieften Krypten und vermehrter Rundzelleninfiltration (s. Abb. 3.1). Die Glutensensitivität beweist man durch Rückbildung der biochemischen und klinischen Krankheitszeichen nach glutenfreier Kost. Das Dünndarmrelief normalisiert sich beim Erwachsenen nur selten völlig. Sind die Zotten nur verkürzt, müssen differentialdiagnostische Erwägungen angestellt werden (s. 3.1.7).
Die Biopsie sollte im oberen Jejunum gerade kaudal des Treitz-Ligamentes entnommen werden. Bewährt haben sich dafür die Crosby-Kugler-Kapsel, mit der einzelne Proben entnommen werden können, oder Multibiopsie-Apparate (z. B. Quinton). Die Schleimhautstückchen sind flach (z. B. auf einem Nylonnetz) zu fixieren, da bei schrägem Anschnitt eine Zottenverkürzung vorgetäuscht werden kann. In unseren Breiten erlaubt die Lupenauflichtmikroskopie, wenn tropische Krankheiten ausscheiden, die Diagnose sofort nach Probenentnahme.

3.1.6.2 Resorptionsteste. Hier hat sich die quantitative (nicht die mikroskopische) Fettbestimmung im komplett gesammelten Stuhl von 3 Tagen als nützlich erwiesen. Der Patient mit Sprue scheidet bei normaler Nahrungszufuhr im allgemeinen mehr als 7 g Fett/24 Std. aus. Bei geringer Nahrungszufuhr beobachtet man allerdings auch Patienten mit unbehandelter Sprue ohne vermehrte Fettausscheidung. Ist bei einer Steatorrhö aufgrund der klinischen Umstände eine Sprue die wahrscheinlichste Diagnose, so sollte der nächste diagnostische Schritt die Dünndarmbiopsie sein.
Von vielen wird der Xylose-Test als nützlich angesehen. Man verabreicht 25 g Xylose in Tee, bei Malabsorption werden in 5 Stunden im Urin weniger als 4 g ausgeschieden. Über die Sensitivität dieses Testes ist wenig bekannt, die Spezifität aber wird durch Erbrechen, unterschiedliches Verteilungsvolumen, verzögerte Magenentleerung, Dünndarmstenosen, eingeschränkte Nierenfunktion, bakterielle enterale Keimbesiedlung, schnelle Darmpassage, inkomplette Urinsammlung etc. eingeschränkt. Man sollte deshalb

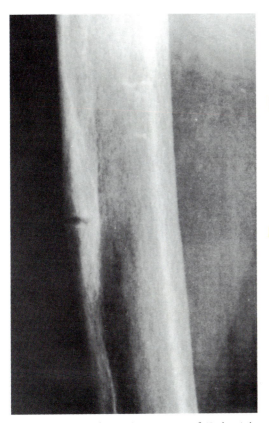

Abb. 3.3: Loosersche Umbauzone (Streß-Fraktur) im Oberschenkel bei Osteomalazie bei unbehandelter Sprue.

Eine glutensensitive Enteropathie ist in 2/3 aller Fälle von Dermatitis herpetiformis Duhring nachweisbar. Hierbei handelt es sich um symmetrisch angeordnete, mit starkem Pruritus einhergehende Bläschen und Papeln mit subepithelialer IgA-Ablagerung. Die Hauterscheinungen sprechen auf Sulfapyridin oder Sulfone (Dapson) an, die Zottenatrophie auf glutenfreie Kost (54). Die Enteropathie bei der Dermatitis herpetiformis ist häufig nur fleckförmig und verursacht dann kaum Symptome. In einigen Fällen findet man indessen auch das Vollbild eines Malabsorptionssyndroms.

auf diesen Test verzichten und statt dessen bei Verdacht auf Sprue eine Röntgenuntersuchung und eine Dünndarmbiopsie anfertigen.

3.1.6.3 Röntgenologische Darstellung. Bei röntgenologischer Darstellung des Dünndarms in der fraktionierten Darmpassage sind die Dünndarmschlingen erweitert, mit Flüssigkeit gefüllt, die zarte Federung ist aufgehoben, so daß ein typisches, wenn auch nicht spezifisches Bild entsteht (**Abb. 3.4**). Das Ileum ist nur bei schwersten Fällen betroffen.

3.1.6.4 Blutuntersuchungen. Die Veränderungen sind ohne weiteres den pathophysiologischen Erörterungen (s. 3.1.4) zu entnehmen.

3.1.7 Differentialdiagnose

Die tropische Sprue (s. 3.11), die Zottenatrophie bei Dermatitis herpetiformis Duhring (s. 3.1.5), die „nicht-klassifizierbare" Sprue, eine sehr seltene Form der Dünndarmzottenatrophie ohne Ansprechen auf glutenfreie Kost (84), und die Sojaproteinintoleranz (3) können zur Zottenatrophie führen, die histologisch und lupenauflichtmikroskopisch nicht von der endemischen Sprue unterschieden werden kann. Histologisch zu unterscheiden von der endemischen Sprue sind Zottenatrophie bei Hypogammaglobulinämie (durch das Fehlen von Plasmazellen), das primäre intestinale diffuse Lymphom (s. 3.6.5.2), die kollagene Sprue (durch eine dicke Kollagenschicht in der Lamina propria), die eosinophile Gastroenteritis, der Morbus Whipple (s. 3.4) und die Strahlenenteritis. Selten kann auch eine Lambliasis zu einer weitgehenden Zottenatrophie führen. Gelegentlich kann ein Morbus Crohn des Jejunums differentialdiagnostische Schwierigkeiten bereiten.
Die Differentialdiagnose des Malassimilationssyndroms, welches Malabsorption und Maldigestion umfaßt, ist in **Abb. 3.5** dargestellt.

3.1.8 Therapie

Die Therapie ist diätetisch (34). Dabei gilt es, alle Nahrung zu meiden, die Gluten enthält. Da dies eine eingreifende und kostspielige Maßnahme darstellt, muß die Diagnose zweifelsfrei sein, bevor man eine lebenslang notwendige Diät vorschreibt. Die Patienten sind auf Gluten unterschiedlich empfindlich. Bei manchen genügt ein einmaliger Diätfehler, um eine katastrophale Verschlechterung des Ernährungszustandes zu erzeugen, andere tolerieren kleine Mengen Glutens. Da dies nicht vorhersehbar ist und Folgen der chronischen Mangelernährung, z. B. die Osteomalazie, erst Jahre später manifest werden, ist in jedem Fall einer Sprue eine glutenfreie Kost anzuraten. Es empfiehlt sich, bei der Beratung die Hilfe einer Diätassistentin in Anspruch zu nehmen und dem Patienten ein Merkblatt etwa folgenden Inhalts zu überreichen.

„Alle Nahrungsmittel, die aus Weizen, Roggen und Gerste hergestellt sind, müssen völlig gemieden werden. Schädlich sind somit Brot, Gebäck, Teigwaren, Grieß- und Mehlspeisen, aber auch Hostien, Puddings, Cremes, Malzextrakt (Gerste) und Bier. Mehl kann in einer großen Anzahl von Nahrungsmitteln versteckt vorhanden sein, z. B. in Konserven von Suppen, Fleisch oder Fisch, in fertigen Salatsoßen, außerdem in Ovomaltine, Kaffeepulver, in manchen Sorten von Marzipan, fertigem Brotaufstrich, Wurstwaren, manchmal auch in Speiseeis, Ketchup, Senf, Bonbons und manch anderem. Deshalb sind Nahrungsmittel, von denen man nicht genau weiß, ob sie Mehl enthalten, zu vermeiden.
Erlaubt sind folgende Kohlenhydrate: Mais, Reis, Kartoffeln, reine Stärke, Buchweizen, Sojamehl, Tapioka,

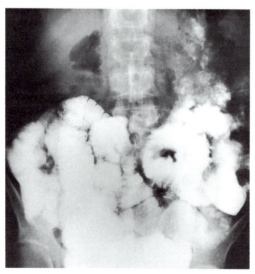

Abb. 3.4: Röntgenkontrastdarmpassage mit dilatiertem Dünndarm, verwaschener Kontrastmittelstruktur infolge vermehrter Flüssigkeit im Dünndarm bei Sprue.

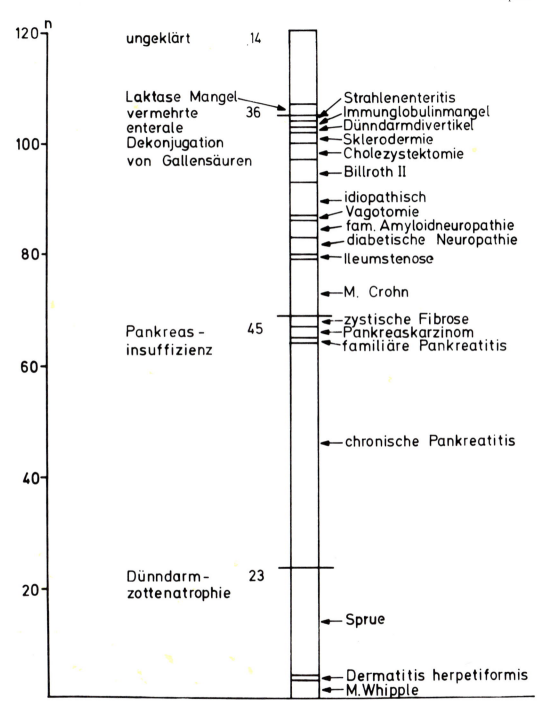

Abb. 3.5: Differentialdiagnose des Malassimilationssyndroms bei 120 Patienten der Med. Poliklinik Heidelberg (Ohne Kurzdarmsyndrom).

Zucker, Obst und Gemüse. Eiweiß aus Fleisch und Milch sowie Fett kann in jeder Form gegessen werden. Produkte aus Hafer werden von manchen Patienten vertragen, von anderen nicht, deshalb ist es besser, sicherzugehen und Hafer und dessen Produkte zu meiden. Wenn man einen Versuch machen möchte, ob Hafer vertragen wird, so darf dies nur unter ärztlicher Aufsicht geschehen. Glutenfreies Gebäck, Brot, Suppen, weitere Speisen und Kochbücher werden in Deutschland von der Firma *Hammermühle GmbH,* 6735 Maikammer-Kirrweiler, Telefon 06321/5285, und den *Deutschen Maizena-Werken,* Hamburg, hergestellt. Glutenfreies Brot kann man auch erhalten bei *Norbert Wirsching,* 6141 Einhausen, Mathildenstr. 26, Telefon 06251/52261. Sehr empfehlenswert ist der Kontakt zur *Deutschen Zoeliakie-Gesellschaft e. V.,* 7000 Stuttgart 70, Filderhauptstr. 61 (Informationen über Rezepte, eine jährlich erneuerte Liste glutenfreier Lebensmittel, Einkaufsquellen, Ferienmöglichkeiten etc.).

Glutenfreie Produkte sind in Reformhäusern erhältlich: Mehle aus Reis, Mais und Sojabohnen, Grieß aus Mais und Hirseflocken aus Goldhirse und Mais, auch glutenfreie Teigwaren, Brot, Bisquit, Luftbrot und Maiskeimbrot sowie Kuchen und Diätkekse. Manche Beutel- und Würfelsuppen sowie bestimmte Marken von Speiseeis sind glutenfrei.

Glutenfreies Brot kann man auch selbst auf folgende Weise herstellen: 500 g Maizena (oder Mondamin), 250 g Reismehl, 60 g Nestargel, 30 g Zucker, 15 g Salz werden gemischt, dann werden 300 g Milch und 550 g Wasser auf 48 °C erhitzt, darin 20 g Hefe aufgeschwemmt und alles zu einem Teig geknetet, den man bei einer Temperatur von 30 bis 40 °C 40 bis 50 Minuten ruhen läßt. Dann nochmals 2 Minuten nachkneten, in gefettete Form geben und 50 Minuten gehen lassen. Vor dem Einschieben in den Ofen stippen (stechen). Bei Temperatur von 210 °C 40 Minuten backen, anfangs vorwiegend Unterhitze, die letzten 5 Minuten Oberhitze."

Nur in schweren Fällen werden kurzfristig Glukocorticoide angewandt (z. B. 20 mg Prednison i.v.), ein Nutzen ist wahrscheinlich (16). Substitution von fettlöslichen Vitaminen A, D, E, K parenteral ist in regelmäßigen Abständen erforderlich. Kontrolle von Serumalbumin, Kalzium, Eisen, Quickwert und Hämoglobin sowie des Körpergewichts und eventuell des Stuhlfettgehalts ist auch in Remission empfehlenswert. Bei der akuten schweren Dekompensation ist parenteral Flüssigkeit zuzuführen, außerdem je nach Defizit Kalium, Natrium, Kalzium, Eisen, Phosphat, Kohlenhydrate, Fette, Aminosäuren, Spurenelemente und essentielle Vitamine einschließlich Folsäure. Manchmal muß ein intestinaler Bikarbonatverlust parenteral ersetzt werden. Im unbehandelten Zustand ist wegen der Reduktion der Bürstensaumfermente milchfreie Kost angezeigt, später kann man mit steigenden Mengen Milch prüfen, ob sie vertragen wird.

3.1.9 Verlauf und Prognose

Unter glutenfreier Kost bilden sich die geschilderten Mangelzustände (außer in sehr seltenen therapieresistenten und weit fortgeschrittenen Fällen) zurück, wenngleich zumindest beim Erwachsenen es nicht immer zu einer Normalisierung des Zottenreliefs kommt. Nach Diätfehlern sind Rückfälle zu erwarten. Bei Kindern mit einheimischer Sprue ist allerdings beobachtet worden, daß selbst nach jahrelanger Glutenreexposition die Schleimhaut normal bleiben kann. Eine schwere unbehandelte Sprue kann zum Tode führen; indes beobachteten wir mehrere Patienten, bei denen die Diagnose erst im 70. Lebensjahr gestellt wurde. Es ist anzunehmen, daß die totale Zottenatrophie ebenso lange bestanden hat. Die Lebenserwartung unter glutenfreier Kost scheint insgesamt nicht wesentlich eingeschränkt zu sein. Weiterführende Angaben und Literatur finden sich bei (68) und (83).

3.2 Morbus Crohn

3.2.1 Definition und Inzidenz

Beim Morbus Crohn handelt es sich um eine entzündliche Erkrankung, die den Gastrointestinaltrakt vom Mund bis zum Anus befallen kann. Anatomisch ist die Krankheit durch eine Darmwandverdickung mit transmuraler entzündlicher Infiltration, epitheloidzelligen Granulomen, tiefen Geschwüren und Fissuren gekennzeichnet. Synonyme sind Ileitis terminalis, Enteritis regionalis, Enteritis granulomatosa. Die Inzidenz des Morbus Crohn in Nordeuropa liegt zur Zeit etwa bei 5 pro 100 000, die Prävalenz bei 54 pro 100 000 (37).

3.2.2 Ätiologie

Die Ätiologie ist unbekannt. Inzidenzunterschiede weisen darauf hin, daß eine Ursache möglicherweise im Zivilisationsprozeß der westlichen Welt liegt. Es ist der vermehrte Konsum raffinierter Kohlehydrate und gehärteter Fette angeschuldigt worden.

3.2.3 Pathologie

Makroskopisch handelt es sich um einen segmental abgegrenzten, entzündlichen Prozeß, der initial durch aphthenartige Schleimhautläsionen gekennzeichnet ist. Später werden daraus größere unregelmäßige, häufig verästelte Geschwüre. Die Schleimhaut zwischen den Ulzera ist ödematös geschwollen, was zum Bild des „Kopfsteinpflasters" führt. Die Ulzera haben die Tendenz, in die Tiefe durch die Darmwand vorzudringen und so Fisteln zu bilden und die Nachbarorgane zu erreichen. Dies führt zur Verlötung und letztlich zum Konglomerattumor, wie er typisch in der Ileozökalregion beobachtet wird. Dabei findet man „fuchsbauartige" oder „mercedessternartige" Fistelverbindungen, z. B. von Ileum, Zökum und Sigma. Der transmural entzündliche Prozeß führt zu Darmwandverdikkung und breitet sich auf der Serosa und im Mesenterium mit Lymphknotenschwellungen aus. Zunächst treten Stenosen durch entzündliche Schwellungen auf, im späteren Verlauf kommt es zu kurz- und langstreckigen Narbenstrikturen.

Vom Dünndarm ist hauptsächlich das terminale Ileum befallen, selten sind isolierte Prozesse im Jejunum oder Duodenum.

Histologisch findet man epitheloidzellige Granulome, eine diskontinuierliche (d. h. nur Darmsegmente befallende) Entzündung, häufig ist das entzündliche Infiltrat in der Submukosa stärker ausgeprägt als in der Mukosa (disproportionierte Entzündung) (38). Außerdem beobachtet man Kryptenabszesse, Erosionen, Ulzera, Fissuren, eine Hyperplasie des lymphatischen Apparates und im späteren Verlauf Fibrosen.

3.2.4 Pathophysiologie

Der chronisch entzündliche, meist über Jahre fortschreitende Prozeß führt zu Allgemeinsymptomen wie Fieber, Anämie vom chronischentzündlichen Typ, Wachstumsretardation beim Jugendlichen, allgemeine Schwäche, Untergewicht oder Gewichtsverlust und in manchen Fällen zu Amyloidose.

Sind die Schleimhautveränderungen ausgedehnt, kann außerdem ein Malabsorptionssyndrom auftreten, welches aber kaum je das Ausmaß der Sprue erreicht. Da meist das Ileum befallen ist, kann eine Malabsorption von Vitamin B_{12} und Gallensäuren mit chologener Diarrhö auftreten. Wesentlich für den klinischen Verlauf sind weiter Fisteln, Abszesse und Stenosen.

3.2.5 Klinik und Symptome

Die ersten Symptome sind im typischen Falle postprandial akzentuierte Schmerzen, meist im rechten Unterbauch, und Diarrhö. Läßt sich dazu noch ein entzündlicher, schmerzhafter Unterbauchtumor tasten, handelt es sich um einen Patienten vor dem 30. Lebensjahr und zieht sich die Anamnese, wenn auch mit Unterbrechungen, über mehrere Monate hin und ist es zu Gewichtsabnahme und Hautblässe gekommen, so ist ein Morbus Crohn sehr wahrscheinlich.

So stereotyp dieser Beginn ist – es müssen nur wenige Differentialdiagnosen erwogen werden (s. 3.2.7) –, so vielgestaltig kann die Krankheit weiter verlaufen. Jedes der Einzelsymptome kann im Vordergrund stehen oder isoliert auftreten und wirft dann differentialdiagnostische Schwierigkeiten auf. Auch klinisch völlig oder weitgehend asymptomatische Fälle sind nicht selten – hier findet man lediglich entzündliche Laborveränderungen (s. 3.2.6.3); andererseits beobachtet man manchmal einen ausgedehnten Morbus Crohn im Narbenstadium mit völlig normalen Laborwerten. Die postprandialen Schmerzen können zum Subileus oder gar Ileus, die Dauerschmerzen zu einem sich vorwölbenden Ileozökalabszeß kumulieren; die Diarrhö kann sich bis zu 20 Entleerungen pro Tag verstärken, an Allgemeinerscheinungen kann Fieber, Arthritis, sekundäre Amenorrhö und Hinfälligkeit auftreten. Typischerweise manifestiert sich die Krankheit mit analen und perianalen Fissuren, Fisteln und Abszessen oder selten, das Duodenum befallend, mit ulkusähnlichen Beschwerden. Über die vielfältigen intestinalen und extraintestinalen Erscheinungen geben die **Tab. 3.1** und **3.2** Auskunft. Neben diesen somatischen Komplikationen des Morbus Crohn sind auch soziale Auswirkungen zu berücksichtigen (23).

Dünndarm

Tab. 3.1: Intestinale Erscheinungen des Morbus Crohn

Befall von	Mund, Ösophagus, Magen, Duodenum, Jejunum, *Ileum, Zökum, Kolon, Rektum, Anus* (die hervorgehobenen Organe sind am häufigsten betroffen).
Kolikartige, meist postprandiale Schmerzen	mit Steigerung bis zum Subileus oder Ileus.
Dauerbauchschmerz	gefolgt von Konglomerattumor, Abszeß oder Fistelung.
Diarrhö durch	Exsudation Gallensäurenmalabsorption Malabsorption von Wasser im Kolon vermehrte Keimbesiedlung
Fisteln	Ileum-Kolon-Fisteln Darm-Haut-Fisteln Perianalfisteln Darm-Urogenital-Fisteln Darm-Vaginal-Fisteln Magen-Darm-Fisteln
Dünndarm-/ Dickdarmkarzinom Darmlymphome	nach langjährigem Verlauf

3.2.6 Untersuchungsmethoden

3.2.6.1 Röntgen. Durch die fraktionierte Röntgenuntersuchung des Dünndarms läßt sich in den meisten Fällen eine sichere Diagnose stellen. Typisch ist Pflastersteinrelief **(Abb. 3.6)** mit Fisteln, Starrheit des Darmrohres, segmentaler Schleimhautdestruktion („skip lesions") und Stenosen **(Abb. 3.7)**. Bei klar dokumentierten Röntgenbefunden sind Wiederholungsuntersuchungen nur angezeigt, wenn sich daraus therapeutische Konsequenzen, z.B. eine Operation, ergäben.

Tab. 3.2: Extraintestinale Manifestationen des Morbus Crohn

Gewichtsabnahme durch	Anorexie Chronische Entzündung Malabsorption Angst vor Schmerzen
Fieber durch	Mikro- und Makroabszesse
Störungen des Bewegungsapparates	„Enteropathische" Arthritis an großen und kleinen Gelenken Sakroileitis M. Bechterew Osteomyelitis durch Fistelbildung zum Gelenk Hypertrophische Osteoarthropathie Trommelschlegelfinger
Störungen der Blutbildung	Anämie vom chronisch-entzündlichen Typ Eisenmangelanämie Hämolytische Anämie (durch Salazosulfapyridin) Thrombozytose (sehr häufig)
Augenbefall	Konjunktivitis Episkleritis Iritis Uveitis Iridozyklitis
Haut- und Schleimhautveränderungen	Erythema nodosum (auch bei Yersinia-Infektion) Pyoderma gangraenosum Kutane und subkutane Vaskulitis Stomatitis aphthosa Epidermolysis bullosa
Störungen im Gefäßsystem	Thrombosen Thrombophlebitis Nekrotisierende Vaskulitis
Kardiale Störungen	Perikarditis
Komplikationen im Urogenitalsystem	Harnwegsinfekte bei Fisteln Nephrolithiasis (besonders nach Ileumresektion) Retroperitonealfibrose Ureterenstenose
Leber- und Gallenwegsaffektionen	Pericholangitis (häufig) Sklerosierende Cholangitis Gallenwegskarzinome Cholelithiasis Granulomatöse Hepatitis
Störungen der Ernährung und des Stoffwechsels	Defizit an Protein, Fett, Elektrolyten Minderwuchs Amenorrhö Amyloidose mit Nephropathie und vaskulärer hämorrhagischer Diathese

Morbus Crohn

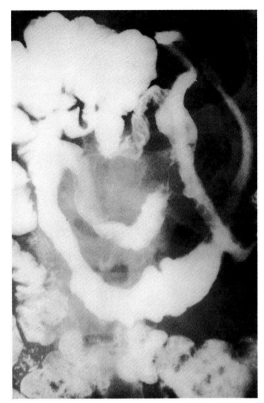

Abb. 3.7: Langstreckige Narbenstenosen des Ileums bei Morbus Crohn (Röntgenkontrastdarmpassage).

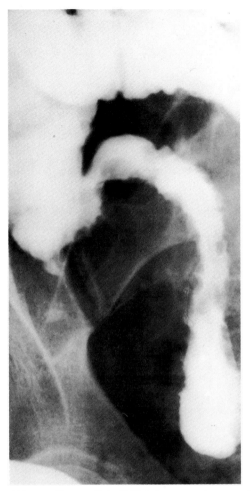

Abb. 3.6: Entzündliche Schleimhautveränderungen im Ileum (Pflastersteinrelief) bei Röntgenkontrastdarmpassage bei Morbus Crohn.

3.2.6.2 Endoskopie/Histologie. Bei der transkolonischen Ileoskopie lassen sich die verästelten Ulzera sehen (**Abb. 3.8**) und Biopsien entnehmen. Beim typischen Röntgenbild und passenden sonstigen Befunden ist eine histologische Sicherung nicht in jedem Falle notwendig, zumal die endoskopische Biopsie nur selten pathognomonische Befunde liefert.

3.2.6.3 Labor. Typische, aber unspezifische Befunde sind hohe Blutsenkung, hypochrome Anämie, Thrombozytose, erniedrigtes Serumeisen, vermindertes Serumalbumin. In akuten Fällen treten hinzu: Leukozytose, Linksverschiebung. Die Anämie hat oft eine kombinierte Ursache, sowohl Anämie infolge chronischer Entzündung als auch Eisenmangelanämie bei chronischem Blutverlust. BKS, Hb und Thrombozyten eignen sich zur Verlaufskontrolle, zur Einschätzung der entzündlichen Aktivität. Auf die bei Komplikationen (**Tab. 3.1** und **3.2**) notwendigen Laboruntersuchungen soll nicht eingegangen werden.

3.2.7 Differentialdiagnose

An erster Stelle ist hier die recht häufige Infektion mit Yersinia enterocolitica und Y. pseudotuberculosis zu nennen (s. 3.9.6), die weder klinisch, röntgenologisch noch endoskopisch sicher

Dünndarm

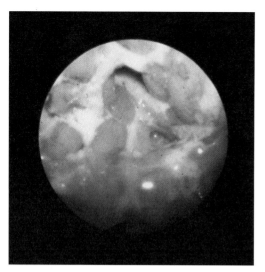

Abb. 3.8: Bizarr geformte, gelbliche Ulzera, z. T. konfluierend, getrennt durch hyperplastische Schleimhaut beim Morbus Crohn.

von einem beginnenden Morbus Crohn unterschieden werden kann. Da neben der Yersinienileitis auch eine „idiopathische", akute Ileitis existiert, ist es ratsam, eine Röntgenuntersuchung bei Verdacht auf Morbus Crohn frühestens 3 Monate nach Beginn der Symptomatik durchzuführen. Auch eine verzögert ablaufende Infektion mit Campylobacter jejuni kann differentialdiagnostische Schwierigkeiten bereiten. Bei kurzer Anamnese ist auch an eine gedeckt perforierte Appendizitis mit zökalem Abszeß zu denken. Gelegentlich, besonders bei Patienten aus Entwicklungsländern, kann eine Ileozökaltuberkulose vorliegen (s. 3.9.7). Sehr selten sind Differentialdiagnosen gegenüber der nichtgranulomatösen ulzerösen Ileokolitis, bei der die Malabsorption mit Zottenatrophie und Darmperforationen im Vordergrund stehen (5). Manchmal mag ein Ileumkarzinom (s. 3.6.1), eine Strahlenenteritis, die auch einen segmentalen Befall zeigt, ein Lymphom (s. 3.6.5) oder eine Aktinomykose zu differentialdiagnostischen Schwierigkeiten führen.

3.2.8 Therapie

Ein Patient mit Morbus Crohn mit fehlenden oder geringen Beschwerden wird nicht behandelt, da ein Nutzen der Behandlung in diesem Falle nicht festzustellen wäre. Bei Patienten mit mäßigen Beschwerden empfehlen wir, die Therapie mit 3 bis 4 g Salazosulfapyridin zu beginnen, bei stärkeren Beschwerden kann auf Glukocorticoide nicht verzichtet werden. Eine wirksame *Prophylaxe* nach Resektion im Gesunden oder auch bei Zurücklassung befallener Darmabschnitte ist nicht bekannt. Salazosulfapyridin ist hierbei nicht wirksam, wie die Europäische Crohnstudie II gezeigt hat.

3.2.8.1 Glukocorticoide.

Jeder akute Morbus Crohn des Dünndarms, d. h. Krankheitsstadium mit Diarrhö, Bauchschmerzen, Gewichtsabnahme, starken Entzündungsanzeichen im Labor, schwerem Krankheitsgefühl, eventuell mit Fieber und Konglomerattumor im rechten Unterbauch, stellt eine Indikation zur Behandlung mit Glukocorticoiden dar (55, 62): z. B. 50 mg Prednison oral morgens ohne Antazida. Meist ist ein Rückgang der Beschwerden bereits nach wenigen Tagen bemerkbar. Innerhalb von 3 bis 9 Monaten ist die Prednisondosis auf eine Erhaltungstherapie zu reduzieren. Die Reduktionsschritte sollten vom Ansprechen der Krankheitssymptome abhängig gemacht werden. Zunächst sollte das Prednison in 14tägigen Abschnitten jeweils um 10 mg, ab 30 mg täglich dann nach etwa 2 Wochen um 5 mg reduziert werden. So bald als möglich, z. B. bei etwa 15 mg täglich, sollte auf Intervalldosierung, mit z. B. 30 mg Prednison jeden 2. Tag, übergegangen werden. Oft kann man mit der Erhaltungsdosis auf 10, 7,5 oder gar auf 5 mg Prednison jeden 2. Tag zurückgehen. Kommt es bei der Reduktion zum Rezidiv, muß man mit einer höheren Dosis wieder beginnen. Eine Dauer- bzw. Erhaltungstherapie ist nicht in jedem Falle notwendig, ein schwer verlaufender Morbus Crohn bedarf aber meist der Dauerbehandlung mit Prednison. Setzt man es ab, so tritt rasch ein Rezidiv ein; man ist dann gezwungen, das Steroid wieder anzusetzen, so daß es zu einem sägezahnartigen Verlauf mit regelmäßigen Rezidiven in der prednisonlosen Zeit kommt. Ein solcher Verlauf beeinträchtigt die Lebensqualität des Patienten oft auf unerträgliche Weise. Hier muß man, wenn eine Operation nicht möglich ist, eine Dauertherapie mit Steroiden durchführen. Bei leichten Fällen ist auf jeden Fall zu versuchen, nach 6 bis 12 Monaten Prednison ausschleichend abzusetzen. Falls sich ein Rezidiv zeigt, muß man jeweils die niedrigste Erhaltungsdosis finden.

3.2.8.2 Salazosulfapyridin.
Salazosulfapyridin (Azulfidine®, Colo-Pleon®) hat sich in der amerikanischen und holländischen Studie in einer Dosis von 4 g/die (über den Tag verteilt) besonders beim Befall des Kolons als wirksam erwiesen (35, 62). 3 g/die in der europäischen Studie zeigte bei Befall des Kolons ebenfalls eine signifikante Wirkung (55). Bei Patienten mit vorwiegendem oder ausschließlichem Befall des Kolons sollte man deshalb versuchen, mit Salazosulfapyridin allein auszukommen. Es ist dem Prednison zwar in bezug auf die Wirksamkeit eindeutig unterlegen, dennoch wird es bei leichteren Fällen erfolgreich sowohl zur Einleitung einer Remission als auch zur Dauertherapie benutzt.

Die Dosierung sollte einschleichend begonnen werden, erst einige Tage mit einem Dragee, dann alle etwa 2 oder 3 Tage um 1 Dragee steigern, bis man 3 oder 4 g in 3 Dosen über den Tag verteilt verabreichen kann. Bei Nebenwirkungen wie Zittern, Schwitzen, Übelkeit, Appetitlosigkeit, Oberbauchbeschwerden sollte man die Dosis reduzieren. Oft kann man sie nach einiger Zeit wieder erhöhen. Bei Allergie gegen Salazosulfapyridin kann desensibilisiert werden (42).

Die Kombination Prednison und Salazosulfapyridin war sowohl in der amerikanischen als auch in der europäischen Studie nicht wirksamer als Prednison allein (55, 62). Die Kombination Prednison und Salazosulfapyridin sollte deshalb nicht generell, sondern nur im Einzelfall versucht werden.

3.2.8.3 Metronidazol.
Hier liegen Studien vor, die eine positive Wirkung, insbesondere beim perianalen Crohn, aber auch beim Befall des Dünndarms, zeigen (86). Eine Anwendung bei Rektum- und Anusbefall sowie bei sonst sehr schwer Erkrankten mit 250 bis 1200 mg Metronidazol (z. B. Clont®, Flagyl®) über 6 bis 10 Wochen ist einen Versuch wert. Die Dauertherapie ist nicht risikolos, da noch wenig über die Nebenwirkungen (Polyneuropathie, Ataxie, Karzinominduktion) langfristiger Metronidazolgabe bekannt ist. Metronidazol scheint beim Rezidiv nach Absetzen wieder zu wirken.

3.2.8.4 Azathioprin (6-Mercaptopurin).
Eine Studie mit 6-Mercaptopurin (65) zeigte eine signifikante Wirkung des Antimetaboliten. Die Langzeittherapie mit 50 bis 100 mg/die Azathioprin (Imurek®) beim Patienten, der eine hohe Dosis an Prednison benötigt oder mehrere Rückfälle hatte und nicht operabel ist, kann eine entscheidende Besserung bewirken. Mögliche Spätnebenwirkungen bei der chronischen Anwendung müssen in solch einem Fall in Kauf genommen werden. Die Wirkung tritt im allgemeinen erst nach 1 bis 3 Monaten ein. Blutbildkontrollen in dieser Zeit sind nicht zu unterlassen.

3.2.8.5 Colestyramin (Quantalan®).
Nach ausgedehnter Ileumresektion kommt es häufig zu starken wäßrigen Diarrhöen, da der Absorptionsort der Gallensäuren entfallen ist, diese ins Kolon übertreten und dort einen Einstrom von Flüssigkeit bewirken. Durch Colestyramin (4 bis 12 g/die, besonders zu Zeiten starker Diarrhö) werden die Gallensäuren gebunden. Man erreicht so eine Verminderung von Stuhlgewicht und Stuhlfrequenz. Es ist aber zu bedenken, daß durch Colestyramin auch Medikamente, insbesondere Steroide (Corticoide, Digitalis, Östrogene etc.), an der Resorption gehindert werden. Es ist deshalb ein zeitlicher Abstand von einigen Stunden zwischen der Einnahme von Colestyramin und anderen Medikamenten notwendig. Meist steigert Colestyramin etwas die Fettausscheidung im Stuhl. Dies kann klinisch relevant werden, wenn der verbliebene Dünndarm sehr kurz ist (s. 3.2.7). Wird langfristig Colestyramin in hohen Dosen verabreicht, sind parenteral fettlösliche Vitamine zu substituieren.

3.2.8.6 Operationsindikation.
— *Absolut und unaufschiebbar:* Perforation, Peritonitis, toxisches Megakolon, schwere therapieresistente Blutung.
— *Absolut, aber aufschiebbar:* Komplikationen bei Abszessen und gedeckter Perforation, Fisteln zum Harnsystem, Ureterenkompression und Aufstau (51), rezidivierender Subileus bei narbiger Stenose.
— *Wenn möglich:* Bei hohem Steroidbedarf, d. h., wenn die zur Beschwerdefreiheit notwendige Prednisondosis auf Dauer über etwa 15 mg jeden 2. Tag liegt. (Diese Grenzdosis basiert nicht auf irgendwelchen Studien.) Leider gibt es genug Fälle, die nach diesen Kriterien operiert werden müßten, aber nicht operabel sind. Besonders bei ausgedehntem Befall von Magen, Duodenum bis zum Rektum kann dies der Fall sein. Hier sind alle

konservativen Therapiemöglichkeiten stufenweise einzusetzen. Außer Azathioprin kann man auch Metronidazol versuchen, um Steroide einzusparen. Es ist jedoch keineswegs immer notwendig, alle von Morbus Crohn befallenen Darmteile zu entfernen. So kann man sich auch bei einer vom Zökum ausgehenden Stuhlfistel in die Bauchdecken durchaus mit einer Zökalresektion begnügen, auch wenn das gesamte Kolon befallen ist, vor allem, wenn dessen entzündliche Aktivität gering ist. Man kann bei einer Striktur nur diese selbst exzidieren oder, wenn die entzündliche Aktivität der Krankheit gering ist, nur eine Strikturoplastik vornehmen. Operationsrisiko, Ausdehnung der Krankheit und Erfolgsaussichten einer Resektion sind in jedem Falle zu berücksichtigen.
Bei *rezidivierenden Blutungen,* die durch Eisensubstitution nicht ausgleichbar sind, sollte man möglichst den blutenden Darmabschnitt entfernen.

— *Nicht immer nötig:* Beim kompletten Ileus, der manchmal durch eine reversible Obstruktion durch schwer verdauliche Nahrungsbestandteile verursacht ist. Hier kann in enger Kooperation mit dem Chirurgen eine mehrtägige konservative Therapie erfolgreich sein.
Bei Fisteln zwischen Darm und Vagina (bei geringen Beschwerden). Bei skrotalen bzw. langstreckigen Perianalfisteln (diese stellen keine eigenständige Indikation zur Rektumamputation dar), wenn Analhygiene und konservative Behandlung erfolglos bleiben, empfiehlt sich die Spaltung der Fistel, so daß ihr Ausgang näher am Anus liegt. Nach Proktektomie bei Morbus Crohn können perianale Fisteln noch jahrelang persistieren.
Bei Bauchwandfisteln (bei einer Operation wäre eine Resektion des die Fistel tragenden Darmabschnittes notwendig).
Die übrigen Anal- und Perianalfisteln sollte man, wenn irgend möglich, konservativ behandeln.

— *Strittig:* Frühoperation zur Verbesserung der Lebensqualität, wenn ein relativ kurzes Segment des befallenen Darmes Beschwerden verursacht (der Befall weiterer Darmteile schließt eine solche Operation nicht aus). Eine solche Operation bewirkt oft eine erstaunliche Besserung mit scheinbar völliger Gesundheit für mehrere Jahre. Als Nachteil muß natürlich das Operationsrisiko und die Rezidivhäufigkeit von 50 bis 90 % in Kauf genommen werden. Diese Quote darf einen beim schwerkranken und operablen Patienten nicht von dem Eingriff abhalten, da die beschwerdefreien Jahre des oft jungen Patienten nach Resektion eines krankheitsrelevanten Darmteiles für sein Leben entscheidend sein können, selbst wenn nach 5 oder 10 Jahren eine zweite Operation notwendig wird. Selten folgt allerdings ein Frührezidiv nach 1 bis 2 Jahren.
Es ist leider z. Zt. nicht möglich, das Rezidivrisiko beim einzelnen Patienten abzuschätzen. Ich vermute, daß bei kurzem Verlauf und starker entzündlicher Aktivität die Rezidivrate hoch ist. Ist nach einer ersten Resektion ein Frührezidiv innerhalb von 2 Jahren aufgetreten, sollte man eine zweite Resektion wenn irgend möglich vermeiden.

— Bei *Amyloidose, schwerem Gelenkbefall* mit dem Ziel, die Entzündungsaktivität zu beseitigen. Eine Wirkung der Darmresektion in diesen Fällen ist nicht nachgewiesen.

3.2.8.7 Diätetische Behandlung. Es gibt keine überzeugenden Hinweise, die eine diätetische Behandlung des Morbus Crohn rechtfertigten. Folgende Ausnahmen sind zu berücksichtigen:

(1) Die *Aufrechterhaltung oder Wiederherstellung eines guten Ernährungszustandes* gehört zu den wichtigsten Therapiezielen. Krankheitsaktivität hat oft Appetitlosigkeit zur Folge. Beide lassen sich durch Prednison mindern. Stenosen und krankheitsrelevante, hochaktiv entzündliche Darmsegmente sollten chirurgisch beseitigt werden. Bei der Kombination Anorexia nervosa und Morbus Crohn ist frühzeitige psychiatrische oder psychosomatische Betreuung notwendig. Wenn normale Ernährung nicht ausreicht oder nicht möglich ist, kann man versuchen, die Nahrungsstoffe mittels Elementardiät (Astronautenkost, z. B. Vivasorb®, Survimed u. a.) wegen des schlechten Geschmacks und der häufigen osmotischen Diarrhö durch eine transnasale Silikon-Kautschuk-Duodenalsonde (Ernährungssonde Pfrimmer soft®) kontinuierlich in geringer Konzentration über 24 Stunden mittels Pumpe zuzuführen. Gelegentlich benötigt man eine

parenterale Ernährung. Studien über Kosten, Nutzen und Risiko solcher Therapie auf lange Fristen liegen nicht vor. Deshalb sollten diese Maßnahmen nur zeitlich begrenzt, d. h. zur Besserung des Ernährungszustandes präoperativ oder im schweren Rezidiv oder bei entzündlichen Stenosen durchgeführt werden, bis entweder die Schwellung durch Prednisonbehandlung zurückgegangen oder die Operation erfolgt ist. Ob Elementardiäten die entzündliche Aktivität der Krankheit zu reduzieren vermögen, ist noch unklar. Kontrollierte Studien sind in Gange, deren Ergebnisse abzuwarten sind.

(2) Bei Dünndarmstenosen ist Nahrung zu vermeiden, die erst im Kolon oder gar nicht aufgeschlossen wird. Bananen, Nüsse und Pilze führen besonders häufig zum Subileus; Hülsenfrüchte sind gut zu kauen; in manchen Fällen kann nur passierte Kost gegessen werden, da es sonst zu einem Ileus oder Subileus kommt (wenn irgend möglich, sollten solche Patienten operiert werden).
Selten tritt sekundär ein Laktasemangel auf (s. 3.5).

3.2.8.8 Behandlung des Kurzdarmsyndroms (s. Abschnitt 3.7).

3.2.8.9 Psychotherapie. Die Wertigkeit dieser Therapie ist schwer festzulegen, da hierzu keine kontrollierten Studien, wohl aber viele festgefügte Meinungen vorliegen. Die Möglichkeit und Ermunterung zu einem regelmäßigen, langfristigen Gesprächskontakt mit einem in der Behandlung kompetenten Arzt ist eine wichtige Hilfe. Einer formalen Psychotherapie in Einzel- oder Gruppenbehandlung bedarf nur ein Teil der Patienten mit Morbus Crohn. Dazu gehören solche, die eine Psychotherapie wünschen (jeder Patient mit Morbus Crohn sollte danach gefragt werden), solche, die unter psychischem Leidensdruck stehen, Patienten mit anorektischer Komponente und natürlich alle diejenigen, die man auch ohne Crohnsche Erkrankung zum Psychotherapeuten überweisen möchte.

3.2.8.10 Morbus Crohn und Schwangerschaft. Da der Morbus Crohn besonders junge Patienten und dabei Frauen etwas häufiger als Männer befällt, stellt sich relativ oft die Frage nach den Risiken einer Schwangerschaft. Die wichtigste Erkenntnis der letzten Jahre ist, daß Salazosulfapyridin und Prednison offensichtlich keine Schäden am Kind verursachen. Es kann aber zur Exazerbation der Krankheit kommen, wenn die Medikation abgesetzt wird. Beim Neuauftreten bzw. bei einer Verschlimmerung der Krankheit während der Schwangerschaft kann genauso mit Sulfasalazin und/oder Prednison behandelt werden, als ob keine Schwangerschaft bestünde. Es haben sich auch keine Hinweise dafür ergeben, daß die rektale Applikation von Glukocorticoiden einen negativen Einfluß ausübt. Die Medikation soll auch am Ende der Schwangerschaft und während der Stillzeit weitergeführt werden, da einerseits keinerlei Hinweis auf eine Schädigung des Neugeborenen oder Säuglings besteht (kein Kernikterus nach Salazosulfapyridin beschrieben) und andererseits die durch Absetzen möglicherweise verursachte Exazerbation zu fürchten ist (45, 58).

3.2.9 Verlauf und Prognose

Eine vollständige und folgenlose Ausheilung ist nach dem jetzigen Stand der Kenntnisse nicht zu erwarten. Die Krankheit geht nach etwa 10jährigem Verlauf in ein Narbenstadium über, in dem nicht mehr Entzündungsprozesse, sondern Strikturen das klinische Bild bestimmen. Die Rezidivrate nach Operation einer solchen Striktur scheint gering zu sein. Die Prognose in den ersten 10 Jahren des Morbus Crohn ist signifikant schlechter als in Kontrollgruppen. Die Überlebensrate bei Patienten mit Morbus Crohn war 93%, die in einer Kontrollgruppe 96% ($p < 0,05$). Nach 10jährigem Krankheitsverlauf war kein Unterschied mehr feststellbar (37). Weitere Angaben finden sich bei (55) und (62).

3.3 Vermehrte Keimbesiedlung des Darms – das Blindsacksyndrom

3.3.1 Definition und Inzidenz

Das Blindsacksyndrom ist eine Erkrankung, die durch eine vermehrte Besiedlung des Dünndarms mit Bakterien verursacht wird. Die Ursachen für eine derartige Überwucherung sind vielfältig. Infektiöse Enteritiden werden hierzu nicht gerechnet. Über die Häufigkeit liegen keine Angaben vor.

Dünndarm

3.3.2 Ätiologie und Pathologie

Bei annähernd 70% der untersuchten Personen ist der obere Dünndarminhalt keimfrei, im distalen Ileum werden bei den restlichen bis etwa 10^8 Bakterien/ml Darmsaft gefunden, während im Kolon 10^{10} bis 10^{11} Keime pro ml anzüchtbar sind. Möglicherweise ist aber nicht die Bakterienzahl allein, sondern auch Art und Konstanz der Bakterienbesiedlung entscheidend (6). Unterschiedliche protektive Mechanismen verhindern eine übermäßige Keimbesiedlung des Dünndarms. Hierzu gehören die Magensäure, die regelmäßige digestive und interdigestive Peristaltik des Dünndarms (der „Hausmeister" des Darms), die Ileozökalklappe und das enteral sezernierte Immunglobulin A. Tab. 3.3 zeigt, bei welchen Zuständen im einzelnen eine vermehrte Keimbesiedlung des Dünndarms auftreten kann.

Bei Stase können im Jejunum bis 10^{11} Keime/ml gefunden werden, wobei besonders Anaerobier, hier vor allem Bacteroides, Veillonella, Clostridien und Laktobazillen, aber auch Aerobier (E. coli) vermehrt sind.

Von den genannten Anaerobiern ist bekannt, daß sie die physiologischerweise vorhandenen Taurin- und Glyzinkonjugate der Gallensäuren spalten, so daß freie Gallensäuren entstehen. Außerdem werden Cholsäure zu Desoxycholsäure und Chenodeoxycholsäure zu Lithocholsäure dehydroxyliert (40). Die intraluminale Konzentration von konjugierten Gallensäuren sinkt dabei unter eine für die Mizellenbildung notwendige Konzentration ab, was zur Steatorrhö führt. Die dabei nicht resorbierten freien Fettsäuren werden in Dünn- und Dickdarm bakteriell hydroxyliert und bewirken so – ähnlich wie die Hydroxyfettsäure Rizinolsäure – eine

Tab. 3.3: Pathophysiologische Grundlagen der vermehrten Keimbesiedlung des Dünndarms

Protektiver Mechanismus	Pathophysiologischer Prozeß	
Magensäure	Achlorhydrie Zustand nach Magenresektion Vagotomie Antazida H_2-Rezeptor-Antagonisten	
Reinigende Dünndarmperistaltik	Steifheit des Darms	z. B. bei Sklerodermie (**Abb. 3.10**) Morbus Crohn
	Neuropathie des Darms mit verminderter Beweglichkeit	z. B. Diabetes mellitus Amyloidose trunkuläre Vagotomie
	Blindsackbildung	z. B. Billroth-II-Resektion Divertikulose (**Abb. 3.9**) chirurgisch geschaffene blinde Schlingen oder Taschen Gallenwegsinfekte
	Stenosen	z. B. entzündliche oder tumoröse Lumeneinengung Strikturen Adhäsionen intestinale Pseudoobstruktion
Ileozökalklappe	Ileozökalresektion Dünndarmkolonfisteln	
Immunglobuline	IgA-Mangel selektiv oder generalisierte Hypogammaglobulinämie	

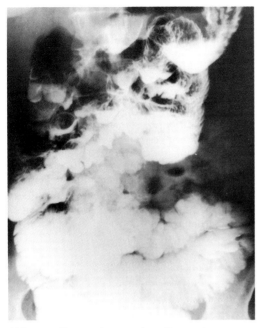

Abb. 3.9: Röntgenkontrastdarstellung einer ausgedehnten Divertikulose des Dünndarms. Bei der Patientin war ein Blindsacksyndrom mit vermehrter bakterieller Besiedlung und gesteigerter Gallensäuredekonjugation nachweisbar. Es bestand Diarrhö und Steatorrhö.

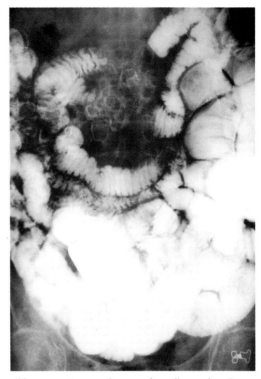

Abb. 3.10: Röntgenkontrastdarstellung des Dünndarms bei Sklerodermie. Man erkennt ähnlich Abb. 3.4 verwaschene Kontrastmittelkonturen. Die Patientin litt an einem Blindsacksyndrom mit vermehrter Gallensäuredekonjugation.

wäßrige Diarrhö. Diese wird verstärkt durch etwa ins Kolon gelangende Gallensäuren. Außerdem entwickelt sich eine Malabsorption für Protein und Kohlehydrate, deren Mechanismus noch unklar ist. Ein B_{12}-Mangel mit megaloblastärer Anämie wird durch Utilisation des intraluminalen, auch an Intrinsic-Faktor gebundenen Vitamins B_{12} durch die Bakterien verursacht. Zusätzlich finden sich in Blindsäcken Schleimhautveränderungen in Gestalt einer Tiefenzunahme der Krypten, einer Höhenabnahme und Verbreiterung der Zotten sowie regressive Veränderungen des Resorptionsepithels. Man vermutet, daß diese Veränderungen als hyperregenerative Folge der hohen luminalen Konzentration ungesättigter Gallensäuren oder der hohen Bakterienzahlen auftreten. Sie tragen in einem nicht geklärten Ausmaß zur Malassimilation beim Blindsacksyndrom bei. Keineswegs aber bedeutet das Vorhandensein von Blindsäcken, z. B. Dünndarmdivertikeln, daß die geschilderten pathophysiologischen Prozesse auf jeden Fall in Gang kommen. Es gibt durchaus Fälle mit multiplen Blindsäcken ohne Blindsacksyndrom.

3.3.3 Klinik

Die klinische Ausprägung des Blindsacksyndroms ist sehr unterschiedlich. Manche Patienten sind trotz vermehrter bakterieller Dünndarmbesiedlung beschwerdefrei, andere entwickeln eine schwere wäßrige Diarrhö, in wieder anderen Fällen ist auch eine Steatorrhö beschrieben (von mir ist eine Steatorrhö nur bei gleichzeitiger Darmresektion beobachtet worden). Eine Anämie ist meist durch B_{12}- oder Folat-Malabsorption verursacht. Spätfolgen des Malassimilationssyndroms sind ähnlich wie bei der Sprue.

Dünndarm

3.3.4 Untersuchungsmethoden

3.3.4.1 Bakteriologie, Parasitologie. Der direkteste Weg zum Nachweis der vermehrten bakteriellen Dünndarmbesiedlung stellt die kulturelle Identifizierung und Quantifizierung der aeroben und anaeroben Keime im Blindsack dar. Diese Methode ist allerdings wegen erheblicher technischer Probleme (u.a. Gefahr der Kontamination aus der Mundhöhle, Aufrechterhaltung strikt anaerober Bedingungen zur Differenzierung und Quantifizierung einer Vielzahl von Anaerobiern) wenig praktikabel. Die Mitarbeit eines versierten und engagierten Mikrobiologen ist unerläßlich. Der Nachweis einer vermehrten bakteriellen Besiedlung beweist noch kein Blindsacksyndrom! Manchmal, besonders bei Antikörpermangel, lassen sich im Duodenalsaft auch Lamblien nachweisen (**Abb. 3.11**).

3.3.4.2 Glykocholat-Atemtest. Der direkte Nachweis einer vermehrten Gallensäuredekonjugation geschieht durch den ^{14}C-Glykocholattest. Hierbei wird Glyzincholat oral verabreicht, wobei das zentrale Kohlenstoffatom des Glyzins ein ^{14}C enthält. Bei Dekonjugation wird das ^{14}C-Glyzin rasch resorbiert, metabolisiert und als ^{14}CO$_2$ abgeatmet. Das Ausmaß der ^{14}C-Exhalation korreliert so mit der Gallensäuredekonjugation. Allerdings ist auch dieser Test nicht problemlos. Er differenziert nicht vermehrte bakterielle Dünndarmbesiedlung vom Gallensäureverlustsyndrom, da bei letzterem eine massive Dekonjugation im Kolon erfolgt. Wegen dieses Mangels an Spezifität muß der ^{14}C-Glykocholat-Atemtest, um eine Aussage zu erlauben, mit zusätzlichen, unabhängigen Untersuchungen kombiniert angewandt werden.

3.3.4.3 Röntgenuntersuchung. Zur Röntgenuntersuchung des Dünndarms mit dem Nachweis des Blindsacks s. **Abb. 3.9** oder der Motilitätsstörung **Abb. 3.10**, S. 77.

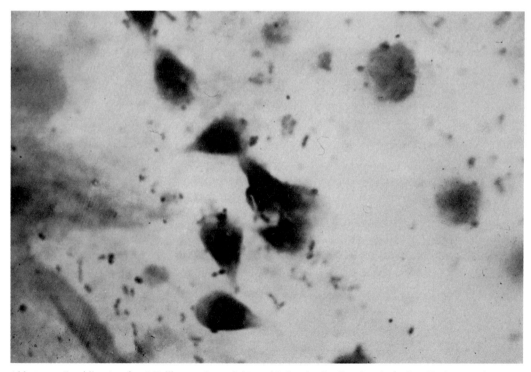

Abb. 3.11: Lamblien (an den 2 Zellkernen kenntlich) und Bakterien im Duodenalsaft eines Patienten mit Agammaglobulinämie (Pappenheim Färbung).

3.3.4.4 Schillingtest.
Ein Vitamin-B_{12}-Mangel ist häufig (oder regelmäßig?) bei vermehrter bakterieller Dünndarmbesiedlung vorhanden. Hierbei ist die B_{12}-Absorption sowohl ohne als auch mit Intrinsic-Faktor verringert. Bei Ileumresektion oder Achlorhydrie verliert der Test an Aussagekraft, da in beiden Situationen alleine eine B_{12}-Malabsorption vorliegen kann.

3.3.4.5 Der therapeutische Versuch.
Ein Rückgang der Diarrhö (am besten quantifiziert mit Stuhlfett- und Gewichtbestimmung) unter antibiotischer Therapie (siehe unten) ist ein Indiz für eine kausale Rolle von enteralen Bakterien. Natürlich ist dieser Versuch nicht spezifisch für das Blindsacksyndrom, welches überdies oft spontan wechselnde Diarrhöen verursacht und keineswegs immer auf Antibiotika anspricht (25).

3.3.4.6 Gallensäureanalyse.
In Speziallaboratorien läßt sich eine Gallensäureanalyse im Jejunalsaft durchführen. Typisch sind erhöhte Konzentration freier Gallensäuren und vermehrt dehydroxylierte Gallensäuren.

3.3.4.7 Praktisches Vorgehen.
Praktikabel ist z. B. die Kombination von Glykocholattest, Magen-Darm-Passage, Schillingtest und der Ausschluß von Dünndarm- und Pankreaserkrankung durch Dünndarmbiopsie und Sekretin-Pankreozymin-Test. Der Xylosetest ist nicht brauchbar, da die Bakterien häufig Xylose metabolisieren. Ob die Diskriminanzanalyse von Stuhlfett und Stuhlgewichten (24) gültige Ergebnisse liefert, ist noch nicht erwiesen.

3.3.5 Differentialdiagnose

Die Differentialdiagnose ist die des Malassimilationssyndroms (Dünndarmzottenatrophie, Pankreasinsuffizienz), außerdem sind Darmfisteln und -kurzschlüsse, Darmresektion, enterale Infektionen, medikamentös ausgelöste Diarrhö (Laxanzien, Gallensäurepräparate), eine Laktoseintoleranz, idiopathische Gallensäurenmalabsorption, Postcholezystektomiediarrhö, vor allem aber das irritable Kolonsyndrom zu bedenken.

3.3.6 Therapie

Man kann versuchen, kurzfristig (1 bis 2 Wochen) mittels Co-trimoxazol® eine Reduktion der Keimzahl im Dünndarm zu erreichen. Langfristig kommt es häufig aber zur Keimselektion. Die Ergebnisse sind nicht überzeugend, wenn es nicht gelingt, die Grunderkrankung zu beseitigen (z. B. chirurgische Entfernung von Blindsäcken, Schließen einer Fistel, Umwandlung einer Billroth-II- in eine Billroth-I-Situation). Auch Tetracyclin und Metronidazol sind versucht worden. Nach Vagotomie ist Colestyramin (Quantalan®) mit wechselndem Erfolg angewandt worden.

3.3.7 Verlauf und Prognose

Verlauf und Prognose sind sehr unterschiedlich und abhängig davon, ob eine Beseitigung des Blindsacks möglich ist oder ob die Malassimilation auf Antibiotika anspricht. Oft ist die Symptomatik allerdings nicht sehr schwerwiegend, so daß mit Substitution und intermittierender Gabe eines Antibiotikums ein erträglicher Zustand erreicht wird. Im Einzelfall, z. B. bei Sklerodermie, sind auch spontane Besserungen der Symptomatik beobachtet worden. Weiterführende Angaben und Literatur finden sich bei (6, 14, 56, 80).

3.4 Morbus Whipple

3.4.1 Definition und Inzidenz

Der Morbus Whipple ist morphologisch gekennzeichnet durch eine Infiltration von PAS (periodic-acid Schiff) positiver zipfliger Makrophagen (SPC-Zellen). Elektronenoptisch findet man intra- und extrazelluläre Bakterien oder Bakterienreste. Da sich diese Veränderungen in praktisch allen Körpergeweben finden können, ist das klinische Erscheinungsbild vielgestaltig. Inzidenz und Prävalenz sind unbekannt. Enzinger und Hellwig (18) stellten bei 900 000 Autopsien 15 Fälle mit Morbus Whipple fest.

Dünndarm

3.4.2 Ätiologie und Pathophysiologie

Ätiologie und Pathogenese sind unbekannt. Es läßt sich allerdings folgende Hypothese aufstellen: Die Tatsache, daß die früher unweigerlich zum Tode führende Krankheit durch Antibiotika in den meisten Fällen zu heilen ist, beweist – zusammen mit dem Vorkommen von stabförmigen Mikroorganismen im Gewebe – die bedeutsame Rolle einer bakteriellen Infektion. Der Befund, daß unterschiedliche Bakterien isoliert worden sind (Streptokokken, Hämophilus, Corynebakterien), und die Beobachtung von Defekten der zellulären Immunität bei den meisten Patienten (20) deuten auf einen Defekt in der zellulären Immunabwehr, der möglicherweise in der Darmmukosa besonders ausgeprägt ist. Die Invasion der Bakterien erfolgt nach dieser Hypothese durch das Darmepithel, sie breiten sich dann in der Lamina propria des Darmes, in Lymphgefäßen und schließlich im ganzen Körper aus. Die Malabsorption wird entweder auf die Infiltration der Lamina propria oder auf strukturelle Veränderungen der von Bakterien befallenen Enterozyten zurückgeführt.

3.4.3 Pathologie

Die Dünndarmwand ist aufgetrieben, die Schleimhaut oft mit weißlich-gelblichen Knötchen bedeckt, die Zotten sind verkürzt und plump, die SPC-Zellen finden sich am häufigsten in der oberen Lamina propria, zur Muscularis mucosae hin werden sie seltener **(Abb. 3.12)**. Lymphgefäße sind dilatiert, Lymphozyten und Plasmazellen vermindert. SPC-Zellen findet man außerdem reichlich in Lymphknoten, seltener in den serösen Häuten, in Gelenken, im Herz, in Blutgefäßen, in der Lunge und im zentralen Nervensystem (18).

3.4.4 Klinik und Symptome

Das Malabsorptionssyndrom ist eine späte Erscheinung bei Morbus Whipple. Am Anfang steht eine chronische, nicht destruierende Polyarthralgie, Oligo- oder Polyarthritis. Sie kann den Darmsymptomen Jahre vorausgehen. In dieser Phase findet man geringes Fieber, uncharakteristische postprandiale Bauchschmerzen, Appetit-

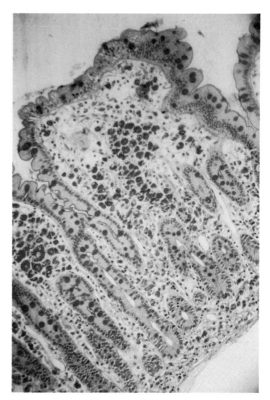

Abb. 3.12: Dünndarmbiopsie bei Morbus Whipple. Man erkennt abgestumpfte Zotten, die mit rot gefärbten Makrophagen ausgefüllt sind. PAS-Färbung.

losigkeit, Übelkeit, häufig Gewichtsabnahme (manchmal aber auch Adipositas). Der klinische Befund ist uncharakteristisch, obwohl oft eine bräunliche Hautpigmentierung festzustellen ist und periphere Lymphknotenvergrößerungen zu tasten sind. Nach Jahren der Polyarthritis entwickelt sich langsam eine Steatorrhö mit all ihren in Abschnitt 3.1 geschilderten Folgen. Andere Symptome sind eine Polyserositis, eine chronische Bronchitis und Pneumonie, eine Endokarditis, die sogar einen Klappenersatz erforderlich machen kann, Perikarditis, infarktverdächtige EKG-Veränderungen. Beim Befall des zentralen Nervensystems sind typisch ein amnestisches Syndrom, Blicklähmung besonders nach oben, Myoklonus, tonisch-klonische Anfälle, Nystagmus, Ataxie, entzündliche Veränderungen im Auge. Seltener ist ein gestörter Schlaf-Wach-Rhythmus, meningitische Zeichen, eine Polydipsie, Papillenödem u. a. (26, 27).

3.4.5 Untersuchungsmethoden

Als typische, aber natürlich unspezifische *Laborkonstellation* kann gelten: beschleunigte Blutsenkungsgeschwindigkeit, hypochrome Anämie, Leukozytose, eventuell mit Linksverschiebung, erniedrigtes Serumeisen, Hypalbuminämie und – den Verdacht bestärkend – Steatorrhö. In späteren Stadien verschwindet die Leukozytose, die Folgen von exsudativer Enteropathie und Malabsorption werden evident. Der wichtigste diagnostische Schritt ist eine *Biopsie* aus der *Jejunalschleimhaut* ähnlich wie bei der Zöliakie. Aus Autopsiestudien ist bekannt, daß das Duodenum nicht immer befallen ist, so daß eine endoskopische Duodenumbiopsie bei negativem Ergebnis nicht aussagekräftig genug ist. Die Dünndarmbiopsie sollte nicht nur bei der Kombination aller der oben genannten Symptome und Befunde durchgeführt werden, sondern bei jedem Mann mit seronegativer, chronisch nicht destruierender Polyarthritis, bei chronisch ungeklärter Entzündungskonstellation, bei ungeklärter Steatorrhö oder Hypalbuminämie, bei Patienten mit Blicklähmung, eventuell mit Merkfähigkeitsverlust, bei chronischer Perikarditis, bei chronisch „rheumatischen Herzklappenvitien" jeweils unklarer Ursache. Da bei der zerebralen Manifestation die Dünndarmbiopsie negativ sein kann, sollte bei Verdacht auf zerebralen Befall mehrmals versucht werden, ob sich nicht zytologisch aus dem Liquor cerebrospinalis SPC-Zellen gewinnen lassen (27). Auch Hirnbiopsien sind mit Erfolg durchgeführt worden.

Spezifische *Röntgenbefunde* fehlen; in fortgeschrittenen Fällen beobachtet man prominente Falten im Dünndarm bei verminderer Kontrastmittelhaftung, und gelegentlich wird der Dünndarm durch mesenteriale Lymphknoten verlagert oder imprimiert, was sich als rundliche Pelotteneffekte am mesenterialen Jejunumansatz darstellen läßt.

3.4.6 Differentialdiagnose

Bei der Vielgestaltigkeit des Krankheitsbildes kommen alle Formen der Malassimilation, aber auch viele Formen der chronischen Polyarthritis in Betracht, bei lang anhaltenden Lymphknotenschwellungen, bei chronischer Endokarditis und bei Symptomen des Hypothalamus ist unter anderem auch an einen Morbus Whipple zu denken.

3.4.7 Therapie

Unter antibiotischer Therapie bessern sich bereits nach einwöchiger Behandlung die intestinalen, rheumatischen und kardiopulmonalen Symptome. Später normalisieren sich Laborwerte und Malabsorptionssyndrom; die extrazellulären Bakterien verschwinden, während die SPC-Zellen mit mehr oder weniger weit abgebauten Bakterienresten sich meist erst nach 1- bis 3jähriger Therapie zurückbilden oder in seltenen Fällen jahrelang zu finden sind. Wird das Antibiotikum vorzeitig abgesetzt, kündigt sich das Rezidiv durch das Wiederauftreten freier Bakterien an. Als Antibiotika werden Tetracycline eingesetzt; nach meiner Erfahrung sind mit Co-trimoxazol® gute Ergebnisse zu erzielen. Da neurologische Symptome während der Tetracyclinbehandlung auftreten oder zunehmen können, obwohl sonst die Zeichen der Krankheit verschwinden, ist vermutet worden, daß die schlecht liquorgängigen Tetracycline bei nichtentzündlich alterierten Meningen die Bakterien und SPC-Zellen im Zerebrum nicht erreichen. Deshalb wird empfohlen, liquorgängige Antibiotika in der Anfangsphase (Chloramphenicol oder Minocyclin) und als Dauertherapie Co-trimoxazol® zu verwenden. Symptomatische Therapie bei Exsikkose, Malabsorptionssyndrom, kardiopulmonalen Komplikationen oder hirnorganischen Anfällen darf nicht vernachlässigt werden. Corticosteroide scheinen keine Wirkung zu haben. Weiterführende Angaben und Literatur finden sich bei (19).

3.5 Kohlehydratintoleranz

3.5.1 Laktoseintoleranz

3.5.1.1 Definition und Inzidenz. Es handelt sich um eine Durchfallerkrankung aufgrund reduzierter oder fehlender Aktivität der Bürstensaumdisaccharidase-Laktase. Dieser Mangel führt zu Malassimilation des Milchzuckers. Man unterscheidet primäre und sekundäre

Dünndarm

Formen. Bei der erworbenen, primären Laktoseintoleranz handelt es sich um einen genetischen Defekt, der auch bei langjähriger Laktosefütterung nicht reversibel ist. Sehr selten ist der kongenitale primäre Laktasemangel, der sich im Säuglingsalter manifestiert. Die erworbene, primäre Laktoseintoleranz findet sich bei 40 bis 100 % der autochthonen erwachsenen Bevölkerung der Tropen und Subtropen, aber nur bei weniger als 10 % der Nordeuropäer. Diese Form der Laktoseintoleranz wird im Verlauf der ersten 2 Lebensjahrzehnte manifest. Der sekundäre Laktasemangel ist Folge einer anderen Darmerkrankung (s. 3.5.1.2).

3.5.1.2 Ätiologie und Pathogenese. Während bei der primären nichtkongenitalen Form die Säuglinge das Enzym besitzen und Milch vertragen, kommt es nach Verlust der Laktase beim Erwachsenen nach Zufuhr von Laktose zu einer heftigen wäßrigen Diarrhö. Der nichtabsorbierte Milchzucker wird im unteren Dünndarm und Dickdarm bakteriell zu Milchsäure und anderen kurzkettigen Fettsäuren sowie zu CO_2 und H_2 abgebaut. Diese Moleküle und die nichtabsorbierte Laktose erhöhen die Osmolarität im Darmlumen, führen zum Einstrom von Wasser und so zu Diarrhöen. Die Gase bewirken Meteorismus. Morphologisch finden sich im Dünndarmepithel keine Besonderheiten.
Bei der sekundären Form kommt es im Rahmen einer akuten oder chronischen Dünndarmerkrankung, z. B. bei der Sprue, Morbus Crohn oder einer infektiösen Diarrhö, zu einer meist reversiblen Verringerung der Laktase und zur Laktoseintoleranz. Nach Dünndarmresektion kann eine Laktoseintoleranz irreversibel (durch Verlust der Bürstensaumoberfläche) manifest werden.

3.5.1.3 Klinik. Nach Zufuhr einer individuell unterschiedlich großen Menge Milchzuckers kommt es innerhalb von Minuten zu Blähungen, lauten Darmgeräuschen und zur wäßrigen Diarrhö. Der Stuhl ist sauer. Während beim Erwachsenen kaum weitergehende Störungen zu beobachten sind, kann es beim Kind zu einer schweren Gedeihstörung mit Azidose, Laktosurie und Steatorrhö kommen.

3.5.1.4 Untersuchungsmethoden. *Laktosetoleranztest:* Es werden 50 g Laktose in 400 ml Wasser oral verabreicht. Bei Laktoseintoleranz kommt es zu den geschilderten Symptomen. Der Blutzucker steigt um weniger als 20 mg % an, das Stuhl-pH liegt unter 5. An einem anderen Tag werden 25 g Glukose, gemischt mit 25 g Galaktose, verabreicht. Es treten keine Symptome auf, die Blutglukose steigt an.

Im frischen Dünndarmschleimhautbiopsat läßt sich die *Laktaseaktivität* quantitativ bestimmen.

Beim *^{14}C-Laktoseexhalationstest* steigt die ^{14}C-Ausatmung nicht an, wenn die Laktose nicht gespalten und resorbiert werden kann. Der Test kann mit der oralen Laktosebelastung kombiniert werden.

H_2-Exkretionstest: Hierbei wird die von Bakterien produzierte H_2-Exhalation nach 50 g Laktose gemessen, die bei Laktoseintoleranz ansteigt.

Praktisches Vorgehen: Beim Erwachsenen liefert die Anamnese die wichtigsten Hinweise; zu weiteren Sicherungen ist der Laktosetoleranztest ausreichend. Er spiegelt außerdem am besten die klinische Konsequenz des Enzymdefekts wider.

3.5.1.5 Differentialdiagnose. Die Differentialdiagnose ist die der wäßrigen Diarrhö (s. 3.3.6). Besonders schwierig ist häufig eine Abgrenzung zum irritablen Kolon. Hinter einem irritablen Kolonsyndrom verbirgt sich manchmal eine Laktoseintoleranz, aber viel häufiger ist es umgekehrt, d. h. es wird ein Reizkolon unnötigerweise mit laktosefreier Diät behandelt.

3.5.1.6 Therapie. Die Therapie besteht in Vermeidung von Laktose, wobei die Empfindlichkeit der Patienten sehr unterschiedlich ist. Manche tolerieren 20, andere nur 3 g Laktose. Für ein rationales Vorgehen ist darüber hinaus die Kenntnis des Laktose- und Laktasegehalts der Milch und deren Produkte erforderlich. In der Milch findet sich etwa 4,6 g % Laktose, im Joghurt etwa 6 g % (da häufig Milch nach der Gärung wieder zugesetzt wird), im Magerquark 3 und im Käse 1 bis 2 g %. Joghurt enthält aber zudem oft Laktase, die im alkalischen Dünndarmmilieu den restlichen Milchzucker spaltet und so erträglich macht (53). Ein striktes, uniformes Verbot von Milch und Milchprodukten ist deshalb meist nicht notwendig. Bei vielen Patienten ist der Laktasemangel nur relativ, sie vertragen kleine Mengen problemlos. Bedenkenswert ist, daß Laktose in Milchtrockenpulver enthalten ist, welches bei Fertignahrungsmittel, aber auch bei Tabletten, Dragees und Elementardiäten verwandt wird.

Beim erwachsenen Europäer handelt es sich um eine lästige, aber gutartige Erscheinung. Bei Kindern und Tropenbewohnern, die Milchpulver als Nahrung erhalten, können die Diarrhöen zu lebensgefährlichen Komplikationen führen.

3.5.2 Saccharoseintoleranz

Eine andere, sehr viel seltenere Form der Kohlehydratintoleranz ist eine Saccharoseintoleranz, wobei es nach Zufuhr von Saccharose zur Diarrhö kommt. Meist verliert sich diese Störung beim Erwachsenen. Die Diagnostik erfolgt mit Hilfe eines Belastungstests analog dem Laktosetest. Der Enzymdefekt kann in der Dünndarmbiopsie nachgewiesen werden; bezüglich der anderen Formen der Bürstensaumenzymopathien wird auf Speziallliteratur verwiesen (12).

3.6 Dünndarmtumoren

3.6.1 Karzinoide

Unter Karzinoid im weiteren Sinne versteht man jeden endokrinen Tumor des Gastrointestinaltrakts (und des Bronchialbaums). Heute unterscheidet man aber Karzinoide im engeren Sinne, die argentaffinen Karzinoide, die sich im wesentlichen mit den serotoninproduzierenden Karzinoiden decken, und die nichtargentaffinen Karzinoide, die Peptide produzieren und danach genannt werden. Die serotoninproduzierenden Karzinoide finden sich schwerpunktmäßig im Ileum (und in der Appendix), die peptidhormonproduzierenden Karzinoide (hauptsächlich) im Pankreas, aber auch im Duodenum. Die Inzidenz der Karzinoide allgemein liegt bei etwa 1 pro 100 000 pro Jahr. Die Karzinoide des Kolons sind hormoninaktiv.

3.6.1.1 Die serotoninbildenden (argentaffinen) Karzinoide des Ileums.

Ätiologie. Die Ätiologie dieser Tumoren ist nicht bekannt; sie scheinen von der enterochromaffinen Zelle der Darmschleimhaut auszugehen.

Pathologie. Dünndarmkarzinoide messen meist zwischen 3 und 30 mm, in etwa 1/3 der Fälle treten sie multipel auf. Ihre Schnittfläche ist gelblich, und oberflächlich sehen sie wie gutartige Tumoren aus. Sie werden von einer intakten Schleimhaut bedeckt, wachsen aber an der Basis infiltrativ. Große Tumoren können exulzerieren. Typisch ist eine bindegewebige Umgebungsreaktion mit Raffung der umliegenden Strukturen. Das Dünndarmkarzinoid bildet im Gegensatz zum Appendixkarzinoid häufig Metastasen, die sich zunächst in regionären Lymphknoten, später im Mesenterium, im Netz, im Peritoneum und der Leber ausbreiten. Große Tumoren haben wesentlich häufiger Metastasen als kleine; auch Fernmetastasen sind recht häufig. Lichtmikroskopisch beobachtet man runde oder polygonale gleichförmige Zellen, die solide Nester bilden. Histochemisch soll hier lediglich die Argentaffinität erwähnt werden, die darin besteht, daß Silbersalze ohne Zusatz eines Reduktionsmittels zu metallischem Silber reduziert werden. Die meisten (aber nicht alle) argentaffinen Tumoren produzieren Serotonin (Abb. 3.13). Immunhistologisch findet sich außerdem häufig Substanz P, Enteroglukagon; elektronenmikroskopisch sieht man Zellen, die weitgehend den intestinalen enterochromaffinen Zellen gleichen.

Biochemie und Pathophysiologie. Aus Dünndarmkarzinoiden lassen sich außer Serotonin auch 5-Hydroxytryptophan, Kallikrein, Prostaglandine, Enteroglukagon, Substanz P, sowie Dopamin und Noradrenalin extrahieren. Diese Substanzen sind verantwortlich für das Karzinoidsyndrom.

Klinik und Symptome. Das Dünndarmkarzinoid als Tumor äußert sich erst spät. Es kann sich dann als Ileus oder durch eine enterale Blutung bemerkbar machen. In anderen Fällen führen regionale oder hepatische Metastasen zur Entdeckung eines Dünndarmkarzinoms. Mit Hilfe ihrer endokrinen Kapazität können Dünndarmkarzinoide eine eigenartige und komplexe Symptomatik erzeugen: das Karzinoidsyndrom. Bei

Dünndarm

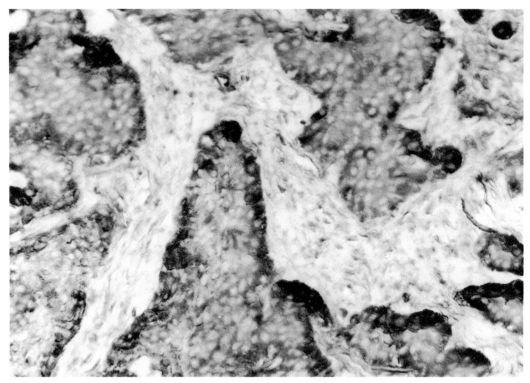

Abb. 3.13: Immunhistologische Darstellung eines Ileumkarzinoids mit der Peroxydase-Antiperoxydasemethode und einen Serotoninantikörper. Man erkennt die dunkel gefärbten, nest- und zapfenartig angeordneten Serotonin enthaltenden Zellen, dazwischen Stroma.

95% der Patienten mit diesem Syndrom ist ein ausgedehnter Tumor mit Lebermetastasen vorhanden. Wenn bei einem Tumor, der sich auf Darm und Peritoneum beschränkt, ein Karzinoidsyndrom auftritt, handelt es sich um eine sehr große Geschwulst. Man nimmt an, daß die vom Karzinoid an das Pfortadersystem abgegebenen Substanzen in der Leber rasch inaktiviert werden, so daß sie im großen Kreislauf nicht wirksam werden können. Lediglich die von Metastasen in der Leber oder extraintestinal gelegenen Karzinoiden gebildeten Substanzen gelangen direkt in den großen Kreislauf. Beim Karzinoidsyndrom treten die Symptome zunächst anfallsweise in Erscheinung, im späteren Verlauf kommt es auch zu permanenten Krankheitsfolgen. Die eindrucksvollste der paroxysmalen Erscheinungen ist der Flush. Es handelt sich um eine anfallsartig auftretende purpurrote Verfärbung der oberen Körperhälfte. Dieses Phänomen ist vermutlich durch Bradykinin bedingt, welches durch das Enzym Kallikrein aus Kininogenen entsteht. Als zweithäufigstes anfallsweise auftretendes Symptom ist die Diarrhö zu nennen. Hierbei sind Episoden mit starkem Stuhldrang 2- bis 3mal täglich typisch, es können aber auch bis zu 20 Entleerungen auftreten. Häufig sind damit krampfartige Bauchschmerzen, laute Darmgeräusche sowie explosive Defäkationen verbunden. Die Darmentleerung kann mit einem Flush kombiniert sein. Hier scheinen vor allem Serotonin, Prostaglandine und Substanz P pathogenetisch beteiligt zu sein; seltener sind Asthmaattacken, welche häufig zusammen mit Tachypnoe und Flush auftreten; ihnen liegt eine reversible, selten aber auch eine chronisch intermittierende Bronchokonstriktion zugrunde. Dabei kann es zu schweren Asthmaanfällen kommen, pathogenetisch kommen hier Serotonin und Substanz P in Frage. Bei den Dauerfolgen ist zunächst eine Endokardfibrose vor allem im rechten Vorhof an der Trikuspidal- und Pulmonalklappe zu nennen, die sich klinisch meist in einer Pulmonalstenose äußert. Fibrosierungen ähnlicher Art entstehen auch in der näheren Umgebung von Karzinoidknoten, so im Peritoneum und im Mesenterium. Pathogenetisch ist gezeigt worden, daß sich mit Serotonin Fibrosen erzeugen lassen. Teleangiektasien, permanente Zyanose und Hautrötungen, besonders im Gesicht, werden als Folge der Dauerintoxikation mit vasodilatierenden Substanzen angesehen.

Untersuchungsmethoden, Differentialdiagnose. Bei Dünndarmileus, Blutung aus dem Dünndarm, abdominellen hepatischen, aber auch Fernmetastasen ist an ein Karzinoid zu denken. Schwierigkeiten bereitet oft die Differentialdiagnose des Karzinoidsyndroms. Am häufigsten in der Differentialdiagnose ist wohl das fleckförmige, psychisch ausgelöste Gesichts- und Halserythem bei „Erythema e pudore" zu erwähnen.
Die ergiebigste Labormethode beim Karzinoidsyndrom ist die Bestimmung der 5-Hydroxyindolessigsäure im 24-Stunden-Urin. Werte über 25 mg beweisen eine Überproduktion. Der Serotoninmetabolit bleibt lediglich im angesäuerten Harn (pH 3) stabil; eine große Liste von Medikamenten und Früchten können falsch positive Ergebnisse verursachen, beides muß während der Sammelzeit vermieden werden. Die Frage, ob die Serotonin- oder Substanz-P-Bestimmung im Blut aussagekräftiger ist, kann noch nicht beantwortet werden.
Mit Röntgen und Endoskopie kann man den Primärtumor selten als glatten rundlichen Polypen im Ileum entdecken. Die Arteriographie zeigt meist einen gefäßreichen Tumor; zum Nachweis von Lebermetastasen sind Sonographie, Computertomographie und Laparoskopie nützlich.

Therapie. Wenn es gelingen sollte, ein Dünndarmkarzinoid zufällig oder aufgrund seiner Symptomatik als polypoiden Tumor zu diagnostizieren, ist die chirurgische Therapie mit möglichst radikaler Exzision auch der regionalen Metastasen die Behandlung der Wahl. Stellt man die Diagnose aufgrund eines Karzinoidsyndroms, d. h. bestehen Lebermetastasen, dann ist die Entfernung des Primärtumors nur indiziert, wenn er lokale Komplikationen verursacht. Die wesentliche Frage ist aber in dieser Situation, ob es möglich ist, Lebermetastasen zu entfernen oder ihre Masse zu verkleinern (88). Auch eine Tumorverkleinerung kann eine nachhaltige Besserung z. B. der Herzerkrankung, des Flushs oder der Durchfälle bewirken. Zur spezifischen pharmakologischen Therapie beim Karzinoidsyndrom stehen verschiedene Substanzen zur Verfügung. Man kann versuchen, mit Parachlorphenylalanin (2 bis 4 g/die Fenclonine in 3 bis 4 Einzeldosen) die Serotoninsynthese zu hemmen; des weiteren kann man mit dem Serotoninantagonisten Methysergidmaleat und Cyproheptadin die Durchfälle vermindern (Deseril® 6 bis 24 mg/die per os oder Nuran® bzw. Periactinol® 6 bis 20 mg/die per os). Außerdem kann man versuchen, mit Phenoxybenzamin (Dibenzyran®) 10 bis 30 mg/die oder Alpha-Methyldopa (Presinol® 1 bis 2 g/die) die Flushanfälle zu lindern. Neuerdings wird auch der Serotoninantagonist Ketanserin eingesetzt. Als zytostatische Therapie bei Patienten mit nicht resezierbaren Tumoren und ausgeprägter, sonst nicht zu beeinflussender Symptomatik wird eine Kombination aus Streptozotozin, Fluorouracil und Adriamycin empfohlen. Die Erfolge sind nicht eindrucksvoll. Die Strahlentherapie ist ebenfalls wenig effektiv; bei Knochenmetastasen wirkt sie analgetisch. Die Prognose beim nicht resezierbaren Karzinoid ist ungünstig.

3.6.1.2 Peptidhormonproduzierende Tumoren (Karzinoide) des Duodenums. Hier sind duodenale Gastrinome beschrieben worden, die ein klassisches Zollinger-Ellison-Syndrom verursachen. Man kann diese Tumoren endoskopisch entdecken, durch Biopsie und Immunhistologie mit Gastrinantiserum nachweisen und endoskopisch entfernen. Bei der Lokalisationsdiagnostik sind konventionelle Röntgenkontrastdarstellungen des Duodenums, Sonographie und Computertomographie häufig negativ. Effektiver sind Duodenoskopie, Doppelkontrastduodenographie und selektive Arteriographie. Der spezifische Nachweis kann durch transhepatische Phlebographie und Blutentnahme aus den gastroduodenopankreatischen Venen mit Gastrinbestimmung geführt werden (4, 22). Die Therapie, wenn möglich, ist chirurgisch. Ähnliches gilt für die sehr seltenen duodenalen Somatostatinome und Glukagonome. Weiterführende Literatur und Angaben finden sich bei (21, 30).

3.6.2 Gutartige Tumoren des Dünndarms

Hier sind Adenome, villöse Adenome, Brunneriome, Leiomyome, Lipome, Hämangiome, Lymphangiome, Neurinome, Neurofibrome, Ganglioneurome zu erwähnen, die entweder zufällig entdeckt werden oder sich durch eine Lumenobstruktion oder eine Blutung manifestieren. Im Duodenum kann man versuchen, diese Tumoren endoskopisch zu entfernen, wenn sie polypös wachsen, sonst ist die Therapie chirurgisch. Differenziert werden muß der entzündliche Pseudotumor, der z. B. bei Morbus Crohn mehrere Zentimeter groß werden kann und der keinerlei maligne Potenz aufweist. Ein seltener nichtneoplastischer Tumor ist das eosinophile Granulom (72).

3.6.3 Bösartige Tumoren des Dünndarms

Hier ist an erster Stelle das *Adenokarzinom* zu nennen, das 0,3 % aller bösartigen Tumoren des Gastrointestinaltrakts ausmacht und sich meist im Duodenum, seltener im unteren Dünndarm befindet. Symptome sind Obstruktion oder Blutung. Gehäuft finden sich solche Karzinome bei Morbus Crohn und Morbus Gardner, aber auch bei der Sprue. Diagnostische und therapeutische Wege gehen meist von der Röntgendiagnostik zur Chirurgie. Die Fünfjahresheilung beim Duodenalkarzinom liegt beim resezierbaren Tumor zwischen 14 und 44 %. Zur Chemotherapie siehe (48).

Das *Leiomyosarkom* verteilt sich gleichmäßig auf oberen und unteren Dünndarm. Es entwickelt sich vor allem extraluminal; mit einer Fünfjahresheilung von 50 % nach Resektion ist zu rechnen.

Karzinome verschiedener Organe wie Kolon, Pankreas oder Magen können direkt auf den Dünndarm übergreifen, diesen infiltrieren oder das Darmlumen verlegen. Hervorzuheben ist, daß das Melanom Absiedlungen im Dünndarm, an der Serosa und auch in der luminalen Seite verursachen kann. Die Diagnose ist bei entsprechenden Umständen radiologisch zu stellen. Diese Metastasen äußern sich durch Lumenobstruktion oder Blutung. Zusätzliche Angaben bei (78).

3.6.4 Polyposen des Dünndarms

3.6.4.1 Peutz-Jeghers-Syndrom.
Es handelt sich um die Trias abnorme Lippen- und Gesichtspigmentierung, intestinale Polypose und familiäres Auftreten. Der Erbgang ist autosomal dominant. Die Pigmentflecken bestehen aus glatten, im Haut- oder Schleimhautniveau gelegenen dunkelbraunen bis blaubraunen Herden, die bis zu 1 cm Größe erreichen. Häufigste Lokalisation ist an der Lippe, der Wangenschleimhaut und perioral, aber auch um die Augen und perinasal. Bei mehr als 50 % der Patienten ist der Dünndarm befallen, Kolon und Rektum in 30 % und der Magen in 25 % der Fälle. Histologisch besitzen die Polypen des Peutz-Jeghers-Syndroms alle Gewebselemente, die normalerweise in der intestinalen Schleimhaut vorkommen, wie Zylinderepithel, Becherzellen, Panethsche Körnerzellen und argentaffine Zellen. Beim Peutz-Jeghers-Polyp handelt es sich um ein Hamartom. Die Hauptsymptome sind abdominelle krampfartige Schmerzen und intestinale Blutungen.

Therapie und Prognose. Nach genauer Kenntnis der Verteilung der Polypen im Gastrointestinaltrakt ist eine endoskopische Polypektomie an den zugänglichen Abschnitten anzustreben. Operationen sollten nur bei Komplikationen durchgeführt werden. Klinisch stumme Polypen sollten belassen werden. Die Prognose wird vom Malignitätsrisiko bestimmt, welches sehr unterschiedlich angegeben wird. Die Koinzidenz von Magen-, Duodenal-, Kolon- und Dünndarmkarzinomen mit Peutz-Jeghers-Syndrom ist häufiger als bei der sonstigen Bevölkerung; die Entartung eines Peutz-Jeghers-Polypen im Dünndarm ist aber dennoch eine Rarität.

3.6.4.2 Gardner-Syndrom.
Hierbei wird das Krankheitsbild durch die obligat zum Karzinom führende Dickdarmpolypose bestimmt, allerdings sind eine Reihe von peripapillären duodenalen Karzinomen und malignen entarteten Ileumkarzinomen beschrieben worden.

3.6.4.3 Cronkhite-Canada-Syndrom.
Hierbei handelt es sich um eine den gesamten Gastrointestinaltrakt befallene Polypose, gekennzeichnet durch Diarrhö, bräunliche Hautpigmentierung, Alopezie und Nagelatrophie. Die Diarrhöen

können sehr schwerwiegend sein. Blut- und Schleimabgang sind häufig; es kann eine Hypalbuminämie und Hypokalzämie auftreten. Zwei Drittel der Patienten weisen Polypen im Dünndarm auf. Die Diagnose ist endoskopisch durch Untersuchung des oberen und unteren Gastrointestinaltrakts zu stellen. Eine kausale Therapie ist nicht bekannt; in einem Fall kam es unter 10wöchiger Sondenkost zu einer vollständigen Remission (75). Weiterführende Angaben finden sich bei (66).

3.6.5 Lymphome des Dünndarms

3.6.5.1 Primäre Nicht-Hodgkin-Lymphome des Dünndarms.
Fünf bis 15% der Nicht-Hodgkin-Lymphome manifestieren sich primär im Bereich des Gastrointestinaltrakts, wobei der Dünndarm in 30% der Fälle betroffen ist. Die Symptome sind – wie bei allen Tumoren – Zeichen der Lumenobstruktion **(Abb. 3.14)**, der Blutung, gelegentlich Perforation, Intussuszeption oder Diarrhö.

Pathologie. Intestinale Lymphome wachsen überwiegend monolokulär; sie können dabei exophytisch-ulzerös mit Randwall wachsen oder diffus infiltrieren mit Wandstarre.

Therapie. Zunächst hat eine Stadieneinteilung zu erfolgen. Bei lokal begrenzten Nicht-Hodgkin-Tumoren wird eine Resektion empfohlen, da dadurch tumorbedingte Komplikationen wie Blutung oder Stenose vermindert werden. Bei *niedrigem Malignitätsgrad* sollte der Operation eine Strahlentherapie folgen, deren Ausdehnung abhängig sein sollte von der lokalen oder regionalen Ausbreitung des Tumors. Bei Inoperabilität kann das Lymphom primär bestrahlt werden. Bei regionaler Ausbreitung kann, bei Generalisierung sollte eine Kombinationschemotherapie erfolgen, wenn es der Gesamtzustand des Patienten erlaubt. Bei der Behandlung von Lymphomen *hoher Malignität* ist im allgemeinen eine Chemotherapie angezeigt, bei lokalisiertem Befall Radio- und Chemotherapie.

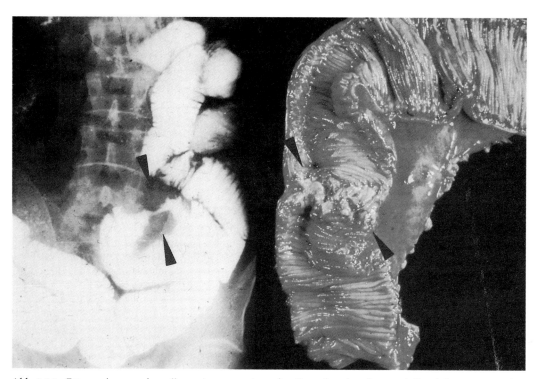

Abb. 3.14: Röntgenkontrastdarstellung eines stenosierenden Dünndarmlymphoms mit Resektionspräparat. Stenose ▶ ◀

3.6.5.2 Alphakettenerkrankung (immunoproliferative Dünndarmerkrankung).

Hierbei handelt es sich um eine lymphoproliferative Erkrankung mit verplumpten Dünndarmzotten, die bei Bewohnern des Mittelmeerraumes vorkommt und mit den Symptomen einer chronischen Malabsorption einhergeht. Die Krankheit geht von einem abnormen Klon der B-Lymphozyten des intestinalen, IgA sezernierenden Immunsystems aus. Histologisch findet man die Lamina propria des oberen Dünndarms und die mesenterialen Lymphknoten von lymphoplasmazytoiden Zellen infiltriert, wobei diese Phase über Monate und Jahre anhalten kann bis zur Entstehung eines malignen Lymphoms. Inkomplette Alphaketten sind nicht immer nachweisbar. In der Frühphase werden diese Patienten erfolgreich mit Antibiotika behandelt, in den Spätstadien wird Chemotherapie angewandt (1, 49). Weitergehende Angaben zu Dünndarmlymphomen finden sich bei 31, 39, 81.

3.7 Kurzdarmsyndrom

3.7.1 Definition und Ätiologie

Unter Kurzdarmsyndrom verstehen wir die metabolischen und nutritiven Konsequenzen einer ausgedehnten Darmresektion. Ohne schwere Folgen kann aus dem mittleren Dünndarm bis etwa 50% der Länge entfernt werden. Bei Exstirpation kürzerer Abschnitte des Duodenums und oberen Jejunums oder des Ileums können jedoch schwerwiegende Störungen auftreten. Ein intaktes Duodenum mit mindestens 20 bis 30 cm Jejunum ist unabdingbar für ein Überleben ohne langfristige parenterale Ernährung.

3.7.2 Pathophysiologie und Pathologie

Bei Resektion des Duodenums und oberen Jejunums sind hauptsächlich die Aufnahme von Zucker, Elektrolyten (hier besonders Kalzium, Eisen, Natriumchlorid) und Wasser beeinträchtigt.
Bei einer ausgedehnten Resektion von Jejunum und Ileum steht zunächst die mangelnde Resorption von Wasser im Vordergrund, die gestörte Aufnahme von Zucker, Eiweiß und Fetten macht sich erst später bemerkbar.

Die Resektion des Ileums interferiert hauptsächlich mit der Absorption von Gallensäuren und Vitamin B_{12}. Da die Ileumresektion die häufigste Ursache des Kurzdarmes ist, soll sie ausführlicher besprochen werden. Bei kurzstreckiger Ileumresektion werden Gallensäuren ins Kolon verloren, wo sie eine wäßrige Diarrhö erzeugen. Vermehrte hepatische Synthese gleicht den Verlust aus. Es handelt sich um ein *kompensiertes Gallensäureverlustsyndrom*. Bei Resektion von mehr als 1 m Ileum reicht die Gallensäuresynthesekapazität der Leber nicht aus. Es kommt zum *dekompensierten Gallensäureverlustsyndrom*. Da nicht mehr genügend Gallensäuren zur Mizellenbildung zur Verfügung stehen, tritt zur Diarrhö eine Steatorrhö. Resektion der Ileozökalklappe hat eine Keimaszension und vermehrte bakterielle Dünndarmbesiedlung zur Folge – manchmal entsteht daraus ein komplizierendes Blindsacksyndrom (s. 3.3). Bei zusätzlicher Kolonresektion wird der Wasserverlust ein besonderes Problem.

Mitigierend wirkt die Adaptationsfähigkeit des Restdarms, welche durch intraluminalen Chymus angeregt wird. Es entwickelt sich im Verlauf weniger Monate eine Schleimhauthyperplasie mit einer Zunahme von Lumen und Länge. In der Pathogenese ungeklärt ist die bei etwa der Hälfte der Fälle mit ausgedehnter Dünndarmresektion folgende gastrale Hyperchlorhydrie.

3.7.3 Klinik

Ileumresektionen bis zu einer Länge von etwa 50 bis 60 cm werden besonders von jungen Patienten nach kurzer Eingewöhnungszeit meist gut vertragen. Nach einer ausgedehnteren Dünndarmresektion kann eine Panmalabsorption auftreten, wobei zunächst die wäßrige Diarrhö mit drohender Exsikkose im Vordergrund steht. Wenn nicht behandelt, kommt es in kurzer Zeit zu einem rapiden Gewichtsverlust, später zu Schwäche, Fett- und Muskelschwund. Im weiteren Verlauf treten andere Folgen der Malabsorption (s. 3.1) wie Tetanie, Anämie, Blutungsneigung (Vitamin K-Malabsorption) und Hypalbuminämie auf.
Zehn oder gar 20 wäßrige Entleerungen, z. B. bei Ileumresektion, führen häufig zu sekundären Reizungen und entzündlichen Veränderungen am Anus und an der perianalen Haut. Die Hy-

perchlorhydrie kann zur Inaktivierung der Lipase mit zusätzlicher Steatorrhö und zu einem Ulcus duodeni oder pepticum jejuni führen.

3.7.4 Therapie

Voraussetzung einer erfolgreichen Bilanzierung sind die regelmäßige Feststellung des zentralen Venendrucks, des Körpergewichts, der Urinmenge, des enteralen Flüssigkeitsverlusts, der Elektrolytausscheidung und der Serumwerte von Elektrolyten, pH, Albumin und von Gerinnungsparametern. In den ersten Tagen nach langstreckiger Resektion ist eine volle parenterale Substitution mit Flüssigkeit, Zucker, Aminosäuren und Elektrolyten notwendig, die langsam und stufenweise so bald wie möglich von oraler Nahrungszufuhr abgelöst werden soll. Die enterale Ernährung, entweder oral oder kontinuierlich durch eine transnasal im Duodenum liegende Ernährungssonde (72, 73), sollte anfänglich isoosmolare Mischlösungen von Glukose, Aminosäuren (besser Bi- und Tripeptide) und Salze zuführen, da Glukose sowohl die Natrium- als auch die Aminosäureabsorption fördert. Auch Zucker-Elektrolyt-Lösungen sind brauchbar (s. 3.9). Höher konzentrierte Lösungen bewirken eine osmotische Diarrhö. So empfiehlt sich die Anwendung von Oligosacchariden, durch die einerseits Kalorien zugeführt werden, andererseits die Elektrolyt- und Wasserabsorption gefördert wird. Elementardiäten (Astronautenkost) sind ebenfalls hyperosmolar, so daß sie nur verdünnt angewandt werden können oder in geringen Mengen kontinuierlich durch die Ernährungssonde gepumpt werden müssen. Die Diarrhö kann durch Diphenoxylat (Reasec®), Loperamid (Imodium®) oder Codein reduziert werden. Ein Urinvolumen von mindestens 2 Liter pro Tag sollte angestrebt werden, der Genuß von Milch hat wegen eines möglichen sekundären Laktasemangels mit Vorsicht zu erfolgen. Deshalb sind auch laktosefreie Elementardiäten vorzuziehen. Die Substitution von Vitaminen (A, D, E, K, B_{12}, Folsäure), Kalzium, Magnesium, Eisen, Phosphat und essentiellen Fettsäuren, wenn der Patient ausschließlich mittelkettige Triglyzeride einnimmt, sowie auf lange Sicht die Verordnung von Spurenelementen darf nicht versäumt werden. Meist kann in der Phase der Adaptation im Laufe von Wochen eine zunehmend normale Kost verabreicht werden. Es ist anzustreben, dann zumindest einen Teil der Fettzufuhr als langkettige Fettsäuren vorzunehmen, von Aminosäuren auf Proteine, von Mono- auf Oligo- oder Polysaccharide und ballastreiche Kost überzugehen. Wenn der Patient später feste Nahrung zu sich nimmt, ist es empfehlenswert, die Flüssigkeiten nach einer Mahlzeit zuzuführen, da so der Bolus fester Nahrung im Darm die rasche Passage der Flüssigkeit verzögert und so zu einer besseren Flüssigkeitsaufnahme führt. Die Hyperchlorhydrie sollte keinesfalls chirurgisch, sondern am besten mit einem H_2-Rezeptor-Antagonisten reduziert werden. Eine vermehrte bakterielle Besiedlung des Dünndarms, insbesondere nach Entfernung der Ileozökalklappe, muß erkannt werden (s. 3.3). Bei manchen Patienten mit Morbus Crohn und schwerer Diarrhö nach Resektion ist es weniger der Kurzdarm als vielmehr die entzündliche Veränderung im Restdarm, welche den Durchfall verursacht. Es wäre ein folgenschwerer Fehler, wenn man hier sein Augenmerk lediglich auf die Diätetik richtete und die Unterdrückung des entzündlichen Prozesses unterließe.

Bei einigen Patienten mit ausgedehnter Dünndarmresektion bleibt nur die totale oder partielle parenterale Ernährung. Einzelheiten hierzu müssen der Speziallitteratur entnommen werden (28, 43, 47, 59).

Beim kompensierten Gallensäureverlustsyndrom kann man versuchen, die wäßrige Diarrhö durch orale Gabe des Ionenaustauschers Colestyramin (Quantalan®) oder – mehr experimentell – durch aluminiumhydroxidhaltige Antazida (Aludrox®) zu verringern. Oft läßt sich durch Cholestyramin die Stuhlfrequenz reduzieren, allerdings kann es dabei zu einer Verarmung an Gallensäuren und zu einer erheblichen Steigerung der Steatorrhö kommen. In diesem Fall des dekompensierten Gallensäureverlustsyndroms sind die Nahrungsfette durch mittelkettige, gallensäureunabhängig resorbierbare Triglyzeride (MCT, Ceres Margarine bzw. Öl, etwa 40 g/die) zu ersetzen. Fettlösliche Vitamine müssen parenteral substituiert werden. Chronischer Gallensäureverlust kann zu Cholesteringallensteinen infolge gesteigerter Lithogenität der Galle führen.

Eine besondere Aufmerksamkeit erfordert die enterale Hyperoxalurie, die als Folge einer Dünndarmresektion auftritt, wenn das Kolon erhalten ist. Nicht absorbierte Fette und Gallensäuren verursachen eine vermehrte Absorption von Oxalsäure aus dem Kolon, die renal ausgeschieden wird. Therapeutisch sollte also bei Patienten mit Hyperoxalurie bei Steatorrhö reichlich Flüssigkeitszufuhr erfolgen, um das Urinvolumen zu erhöhen, sowie oxalatarme Kost verabreicht werden. Dabei sind Rhabarber, Mangold, rote Rüben und Kakao zu vermeiden. Orale Kalziumzufuhr bildet unlösliches Kalziumoxalat und reduziert so die Hyperoxalurie. Colestyramin bindet Gallensäuren und vermag auch so die vermehrte Aufnahme der Oxalsäure im Kolon zu reduzieren (13).

Bei ausgedehnter Ileumresektion ist mittels Schilling-Test zu prüfen, ob Vitamin B_{12} resorbiert werden kann; gegebenenfalls ist Substitution erforderlich.

3.7.5 Prognose

Die Prognose hängt von der Länge und Funktion des verbliebenen Darmes ab und außerdem von der Grundkrankheit, die die Resektion notwendig machte. In spezialisierten Einheiten ist bei subtotaler Dünndarmresektion mit parenteraler Ernährung zu Hause ein jahrelanges Überleben erreicht worden. Weitere Angaben zum Kurzdarmsyndrom finden sich bei (36, 43, 46, 47, 70, 82).

3.8 Vaskuläre Darmerkrankungen
(s. auch Kapitel 7)

3.8.1 Durchblutungsstörungen

Der Dünndarm wird über 3 arterielle Gefäße versorgt: Truncus coeliacus, Arteria mesenterica superior und Arteria mesenterica inferior. Die beiden ersten sind über pancreaticoduodenale Gefäße, die letzten über die Riolansche Anastomose verbunden. Diese Anastomosen werden hauptsächlich bei langsam stenosierenden Gefäßprozessen wirksam.

3.8.1.1 Mesenterialarterienverschluß.
Beim akuten Mesenterialarterienverschluß kommt es zur Darmischämie und zum Infarkt. Ursachen sind am häufigsten kardiale Embolien, Cholesterinembolien bei schwerer Arteriosklerose oder auch die Mesenterialarterienthrombose.

Pathophysiologie und Klinik. Sofort nach dem Verschluß tritt ein Gefäßspasmus auf, der Patient erleidet einen akut beginnenden Dauerschmerz, der anfänglich aber auch kolikartig sein kann, ohne daß Druckschmerz oder Abwehrspannung festzustellen wäre. Die Darmperistaltik ist zunächst nicht gestört. Nach 1 bis 2 Stunden kommt es zu einem Intervall („fauler Frieden"), dem nach 2 bis 12 Stunden die Durchwanderungsperitonitis mit paralytischem Ileus folgt. Blutige Diarrhöen und Schock zeigen die Darmnekrose an.

Untersuchungsmethoden. Die Anamnese liefert Hinweise auf eine Emboliequelle oder eine chronisch intermittierende Ischämie mit Angina abdominalis als Risikofaktoren. Das Labor zeigt frühzeitig eine ausgeprägte Leukozytose, die Serum- und Urinamylasen sind meist erhöht. In der Frühphase, solange noch keine Peritonitis besteht, ist eine selektive Arteriographie mit seitlicher Aufnahme zur Sicherung von Diagnose, Lokalisation und zur Festlegung weiterer Therapiemöglichkeiten angezeigt. In der Röntgenleeraufnahme kann man in der Spätphase die unbeweglichen, ödematös verdickten Darmschlingen sehen.

Therapie. In der Frühphase gibt die Embolektomie oder eine Revaskularisierungsoperation die Chance auf Erhalt des Darmes. Später wird eine Darmresektion notwendig, der gelegentlich in einer „second look"-Operation 24 Stunden später eine Nachresektion folgen muß. Wird die Resektion überlebt, tritt meist ein Kurzdarmsyndrom auf. Die Letalität des akuten Mesenterialinfarkts liegt zwischen 80 und 100 %.

3.8.1.2 Nichtokklusive intestinale Ischämie.
Definition und Pathophysiologie. Bei Einengung der Mesenterialarterien kann es bei akut verminderter Perfusion zu einer reversiblen oder auch irreversiblen Darmischämie kommen, ohne daß ein Arterienverschluß vorliegt. Meist werden alte Patienten betroffen. Die akute Minderperfusion kann durch eine vorübergehende Verringerung der Pumpfunktion des Herzens (Rhythmusstörung, Infarkt u. a.) durch hämorrhagischen, allergischen oder traumatischen Schock, durch Gefäßspasmen (Ergotamin, Digi-

talis), durch Hypoxie oder auch durch Exsikkose (Diuretikaüberdosis) ausgelöst werden. Manchmal findet sich keine Ursache.

Pathologie. Pathologisch sieht man meist eine fortgeschrittene Arteriosklerose, selten einen entzündlichen Gefäßprozeß und im Darm Zottenspitzennekrosen.

Klinik. Der Patient klagt über Abdominalschmerz, Erbrechen, Diarrhö, Obstipation, Meläna. Es kann das Vollbild eines akuten Mesenterialinfarkts auftreten.

Untersuchungsmethoden. Die Situation, in der sich der Patient befindet (z. B. Myokardinfarkt oder septischer Schock), ist wegweisend für die Diagnose und die Prognose. Man findet häufig eine starke Leukozytose. Liegt der Verdacht aufgrund der klinischen Umstände nahe, sollte eine selektive Arteriographie der Mesenterialarterien durchgeführt werden. Diese dient einerseits dem Ausschluß eines kompletten Verschlusses, andererseits kann man, den Katheter liegenlassend, versuchen, die Gefäße zu dilatieren.

Therapie. Zunächst muß die Grundkrankheit behandelt und der Schock bekämpft werden: O_2-Zufuhr, Analgesie, Flüssigkeitsersatz usw. Folgende Medikamente sind abzusetzen: Dihydergot®, auch DHE-Heparin, Digitalis, Saluretika und Betablocker. Man kann versuchen, die Fließeigenschaft des Blutes durch niedermolekulares Dextran (Rheomacrodex®) zu verbessern und eventuell eine intraarterielle Langzeitinfusion mit 30 bis 60 mg/Std. Papaverin durchführen. Auf die Möglichkeit einer Katheterdilatation soll hingewiesen werden. Die Prognose ist schlecht, die Letalität erstreckt sich je nach Ausprägung bis zu 80%. Weitere Angaben dazu bei (2).

3.8.1.3 Chronische Angina abdominalis. Hierbei handelt es sich um eine chronisch intermittierende, besonders postprandial auftretende Darmischämie ohne Fortschreiten zur Nekrose, der eine hochgradige Einengung mindestens 2 der 3 großen Gefäße zugrunde liegt. Allerdings hat nur ein kleiner Teil der Patienten mit solchen oder gar noch ausgeprägteren Gefäßstenosen eine Angina abdominalis. Den Gefäßstenosen liegt meist eine Arteriosklerose, selten Arteriitiden, fibromuskuläre Hyperplasie, externe Kompression, arteriovenöse Fisteln oder ein mesenteriales Stealsyndrom zugrunde. Im letzteren Fall beobachtet man Angina abdominalis nach körperlicher Belastung.

Typisch ist die Trias postprandialer Bauchschmerz, Malabsorptionssyndrom und abdomineller Gefäßgeräusche.

Eine Steatorrhö ist jedoch nur bei einer Minderheit nachweisbar.

Zur Diagnose benötigt man die selektive Arteriographie, in der Regel sind die ersten Zentimeter der Arterien verschlossen. Es soll noch einmal darauf hingewiesen werden, daß bei Patienten mit arteriographisch nachgewiesenen Mesenterialarterienverschlüssen und Abdominalbeschwerden andere Ursachen für die Beschwerden auszuschließen sind, bevor die Diagnose Angina abdominalis gestellt werden kann.

Bei geringen Beschwerden kann man versuchen, mit kleinen Mahlzeiten, Nitraten, Kalziumantagonisten zurechtzukommen. Bei ausgeprägten Beschwerden ist eine Katheterdilatation oder aber eine operative Revaskularisierung angezeigt. Ein Großteil der Patienten wird dabei beschwerdefrei.

3.8.1.4 Mesenteriale Venenthrombose. Derartige Thrombosen können im Rahmen einer Thromboseneigung, z. B. zusammen bei Beckenvenenthrombose auftreten, aber auch nach Trauma, Abszeß, Volvulus, bei Tumorkompression, sekundär nach arteriellem Mesenterialverschluß oder bei Polycythaemia vera, Kontrazeptiva oder Pfortaderthrombose. Manchmal findet sich keine Ursache.

In der Regel setzen die Beschwerden weniger akut ein als beim arteriellen Infarkt, es kann mehrere Tage dauern, bis Ileus und Meläna auftreten.

Im Blutbild findet sich eine Hämokonzentration und Leukozytose, die Röntgenleeraufnahme zeigt geblähte und verdickte Darmschlingen. Sonographie und Computertomogramm zeigen ebenfalls die aufgrund der Stase verdickte Darmwand. Bei der Operation sieht man je nach Stadium entweder ein Darmwandödem oder eine Nekrose bei pulsierenden arteriellen Arkaden. Die Therapie besteht in einer Resektion, nur selten ist eine Thrombektomie möglich. Postoperativ sind Antikoagulanzien angezeigt. Die Prognose ist besser als bei arteriellen Verschlüssen. Weitere Angaben bei (32, 57, 73, 87).

3.8.2 Vaskuläre Darmwandläsionen

3.8.2.1 Angiodysplasie. Hierbei handelt es sich um Gefäßkonvolute aus Arteriolen und Venolen, die nicht immer im Rahmen einer hereditären hämorrhagischen Teleangiektasie (Morbus Osler) auftreten. Angiodysplasien sind auch bei einer Pfortaderthrombose oder Leberzirrhose beobachtet worden. Selten sieht man Duodenalvarizen (so bei Schistosomiasis) oder größere Hämangiome; bei Aortenstenosen finden sich gehäuft Angiodysplasien.

Das klinische Bild ist gekennzeichnet durch intestinale Blutungen, deren Quelle meist nur mittels Arteriographie oder Intestinoskopie festgestellt werden kann. Die Therapie ist im allgemeinen chirurgisch, einer endoskopischen Sklerosierung sind die Läsionen meist nicht zugänglich. Bei der intraoperativen Lokalisation kann die Endoskopie mit Diaphanie nützlich sein. Therapieversuche mit Anwendung intraarterieller vasokonstriktiver und gezielter Embolisation sind experimentelle Alternativen bei multiplen Angiodysplasien. Differentialdiagnostisch ist bei einer Blutung aus dem Dünndarm immer an ein Meckel-Divertikel zu denken. Es ist meist arteriographisch darstellbar. Weitere Angaben bei (73).

3.9 Infektiöse Dünndarmerkrankungen

3.9.1 Akute Diarrhö durch unbekannte Erreger oder bakterielle Toxine

Bei der Prophylaxe und Therapie der akuten Durchfallerkrankung, insbesondere bei Reisen, sind aufbauend auf die Kenntnisse über die Pathogenese der Diarrhö bei der Cholera (siehe dort) Behandlungsgrundsätze erarbeitet worden, die sich verallgemeinern lassen (17).

Prophylaktisch sollten hygienische Maßnahmen im Vordergrund stehen. Es gelten folgende Regeln: Trinkwasser, Milch und alle Nahrung sollte nur frisch gekocht zu sich genommen werden. Alle Früchte müssen geschält werden. In Flaschen gefülltes Mineralwasser sollte nur getrunken werden, wenn sicher ist, daß es sich um einen Originalverschluß handelt. Offenes Speiseeis ist gefährlich; Salate sind nur einigermaßen sicher, wenn sie mit chloriertem Wasser gesäubert sind. Kresse jeder Art ist zu vermeiden (Fasciola!). Von Lokalen, in denen es von Fliegen wimmelt, sollte man sich fernhalten. Chemoprophylaxe ist praktisch durchführbar und wirksam mit Doxycyclin, Co-trimoxazol® und Streptotriad. Bei weiter Anwendung kann allerdings eine Keimselektion zugunsten resistenter Stämme erwartet werden. Bei Tetracyclin kann eine Sonnenlichtintoleranz auftreten. Von der Anwendung von Hydroxyquinolinen (z. B. Entero-Vioform®, Mexaform®) wird wegen fraglicher Wirksamkeit und toxischer Nebenwirkungen abgeraten. Ausführliche Angaben zur Prophylaxe bei (85).

Als *Therapie* der Wahl gilt bei allen Formen der akuten Durchfallerkrankung (einschließlich der durch unbekannte Erreger, Toxine und Viren verursachten) die orale Zufuhr von 1 bis 3 l Zucker-Elektrolyt-Lösung pro Tag (59). Dabei macht man sich meist die ungestörte Absorptionskapazität des Dünndarms und die Na^+-Abhängigkeit des Zuckertransports zunutze. Die aktive Zuckeraufnahme durch das Darmepithel steigert die Na^+- und damit Wasserresorption. Zum Ausgleich des Kalium- und Bikarbonatverlusts ist die Lösung entsprechend ergänzt worden. Die Zusammensetzung einer solchen Lösung (WHO) ist

NaCl 3,5 g (etwa ½ Teelöffel)
KCl 1,5 g (etwa ¼ Teelöffel)
$NaHCO_3$ 2,5 g (etwa ¼ Teelöffel)
Saccharose 40 g (etwa 2 Eßlöffel)

und auf 1 l Trinkwasser aufzufüllen. Diese Mischung ist auch als Handelspräparat, z. B. Elotrans®, erhältlich. Die Zusammensetzung kann den lokalen Verhältnissen entsprechend modifiziert werden, so kann beispielsweise Saccharose durch 30 g feines Reismehl oder durch eine entsprechende Menge Zuckerrohrmelasse ersetzt werden. Bei leichtem Durchfall bei Kindern sind Coca Cola® und Salzstangen beliebt. Die orale Nahrungszufuhr sollte dem Appetit des Kranken angepaßt werden. Er sollte aber zur Flüssigkeitsaufnahme ermuntert werden. Nahrungskarenz ist nicht erforderlich. Parenterale Flüssigkeitssubstitution mit Kochsalz, Kalium und Bikarbonatersatz ist notwendig, wenn der Patient nicht in der Lage ist, genügend Flüssigkeit zu trinken, z. B. beim Erbrechen oder sehr hohem Stuhlvolumen bei Cholera.

Zum Effekt antibiotischer Therapie bei unbekanntem Erreger liegen widersprüchliche Untersuchungsergebnisse vor (15). Bei Viren und Toxinen (Staphylokokken, Clostridium perfringens) ist ein Effekt nicht zu erwarten. Bei Salmonellen sind Krankheitsverlängerung und Erhöhung der Zahl der Dauerausscheider beschrieben worden; andererseits ist eine Krankheitsverkürzung durch Co-trimoxazol® und Tetracyclin beobachtet worden. Auch die Anwendung „stopfender" Medikamente (Diphenoxylat: Reasec® oder Loperamid: Imodium®, Codein oder Tinctura opii) ist zweischneidig. Einerseits kann man damit zu einer symptomatischen Besserung gelangen, andererseits wird die Verweildauer der Keime oder Toxine im Darm verlängert, wodurch es zu einer Keiminvasion und einer Verlängerung der Durchfallsperiode kommen kann. Aktivkohle (2 g alle 2 bis 3 Stunden) kann Bakterientoxine binden, solange diese noch nicht zellulär fixiert sind. Deshalb ist die Anwendung von Kohle und anderen Absorbenzien höchstens in der Frühphase der Diarrhö sinnvoll. Eine Wirkung ist aber nie nachgewiesen worden. Weitere Angaben bei (17).

3.9.2 Cholera

Die Heimat der Cholera ist das Delta des Ganges und Brahmaputra, gelegentlich wird sie nach Europa eingeschleppt. Der Erreger ist ein leicht gekrümmtes, mit einer Geißel versehenes gramnegatives Stäbchen, das im Stuhl der Patienten im Dunkelfeld oder mit dem Phasenkontrastmikroskop gesehen werden und auf Nährböden gezüchtet werden kann. Das klinische Spektrum der Cholera reicht vom asymptomatischen Ausscheider bis zur fulminanten, in Exsikkose und Nierenversagen tödlich endenden Diarrhö.
Diese Effekte werden im Darm durch das Choleratoxin verursacht, welches – die Darmmorphologie und Absorptionsfunktion intakt lassend – über eine irreversible Steigerung der Adenylatzyklase in der Mukosazelle eine Wasser- und Elektrolytsekretion bewirkt. Die Therapie ist demnach die orale Zufuhr von Zucker-Elektrolyt-Lösung (s. 3.9.1).
Frühzeitige Gabe von Tetracyclin oder Co-trimoxazol® sind ebenfalls effektiv; in einer Epidemie kommt es aber rasch zu Resistenz. Bei einer Diarrhö von mehr als 6 l und Erbrechen muß parenteraler Flüssigkeitsersatz erfolgen.

3.9.3 Escherichia coli

Gewisse Stämme von E. coli produzieren ein Enterotoxin ähnlich dem Choleratoxin, andere Stämme dringen enteroinvasiv in die Dickdarmschleimhaut ein (wie Shigellen), diese sollen hier nicht weiter besprochen werden. Die enteropathogenetischen Coli haften an den M-Zellen des Dünndarms und verursachen besonders bei Kindern Diarrhö, Fieber und Exsikkose.
Die enterotoxischen Colistämme – oft im Wasser zu finden – sind vermutlich die häufigste Ursache der Reisediarrhö. Diese dauert im allgemeinen 2 bis 8 Tage und geht mit Bauchkrämpfen, manchmal Fieber und Erbrechen einher. Der Keimnachweis ist schwierig und meist unnötig. Er erfolgt durch Kultur und serologische Bestimmung der Oberflächenantigene. Zur Therapie s. 3.9.1.

3.9.4 Campylobacter jejuni

Dies ist ein leicht gebogenes gramnegatives Stäbchen. Es ist vielerorts mindestens so häufig der Erreger akuter Durchfallerkrankungen wie Salmonellen (8). Der Keim findet sich bei Tieren (Hühner, Hunde, Katzen, Schafe, Pferde und Rinder). Die Übertragung geschieht auf fäkooralem Wege, typisch über das Trinkwasser oder nichtpasteurisierte Milch.
Die Infektion äußert sich in wäßriger, manchmal blutiger Diarrhö, Abdominalkrämpfen, Fieber, Übelkeit, Kopf- und Gliederschmerzen. Sie dauert nur selten länger als eine Woche. Es kann auch zur Sepsis mit Meningitis, Cholezystitis und Hepatitis sowie Pneumonie kommen. Der Komplementbindungstiter steigt bei solchen Fällen nach einigen Wochen an. Bei Sepsis behandelt man mit Erythromycin (2 g/die) oder Aminoglykosiden; sonst s. 3.9.1. Weitere Angaben bei (50).

3.9.5 Salmonellen

Die wichtigsten menschenpathogenen Gruppen sind S. typhi, S. paratyphi A, B, C, S. typhimurium, S. enteritidis, S. heidelberg, S. cholera suis.

Dünndarm

Diese gramnegativen begeißelten stäbchenförmigen Keime werden nach Kultur serotypisch anhand der Oberflächenantigene und biochemisch differenziert. Die Infektion erfolgt fäkooral. Die wichtigsten Keimquellen sind durch Mensch oder Tier kontaminierte Nahrungsmittel landwirtschaftlichen Ursprungs und kontaminiertes Wasser. Übertragung kann durch Salmonellendauerausscheider oder durch Fliegen, Nagetiere, Vögel etc. erfolgen. Man beobachtet sporadische Fälle und Epidemien.

3.9.5.1 Klinik.
Das klinische Bild läßt sich in mehrere Spielarten gliedern: in typhöse, gastroenteritische und bakteriämisch metastatische Verläufe sowie in den asymptomatischen Trägerzustand. Die Keime sind in Blut, Stuhl oder Urin kulturell nachweisbar. Der Komplementbindungstiter (Gruber-Widal) steigt nach 3 Wochen an, dabei ist der O-Titer spezifischer als der H-Titer. Falsch positive und falsch negative Titerverläufe sind nicht selten.

Typhöser Verlauf. Hier findet man meist S. typhi oder S. paratyphi; S. typhi ist nur beim Menschen pathogen. Die häufigsten Symptome sind Fieber (100%), Kopfschmerzen (43%), Anorexie (41,6%), Diarrhö (30%), Obstipation (11,6%); häufige Befunde sind Splenomegalie (56%), reaktive Bradykardie (50%), Hepatomegalie (48%), Exsikkose (45,6%), rötliche Hautflecken (8,4%). Komplikationen sind Meningismus (9,8%), Delirium (6,8%), intestinale Blutung (3,6%), Verbrauchskoagulopathie (3,2%) und intestinale Perforation (0,8%) (77). Die Keime sind zunächst im Stuhl, dann im Blut (90%) und später wieder im Stuhl oder Urin nachweisbar. Im terminalen Ileum findet sich eine Entzündung der Mukosa, besonders der Peyerschen Plaques, seltener Ulzerationen, Blutung oder Perforation.

Gastroenteritis. Hier findet man am häufigsten S. typhimurium, S. enteritidis, S. heidelberg. Die Symptome sind heftige, wäßrige (manchmal auch blutige) Diarrhö, Bauchkrämpfe, Kopfschmerz, Brechreiz, Erbrechen. Die Krankheit dauert in 50% der Fälle etwa 2 Tage.

Septisch-metastatischer Verlauf. Diese Form findet sich besonders bei Infektionen mit S. cholera suis, aber auch bei allen anderen Salmonellen kann es bei Kindern, Immungeschwächten, älteren Patienten im Anschluß an eine Gastroenteritis zu einer fokalen Besiedelung, z.B. Endokarditis, mykotisches Aneurysma, Meningitis, Osteomyelitis, Harnwegsinfekt oder Cholezystitis kommen.

Trägerstatus. Drei Monate nach einer Salmonelleninfektion scheiden noch 5 bis 10% der Patienten Keime im Stuhl aus, nach einem Jahr sind es noch etwa 3%, ohne daß Symptome bestehen. Kinder, Alte und Patienten mit Cholelithiasis oder Nephrolithiasis (Salmonellenausscheidung im Urin) werden häufiger zu Dauerausscheidern.

3.9.5.2 Therapie.
Bei typhösem und septischmetastatischem Verlauf ist Chloramphenicol (3 × 1 g/die p.o.), Amoxicillin (4 × 1 g/die p.o.) oder Co-trimoxazol® bei einer Behandlungsdauer von etwa 14 Tagen angezeigt. Chloramphenicol ist dabei am wirksamsten, die Knochenmarkstoxizität ist aber zu bedenken. Weiterhin zeigten klinische Prüfungen, daß das neu auf dem Markt befindliche Ciprofloxacin ebenfalls sehr hohe Wirksamkeit bei der Behandlung von Salmonelleninfektionen besitzt. Bei schwerem Verlauf mit Bewußtseinsstörung bessert Dexamethason 3 mg/kg die Prognose (42). Bei Gastroenteritis sind Antibiotika beim sonst Gesunden nicht angezeigt (s. 3.9.1). Beim Dauerausscheider (nach einem Jahr) wird 4 × 2 g Amoxicillin über 6 Wochen empfohlen. Ist der Träger z.B. bei der Nahrungszubereitung tätig, wird man nach vergeblicher antibiotischer Therapie und bei erkrankter Gallenblase eine Cholezystektomie durchführen. Dies führt in etwa 80% der Fälle zum Sistieren der Keimausscheidung.

3.9.6 Yersinia

Yersinien sind pleomorphe, gramnegative Bakterien, die bei relativ niedrigen Temperaturen wachsen und eine plasmidvermittelte Fähigkeit zur Gewebsinvasion haben. Sie werden von Tieren ausgeschieden, so daß sie in Fleisch, Milch oder Wasser gelangen können. Y. enterocolitica (bei uns häufiger als Shigellen) verursacht eine akut wäßrige Diarrhö (manchmal bei Kolonbefall blutig) mit Fieber, Krankheitsgefühl und Erbrechen. Die Krankheit kann mehrere Wochen andauern. Y. pseudotuberculosis (seltener) führt zur mesenterialen Lymphadenitis mit dem klinischen Bild einer Pseudoappendizitis. Bei beiden Keimstämmen findet sich eine akute Ileitis, die röntgenologisch und endoskopisch nicht von einem frühen Morbus Crohn zu unterscheiden ist (**Abb. 3.15**). Extraintestinale Symptome sind Erythema nodosum, Arthritis besonders bei Individuen mit HLA B 27, Myokarditis, Glomerulonephritis. Metastatische Absiedlung kann man in Gelenken oder der Lunge finden. Patienten mit vermehrter Eisenspeicherung sind besonders gefährdet, da Eisen den Yersinien als Wachstumsfaktor dient.

3.9.6.1 Diagnose. Die Diagnose erfolgt mittels Stuhls bzw. Blutkultur und des Titeranstiegs bei Y. enterocolitica der Typen O_3 und O_9, bei Y. pseudotuberculosis des Typs I.

3.9.6.2 Therapie. Y. enterocolitica ist empfindlich auf Tetracycline und Aminoglykoside; es ist nicht sicher, ob der Krankheitsverlauf durch Antibiotika geändert wird. Y. pseudotuberculosis spricht auf Penicilline und Cephalosporine an.

3.9.7 Tuberkulose

Die Ileozökaltuberkulose ist heute in unseren Breiten eine Rarität. Sie entsteht durch verschluckte tuberkelhaltige Nahrung. Mycobacterium bovis war häufiger als M. hominis. Die Symptome sind die einer subakuten bis chronischen Ileitis, klinisch und röntgenologisch ähnlich dem Morbus Crohn. Im Unterschied zu diesem findet man die Tuberkulose häufiger bei Gastarbeitern, bei Lungentuberkulose, bei Aszites und chronischer Peritonitis. Zur Diagnose sollten Stuhlkulturen (wenig ergiebig), Sputumuntersuchung, Tuberkulintestung, endoskopisch entnommene Biopsien herangezogen werden. Manchmal wird eine Laparotomie notwendig. Nimmt ein chronisch-entzündlicher Ileozökalprozeß – als Morbus Crohn mit Steroiden behandelt – an Ausdehnung zu, tritt Aszites auf, ist an eine Tuberkulose zu denken. Bei der Chemotherapie gelten die Prinzipien der Lungentuberkulose. Große entzündliche Ileozökaltumoren können unter Tuberkulostatika völlig verschwinden.

3.9.8 Viren

Norwalk-, Rota- und vermutlich auch Adenoviren können eine akute wäßrige Enteritis mit Bauchkrämpfen verursachen (7). Man findet histologisch entzündliche Veränderungen in der Jejunum- und Ileumschleimhaut. Die Infektionsroute ist fäko-oral. Das Norwalkvirus verursacht häufig kleine Epidemien, die Diarrhö hält 1 bis 2 Tage an; der Nachweis erfolgt im Serum mittels Immunadhärenzhämagglutinationstests. Das Rotavirus befällt bevorzugt Kleinkinder, die Fälle treten eher sporadisch auf. Die Durchfallsattacke dauert bis zu einer Woche; der Nachweis erfolgt im Serum mittels eines spezifischen ELISA. Therapie mit Zucker-Elektrolyt-Lösung ist bei Kindern häufig nötig (s. 3.9.1).

3.9.9 Candida

Candida albicans gehört zur Normalflora des Darmes. Eine pathologische Besiedlung wird fast ausschließlich bei schwer immungeschwächten Patienten oder nach Zytostatika-, Antibiotika- oder Corticosteroidtherapie beobachtet. In solchen Fällen sind oral Nystatin, Ketoconazol oder parenteral Amphotericin B angezeigt.

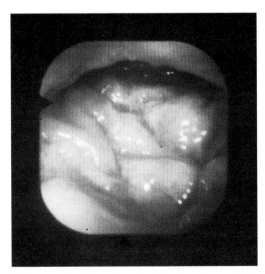

Abb. 3.15: Endoskopische Ansicht einer akuten Ileitis bei Y. enterocolitica-Infektion. Man erkennt Schleimhautschwellung und Ulzeration.

Dünndarm

3.9.10 Lambliasis

Dieser Flagellat (auch Giardia lamblia) ist ein obligatorischer Dünndarmbewohner. Übertragung erfolgt durch im Stuhl ausgeschiedene Zysten, die – von Säugetieren, Menschen, aber auch Fliegen weiterverbreitet – ins Trinkwasser gelangen und sporadische und epidemische Durchfallerkrankungen bewirken. Die vegetativen Stadien der Lamblien haben ein birnenförmiges Aussehen, besitzen jedoch von der Seite gesehen eine gewölbte dorsale und eine flach konkave, mit einem Saugnapf versehene ventrale Seite. Charakteristisch sind 2 runde, im Mikroskop leicht sichtbare Zellkerne und 4 Geißelpaare (**Abb. 3.11**, S. 78). Die Lamblien im Dünndarm haften vor allem am Kryptenepithel, können aber auch in die Lamina propria invasieren. Die Dünndarmschleimhaut kann dabei völlig normal sein oder eine hochgradige Zottenatrophie aufweisen, die nach Elimination der Lamblien sich wieder zurückbildet. Besonders ausgeprägte Lamblienbesiedlung sieht man bei IgA- und IgM-Mangel.

3.9.10.1 Klinik. Das klinische Bild reicht von der symptomlosen Infektion bis zur akuten oder chronischen Durchfallserkrankung. Bei der akuten Infektion dauert der Durchfall, der mit Leibschmerzen, übelriechender Flatulenz und Brechreiz einhergeht, 2 bis 3 Wochen. Die Symptomatik kann sich aber auch über Monate oder Jahre hinziehen mit häufigen breiigen Stühlen, manchmal mit Steatorrhö. BKS, Blutbild usw. sind normal.

3.9.10.2 Diagnose. Die Diagnose wird durch den mikroskopischen Erregernachweis im warmen Duodenalsaft oder den Nachweis der vegetativen Formen oder Zysten im Stuhl mittels optischer Kontrastverfahren gestellt.

3.9.10.3 Therapie. Jede Infektion sollte aus epidemiologischen Erwägungen behandelt werden. Empfohlen wird Metronidazol (Clont®, Flagyl® 3 × 200 mg/die über 8 Tage). Eine Alternative ist Ornidazol (Tiberal®) in einer Einzeldosis von 1500 mg. Weitere Angaben über infektiöse Dünndarmerkrankungen finden sich bei (29, 67).

3.9.11 Cryptosporidien

Neuerdings häufen sich Berichte über bis zu 2 Wochen anhaltende Diarrhö bei einer Infektion mit dem einzelligen Parasit Cryptosporidium. Bei Patienten mit Immunschwäche (z. B. AIDS) kann es zur schweren, chronischen Diarrhö kommen. Der Keimnachweis erfolgt durch Spezialfärbung im Stuhl. Therapeutisch wird Spiramycin versucht.

3.9.12 Bandwürmer

Der Rinderbandwurm (Taenia saginata) (**Abb. 3.16**) wird durch Verzehr rohen, finnenhaltigen Rindfleischs erworben. In der Bundesrepublik sollen über 100 000 Bandwurmträger leben. Im menschlichen Dünndarm entwickelt sich aus der Finne der bis über 10 m lang werdende Wurm, der mehrere Jahre alt werden kann und dabei mehr als 10^8 Eier in abgestoßenen Bandwurm-

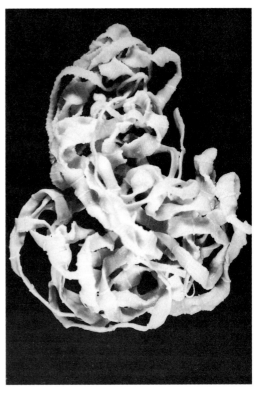

Abb. 3.16: Taenia saginata-Knäuel.

gliedern freisetzt. Die Glieder oder auch freie Eier werden von Weidetieren aufgenommen, in denen sie in die Muskeln wandern, um dort Finnen zu bilden.

3.9.12.1 Klinik. Der Bandwurmträger bemerkt die Infektion oft erst, wenn er Tänienglieder im Stuhl findet oder erbricht. Beschwerden sind selten Druckgefühl im Bauch, Gewichtsabnahme. Sehr selten ist ein Ileus durch ein Bandwurmknäuel oder eine Pankreatitis, wenn Wurmteile in den Ductus Wirsungianus gelangen.

3.9.12.2 Diagnose. Die gelblich-weißen, anfangs beweglichen, bandnudelartigen Proglottiden findet man im Stuhl oder in der Wäsche. Die radiär gestreiften Tänieneier weist man mikroskopisch im Stuhl nach.

3.9.12.3 Therapie. Niclosamid (Yomesan®, 4 Kautabletten als einmalige Dosis) oder Mebendazol (Vermox® 2 × 3 Tabletten über 3 Tage) sind Mittel der Wahl. Prophylaxe geschieht durch Vermeiden von rohem Rindfleisch, durch Erhitzen des Fleisches über 60 °C oder durch einwöchiges Einfrieren bei Temperaturen von weniger als −10 °C. Pökeln und Schnellräuchern bietet keinen sicheren Schutz.

Taenia solium. Der Schweinebandwurm ist in Deutschland sehr viel seltener als T. saginata. Er wird durch den Genuß rohen Schweinefleischs erworben. Die Proglottiden besitzen weniger und gröbere Uterusäste als die von T. saginata. Sonst sind Klinik und Therapie sehr ähnlich.

3.9.13 Ascaris lumbricoides

Die etwa 20 bis 30 cm lang werdenden regenwurmähnlichen, aber weißlichen oder gelblichen Spulwürmer (**Abb. 3.17**) besiedeln das Dünndarmlumen. Die vom Weibchen abgegebenen Eier werden mit dem Stuhl ausgeschieden; im Ei entwickelt sich auch nach Überwinterung im Freien eine Larve, die nach Ingestion mit ungewaschenem Salat, Gemüse oder Fallobst wieder in den menschlichen Darm gelangt. Die Larve schlüpft dort aus der Eihülle, durchdringt die Darmwand, wandert über die Leber und rechtes Herz in die Lunge, verläßt dort die Blutbahn und tritt in die Alveolen über, wird ausgehustet, verschluckt, um im Dünndarm zum geschlechtsrei-

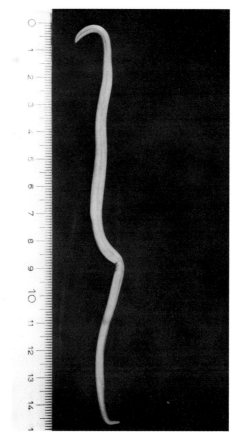

Abb. 3.17: Ascaris lumbricoides.

fen Wurm heranzureifen. Die Lebensdauer eines Spulwurms wird auf 1 Jahr geschätzt.

3.9.13.1 Klinisches Bild. Bei der Larvenwanderung kann es vorübergehend zu einer Leberschwellung und zu flüchtigen eosinophilen Lungeninfiltraten kommen. Der Wurm selbst verursacht wenig Beschwerden, sehr selten verschließt er den Pankreas- oder Gallengang oder es kommt zum Ileus infolge eines Wurmknäuels. Starke Verwurmung kann zu Appetitlosigkeit, Übelkeit und Diarrhö führen. Allergische Reaktionen äußern sich in einer Askarisenteritis, in Urtikaria, Rhinitis, Bronchitis und Asthma.

3.9.13.2 Diagnose. Dazu führen die typischen dickwandigen Eier im Stuhl, Erbrechen oder Absetzen eines Wurmes oder der röntgenologische Nachweis des Parasiten bei der Magen-Darm-Passage.

3.9.13.3 Therapie. Mebendazol (Vermox®) 2 × 1 Tablette über 3 Tage, eventuell Wiederholung nach 4 Wochen. Weitere Angaben zur Darmparasitose bei (9) und (63).

3.10 Pneumatosis cystoides intestinalis

Diese seltene Krankheit ist durch gashaltige submuköse oder subseröse Zysten in der Darmwand charakterisiert. In der Mehrzahl findet sich ein Befall des Dünndarms oft mit asymptomatischem Verlauf; Kolonbefall verursacht häufiger Beschwerden. Die Ursache der Gasansammlung ist unbekannt, manchmal bestehen als Grundkrankheit eine Pylorusstenose, Magen-Darm-Ulzera oder eine chronische obstruktive Lungenerkrankung. Assoziationen mit Sklerodermie, Morbus Hodgkin, intestinaler Bypass-Operation sind beschrieben. Die Zysten enthalten 70 bis 90 % N_2, 3 bis 20 % O_2, 0,3 bis 15 % CO_2 und wechselnde Mengen von H_2 und CH_4. Die Größe der Zysten variiert bis zum Durchmesser von mehreren Zentimetern (44).

3.10.1 Klinisches Bild

Bei vorwiegendem Kolonbefall klagt der Patient über Diarrhö und/oder Obstipation mit Schleimabgang. Selten entwickelt sich eine Obstruktion oder eine Blutung. Schwerwiegend sind Darmperforation oder eine Kompression des venösen Abflusses durch die Zysten. Gelegentlich wird auch ein harmloses Pneumoperitoneum beobachtet.

3.10.2 Diagnose

Diese ist durch die Röntgenleeraufnahme möglich, die rundliche Luftansammlungen im Abdomen zeigt, welche von intraluminalen Gasansammlungen durch Kompression unterschieden werden können. Die Röntgenkontrastuntersuchung und die Endoskopie zeigen wulstige polypoide Lumeneinengungen, die als Polypen fehlinterpretiert werden können.

3.10.3 Therapie

Bewährt hat sich eine Zufuhr von 5 bis 7 l O_2/min mittels in den oberen Pharynx geschobener transnasaler Sonde über etwa 3 Tage. Bei höherer O_2-Konzentration oder längerer Anwendung ist mit pulmonaler O_2-Toxizität zu rechnen. Eine „röntgenologische Vollremission" ist nicht notwendig (71). Eine Darmresektion, der auch Rezidive folgen können, ist heute nur noch bei Komplikationen (Ischämie, Perforation) angezeigt.

3.11 Tropische Sprue

Dabei handelt es sich um ein Malabsorptionssyndrom, das bei Bewohnern tropischer Regionen sowie bei Personen, die diese Gegenden besuchen oder besucht haben, auftritt. Bei weiterem Tropenaufenthalt verläuft die Erkrankung unbehandelt progredient. Es handelt sich um eine chronische Kontamination des Dünndarms mit Keimen. Die Diagnose läßt sich nur nach Ausschluß anderer spezifischer Ursachen der Malabsorption stellen. Bei der Dünndarmbiopsie sieht man plumpe, verdickte Zotten mit Zottenverschmelzungen, manchmal aber auch eine totale Zottenatrophie. Die Lamina propria ist dicht mit Rundzellen infiltriert. Klinisch beobachtet man ein Malabsorptionssyndrom wie bei der einheimischen Sprue, besonders typisch darüber hinaus eine megaloblastäre Anämie. Bei Patienten mit kurzer Krankheitsdauer führt Folsäure (5 bis 15 mg/die) zu einer prompten Besserung, Anämie und Diarrhö bilden sich zurück. Bei Nichtansprechen wird 4 × 250 mg Tetracyclin über mehrere Wochen bis Monate empfohlen. Gelegentlich ist Vitamin-B_{12}-Substitution erforderlich. Detaillierte Angaben finden sich bei (33, 52, 69).

Literatur

(1) *Al-Bahrani, Z. R., Al-Mondhiry, H., Bakir, F., Al-Saleem, T.:* Clinical and pathologic subtypes of primary intestinal lymphoma. Cancer 52: 1666–1672, 1983

(2) *Aldrete, J. S., Han, S. Y., Laws, H. L., Kirklin, J. W.:* Intestinal infarction complicating low cardiac output states. Surg. Gynecology and Obstetrics 144: 371–375, 1977

Literatur

(3) *Ament, M. E., Rubin, C. E.:* Soy protein – another cause of the flat intestinal lesion. Gastroenterology 62: 227–234, 1972

(4) *Baća, I., Junghans, K. H., Feurle, G. E., Hoevels, J.:* Gastrinom der Duodenalwand. Aktuelle Chirurgie 17: 125–126, 1982

(5) *Baer, A. N., Bayless, T. M., Yardley, J. H.:* Intestinal ulceration and malabsorption syndromes. Gastroenterology 79: 754–765, 1980

(6) *Bjorneklett, A.:* Small bowel bacterial overgrowth syndrome. Scandinavian Journal of Gastroenterology 18 (Suppl. 85): 83–93, 1983

(7) *Blacklow, N. R., Cukor, G.:* Viral gastroenteritis. New England Journal of Medicine 304: 397–406, 1981

(8) *Blaser, M. J., Wells, J. G., Feldman, R. A., Pollard, R. A., Allen, J. R.:* Campylobacter enteritis in the United States. Annals of Internal Medicine 98: 360–365, 1983

(9) *Bommer, W., Mergerian, H.:* Parasitosen des menschlichen Dünndarms, in: (11) Teil B: 106–164, 1983

(10) *Carter, C. O., Sheldon, W., Walker, C.:* The inheritance of coeliac disease. Annals of Human Genetics 23: 266–273, 1959

(11) *Caspary, W. F.* (Hrsg.): Handbuch der inneren Medizin, Bd. 3, Teil 3, Dünndarm. Springer Verlag, Berlin – Heidelberg – New York 1983

(12) *Caspary, W. F.:* Kohlenhydratintoleranz, in: (11) Teil A: 627–646, 1983

(13) *Caspary, W. F., Tönissen, J.:* Enterale Hyperoxalurie, I. Intestinale Oxalsäureresorption bei gastroenterologischen Erkrankungen. Klinische Wochenschrift 56: 607–615, 1978

(14) *Donaldson, R. M.:* Small bowel bacterial overgrowth, in: Stollermann, G. H.: Advances in Internal Medicine, Bd. 16, S. 191–212. Year Book Medical Publishers Inc., 1970

(15) *Dupont, H. L., Ericsson, C. D., Galindo, E., Dupont, M. W.:* Antimicrobial Therapy of Travellers' Diarrhoea. Scandinavian Journal of Gastroenterology 18: 99–105, 1983

(16) Editorial: Response of gluten-sensitive enteropathy to corticosteroids. Nutrition Reviews 39: 129–131, 1981

(17) Editorial: Management of Acute Diarrhoea. Lancet I: 623–625, 1983

(18) *Enzinger, F. M., Helwig, E. B.:* Whipple's disease: A review of the literature and report of fifteen patients. Virchows Archiv für pathologische Anatomie und Physiologie und für klinische Medizin 336: 238–269, 1963

(19) *Feurle, G. E.:* Morbus Whipple, in: (11) Teil B: 85–105, 1983

(20) *Feurle, G. E., Dörken, B., Schöpf, E., Leonhard, V.:* HLA B 27 and defects in the T-cell-system in Whipple's disease. European Journal of Clinical Investigation 9: 385–389, 1979

(21) *Feurle, G. E., Helmstädter, V.:* Endokrine Tumoren des Dünndarms, in: (11) Teil B: 252–276, 1983

(22) *Feurle, G. E., Helmstädter, V., Hoevels, J., Wenzel-Herzer, G., Klempa, I.:* Wandel von Diagnosen und Therapie beim Zollinger Ellison Syndrom. Deutsche Medizinische Wochenschrift 107: 697–704, 1982

(23) *Feurle, G. E., Keller, O., Hassels, K., Jesdinsky, H. J.:* Soziale Auswirkungen des Morbus Crohn. Deutsche Medizinische Wochenschrift 108: 971–975, 1983

(24) *Feurle, G. E., Morgenstern, W., Pfaff, H.:* Diagnosis of exocrine pancreatic insufficiency from stool fat and weight. Klinische Wochenschrift 61: 199–202, 1983

(25) *Feurle, G. E., Niemöller, K.:* Eine neuentdeckte Sippe mit hereditärer Amyloidneuropathie. Nachweis vermehrter enteraler Dekonjugation von Gallensäuren. Schweizerische Medizinische Wochenschrift 108: 673–680, 1978

(26) *Feurle, G. E., Utz, G., Kies, D., Aumüller, G.:* Neurologische Manifestation des Morbus Whipple. Schweizerische Medizinische Wochenschrift 106: 1642–1646, 1976

(27) *Feurle, G. E., Volk, B., Waldherr, R.:* Cerebral Whipple's disease with negative jejunal histology. New England Journal of Medicine 300: 907–908, 1979

(28) *Fischer, J. F.:* Total parenteral nutrition. Little Brown & Co, Boston 1976

(29) *Gorbach, S. L.:* Infectious diarrhea, in: (79), 925–965, 1983

(30) *Graham-Smith, D. G.:* The carcinoid syndrome. Heinemann, London 1972

(31) *Gray, G. M., Rosenberg, S. A., Cooper, A. D., Gregory, P. B., Stein, D. T., Herzenberg, H.:* Lymphomas involving the gastrointestinal tract. Gastroenterology 82: 143–152, 1982

(32) *Grendell, J. H., Ockner, R. K.:* Mesenteric venous thrombosis. Gastroenterology 82: 358–372, 1982

(33) *Guerra, R., Wheby, M. S., Bayless, T. M.:* Long term antibiotic therapy in tropic sprue. Annals of Internal Medicine 63: 619–634, 1965

(34) *Harms, H. K.:* Ernährung bei Zöliakie. Aktuelle Ernährung 1: 9–25, 1979

(35) *van Hees, P. A. M., van Lier, H. J. J., van Elteren, P. H., Driessen, W. M. M., van Hogezand, R. A., ten Velde, G. P. M., Bakker, J. H., van Tongeren, J. H. M.:* Effect of sulphasalazine in patients with active Crohn's disease: a controlled double-blind study. Gut 22: 404–409, 1983

(36) *Heizer, W. D., Orringer, E. P.:* Parenteral nutri-

tion at home for 5 years via arteriovenous fistulae. Gastroenterology 72: 527–532, 1977

(37) *Hellers, G.:* Crohn's disease in Stockholm county 1955–1974. A study of epidemiology, results of surgical treatment and long-term prognosis. Acta Chirurgica Scandinavica (Suppl.) 490: 1–84, 1979

(38) *Hermanek, P., Giedl, J., Kühn, H., Hübner, G.:* Bioptische Differentialdiagnose zwischen Colitis ulcerosa und Morbus Crohn. Leber Magen Darm 9: 283–293, 1979

(39) *von Heyden, H. W.:* Intestinale Lymphome, in: (11) Teil B: 241–251, 1983

(40) *Hill, M. J., Dragar, B. S.:* Degradation of bile salts by human intestinal bacteria. Gut 9: 22–27, 1968

(41) *Hoffmann, S. L., Punjabi, N. H., Kumala, S., Moechtar, M. A., Pulungsih, S. P., Rival, A. R., Rockhill, R. C., Woodward, T. E., Loedin, A.:* Reduction of mortality in chloramphenicol-treated severe typhoid fever by high dose dexamethasone. New England Journal of Medicine 310: 82–88, 1984

(42) *Holdsworth, C. D.:* Sulphasalazine desensitisation. British Medical Journal 282: 110, 1981

(43) *Jackson, M. A.:* Brit. J. Hosp. Med.: 105–116, 1983

(44) *Jamart, J.:* Pneumatosis cystoides intestinalis. A statistical study of 919 cases. Acta Hepato-Gastroenterology 26: 419–422, 1979

(45) *Järnerot, G.:* Fertility, sterility, and pregnancy in chronic inflammatory bowel disease. Scandinavian Journal of Gastroenterology 17: 1–4, 1982

(46) *Jeejeebhoy, K. N.:* Therapy of the short-gut syndrome. Lancet I: 1427–1430, 1983

(47) *Jeejeebhoy, K. N., Langer, B., Tsallas, G., Chu, R. C., Kuksis, A., Anderson, G. H.:* Total parenteral nutrition at home: studies in patient's surviving 4 months to 5 years. Gastroenterology 71: 943–953, 1976

(48) *Jigyasu, D., Bedikian, A. Y., Stroehlein, J. R.:* Chemotherapy for primary adenocarcinoma of the small bowel. Cancer 53: 23–25, 1984

(49) *Khojasteh, A., Haghshenass, M., Haghighi, P.:* Immunoproliferative small intestinal disease. New England Journal of Medicine 308: 1401–1405, 1983

(50) *Kist, M.:* Infektion durch Campylobacter jejuni/coli. Deutsche Medizinische Wochenschrift 108: 67–72, 1983

(51) *Kleinhans, G., Tölle, E., Lingemann, B.:* Urologische Komplikationen beim Morbus Crohn. Klinikarzt 10: 746–751, 1981

(52) *Klipstein, F. A.:* Tropical Sprue, in: (77), 1040–1049, 1983

(53) *Kolars, J. C., Levitt, M. D., Aonji, M., Savaiano, D. A.:* Jogurt – an autodigesting source of lactose. New England Journal of Medicine 310: 1–3, 1984

(54) *Leonard, J., Haffenden, G., Tucker, W., Unsworth, J., Swain, F., McMinn, R., Holborow, J., Fry, L.:* Gluten challenge in dermatitis herpetiformis. New England Journal of Medicine 308: 816–819, 1983

(55) *Malchow, H., Ewe, K., Brandes, J. W., Goebell, H., Ehms, H., Sommer, H., Jesdinsky, H.:* European cooperative Crohn's disease study (ECCDS): Results of drug treatment. Gastroenterology 86: 249–266, 1984

(56) *Menge, H.:* Blindsacksyndrom, in: (11) Teil B: 388–413, 1983

(57) *Menge, H.:* Das akute Abdomen – bedingt durch Störungen der intestinalen Durchblutung. Internist 23: 30–35, 1982

(58) *Mogadam, M., Dobbins III, W. O., Korelitz, B. I., Ahmed, S. W.:* Pregnancy in inflammatory bowels disease: Effect of sulfasalazine and corticosteroids on fetal outcome. Gastroenterology 80: 72–76, 1981

(59) *Müller, J. M., Stock, W., Schindler, I., Hübner, W., Pichlmaier, H.:* Ambulante parenterale Ernährung. Indikation, Technik, Erfahrungen. Infusionstherapie I: 13–20, 1980

(60) *Mylotte, M. J., Egan-Mitchell, B., McCarthy, C. F., McNicholl, B.:* Incidence of coeliac disease in West Ireland. British Medical Journal 1: 703–705, 1973

(61) *Nalin, D. R.:* Oral replacement of water and electrolyte losses due to travellers' diarrhoea. Scandinavian Journal of Gastroenterology 18 (Suppl. 84): 95–98, 1983

(62) National Cooperative Crohn's Disease Study (NCCDS). Gastroenterology 77: 827–944, 1979

(63) *Owen, R. L., Brandborg, L. L.:* Parasitic diseases, in: (79), 986–1022, 1983

(64) *Pena, A. S., Mann, D. L., Hague, N. E., Heck, L. J. A., van Leeuwen, A., van Rood, J. J., Stroher, W.:* Genetic basis of gluten-sensitive enteropathy. Gastroenterology 75: 230–235, 1978

(65) *Present, D. H., Korelitz, B. I., Wisch, N., Glass, J. L., Sachar, D. B., Pasternack, B. S.:* Treatment of Crohn's disease with 6-Mercaptopurine. New England Journal of Medicine 302: 981–987, 1980

(66) *Rasenak, U.:* Polyposen des Dünndarms, in: (11) Teil B: 225–240, 1983

(67) *Reichlin, B., Gyr, K.:* Infektiöse und andere entzündliche Erkrankungen einschließlich Tuberkulose, in: (11) Teil B: 165–197, 1983

(68) *Riecken, E. O.:* Einheimische Sprue, in: (11) Teil B: 3–32, 1983

(69) *Riecken, E. O.:* Tropische Sprue, in: (11) Teil B: 33–46, 1983

(70) *Riecken, E. O., Herfarth, Ch.:* Das Kurzdarmsyndrom. Internist 23: 503–508, 1982

(71) *Rix, E., Feurle, G. E.:* Zur Symptomatik und Sauerstofftherapie der Pneumatosis intestinalis. Innere Medizin 10: 103–107, 1983

(72) *Rochat, C. H., Widgren, S., Rohner, A.:* Le polype fibroïde inflammatoire du tube digestif. Schweizerische Medizinische Wochenschrift 113: 1609–1616, 1983

(73) *Rösch, W.:* Vaskuläre Veränderungen und Durchblutungsstörungen, in: (11) Teil B: 301–322, 1983

(74) *Ruppin, H., Sailer, D.:* Nasoenteral alimentation: Technical procedures and follow-up. Hepato-Gastroenterology 30: 161–165, 1983

(75) *Russel, D. M., Bhatal, P. S., St. John, D. J. B.:* Complete remission in Cronkhite-Canada syndrome. Gastroenterology 85: 180–185, 1983

(76) *Sailer, D., Ruppin, H.:* Nasoenteral alimentation: Nutritional and physiological requirements for tube feed diets. Hepato-Gastroenterology 30: 166–169, 1983

(77) *Samantray, S. K., Johnson, S. C., Chakrabarti, A. K.:* Enteric fever: an analysis of 500 cases. Practitioner 218: 400–408, 1977

(78) *Sindelar, W. F.:* Cancer of the small intestine, in: de Vita, V. T. Jr., Hellman, S., Rosenberg, S. A.: Cancer. Principles and practice of oncology, S. 616–624. J. B. Lippincott Co, Philadelphia – Toronto 1982

(79) *Sleisenger, M. H., Fordtran, J. S.* (Hrsg.): Gastrointestinal Disease, 3. Aufl. W. B. Saunders, Philadelphia 1983

(80) *Tosken, P. P., Donaldson, R. M. Jr.:* The blind loop syndrome, in: (79), 1023–1030, 1983

(81) *Travail collectif effectué dans le cadre de la Société de Gastroentérologie de l'Ouest:* Lymphomes malins primitifs non hodgkiniens du tube digestif. Annales de Gastroentérologie et d'Hépatologie 18: 97–113, 1982

(82) *Trier, J. S.:* The short bowel syndrome, in: (79), 873–879, 1983

(83) *Trier, J. S.:* Celiac sprue, in: (79), 1050–1069, 1983

(84) *Trier, J. S., Falchuk, Z. M., Carey, M. C., Schreiber, D. S.:* Celiac sprue and refractory sprue. Gastroenterology 75: 307–316, 1978

(85) *Turner, A. C.:* Travellers' diarrhoea: Prevention by chemoprophylaxis. Scandinavian Journal of Gastroenterology 18 (Suppl. 84): 107–111, 1983

(86) *Ursing, B., Alm, T., Bárány, F., Bergelin, I., Ganrot-Norlin, K., Hoevels, J., Huitfeldt, B., Järnerot, G., Krause, U., Krook, A., Lindström, B., Nordle, Ö., Rosén, A.:* A comparative study of metronidazole and sulfasalazine for active Crohn's disease: The cooperative Crohn's disease study in Sweden. II. Result. Gastroenterology 83: 550–562, 1982

(87) *Vollmar, J.:* Chronische intestinale Durchblutungsinsuffizienz. Deutsche Medizinische Wochenschrift 106: 859–860, 1981

(88) *Zeegen, R., Rothwell-Jackson, R., Sundler, M.:* Massive hepatic resection for the carcinoid syndrome. Gut 10: 617–622, 1969

Ausführlichere Abhandlungen mit zusätzlichen Literaturangaben finden sich im Handbuch der inneren Medizin, Band Dünndarm (11), das ebenso wie das Lehrbuch Gastrointestinal Disease (79) 1983 erschienen ist. In diesen Bänden werden auch Raritäten besprochen, die in diesem Kapitel nicht enthalten sind.

4. Dickdarm

von *Adolf Stiehl* und *Richard Raedsch*

4.1 Anatomie und Anomalien

Das Kolon beginnt an der Ileozökalklappe und hat eine Länge von 2,5- bis 3,7mal der Körpergröße. Unterschieden werden Zökum, Colon ascendens, transversum, descendens und sigmoideum, Rektum und Proktum. Charakteristisch für das Kolon sind die Haustren, die durch Kontraktionen der Längs- und Quermuskulatur des Dickdarms gebildet werden. Die 4 Wandschichten sind von innen nach außen: Mukosa (mit epithelialen Krypten, aber im Gegensatz zum Dünndarm ohne Zotten), Submukosa (mit Blut- und Lymphgefäßen; Ganglienzellen bilden die Meißnerschen Plexus), Muskularis (mit Längs- und Quermuskulatur) und die Serosa. Zwischen Längs- und Quermuskulatur bilden die Ganglienzellen den sogenannten Auerbachschen Plexus. Nur das Colon transversum und sigmoideum hat ein Mesenterium.

Der proximale Teil des Kolons wird von der Arteria mesenterica superior, der distale Teil von der A. mesenterica inferior versorgt. Die arterielle Versorgung erfolgt letztlich über Endarterien, weshalb hier ischämische Schäden möglich sind. Das venöse Blut fließt über die Pfortader zur Leber. Die Motorik des Kolons wird über sympathische und parasympathische Nerven beeinflußt.
Angeborene Fehlbildungen des Dickdarms finden sich hauptsächlich im Bereich des Rektums und Anus und werden mit einer Häufigkeit von 1:1500 bis 5000 beobachtet. Hierzu gehören neben der Rektumatresie Analagenesie, anorektale Stenosen, Analmembranen, bei männlichen Neugeborenen vor allem Fisteln zwischen Rektum und Harnwegen, bei weiblichen Neugeborenen Fisteln zwischen Rektum und Vagina. Eine weitere wichtige Anomalie ist das kongenitale Megakolon, das durch das Fehlen von Ganglien in bestimmten Darmsegmenten bedingt ist.
Lageanomalien des Kolons sind Folge einer nicht oder nur teilweise erfolgten fötalen Rotation des Darms. Häufig verursachen die Lageanomalien keinerlei Beschwerden und werden als Zufallsbefund entdeckt. Mangelnde Fixation des nicht ausreichend rotierten Darms kann zu Volvulus, Invagination, Torsion, Ileus und Obstipation führen. Die Beschwerden sind, sofern eine mangelnde Fixation die Ursache ist, lageabhängig und treten bevorzugt bei aufrechter Körperhaltung auf.

4.2 Physiologie

Das Kolon hat eine Absorptions-, Transport- und Speicherfunktion. Wasser, Elektrolyte und in geringerem Maße auch Gallensäuren werden vor allem im proximalen Kolon rückresorbiert. Im Dickdarm finden sich 10^9 bis 10^{11} Bakterien/g Stuhl. Die Bakterien bewirken neben einer Dehydroxilierung und Dekonjugation der Gallensäuren auch einen bakteriellen Abbau beinahe aller im Dünndarm nicht resorbierten Bestandteile, wodurch die Darmgase entstehen. Etwa 6 bis 9 g Harnstoff werden täglich im Kolon zu NH_3 abgebaut, der vor allem bei alkalischem pH gut resorbiert wird. Bei saurem pH (z. B. nach Laktulosetherapie bei Patienten mit hepatischer Enzephalopathie) wird die Ammoniakresorption vermindert. Faserstoffe können im Dickdarm durch Bakterien teilweise abgebaut werden. Hierdurch entstehen kurzkettige Fettsäuren, die teilweise resorbiert werden (62). Weiterhin können alle im Dünndarm nicht resorbierten Kohlehydrate im Dickdarm zu kurzkettigen Fettsäuren bakteriell abgebaut und dann mindestens teilweise resorbiert werden. Neben den

kurzkettigen Fettsäuren entstehen im Dickdarm aus Kohlehydraten Wasser und das Darmgas CO_2.
Der Darminhalt wird in ca. 24 Stunden vom Zökum bis in das Rektum befördert. Die Motorik ist gekennzeichnet durch häufige unkoordinierte segmentäre Kontraktionen und durch täglich 3 bis 4 große fortbewegende Kontraktionen. Der sogenannte Magen-Ileum-Reflex bewirkt nach Nahrungsaufnahme einen Übertritt von Darminhalt aus dem Ileum in das Zökum sowie segmentäre und später vorwärtsbewegende (propulsorische) Kontraktionen. Das zentralnervöse Nervensystem hat nur einen regulierenden Einfluß. Ein Vagusreiz steigert, ein Sympathikusreiz mindert die Darmmotorik. Auch gastrointestinale Hormone haben eine regulierende Funktion.

4.3 Untersuchungstechniken

4.3.1 Anamnese und körperliche Untersuchung

Bei Erkrankungen des Dickdarms ist eine genaue Erhebung der Defäkationsgewohnheiten, der Beschwerden und der Stuhlbeschaffenheit wesentlich. Bei mit Obstipation einhergehenden Erkrankungen interessiert die Frage, in welchem Alter die Obstipation erstmals auftrat, wie lange die Stuhlverhaltung im Mittel dauert, wie häufig Laxanzien eingenommen oder Einläufe durchgeführt wurden, ob Schmerzen im linken Unterbauch vorliegen, die nach Defäkation nachlassen, oder ein Druck- und Völlegefühl weiterbesteht (z. B. spastisches Kolon), ob Schmerzen bei der Defäkation auftreten (z. B. Fistel, Abszeß im Schließmuskelbereich), ob ein Zusammenhang der Beschwerden zu Streß und psychischer Belastung besteht, ob der Stuhl schafkotartig (z. B. spastisches Kolon), bleistiftartig (Spasmus des Sphinkters bei Analfissur oder Tumorstenose), schleimig oder blutig (z. B. Tumor) ist. Bei Durchfallerkrankungen muß erfragt werden, ob diese akut, chronisch oder intermittierend auftreten, ob die Durchfälle geformt, wäßrig, blutig, eitrig oder schleimig sind, ob eine echte Diarrhö vorliegt oder ob wegen einer Entzündung im Bereich des Sphincter ani nur ein häufiger Stuhldrang mit kleinen Stuhlportionen vorliegt. Die Bildung von übelriechenden Darmgasen wird vor allem durch den vermehrten Übertritt von nicht resorbierten Nahrungsbestandteilen in das Kolon bedingt (z. B. Malabsorptionssyndrom). Bei Blutnachweis im Stuhl muß unterschieden werden, ob es sich um Teerstuhl (Blutung aus Ösophagus, Magen oder Duodenum), Beimengung von frischem Blut (z. B. aus Kolontumor) oder um Blutauflagerungen auf dem Stuhl (Hämorrhoiden, Rektumtumor) handelt.

Bei der *körperlichen Untersuchung* dient die Perkussion des Abdomens dem Nachweis von Darmgas, die Palpation der Feststellung einer Resistenz (Tumor, Darmschlinge), einer umschriebenen oder diffusen Abwehrspannung bei Peritonitis (z. B. Appendizitis, Divertikulitis, Enterokolitis Crohn mit Fisteln oder Abszeßbildung). Differentialdiagnostisch müssen Cholezystitis, Pankreatitis, Gastroduodenitis bzw. Ulkus des Magens oder Zwölffingerdarms ausgeschlossen werden. Jede schwerere entzündliche Darmerkrankung führt schließlich zu Spontan- oder Druckschmerz im Bereich des Abdomens. Eine Abwehrspannung kann jedoch auch nervös bedingt sein, und es muß berücksichtigt werden, daß stärkeres Palpieren auch beim Gesunden Schmerzen bedingen kann.

Bei jeder chronischen Erkrankung des Dickdarms muß eine Untersuchung des Anus, Proktums und Rektums durchgeführt werden. Die Inspektion erfolgt entwer in Knie-Ellenbogen-Lage oder besser in Knie-Brust-Lage auf einem Rektoskopieuntersuchungstisch oder bei schwerkranken, bettlägerigen Patienten in Seitenlage im Krankenbett.

Die äußere *Inspektion des Anus und der Perianalregion* erlaubt den Nachweis von Marisken (narbig abgeheilte Restzustände von Hämorrhoiden), äußeren Hämorrhoiden (perianale Thrombose), von Kondylomen, Fistelöffnungen oder Hauterkrankungen wie Erythem, Ekzem, Dermatitis und Ulzeration der Perianalregion. Anschließend wird die *digitale Untersuchung* des Sphinkters, Proktums und bei Männern der Prostata durchgeführt. Über den untersuchenden Zeigefinger wird zusätzlich über den Handschuh noch ein Fingerling gestülpt, und dieser wird in Gleitmittel getaucht. Der Anus wird mit dem Finger vorsichtig passiert, wobei der Sphinktertonus kontrolliert wird. Die Passage des Sphinkters ist vor allem beim Vorliegen von Entzündungen im Schließmuskelbereich (Fissuren, Fisteln, Abszesse, Hämorrhoiden) schmerzhaft. Das Proktum wird in allen Richtungen auf pathologische Resistenzen (Tumoren, Abszesse) abgetastet. Ventral tastet man beim Mann die Prostata, die normalerweise kastaniengroß ist, eine glatte Oberfläche und feste Konsistenz besitzt, gut abgrenzbar ist und deren beide Seitenlappen durch einen Sulcus getrennt sind. Beim älteren Mann ist die Prostata oft diffus vergrößert, aber gut abgrenzbar. Vermehrte Schmerzempfindlichkeit ist ein Hinweis auf eine Prostatitis. Umschriebene Verhärtungen der Prostata oder fehlende Abgrenzbarkeit von der Umgebung sind Hinweise auf ein Prostatakarzinom. Bei der Frau kann ventral die Portio uteri getastet werden, die verschieblich ist und etwa Walnußgröße hat. Gynäkologische Tumoren können eventuell rektal palpiert werden.

4.3.2 Endoskopische Untersuchung

4.3.2.1 Rektoskopie und Proktoskopie.
Vor der *endoskopischen Untersuchung* des Proktums *(Proktoskopie)* und des Rektums *(Rektoskopie)* sollte der Enddarm gereinigt sein, da sonst die genaue Beurteilung erheblich erschwert oder unmöglich ist. In aller Regel kann eine ausreichende Reinigung durch Applikation eines Klysmas (z.B. Einmalklysma Pfrimmer) und anschließende spontane Darmentleerung direkt vor der Untersuchung erzielt werden.

Zunächst wird ein 7 cm langes Proktoskop eingeführt, das Proktum beurteilt und beim Zurückziehen der Sphinkterbereich genau inspiziert. Danach wird mit dem 30 cm langen starren Rektoskop eingegangen und das gesamte Rektum beurteilt. Unter Luftinsufflation kann das Gerät bis in das distale Sigmoid vorgeschoben werden, was von den Patienten häufig als sehr unangenehm empfunden wird. Auf das Vorschieben des Rektoskops in das Sigma kann verzichtet werden, wenn eine Abklärung des Kolons durch ein flexibles Koloskop oder Sigmoidoskop angeschlossen wird. Das Rektum kann mit dem starren Rektoskop in aller Regel besser beurteilt werden als mit dem Sigmoidoskop oder Koloskop. Die endoskopische Untersuchung des Rektums erlaubt die Entnahme von Gewebeproben zur histologischen Untersuchung. Bei Gerinnungsstörungen oder Antikoagulation sollte nicht biopsiert werden. Ebenso sollten Hämorrhoiden nicht anbiopsiert werden, da mit größeren Blutungen gerechnet werden muß. Biopsien im Analbereich sind sehr schmerzhaft und sollten in aller Regel nur bei Tumorverdacht durchgeführt werden. Das Perforationsrisiko bei der Rektoskopie mit distaler Sigmoidoskopie liegt bei 0,002 bis 0,007%.

4.3.2.2 Sigmoido- und Koloskopie.
Zur endoskopischen Untersuchung des proximalen Sigma und des gesamten Kolons werden flexible Glasfaserinstrumente (Sigmoidoskop, Koloskop) eingesetzt. Die Geräte sind 100 bis 186 cm lang und verfügen über 1 bis 2 Arbeitskanäle, über die Biopsien entnommen, Polypen abgetragen, Verunreinigungen weggespült und abgesaugt werden können. Voraussetzung für die Durchführung der Sigmoido- und Koloskopie ist eine ausreichende Reinigung des Darms vor der Untersuchung. Ein sauberer Darm erleichtert die Untersuchung und vermindert wegen besserer Sicht die Perforationsgefahr.

Zur Vorbereitung der Patienten verwenden wir folgendes Prinzip: Am Tag vor der Untersuchung morgens ein Frühstück mit Weißbrot und Gelee, jedoch keine Marmelade mit Fruchtkernen. Um 8, 12 und 16 Uhr jeweils 1 Beutel Magnesiumsulfat in 1 Glas Wasser aufgelöst trinken und über den ganzen Tag verteilt 3 bis 5 l trinken (Kaffee, Tee oder Mineralwasser).

Das Koloskop wird unter Sicht zunächst in Linksseitenlage eingeführt und bis in das Colon descendens vorgeschoben. Danach wird die Untersuchung in Rückenlage fortgesetzt, wobei ein Assistent mit beiden Händen durch Druck auf das Abdomen das Vorschieben des Gerätes erleichtert. Die Geräte verfügen über 1 bis 2 Arbeitskanäle und die Möglichkeit der Luftinsufflation, wodurch sich das Darmlumen entfalten läßt und eine gute Übersicht erreicht wird. Im Sigma bildet das Koloskop oder Sigmoidoskop beim Vorschieben häufig eine Schlinge, die, sobald das Colon descendens erreicht ist, durch Rotation des Gerätes begradigt werden kann. Das Perforationsrisiko der Untersuchung liegt bei ca. 0,1%. Die Perforationsgefahr wird um so geringer sein, je erfahrener der Untersucher ist und je weniger forciert die Untersuchung durchgeführt wird. Die Untersuchung erlaubt nicht nur die makroskopische Beurteilung des Darms, sondern zusätzlich die Entnahme von

Biopsien und ermöglicht die Abtragung von Dickdarmpolypen mit der Diathermieschlinge. Die Abtragung von gestielten Polypen macht in aller Regel keine Schwierigkeiten. Beim Vorliegen von breitbasig aufsitzenden Polypen muß mit einem erhöhten Perforationsrisiko gerechnet werden. Polypöse Tumoren, die nicht mit der Diathermieschlinge umfaßt werden können, müssen operativ entfernt werden. Während der Koloskopie sollte die Möglichkeit bestehen, die Lage des Gerätes röntgenologisch im Bildwandler zu kontrollieren. Der Untersucher sollte mit der Methode vertraut sein, d. h., er sollte die Untersuchung unter Anleitung eines erfahrenen Endoskopikers erlernt haben.

Die Koloskopie hat gegenüber der Röntgenuntersuchung des Kolons den Vorteil der direkten Beurteilungsmöglichkeit der Mukosa und bietet zusätzlich die außerordentlich wichtigen Möglichkeiten der Entnahme von Gewebe zur histologischen Untersuchung und der therapeutischen Abtragung von Dickdarmpolypen.

4.3.3 Röntgenologische Verfahren

4.3.3.1 Kolondarstellung im Doppelkontrast.
Die *Röntgenuntersuchung des Kolons* sollte heute immer als Doppelkontrastuntersuchung durchgeführt werden. Dabei wird Kontrastbrei unter Druck zunächst in Bauchlage, dann in Linksseitenlage bis in das proximale Kolon bewegt. Das Rektum, Sigma und distale Kolon werden in praller Kontrastfüllung dargestellt. Dann wird dem Patienten erlaubt, auf der Toilette den Bariumbrei abzusetzen. Das im Darm verbleibende Kontrastmittel reicht aus, um nach Luftinsufflation einen feinen Kontrastmittelbeschlag der gesamten Darmwand zu erreichen. Die Luftinsufflation wird von vielen Patienten als unangenehm empfunden. Die Beschwerden lassen nach entsprechender Darmentlastung schnell nach. Beim Patienten mit toxischem Kolon sollte wegen der Perforationsgefahr keine Kontrastuntersuchung und keine Koloskopie durchgeführt werden. Auch bei Patienten mit Divertikulitis und Abwehrspannung als Hinweis auf eine umschriebene peritoneale Reizung sollte auf eine derartige Untersuchung verzichtet werden. Notfalls kann durch ein wasserlösliches Kontrastmittel eine Untersuchung des Dickdarms ohne Anwendung größeren Druckes durchgeführt werden.

Die *Doppelkontraströntgenuntersuchung des Kolons* bietet vor allem Vorteile bei der Darstellung von Fisteln und Divertikeln. Impressionen des Darmlumens von außen können durch die Röntgenkontrastuntersuchung ebenfalls gut dargestellt werden. Der Nachteil der Koloskopie ist die für ein diagnostisches Verfahren nicht ganz geringe Komplikationsrate und die von vielen Patienten beklagten größeren Beschwerden im Vergleich zur Röntgenuntersuchung. Beide Verfahren ergänzen sich.

4.3.3.2 Abdomenübersichtsaufnahme.
Die *Abdomenübersichtsaufnahme* im Stehen dient bei Verdacht auf Ileus dem Nachweis von Spiegeln oder stehenden Schlingen. Die Untersuchung ist unersetzlich beim Nachweis eines toxischen Megakolons, wobei der Darm über 10 cm dilatiert ist und keine Motilität mehr aufweist (s. entzündliche Dickdarmerkrankungen). Durch die Abdomenübersichtsaufnahme können auch sehr schnell verkalkte Gallensteine oder Pankreasverkalkungen bei der chronischen Pankreatitis nachgewiesen werden.

4.3.4 Sonographie

Durch dieses Verfahren können vor allem größere Tumoren im Abdomen nachgewiesen werden. Erkrankungen der Darmwand sind dagegen oft nicht darstellbar. Störend sind die Darmgase, die die Untersuchung erheblich erschweren. Wichtig ist der sonographische Nachweis größerer Abszesse beim Morbus Crohn. Schwierigkeiten bereitet hier die diagnostische Abgrenzung von flüssigkeitsgefüllten Darmschlingen. Gelegentlich, aber keinesfalls immer, gelingt die Darstellung einer entzündlich verdickten Darmwand.

4.4 Das irritable Kolon

4.4.1 Definition

Wir verstehen darunter eine Vielfalt funktioneller Störungen und abdomineller Symptome ohne nachweisbare organische Krankheit, die in Abhängigkeit von Streß oder psychischer Belastung auftreten oder sich verschlechtern können. Die Diagnose kann erst nach Ausschluß anderer Darmerkrankungen gestellt werden (25). Funktionelle Dickdarmbeschwerden können in vielen Fällen nicht von funktionellen Störungen am Dünndarm und Magen abgegrenzt werden; man

Amöbenkolitis sind die Ulzerationen in der Regel größer. Prinzipiell kann jede infektiöse Kolitis mit Kryptenabszessen einhergehen.

4.6.6 Pathophysiologie

Die ulzeröse Entzündung der Mukosa verursacht die blutige, schleimige Diarrhö, die charakteristisch für die Erkrankung ist.

4.6.7 Symptome

Leitsymptom sind Durchfälle, die je nach Ausdehnung und Schleimhautschädigung an Zahl zunehmen und Schleim und Blut enthalten können. Je nach Schwere der Erkrankung finden sich eine beschleunigte BKS, Fieber, eine hypochrome Anämie, eine Leukozytose und eventuell eine Hypoproteinämie. Unterschieden werden nach der Lokalisation der Erkrankung: die Proktokolitis (nur Proktum), Rektokolitis (nur Rektum) und Kolitis mit Befall der verschiedenen Kolonabschnitte. Je nach der Schwere der Krankheit werden die leichte, mittelschwere, schwere Kolitis und das toxische Megakolon unterschieden. Die chronische Erkrankung verläuft mit akuten Schüben, die durch Streß, psychische Belastung oder Darminfekte ausgelöst werden können.

4.6.8 Untersuchungsmethoden

Nach Anamnese, körperlicher Untersuchung und Labor (Blutbild, Elektrolyte, harnpflichtige Substanzen, Elektrophorese) ist die erste diagnostische Maßnahme die *makroskopische Inspektion des Stuhls*, die den Nachweis von Blut, Schleim oder Eiterbeimengungen ergibt. Danach ist die Untersuchung des Anus und Rektums erforderlich. Die Perianalregion ist unauffällig, und nur in Ausnahmefällen (im Gegensatz zum Morbus Crohn) können Analfisteln nachgewiesen werden.
Die *Prokto- und Rektoskopie* zeigt eine entzündete, samtartige, beim Betasten leicht blutende Schleimhaut als Folge von Hyperämie, Ödem und Erosionen der Mukosa. Häufig können Blut und Schleimhautauflagerungen auf der Mukosa nachgewiesen werden. In schweren Fällen finden sich oberflächliche Ulzerationen, die mit Eiterabsonderung einhergehen. Nach Abklingen der Akutphase entwickelt sich ein Narbenstadium mit einer feingranulierten, höckrigen Schleimhaut. Im chronischen Stadium entwickeln sich Schleimhautregenerate, die sogenannten Pseudopolypen.
Die Schleimhaut ist diffus von der Entzündung befallen, d. h. es finden sich keine Areale mit normaler Schleimhaut (im Gegensatz zum Morbus Crohn). Die Veränderungen können nur das Proktum betreffen (Proktokolitis) oder unterschiedlich nach proximal hin bis zur Ileozökalklappe nachweisbar sein (s. Koloskopie). Bezüglich der Komplikationen der Rektoskopie s. Seite 104. In Ausnahmefällen soll die Erkrankung nur höhere Darmabschnitte ohne Beteiligung des Rektums betreffen. Ob es eine solche Erkrankung wirklich gibt, ist jedoch unklar. Seit der Verbesserung der Diagnostik (Koloskopie) sind derartige Ausbreitungsformen der Kolitis nicht mehr beschrieben worden. Die rektoskopische Untersuchung erlaubt somit in aller Regel die Diagnosestellung. Dabei kann die makroskopische Diagnose durch Entnahme einer Probebiopsie gesichert werden. Histologisch findet man eine zelluläre Infiltration der Mukosa, weniger der Submukosa, und außerdem typischerweise Kryptenabszesse.
Die *Sigmoido- und Koloskopie* wird mit flexiblen Glasfaserinstrumenten durchgeführt, sobald die schwere Akutphase der Erkrankung abgeklungen ist oder sofern eine weniger schwere Erkrankung vorliegt. Mit dieser Untersuchung wird die Ausdehnung der Erkrankung nach proximal hin festgestellt. Eine oberflächliche Entzündung der Darmmukosa (Erosionen, Ödem, Hyperämie) kann koloskopisch besser erkannt werden als mit der Doppelkontraströntgenuntersuchung des Kolons. Die Erkrankung ist endoskopisch oft weiter fortgeschritten, als es röntgenologisch erscheint. Zusätzlich zu den im Rektum beschriebenen Veränderungen können bei der Untersuchung des Sigmas bzw. Kolons im Narbenstadium der Verlust der Haustrierung nachgewiesen werden. Bei Verdacht auf Stenose im Kolon muß koloskopisch und bioptisch eine Abklärung angestrebt werden, da bei Patienten mit Colitis ulcerosa das Kolonkarzinomrisiko erhöht ist. Bezüglich der Komplikation der Koloskopie s. Seite 104.
Alternativ zur endoskopischen Untersuchung kann bei Patienten, die Koloskopie ablehnen

oder bei denen eine Koloskopie nicht notwendig erscheint, auch die röntgenologische *Untersuchung des Dickdarms durch Röntgendoppelkontrast* angestrebt werden. Röntgenologisch erkennt man die Colitis ulcerosa an Ulzerationen oder Granulationen der Mukosa, den Regeneratknoten, dem Verlust der Haustren und dem Nachweis eines starren, verengten, verkürzten Darmrohres, sowie an der Kolonelongation. Der Raum zwischen Os sacrum und Rektum ist als Folge der Entzündung vergrößert. Bei allen diesen Veränderungen handelt es sich um schwere oder relativ spät auftretende Veränderungen der Kolitis. Bezüglich Komplikationen der Röntgenuntersuchung s. Seite 105. Stenosen sind bei der Colitis ulcerosa immer verdächtig auf ein Kolonkarzinom. Bei röntgenologisch nachgewiesenem Verdacht auf Kolonneoplasma muß endoskopisch nachuntersucht und biopsiert werden, sofern die Diagnose röntgenologisch nicht eindeutig gestellt werden kann.

Bei *schweren akuten Erkrankungsformen* sollte der Patient zunächst intensiv behandelt und das Kolon erst nach Besserung der Allgemeinsituation durch Koloskopie oder Doppelkontraströntgen untersucht werden. Bei Patienten mit einer besonders schweren Verlaufsform, dem toxischen Megakolon, verbietet sich die Koloskopie ebenso wie die Kolonkontrastuntersuchung wegen der Perforationsgefahr. Bei diesen Patienten wird eine Abdomenübersichtsaufnahme zum Ausschluß bzw. Nachweis einer Perforation (freie Luft unter dem Zwerchfell) und zum Nachweis des toxisch dilatierten Kolons (Durchmesser über 10 cm) durchgeführt. Diese Patienten bedürfen ohne zeitlichen Verzug einer intensiv-internistischen Überwachung und, falls die konservative Therapie keine Besserung innerhalb 48 Stunden erbringt, eventuell eines chirurgischen Vorgehens (s. unten).

4.6.9 Klinik

4.6.9.1 Die leichte Kolitis. Die *leichte Kolitis* ist die häufigste Erkrankungsform und betrifft etwa 60 % der Patienten. Normalerweise ist nur ein Teil des Kolons, und zwar das distale Kolon mit Sigma und Rektum, befallen (**Abb. 4.2**). Die Krankheit kann akut, intermittierend und chronisch verlaufen. Bei der leichten Erkrankung sind Diarrhö und Blutverlust aus dem Kolon gering. Die Patienten können zahlreiche kleine Stuhlabgänge (kein Durchfall) ohne Blutabgang haben, oder es können geringe Mengen Blut ohne Durchfall abgesetzt werden (Prokto- und Rektokolitis). Die Patienten haben zum Teil leichte abdominelle Krämpfe (Tenesmen). Symptome wie Fieber, Anämie, Hypoproteinämie fehlen bei der leichten Erkrankungsform. Die leichte Kolitis kann in 5 bis 15 % der Fälle in die schwere Form übergehen. Systemmanifestationen (Arthritis, Erythema nodosum, Pyoderma gangraenosum, Uveitis, sklerosierende Cholangitis) finden sich in gleicher Häufigkeit wie bei der schweren Form der Erkrankung.

4.6.9.2 Die mittelschwere Kolitis. Sie betrifft etwa 25 % aller Patienten. Bei diesen Patienten ist der Durchfall ein führendes Symptom mit ca. 4 bis 5 flüssigen Stühlen pro Tag, die meist Blut enthalten. Häufiger wird über Tenesmen (krampfartiger Stuhldrang, abdominelle Krämpfe) geklagt. Die Patienten haben zum Teil Fieber, fühlen sich geschwächt oder appetitlos und zeigen Gewichtsverluste. Die Erkrankung verläuft in der Regel schubweise. Systemmanifestationen (siehe oben) sind gleich häufig wie bei den leichten Erkrankungsformen.

4.6.9.3 Die schwere Kolitis. Sie findet sich bei 10 % aller Patienten. Führendes Symptom ist die Diarrhö mit bis zu 10 bis 20 wäßrig-blutigen Stühlen. Die Patienten sind geschwächt, appetitlos, anämisch, exsikkiert und schwer krank. Sie klagen über Tenesmus. Das Abdomen ist gebläht und druckempfindlich. Eine lokale Abwehrspannung kann ebensowenig nachgewiesen werden wie eine tastbare Resistenz (Differentialdiagnose zum Morbus Crohn). Regelmäßig finden sich Fieber, hohe BKS, hypochrome Anämie, Leukozytose mit Linksverschiebung, Hypoproteinämie. Die Abdomenübersicht wird bei schwerstkranken Patienten wiederholt durchgeführt, um rechtzeitig den Übergang in das toxische Megakolon zu erkennen.

4.6.9.4 Das toxische Megakolon. Das *toxische Megakolon* ist die schwerste Form der Erkrankung und tritt glücklicherweise nur bei 1 bis 2,5 % aller Patienten mit Colitis ulcerosa und

Dickdarm

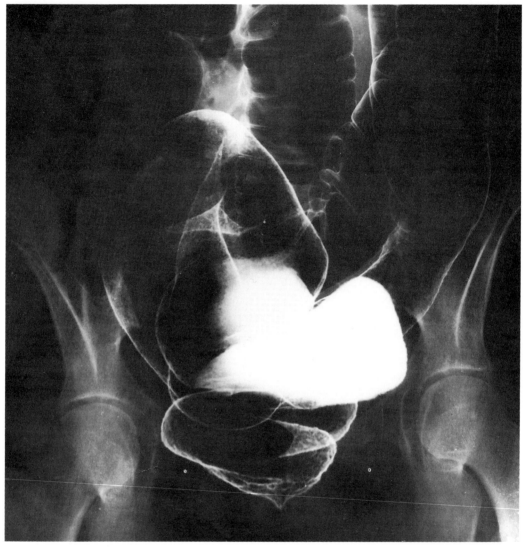

Abb. 4.2: Colitis ulcerosa im Frühstadium. Befall des Rektum und Sigma. Man erkennt die flachen oberflächlichen Läsionen im Rektum und, weniger deutlich ausgeprägt, im Sigma.

Befall des gesamten Kolons auf. Die Darmgeräusche sind vermindert, der Bauch ist gebläht und gespannt. Die allgemeinen Krankheitszeichen sind ausgeprägt: Fieber, Exsikkose, Anämie, Tachykardie und eventuell Schock sind die Symptome dieser schweren Erkrankung. Nach einer Phase mit schwersten blutig-wäßrigen Durchfällen sistieren die Durchfälle, und in der Abdomenübersichtsaufnahme ist das Colon transversum oder descendens über 6 cm, meistens über 10 cm dilatiert und die Haustren sind verstrichen. Es besteht Perforationsgefahr. Untersuchungen durch Koloskopie oder Kolonkontrasteinlauf sind kontraindiziert. Gelingt durch intensive konservative Maßnahmen (s. schwere Kolitis) keine Besserung innerhalb 24 bis 48 Stunden, dann muß der Patient operiert werden (Kolektomie oder Hemikolektomie) (19).

Tab. 4.1: Begleiterkrankungen bei Colitis ulcerosa und Morbus Crohn

	Colitis ulcerosa	Morbus Crohn
Arthritis und Arthralgie	20–25 %	26–39 %
Erythema nodosum, Pyoderma gangraenosum	selten	16–23 %
Uveitis	selten	5–10 %
Sklerosierende Cholangitis	4 %	selten

(Nach: Greenstein et al., Medicine 55: 401, 1976)

4.6.10 Begleiterkrankungen

An extraintestinalen Begleiterkrankungen (Tab. 4.1) finden sich solche der Gelenke (Arthritis und Arthralgie, Morbus Bechterew), der Haut (Erythema nodosum, Pyoderma gangraenosum) (1). Diese Begleiterkrankungen sind jedoch seltener als beim Morbus Crohn (22). Dagegen findet sich nur bei der Colitis ulcerosa gehäuft die sklerosierende Cholangitis, eine Erkrankung der extra- und/oder intrahepatischen Gallenwege, die mit Kaliberunregelmäßigkeiten der Gallenwege bis zur Stenose einhergeht und die durch die ERC (endoskopisch retrograde Cholangiographie) diagnostiziert werden kann. Eine oberflächliche Entzündung des terminalen Ileums (Backwash-Ileitis) soll in 15 % röntgenologisch nachweisbar sein. Der Befund hat keine klinische Bedeutung.

4.6.11 Folgeerkrankungen

Das *Kolonkarzinom* tritt bei Patienten mit Colitis ulcerosa gehäuft auf, wobei die Inzidenz in einer neueren Untersuchung 26 Jahre nach Beginn der Erkrankung im Mittel 6 % und bei Befall des gesamten Kolons 19,7 % betrug (31) und somit nicht so hoch liegt, wie es ursprünglich befürchtet wurde. Die Annahme, daß der Patient mit Colitis ulcerosa, nicht aber mit Morbus Crohn ein erhöhtes Kolonkarzinomrisiko habe, hat sich nicht bestätigt. Das Risiko dürfte, sofern der Morbus Crohn den gesamten Dickdarm betrifft, etwa gleich groß sein wie bei der Colitis ulcerosa (71).

Leber- und Gallenwegserkrankungen werden bei der Colitis ulcerosa in 5 bis 15 % der Fälle beobachtet (56). Hierzu sind zu rechnen: Fettleber, Pericholangitis, sklerosierende Cholangitis. Ob die chronisch aktive Hepatitis, die Leberzirrhose und das Gallengangskarzinom tatsächlich gehäuft auftreten, erscheint nicht definitiv gesichert. Die Fettleber korreliert mit der Schwere der Erkrankung, ist reversibel und stellt kein medizinisches Problem dar. Die Pericholangitis wird häufig mit sklerosierender Cholangitis assoziiert beobachtet; es ist fraglich, ob es sich um ein eigenes Krankheitsbild handelt. Die *sklerosierende Cholangitis* tritt bei ca. 4 % der Patienten mit Colitis ulcerosa auf und betrifft das intra- und/oder extrahepatische Gallenwegssystem. Charakterisiert ist diese Erkrankung durch Kaliberunregelmäßigkeiten der Gallengänge bis hin zu multiplen Stenosierungen, die durch die ERC nachgewiesen werden können. Klinisch führend ist die Cholestase. Eine gesicherte Therapie dieser Erkrankung ist nicht bekannt.

4.6.12 Differentialdiagnose

Differentialdiagnostisch macht die Abgrenzung der Colitis ulcerosa von der Enterocolitis Crohn Schwierigkeiten, sofern ein Morbus Crohn des Kolons ohne Befall des terminalen Ileums vorliegt (Enterocolitis Crohn) und das Rektum beim Morbus Crohn mitbefallen ist. Seit Einführung der Koloskopie haben sich die diagnostischen Möglichkeiten entscheidend gebessert. Durch die makroskopische Beurteilung der Mukosa und die Entnahme von Biopsien kann die Diagnose meist eindeutig gestellt werden (Tab. 4.2 und 4.3).
Neben dem Morbus Crohn müssen auch die infektiösen Erkrankungen des Dickdarms, die mit Ulzerationen einhergehen, abgegrenzt werden (Tab. 4.4).

4.6.13 Therapie

Bei der Behandlung der Colitis ulcerosa muß unterschieden werden zwischen dem Vorgehen im akuten Schub der Erkrankung, der Dauerbehandlung zur Vermeidung von Rezidiven und der Behandlung der schwersten Form der Er-

Dickdarm

Tab. 4.2: Makroskopische Unterscheidung zwischen Colitis ulcerosa und Morbus Crohn des Kolon unter Berücksichtigung der Stadien

	Colitis ulcerosa	Morbus Crohn
Frühstadium:	Diffuser Befall mit Hyperämie, Erosionen, petechialen Blutungen, granulierter Oberfläche, vermehrter Blutungsneigung.	Umschriebener Befall mit fleckiger Rötung und aphthoiden Ulzera, dazwischen intakte Mukosa, geringe Blutungsneigung.
Akutes Stadium:	Zahlreiche konfluierende Ulzera, umgeben von diffus entzündeter Schleimhaut und starker Blutungsneigung; keine Fissuren oder Fisteln.	Einzelne oder multiple, scharf ausgestanzte Ulzera, umgeben von intakter Mukosa, ohne besondere Blutungsneigung, mit Fissuren, eventuell Fisteln und Abszessen.
Chronisches Stadium:	Pseudopolypen, Atrophie der Mukosa, Verlust der Haustren vom Rektum aufsteigend, keine Stenosen[1], keine Fisteln.	Pflastersteinrelief, Narben mit Verlust des normalen Reliefs im erkrankten Segment, eventuell mit Stenosen und Fisteln, Konglomerattumor durch miteinander verbackene Darmschlingen.

[1] Bei Auftreten einer Stenose bei Colitis ulcerosa muß ein Karzinom ausgeschlossen werden.

krankung, des sogenannten toxischen Megakolons (17, 37, 55, 67).
Der *akute Schub der leichten Kolitis* wird mit Cortison **(Tab. 4.5)** (z. B. 30 mg Decortin®/die morgens per os) und Salazosulfapyridin **(Tab. 4.6)** (z. B. Azulfidine® oder Colo-Pleon® 3 × 1 g/die per os) behandelt. Zusätzlich können *Klysmen* mit Cortison, Salazosulfapyridin oder 5-Aminosalicylsäure eingesetzt werden. Wenn der Patient auf die Behandlung gut anspricht, sollte sie 3 bis 4 Wochen weitergeführt werden. Danach sollte die Steroiddosis über 2 bis 3 Wochen stufenweise reduziert und dann abgesetzt werden. Die Salazosulfapyridintherapie

Tab. 4.3: Histologische Unterscheidung zwischen Colitis ulcerosa und Morbus Crohn

	Colitis ulcerosa	Morbus Crohn
Befallene Wandschicht:	Mukosa, weniger Submukosa, selten Muskularis und Serosa	Mukosa, Submukosa, Muskularis, Serosa
Ausbreitung:	kontinuierlich vom Rektum aus	diskontinuierlich, segmental
Schwellung regionärer Lymphknoten:	selten	häufig
Epitheloidzellgranulome:	selten	häufig
Kryptenabszesse:	häufig	selten
Tiefe Fissuren:	selten	häufig
Tiefe längliche Ulzera:	selten	häufig
Verdickung der Submukosa:	selten	häufig
Erosionen und oberflächliche Ulzerationen:	häufig	selten

Tab. 4.4: **Differentialdiagnose der Colitis ulcerosa**

(1) Enterocolitis Crohn
(2) Shigellose
(3) Amöbenruhr
(4) Andere infektiöse Darmerkrankungen (Gonokokken, Parasiten)
(5) Pseudomembranöse Kolitis
(6) Strahlenkolitis

Tab. 4.5: **Colitis ulcerosa: Ergebnisse der Cortisonbehandlung des akuten Schubs**

	Cortison	Kein Cortison
Remission:	41 %	16 %
Besserung:	28 %	25 %
Keine Besserung:	31 %	59 %

(Nach: Truelove et al., Brit. med. J. 1: 387, 1959)

Tab. 4.6: **Colitis ulcerosa: Rezidivrate bei Behandlung mit Salazosulfapyridin**

Dosis (g/die)	n	Rezidive
1	57	13 (22,8 %)
2	57	5 (8,8 %)
4	56	4 (7,1 %)

(Nach: Azad Khan et al., Gut 21: 232, 1980)

sollte als Dauerbehandlung fortgeführt werden (3). Bei ungenügender Besserung nach 1 bis 2 Wochen wird die Steroiddosis auf 50 mg/die und die Salazosulfapyridindosis auf 4 × 1 bis 3 × 2 g/die erhöht. Auch die Klysmen können auf 2 Applikationen morgens und abends gesteigert werden (17, 37, 55).
Prinzipiell werden zur Behandlung der Kolitis derzeit 2 Substanzgruppen eingesetzt, und zwar Salazosulfapyridin bzw. 5-Aminosalicylsäure und Corticosteroide **(Tab. 4.7)**. *Salazosulfapyridin* ist eine Verbindung der 5-Aminosalicylsäure und Sulfapyridin. Die 5-Aminosalicylsäure ist die wirksame Komponente, die im Dickdarm aus der Verbindung durch bakterielle Spaltung freigesetzt wird. Die Sulfonamidkomponente selbst ist wahrscheinlich unwirksam. Da Sulfapyridin als Ursache der meisten Nebenwirkungen der Salazosulfapyridinbehandlung angesehen wird, werden derzeit klinische Studien mit 5-Aminosalicylsäure durchgeführt. 5-Aminosalicylsäure kann als Zäpfchen (Salofalk®), Tabletten oder als Klysma eingesetzt werden.
Der Wirkungsmechanismus von Salazosulfapyridin ist nicht eindeutig geklärt. Die wirksamen Dosen liegen bei 2 bis 6 g/die. Bei einer Dosis über 4 g steigt die Nebenwirkungsrate steil an.
Für die häufigsten Nebenwirkungen verantwortlich ist das Sulfapyridin, das in der Leber durch Azetylierung entgiftet wird. Entsprechend der Azetylierungskapazität der Leber werden schnelle und langsame Azetylierer unterschieden. Vor allem bei langsamen Azetylierern muß bei hoher Dosierung Salazosulfapyridin mit Nebenwirkungen (Übelkeit, Erbrechen, Kopfschmerzen, Agranulozytose, Leukopenie, Hämolyse, Thrombopenie, Alveolitis, reversible Infertilität des Mannes, Knochenmarksdepressionen, Met-Hb-Bildung, toxische, allergische Hepatitis) gerechnet werden. Etwa 80 % der 5-Aminosalicylsäure werden nicht resorbiert und mit dem Stuhl ausgeschieden. Etwa 75 % des Sulfapyridin werden resorbiert. Bei Patienten mit schwerer Entzündung des gesamten Kolons wird die Resorption vermindert, und die Dosis kann deshalb auf 6 bis 8 g gesteigert werden.
Neuerdings wird 5-Aminosalicylsäure und 4-Aminosalicylsäure zur lokalen Behandlung der Colitis ulcerosa eingesetzt (7, 12, 33, 39, 54, 58). Hierzu werden Suppositorien, Klysmen und dickdarmlösliche Tabletten bzw. Kapseln benutzt. Die Dosierung besteht z. B. in der Verordnung von 3 × 500 mg 5-Aminosalicylsäure (Salofalk®) per os. Bei Anwendung von Klysmen kann das Kolon bis zur linken Flexur erreicht werden. Insgesamt erscheint diese Therapie vielversprechend, da ein großer Teil der Salazosulfapyridinnebenwirkungen vermieden wird. Der Indikationsbereich ist der gleiche wie bei Salazosulfapyridin.
Steroide werden oral, intravenös oder rektal verabreicht (66, 67). Im akuten Schub der leichten Kolitis sollten 20 bis 40 mg Prednison (z. B. Decortin®) oder Prednisolon (z. B. Hostacortin®) oder die Äquivalenzdosis eines anderen Corticoids täglich gegeben werden. In subakuten Stadien wird die Cortisondosis wegen der Nebennierensuppression stufenweise reduziert und dann eventuell nur jeden 2. Tag morgens verabreicht.

Dickarm

Tab. 4.7: Behandlung der Colitis ulcerosa und der Enterocolitis Crohn

Colitis ulcerosa	Morbus Crohn
1. Woche:	
Prednison 40–60 mg/die morgens.	=
Zusätzlich Salazosulfapyridin 3–4 g/die verteilt auf 3 Tagesdosen oder 5-Aminosalicylsäure 1,5 g/die verteilt auf 3 Dosen.	=
Evtl. zusätzlich Klysmen morgens und abends mit Salazosulfapyridin oder 5-Aminosalicylsäure od. Cortison.	∅
2. Woche bis 8. Woche: Stufenweise Reduktion des Cortison auf 10 mg Prednison/die. Weiterbehandlung mit Salazosulfapyridin 3 g/die oder 5-Aminosalicylsäure 1,5 g/die, evtl. Weiterbehandlung mit Klysmen.	=
Ab 9. Woche: Ausschleichen des Cortison; Weiterbehandlung mit Salazosulfapyridin 3 g/die oder 5-Aminosalicylsäure 1,5 g/die.	**Bei fortlaufender Remission:** Prednison 10 mg/die für weitere 2 Monate; danach Prednison 5/10 mg/die alternierend für weitere 4 Monate; danach Ausschleichen des Prednison 0/10 mg/die alternierend. Zusätzlich Weiterbehandlung mit Salazosulfapyridin bzw. 5-Aminosalicylsäure.

Beim Morbus Crohn konnte eine wirksame Rezidivprophylaxe bisher für kein Medikament mit Sicherheit bewiesen werden.

Beim Morbus Crohn des Kolon kann mit Metronidazol 0,5 bis 1,0 g/die eine günstige Wirkung vor allem auch bei perianalen Fisteln erzielt werden. Die Substanz kann zusätzlich oder alternativ eingesetzt werden.

Klysmen mit Salazosulfapyridin, 5-Aminosalicylsäure oder Cortison eignen sich besonders bei linksseitiger Kolitis oder Proktokolitis (Colitis ulcerosa des Proktum).

Rektal appliziertes Cortison (Klysmen) wird zum Teil resorbiert. Inwieweit die Wirkung der Klysmen durch resorbiertes Cortison oder durch lokale Wirkung des Cortison bedingt wird, ist im Einzelfall schwer abzuschätzen, da die Absorption stark variiert.

ACTH (z. B. Synacthen®) wurde lange Zeit im angloamerikanischen Raum bevorzugt, wird aber weitgehend aufgegeben, da seine Wirkung von der Funktion der Nebennieren abhängig ist. Es ist deshalb schlecht regulierbar, führt häufig zu Nebenwirkungen wie Hochdruck, Akne, Hyperpigmentation. Außerdem kann ACTH nur parenteral appliziert werden.

Der *akute Schub der mittelschweren Kolitis* wird mit *Cortison* (z. B. Decortin® 50 mg/die per os morgens) und *Salazosulfapyridin* (Azulfidine® oder Colo-Pleon® 4 × 1 g bis 3 × 2 g/die per os) behandelt. Außerdem werden *Klysmen* mit Cortison oder Azulfidine® morgens und abends durchgeführt. Bei gutem Ansprechen wird die Behandlung 3 bis 4 Wochen beibehalten, und danach werden die Steroide stufenweise über Wochen reduziert und schließlich abgesetzt. Die Salazosulfapyridinbehandlung wird fortgesetzt. Tritt nach 1 bis 2 Wochen keine Besserung ein, dann wird die Behandlung wie bei der schweren Form der Kolitis durchgeführt.

Patienten mit *schwerer, akuter Kolitis* sollten stationär behandelt werden. Dies macht die notwendige Nulldiät mit parenteraler Substitution von Flüssigkeit, Elektrolyten und Kalorien notwendig. Eventuell müssen Bluttransfusionen und Albumin gegeben werden. Cortison wird hoch dosiert i.v. appliziert (z. B. Decortin® 100 mg/die). Rektal werden Cortisonklysmen morgens und abends appliziert. Zusätzlich werden Antibiotika eingesetzt. Hierdurch soll erreicht werden, daß bei einer eventuellen Perforation der Übertritt von Bakterien in die Bauchhöhle möglichst gering gehalten wird. Der Patient muß intensiv überwacht werden, um den Übergang in ein toxisches Megakolon rechtzeitig zu erkennen. Tritt eine Besserung nach einigen Tagen ein, dann wird nach 5 Tagen mit der oralen Ernährung (zunächst mit Elementärdiät [2]) begonnen. Tritt keine Besserung ein, dann muß die Frage einer eventuellen Operation (totale oder subtotale Kolektomie mit Ileostomie) diskutiert werden. Nach Truelove (67) sollte bei Patienten mit schwerer Kolitis ohne konservative Besserung nach 5 Tagen die Indikation zur Proktokolektomie mit permanenter Ileostomie gestellt werden. Die Autoren verweisen darauf, daß nur durch die rechtzeitige Indikationsstellung zur Operation die früher hohe Letalität dieser Patienten von 15 bis 30% verhindert werden kann. In der Klinik dieser Autoren waren bei 87 Patienten mit 100 akuten Schüben der Kolitis in 25 Fällen die Proktokolektomie durchgeführt und kein einziger Todesfall beobachtet worden. Andere Autoren stellen die Indikation zur Operation erst, wenn innerhalb von 10 bis 14 Tagen keine Besserung durch konservative Behandlung erzielt werden kann. Beim toxischen Megakolon besteht Perforationsgefahr, und es muß, sofern durch konservative Behandlung keine Besserung innerhalb von 24 bis 48 Stunden erzielt werden kann, operiert werden.

4.6.13.1 Dauerbehandlung der Kolitis.
Mehrere kontrollierte Untersuchungen (55) zeigen, daß durch Dauerbehandlung mit Salazosulfapyridin (2 × 1 g bis 4 × 1 g) die Rezidivhäufigkeit gemindert werden kann (3, 33, 37, 45). Dabei waren hohe Dosierungen besser wirksam, was leider durch eine höhere Nebenwirkungsrate erkauft wird (3). Bei Patienten, die dauerhaft mit Salazosulfapyridin behandelt werden, sollten regelmäßig Blutbildkontrollen (Erythrozyten, Leukozyten, Thrombozyten) und Met-Hb-Bestimmung durchgeführt werden.

Nach erfolgreicher Therapie eines akuten Schubes der Kolitis besteht das Hauptziel der Behandlung in der Vermeidung von Rezidiven. Mit Cortison (15 mg Prednison/die) konnte dieses Ziel in 2 kontrollierten Studien nicht erreicht werden (12, 66). In einer neueren kontrollierten Studie konnte jetzt jedoch eine Verminderung der Rezidivrate unter Cortison (Prednison 40 mg jeden 2. Tag) wahrscheinlich gemacht werden (52). Cortison sollte als Dauertherapie nur bei Patienten eingesetzt werden, die unter Salazosulfapyridin häufig Rezidive haben. Die schwere Form der Kolitis, die nur mit hochdosierter Cortisondauerbehandlung von über 15 mg Prednison/die über Monate unter Kontrolle gehalten werden kann, stellt eventuell eine Indikation zur Operation dar.

4.6.13.2 Diät bei Colitis ulcerosa.
Patienten mit schwerer Kolitis sollten im Akutstadium parenteral ernährt werden. Nach Überwindung des Akutstadiums kann bei schwerer Kolitis zunächst auf eine im Dünndarm vollständig resorbierbare Diät (Astronautenkost, z. B. Vivasorb®) für 1 bis 2 Wochen übergegangen werden. Bei Patienten mit leichter Kolitis oder nach überstandenem akuten Schub einer Kolitis sollte eine ausreichende Zufuhr von Protein, Eisen und Elektrolyten sichergestellt werden, da mit einem Verlust von Blut, Protein und Kalium gerechnet werden muß. Versuchsweise sollten Milchprodukte eliminiert werden, da bei einem Teil der Patienten ein Laktasemangel vorliegt. Ein Laktasemangel läßt sich durch den Laktosetoleranztest oder die Bestimmung der Laktase in der Dünndarmbiopsie nachweisen. Bei einigen Patienten führt die Elimination von Laktose aus der Diät zu einer Besserung des Krankheitsbildes, obwohl kein eigentlicher Laktasemangel vorliegt. Eine allgemeingültige Kolitiskost gibt es nicht. Die Nahrungszusammenstellung und insbesondere auch deren Fasergehalt können den persönlichen Wünschen des Patienten angepaßt werden.

4.6.13.3 Chirurgische Behandlung der Colitis ulcerosa.
Die Colitis ulcerosa ist zunächst prinzipiell konservativ zu behandeln. Bei Patienten mit schwerer akuter Erkrankung ohne Besserung innerhalb von 5 bis 14 Tagen oder mit toxischem Megakolon ohne Besserung innerhalb von 1 bis 2 Tagen sollte operiert werden (26). Eine weitere Gruppe, bei der die Operation indiziert ist, sind Patienten mit schweren Dysplasien, die vor allem nach langjähriger Dauer einer Pankolitis beobachtet werden. Die prophylaktische Kolektomie zur Vermeidung eines Kolonkarzinoms bei langjähriger Kolitis mit Befall des gesamten Kolons erscheint ohne Nachweis von Dysplasien nicht gerechtfertigt, da das Karzinomrisiko offensichtlich nicht so hoch ist, wie es ursprünglich angenommen wurde (s. unten). Die Entscheidung, welches der beiden Operationsverfahren, Proktokolektomie mit dauerhaftem Ileostoma oder Kolektomie und Erhaltung des Rektums, zur Anwendung kommt, hängt von der Beschaffenheit des Rektums (Ausmaß der

Entzündung, Schweregrad der Dysplasien) ab (26). Dabei ist zu berücksichtigen, daß bei der Proktokolektomie beim männlichen Patienten die Gefahr einer Störung der Sexual- und Blasenfunktion besteht.

4.6.14 Kolitis in der Schwangerschaft

Während der Schwangerschaft liegt das Risiko der Exazerbation einer vorher symptomlosen Kolitis bei 40 % in 37 Wochen und ist somit ähnlich hoch wie bei den Kolitispatienten ohne Schwangerschaft. Meistens tritt die Exazerbation im 1. Trimester, seltener im 2. Trimester und sehr selten im 3. Trimester ein. Wird eine Patientin mit aktiver Kolitis schwanger, so kann in ca. 50 % der Fälle mit einer Verschlechterung und bei 20 % mit einer Verbesserung der Erkrankung gerechnet werden. Die Behandlung der Colitis ulcerosa während der Schwangerschaft ist nicht wesentlich unterschiedlich von der Behandlung von Patientinnen ohne Schwangerschaft. Es konnte gezeigt werden, daß bei Patientinnen mit Colitis ulcerosa unter der Behandlung mit Cortison, Salazosulfapyridin und Cortison plus Salazosulfapyridin keine erhöhten Komplikationsraten (Untergewicht bei der Geburt, Frühgeburten, Aborte, Totgeburten, Mißbildungen) auftreten (46).

4.6.15 Verlauf und Prognose

Die Lebenserwartung der Patienten mit Colitis ulcerosa bei Befall des Proktums und Rektums ist ähnlich der bei Gesunden. Bei den mittelschweren Formen der Erkrankung ist die Sterblichkeit vor allem im 1. Jahr nach Beginn der Erkrankung bzw. nach Diagnosestellung erhöht; 4 bis 6 % dieser Patienten versterben im 1. Jahr der Erkrankung. Beim toxischen Megakolon liegt die Letalität bei 14 bis 30 %. Von den Patienten, deren Kolitis mittelschwer beginnt, versterben innerhalb von 5 Jahren 13 bis 20 %. Von den Patienten, deren Kolitis als schwere Erkrankung beginnt, versterben innerhalb von 5 Jahren 40 %. Insgesamt haben Patienten mit Colitis ulcerosa ein Sterblichkeitsrisiko von 1,7 im Vergleich mit der Normalbevölkerung (24).

4.6.16 Karzinomrisiko

Die Sterblichkeit bei Colitis ulcerosa wird auch durch ein erhöhtes Kolonkarzinomrisiko beeinflußt. In einer früheren Untersuchung war das Kolonkarzinomrisiko bei Pankolitis von über 10 Jahren Dauer mehr als 20fach und bei über 20 Jahren Dauer mehr als 30fach erhöht (37). Wahrscheinlich ist die Inzidenz des Kolonkarzinoms bei Patienten mit Colitis ulcerosa jedoch geringer (3). In 2 neueren Untersuchungen an 267 bzw. 258 Kolitispatienten, die über 10 Jahre beobachtet wurden, traten nur in jeweils 6 Fällen Kolonkarzinome auf (73). Nach diesen Studien wäre das Karzinomrisiko bei Kolitispatienten gegenüber der Normalbevölkerung nicht wesentlich erhöht. Nach unserem derzeitigen Wissensstand muß bei Patienten mit Colitis ulcerosa mit einem etwas erhöhten Kolonkarzinomrisiko gerechnet werden, weshalb regelmäßige Kontrollen dieser Patienten notwendig sind.

4.7 Enterocolitis Crohn (Morbus Crohn des Dickdarms)

4.7.1 Definition

Der Morbus Crohn ist eine chronische, mit Ulzerationen einhergehende Entzündung aller Wandschichten des Darms (Mukosa, Submukosa, Muskularis, Serosa). Der Befall ist diskontinuierlich, wobei der ganze Gastrointestinaltrakt, vor allem aber das Ileum und proximale Kolon betroffen sind (**Abb. 4.3**).

4.7.2 Inzidenz

Die Inzidenz, also die Zahl der jährlichen Ersterkrankungen, liegt für den Morbus Crohn im Kolon bei 1,7 pro 100 000 Menschen. Die Prävalenz, also die Häufigkeit der Erkrankung, liegt bei 15 pro 100 000, wobei diese Zahl die Morbus Crohn-Fälle des gesamten Gastrointestinaltraktes beinhaltet (44).

4.7.3 Ätiologie

Die Ursache ist nicht bekannt. Es besteht eine familiäre Häufung. Als Ursache werden die gleichen Faktoren wie bei der Colitis ulcerosa diskutiert: Auf der Basis einer genetischen Bereitschaft zur Erkrankung könnten Faktoren wie Psyche, Viren, Bakterien, Ernährung, Immunreaktionen die Erkrankung auslösen.

4.7.4 Pathologie

Die Entzündung betrifft vor allem das terminale Ileum und proximale Kolon. Bei etwa einem Drittel aller Patienten ist nur das Kolon, nicht das terminale Ileum befallen. Das Rektum ist bei Patienten mit Kolonerkrankungen in 50% der Fälle von der Erkrankung betroffen. Häufig verläuft die Erkrankung segmental, d. h., es kann ein Abschnitt des Darms im Colon ascendens und ein weiteres Segment im Colon transversum oder descendens befallen sein. Prinzipiell können alle Abschnitte des Gastrointestinaltraktes beginnend vom Ösophagus über Magen, Duodenum, Jejunum, Ileum, Kolon, Rektum befallen sein (**Tab. 4.8**).

Die entzündliche Infiltration ist transmural, d. h. sie betrifft die gesamte Darmwand mit Mukosa, Submukosa, Muskularis und Serosa. Epitheloidzellen bilden bisweilen in der Lamina propria, Submukosa, Muskularis oder Subserosa Granulome. Diese Granulome und auch die Hyperplasie der regionären Lymphknoten werden häufig gefunden, sind aber nicht obligat. Seltener sind Kryptenabszesse nachweisbar.

Tab. 4.8: Lokalisation des Morbus Crohn bei 615 Patienten

Ileum	28%
Ileum und rechtes Kolon	41%
Kolon ohne Ileum	27%
Rektum und Anus ohne Kolon und ohne Ileum	4%

(Nach: Farmer et al., Gastroenterology 68: 627, 1975)

Makroskopisch (endoskopisch) findet sich ein segmentärer Befall mit scharf ausgestanzten, tiefen Ulzerationen neben intakter Schleimhaut. Typisch sind Verdickung der Darmwand durch Entzündung und Fibrose, Stenosen, enterale und perianale Fisteln, Abszeßbildung. Durch die tiefen, oft longitudinalen Fissuren, unterminierten Ulzera und die vorgewölbte Mukosa entsteht das sogenannte Pflastersteinrelief, das endoskopisch und röntgenologisch nachweisbar ist (vgl. **Abb. 4.3**).

4.7.5 Pathophysiologie

Bei gleichzeitiger Erkrankung des Ileums sind mögliche Folgen Absorptionsstörung von Gallensäuren und Vitamin B_{12}. Der Verlust der Gallensäuren führt zur Malabsorption von Fett und fettlöslichen Vitaminen (A, D, E, K). Bei ausgedehntem Befall des Ileums muß mit chologenen Diarrhöen gerechnet werden. Bei Erkrankung eines großen Teils des Dickdarms führt die gestörte Wasserabsorption zur wäßrigen Diarrhö. Meistens ist die wäßrige Diarrhö beim Morbus Crohn jedoch Folge einer gleichzeitigen Ileumerkrankung. Nicht resorbierte Gallensäuren und Fettsäuren können im Kolon die Wasserrückresorption vermindern und induzieren hierdurch eine wäßrige Diarrhö.

4.7.6 Klinik und Symptome

Die Symptome beim Morbus Crohn sind, je nach dem Ort der hauptsächlichen Lokalisation, sehr unterschiedlich. Häufigstes Symptom ist der Durchfall, wobei die Stühle meistens breiigwäßrig sind und, hauptsächlich bei Befall des Rektosigmoids, kleinere Mengen Blut enthalten. Der Beginn der Erkrankung ist oft schleichend mit gelegentlichen Durchfällen, leichtem Fieber, geringem Gewichtsverlust. Bei vielen Patienten liegen bei der ersten Diagnosestellung bereits Komplikationen vor. Perianale, enterokutane oder enterale Fisteln oder eine tastbare Resistenz im rechten Unterbauch (Ileozökalbereich) sollten immer an einen Morbus Crohn denken lassen. Malabsorptions- und Maldigestionsprobleme ergeben sich bei gleichzeitiger

Dickdarm

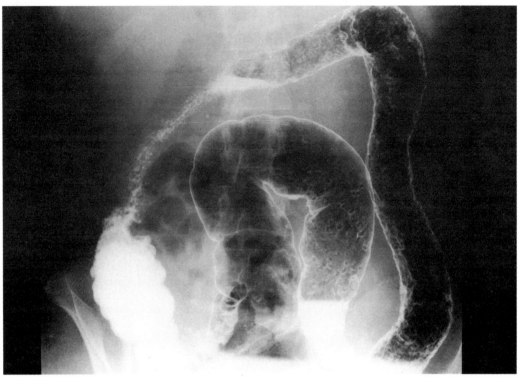

Abb. 4.3: Enterocolitis Crohn mit Befall des gesamten Kolon. Die Veränderungen sind im Colon ascendens, transversum, descendens und proximalen Sigma deutlich stärker ausgeprägt als im distalen Sigma und Rektum. Man erkennt das typische Pflastersteinrelief. Die Haustrierung ist aufgehoben. Doppelkontrastdarstellung nach Enteroklysma.

Erkrankung des Dünndarms. Je nach der Schwere der Erkrankung finden sich beschleunigte BSG, Fieber, Anämie (hyperchrome bei B_{12}-Malabsorption, hypochrome bei Blutung, normochrome bei schwerer septisch-toxischer Erkrankung), Hypoproteinämie (enteraler Eiweißverlust).

Nach der Lokalisation der Erkrankung wird unterschieden zwischen einem Morbus Crohn des Ileums ohne Kolonbeteiligung, des Ileums und Kolons (**Abb. 4.4**), des Kolons ohne Ileumbeteiligung und den relativ seltenen Formen des Morbus Crohn mit Beteiligung anderer Teile des Gastrointestinaltraktes. Weiter werden unterschieden: Frühstadium, akutes, aktives und chronisches Stadium, wobei im chronischen Stadium gleichzeitig Zeichen des aktiven Crohn vorhanden sein können.

4.7.7 Untersuchungsmethoden

Nach Anamnese, körperlicher Untersuchung und Labor (BSG, Blutbild, Elektrolyte, harnpflichtige Substanzen, Gesamtprotein und Elektrophorese, Urinsediment) sollte, wie bei allen Darmerkrankungen, der Stuhl inspiziert werden. Meistens ist ein breiiger bis wäßriger Stuhl ohne größere Blutungen und ohne Eiter oder Schleim vorhanden. In schweren Fällen der Erkrankung können auch Eiter, Schleim und Blutbeimengungen im Stuhl beobachtet werden.

Wird bei der körperlichen Untersuchung eine *Resistenz* im Abdomen festgestellt, so dient die *Sonographie* dem eventuellen Nachweis eines Abszesses. Daneben kann durch Ultraschall eventuell auch die verdickte Darmwand der befallenen Darmschlingen nachgewiesen werden.

Enterocolitis Crohn

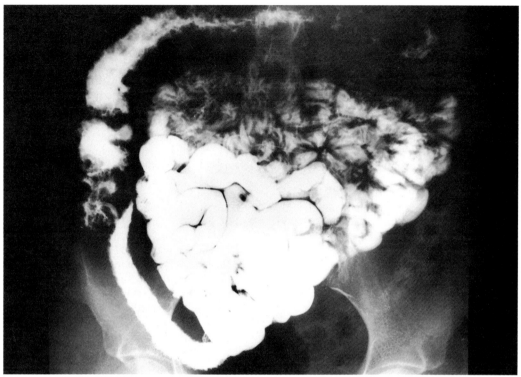

Abb. 4.4: Morbus Crohn des Ileum und Colon ascendens. Darstellung durch Magen-Darmpassage. Nachweis von Ulzera und Stenose am terminalen Ileum; entzündliche Veränderungen auch am Zökum und Colon ascendens.

4.7.7.1 Untersuchung des Anus und Rektums. In der Perianalregion können häufig Fisteln nachgewiesen werden. Bei Crohn-Erkrankungen des Kolons werden derartige Fisteln in 36 bis 38 %, bei ausschließlicher Erkrankung des Ileums in nur 14 % der Fälle gefunden. In Einzelfällen wurden auch Perianalfisteln bei Patienten mit Colitis ulcerosa beschrieben. Diese Fälle sind jedoch die Ausnahme. Perianalfisteln bei chronisch-entzündlichen Darmerkrankungen lassen immer zunächst an das Vorliegen eines Morbus Crohn denken.

4.7.7.2 Prokto- und Rektoskopie. Die endoskopische Untersuchung des Proktums und Rektums wird bei allen Dickdarmerkrankungen sehr bald durchgeführt. Das Proktum und Rektum ist bei 42 % der Patienten mit Crohnkolitis und bei 56 % der Patienten mit Ileokolitis nicht erkrankt und zeigt dann in der Rektoskopie allenfalls eine gering vermehrte Rötung als Folge der durch die Durchfallerkrankung bedingten Diarrhö. In den Fällen mit Rektumbeteiligung ergibt sich hier typischerweise ein endoskopisches Bild mit scharf ausgestanzten aphthoiden Ulzerationen zwischen relativ intakten Mukosainseln. Eventuell können Fistelöffnungen gesehen werden. Im fortgeschrittenen Stadium ist ein Pflastersteinrelief (vorgewölbte Mukosa zwischen tiefen, scharf begrenzten Ulzerationen) nachweisbar. In allen unklaren Fällen wird eine Biopsie entnommen, die den Nachweis einer transmuralen Entzündung, eventuell mit Epitheloidzellgranulomen, ergeben kann. Häufig fehlen jedoch diese histologischen Kriterien, weshalb der makroskopischen Beurteilung ein hoher Stellenwert zukommt.

4.7.7.3 Koloskopie und Röntgenuntersuchung des Kolons. Bei Verdacht auf Morbus Crohn sollte eine Untersuchung des gesamten Kolons durch Koloskopie oder Röntgen-Kolon-Doppelkontrastuntersuchung angestrebt werden. Die *Koloskopie* bietet Vorteile bei der Abklärung von Frühphasen der Erkrankung, die röntgenologisch noch nicht sichtbar sind. Die

Röntgenuntersuchung mit Doppelkontrast bietet Vorteile bei der Fisteldarstellung. Präoperativ oder zur Abklärung einer Operationsindikation werden beide Verfahren ergänzend eingesetzt. Bei Patienten mit Fisteln im Perianalbereich oder mit schwerer Entzündung des Rektums wird die koloskopische Untersuchung öfter schlecht toleriert, so daß bei diesen Patienten der Dickdarm röntgenologisch abgeklärt werden muß. Das koloskopische Bild ist im erkrankten Bereich ähnlich wie im Rektum (s. oben). Durch die Koloskopie können Ausdehnung und Schweregrad der Erkrankung festgestellt werden. Typisch ist der segmentale Befall mit einzelnen oder multiplen Ulzerationen zwischen relativ intakten Mukosainseln. In fortgeschrittenen Stadien sind häufig Pflastersteinrelief, Stenosen oder Fistelöffnungen nachweisbar. Vom Zökum aus kann auch der distale Anteil des terminalen Ileums eingesehen und beurteilt werden.

Die *Röntgenuntersuchung des Kolons* sollte nur noch im Doppelkontrastverfahren erfolgen. Bei gleichzeitiger Erkrankung des Ileums ist die Diagnose einfach, bei ausschließlicher Erkrankung des Kolons schwieriger. Typischerweise erkennt man den segmentalen Befall mit einzelnen oder multiplen tiefen Ulzerationen zwischen intakten Darmabschnitten, ein Pflastersteinrelief, eventuell Stenosen oder enterale oder enterokutane Fisteln. Nach der Untersuchung des Dickdarms sollte eine Magen-Darm-Passage zur Abklärung des Dünndarms mit Darstellung des terminalen Ileums erfolgen.

4.7.7.4 Untersuchung des Urogenitaltraktes. Bei Patienten mit Morbus Crohn sollte wegen der Möglichkeit von Fistelverbindungen vom Darm zur Blase oder zur Vagina auf entsprechende Symptome (Zystitis, blutiger oder trüber Urin, vaginaler Ausfluß) geachtet werden. Neben der Untersuchung des Urins (Sediment, quantitatives Sediment) sollte eventuell ein i.v. Pyelogramm und eine Darstellung der Fisteln sowie eine urologische (zystoskopische) bzw. gynäkologische Abklärung angestrebt werden.

4.7.8 Aktivität der Erkrankung

Die Schwere der Erkrankung wird nach dem makroskopischen (endoskopischen) Bild und den Symptomen beurteilt. Abhängig von der entzündlichen Aktivität finden sich eine Abnahme des Serum-Albumins, eine Beschleunigung der BSG, eine Abnahme des Körpergewichtes, ein tastbarer Tumor im Abdomen, eine Zunahme der Temperatur, eine Abnahme der Stuhlkonsistenz, eine Zunahme der Stuhlhäufigkeit, Auftreten von extraintestinalen Manifestationen. Alle diese Faktoren können bei Benutzung eines Multiplikationsfaktors zur Berechnung eines Crohn-Index benutzt werden (69). Danach können ein inaktives Stadium, eine leichte, mäßige oder schwere Aktivität der Entzündung durch Bestimmung des Index abgegrenzt werden.

Eine besonders schwere Verlaufsform des Morbus Crohn des Kolons ist, wie bei der Colitis ulcerosa, das *toxische Megakolon*. Es ist charakterisiert durch eine Weitstellung des Dickdarms (über 6 cm, meist über 10 cm), die in der Abdomenübersicht erkannt wird. Kolonkontrasteinläufe und Koloskopie sind kontraindiziert. Es handelt sich um eine schwere toxische Krankheit mit Fieber, Tachykardie, gebläthem Abdomen, eventuell Abwehrspannung. Die Darmgeräusche sind spärlich; es besteht Perforationsgefahr. Falls konservativ innerhalb 24 bis 48 Stunden keine Besserung erreicht wird, muß operiert werden (19). Zur konservativen Behandlung des toxischen Megakolons siehe Colitis ulcerosa (S. 108).

4.7.9 Lokalisation der Erkrankung

Der Morbus Crohn betrifft mit abnehmender Häufigkeit das terminale Ileum und Kolon (41%), das terminale Ileum ohne Beteiligung des Kolons (28%), das Kolon ohne Beteiligung des Ileums (27%) und Anus und Rektum (4%). Auch Erkrankungen des Ösophagus, Magens, Duodenums und des Jejunums sind wiederholt beschrieben worden (18).

4.7.10 Intestinale Komplikationen

Die Erkrankung führt häufiger als bei der Colitis ulcerosa zu Analfisteln, Rektumfisteln, enterokutanen Fisteln zwischen verschiedenen Darmabschnitten, enterokutanen Fisteln zwischen Darm und Haut (**Tab. 4.9**). Stenosen werden im Dünndarm, aber auch im Dickdarm nachgewiesen (18).

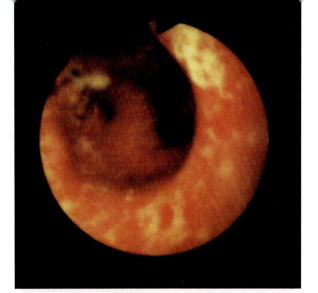

Kolitis ulcerosa. Akutes Stadium mit oberflächlichen Ulzerationen und Blutungen.

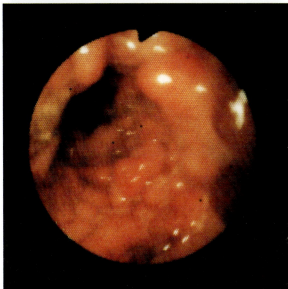

Kolitis ulcerosa. Chronisches Stadium mit Regenerationen.

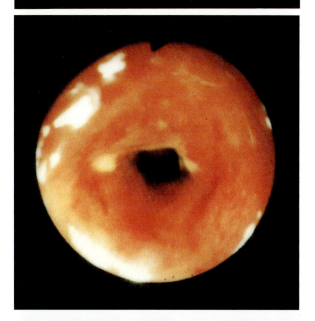

Strahlenkolitis mit Stenose.

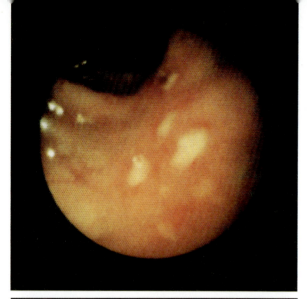

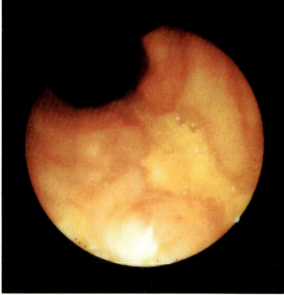

Morbus Crohn des Kolon.
Akutes Stadium mit aphroiden Ulzera.

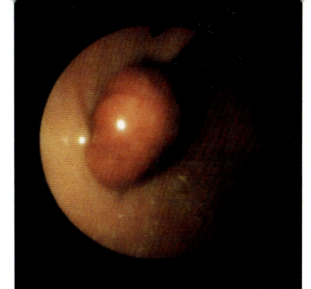

Polyp im Colon descendens. Histologisch Adenom.

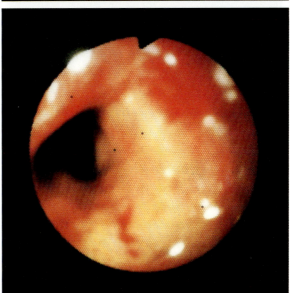

Zirculär wachsendes Karcinom des Kolon.

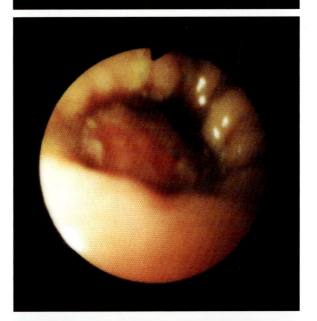

Großer polypöser Tumor im Sigma. Histologisch Adenomkarzinom.

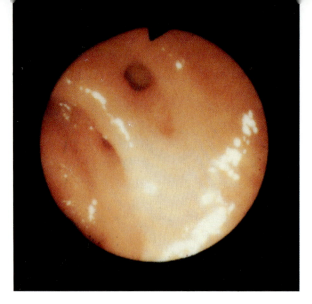

Divertikel im Sigma. Nicht entzündeter Zustand.

Tab. 4.9: Intestinale und extraintestinale Komplikationen des Morbus Crohn (%)

	Lokalisation der Erkrankung		
	Ileum	Ileum und Colon ascendens	Kolon
Intestinale Komplikationen (nach: Farmer et al., Gastroenterology 68: 627, 1975)			
Perianalfistel	14	38	36
Rektumfistel	5	21	19
Enterale oder enterokutane Fistel	17	34	16
Stenose	35	44	17
Extraintestinale Komplikationen (nach: Greenstein et al., Medicine 55: 401, 1976)			
Gelenkerkrankung	14	26	39
Hauterkrankung	9	16	23
Augenerkrankung	1	4	13

Weitere extraintestinale Komplikationen: Stomatitis aphthosa, Perikarditis, Leberbeteiligung, Amyloidose. Bei Miterkrankung des Dünndarms müssen die Folgen einer Malabsorption berücksichtigt werden (s. Dünndarm).

4.7.11 Anale und perianale Läsionen

Eine Beteiligung der Anal- bzw. Perianalregion wird bei 24% der Patienten als Erstmanifestation der Erkrankung beobachtet. Mit abnehmender Häufigkeit finden sich Fisteln, Abszesse und Fissuren. Anale Läsionen gehen oft der Erkrankung um Jahre voraus. Sie sind vor allem bei Erkrankungen des Dickdarms nachweisbar.

4.7.12 Extraintestinale Komplikationen

Bei Patienten mit Enterocolitis Crohn werden noch häufiger als bei der Colitis ulcerosa extraintestinale Komplikationen beobachtet (**Tab. 4.9**). Hierzu gehören Erkrankungen der Gelenke (Arthritis und Morbus Bechterew), der Haut (Erythema nodosum und Pyoderma gangraenosum), der Augen (Uveitis, Iridozyklitis). Seltener wird eine Perikarditis beobachtet. Bei gleichzeitiger Erkrankung des Dünndarms muß mit einem Malabsorptionssyndrom, Osteoporose, Gallensteinen (Cholesterinsteine) und Nierensteinen (Oxalatsteine) gerechnet werden (1, 22).

4.7.13 Differentialdiagnose

Die Diagnose ist bei Befall des Ileums, bei Nachweis eines segmentalen Befalls, bei Nachweis von Komplikationen wie Fisteln, Stenosen und Abszessen oder bei einem histologischen Nachweis einer transmuralen Entzündung mit Granulomen einfach. Differentialdiagnostisch schwieriger wird die Situation bei ausschließlicher Erkrankung des Dickdarms, zumal wenn das Rektum betroffen ist und wenn die klassischen Komplikationen wie Fisteln, Stenosen und Abszesse fehlen. In ca. 20% der Fälle macht die Abgrenzung von der Colitis ulcerosa Probleme (s. **Tab. 4.3**) (38). In der Differentialdiagnose müssen weiterhin eine Tuberkulose des terminalen Ileums bzw. der Ileozökalregion, ein Kolonkarzinom, eine Divertikulitis, eine segmentale ischämische Kolitis und Infektionen wie Amöbiasis oder Yersiniose ausgeschlossen werden.

4.7.14 Therapie

Die medikamentöse Behandlung des Morbus Crohn des Kolons richtet sich im Prinzip nach den gleichen Kriterien wie beim Morbus Crohn des Dünndarms, wobei bei der Erkrankung des Dickdarms neben Cortison auch Salazosulfapyridin und neuerdings Aminosalicylsäure sowie Metronidazol angewandt werden (**Tab. 4.7**). Außerdem findet Azathioprin zur Einsparung der Cortisondosis und bei therapieresistenten Formen der Erkrankung Anwendung.

4.7.14.1 Cortison und Salazosulfapyridin.
Während bei Erkrankungen des Ileums und des Ileums und Kolons Prednison dem Salazosulfapyridin bei der Behandlung des akuten Crohn

überlegen ist, konnte bei ausschließlicher Erkrankung des Kolons eine gute Wirkung des Salazosulfapyridin wahrscheinlich gemacht werden (59, 60). Bei Vorliegen eines akuten Schubs einer Ileokolitis Crohn wird zunächst mit Cortison (z.B. Prednison oder Prednisolon 50 mg/die oder die Äquivalenzdosis eines anderen Corticoids) und Salazosulfapyridin 3 g/die behandelt. Die Cortisondosis wird stufenweise über Wochen, eventuell Monate oder Jahre reduziert. Dabei wird versucht, die Cushingschwellendosis zu unterschreiten. Bei Langzeitbehandlungen mit Cortison kann eine alternierende Gabe jeden 2. Tag versucht werden. Durch gleichzeitige Gabe von Azathioprin kann besonders in Fällen mit hohem Cortisonbedarf die notwendige Cortisondosis reduziert werden. Um Nebenwirkungen der Cortisontherapie wie Übergewicht, Osteoporose und Muskelatrophie zu vermeiden, sollten die Patienten die Kalorienzufuhr und vor allem die Kohlehydratzufuhr begrenzen und ein regelmäßiges körperliches Training durchführen. Bei Patienten mit inaktivem Crohn des Kolons kann durch Cortison die Rezidivhäufigkeit wahrscheinlich nicht vermindert werden (63, 64). Eine Dauerbehandlung dieser Patienten mit Cortison erscheint nach diesen Studien nicht gerechtfertigt. Im Gegensatz hierzu konnte bei Patienten mit aktivem Crohn, die durch Cortison in eine Remission gebracht wurden, ein günstiger Effekt der Cortisondauerbehandlung mit niederer Cortisondosis wahrscheinlich gemacht werden (40). In dieser Studie wurde, im Anschluß an die Cortisonbehandlung des aktiven Schubs, unter der Langzeitbehandlung eine geringere Zahl von Rezidiven beobachtet als in der Kontrollgruppe.

Bei einer aktiven Crohnerkrankung des Kolons ohne Mitbeteiligung des Dünndarms kann ein Therapieversuch mit Salazosulfapyridin 3 g/die unternommen werden. Bei Nichtansprechen auf die Monobehandlung mit Salazosulfapyridin wird zusätzlich Cortison (Prednison 50 mg/die) eingesetzt. Nach Besserung wird Cortison stufenweise reduziert. Die Nebenwirkungen des Salazosulfapyridin wurden oben ausführlich besprochen. Gelingt es, eine Remission zu erreichen, und wird die Substanz gut vertragen, dann sollte eine Langzeitbehandlung mit Salazosulfapyridin eventuell in Kombination mit einer niederen Cortisondosis (5 bis 15 mg Prednison/die) durchgeführt werden.

Die wirksame Komponente der Salazosulfapyridinbehandlung ist die Aminosalicylsäure, die durch bakterielle Spaltung aus dem Salazosulfapyridin im Dickdarm freigesetzt wird. Deshalb wird neuerdings die direkte Anwendung von *Aminosalicylsäure* in Form von Tabletten, Suppositorien oder als Klysma erprobt, wobei bereits vielversprechende Therapieresultate erzielt wurden (33).

4.7.14.2 Metronidazol (Clont®, Flagyl®). Bei Patienten mit Befall des Kolons und besonders mit enteralen oder enterokutanen Fisteln und perianalen Läsionen hat sich Metronidazol bewährt (4, 5, 68). Es handelt sich um ein Antibiotikum, das vor allem gegen Anaerobier wirksam ist. Metronidazol wird in einer Dosierung von 3 × 250 bis 4 × 250 mg/die angewandt. Nach Ansprechen auf die Behandlung kann die Dosis auf 2 × 250 mg/die reduziert werden. Nebenwirkungen von Metronidazol sind gastrointestinale Beschwerden, allergische Reaktionen, periphere Neuropathien. Weniger bedeutsam sind Metallgeschmack und Dunkelfärbung des Urins.

4.7.14.3 Azathioprin. Die Behandlung mit dieser immunosuppressiven Substanz wird vor allem zur Einsparung von Cortison durchgeführt. Die Monotherapie mit Azathioprin hat sich nicht bewährt (64). Bei Patienten mit aktivem Morbus Crohn wird mit einer Dosis von 150 mg Azathioprin pro die (2 bis 3 mg pro kg) in Kombination mit Prednison begonnen. Danach wird Prednison über Wochen stufenweise, wenn möglich bis unter die Cushingschwelle reduziert. Gelingt dies, so kann dann Azathioprin auf 100 oder sogar 50 mg/die (0,7 bis 1 mg pro kg) reduziert werden. Reversible Nebenwirkungen des Azathioprin sind Knochenmarksdepressionen, Cholestase, Infekte, Exanthem. Daneben führt Azathioprin zu einer Häufung von Tumorerkrankungen. Die Substanz wird deshalb in erster Linie bei Patienten eingesetzt, bei denen ohne relativ hohe Cortisondosis keine Remission erzielt werden kann.

4.7.14.4 Diät. Bei Patienten mit akutem Schub der Erkrankung wird eine Entlastung des Darms angestrebt. Dies geschieht bei schwerstkranken Patienten durch parenterale Ernährung, wobei bei diesen Patienten das Risiko der Behandlung, nämlich septische und thromboembolische

Komplikationen, gerechtfertigt erscheint. Eindeutige kontrollierte Studien, die den therapeutischen Nutzen einer parenteralen Ernährung belegen, liegen z. Zt. noch nicht vor. Bei mittelschwerer Erkrankung besteht die Möglichkeit, mit vollresorbierbaren Elementardiäten (Astronautenkost) eine zeitweilige Entlastung des Darms zu bewirken (2, 47). Diese Kost soll den Heilungsprozeß vor allem bei Erkrankung des Ileums, weniger des Kolons wirksam unterstützen (47). Eine langfristige Behandlung mit dieser Kost ist wegen der schlechten Akzeptanz oft nicht durchführbar. In der Remission sollte der Patient eine leichtverdauliche Kost erhalten. Ob eine Vermeidung von raffiniertem Zucker oder eine schlackenreiche Kost (65) tatsächlich den Krankheitsverlauf günstig beeinflußt, erscheint noch fraglich. Vor allem bei Patienten mit Stenosesymptomatik wird eine schlackenreiche Kost oft nicht toleriert.

4.7.14.5 Psychotherapie. Der Morbus Crohn wurde früher, ähnlich wie die Colitis ulcerosa, als psychisch bedingte Krankheit angesehen. Dies ist zu bezweifeln. Jedoch muß davon ausgegangen werden, daß Patienten als Folge der chronischen Darmerkrankung psychisch stark belastet sind. Die Erfolge der Psychotherapie sind relativ bescheiden.

4.7.14.6 Chirurgische Therapie. Der Morbus Crohn führt nach der Operation zu einer hohen Rezidivquote. Endoskopisch kann im Bereich der Anastomose eine Rezidivquote von ca. 50% innerhalb von 1 Jahr festgestellt werden. Eine wirksame Rezidivprophylaxe ist nicht bekannt (64, 72). Deshalb steht die Operation nicht am Anfang der Therapie. Es muß jedoch davon ausgegangen werden, daß bei ca. 80% der Patienten irgendwann eine Operation notwendig wird. Die Indikation zur Operation ergibt sich bei Beteiligung des Urogenitaltraktes, bei Stenosen, bei Fisteln und Abszeßbildung und bei schwersten therapieresistenten Verlaufsformen (26). Ziel der Operation ist nicht die Heilung der Erkrankung, sondern die Besserung der Lebensqualität. Daraus erklärt sich, daß einer sparsamen Operation in vielen Fällen der Vorzug gegeben wird (26). Eine absolute Operationsindikation ergibt sich beim toxischen Megakolon, das konservativ nicht innerhalb von 24 bis 48 Stunden beherrscht wird, bei Perforation, Peritonitis, therapieresistenter Blutung, Ureterkompression, Fisteln zur Harnblase und beim Ileus.

4.7.15 Morbus Crohn und Infertilität

Bei 1/3 der Patienten mit Morbus Crohn muß mit Infertilität gerechnet werden. Ursachen hierfür sind Anorexie, Amenorrhö, Tubenverklebungen als Folge von Fisteln im kleinen Becken. Die Infertilität des Mannes mit Morbus Crohn kann durch Salazosulfapyridin bedingt sein und ist dann reversibel.

4.7.16 Morbus Crohn und Schwangerschaft

Wird eine Schwangerschaft geplant, dann sollte kein aktives Stadium des Morbus Crohn vorliegen und auf Cortison in der Frühschwangerschaft möglichst verzichtet werden. Bei eingetretener Schwangerschaft kann Cortison beibehalten werden (46). Salazosulfapyridin kann ebenfalls beibehalten werden. Nachteilige Wirkungen auf den Fötus sind bisher nicht bekannt geworden. Immunsuppressiva wie Imurek® sind bei Patientinnen mit Schwangerschaft kontraindiziert.

4.7.17 Morbus Crohn im Kindesalter

Bei Kindern führt ein Morbus Crohn vielfach zu Wachstumsstörungen (23). Die frühzeitige Operation vermag diese Störungen zu bessern und wird deshalb vielfach empfohlen. Die Besserung ist jedoch oft nur kurzzeitig und wird erkauft durch eine hohe Rezidivquote.

4.7.18 Verlauf und Prognose

Der Morbus Crohn ist eine mit Rezidiven einhergehende Erkrankung. Eine Ausheilung der Erkrankung gibt es in der Regel nicht. Ein großer Teil der Patienten mit Morbus Crohn muß im Laufe der Erkrankung operiert werden. Es kann damit gerechnet werden, daß nach Auftreten erster Symptome innerhalb von 5 Jahren ca. 30% der Patienten operiert werden müssen. Innerhalb von 10 Jahren liegt die Quote bei 50% und innerhalb von 30 Jahren liegt die Operationsquote bei 80% (26). Die Lebenserwartung der Patienten ist eingeschränkt (53). Nach 10 Jahren leben noch 77% der Patienten (71). Das Sterblich-

Dickdarm

keitsrisiko ist etwa doppelt so hoch wie bei der Normalbevölkerung und wird hauptsächlich durch das Auftreten von Komplikationen bestimmt (53).

4.7.19 Karzinomrisiko

Vor allem bei Crohnerkrankungen des gesamten Dickdarms muß mit einem ähnlich hohen Karzinomrisiko gerechnet werden wie bei der Colitis ulcerosa (77). Im Vergleich zur Normalbevölkerung ist das Risiko des Dickdarmkarzinoms erhöht. Inwieweit mit Tumorerkrankungen des Ovars, der Mamma oder des lymphatischen Systems gerechnet werden muß und ob eine Häufung dieser Erkrankungen vorliegt, scheint zum gegenwärtigen Zeitpunkt nicht eindeutig geklärt. Bei immunosuppressiver Behandlung mit Azathioprin muß mit einem erhöhten Tumorrisiko gerechnet werden.

4.8 Appendizitis

4.8.1 Definition

Unter Appendizitis verstehen wir eine akute oder chronische Entzündung des Wurmfortsatzes des Zökums.

4.8.2 Inzidenz

Die akute Appendizitis ist die häufigste Ursache einer Abdominaloperation. Über 5 % der Bevölkerung werden im Laufe des Lebens wegen einer akuten Appendizitis operiert.

4.8.3 Ätiologie

Wahrscheinlich führt die Obstruktion des Wurmfortsatzes durch Darminhalt (z. B. Kotsteine) zur sekundären bakteriellen Entzündung der Darmwand.

4.8.4 Pathologie

Entsprechend dem Schweregrad der Entzündung werden unterschieden: eine katarrhalische, eine phlegmonöse und eine perforierende Appendizitis. Bei der einfachen katarrhalischen Appendizitis findet sich eine Rötung und zelluläre Infiltration. Bei der phlegmonösen Form findet sich eine starke Rötung mit ausgeprägtem Ödem und deutlicher Hyperämie. Die Serosa ist von Fibrin überzogen. Bei der perforierenden Appendizitis wirkt der Wurmfortsatz dunkel verfärbt und die Nekrosen führen zur Gangrän. Bei rasch fortschreitender Nekrotisierung entsteht die offene Perforation mit Peritonitis, bei langsam fortschreitender Destruktion die gedeckte Perforation.

4.8.5 Symptome

Bauchschmerzen, Übelkeit, Appetitlosigkeit, Brechreiz, häufig, aber nicht immer Fieber (rektal bis 1 Grad Celsius höher als axillär) und Leukozytose sind die hauptsächlichen Merkmale der Erkrankung. Leitsymptom ist der Abdominalschmerz, der oft primär in die Magengegend lokalisiert wird (Irritation der Mesenterialwurzel) und innerhalb von Stunden in den rechten Unterbauch wandert (lokale Peritonitis). Der Schmerz (Spontan-, Druck- und Loslaßschmerz) wird typischerweise am McBurneyschen Punkt angegeben (lateraler Drittelpunkt auf der Verbindungslinie von Nabel zur Spina iliaca anterior). Die Abwehrspannung ist ein Hinweis auf die lokale bis diffuse Peritonitis. In schweren Fällen bietet sich ein septisch-toxisches Bild bei akutem Abdomen (diffuse Abwehrspannung und paralytischer Ileus).

4.8.6 Sonderformen

Bei retrozökaler Lage des Blinddarms kann die Abwehrspannung fehlen. Die Schmerzen werden in die Flankenregion projiziert. Im Kindesalter kann die Diagnose schwierig sein, da die Kinder über Bauchschmerzen klagen, keine genauen Angaben machen können und häufiger Infektionskrankheiten (z. B. Gastroenteritis) die Ursache der Beschwerden sind. Im hohen Alter kann die akute Appendizitis auch bei schwerer Entzündung sehr symptomarm verlaufen. Die Letalität ist erhöht. Bei langsamer Durchwanderung der Entzündung in das umgebende Gewebe wird der Entzündungsherd durch Verwachsungen abgegrenzt, und es entsteht ein perityphlitischer Abszeß. Bei freier Perforation in die Bauchhöhle entsteht eine diffuse Peritonitis mit akutem Abdomen (Abwehrspannung des gesamten Abdomens und paralytischer Ileus).

4.8.7 Untersuchungsmethoden

Im Vordergrund steht die klinische Untersuchung des Patienten. Zur Überprüfung des Loslaßschmerzes wird am McBurneyschen Punkt vorsichtig palpiert, und nach plötzlichem Loslassen wird typischerweise ein heftiger Schmerz in der Appendixgegend angegeben. Die Nachbarschaft der Entzündung zum Psoas bewirkt, daß eine Hebung des gestreckten Beines vom Patienten oberhalb der rechten Leiste als schmerzhaft empfunden wird (Psoasschmerz). Besonders bei kaudal verlagerter Appendix findet sich bei der rektalen Untersuchung eine ausgeprägte Schmerzhaftigkeit des Douglasschen Raumes. Wegen der zahlreichen Lagemöglichkeiten muß bei der Appendizitis auch mit atypischen Lokalisationen des p. m. des Schmerzes gerechnet werden.
Die BSG ist erhöht. Die Untersuchung des Blutbildes ergibt häufig, aber nicht immer eine Leukozytose.

4.8.8 Differentialdiagnose

Schwer abzugrenzen sind ein entzündetes Mekkelsches Divertikel, eine Invagination, eine Divertikulitis im rechten Kolon sowie eine akute Ileitis terminalis Crohn. Leichter abgrenzbar sind in der Regel Gastroenteritis, Magen- oder Duodenalulkus, Cholezystitis, Mesenterialarterien- oder Venenthrombose, Volvulus- und Ulkusperforation. In unklaren Fällen mit leichter Symptomatik wird der Patient intensivmedizinisch beobachtet. Tritt innerhalb 48 Stunden keine Besserung der Symptome ein, sollte operiert werden.

4.8.9 Therapie

Die Behandlung besteht in der frühen Appendektomie. Bessert sich in unklaren Fällen die Symptomatik innerhalb von 48 Stunden, dann kann konservativ mit Bettruhe, Nahrungskarenz, Eisbeutel behandelt werden. Bei perityphlitischem Abszeß wird drainiert und der Blinddarm im Intervall entfernt. Bei den schweren Formen mit ausgeprägter lokaler oder diffuser Peritonitis wird sofort operiert.

4.8.10 Prognose

Bei der unkomplizierten Appendizitis beträgt die Letalität weniger als 0,2%. Im hohen Alter liegt die Letalität bei 7%.

4.9 Divertikulose – Divertikulitis

4.9.1 Definition

Divertikel des Kolons sind Ausstülpungen der Mukosa und Submukosa durch die Ringmuskulatur des Kolons.

4.9.2 Inzidenz

Die Divertikulose des Kolons ist in jungen Jahren selten, im Alter häufig. Sektionsstatistiken zeigen, daß im Alter von über 60 Jahren bei etwa 20 bis 50% der Verstorbenen eine Divertikulose nachweisbar war. Zwischen 12 und 25% der Patienten mit Divertikulose erleiden irgendwann eine Divertikulitis.

4.9.3 Anatomie

Die Ausstülpungen der Mukosa und Submukosa durch die Ringmuskulatur befinden sich im Bereich des Durchtritts der Wandarterien. Die einzelnen Divertikel sind wenige Millimeter bis einige Zentimeter groß. Sie finden sich in über 90% der Fälle im Sigma, aber alle anderen Darmabschnitte können ebenfalls betroffen sein. Mit der Dauer der Erkrankung nimmt der Befall der proximalen Kolonabschnitte zu. Es können einzelne, einige wenige oder Hunderte von Divertikeln vorhanden sein.

4.9.4 Pathologie und Pathophysiologie

Die Ursache ist nicht im Detail geklärt. Im Bereich des Kolons bildet die Längsmuskulatur sogenannte Tänien, die abgesehen vom Rektum nicht die gesamte Zirkumferenz des Darms überziehen. Zwischen den Tänien findet sich im Bereich der Durchtrittsstellen der Arterien durch die Ringmuskulatur die Schwachstelle, die bei Drucksteigerung im Darm zur Hernie und somit zum Divertikel führt. Als Ursache der Divertikulose werden diskutiert: primäre Schwäche des Bindegewebes zwischen den Muskelschichten, zu starke muskuläre Kontraktionen mit sekundärer Schwächung des Bindegewebes, zu hoher intraluminaler Druck (14). Die schlackenarme Kost der Zivilisationsländer wird als Ursache einer intraluminalen Drucksteigerung angesehen. Die schlackenarme Kost führt nach dieser Vorstellung nicht nur zur chronischen Obstipation, sondern auch zur Divertikulose. Zahlreiche Fragen hinsichtlich der Genese der Kolondivertikel bedürfen noch der Klärung. Nicht in allen Studien wurde eine erhöhte Motoraktivität des Dickdarms nachgewiesen. Nicht bei allen Patienten mit Divertikulose fand sich eine Verdickung der Muskulatur, die als Folge der vermehrten Motorik entstehen soll. Auch der Zusammenhang zwischen Fasergehalt der Nahrung und Häufigkeit der Divertikulose war nicht immer nachweisbar. Für die Hypothese, daß der faserarmen Kost eine Rolle bei der Entstehung der Divertikulose zukommt, sprechen tierexperimentelle Untersuchungen, nach denen durch faserarme Kost beim Kaninchen ein abnormer segmentaler Druck erzeugt wird. Außerdem haben Untersuchungen beim Menschen ergeben, daß faserreiche Kost eine Verlängerung der Transitzeit und eine Verminderung der Kolonmotorik bewirkt.

Die anatomische Nachbarschaft zwischen Wandarterien und Divertikel erklärt, weshalb es bei Schädigung der Mukosa im Divertikel leicht zu Blutungen kommen kann. Größere Blutungen entstehen vorwiegend im Divertikel mit weitem Hals. Die Divertikulitis entsteht bevorzugt im Sigma in Divertikeln mit engem Hals. Die Annahme, daß eingeklemmter Darminhalt die Mukosa schädigt und somit die Divertikulitis verursacht, ist nicht gesichert. In der Mehrzahl der Fälle mit klinischer Divertikulitis scheint eine Mikroperforation eines Divertikels vorzuliegen.

4.9.5 Symptome

In vielen Fällen verursacht die Divertikulose keine Beschwerden und wird als Zufallsbefund bei einer Kolonuntersuchung entdeckt. Etwa die Hälfte der Patienten klagen über intermittierende oder dauerhafte Schmerzen, meistens im linken unteren Abdomen. Die Beschwerden können nach Nahrungsaufnahme zunehmen und nach Absetzen von Stuhl geringer werden. Durchfall und Obstipation können wechseln. Die Symptomatik ist ähnlich wie beim Colon irritabile.

Die körperliche Untersuchung des Abdomens ergibt einen Normalbefund oder eventuell eine lokale Druckempfindlichkeit. Lokale Peritonitis, Fieber oder Leukozytose fehlen bei der unkomplizierten Divertikulose und sind Hinweise auf eine Divertikulitis. Dickdarmdivertikel verursachen häufig Mikro- oder Makroblutungen, die sich in einem positiven Hämokkulttest oder in Blutauflagerungen bzw. -beimengungen oder sogar in massiven rektalen Blutungen äußern. Vor allem Divertikel im rechten Kolon führen häufiger zu größeren Blutungen.

4.9.6 Komplikationen

4.9.6.1 Blutung. Die Blutung kann intermittierend auftreten und einige Tage andauern. Besonders häufig wird sie bei älteren Patienten mit Hypertonie oder Arteriosklerose beobachtet. In 80 % der Fälle steht die Blutung spontan.

4.9.6.2 Divertikulitis. Die Divertikulitis wird durch eine kleinere oder größere Perforation eines Divertikels verursacht und ist durch eine lokale Peritonitis bzw. bei offener Perforation durch eine diffuse Peritonitis charakterisiert. Die führenden Symptome sind Spontan- und Druckschmerz, Fieber, Leukozytose. Eventuell kann ein entzündlicher Tumor getastet werden (Abszeß, gedeckte Perforation). Da die Divertikulitis meistens das Sigma betrifft, ist die hauptsächliche Lokalisation des Schmerzes das linke untere Abdomen. Fieber und Leukozytose sind häufig, aber nicht obligat.

In aller Regel ist die Peritonitis lokal begrenzt, weil entzündliche Reaktionen des umgebenden Gewebes eine diffuse Ausbreitung der Entzündung verhindern (gedeckte Perforation). Sofern

die Entzündung nicht lokalisiert bleibt, führt die Divertikulitis zu Fistel- und Abszeßbildung, Stenose des Kolons und zur diffusen Peritonitis.
Die generalisierte Peritonitis ist eine schwere Komplikation der Divertikulitis und führt zur Symptomatik des akuten Abdomens mit schmerzhafter Abwehrspannung, fehlenden Darmgeräuschen, Fieber und eventuell Leukozytose. Die Fistelungen können in der Harnblase und Urethra, bei Frauen auch häufiger in der Vagina enden, sie können enteral verlaufen und verschiedene Darmabschnitte verbinden, oder sie können intramural in der Wand des Kolons verlaufen. Entsprechende Folgen sind die chronische Zystitis, Luft- und Stuhlabgang mit dem Urin oder durch die Vagina. Bei dauerhaften oder intermittierenden Temperaturen muß an eine Abszeßbildung gedacht werden. Meistens finden sich die Abszesse in örtlicher Anlehnung an die Divertikel, aber auch subphrenische Abszesse, Abszesse im Becken oder Fernabszesse, zum Beispiel in der Leber, sind möglich.

4.9.7 Untersuchungsmethoden

Nach der Anamnese und der körperlichen Untersuchung werden Laboruntersuchungen (Blutbild, BKS, Urinsediment, Serumelektrolyte, harnpflichtige Substanzen, Leberwerte, Amylase) durchgeführt.
Die Divertikulose verursacht oft keine Beschwerden und wird als Zufallsbefund entdeckt. Bei Patienten mit Druckgefühl oder Schmerzen im Abdomen, vor allem im linken Unterbauch, wird zur Abklärung eine endoskopische oder röntgenologische Untersuchung des Kolons durchgeführt. Die Dickdarmdivertikel sind bei der *Röntgenuntersuchung durch Kontrastmitteleinlauf* leicht darstellbar. Zusätzlich finden sich eventuell irreguläre Wandbegrenzungen oder eine Engstellung des Sigmas. Wenn Bariumsulfat außerhalb eines Divertikels nachgewiesen werden kann, ist die Diagnose eindeutig. Die endoskopische Untersuchung vermag im Gegensatz zur Röntgenuntersuchung nur den Divertikelhals und nicht das Divertikel in seiner ganzen Größe sichtbar zu machen. Dagegen erlaubt die *Koloskopie* insbesondere bei Stenosen eine bessere Unterscheidung zum Karzinom. Bei Divertikulitis und Verdacht auf Perforation darf die Röntgenuntersuchung mit Kontrastmitteleinlauf nicht durchgeführt werden. Die endoskopische Untersuchung sollte ebenfalls unterbleiben. Falls nur eine leichte Divertikulitis vorliegt, kann endoskopisch ohne Luftinsufflation eine Untersuchung des Sigmas versucht werden. Bei Patienten mit rektaler Blutung wird nach der Untersuchung des Abdomens eine Rektoskopie durchgeführt und eine Blutungsquelle im Rektum (Kolitis, Karzinom) ausgeschlossen. Danach sollte eine koloskopische Untersuchung des Dickdarms angestrebt werden. Hierdurch kann die Blutungsquelle lokalisiert werden. Bei starker Blutung ist die Koloskopie wegen mangelnder Sicht erschwert bzw. unmöglich; dann sollte eine Angiographie erwogen werden. Die *Angiographie* kann nur bei einer Blutung von mindestens 2 ml/min die Blutungsursache lokalisieren helfen.
Bei Patienten mit klinischem Verdacht auf *Divertikulitis* sollte im akuten Stadium kein Kontrasteinlauf und keine Luftinsufflation erfolgen, da hierdurch die Symptomatik verschlechtert werden kann. Von manchen Autoren wird eine vorsichtige Sigmoidoskopie ohne Luftinsufflation für vertretbar erachtet. Uns erscheint die endoskopische Untersuchung des Dickdarms ohne entsprechende Vorbereitung nicht sinnvoll. Abführende Maßnahmen sind bei schwerer Divertikulitis kaum durchführbar. Es ist deshalb besser, die Untersuchung des Dickdarms erst nach klinischer Besserung durchzuführen.
Bei *Divertikulitis* mit deutlichen Zeichen der Peritonitis sollte eine Abdomenübersicht zum Ausschluß einer Perforation durchgeführt werden. Bei dauerhaftem oder intermittierendem Fieber sollte eine sonographische oder computertomographische Untersuchung des Abdomens zum Nachweis eines Abszesses durchgeführt werden. Bei Verdacht auf Fistelbildung kann eine röntgenologische Darstellung (Kolonkontrastuntersuchung) sowie eine urologische und gynäkologische Abklärung notwendig werden.

4.9.8 Differentialdiagnose

Alle Erkrankungen, die zu Schmerzen im Abdomen und vor allem im linken Unterbauch führen, müssen differentialdiagnostisch berücksichtigt werden. Hierzu gehören Appendizitis, Adnexitis, Zystitis, ischämische Kolitis, Colon irritabile, Morbus Crohn, Colitis ulcerosa. Weniger schwierig ist die Abgrenzung von Pankreatitis, Cholezystitis, Gastritis, Magen- und Duodenalulkus.

4.9.9 Therapie

Während ursprünglich Patienten mit *Divertikulose* eine faserarme Diät zur Entlastung des Dickdarms verordnet wurde, geht man heute davon aus, daß die faserarme Kost der Zivilisationsländer für die Divertikelentstehung mit verantwortlich ist. Entsprechend wird bei Divertikulose eine faserreiche Kost empfohlen: Obst, Gemüse, Vollkornbrot, eventuell Zusatz von Weizenkleie (z. B. Dr. Kousas Weizenkleie), Leinsamen, Faserstoffe (z. B. Fibrofalk®). Der Nachweis, daß durch diese faserreiche Kost der Verlauf der Divertikulose günstig beeinflußt werden kann, wurde bisher nicht eindeutig erbracht. In einer Untersuchung wurde eine Besserung der Beschwerden gezeigt (6). Diese Befunde bedürfen noch der Bestätigung, bevor sie als gesichert gelten können. Trotzdem ist die Behandlung der Divertikulose mit faserreicher Kost heute weitgehend akzeptiert (70). Dabei werden die Patienten anfänglich gehäuft über Blähungen klagen, die bei einigen Patienten so unangenehm werden können, daß sie ein Absetzen der Diät notwendig machen. Abführmittel sollten vermieden werden.

Bei der *Divertikulitis* sollte eine stationäre Behandlung und Überwachung durchgeführt werden. Die Patienten erhalten eine Nulldiät. Bei schwerer Krankheit mit Subileus wird der Mageninhalt über eine Nasensonde permanent abgesaugt. Entsprechend wird eine parenterale Flüssigkeits-, Elektrolyt- und Kalorienzufuhr eingeleitet. Zusätzlich erhalten die Patienten Antibiotika. Bei leichter Divertikulitis reicht Trimethoprim-Sulfamethoxazol (z. B. Bactrim®, Eusaprim®). Bei schwerer Divertikulitis werden gegen die Darmflora inklusive der Anaerobier Kombinationen eingesetzt. Hierzu eignen sich Kombinationen von Breitspektrumpenicillinen oder Cephalosporinen mit Aminoglykosiden und Metronidazol. Die Therapie könnte zum Beispiel bestehen aus Meclozillin 3×5 g, plus Gentamicin 2×80 mg, plus Metronidazol 3×250 mg. Gelingt es, die Divertikulitis konservativ zu verbessern, so kann zunächst wie bei Divertikulose mit schlackenreicher Kost weiterbehandelt werden. Treten Rezidive auf, so sollte im Intervall operiert werden. Kann die Divertikulitis konservativ nicht innerhalb von 24 bis 48 Stunden gebessert werden, dann sollte ein chirurgisches Vorgehen erwogen werden. Absolute Indikationen für die Operation sind offene Perforation, Abszeßbildung, mechanischer Ileus durch Darmstenose, generalisierte Peritonitis. Elektiv, d.h. nach entsprechender Vorbereitung, wird operiert bei Fisteln, teilweiser Stenose des Darms, rezidivierender Divertikulitis. Bei der elektiven Operation wird im Normalfall das erkrankte Darmsegment beseitigt und eine End-zu-End-Anastomose angelegt. Bei der notfallmäßigen Operation wird vielfach zweizeitig operiert, und zwar zunächst eine Kolostomie angelegt und das erkrankte Darmsegment beseitigt und in einer zweiten Sitzung der Anus praeter zurückverlegt.

Bei der Blutung aus Divertikeln wird zunächst versucht, die Blutungsquelle zu lokalisieren. Hierzu dient bei der schwachen Blutung die Koloskopie, bei der starken Blutung die Angiographie. Kann die Blutung konservativ nicht beherrscht werden, d.h. steht die Blutung nach Substitution von 4 bis 5 Erythrozytenkonzentraten nicht, dann muß der Patient chirurgisch behandelt werden, d.h. der erkrankte Darmabschnitt muß reseziert werden. Falls die Blutungsquelle nicht lokalisiert werden kann, muß im Zweifelsfall eine Hämikolektomie durchgeführt werden.

4.9.10 Verlauf und Prognose

Die Divertikulose ohne Komplikationen hat eine gute Prognose. Etwa $1/3$ der Patienten, bei denen eine erste Divertikulitis erfolgreich konservativ behandelt wurde, erleidet weiterhin Entzündungsschübe. Bei etwa $1/4$ der Patienten mit einer ersten Blutung aus Divertikeln muß mit weiteren Blutungen gerechnet werden. Bei Auftreten einer Divertikulitis mit Komplikationen hängt die Prognose sehr stark von den im Einzelfall vorliegenden Umständen ab.

4.10 Die pseudomembranöse Enterokolitis

4.10.1 Definition

Darunter verstehen wir eine entzündliche Erkrankung des Dickdarms, die durch membranartige, fibrinös-eitrige Auflagerungen gekennzeichnet ist.

4.10.2 Inzidenz

Genaue Zahlen liegen nur über die antibiotikaassoziierte Form der Erkrankung vor, die bei bestimmten Antibiotika wie Clindamycin oder Leukomycin® (= Chloramphenicol) in bis zu 10% der behandelten Fälle beobachtet wurde. Auch bei Behandlung mit Ampicillin oder Cephalosporinen ist die Erkrankung beschrieben worden.

4.10.3 Ätiologie

Bei der antibiotikaassoziierten Form der Erkrankung kann das Toxin von Clostridium difficile als gesicherte Ursache der Erkrankung angesehen werden. Clostridium difficile ist gegen die meisten Antibiotika resistent und überwuchert den Darm als Folge der Verminderung anderer Darmbakterien.

Bei Patienten mit schweren Allgemeinerkrankungen, nach Zytostatikabehandlung, Urämie, nach Operationen und Schwermetallintoxikationen (z. B. Arsen, Quecksilber, Wismut) und nach ischämischen Darmerkrankungen wurden ebenfalls gehäuft pseudomembranöse Kolitiden beobachtet. Inwieweit bei diesen Patienten eine Infektion mit Clostridium difficile vorlag, ist nicht bekannt, da der Keim erst vor wenigen Jahren entdeckt wurde. Bei Patienten mit chronisch entzündlichen Darmerkrankungen besteht ein erhöhtes Risiko der Überwucherung mit Clostridium difficile, wahrscheinlich auch ohne Antibiotikabehandlung. Auch Infektionen mit Staphylococcus aureus, Shigellen und Amöben sollen eine pseudomembranöse Kolitis erzeugen können.

4.10.4 Pathologie und Pathophysiologie

Der Pathomechanismus konnte tierexperimentell durch Injektion von Clostridium difficile-Toxin geklärt werden. Das Toxin führt zur Vakuolisierung und Nekrose des Epithels, Exsudat von Fibrin und Leukozyten und zur Ausbildung von fibrinös-eitrigen Membranen. Bei der Erkrankung des Menschen können alle Dickdarmabschnitte betroffen sein, wobei das Rektum ausgespart bleiben kann.

Bei der leichten Form finden sich kleine, fokale, oberflächliche Nekrosen der Mukosa mit Exsudat aus Fibrin und Leukozyten. Die Entzündung reicht nur bis zur Lamina propria. Bei der mittelschweren Form ist die Nekrose tiefergehend, sind die Drüsen zur Hälfte zerstört, und die Entzündung kann bis zur Submukosa reichen. Die Oberfläche ist von einer Pseudomembran bedeckt. Bei der schwersten Form findet sich eine vollständige Zerstörung der Mukosa und eine Ausbildung typischer Pseudomembranen. Bei der leichten Form sind die Veränderungen fokal zwischen intakter Mukosa, bei den schweren Formen diffus, konfluierend.

4.10.5 Symptome

Führendes Symptom sind die meist wäßrigen, seltener blutigen Durchfälle. Weiterhin bestehen häufig Fieber und Leukozytose. Die Erkrankung kann schon wenige Tage nach Beginn der Antibiotikabehandlung einsetzen, aber auch nach Beendigung der Antibiotikabehandlung eintreten.

4.10.6 Untersuchungsmethoden

Bei Verdacht auf pseudomembranöse Kolitis sollte umgehend eine endoskopische Untersuchung des Dickdarms angestrebt werden. Dabei ist zu berücksichtigen, daß die Erkrankung höhere Darmabschnitte ohne Mitbeteiligung des Rektums oder Sigmas betreffen kann. Die Rektoskopie ist somit nur bei positivem Befund ausreichend. Im Zweifelsfall muß vorsichtig koloskopiert werden. Das endoskopische Bild ist charakteristisch. Man erkennt gelblich-weiße Plaques, bei schwerer Erkrankung konfluierende Membranen. Entfernt man die Membran mit der Zange, so erkennt man darunter eine Blutung aus Erosionen bzw. Nekrosen. Die Biopsie soll so tief durchgeführt werden, daß nicht nur Detritus, sondern auch Gewebe erfaßt wird. Die endoskopische Diagnose ist für jeden Untersucher, der die Erkrankung kennt, einfach zu stellen.

Diagnostisches Hauptproblem stellen jene schwerkranken Patienten dar, die postoperativ mit Antibiotika behandelt wurden, bei denen wegen Fieber und Leukozytose die Antibiotikabehandlung über Wochen intensiv durchgeführt wurde und bei denen wegen der Schwere der Erkrankung eine endoskopische Abklärung nicht möglich ist. In diesen Fällen kann eine bakteriologische Klärung mit Nachweis von Clostridium

Dickdarm

difficile sehr hilfreich sein. Hierzu ist es notwendig, eine Untersuchung des Stuhls unter anaeroben Bedingungen durchzuführen, da es sich bei dem Keim um einen Anaerobier handelt.

4.10.7 Differentialdiagnose

Von der pseudomembranösen Kolitis müssen antibiotikainduzierte Durchfallerkrankungen, die nicht durch Clostridium difficile-Toxine verursacht sind, abgegrenzt werden. Diese antibiotikaassoziierte Diarrhö geht nicht mit Fieber, Leukozytose oder Blutverlusten einher. Sie kann endoskopisch leicht abgegrenzt werden, da sie nicht mit Plaques oder Pseudomembranen einhergeht.

4.10.8 Therapie

Bei leichter Erkrankung ist ein Absetzen der Antibiotika und ein ausreichender Ersatz von Flüssigkeit und Elektrolyten ausreichend. Bei der schweren pseudomembranösen Kolitis ist das Antibiotikum Vancomycin® (4 × 125 mg/die, oral) das Mittel der Wahl. Die Behandlung sollte für mindestens 1 Woche durchgeführt werden. Rezidive können in 14% der Fälle auftreten und werden ebenfalls mit Vancomycin® behandelt. Inwieweit Metronidazol gleichwertig eingesetzt werden kann, ist noch nicht eindeutig geklärt. Die Wirksamkeit von Colestyramin (Quantalan®), das das Toxin binden soll, scheint nicht definitiv gesichert. Substanzen, die die Darmmotorik hemmen (z.B. Reasec®, Imodium®), sind nicht empfehlenswert, da sie die Toxinausscheidung verzögern.

4.10.9 Verlauf und Prognose

Die Prognose der Erkrankung hängt von der frühzeitigen Diagnosestellung und Therapie ab. In früheren Untersuchungen lag die Letalität bei 15%. Diese Zahl dürfte heute bei rechtzeitigem Einsatz von Vancomycin® erheblich geringer sein.

4.11 Dickdarmpolypen

4.11.1 Definition

Man versteht darunter polypoide Darmtumoren, die aus Vorwölbungen der Darmwand in das Darmlumen bestehen.

4.11.2 Einteilung

Entsprechend der Dignität werden unterschieden: benigne Polypen, benigne Polypen mit maligner Entartungstendenz und maligne Polypen (Tab. 4.10). Entsprechend der Histologie werden unterschieden: epitheliale polypoide Tumoren und Hamartome, d.h. mesodermale polypöse Tumoren (Tab. 4.11). Etwa 25% der Dickdarmpolypen sind hyperplastisch und 50 bis 70% sind adenomatös (Abb. 4.5).

4.11.3 Inzidenz

Polypoide Dickdarmtumoren sind sehr häufig. Ihre Anzahl nimmt mit dem Alter zu. In Sektionsstatistiken bei über 60jährigen wurden in 20 bis 30% der Fälle Polypen des Dickdarms nachgewiesen.

4.11.4 Lokalisation

Der größte Teil (über 50%) der Polypen findet sich im Rektum und Sigma. In den letzten Jahren wurde eine zunehmende Häufigkeit der Polypen

Tab. 4.10: Polypöse Tumoren des Dickdarms: Einteilung nach der Entartungstendenz

(A) Ohne bösartige Entartungstendenz:
Entzündliche
Hyperplastische
Hamartome
(gemischt mesodermale Tumoren: hierzu gehören das Peutz-Jeghers-Syndrom, juvenile Polypen, Neurofibrome, Lipome, Leiomyome, Hämangiome, Cronkhite-Canada-Syndrom

(B) Mit bösartiger Entartungstendenz:
Tubuläre Adenome
Tubulovillöse Adenome
Villöse Adenome
Familiäre Polypose
Gardner-Syndrom

(C) Bösartige Tumoren:
Polypöse Karzinome
Metastasen (Mamma, Ovar, Magen, Melanom)
Karzinoide

(D) Andere Darmtumoren ohne maligne Entartungstendenz:
Pneumatosis cystoides intestinalis, Endometriose

Endometriose: Absiedlungen des Endometriums finden sich im gesamten Bauchraum, in 3% der Fälle in der Subserosa des Dünn- und Dickdarms.

Dickdarmpolypen

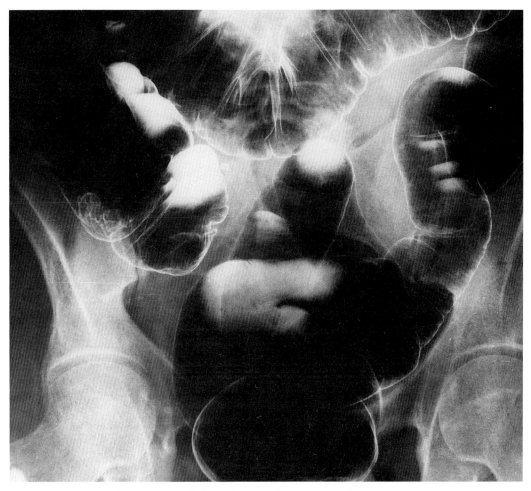

Abb. 4.5: Polypöses Adenom im Ileozökalbereich. Darstellung im Doppelkontrast.

im proximalen Kolon beobachtet. Polypen können einzeln, multipel oder diffus auftreten.

4.11.5 Ätiologie

Die Ursache der hyperplastischen oder adenomatösen Polypen ist nicht geklärt. Die familiäre Polypose wird vererbt, wobei der Erbgang nicht eindeutig ist. Das Gardner-Syndrom wird autosomal dominant vererbt. Nach Cholezystektomie wurden vermehrt Adenome im Kolon beobachtet. Dies könnte mit dem veränderten Gallensäurestoffwechsel nach Cholezystektomie in Zusammenhang stehen.

4.11.6 Pathologie (27)

Die epithelialen Polypen können in hyperplastische (ca. 25 % aller Polypen) und neoplastische Polypen (50 bis 70 % aller Polypen) unterteilt werden. Die hyperplastischen Polypen sind histologisch durch eine normale Zahl an Drüsen gekennzeichnet und haben keine maligne Entartungstendenz. Die neoplastischen Polypen (Adenome) sind histologisch durch eine vermehrte Anzahl der Drüsen gekennzeichnet und haben maligne Entartungstendenz. Die Hamartome sind histologisch relativ einfach abgrenzbar. Da die verschiedenen Polypenarten makroskopisch nicht sicher unterschieden werden können, gilt für die Klinik, daß jeder Polyp im Dickdarm ent-

Dickdarm

Tab. 4.11: Einteilung der Polypen des Dickdarms nach der Histologie

Epitheliale:
  (a) Hyperplastisch
  (b) Neoplastisch:
    Tubuläres Adenom
    Tubulovillöses Adenom
    Villöses Adenom
    Familiäre Polypose
    Gardner-Syndrom

Mesodermale (Hamartome):
  Peutz-Jeghers
  Cronkhite-Canada
  Juvenile Polypen
  Neurofibrome
  Lipome
  Hämangiome

Andere:
  Entzündliche lymphoide Polypen, Endometriose, Pneumatosis cystoides

Tab. 4.12: Häufigkeit von Karzinomen in Abhängigkeit vom histologischen Typ und der makroskopischen Wuchsform der Polypen

Tubulär	3,9 % Karzinome
Tubulovillös	17,7 %
Villös	46,2 %
Gestielt	3,6 %
Tailliert	3,1 %
Sessil	12,2 %

(Nach: Hermanek, P., in: Prävention und Früherkennung des kolorektalen Karzinoms, S. 31. Springer, Berlin – Heidelberg – New York 1984.)

Tab. 4.13: Häufigkeit von Karzinomen (%) in Abhängigkeit von der Polypengröße

	Polypengröße		
	Unter 1 cm	1–2 cm	Über 2 cm
Muto et al. 1975	1,3	9,5	46,0
Hermanek 1984	0,4	6,5	47,8

(Muto et al., Cancer 36: 2251, 1975. Hermanek, s. Tab. 4.12.)

fernt und histologisch untersucht werden soll. Ausnahme sind die entzündlich-hyperplastischen Pseudopolypen, die bei chronisch entzündlichen Darmerkrankungen in so großer Zahl auftreten können, daß eine Abtragung unmöglich wäre.

4.11.7 Maligne Entartungstendenz

Neoplastische Polypen (tubuläres Adenom, tubulovillöses Adenom, villöses Adenom, familiäre Kolonpolypose, Gardner-Syndrom) gelten als Präkanzerosen (49). Dabei ist die maligne Entartungstendenz bei familiärer Polypose 100 %. Beim Gardner-Syndrom besteht ebenfalls ein sehr hohes Risiko, weshalb bei diesen Patienten die rechtzeitige Koloproktektomie empfohlen werden muß. Bei villösen Polypen ist die maligne Entartungstendenz größer als bei tubulovillösen Adenomen und bei diesen wiederum größer als bei tubulösen Adenomen. Die maligne Entartungstendenz ist bei großen Polypen größer als bei kleinen und bei breitbasigen Polypen größer als bei den gestielten (**Tab. 4.12** und **4.13**).

4.11.8 Symptome

Besonders kleinere Polypen verursachen oft keine Symptome und werden als Zufallsbefund entdeckt. Größere Polypen sind gelegentlich Ursache von Mikro-, seltener Makroblutungen, Änderung des Stuhlgangs (Obstipation und Diarrhö), Abgang eines schleimigen Sekrets (villöse Adenome) oder von Blähungen und Bauchschmerzen. Selten sind mechanischer Ileus oder Invagination.

4.11.9 Untersuchungsmethoden

Die Vorsorgeuntersuchung beinhaltet in der Bundesrepublik z. Zt. neben dem Hämokkulttest die digitale Untersuchung des Proktum, und die Rektoskopie. Sinnvoll wäre zusätzlich die Untersuchung des Sigmas, da im Rektum und Sigma 2/3 aller Polypen und auch aller Dickdarmmalignome gefunden werden. Da 80 % aller Dickdarmmalignome aus adenomatösen Polypen entstehen sollen, kommt der frühzeitigen Erkennung der Polypen eine große Bedeutung zu. Dickdarmpolypen können sowohl im Röntgendoppelkontrast (vgl. **Abb. 4.5**) als auch mit der Koloskopie sehr gut nachgewiesen werden. Der

Dickdarmpolypen

Vorteil der Koloskopie besteht darin, daß gleichzeitig eine Biopsie entnommen bzw. der ganze Polyp abgetragen werden kann. Bisher bleibt u.a. aus Kostengründen eine regelmäßige Kolonuntersuchung auf Risikopatienten beschränkt. Hierzu gehören Patienten mit Blut im Stuhl oder positivem Hämokkulttest, Patienten mit früherem Nachweis von Polypen oder Kolonkarzinom, Patienten, in deren Familie eine familiäre Polypose oder ein Gardner-Syndrom bekannt ist, Patienten mit Colitis ulcerosa oder Morbus Crohn des Dickdarms.

4.11.10 Differentialdiagnose

Polypen sind endoskopisch leicht erkennbar. Röntgenologisch muß mit falsch-positivem Befund gerechnet werden, wenn bei ungenügender Vorbereitung der Darm noch mit Stuhl verunreinigt ist.

4.11.11 Therapie

Alle Polypen sollten entfernt werden. Hierzu eignet sich die endoskopische Abtragung mit der Diathermieschlinge. Bei sehr großen Polypen (über 3 cm) und bei großen, breitbasig aufsitzenden Polypen kann die chirurgische Entfernung notwendig werden. Bei Patienten mit familiärer Polypose und Gardner-Syndrom müssen der Dickdarm und das Rektum entfernt (Proktokolektomie) und ein Anus praeter angelegt werden.

Die *koloskopische Abtragung von Dickdarmpolypen* ist heute ein Standardverfahren. Während bei der einfachen Koloskopie das Perforationsrisiko bei 0,1 bis 0,25 % liegt, muß bei Abtragung von Polypen mit einem mittleren Perforationsrisiko von 1 % gerechnet werden. Ein Perforationsrisiko besteht vor allem bei der endoskopischen Abtragung breitbasiger Polypen. Wichtig ist, daß vor jeder endoskopischen Abtragung von Polypen der Darm sehr gut gereinigt ist, so daß bei einer eventuellen Perforation wenig Darminhalt in den Bauchraum gelangen kann. Falls eine Perforation eingetreten ist, muß der Patient umgehend operativ versorgt werden. Sofern kein Darmsekret in die Bauchhöhle ausgetreten ist, kann eine einfache Übernähung der Perforationsstelle mit Drainage ausreichend sein. In vielen Fällen wird eine zeitweilige Anlage eines Anus praeter notwendig.

4.11.12 Verlauf und Prognose

Die Prognose ist sehr gut, wenn die Polypen rechtzeitig, d.h. vor ihrer malignen Entartung, erkannt und entfernt werden.

4.11.13 Familiäre Polypose

Die familiäre Polypose wird autosomal dominant vererbt und findet sich mit einer Häufigkeit von 1:8300. Männliche und weibliche Nachfahren sind gleich häufig betroffen. Die Polypenzahl schwankt von einigen 100 bis einigen 1000. Es handelt sich um tubulöse, villöse oder tubulovillöse Adenome, die über den gesamten Dickdarm verteilt vorkommen. Das maligne Entartungsrisiko liegt bei 100 %. Die Symptome sind Durchfall mit Abgang von Schleim oder Blut und Bauchschmerzen. Viele Fälle verlaufen asymptomatisch. Wegen des hohen Entartungsrisikos muß bei jedem Patienten mit der Erkrankung die gesamte Familie untersucht werden. Die ersten Polypen können im Alter von wenigen Monaten oder erst im hohen Alter auftreten. Das mittlere Manifestationsalter der Erkrankung liegt in der 3. Lebensdekade. Im Mittel bilden sich nach etwa 10 Jahren Karzinome. Da aber über 60 % der Patienten zum Zeitpunkt der Diagnosestellung bereits ein Karzinom haben, sollte die totale Proktokolektomie als einzige Möglichkeit der Behandlung ohne zeitlichen Verzug angestrebt werden. Die Entfernung des Kolons unter Belassung des Rektums (Ileorektostomie) hat sich nicht bewährt, da sich auch im Rektum häufig Karzinome entwickeln.

4.11.14 Gardner-Syndrom

Das Gardner-Syndrom ist charakterisiert durch eine hereditäre Kolonpolypose, wobei gleichzeitig Knochen- und Weichteiltumoren nachweisbar sind. Die Erkrankung wird wie die familiäre Polypose autosomal dominant vererbt und führt ebenfalls in annähernd 100 % der Fälle zur malignen Entartung der Polypen. Deshalb muß auch hier eine sorgfältige Untersuchung der gesamten Familie erfolgen. Die Polypose im Dickdarm ist von der familiären Polypose nicht unterscheidbar. Es finden sich häufiger auch Polypen und Karzinome im Dünndarm. Zusätzlich fin-

Dickdarm

den sich Weichteiltumoren (z. B. Lipome, Leiomyome, Fibrome, Fibrosarkome, retroperitoneale Fibrose) und Knochentumoren (z. B. Schädel, Röhrenknochen u. a.). Gehäuft sind auch Karzinome der Schilddrüse, Nebennieren und anderer Organe. Die Therapie besteht wie bei der familiären Polypose in einer Proktokolektomie.

4.11.15 Hamartome

Peutz-Jeghers-Syndrom (s. Kapitel Dünndarm, S. 86): Das Syndrom ist charakterisiert durch eine familiäre Polypose des gesamten Magen-Darm-Traktes und Pigmentanomalien der Haut und Schleimhäute. Pigmentflecke finden sich an der Lippe, Wangenschleimhaut, perioral, perinasal und periorbital. Die Polypose betrifft in ca. 30% der Fälle Kolon und Rektum und in 50% den Dünndarm. Es besteht eine familiäre Häufung mit autosomal dominantem Erbgang. Das maligne Entartungsrisiko ist gering. Im Vergleich zur Normalbevölkerung ist die Karzinomhäufigkeit im Magen-Darm-Trakt erhöht. Da der ganze Magen-Darm-Trakt betroffen ist und das Entartungsrisiko nicht sehr hoch ist, sollten symptomlose Polypen belassen werden. Wegen der erhöhten Karzinominzidenz sollten regelmäßige Kontrollen des gesamten Gastrointestinaltraktes erfolgen. Die Prognose ist gut und wird nur bei Auftreten eines Karzinoms eingeschränkt.

4.11.16 Juvenile Polypen

Es handelt sich in der Regel um große Hamartome, die vor allem in der Kindheit auftreten und in 72% der Fälle im Rektum und in 11% im Colon ascendens lokalisiert sind. Das männliche Geschlecht ist doppelt so häufig betroffen wie das weibliche. Die Oberfläche der Polypen ist glatt, sie sind deshalb makroskopisch nicht von den Adenomen zu unterscheiden. In der Histologie finden sich zystisch erweiterte Drüsen, die graugelben bis weißen Schleim enthalten. Das Bindegewebe und die Gefäßversorgung sind vermehrt. Daneben finden sich entzündliche, eventuell eosinophile Infiltrate. Die hauptsächlichen Symptome sind Blutung, Schmerzen, Obstruktion, Prolaps und Einklemmung. Verursachen die Polypen Symptome, so sollten sie endoskopisch entfernt werden. Ein großer Teil der Polypen verschwindet spontan bis zur Pubertät. Ursache hierfür ist wahrscheinlich eine Infarzierung, die zum Spontanabgang führt.

Cronkhite-Canada-Syndrom (s. auch Kapitel Dünndarm, S. 86): Das Syndrom ist charakterisiert durch eine Polypose des gesamten Gastrointestinaltraktes, bräunliche Hautpigmentierung, Haarverlust, Atrophie der Finger- und Fußnägel. Die Krankheit ist sehr selten, tritt im mittleren bis höheren Alter auf und wird wahrscheinlich nicht vererbt. Die Polypen sind histologisch ähnlich den juvenilen Polypen. Eine maligne Entartung ist nicht bekannt. Typisch ist eine Malabsorption mit Durchfällen, Flüssigkeits-, Elektrolyt-, Blut- und Eiweißverlusten. Die Therapie ist symptomatisch, die Prognose schlecht.

4.12 Dickdarmkarzinom

4.12.1 Definition

Nach der Weltgesundheitsorganisation (WHO) werden als Karzinom nur jene Befunde bezeichnet, bei denen die maligne Infiltration die Muscularis mucosae durchsetzt hat. Atypische drüsige Proliferationen, die auf die Mukosa beschränkt sind und nicht die Submukosa erreicht haben, werden als Adenome mit schwerer Zellatypie bezeichnet. Es sollte nur dann von einem Karzinom gesprochen werden, wenn die Submukosa infiltriert ist (27).

Das Dickdarmkarzinom ist ein Adenokarzinom und ist für 95% aller malignen Dickdarmtumoren verantwortlich. Selten sind im Dickdarm Lymphom, Sarkom und Karzinoid.

4.12.2 Epidemiologie

Die Anzahl der Neuerkrankungen lag in Hamburg 1975 für das Kolonkarzinom bei 16,5 pro 1000 Einwohner und für das Rektumkarzinom bei 12,9 pro 1000 Einwohner (32). Das Dickdarmkarzinom (Kolon und Rektum) war 1978 von den Krebssterbefällen bei Frauen häufigste und bei Männern zweithäufigste Todesursache nach dem Bronchialkarzinom (32). Bei den Frauen verstarben 16,7% und bei den Männern 13,1% an Kolon- oder Rektumkrebs. Das Dickdarmkarzinom ist ein Malignom des höheren Alters. Das mittlere Alter der an diesen Tumoren

Tab. 4.14: Karzinomhäufigkeit in Risikogruppen

	Karzinomhäufigkeit
Familiäre Polypose	100 %
Gardner-Syndrom	über 95 %
Colitis ulcerosa des gesamten Kolons nach 20 Jahren:	ca. 10–20 %
Morbus Crohn des gesamten Kolons nach 20 Jahren:	ca. 10–20 %
Patienten mit Kolonpolypen	ca. 15 %
Patienten mit familiärer Belastung	ca. 15 %
Zustand nach Operation eines Mamma- oder Uteruskarzinoms	ca. 10 %
Normalbevölkerung Mitteleuropa	ca. 5 %

Verstorbenen liegt bei 70 Jahren. Die Inzidenz nimmt ab dem 40. Lebensjahr stetig zu. Während die Häufigkeit der Magenkarzinome in allen Zivilisationsländern in den letzten Jahren abnahm, mußte gleichzeitig eine Zunahme des Dickdarmkrebses beobachtet werden. Dabei nahm die Anzahl der Krebsfälle im rechten Kolon zu, die Inzidenz im Rektum gering ab. Die Inzidenz ist höher in Zivilisationsländern und viel geringer in unterentwickelten Ländern. Von den Dickdarmkarzinomen entfallen 40 % auf das Rektum und 60 % auf das Kolon. Die Kolonkarzinome befinden sich bevorzugt im Sigma (36,9 %), Zökum (19,9 %) und Colon ascendens (13,0 %). Die restlichen Karzinome verteilen sich in etwa gleichmäßig auf die übrigen Kolonabschnitte. Insgesamt entfallen auf Rektum und Sigma 2/3 aller Dickdarmkarzinome (vgl. **Tab. 4.14**).

4.12.3 Ätiologie

Es wird heute davon ausgegangen, daß über 95 % der Kolonkarzinome (**Abb. 4.6**) aus Kolonadenomen entstehen (Adenom-Karzinom-Sequenz). Die Wahrscheinlichkeit, daß sich aus einem Adenom ein Karzinom entwickelt, ist um so größer, je größer das Adenom ist, je breitbasiger es aufsitzt (breitbasig mehr als tailliert, mehr als gestielt) und je mehr villöse Strukturen es enthält (villös mehr als tubulovillös, mehr als tubulär). Die genaue Ursache des Dickdarmkarzinoms ist noch nicht bekannt. Die Zunahme der Adenome und Karzinome in Zivilisationsländern mit hohem Fett- und geringem Rohfaserkonsum und die geringe Karzinomhäufigkeit in unterentwickelten Ländern mit hohem Faser- und geringem Fettverzehr legt den Verdacht nahe, daß Ernährungsfaktoren ursächlich für die Adenom- und Karzinomentstehung mitverantwortlich sind. In mehreren kontrollierten Studien wurde auch nach Cholezystektomie eine Häufung der Kolonkarzinome beobachtet. Die kokarzinogenen Eigenschaften der Gallensäuren könnten bei der Karzinomentstehung eine Rolle spielen; denn nach jedem Fettverzehr wird die Gallensekretion induziert, und nach Cholezystektomie fließt permanent Galle in den Darm. Auch dem Alkohol wird eine Bedeutung bei der Entstehung der Kolonkarzinome nachgesagt. Umgekehrt soll faserreiche Nahrung die intestinale Passagezeit verkürzen und so die Kontaktzeit zwischen der Darmwand und den in der Nahrung enthaltenen Karzinogenen verkürzen. Alle diese Vorstellungen bedürfen jedoch noch der endgültigen Klärung.

Besonders gefährdet sind Patienten mit hereditärer, familiärer Polyposis (100 % Karzinome) und Gardner-Syndrom (über 90 % Karzinome). Selten sind Kolonkarzinome bei Polyposis juvenilis und Peutz-Jeghers-Syndrom. Ein erhöhtes Karzinomrisiko besteht auch bei Colitis ulcerosa und Morbus Crohn des Kolons. Schließlich werden auch bei Zöliakie gehäuft Kolonkarzinome und andere Malignome des Gastrointestinaltraktes beobachtet.

4.12.4 Pathologie

Die Kolonkarzinome sind Adenokarzinome, die am häufigsten ulzerierend oder polypös und (selten) szirrhös wachsen. Die Karzinome können zu Mikro- oder Makroblutungen führen oder Schleim absondern. Die Ausbreitung der Karzinome vollzieht sich lokal infiltrierend in die benachbarten Organe, über den Lymphweg in die mesenterialen und paraaortalen Lymphknoten (vom Anus zu den inguinalen Lymphknoten) und über den Blutweg in Leber, Lunge, Knochen und Gehirn sowie seltener in die Nebennieren.

4.12.5 Symptome

Blut im Stuhl findet sich bei 75 % aller Fälle. Veränderungen der Stuhlgewohnheiten, Obstipation, Diarrhö oder Wechsel von Obstipation und Diarrhö sind häufige Symptome und entstehen erst dann, wenn ein Karzinom zirkulär wächst und zur Stenose führt. Bauchschmerzen werden von über der Hälfte der Patienten be-

Dickdarm

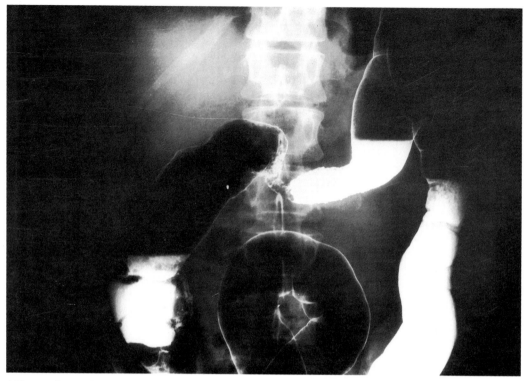

Abb. 4.6: Stenose im Colon transversum durch Kolonkarzinom. Darstellung im Doppelkontrast n. Enteroklysma.

klagt. Anämie, Gewichtsverlust, mechanischer Ileus sind Symptome eines fortgeschrittenen Karzinoms. Die Metastasierung der Dickdarmkarzinome verursacht Symptome in Abhängigkeit vom Ort der Metastasen: Lebermetastasen führen zu Ikterus und eventuell Aszites; Lungenmetastasen bedingen Atemnot und Husten; Knochenmetastasen führen zu Knochenschmerzen und Spontanfrakturen; ZNS-Metastasen sind von neurologischen Ausfällen begleitet. Weiter können durch lokale Infiltration Harnblase, Ureteren, Vagina, Uterus oder Adnexe betroffen sein.

4.12.6 Untersuchungsmethoden

Das Kolonkarzinom hat, sofern es früh erkannt wird, eine sehr gute, im fortgeschrittenen Stadium jedoch eine schlechte Prognose. Deshalb ist das Hauptziel die frühzeitige Erkennung der Adenome und Frühkarzinome. Hierzu dient der Nachweis von okkultem Blut im Stuhl und die rektale Untersuchung im Rahmen regelmäßiger Vorsorgeuntersuchungen.

4.12.6.1 Nachweis von okkultem Blut (Hämokkulttest). Bei dem chemischen Nachweis von okkultem Blut wird die pseudoperoxydatische Aktivität des Hämoglobins benutzt, um ein farbloses Chromogen (Guajakol oder o-Tolidin) in ein oxydiertes gefärbtes Chromogen umzuwandeln. Der Test ist nicht für menschliches Hämoglobulin spezifisch und ist mit einer relativ hohen Zahl falsch negativer und falsch positiver Testergebnisse belastet (34). Falsch positive Ergebnisse ergeben sich beim Vorhandensein von tierischem Hämoglobin oder Myoglobin (Blutwurst, rohes Fleisch) und bei Verzehr großer Mengen pflanzlicher Kost (pflanzliche Peroxydase). Auch die Einnahme von Eisen oder oxydierenden Stoffen sowie bakterielle Peroxydasen können zu falsch positiven Ergebnissen führen. Falsch negative Ergebnisse ergeben sich bei vollständigem Abbau des Hämoglobins.

Bei Blutungen aus dem oberen Gastrointestinaltrakt kann der Hämokkulttest positiv werden. Etwa 95 % des Hämoglobins werden durch die Einwirkung von Pepsin und Salzsäure aus dem Magen abgebaut. Durch das Trypsin des Pankreas geht nochmals die Hälfte der Peroxydaseaktivität des Hämoglobins verloren. Bei größeren Blutungen reicht die verbleibende Peroxydaseaktivität jedoch aus, um ein positives Testergebnis zu liefern.

Die Anzahl falsch negativer Tests kann durch Untersuchung dreier verschiedener Stühle von ursprünglich um 35 % auf jetzt etwa 17 % gesenkt werden. Die Zahl falsch negativer Tests bei großen Adenomen konnte von 58 % auf 47 % gesenkt werden. Bei zweimaliger Untersuchung dreier verschiedener Stühle kann die Zahl falsch negativer Tests bei Karzinomen auf 15 bis 20 % und bei großen Adenomen auf 40 bis 50 % gedrückt werden. Obwohl diese Ergebnisse nicht befriedigend erscheinen, konnte mit dem chemischen Hämokkulttest, wenn er als Screeningmethode eingesetzt wurde, zahlreiche Karzinome entdeckt werden, von denen sich etwa 70 % in den Stadien Duke A und B befanden.

Sehr hoffnungsvoll erscheint der derzeit erprobte immunologische Nachweis von menschlichem Hämoglobin, da er einerseits sehr spezifisch und andererseits auch sensitiver ist als der chemische Blutnachweis. Mit dem Latex-Agglutinationstest können Blutungen von 0,003 bis 0,01 ml pro 100 g Stuhl nachgewiesen werden. Erste klinische Untersuchungen scheinen die Überlegenheit dieses immunologischen Okkultblutnachweises bei der Suche nach Kolonkarzinomen zu bestätigen.

4.12.6.2 Koloskopie.
Bei positivem Hämokkulttest oder anderweitigem Verdacht auf ein Rektum- oder Kolonkarzinom sollte rektoskopiert und dann anschließend eine Kolon-Doppelkontraströntgenuntersuchung oder besser eine Koloskopie durchgeführt werden. Von 44 Kolonpolypen konnten im Röntgendoppelkontrast 6 nicht erkannt werden, während von 77 Kolonpolypen durch die Koloskopie 76 sicher erkannt wurden. Die Koloskopie bietet zusätzlich die Möglichkeit der Gewebeentnahme und der Entfernung von Polypen und ist deshalb bei positivem Hämokkulttest das Verfahren der Wahl.

4.12.7 Therapie

Die Therapie des kolorektalen Karzinoms besteht in seiner vollständigen Entfernung. Handelt es sich um Karzinome in Polypen ohne tumoröse Infiltration der Basis, die endoskopisch in toto entfernt werden können, so ist eine weitere Therapie nicht unbedingt erforderlich. Bei größeren und bei polypösen Karzinomen, die endoskopisch abgetragen wurden und deren Basis tumorös infiltriert ist oder die nicht sicher in toto entfernt wurden, und bei allen zweifelhaften Fällen muß eine chirurgische Entfernung des erkrankten Darmsegments angestrebt werden. Dabei werden sowohl ein entsprechendes Darmsegment als auch die dazugehörigen regionalen Lymphknoten entfernt. Je nach Lokalisation wird eine rechtsseitige, Transversum- oder linksseitige Kolektomie und bei Rektumkarzinom eine abdominoperineale Rektumexstirpation mit Kolostomie durchgeführt.

4.12.7.1 Nachsorge.
Wegen der hohen Rezidivrate und der Möglichkeit von Zweittumoren (3 %) ist eine regelmäßige Nachsorge (vgl. **Tab. 4.15**) notwendig. Hierzu eignet sich insbesondere die Koloskopie, da hiermit im Bereich der Anastomose Biopsien entnommen werden können. Die regelmäßige rektoskopische Nachsorge und die Computertomographie des Beckens sind nur bei tiefsitzenden Karzinomen sinnvoll. Bei Frauen sollte dann eventuell ergänzend eine vaginale Untersuchung durchgeführt werden. Nach operativer Entfernung des Rektums mit Anlage

Tab. 4.15: Nachsorge nach Operation eines Dickdarmkarzinoms

	1. Jahr
Körperliche Untersuchung	vierteljährlich
Hämokkult	vierteljährlich
Labor (BSG, Blutbild, Leberwerte, CEA, Serumeisen)	vierteljährlich
Sonographie	halbjährlich
Rektoskopie (bei Anastomose mit Rektum)	halbjährlich
Koloskopie	halbjährlich
Röntgen Thorax	halbjährlich
Computertomographie des Beckens	halbjährlich

Ab dem 2. Jahr nach der Operation werden die Zeitabstände der Untersuchungen größer, wobei die individuellen Gegebenheiten die notwendige Untersuchungsfrequenz bestimmen.

eines Anus praeter entfällt die rektoskopische und koloskopische Kontrolle.

Bei allen Kolonkarzinomen wird vor der Operation das *CEA* bestimmt (13). Es dient als Parameter zur Nachbetreuung der Patienten. Dabei ist der Absolutwert weniger bedeutsam als der Verlauf der CEA-Konzentrationen. Bei Kolonkarzinomen ohne Metastasen ist der CEA-Wert in 50%, bei Karzinomen mit Metastasen in 90% erhöht. Nach der Operation fällt das CEA ab und steigt beim Auftreten von Rezidiven oder Metastasen in aller Regel an. Erhöhte CEA-Werte werden auch bei Patienten mit anderen Malignomen des Gastrointestinaltraktes (z. B. Pankreasneoplasma) oder bei entzündlichen Erkrankungen des Kolons, der Leber oder der Lunge gefunden.

Etwa 50% der Metastasen treten im 1. Jahr nach der Operation auf. Deshalb ist engmaschige Kontrolle in dieser Zeit notwendig. Auch bei angeblich kurativ operierten Patienten werden in 30% der Fälle Rezidive beobachtet. Ziel der Nachsorge ist die frühzeitige Erfassung eines Rezidivs mit der Möglichkeit der erneuten Resektion. Isolierte Leber- oder Lungenmetastasen können operativ entfernt werden. Nach eingetretener Metastasierung kann eine Behandlung mit Zytostatika versucht werden, deren Nutzen allerdings noch nicht eindeutig belegt ist.

4.12.7.2 Zytostatikabehandlung. In einigen Studien konnte durch Behandlung mit Zytostatika eine Remission bei einem Teil der Patienten (10 bis 20%) erzielt werden. Die Verlängerung der Überlebenszeit bei den Patienten, die auf die Behandlung ansprachen, war jedoch kurz, und eine signifikante Verlängerung der Lebenserwartung konnte nicht erzielt werden. Im Gegensatz zu den positiven Berichten einzelner Untersucher konnte in prospektiven Untersuchungen ein eindeutig positiver Effekt nicht nachgewiesen werden. Da im Einzelfall eine Besserung möglich ist, kann ein Versuch mit Zytostatika durchgeführt werden. Von den vielen eingesetzten Substanzen ist 5-FU mit am besten untersucht und hat vor allem auch in Kombination mit Methotrexat in Einzelfällen günstige Resultate erbracht. Insgesamt sollte die Zytostatikabehandlung des Dickdarmkarzinoms z. Zt. nur in Tumorzentren und innerhalb kontrollierter Untersuchungen durchgeführt werden.

4.12.7.3 Bestrahlung. Die Meinungen über den Wert einer Nachbestrahlung regionärer Lymphknoten nach Entfernung eines Rektumkarzinoms sind ebenfalls widersprüchlich. Ein eindeutiger Einfluß dieser Behandlung auf die Überlebenszeit konnte bisher nicht gesichert werden. Trotzdem kann im Einzelfall eine Bestrahlung sinnvoll sein. Eine solche Situation ergibt sich z. B. bei Patienten mit Knochenmetastasen und Schmerzen.

4.12.8 Verlauf und Prognose

Die Prognose des Kolonkarzinoms ist weitgehend davon abhängig, in welchem Stadium der Erkrankung der Tumor erkannt und entfernt wird (8). Die gute Prognose des Duke-Stadiums A bzw. des TNM-Stadiums 1 (**Tab. 4.16**) zeigt, wie wichtig die rechtzeitige Diagnose des Tumors ist. Wenn 15 oder mehr Lymphknoten befallen sind, liegt die 5-Jahres-Überlebenschance bei weniger als 10%. Da 95% aller Kolonkarzinome aus Adenomen entstehen, müssen alle Kolonadenome und vor allem die größeren Kolonadenome endoskopisch oder chirurgisch entfernt werden.

Tab. 4.16: Abhängigkeit der 5-Jahres-Überlebensquote von dem Tumorstadium zum Zeitpunkt der Operation

		5-Jahres-Überlebensquote
(1) Duke-Klassifikation:		
Duke A:	Infiltration bis Muscularis propria	90%
Duke B:	Infiltration über Muscularis propria	50%
Duke C:	Lymphknotenmetastasen	25%
(2) TMN-Klassifikation:		
Stadium I:	Tumor auf Submukosa begrenzt	100%
Stadium II:	Tumor geht über Submukosa hinaus; jedoch keine Lymphknotenmetastasen, keine Fernmetastase	70%
Stadium III:	Lymphknotenmetastasen, keine Fernmetastasen	30–35%
Stadium IV:	Mit Fernmetastasen	0–5%

(Nach: Copeland et al., Amer. J. Surg. 116: 875, 1968.)

4.13 Morbus Hirschsprung (Megacolon congenitum)

4.13.1 Definition

Wir verstehen darunter ein angeborenes Fehlen der Ganglien des Auerbachschen und Meißnerschen Plexus des Rektums und eventuell auch höherer Darmabschnitte mit proximaler Dilatation des Darms. Das aganglionäre Segment beginnt am Sphinkter und dehnt sich nach proximal hin unterschiedlich weit aus.

4.13.2 Inzidenz

Pro 5000 Geburten wird die Erkrankung etwa einmal beobachtet. Es besteht eine familiäre Häufung (10).

4.13.3 Ätiologie

Es handelt sich um eine embryonale Fehlentwicklung, wobei wahrscheinlich die von proximal nach distal verlaufende Darmentwicklung zu früh sistiert.

4.13.4 Pathologie

Die Agangliose (Fehlen der Ganglien des Auerbachschen und Meißnerschen Plexus) beginnt am Sphincter ani und betrifft meistens weniger als 20 cm des Enddarms, kann sich aber nach proximal hin unterschiedlich weit ausdehnen. In 80 % der Fälle fehlen die Ganglien nur im Rektum und eventuell im Sigma. Das Fehlen der Ganglien in höheren Darmabschnitten ist selten, aber es kann das gesamte Kolon betroffen sein.

4.13.5 Pathophysiologie

Die fehlende Peristaltik im aganglionären Darmsegment verhindert den Weitertransport des Darminhaltes. Hierdurch kommt es zur Dehnung und Dilatation proximaler Darmabschnitte. Die Folgen sind Obstipation bzw. Obstruktion.

4.13.6 Symptome

Von Geburt an besteht eine Obstipation bzw. vollständige Mekonium- oder Stuhlverhaltung. Das erste Mekonium wird erst nach 48 Stunden oder später ausgeschieden. Hinzu kommen Auftreibung des Abdomens und Erbrechen. Bei 20 % der Patienten tritt vor allem nach Einläufen eine Diarrhö auf.

4.13.7 Untersuchungsmethoden

Bei der *rektalen Untersuchung* findet sich kein Stuhl am Finger. Bei nur distaler Erkrankung wird nach Entfernen des Fingers Mekonium oder Stuhl abgesetzt. Die *Röntgenübersichtsaufnahme des Abdomens* ergibt geblähte Darmschlingen. Nach der Geburt ist der Darm proximal der Stenose noch nicht dilatiert. Die Röntgenuntersuchung mit Kontrastbreieinlauf ergibt deshalb eine verzögerte Entleerung, aber noch nicht das klassische Bild der distalen Stenose und proximalen Dilatation. Dieser Befund kann erst nach einigen Tagen nachgewiesen werden.

Die *Rektumsaugbiopsie* erlaubt bei positivem Gangliennachweis den Ausschluß eines Morbus Hirschsprung. Typisch ist auch der histochemische Nachweis einer erhöhten Cholinesteraseaktivität. Fehlen die Ganglien in der Saugbiopsie, so muß in unklaren Fällen eine tiefe Rektumbiopsie durchgeführt werden. Bei Erwachsenen kann durch die Rektummanometrie eine fehlende Analsphinktererschlaffung bei Ballonblähung nachgewiesen werden. Die Injektion von Acetylcholin führt zu keiner Erschlaffung des aganglionären Segments. Dieser Befund wird gelegentlich als Test benutzt.

4.13.8 Komplikationen

Exsikkose und Elektrolytverluste, Enterokolitis mit Diarrhö, Darmulzera, Kolonperforationen treten gelegentlich auf.

4.13.9 Differentialdiagnose

Von dem kongenitalen Megakolon (Morbus Hirschsprung) müssen andere Ursachen der frühkindlichen Obstipation bzw. Obstruktion abgegrenzt werden. Hierzu gehören die Achalasie eines distalen Rektumsegments, wobei das klinische Bild vom Morbus Hirschsprung nicht unterschieden werden kann, aber histologisch Ganglien vorhanden sind. Die Therapie ist identisch der beim Morbus Hirschsprung. Weiterhin kann eine segmentale Dilatation des

Kolons zur Obstipation von Geburt an führen. Die Krankheit ist durch eine Weitstellung eines Darmsegments gekennzeichnet, wobei die Ganglien überall im Darm vorhanden sind.

4.13.10 Therapie

Das Ziel der Behandlung ist die operative Entfernung des erkrankten Darmsegments. Bei Patienten mit vollständigem Verschluß ist die frühe Operation angezeigt. Bei Patienten mit nur distalem Fehlen der Ganglien kann durch Einläufe der Zustand gebessert und somit Zeit gewonnen werden. Die Operation kann dann zu einem günstig erscheinenden Zeitpunkt ausgeführt werden.

4.13.11 Verlauf und Prognose

Die Prognose hängt ab vom Zeitpunkt der Diagnosestellung, vom Ausmaß der Erkrankung und vom Auftreten von Komplikationen.

4.14 Erworbenes Megakolon

4.14.1 Definition

Wir verstehen darunter eine erworbene Weitstellung des Dickdarms proximal eines Passagehindernisses. Die Erkrankung kann im Kindes-, Jugend- und Erwachsenenalter auftreten (57).

4.14.2 Ursachen und Therapie

(1) *Mechanische Ursachen:* Stenosen, Strikturen, Tumoren, Lymphogranuloma venerum, periproktische Abszesse, Analfissuren oder entzündete Hämorrhoidalknoten mit Sphinkterspasmus.

Therapie: Operative Korrektur. Die Behandlung mit Cholinergika verursacht Schmerzen und ist nicht indiziert. Eventuell sollte ein Versuch mit Klysma oder Einlauf zur Operationsvorbereitung durchgeführt werden.

(2) *Neuromuskuläre Erkrankungen:* Amyloidose, Chagaskrankheit, Sklerodermie, Lupus erythematodes, myotone Dystrophie, multiple Sklerose, Parkinsonkrankheit, Rückenmarkserkrankungen, ZNS-Schädigungen.

Therapie: Versuch mit Cholinergika und Laxanzien.

(3) *Stoffwechsel- und Elektrolytstörungen:* Hypokaliämie, Hypothyreoidismus, Hyperparathyreoidismus, Porphyrie.

Therapie: Behandlung der Stoffwechselstörung, eventuell Klysmen, Laxanzien, Cholinergika.

(4) *Toxische Substanzen, Medikamente:* Schwermetallvergiftung (z. B. Blei), Laxanzienabusus, Phenothiazine, Anticholinergika (z. B. Parkinsontherapeutika), Opiate, Sedativa.

Therapie: Beseitigung der Ursache bzw. Absetzen des auslösenden Medikamentes, eventuell Cholinergika.

(5) *Funktionelle Störungen ohne erkennbare organische Ursachen:*
 (a) *Jugendliche:* Häufig besteht eine Obstipation von früher Kindheit an. In 50 % der Fälle bestehen Stuhlinkontinenz oder Persönlichkeitsstörungen. Die Therapie besteht in der Behandlung mit Laxanzien und Klysmen und anschließendem Training einer normalen Stuhlentleerung. Dabei wird der gastrokolische Reflex ausgenutzt. Die Patienten werden aufgefordert, nach dem Essen eine Stuhlentleerung, notfalls mit Klysma, zu erzielen.
 (b) *Erwachsene:* In einigen Fällen dürfte chronischer Laxanzienabusus ursächlich verantwortlich sein, in anderen Fällen ist die Ursache unklar. Häufig findet sich eine Stuhlinkontinenz. Der gesamte Dickdarm ist dilatiert. Im Rektum findet sich harter Stuhl, der oft digital ausgeräumt werden muß. Ziel der Behandlung ist eine Entleerung des Darms mit Klysmen, Einläufen und eventuell manuelles Ausräumen mit anschließender Einstellung auf faserreiche Kost, pflanzliche Quellstoffe und Lactulose. In vielen Fällen läßt sich die zusätzliche Gabe von Abführmitteln nicht vermeiden.

(6) *Psychische Faktoren und Erkrankungen:* Neurose, Psychose, Angst vor schmerzhafter Defäkation.

Therapie: Wie unter (5).

4.15 Vaskuläre Dickdarmerkrankungen

Über die Arteria mesenterica superior werden neben dem Magen und einem Teil des Duodenums auch Jejunum und Ileum, rechtes Kolon und Colon transversum versorgt. Über die Mesenterica inferior wird das Colon descendens, Sigma und proximale Rektum versorgt.

4.15.1 Einteilung

Unterschieden werden, wie auch im Dünndarm, der arterielle Verschluß durch Mesenterialarterienembolie oder -thrombose (Mesenterialinfarkt), die akute arterielle Minderperfusion ohne vollständigen Gefäßverschluß, die chronisch rezidivierende arterielle Minderperfusion (Angina abdominalis), die Mesenterialvenenthrombose und Angiodysplasien sowie Angiome des Dickdarms (50).
Eine Resektion des Dickdarms ist relativ unproblematisch durchzuführen, weshalb vaskuläre Dickdarmerkrankungen in aller Regel unproblematischer sind als vaskuläre Dünndarmerkrankungen. Die Angiodysplasie des Dickdarms kann endoskopisch durch Koloskopie erkannt und mit dem Elektrokatheter behandelt werden.

4.15.2 Die ischämische Kolitis
(s. auch Kapitel 7)

4.15.2.1 Definition. Arterielle Minderperfusion des Kolons. Unter diesen Begriff fallen der totale Arterienverschluß mit Darminfarkt ebenso wie die Minderperfusion. Die ischämische Kolitis im engeren Sinne ist jedoch eine Folge einer chronischen Minderperfusion.

4.15.2.2 Ätiologie. Ursachen können sein: Aortenaneurysma, Operation eines Aortenaneurysmas, Verschluß der Äste der Mesenterica inferior bei abdominoperinealer Rektumexstirpation, Polyzythämie, Hyperkoagulopathie (z. B. Thrombozytose nach Milzexstirpation), Vaskulitis, Amyloidose, orale Kontrazeptiva, Vasopressininfusion, ergotaminhaltige Suppositorien. Der größte Teil der Patienten ist über 50 Jahre alt und zeigt Zeichen einer arteriosklerotischen Gefäßerkrankung. Die hauptsächlichen Lokalisationen sind Wasserscheiden zwischen Mesenterica superior und inferior (linke Kolonflexur) und zwischen Mesenterica inferior und A. iliaca interna (Rektosigmoid).

4.15.2.3 Pathologie. Die Ischämie führt zunächst zu entzündlicher Infiltration der Darmwand und schließlich zu Ulzerationen. In der Histologie kann eventuell die Thrombose der kleinen Arterien nachgewiesen werden. Anschließend heilen die Entzündungsstellen durch Narbenbildung ab. Die Mukosa wird atrophisch verändert, und es bilden sich narbige Stenosen des Darms.

4.15.2.4 Symptome. Im akuten Stadium sind die Beschwerden stark vom Ausmaß der Lokalisation der Minderperfusion abhängig: Bauchschmerzen oft im linken Unterbauch, rektale Blutung und in schweren Fällen lokale bis diffuse Peritonitis mit Abwehrspannung, fehlenden Darmgeräuschen und Erbrechen (paralytischer Ileus). Im chronischen Stadium verschwinden die Symptome, und eventuell tritt eine Stenosesymptomatik mit postprandialen Schmerzen und Meteorismus auf.

4.15.2.5 Untersuchungsmethoden. Laborchemisch findet sich im Blutbild häufig eine Leukozytose, eventuell eine Anämie. Die BKS ist oft beschleunigt. Als Zeichen der Peritonitis kann in der Übersichtsaufnahme ein paralytischer Ileus mit Spiegel und eventuell stehenden Schlingen nachgewiesen werden.
Bei fehlenden Zeichen der Peritonitis sollte eine Rektoskopie und *Koloskopie* durchgeführt werden. Diese dient dem Nachweis von Wandödem, intramuralen Hämatomen, Ulzera sowie im Spätstadium der Atrophie der Mukosa bzw. der Stenose. Die röntgenologische *Untersuchung des Dickdarms im Doppelkontrast* dient dem Nachweis von Aussparungseffekten (Thumb-Prints) durch Ödeme. Danach Nachweis multipler Ulzera. Im Ausheilungsstadium Atrophie der Mukosa mit Stenose.

Mesenterikographie: Die Gefäßdarstellung kann größere Verschlüsse nachweisen. Bei Vorliegen von multiplen kleinen Gefäßverschlüssen kann auch die Mesenterikographie nicht weiterhelfen.

4.15.2.6 Differentialdiagnose. Ergotamininduzierte ulzeröse Proktitis nach chronischer Anwendung ergotaminhaltiger Suppositorien. Ergotamin verursacht wahrscheinlich über eine lokale Minderperfusion Ulzera im Rektum.

Dickdarm

- Hämorrhagische Diathese mit intramuralen Hämatomen
- Morbus Crohn
- Colitis ulcerosa
- Strahlenkolitis
- Infektiöse, ulzeröse Kolitis (Shigellen, Amöben)
- Kolonkarzinom
- Postoperative Strikturen und Stenosen.

4.15.2.7 Therapie. Die ischämische Kolitis ohne Peritonitis kann symptomatisch behandelt werden. Der Patient muß sorgfältig überwacht werden, da sich jederzeit eine Darmnekrose mit Peritonitis entwickeln kann. Der Patient mit Peritonitis und paralytischem Ileus muß laparotomiert und der ischämische Darm reseziert werden. Dabei wird bei Erkrankungen des Kolons vielfach zunächst eine Ileostomie angelegt, die später rückverlegt wird.

4.15.2.8 Prognose. Die Prognose ist sehr stark vom Ausmaß der Ischämie abhängig. Bei Patienten mit Mesenterialinfarkt ist die Letalität hoch (bis zu 80 %).

4.16 Strahlenkolitis

4.16.1 Definition

Therapeutische Bestrahlungen im Bereich des Abdomens und vor allem im Bereich des Beckens führen zu einer Schädigung des Dickdarms (Kolitis) und in aller Regel auch des Dünndarms (Enteritis).

4.16.2 Inzidenz

Die Häufigkeit der Strahlenkolitis hängt vom Ort und von der Gesamtdosis der Bestrahlung ab. Ab einer Gesamtdosis von 5000 rad muß mit einem starken Anstieg der Erkrankungshäufigkeit gerechnet werden. Bei 8 bis 75 % der Patienten muß nach Bestrahlung mit einer symptomatischen Strahlenkolitis gerechnet werden (11).

4.16.3 Ätiologie

Die Bestrahlung führt zu einer Verminderung der Zellproliferation in den Krypten, die zu Läsionen der Mukosa führt.

4.16.4 Pathologie

Bestrahlung mit geringer Dosis führt zu einer reversiblen Mukosaschädigung mit Ödem und entzündlicher Infiltration. Bestrahlung mit einer größeren Dosis führt zu einer Schädigung der kleineren Arteriolen und Venolen (Arteriitis und Phlebitis) mit Thrombosierung der Gefäße und einer ischämischen Wandschädigung mit Ödem, zellulärer Infiltration, Ulzeration und später bindegewebigem Umbau mit Ausbildung von röhrenförmigen Stenosen oder kurzstreckigen Strikturen. Eventuell bilden sich Fisteln oder Abszesse aus.

4.16.5 Pathophysiologie

Die akute Strahlenschädigung des Dickdarms führt zu Ulzera, intestinalen Blutungen, Diarrhö und Absetzen von Schleim. Die chronische Schädigung wird zum Teil erst Monate nach der Bestrahlung erkennbar und ist charakterisiert durch den bindegewebigen Umbau des Darms mit Ausbildung von Stenosen und Strikturen.

4.16.6 Symptome

Die akuten Symptome sind Brechreiz, Erbrechen, Durchfall oder Obstipation, Bauchschmerzen, Blut- und Schleimauflagerungen auf dem Stuhl. Die chronischen Symptome sind Blut im Stuhl, Schleim im Stuhl, Bauchschmerzen, Tenesmen, dünnes Stuhlkaliber, Obstipation (Stenosesymptomatik), Fisteln, eventuell mit Verbindung zur Blase, Harnleiter oder Vagina. Hierdurch bedingt werden Pneumaturie, trüber Urin oder Abgang von Stuhl über die Vagina. Bei enteralen Fisteln kommt es zur beschleunigten Darmpassage, eventuell mit Absetzen von unverdauten Nahrungsbestandteilen.

4.16.7 Untersuchungsmethoden

Die Rektoskopie bzw. Koloskopie erbringt im frühen Stadium den Nachweis der entzündlich-ulzerös veränderten, hyperämisch-ödematösen Schleimhaut, die an eine Colitis ulcerosa denken läßt. Der Befall ist allerdings auf den bestrahlten Bereich begrenzt. Im chronischen Sta-

dium wird die Mukosa atrophisch und gefäßarm. Neben Ulzera finden sich Wandstarre, Stenosen, Strikturen und eventuell Fisteln.
Die röntgenologische Untersuchung zeigt die segmentale Entzündung des Darms mit unregelmäßiger Begrenzung der Oberfläche, Spasmen, Wandödem, Ulzera oder Verdickung der Darmwand. Später findet sich eine Wandstarre mit röhrenförmiger oder kurzstreckiger Stenose. Das Bild ist unter Umständen schwer von der Colitis ulcerosa zu unterscheiden.

4.16.8 Differentialdiagnose

— Colitis ulcerosa
— Morbus Crohn
— Ischämische Kolitis
— Infektiöse Kolitis.

Der zeitliche Zusammenhang zur Bestrahlung und die endoskopischen oder röntgenologischen Charakteristika erlauben in aller Regel eine eindeutige Diagnose.

4.16.9 Therapie

Eine gesicherte Therapie gibt es nicht. Versucht werden Salazosulfapyridin und Cortison oral oder als Klysma. Bei schweren Kolonblutungen, Stenosen oder Strikturen kommt eine Kolonresektion und eventuell eine Kolostomie in Frage. Führendes Symptom der Strahlenenteritis des Dünndarms ist das Malabsorptionssyndrom, das entsprechend behandelt werden muß.

4.17 Das solitäre unspezifische Kolonulkus

Meist solitär vorkommende Ulzera unklarer Genese mit bevorzugter Lokalisation im Zökum und Colon ascendens sowie Rektum und Sigma. Histologisch und makroskopisch ist der Befund uncharakteristisch. Die Ulzera neigen zur Penetration und Perforation vor allem bei Lokalisationen im Zökum und Colon ascendens. Typische *Symptome* sind Schmerzen im Abdomen, eventuell Obstipation, gelegentlich Fieber und Leukozytose. Möglicherweise kann eine Resistenz getastet werden. Vor allem Ulzera im Rektum und Sigma neigen zur Blutung. Die *Diagnose* kann durch endoskopischen Nachweis eines Ulkus gestellt werden. Häufig werden die Patienten wegen einer Peritonitis operiert und die Ulzera erst bei der Operation erkannt.

4.18 Pneumatosis cystoides intestinalis des Dickdarms
(s. auch Kapitel 3.10)

Es handelt sich um eine gutartige, relativ seltene Erkrankung mit luftgefüllten Zysten, die vorzugsweise im Dünndarm lokalisiert sind. Etwa 10 % der Fälle betreffen den Dickdarm. Die Ursache ist nicht eindeutig geklärt. Die Erkrankung findet sich gehäuft bei Lungenerkrankungen und bei Erkrankungen des Magens oder Duodenums. Im Kolon wird das Krankheitsbild vorzugsweise nach endoskopischen Eingriffen mit Verletzung der Darmwand, nach Biopsie oder Polypenabtragung beobachtet. *Symptome* bei Befall des Dickdarms sind Schmerzen, Tenesmus, Blutung, Perforation, Obstruktion. Die *Diagnose* wird durch den röntgenologischen Nachweis der luftgefüllten Blasen gestellt. Eine *Therapie* ist in der Regel nicht erforderlich. Da die Zysten hauptsächlich N_2 enthalten, kann durch Applikation von Sauerstoff über eine Nasensonde oder -maske der N_2-Partialdruck im Blut gesenkt und eine Resorption dieses Gases aus den Zysten erreicht werden. Hierzu sind arterielle O_2-Drücke von 200 bis 350 mmHg notwendig. Die Zysten sollen nach 1 Woche verschwinden. In weniger als 5 % der Fälle ist wegen Komplikationen eine Resektion notwendig. Während die Perforation im Dünndarm oft spontan ohne Operation abheilt, erfordert eine Perforation im Dickdarm häufig eine operative Versorgung. Dabei sollte das Rektum nicht entfernt werden, da dessen Beteiligung nach Beseitigung der hauptsächlich betroffenen Darmsegmente sich spontan bessert.

4.19 Das sterkorale Ulkus und Kotsteine

4.19.1 Definition

Durch verhärteten Kot bedingte Ulzera.

Dickdarm

4.19.2 Ätiologie

Das sterkorale Ulkus entsteht durch eingedickten, verhärteten Kot (Fäkolithen), der nicht weitertransportiert werden kann und eine lokale Mukosaschädigung bewirkt. Bevorzugte Lokalisation ist das Rektum oder Sigma oder die Region proximal einer Stenose im Verlaufe des Kolons. Am häufigsten betroffen ist das Rektum bei Patienten mit Morbus Hirschsprung, ebenso alte und eventuell bettlägrige Patienten mit chronischer Obstipation, Patienten mit chronischem Konsum von Drogen wie Tranquilizer und Sedativa.

4.19.3 Symptome

Die Symptome sind bei Erkrankung des Kolons gekennzeichnet durch die Stenosesymptomatik mit Bauchschmerzen, eventuell mechanischem Ileus. Bei Erkrankung des Rektums und Rektosigmoids ist das häufige Absetzen kleiner Portionen schmierig-wäßrigen Stuhls typisch (Overflow-Phänomen). Daneben finden sich Völlegefühl im Rektum und Unterbauch, eventuell Bauchschmerzen und Tenesmus.

4.19.4 Therapie

Eine Kolonstriktur muß operativ beseitigt werden. Bei Lokalisation im Rektum muß dieses häufig manuell unter Zuhilfenahme von Einläufen, Rektoskop und Sigmoidoskop ausgeräumt werden.

4.20 Infektiöse Dickdarmerkrankungen

Die infektiösen Dickdarmerkrankungen können nach dem ursächlichen Erreger unterteilt werden in Erkrankungen durch Bakterien, Bakterientoxine, Viren, Vibrionen, Protozoen (Amöben), Pilze und Parasiten. Daneben ist eine Einteilung in invasive und nichtinvasive Darminfektionen möglich (Tab. 4.17). Invasive Erreger zerstören das Darmepithel (z. B. Shigellen) oder bedingen eine entzündliche Infiltration der Darmwand und somit eine verminderte Wasser- und Elektrolytresorption (21). Nichtinvasive Erreger (z. B. Vibrio cholerae) induzieren durch Toxine die Adenylzyklase im Dickdarm und bewirken eine Sekretion von Wasser, Chlorid und Bikarbonat, hemmen die Natriumrückresorption und beschleunigen gleichzeitig die Darmpassage. In Europa zählen zu den wichtigsten infektiösen Dickdarmerkrankungen die durch nichtinvasive Toxine von Escherichia coli bedingte Reisediarrhö, die Shigellose und die Amöbiasis. Selten sind Bilharziose, Peitschenwurmkrankheit, Balantidiose, Oxyuriasis.

Tab. 4.17: Bevorzugte Lokalisation invasiver und nichtinvasiver infektiöser Darmerkrankungen

	Nichtinvasiv	Invasiv
Dünndarm		Campylobacter (s. Kap. Dünndarm) Salmonellen (s. Kap. Dünndarm) Yersinien (s. Kap. Dünndarm) Tuberkulose (s. Kap. Dünndarm) Viren (s. Kap. Dünndarm)
Dickdarm	Vibrio cholerae (s. Kap. Dünndarm) Bakterientoxine (s. Kap. Dünndarm)	Shigellen Invasive E. coli (s. Kap. Dünndarm) Tuberkulose (s. Kap. Dünndarm) Clostridium difficile (pseudomembranöse Kolitis) Amöben

Parasitenerkrankungen des Dünndarms: Lamblien, Ascaris (Spulwürmer), Hydatiden (Bandwürmer) (s. Kap. Dünndarm).
Parasitenerkrankungen des Dickdarms: Schistosomiasis, Balantidiasis, Hakenwürmer.

4.20.1 Shigellose

4.20.1.1 Definition. Bakterielle Dickdarmerkrankung durch Shigella der Gruppe A, B, C oder D.

4.20.1.2 Inzidenz. Shigellen treten mit einer Häufigkeit von 0,011 pro 100 000 Einwohner und Jahr auf. Am häufigsten betroffen sind Kinder unter 9 Jahren. Durch die hohe Anzahl von Auslandsinfektionen hat der Anteil bei Erwachsenen relativ zugenommen. Eine hohe Durchseuchung findet sich in Südeuropa sowie in subtropischen und tropischen Zonen (29).

4.20.1.3 Ätiologie. Die Infektion erfolgt durch wenige hundert Keime. Die Erkrankung ist deshalb hoch infektiös und kann durch Kontakt (Tröpfcheninfektion), aber auch durch Wasser und Nahrungsmittel übertragen werden. Die Shigellen werden unterteilt in Gruppe A (S. dysenteriae), B (S. flexneri), C (S. boydii) und D (S. sonnei). Am häufigsten sind Infektionen mit den Gruppen A und B.

4.20.1.4 Pathologie. Die Invasion der Darmwand betrifft vorzugsweise das Kolon, kann aber auch das terminale Ileum betreffen. Es entsteht eine entzündliche Infiltration der Darmwand mit Hyperämie, Ödem, Ulzera und Nekrose. Das Bild ähnelt der Colitis ulcerosa.

4.20.1.5 Symptome. Nach einer Inkubationszeit von 1 bis 7 Tagen treten Prodromalerscheinungen wie bei einem grippalen Infekt auf: Fieber, Müdigkeit, Inappetenz, Kopf- und Gliederschmerzen. Nach 12 bis 36 Stunden folgen intestinale Symptome wie krampfartige Bauchschmerzen, Diarrhö mit Blut und Schleim, Dysenterie.

4.20.1.6 Untersuchungsmethoden. Die Diagnose wird gesichert durch den Nachweis der Keime im Stuhl, der in 70 bis 80% der Fälle gelingt. Rektoskopisch können pseudomembranöse und ulzeröse Wandveränderungen nachgewiesen werden. *Cave:* hohe Infektionsgefahr!

4.20.1.7 Differentialdiagnose. Bei typischer Anamnese mit Aufenthalt in einem endemischen Gebiet und Nachweis der Erreger im Stuhl ist die Diagnose einfach. Eventuell müssen eine Colitis ulcerosa (fehlender Erregernachweis, chronische Erkrankung), eine Amöbiasis (Erregernachweis, KBR-Titer) und die allerdings seltenen Infektionen mit invasiven Escherichia coli (Erregernachweis) abgegrenzt werden.

4.20.1.8 Therapie. Die Krankheit heilt in der Regel nach 1 bis 2 Wochen spontan ab. Durch Antibiotika kann die Krankheitsdauer und -symptomatik signifikant gebessert werden. Deshalb sollte die Shigellose – im Gegensatz zur banalen Salmonellose – immer mit Antibiotika wie Ampicillin (z. B. Binotal®), Amoxicillin oder Trimethoprim-Sulfamethoxazol (z. B. Bactrim®, Eusaprim®) behandelt werden.

4.20.1.9 Verlauf und Prognose. Vor Einführung der Antibiotikabehandlung wurden vor allem bei Kleinkindern und älteren Patienten tödliche Verläufe beschrieben. Seit Einführung der Antibiotika ist die Prognose gut.

4.20.2 Amöbiasis des Dickdarms
(s. auch Kapitel 8)

4.20.2.1 Definition. Infektion mit Entamoeba histolytica mit meist primärer Erkrankung des Dickdarms. Sekundäre Erkrankung anderer Organe, vor allem der Leber.

4.20.2.2 Inzidenz. Vor allem in den Tropen und Subtropen weit verbreitete Erkrankung, die heute durch den Tourismus ubiquitär vorkommt.

4.20.2.3 Ätiologie. Die Infektion erfolgt durch Ingestion der Zysten. Im Darm des Menschen entstehen aus jeder Zyste 4 Minutaformen. Die Minutaformen selbst verursachen keine Erkrankung. Unter bisher nicht eindeutig geklärten Voraussetzungen können sich die Minutaformen in Magnaformen umwandeln, die dann die Amöbendysenterie verursachen.

4.20.2.4 Pathologie. Der Erreger bewirkt eine zelluläre Infiltration der Lamina propria mit Plasmazellen, Lymphozyten, Leukozyten, Eosinophilen. Gleichzeitig finden sich Ödem, fokale Hämorrhagien, fokale Ulzerationen mit unterminierten Rändern, dazwischen intakte Mukosa.

Dickdarm

4.20.2.5 Symptome. Patienten mit asymptomatischer Amöbiasis haben keinerlei Beschwerden oder Symptome, können aber durch Ausscheidung ihrer Zysten mit dem Stuhl die Krankheit übertragen. Patienten mit symptomatischer Amöbiasis klagen über Druckschmerzen, Tenesmus, Diarrhö mit Schleim und Blutbeimengungen. Bei der schweren Erkrankung können Exsikkose, Blutung, Perforation, Peritonitis, Sepsis und Schock auftreten. Im Ausheilungsstadium werden Obstruktion und Strikturen beobachtet (43).

4.20.2.6 Untersuchungsmethoden. Der Nachweis von Amöbenmagnaformen in frischem Stuhl gelingt in 90% der Fälle und sichert die Diagnose. Ein hoher KBR-Titer oder Titeranstieg kann die Diagnose ebenfalls wahrscheinlich machen (42). Endoskopisch können die Dickdarmulzera nachgewiesen werden, wobei das Rektum häufig nicht betroffen ist. In 90% der Fälle ist das Zökum betroffen. Die Ulzera sind klein, flach, unterminiert und typischerweise von gelbweißem Exsudat bedeckt. Die Leber ist bei akuter Erkrankung auch ohne Leberabszeß etwas vergrößert. Die sonographische Untersuchung des Oberbauchs dient dem eventuellen Nachweis von Leberabszessen, die bei ca. 1% der Patienten auftreten. Wenn der Leberabszeß ausgebildet ist, haben nur noch weniger als 50% der Patienten Amöben im Stuhl.

4.20.2.7 Differentialdiagnose. Die Amöbendysenterie muß von der Colitis ulcerosa, dem Morbus Crohn und der Shigellose unterschieden werden. Auch die ischämische Kolitis und die Divertikulitis müssen ausgeschlossen werden. Der Amöbenabszeß der Leber muß von bakteriellen Abszessen nach Sepsis abgegrenzt werden. Septische Temperaturen, eine Vorgeschichte mit Appendizitis, Divertikulitis, perforiertem Ulkus, akuter Cholezystitis oder Cholangitis lassen primär an einen bakteriellen Abszeß denken. Aufenthalt in einem endemischen Gebiet und gleichzeitiger Nachweis eines hohen KBR-Titers gegen Amöben machen einen Amöbenabszeß wahrscheinlich. Eventuell muß die Diagnose durch eine sonographisch gesteuerte Feinnadelpunktion mit Aspiration des Eiters erbracht werden.

4.20.2.8 Therapie. Metronidazol (Flagyl®, Clont®) 3 × 750 mg für eine Woche. Die Enteritis und die Leberabszesse sprechen auf diese Behandlung schnell und gut an. Die Verkleinerung der Leberabszesse kann bis zum Verschwinden mehrere Monate dauern.

4.20.3 Schistosomiasis (Bilharziose)
(s. auch Kapitel 8.6.1)

4.20.3.1 Definition. Infektion durch Trematoden (Schistosoma haematobium, japonicum und mansoni).

4.20.3.2 Vorkommen. Die Schistosomiasis ist eine in Tropen und Subtropen weit verbreitete Parasitenerkrankung. Die Trematoden werden von einer Schnecke in großer Zahl in das Wasser abgegeben und können, wenn sie innerhalb 48 Stunden einen Menschen erreichen, dessen Haut durchdringen. Die geschlechtsreifen Formen wandern in die Mesenterialvenen oder in die Pfortader.

4.20.3.3 Symptome. Die Ablagerung der Eier in die Darmsubmukosa verursacht eine Schädigung der Darmwand. Folgen sind entzündliche Reaktionen, Hyperämie, punktförmige Hämorrhagien, später Polypen und Papillome. Die Patienten empfinden krampfartige Bauchschmerzen. Weitere Symptome sind Durchfall und Ausscheidung von Schleim und Blut. Die Ablagerung von Eiern im Bereich der Vena portae bedingt eine portale Hypertension bei relativ gut erhaltener Leberfunktion. Allergische Reaktionen bewirken beim Durchtritt durch die Haut einen Juckreiz oder einen Ausschlag, später Fieber, Eosinophilie, Urtikaria, Schwellen des Gesichts und der Lippen (9).

(s. zu Untersuchungsmethoden und Therapie Kapitel 8.6.1).

4.20.4 Peitschenwurmkrankheit

4.20.4.1 Definition. Infektion durch Trichuris trichiura (Nematoden).

4.20.4.2 Vorkommen. Die Krankheit wird hauptsächlich in tropischen und subtropischen Gebieten beobachtet. Die Infektion erfolgt durch die Eier mit kontaminierter Nahrung. Die Würmer wachsen im Zökum oder im Kolon zu einer Größe von 3 bis 5 cm aus.

4.20.4.3 Symptome. Bauchschmerzen, Durchfall, blutige Stühle, eventuell Anämie.

4.20.4.4 Diagnose. Entscheidend ist der Nachweis der Eier im Stuhl oder der Würmer im Darmlumen.

4.20.4.5 Therapie. Mebendazol (Vermox®), 2 × 100 mg für 3 Tage.

4.20.5 Balantidiose

4.20.5.1 Definition. Darminfektion durch Balantidium coli (Protozoen).

4.20.5.2 Vorkommen. Betroffen sind hauptsächlich tropische Zonen, aber Infektionen wurden auch in den USA und in Skandinavien beobachtet. Die Infektion erfolgt durch Zysten mit kontaminierter Nahrung. Aus den Zysten entstehen im Darm Trophozoiten, die die Kolonmukosa durchwandern und sich in der Submukosa festsetzen.

4.20.5.3 Symptome. Typisch sind eine gerötete Mukosa mit vielen kleinen Ulzerationen. Die Patienten sind symptomlos oder sie klagen über chronische Diarrhö mit Schleim- und Blutabgang. Das Krankheitsbild kann der Amöbiasis oder Shigellose sehr ähneln (9).

4.20.5.4 Diagnose. Entscheidend ist der Nachweis der Organismen im frischen Stuhl oder im Biopsiematerial aus dem Rand der Ulzera.

4.20.5.5 Therapie. Metronidazol (Flagyl®, Clont®) 3 × 750 mg für 1 Woche.

4.20.6 Enterobiasis (Oxyuriasis)

Die Würmer leben im Dünndarm und im Dickdarm. Das Männchen ist 2 bis 5 mm, das Weibchen 9 bis 12 mm lang. Das Weibchen tritt nachts an den Anus und legt dort die Eier ab. Diese verursachen einen Juckreiz, der zum Kratzen Anlaß gibt. Hierdurch gelangen die Eier unter die Fingernägel und – bei unzureichender Hygiene – über die Nahrung wieder in den Körper (Autoinfektion). Im Stuhl können in der Regel keine Eier nachgewiesen werden. Die *Diagnose* wird durch Nachweis der Eier auf der Perianalhaut gestellt. Hierzu wird mit einem Klebestreifen (Tesafilm) ein Hautabstrich in der Perianalregion durchgeführt und dieser mikroskopisch untersucht. Die Therapie erfolgt mit Mebendazol (Vermox®), 2 × 100 mg für 3 Tage.

Literatur

(1) *Allan, R. N.:* Extraintestinal manifestations of inflammatory bowel disease. Clin. Gastroenterology 12: 617, 1983

(2) *Axelsson, Ch., Jarnum, St.:* Assessment of the therapeutic value of an elemental diet in chronic inflammatory bowel disease. Scand. J. Gastroent. 12: 89, 1977

(3) *Azad Khan, A. K., Howes, D. T., Piris, J., Truelove, S. C.:* Optimum dose of sulphasalazine for maintenance treatment of ulcerative colitis. Gut 21: 232, 1980

(4) *Blichfeldt, P., Blonhoff, J. P., Hyhre, E. et al.:* Metronidazole in Crohn's disease: a double blind crossover clinical trial. Scand. J. Gastroent. 13: 123, 1978

(5) *Brandt, J. L., Bernstein, L. H., Boley, S. J., Frank, M. S.:* Metronidazol therapy for perianal Crohn's disease. Gastroenterology 83: 383, 1982

(6) *Brodribb, A. M.:* The treatment of symptomatic diverticular disease with high fibre diet. Lancet I: 644, 1977

(7) *Campieri, M., Lanfranchi, G. A., Bazzochi, B. et al.:* Treatment of ulcerative colitis with highdose 5-aminosalicylic enemas. Lancet II: 270, 1981

(8) *Copeland, E. M., Miller, L. D., Jones, R. S.:* Prognostic factors in carcinoma of the colon and rectum. Amer. J. Surg. 116: 875, 1968

(9) *Curtis, K. J., Sleisenger, M. H.:* Infectious and parasitic diseases, in: Sleisenger, Fordtran (Hrsg.): Gastrointestinal Disease, S. 1679. Saunders, Philadelphia – London – Toronto 1978

(10) *Davidson, M.:* Megacolon in children, in: Sleisenger, Fordtrans (Hrsg.): Gastrointestinal Disease, S. 1801. Saunders, Philadelphia – London – Toronto 1978

(11) *DeCosse, J. J., Rhodes, R. S., Wentz, W. B. et al.:* The natural history and management of radiation-induced injury of the gastrointestinal tract. Ann. Surgery 170: 369, 1969

(12) *Dew, M. J., Ebden, P., Kidwai, N. S. et al.:* Comparison of the absorption and metabolism of sulphasalazine and acrylic coated 5-amino salicylic

acid in normal subjects and patients with colitis. Br. J. Clin. Pharmacol. 17: 474, 1984

(13) *Doos, W. G., Wolff, W. I., Shinya, H.* et al.: CEA levels in patients with colorectal polyps. Cancer 36: 1996, 1975

(14) *Eastwood, M. A., Watters, D. A. K., Smith, A. N.:* Diverticular disease – is it a motility disorder? Clin. Gastroenterology 11: 545, 1982

(15) *Edwards, F. C., Truelove, S. C.:* The course and prognosis of ulcerative colitis. I. Shortterm prognosis. Gut 4: 299, 1964

(16) *Edwards, F. C., Truelove, S. C.:* The course and prognosis of ulcerative colitis. II. Longterm prognosis. Gut 4: 309, 1964

(17) *Ewe, K.:* Colitis ulcerosa: Aktuelle Fragen der Klinik und Therapie. Internist 22: 410, 1981

(18) *Farmer, R., Hawk, W., Turnbull, R.:* Clinical patterns in Crohn's disease: A statistical study of 615 cases. Gastroenterology 68: 627, 1975

(19) *Fazio, V. W.:* Toxic megacolon in ulcerative colitis and Crohn's colitis. Clin. Gastroenterology 9: 389, 1980

(20) *Goldstein, F.:* Reflections on the treatment of Crohn's disease in the NCCDS report, and on randomized clinical trials. J. Clin. Gastroenterology 2: 115, 1980

(21) *Grady, G. F., Keusch, G. T.:* Pathogenesis of bacterial diarrheas. New Engl. J. Med. 285: 831, 1971

(22) *Greenstein, A., Janowitz, H. Sachar, D.:* The extra-intestinal complications of Crohn's disease and ulcerative colitis. Medicine 55: 401, 1976

(23) *Gryboski, J. D., Spiro, H. M.:* Prognosis in children with Crohn's disease. Gastroenterology 74: 807, 1978

(24) *Gyde, S., Prior, P., Dew, M. J.* et al.: Mortality in ulcerative colitis. Gastroenterology 83: 36, 1982

(25) *Heaton, K. W.:* Irritable bowel syndrome: still in search of its identity. Brit. Med. J. 287: 852, 1983

(26) *Herfarth, Ch., Heil, Th.:* Chirurgische Therapie der chronisch entzündlichen Darmerkrankungen. Internist 22: 440, 1981

(27) *Hermanek, P.:* Histopathologie kolorektaler Polypen und Karzinome (Adenom-Karzinom-Sequenz), in: Frühmorgen, P. (Hrsg.): Prävention und Früherkennung des kolorektalen Karzinoms, S. 31. Springer, Berlin – Heidelberg – New York 1984

(28) *Hodgson, H. J. F.:* Assessment of drug therapy in inflammatory bowel disease. Br. J. Clin. Pharmac. 14: 159, 1982

(29) *Hornick, R. B.:* Acute bacterial diarrheas. Adv. Intern. Med. 21: 349, 1976

(30) *Ivey, K. J.:* Are anticholinergics of use in the irritable colon syndrome? Gastroenterology 68: 1300, 1975

(31) *Katzka, I., Brody, R. S., Morris, E.* et al.: Assessment of colorectal cancer risk in patients with ulcerative colitis: experience from a private practice. Gastroenterology 85: 22, 1983

(32) *Kern, K.:* Erfassung und Darstellung menschlicher Karzinome durch das Statistische Bundesamt, in: Frühmorgen, P. (Hrsg.): Prävention und Früherkennung des kolorektalen Karzinoms, S. 19. Springer, Berlin – Heidelberg – New York 1984

(33) *Klotz, U., Maier, K., Fischer, C.* et al.: Therapeutic efficacy of sulfasalazine and its metabolites in patients with ulcerative colitis and Crohn's disease. New Engl. J. Med. 303: 1499, 1980

(34) *Kutter, S.:* Prinzip und Fehlerquellen des chemischen Nachweises von okkultem Blut in den Fäzes, in: Frühmorgen, P. (Hrsg.): Prävention und Früherkennung des kolorektalen Karzinoms, S. 49. Springer, Berlin – Heidelberg – New York 1984

(35) *Lennard-Jones, J. E., Misiewicz, J. J., Connell, A. M.* et al.: Prednisone as maintenance treatment for ulcerative colitis in remission. Lancet I: 188, 1965

(36) *Lennard-Jones, J. E., Morson, B. C., Path, F. R. C.* et al.: Cancer in Colitis: assessment of the individual risk by clinical and histological criteria. Gastroenterology 73: 1280, 1977

(37) *Lennard-Jones, J. E., Powel-Tuck, J.:* Drug treatment of inflammatory bowel disease. Clinics in Gastroenterology 8: 187, 1979

(38) *Lockhart-Mummery, H. E., Morson, B. C.:* Crohn's disease (regional enteritis) of the colon and its distinction from ulcerative colitis. Gut 1: 87, 1960

(39) *Maier, K., Fischer, C., Klotz, U., Heinkel, K.:* 5-Aminosalizylsäure bei Colitis ulcerosa und Morbus Crohn. DMW 29: 1131, 1982

(40) *Malchow, H., Ewe, K., Brandes, J. W.* et al.: European cooperative Crohn's disease study (ECCDS): results of drug treatment. Gastroenterology 86: 249, 1984

(41) *Malchow, H., Dölle, W.:* Therapie des Morbus Crohn. Internist 22: 430, 1981

(42) *Mannweiler, E.:* Immundiagnostik der Parasiteninfektionen des Menschen. Internist 25: 249, 1984

(43) *Markwalder, K.:* Intestinale Amöbiasis. Eine Diagnose mit vielen Gesichtern. Internist 25: 216, 1984

(44) *Mayberry, J. F., Rhodes, J.:* Epidemiological aspects of Crohn's disease: a review of the literature. J. Br. Soc. Gastroent. 25: 886, 1984

(45) *Misiewicz, J. J., Lennard-Jones, J. E., Connell, A. M.* et al.: Controlled trial of sulphasalazine in maintenance therapy for ulcerative colitis. Lancet I: 185, 1965

(46) *Mogadam, M., Dobbins III, W. O., Korelitz, B. I.* et al.: Pregnancy in inflammatory bowel dis-

(47) *Morain, C. O., Segal, A. W., Levi, A. J.:* Elemental diet as primary treatment of acute Crohn's disease: a controlled trial. Br. Med. J. 288: 1859, 984

(48) *Murney, R. G., Winship, D. H.:* The irritable bowel syndrome. Clin. Gastroenterology 11: 563, 1982

(49) *Muto, T., Bussey, H. J. R., Morson, B.:* The evolution of cancer of the colon and rectum. Cancer 36: 2251, 1975

(50) *Ockner, R. K.:* Vascular disease of the bowel, in: Sleisenger, Fordtran (Hrsg.): Gastrointestinal Disease, S. 1889. Saunders, Philadelphia – London – Toronto 1978

(51) *Ottenjann, R., Fahrländer, H.:* Entzündliche Erkrankungen des Dickdarm, Springer, Berlin – Heidelberg – New York 1983

(52) *Powel-Tuck, J., Bown, R. L., Chambers, T. J.* et al.: A controlled trial of alternate day prednisone as a maintenance treatment for ulcerative colitis in remission. Digestion 22: 263, 1981

(53) *Prior, P., Gyde, S., Cooke, W. T.* et al.: Mortality in Crohn's disease. Gastroenterology 80: 307, 1981

(54) *Rasmussen, S. M., Bandesen, S., Hvidiberg, E. F.* et al.: 5 aminosalicylic acid in a slow release preparation: Bioavailability plasma level, and excretion in humans. Gastroenterology 83: 1062, 1982

(55) *Riis, P.:* A critical survey of controlled studies in the treatment of ulcerative colitis and Crohn's disease. Clin. Gastroenterology 9: 351, 1980

(56) *Schrumpf, E., Gijone, E.:* Hepatobiliary disease in ulcerative colitis. Scand. J. Gastroenterol. 17: 961, 1982

(57) *Schuster, M. M.:* Megacolon in adults, in: Sleisenger, Fordtran (Hrsg.): Gastrointestinal disease, S. 1812. Saunders, Philadelphia – London – Toronto 1978

(58) *Selby, W. S., Bennett, M. K., Jewell, D. P.:* Topical treatment of distal ulcerative colitis with 4-amino-salicylic acid enemas. Digestion 29: 231, 1984

(59) *Singleton, J. W., Law, D. H., Kelley, M. L.* et al.: National cooperative Crohn's disease study group: adverse reactions to study drugs. Gastroenterology 77: 870, 1979

(60) *Singleton, J. W.:* Ergebnisse der Behandlung mit Sulfasalazine der amerikanischen Multicenterstudie zur Behandlung des Morbus Crohn. Z. f. Gastroenterologie 19, Suppl. 3: 38, 1981

(61) *Snape, W. J. Jr., Carlson, G. M., Cohen, S.:* Colonic myoelectric activity in the irritable bowel syndrome. Gastroenterology 70: 326, 1976

(62) *Kelleher, J., Walter, M. P., Srinivasan, T. R.* et al.: Degradation of cellulose within the gastrointestinal tract in man. Gut 25: 811, 1984

(63) *Smith, R. C., Rhodes, J., Heatley, R. V.* et al.: Low dose steroids and clinical relapse in Crohn's disease: a controlled trial. Gut 19: 606, 1978

(64) *Summers, R. W., Switz, D. M., Sessions J. T. Jr.* et al.: National cooperative Crohn's disease study: results of drug treatment. Gastroenterology 77: 847, 1979

(65) *Thornton, J. R., Emmett, P. M., Heaton, K. W.:* Diet and Crohn's disease. Characteristics of the pre-illness diet. Brit. Med. J. 2: 762, 1979

(66) *Truelove, S. C., Witts, L. J.:* Cortisone and corticotropine in ulcerative colitis. Brit. Med. J. 1: 387, 1959

(67) *Truelove, S. C.:* The treatment of ulcerative colitis. Schweiz. med. Woschr. 111: 1342, 1981

(69) *Ursing, B., Alm, T., Barany, F.* et al.: A comparative study of metronidazole and sulfasalazine for active Crohn's disease: the cooperative Crohn's disease study in Sweden. II. Result. Gastroenterology 83: 550, 1982

(69) *van Hees, P. A. M., van Elteren, P. H., van Lier, H. J. J.* et al.: An index of inflammatory activity in patients with Crohn's disease. Gut 21: 279, 1980

(70) *Walter-Sack, I.:* Die Bedeutung der Ballaststoffe in der Ernährung. Internist 25: 299, 1984

(71) *Weedon, D. D., Shorter, R. G., Ilstrup, D. M.* et al.: Crohn's disease and cancer. New Engl. J. Med. 289: 1099, 1973

(72) *Wenckert, A., Kristensen, M., Eklund, A. E.* et al.: The long-term prophylactic effect of salazosulphapyridine (Salazopyrin) in primarily resected patients with Crohn's disease. A controlled double blind trial. Scand. J. Gastroent. 13: 161, 1978

(73) *Whelan, G.:* Cancer risk in ulcerative colitis: why are results in the literature so varied? Clin. Gastroenterology 9: 469, 1980

5. Analerkrankungen

von *Heinrich Müller-Lobeck*

5.1 Einführung

Die große Zahl von Patienten mit Analerkrankungen in der ärztlichen Praxis verschiedener Fachrichtungen erklärt sich aus der engen Verknüpfung zwischen Magen-Darm-Kanal und dessen Abschlußsystem After. In der Vergangenheit wurde Proktologie vorwiegend unter dem Problem „anale Blutung" gesehen und mit dem Hämorrhoidalleiden gleichgesetzt. Die bekannte Erfahrung, daß „Hämorrhoidenbeschwerden" häufig nach opulenten Mahlzeiten, Genuß scharfer Gewürze und Alkoholexzessen verstärkt auftreten, wurde als schicksalhaft hingenommen; die Auswirkungen verschiedener Funktionsstörungen des Magen-Darm-Traktes auf das Kontinenzorgan wurden kaum beachtet. Im Mittelpunkt des proktologischen Interesses steht heute das Kontinenzorgan mit seinen vielfältigen Funktionsstörungen und Wechselwirkungen zwischen diesem, dem Magen-Darm-Trakt, dem Urogenitalsystem und dem diese Organsysteme schützenden Beckenring aus Knochen, Muskeln und ligamentären Strukturen. Daher sind von jedem, der in diesem Umfeld diagnostisch oder therapeutisch tätig ist, Kenntnisse der Proktologie zu fordern.
Wesentliche Bedeutung kommt der sorgfältigen Anamnese zu, die anhand spezifischer, vom Patienten selten spontan geäußerter Symptome oft schon eine Vermutungsdiagnose zuläßt. Zu häufig unterbleibt aus Scham eine Abklärung anorektaler und anogenitaler Beschwerden. Von ärztlicher Seite sollte daher jedem Hinweis der Patienten nachgegangen werden, insbesondere aber den unspezifischen Symptomen Blutung und Veränderungen bei der Stuhlentleerung. Wegen der Uniformität anorektaler Symptome sollte man sich immer vor Augen halten, daß diese Hinweis auf ein kolorektales Karzinom sein können.

Die Einführung von Suchtests auf okkultes Blut (Hämokkult, hemoFEC) in die Krebsfrüherkennungsuntersuchung hat die zu lange „fatale Pause" von 10 Monaten zwischen erstem Symptom und Diagnosestellung eines kolorektalen Karzinoms bisher nicht verkürzt. Nur durch eine frühzeitigere Diagnose und damit frühzeitige chirurgische Therapie besteht die Chance einer fast 100prozentigen Heilung. Tatsächlich überlebt derzeit noch nicht einmal jeder zweite Patient die 5-Jahres-Grenze!

5.2 Das Kontinenzorgan

5.2.1 Anatomie und Funktion

Der von *Stelzner* als Kontinenzorgan bezeichnete anale Verschlußmechanismus wird durch anatomische und funktionelle Teile (**Tab. 5.1**) gewährleistet, die durch Regelkreise miteinander verbunden sind.
Abb. 5.1 soll die anatomischen Teile verdeutlichen.
Seine komplizierte Bauweise und Funktion muß sich im Zusammenspiel mit dem vorgeschalteten Gastrointestinaltrakt als Wellenbrecher bewähren; dieser kann den von peristaltischen Wellen des Kolons vorwärts bewegten Darminhalt jedweder Konsistenz (fest, flüssig, gasförmig) unter der Kontrolle des ZNS zurückhalten oder zu geeignetem Zeitpunkt entlassen.

Die *anatomischen Bedingungen* bestehen aus einem vorwiegend statischen und einem vorwiegend motorischen System. Rezeptoren in Rektum, Beckenboden und Anoderm sind über die nervale Verknüpfung in einen Regelkreis eingebaut. Über die zentrale Integration werden uns verschiedene Bedingungen (z. B. Stuhldrang, Windabgang, Defäkation) bewußt gemacht und damit willkürlich beeinflußbar. Psychische Einflüsse auf Kontinenz und Defäkation werden so

Tab. 5.1: Das Kontinenzorgan

(1) **Statisches System**
   (a) M. sphincter ani internus
   (b) S-förmige Lage des Rektums
   (c) Anorektaler Winkel
   (d) Klappenmechanismus (nach A. G. Parks)
   (e) Corpus cavernosum recti

(2) **Motorisches System**
   (a) M. sphincter ani externus
   (b) M. levator ani mit M. puborectalis
   (c) Rektum-Muskelschlauch (Reservoir)

(3) **Rezeptoren**
   (a) im Rektum
   (b) im Beckenboden
   (c) im Anoderm

(4) **Nervale Verknüpfung**
   (a) N. pudendus (sensibel, motorisch)
   (b) Plexus pelvicus (parasympathisch)
   (a) Plexus hypogastricus (sympathisch)

Übergeordnete Schaltzentren: Kortex, Sakralmark, Grenzstrang

verständlich. Topographisch besteht das Kontinenzorgan aus 3 ineinandergestülpten Trichtern, einer inneren Epithelschicht aus Schleimhaut, die nach distal 6 bis 10 längsgerichtete Falten (Columnae anales) bildet, an ih-

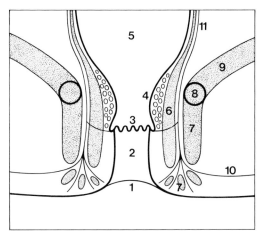

Abb. 5.1: Anatomie des Kontinenzorgans (schematisch): 1 Anus, 2 Anoderm, 3 Kryptenlinie (Linea dentata), 4 innerer Hämorrhoidalplexus (Corpus cavernosum recti), von Schleimhaut bedeckt, 5 Rektumampulle, 6 M. sphincter ani internus, 7 M. sphincter ani externus, 8 M. levator, 9 M. puborectalis, 10 Fascia subcutanea, darüber Fossa ischiorectalis, 11 Rektum-Längsmuskulatur, die sich nach unten in das intermuskuläre Septum fortsetzt.

rem unteren Ende durch kleine Querfalten zu schwalbennestartigen Taschen (Analkrypten) verbunden und bindegewebig auf der Muskulatur fixiert ist. Unterhalb dieser teilweise sensiblen Übergangszone ist der Analkanal durch das hochsensible Anoderm aus trockenem, nicht verhornendem Plattenepithel ausgekleidet. Der mittlere Trichter wird von der Rektummuskulatur gebildet, die als Fortsetzung der inneren Ringmuskelschicht eine nach unten an Ganglienzellen verarmende Verdickung erfährt, die wir als M. sphincter ani internus bezeichnen. Die teils längs, teils schraubenartig verlaufende äußere Muskelschicht des Rektums bildet in den unteren ca. 4 cm als intermuskuläres Septum bindegewebige Ausstrahlungen, die teilweise in den Sphincter internus, teilweise in den Sphincter externus und zur Haut der Analregion ausstrahlen und bei der Defäkation möglicherweise einen den Analkanal verkürzenden Zug ausüben. Der äußere Trichter wird durch die willkürlich beeinflußbare quergestreifte Beckenbodenmuskulatur und den M. sphincter ani externus gebildet. Der unterste, dem Darm anliegende Anteil – die Puborektalisschlinge – umgreift das Rektum von hinten her und dichtet bei Kontraktion quetschhahnartig den Darm mit rechtwinkliger Abknickung zwischen Rektum und Analkanal ab.

Kontinenz wird durch das Zusammenspiel der verschiedenen Teile gewährleistet: Der weitgehend aganglionäre Sphincter internus ist zur permanenten Tonisierung fähig und erschlafft nur bei einem bestimmten Füllungszustand der Rektumampulle. Jede Volumenzunahme im Rektum führt über Dehnungsrezeptoren zu einer Tonuszunahme von Puborektalisschlinge und Sphincter externus mit Verkleinerung des anorektalen Winkels, wobei das von Stelzner als Corpus cavernosum recti (C. c. r.) bezeichnete Schwellpolster aus arteriovenösen Anastomosen und einem feinen Gerüst des M. canalis ani, zwischen Schleimhaut des oberen Analkanals und Sphincter internus gelegen, das verbleibende Restlumen im Analkanal verschließt. Die Verkleinerung des anorektalen Winkels entsteht reflektorisch im Sinne einer Flatterklappe bei plötzlicher intraabdomineller Druckerhöhung (z. B. beim Husten, Niesen oder schweren Heben). Hierbei legt sich noch zusätzlich die Rektumvorderwand als Klappe auf den Eingang zum Analkanal.

Bezüglich der sehr komplexen und offenbar auch individuell sehr variablen Nervenversorgung soll nur erwähnt werden, daß der aus dem Sakralmark abzweigende N. pudendus für die sensible und motorische Versorgung von Levatormuskulatur, Sphincter externus und Anoderm verantwortlich ist, parasympathische Fasern des Plexus pelvicus – ebenfalls mit dem Sakralmark gekoppelt – die Motilität von Sphincter internus und Rektum sowie die Sekretion der Schleimhaut erhöhen und die sympathischen Fasern aus dem Grenzstrang über den Plexus hypogastricus inferior diese Funktionen hemmen.

Wellenbrecher der Kolonperistaltik ist neben der sphinkterartig wirkenden rekto-sigmoidalen Übergangszone auch die S-förmig gewundene Lage des Rektums in der Sakralhöhle mit Bildung mehrerer semizirkulärer Falten, deren größte – die Kohlrauschsche Falte – mit dem Finger tastbar den peritonealen Umschlag markiert.

Erreicht die Dehnung des Reservoirs Rektum durch eine schrittweise Füllung mit Faeces oder Gas eine bestimmte Schwelle, so setzt eine reflektorische Erschlaffung des Sphincter internus ein, die ein Tiefertreten des Inhalts bewirkt und diesen mit der sensiblen Übergangszone in Kontakt bringt. Hier erfolgt eine Differenzierung zwischen fest, flüssig oder gasförmig. Unter dem Einfluß des Kortex kann jetzt die Entleerung durch Kontraktion der quergestreiften Muskulatur vorübergehend verhindert oder durch Erschlaffung die Defäkation zugelassen werden. Die Austreibung der Stuhlsäule erfolgt durch Kontraktion des Rektums und bedarf nicht der zusätzlichen Bauchpresse, die fälschlicherweise forciert betrieben zu vielfältiger Zerstörung des Kontinenzorgans beiträgt. Die überdehnungsbedingte Nervendegeneration zieht entsprechend eine Degeneration der Beckenbodenmuskulatur nach sich und führt zur fortschreitenden Inkontinenz, die sich oft zuerst in einer Harninkontinenz äußert.

Stieve hatte schon 1928 die *Hämorrhoiden* als abdichtende Schwellpolster erkannt, Stelzner und Staubesand haben sie als Corpus cavernosum recti bezeichnet, da sie aus arterio-venösen Gefäßknäueln bestehen. Sie führen naturgemäß arterialisiertes Blut, was die hellrote Blutung aus den pathologisch vergrößerten Hämorrhoiden erklärt. Das C. c. r. hat einen arteriellen Zufluß aus der A. rectalis superior und bildet im wesentlichen 3 Hauptpolster: rechts vorn, rechts hinten und links seitlich. Entsprechend werden die Hämorrhoidalknoten gewöhnlich als bei 3, 7 und 11 Uhr in Steinschnittlage auftretend definiert, wobei Thomson durch Nachweis eines sehr variablen Aufzweigungsmusters der Äste der A. rectalis superior den von Miles stammende Beobachtung häufig tastbarer Arterienäste bei 3, 7 und 11 Uhr als Ursache der Entwicklung von Hämorrhoidalknoten an besagten Stellen widerlegt hat. Zwischen dem Versorgungsgebiet der A. rectalis superior und den übrigen Gefäßversorgungsgebieten der Anorektalregion bestehen zahlreiche Anastomosen, so daß eine Stauung im Pfortaderkreislauf keine das Hämorrhoidalleiden begünstigende Rolle spielt. Vielmehr muß hierfür die forcierte Bauchpresse bei der Defäkation und die Stuhlkonsistenz mit permanenter Stauung und mechanischer Belastung der Hämorrhoidalpolster beim Durchtritt des Stuhls durch den Analkanal angeschuldigt werden. Diese klinische Erfahrung wird unterstützt durch die Untersuchungen von Hansen, der seitliche Venenabflüsse aus dem C. c. r. nachweisen konnte, die bei tonisiertem Sphincter internus verschlossen eine Füllung der Schwellpolster, bei erschlafftem Internus dagegen, trotz von oben andrängendem Stuhl, die Entleerung des Schwellkörpers ermöglichen.

5.2.2 Wechselwirkung zwischen Kontinenzorgan und Darmfunktion

Während ein normaler, voluminöser, konsistenter, aber verformbarer Stuhl, begünstigt durch den gastrokolischen Reflex, meist morgens zu einer spontanen Stuhlentleerung führt, ergeben sich aus vielfältigen Bedingungen (**Tab. 5.2**) Abweichungen mit wiederum negativen Auswirkungen auf die Funktion des Kontinenzorgans. Ein durch Laxanzien weich-breiig gehaltener Stuhl dehnt die Rektumampulle unzureichend, reizt die Schleimhaut des mangelhaft erschlaffenden Analkanals und begünstigt bei zunehmender funktioneller Stenose durch Internusspasmus eine Obstipation. Spasmen der Darmmuskulatur, wie sie beim Colon irritabile die Regel sind, aber auch durch eine ballaststoffarme,

Tab. 5.2: Einflüsse auf die Kolonfunktion

(1) Ernährung, Verdauung, Stoffwechsel
(2) Trinkverhalten
(3) Genußgifte (Nikotin, Alkohol)
(4) Hormonsituation (Gravidität, Diabetes, Niereninsuffizienz, Hyperthyreose)
(5) Lebensweise (Tagesrhythmus, Bewegung, Streß)
(6) Medikamente (Laxanzien, Diuretika, Tranquilizer, Antibiotika)
(7) Darmentzündungen (Kolitis, Morbus Crohn, Divertikulitis)
(8) Tumoren (Adenome, Karzinome, Karzinoid)
(9) Anatomie (Colon elongatum, Malrotation, Megakolon, Operationsfolgen)
(10) Neurogene Einflüsse (z. B. Querschnittslähmung, Spina bifida)

fett- und kohlehydratreiche Ernährung, Alkoholabusus, geringe Flüssigkeitszufuhr, Streß und Antibiotika als Folge weicher Stuhlkonsistenz auftreten können, setzen sich auf das Rektum und den Analkanal fort und können bei dann meist forcierter Bauchpresse zur Stuhlentleerung die Rektumvorderwand, später die gesamte Darmwand in den Analkanal einstülpen. Weich-breiiger oder gar flüssiger Stuhl kann sich in den bei manchen Menschen von Geburt an bestehenden Analkrypten fangen und dort Entzündungen mit konsekutivem Sphinkterspasmus auslösen. Die in den Krypten mündenden und den Sphincter internus, teilweise auch den Sphincter externus durchziehenden Proktodealdrüsen lassen eine Ausbreitung des Entzündungsvorganges in tiefere Gewebsschichten zu (s. 5.4.4). Auch Sekretverhalt in den Krypten der Übergangszone wird nach beendeter Defäkation von einem sich zunehmend wieder tonisierenden Sphinkter in den sonst trockenen unteren Analkanal gepreßt und trägt zur Mazeration des Anoderms und der Perianalhaut bei und begünstigt die Entstehung der Hypertrophie sonst kleiner, die Krypten flankierender Analpapillen, die Fissur oder ein Ekzem.

Harter Stuhl induziert ebenfalls starkes Pressen, wodurch wegen der Regelmäßigkeit der einwirkenden Kräfte die Hämorrhoidalpolster stetig anschwellen und in den unteren Analkanal bzw. vor den After verlagert werden.

Der weitverbreiteten Meinung, der tägliche Stuhlgang müsse durch starkes Pressen oder nötigenfalls durch Einnahme von Abführmitteln erzwungen werden, muß entschieden entgegengetreten werden. Scheinbar harmlose „Kräuterpillen" oder „Schwedenkräuter" sind wegen ihres Gehaltes an Senna ebenso schädlich wie die übrigen Laxanzien und sind bei proktologischen Erkrankungen kontraindiziert. Vielmehr sollte eine ausgiebige Beratung mit Ernährungsumstellung auf ballaststoffreiche Kost, eventuell zusätzliche Quellmittel (Weizenkleie, Leinsamenschrot, Crispolac®, Mucofalk®), und die Notwendigkeit einer ausreichenden Trinkmenge erfolgen.

Quellfähige Substanzen, besonders in groben Getreideprodukten enthalten, führen bei genügender Flüssigkeitszufuhr zu besserer Füllung des Dickdarms und beschleunigen u. a. auch durch eine verstärkte Dehnung die Darmpassage. Das Stuhlgewicht wird erhöht, die Konsistenz erniedrigt. Quellstoffe normalisieren erfahrungsgemäß auch beim Reizkolon Passagezeit und Konsistenz, wodurch die schmerzhaften Spasmen beseitigt werden und zusätzliche Reize auf den Analkanal mit Schmerzen bei der Entleerung vermieden werden. Statt der Beschwerden begünstigenden Laxanzien sollten CO_2-freigebende Suppositorien (Lecicarbon®) angewendet werden, die harten Stuhl aufweichen und eine für die physiologische Entleerung nötige Dehnung der Rektumampulle unterstützen.

5.3 Proktologische Diagnostik

5.3.1 Anamnese

Patienten kommen häufig mit einer vorgefaßten Diagnose zum Arzt und erwarten eine bestimmte Therapie mit Salbe, Zäpfchen oder Sklerosierungsspritze. Die Untersuchung wird aus Schamgründen oft zu umgehen versucht. Das ärztliche Gespräch muß daher die bestehende Schamschranke überwinden. Nach den oft spärlichen spontanen Äußerungen müssen Fragen nach Symptomen, die der Patient selbst nicht verbalisieren konnte (z. B. das Gefühl der unvollständigen Stuhlentleerung, falscher Freund etc.) oder nach Zusammenhängen zwischen Darmfunktion und analen Beschwerden folgen, die vom Patienten meist ebensowenig gesehen werden wie Einflüsse der Lebensweise, Ernährung oder Trinkgewohnheiten. Dieses Vorgespräch ermöglicht dem Patienten, das notwendige Vertrauen in die Kompetenz des Therapeuten zu gewinnen, ohne die eine Mitarbeit bei der Behandlung kaum zu erzielen ist.

Die Anamnese sollte systematisch die für proktologische Patienten wichtigen Symptomgruppen (Tab. 5.3) berühren, wobei auch nach Allgemeinsymptomen und abdominaler Symptomatik gefragt werden muß.

Differentialdiagnostisch lassen sich aus einem Mosaik der Symptome verschiedene Krank-

Tab. 5.3: Spezifische Symptome

(1) Anale Blutung
(2) Pruritus ani
(3) Sekretion
(4) Tumoröse Veränderungen
(5) Anorektale Beschwerden
(6) Kontinenzstörungen
(7) Veränderung der Faeces
(8) Allgemeine Krankheitszeichen

heitsbilder bereits ableiten, wichtige Hinweise können aus der Art und Dauer der Symptome sowie ihrem intermittierenden oder kontinuierlichen Auftreten entnommen werden.

5.3.2 Proktologischer Untersuchungsgang

Der Ablauf der Untersuchung sollte immer nach einer gewissen Systematik erfolgen, wobei die verschiedenen Symptome mit den objektiven Befunden zur Deckung gebracht werden müssen. Auch bei proktologischen Beschwerden sollte eine allgemeine körperliche Untersuchung durchgeführt und vor allem auf die abdominelle Inspektion, Palpation und Auskultation Wert gelegt werden.

Eine tastbare Walze im linken Unterbauch (Hinweise auf spastisches Sigma), ein schmerzhafter Tumor im rechten Unterbauch (z. B. Ileitis terminalis Crohn), Fisteln in Operationsnarben, Leistenlymphknoten (Entzündung oder Tumor im anogenitalen Bereich) oder Hernien können wichtige Hinweise geben. Die Auskultation orientiert über den Peristaltikablauf des Darms. Zur Vorbereitung für die Rektoskopie geben wir routinemäßig vor der Untersuchung ein salinisches Klysma. Einläufe oder Abführmittel sind kontraindiziert, gelegentlich kann man durchaus nach einer spontanen Stuhlentleerung am Morgen ohne weitere Vorbereitung endoskopieren, bei proktologischen Patienten macht dies Schwierigkeiten wegen fast regelmäßig bestehender Entleerungsstörungen.

Die proktologische Untersuchung beginnt mit der Inspektion, wobei auf die anatomische Gesamtsituation (Trichteranus, vermehrte Radiärfältelung der Analhaut, Verschluß, Behaarung) auf lokalisierte oder diffuse Entzündungen der Haut, Fisteln, Schwellungen oder verschiedenartige Prolapsformen sowie Narben geachtet werden sollte. Eine Stuhlverschmutzung weist auf mangelhafte Analhygiene oder eine leichte Form der Inkontinenz hin. Zur Frage eines Vorfalls aus dem Afterkanal sollte der Patient zum Pressen aufgefordert werden. Gelegentlich gelingt dies nur ausreichend forciert in Hockstellung auf der Toilette (s. Rektumprolaps). Die Palpation der Afterumgebung läßt entzündliche Indurationen oder Fistelgänge sowie lokalisierte Schmerzpunkte erkennen. Die digitale rektale Austastung sollte alle erfaßbaren anatomischen Strukturen (Tonus des Analkanals, aktive Kontraktionsfähigkeit der Sphinkter- und Beckenbodenmuskulatur, knöchernes Becken, Steißbein, Kreuzbein, Rektumampulle, inneres Genitale bei der Frau, Prostata beim Mann, eventuell Samenbläschen) beurteilen. Eine leere Rektumampulle erleichtert das Ertasten von kleinen Knoten in der Rektumwand, meist zyklusabhängigen schmerzhaften Endometrioseherden im kleinen Becken, retrorektalen Zysten oder weichen Tumoren der Schleimhaut (z. B. villöses Adenom) und verhindert ein Übersehen von Karzinomen. Diese werden seltener durch einen zu kurzen Finger als vielmehr durch unterlassene Darmentleerung, mangelhafte Entspannung des Patienten bei der digitalen Untersuchung, durch Unterlassen der Austastung oder mangelhafte Sorgfalt übersehen.

Bei proktologischen Patienten muß routinemäßig eine Rekto-Sigmoidoskopie mit dem starren Endoskop durchgeführt werden, das Verfahren ist in der Hand des Geübten nahezu risikolos auch in jeder Praxis durchführbar.

Auf die Gabe von Analgetika sollte verzichtet werden, um den Schmerz als Warnsymptom nicht auszuschalten. Das Vorschieben des Gerätes unter Sicht des Darmlumens sollte bei nur geringster Luftinsufflation erfolgen, um nicht Spasmen auszulösen, die das weitere Vordringen eher erschweren. Dabei sollten etwa 25 cm Darm inspiziert werden. Entzündliche, polypöse oder tumoröse Veränderungen können dabei durch Gewebsentnahme histologisch abgesichert werden. Sicherheitshalber sollte eine eventuell notwendige Kolondoppelkontrastuntersuchung zur weiteren Klärung höhergelegener Veränderungen wegen der möglichen Perforationsgefahr erst nach 2 bis 3 Wochen angeschlossen werden.

Die Proktoskopie zur Inspektion des unteren Rektums und des Analkanals wirkt im Anschluß an die Rektoskopie durch die Möglichkeit des Entweichens von Luft erleichternd. Während wir zur Rektoskopie ein dünnes Rohr mit 16 mm Durchmesser (Fa. Storz, Tuttlingen) verwenden, eignet sich für die Proktoskopie das vorn offene Proktoskop mit 18 oder 22 mm Durchmesser besser, zumal hierdurch das zur Diagnostik wichtige Austasten von Krypten mit einer Hakensonde ebenso ermöglicht wird wie die Therapie von Hämorrhoiden mit Injektion oder Gummiligatur. Bei der Proktoskopie sollte der

Patient während des behutsamen Zurückziehens nochmals zur forcierten Bauchpresse aufgefordert werden, um einen latenten Rektumprolaps oder das eigentliche Stadium des Hämorrhoidalleidens mit Prolapstendenz besser beurteilen zu können.

Zur weiteren Diagnostik tritt zunehmend die hohe Koloskopie in Konkurrenz zum Kolondoppelkontrastverfahren. Der Schwerpunkt der Koloskopie liegt in der Suche nach einer Blutungsquelle, die durch die vorherigen Untersuchungen nicht zweifelsfrei einer bestimmten Läsion zugeordnet werden konnte. Für bestimmte Fragestellungen (z. B. Divertikelkrankheit) sollte die Röntgenuntersuchung die Endoskopie ergänzen. Für die Diagnostik tumoröser Veränderungen im Beckenbereich ist zur Abgrenzung der verschiedenen Organsysteme und der Ausdehnung des Prozesses die Computertomographie heute eine unverzichtbare Bereicherung.

Der Einsatz des Stuhltests auf okkultes Blut in der Proktologie hat nur dann Sinn, wenn nicht schon eine makroskopisch sichtbare Blutung besteht; der Test sollte möglichst vor einer Untersuchung schon vorliegen, da er nach der Endoskopie durch kleinste Läsionen falsch positiv ausfallen kann. Bei einer Therapie von Analerkrankungen, die auch eine Blutung verursachen können – insbesondere bei der Sklerosierung, Infrarotkoagulation oder Ligatur von Hämorrhoiden – wird je nach Therapiedauer noch einige Wochen bis Monate der Test positiv ausfallen können und damit zur Aufdeckung fraglicher höhergelegener Läsionen nicht verwertbar sein. Es ist deshalb bei der Rektoskopie auf von oben nachfließendes Blut mit Schleim, Stuhl oder Klistierflüssigkeit zu achten. Rektoskopisch erreichbare Schleimhautpolypen sollten vollständig entfernt werden zur histologischen Klassifizierung. Man sollte dabei immer an die Möglichkeit eines höhergelegenen Prozesses denken, da wir nicht selten solche „Satellitenpolypen" als Hinweis auf einen Tumor sehen. Auf eine weitere Diagnostik mit Koloskopie oder Röntgen kann nur bei wiederholt negativem Stuhltest und Symptomfreiheit verzichtet werden.

Am Ende jeder proktologischen Untersuchung sollte ein Gespräch mit dem Patienten über die Ursachen, Ernährung, Trinkverhalten zur Stuhlregulierung und eine mögliche Prophylaxe durch Verhaltensänderung stehen. Hierbei sollte über den normalen Defäkationsablauf mit Dehnung der Rektumampulle durch einen voluminösen Stuhl aufgeklärt werden, der zu Stuhldrang und reflektorischer Erschlaffung des Sphincter internus führt. Dieser normale Vorgang muß bei nachlassendem Stuhldrang auf der Toilette erneut abgewartet werden. *Die durch Bauchpresse erzwungene Defäkation scheint die Hauptursache des weitverbreiteten Hämorrhoidalleidens zu sein.* Die Beschwerden sind oft allein durch eine Verhaltensänderung zu beheben.

5.3.3 Differentialdiagnostische Hinweise

Häufigstes Symptom in der Proktologie ist der *Pruritus ani* (**Tab. 5.4**), der meistens symptomatisch als Folge von Erkrankungen des anorektalen Bereiches, anatomisch bedingt durch Trichteranus und verstärkte Behaarung mit Neigung zu vermehrtem Schwitzen, Akne oder eine unqualifizierte Lokalbehandlung mit einem der zahlreichen „Hämorrhoidaltherapeutika" entsteht. Diese enthalten häufig allergisierende Substanzen und/oder Cortison mit der Gefahr einer Hautatrophie und zusätzlichen Candidainfektion. Die übrigen Ursachen (d bis s) sind eher Raritäten. Die Therapie sollte hier in der Hand des Dermatologen liegen.

Die *anale Blutung* (**Tab. 5.5**) ist für den Patienten das am meisten Besorgnis erregende Symptom, das unabhängig vom Alter den Ausschluß eines Karzinoms erforderlich macht.

Tab. 5.4: Pruritus ani verursachende Veränderung

(a) Symptomatisches Ekzem
(b) Anatomisch bedingtes Ekzem
(c) Allergische Kontaktdermatitis

(d) Mikrobielles Ekzem
(e) Intertriginöses Ekzem
(f) Urtikaria
(g) Candidose
(h) Tinea
(i) Herpes simplex
(k) Lichen sclerosus et atrophicans
(l) Lichen ruber
(m) Psoriasis vulgaris
(n) Neurodermitis
(o) Parasitär bedingtes Ekzem
(p) Condylomata acuminata
(r) Condyloma latum (Lues)
(s) Pruritus sine materia

Analerkrankungen

Tab. 5.5: Anale Blutung verursachende Krankheiten

(a) Karzinom (Anal-, Rektum-, Kolonkarzinom)
(b) Polypen (Adenome, Adenomatose)
(c) Hämorrhoiden
(d) Analfissur
(e) Ulcus simplex recti (Rektumprolaps)
(f) Ulzeriertes Ekzem
(g) Proctocolitis ulcerosa
(h) Morbus Crohn
(i) Divertikelkrankheit
(k) Condylomata acuminata
(l) Lues
(m) Angiodysplasie
(n) Amyloidose
(o) Dünndarmtumoren
(p) Ulcera ventr., duod.

Wie bei den Polypen (Adenomen) wird es vom Sitz und der Größe abhängig sein, ob helles oder dunkles, viel oder wenig Blut, aufgelagert oder mit dem Stuhl vermischt zutage tritt. Eine stärkere hellrote Blutung, meistens am Ende abtropfend oder während der Defäkation verspritzend, weist auf ein Hämorrhoidalleiden hin.

Selten einmal kann eine Blutung aus dem Hämorrhoidalplexus so stark sein, daß das Rektum und Sigma vollblutet, so daß durch längeres Verweilen dunkles, teilweise geronnenes Blut entleert wird. Eine massive Blutung kann auch durch eine Divertikulose, eine Angiodysplasie und durch Dünndarmtumoren hervorgerufen sein.

Geringfügige Blutungen finden wir bei der Analfissur auf der Stuhlsäule oder am Toilettenpapier, beim ulzerierten Ekzem durch Kratzen als Spur in der Unterwäsche, bei intraanalen Condylomata acuminata in Verbindung mit der Defäkation; bei der Colitis ulcerosa tritt die Blutung in Verbindung mit schleimigen Durchfällen auf, beim Morbus Crohn überwiegen die Durchfälle ohne Blut. Großflächige villöse Adenome, die meist im Rektum lokalisiert sind, können stark bluten und teilweise auch prolabieren; im Vordergrund steht hier aber die wäßrig-schleimige Absonderung, die sogar zu einem schweren Kaliumverlustsyndrom führen kann. Schleimabgang mit Tenesmen und teilweise starken Blutungen sehen wir auch beim Ulcus simplex recti, das identisch mit der Colitis cystica profunda als Folge eines meist noch latenten Rektumprolapses – in der Mehrzahl der Fälle an der Rektumvorderwand – sich entwickelt.

Eine *Sekretion* weist zunächst auf eine vermehrte mechanische Belastung der Auskleidung des analen Kanals oder auf Entzündungen der Schleimhaut hin; eine eitrige Sekretion finden wir bei Kryptenabszessen, anorektalen Abszessen und Fisteln, besonders beim Morbus Crohn mit anorektaler Beteiligung, nicht so selten auch bei Komplikationen der Analfissur mit intersphinkterischem Abszeß oder marginaler Fistel.

Tumoröse Veränderungen (**Tab. 5.6**) müssen danach differenziert werden, ob sie außen, im Analkanal oder Rektum gelegen und damit inspektorisch oder endoskopisch nachweisbar sind, eventuell von innen her prolabieren und reponibel sind oder ob sie nur im perirektalen Gewebe tastbar sind.

Die perianale Thrombose, fälschlicherweise auch als perianales Hämatom bezeichnet, entsteht als blau-livider kugeliger Knoten im äußeren venösen Hämorrhoidalplexus, also am Analrand, seltener subanodermal und kann Glasstecknadelkopf- bis Taubeneigröße erreichen. Ausgedehnte Thrombosen, die konfluierend zirkulär auftreten, entsprechen dann einem thrombosierten Analprolaps. Bei prolabierten Hämorrhoiden sehen wir zusätzlich einen zweiten segmentierten Kranz schleimhautbedeckter Knoten, der durch eine unregelmäßige Einziehung im Bereich der Kryptenlinie vom Analprolaps abgegrenzt ist. Hypertrophierte Analpapillen können eine solche Größe erreichen, daß sie bei der Defäka-

Tab. 5.6: Tumoröse Veränderungen

(a) Perianale Thrombose
(b) Mariske
(c) Vorpostenfalte (bei Fissur)
(d) Analprolaps
(e) Hämorrhoiden 3. Grades
(f) Prolabiertes Analfibrom
(g) Abszeß, Fistel
(h) Tumor
(i) Condylomata acuminata
(k) Condyloma latum (Lues)
(l) Hämangiom
(m) Rektumprolaps
(n) Extrarektale Tumoren/Zysten (z. B. Dermoid, Endometriose)

Tab. 5.7: Anorektale Beschwerden verursachende Krankheiten

(a) Perianale Thrombose
(b) Analekzem
(c) Analfissur
(d) Hämorrhoiden
(e) Abszeß
(f) Pilonidalabszeß
(g) Tumor
(h) Rektumprolaps
(i) Proktalgie
(k) Kokzygodynie
(l) Sakralgie
(m) Morbus Crohn

tion vor den Anus prolabieren und Fremdkörpergefühl verursachen.
Beschwerden im anorektalen Bereich (**Tab. 5.7**) werden in geringem Ausmaß durch ein ulzeriertes Analekzem (s. **Tab. 5.4**) mit Brennen bei oder nach der Defäkation durch die Analfissur, mit Fremdkörpergefühl bei allen prolabierenden Prozessen (hypertrophe Analpapille, Analprolaps, Hämorrhoidalprolaps, Rektumprolaps) hervorgerufen. Die perianalen Thrombosen machen meist nur ein unbestimmtes Druckgefühl, infiltrierende Tumoren Druckgefühl und Tenesmen bei Beteiligung der sensiblen und muskulären Anteile des Kontinenzorgans, starken Dauerschmerz bei Infiltration des Sakralplexus. Bei der Proktalgie treten krampfartige Schmerzen von 10 bis 20 Minuten Dauer, oft auch bei Nacht, plötzlich auf. Sie haben funktionellen Charakter wie beim Colon irritabile.
Kokzygodynie und Sakralgie treten meist nur bei längerem Sitzen auf und sind häufig von Parästhesien in den Reithosensegmenten begleitet. Die stärksten Schmerzen werden durch anorektale Abszesse oder einen Pilonidalabszeß hervorgerufen; sie erfordern eine frühzeitige chirurgische Intervention, da wegen der anatomischen Gegebenheiten in der Tiefe des ischiorektalen Fettgewebes die äußere Schwellung, Rötung und Fluktuation erst in einem Spätstadium und kurz vor der Spontanperforation auftreten. Rektale Untersuchung und Endoskopie können unmöglich sein. Fieber und Leukozytose können zusätzliche Hinweise geben, fehlen aber häufig. Der Morbus Crohn mit anorektalem Befall macht häufig erst in fortgeschrittenem Stadium mit irreparabler Schädigung des Kontinenzorgans Schmerzen.

Die *Kontinenzstörungen* sollen im Kapitel Stuhlinkontinenz (S. 166) gesondert besprochen werden.
Den *Veränderungen der Faeces* kommt besondere Bedeutung wegen der Regelmäßigkeit der Auswirkung auf das Kontinenzorgan mit Entwicklung eines Hämorrhoidalleidens oder Rektumprolapses zu. Durchfälle und eine daraus resultierende Inkontinenz werden häufig verschwiegen. Die Diarrhö sollte auch immer als differentialdiagnostischer Hinweis auf einen Morbus Crohn oder eine Kolitis gewertet werden, der Wechsel zwischen Obstipation und Diarrhö als Hinweis auf ein kolorektales Karzinom.
Allgemeine Krankheitszeichen, wie Abgeschlagenheit und Anämie, können bei jahrelangem Bestehen eines Hämorrhoidalleidens auftreten, häufiger sind sie Hinweis auf einen malignen Prozeß oder in Verbindung mit lokalisierten linksseitigen Unterbauchschmerzen oder Dysrie Zeichen einer Divertikelkrankheit, wobei Senkungsbeschleunigung und Leukozytose keineswegs die Regel sind.
Einleitend wurde bereits auf die Zusammenhänge zwischen Kolonfunktion und Kontinenzorgan hingewiesen, wobei besonders den vielfältigen funktionellen Beschwerden (Obstipation, Laxanzienabusus, Colon irritabile und Divertikelkrankheit) Aufmerksamkeit zu schenken ist. Spasmen der Darmmuskulatur übertragen sich verständlicherweise durch die anatomischen Verbindungen auch auf das Rektum, das Kontinenzorgan und seine ligamentären Strukturen. Dies wird gestützt durch die Erfahrung der Schmerzbehandlung bei Ligamentosen des Bekkenbindegewebes und die diätetische Behandlung von Obstipation und Colon irritabile, wonach eine Proktalgie, die sonst allenfalls durch warme Sitzbäder und Spasmolytika symptomatisch zu beeinflussen war, vollkommen verschwindet. Die Kokzygodynie als schmerzhafte Tendinose des Ligamentum anococcygeum an seinem Ansatz am Steißbein ist dementsprechend am ehesten durch eine kräftige digitale Dehnung des Steißbeins nach außen zu beheben. Die Sakralgie, von den Amerikanern treffenderweise als „television bottom" bezeichnet, ist durch ein unphysiologisches Sitzverhalten in weichen Sesseln mit Druck auf die Nerven im Sakralbereich ausgelöst und kann durch Aufklärung über korrektes Sitzverhalten auf den Sitzbeinhöckern, die von Gesäßmuskulatur und Fett abgepolstert sind,

Analerkrankungen

beseitigt werden. Medikamentöse Maßnahmen sind unbedingt zu vermeiden.
Nachfolgend soll noch auf einige Probleme besonders eingegangen werden: das Hämorrhoidalleiden, den Rektumprolaps mit Ulcus simplex, die Inkontinenz, die Entzündungen und die Tumoren.

5.4 Spezielle Proktologie

5.4.1 Das Hämorrhoidalleiden

Die unterschiedlich ausgeprägten Erweiterungen des venösen Plexus haemorrhoidalis inferior, bei der Untersuchung außen am Analrand sichtbar und durch Bauchpresse darzustellen, sind ein Normalzustand. Der Begriff „äußere Hämorrhoiden" erweckt Assoziationen an einen pathologischen Befund, der nicht vorliegt. Außen sichtbare Schwellungen sind vorwiegend auf perianale Thrombosen (**Abb. 5.2**) (intravasale Gerinnsel im Pl. haem. inf.) oder deren Folgezustände, die fibrosierten vergrößerten Hautfalten (**Abb. 5.3**) (Marisken), entzündliche Vorpostenfalten bei der Analfissur (**Abb. 5.4**), meist an der hinteren Kommissur gelegen, zurückzuführen und sollten daher mit den korrekten Begriffen bezeichnet werden.

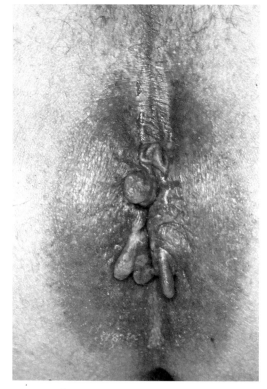

Abb. 5.3: Äußere Hautfalten (Marisken) mit Analekzem.

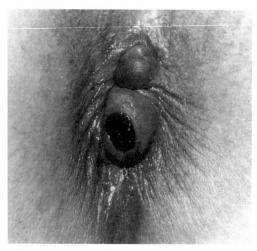

Abb. 5.2: Perianale Thrombosen, eine bereits spontan perforiert.

Die perianale Thrombose kann durch Stichinzision ohne Betäubung, meistens jedoch nur durch Exzision in Lokalanästhesie beseitigt werden. Dies sollte möglichst sofort erfolgen, da Salben wirkungslos sind. Die nach der spontanen Resorption der Thromben zurückbleibenden Marisken können selten durch störenden Pruritus mit Entzündungen zwischen den Hautfalten und mangelhafte Reinigungsmöglichkeit nach der Defäkation zur Entfernung zwingen, was bei einzelnem Vorkommen in Lokalanästhesie gelingt, bei zirkulärem Vorliegen entsprechend einem Analprolaps dem in der Analchirurgie Erfahrenen vorbehalten bleiben sollte, da narbige Strikturen resultieren können. Zur Therapie der Analfissur, s. Kapitel 5.4.4.

Die „inneren Hämorrhoiden" (C. c. r.) stellen einen physiologischen Normalzustand (**Abb. 5.5**) dar, der normalerweise weder von außen zu sehen noch bei der rektalen Untersuchung zu tasten, sondern nur endoskopisch durch Proktoskopie sichtbar zu machen ist. Eine Vergrößerung des C. c. r., die durch Verlagerung der

Spezielle Proktologie

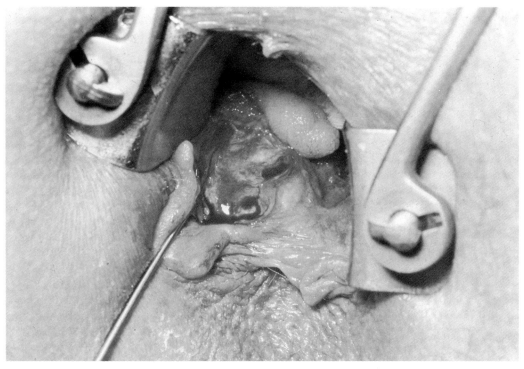

Abb. 5.4: Vorpostenfalte, Hakensonde liegt im unterminierten Rand der Fissur, nach innen begrenzt von hypertropher Analpapille.

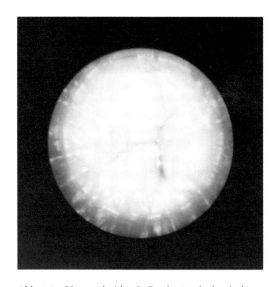

Abb. 5.5: Hämorrhoiden I. Grades (endoskopisch).

Schwellpolster in den unteren Analkanal oder vor den Anus (**Abb. 5.6a, b**) mit Läsion der sie bedeckenden Schleimhaut zu Sekretion, Blutung, Beschwerden und Störung der Kontinenz führt, wird als Hämorrhoidalleiden bezeichnet. Die üblicherweise gebrauchte Einteilung in verschiedene Schweregrade (**Tab. 5.8**) ermöglicht eine Orientierung für therapeutische Maßnahmen, die entsprechend dem Schweregrad erfolgen sollten.

Die Einteilung der Schweregrade ist wegen der fließenden Übergänge verständlicherweise subjektiv, zumal die momentan bei der Untersuchung zu findende Situation (**Abb. 5.8a**) keineswegs immer das gleiche Ausmaß der Vergrößerung zeigt, das unter den Bedingungen der forcierten Bauchpresse bei der Defäkation (**Abb. 5.8b**) nachweisbar ist. Eine Diskrepanz zwischen subjektivem Beschwerdebild und objektivem Befund bei der Untersuchung läßt daher

Analerkrankungen

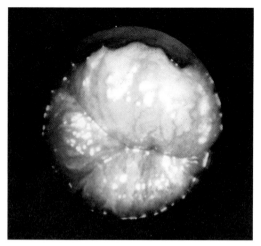

Abb. 5.6a: Hämorrhoiden II. Grades (endoskopisch).

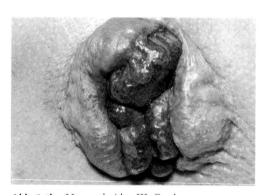

Abb. 5.6b: Hämorrhoiden III. Grades.

Tab. 5.8: Schweregrade des Hämorrhoidalleidens (vgl. Abb. 5.7)

1. **Grades**
   Nur proktoskopisch sichtbare submuköse Polster
2. **Grades**
   Auf Bauchpresse in den unteren Analkanal oder vor den Anus prolabierende Knoten mit spontaner Retraktion
3. **Grades**
   Prolabierende Knoten ohne spontane Retraktion

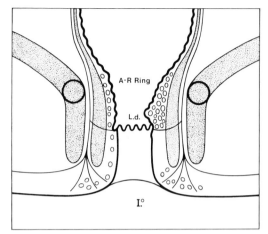

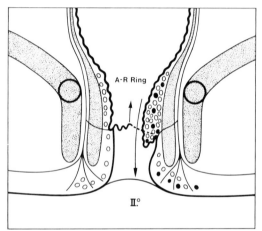

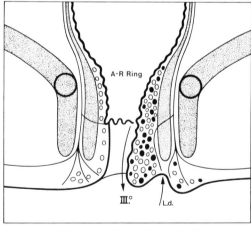

Abb. 5.7: Schweregrad der Hämorrhoidalvergrößerung (schematisch). Beachte die Verlagerung der Linea dentata nach unten.

Spezielle Proktologie

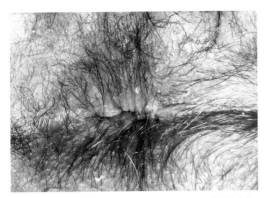

Abb. 5.8a: Anus bei retrahiertem Hämorrhoidalplexus, scheinbar unauffällig!

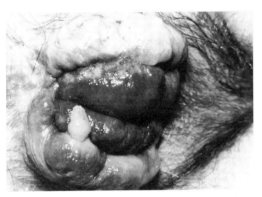

Abb. 5.8b: Gleicher Patient bei Bauchpresse: Anal- und Hämorrhoidalprolaps.

fälschlicherweise eine Überbewertung durch den Patienten vermuten. Um einen Prolaps zu provozieren, sollte häufiger eine Inspektion in Hockstellung auf der Toilette vorgenommen werden.
Über die Häufigkeit des Hämorrhoidalleidens liegen keine verläßlichen Zahlen vor, da ein relativ großer Prozentsatz der Bevölkerung mit analen Beschwerden aus Scham keinen Arzt aufsucht und sich selbst therapiert. Andererseits werden zahlreiche Patienten mit unzähligen Hämorrhoidaltherapeutika behandelt, ohne daß zweifelsfrei die Diagnose Hämorrhoidalleiden gestellt wurde. Etwa 1/3 dieser Patienten hat andere anale Erkrankungen. Die Entwicklung des Hämorrhoidalleidens ist weit weniger auf eine angeborene Bindegewebsschwäche zurückzuführen als vielmehr auf sozioökonomische Einflüsse (Streß, Bewegungsarmut, Ernährungsgewohnheiten mit Obstipation, Laxanzienabusus und starkes Pressen bei der Defäkation). Vermehrtes Auftreten während der Gravidität oder als Begleiterscheinung beim Rektumkarzinom und Zuständen mit erhöhtem Sphinktertonus legen eine Stauung im venösen Abfluß in unmittelbarer Nachbarschaft des Hämorrhoidalplexus als Entstehungsursache nahe.

Die *Therapie* darf erst nach sorgfältiger Diagnostik inklusive Rekto-Sigmoidoskopie, im Zweifelsfall nach Kolondoppelkontrastuntersuchung oder Koloskopie erfolgen. Die symptomfreie Vergrößerung des Hämorrhoidalplexus wird nicht therapiert, bei der Therapie des Hämorrhoidalleidens sollte in erster Linie eine *Aufklärung des Patienten* bezüglich Ernährung, Flüssigkeitszufuhr und Pathomechanismus, d. h. Normalisierung der Stuhlkonsistenz und Vermeiden jeglichen Pressens bei der Stuhlentleerung, erreicht werden (s. 5.2.2). In Verbindung mit lokal adstringierenden Suppositorien (ohne Cortison!) sind Blutungen und Beschwerden hierdurch mehrheitlich zu beseitigen. Akute, bedrohliche Blutungen sind eine Rarität. Bei starken, Analgetika erfordernden Schmerzen, die selten und dann durch ausgedehnte Thrombosierung eines eingeklemmten Prolapses – gelegentlich auch als Hämorrhoiden 4. Grades bezeichnet – hervorgerufen sind, sollte zwingend konservativ mit Kühlung, Bettruhe und Gabe von Antiphlogistika behandelt werden. Die meistens erforderliche Operation sollte erst nach völligem Abschwellen vorgenommen werden.

Nach Beseitigung von Beschwerden erübrigt sich jede weitere Therapie. Häufig bleibt jedoch durch die Verlagerung des vergrößerten C. c. r. Juckreiz, Nässen oder Stuhlschmieren als Hinweis auf eine leichte Kontinenzstörung zurück. Die Verkleinerung des C. c. r. muß den Erhalt des physiologischen Organs als Teil des Kontinenzorgans bei voller Funktion zum Ziel haben, d. h. auch den Erhalt des den Hämorrhoidalplexus durchziehenden M. canalis ani als Haltegerüst, und die Rückverlagerung in den oberen Analkanal. Die wohl am weitesten verbreitete, vor allem für erst- und zweitgradige Hämorrhoiden empfohlene *Sklerosierungsbehandlung* mit 5%igem Phenolöl, Äthoxysklerol, Chinin oder Chininurethanlösungen wird diesen Forderungen nicht gerecht: Zur Blutstillung verzichtbar wird durch eine gewollte aseptische Entzündung das C. c. r. derb umgewandelt, der M. canalis ani ähnlich der Darmmuskulatur bei der Divertikulitis sklerotisch und funktionslos. Eine erhoffte Schrumpfung kann wegen des Fortbestehens der Dehnungskräfte mit regelmäßiger Verlagerung bei der Defäkation nach kaudal nur unwesentlich wirken. Eine Verkleinerung des Hämorrhoidalplexus und damit Beseitigung des Prolapses wird nur in Ausnahmefällen erreicht oder mit einer zu weit gehenden Zerstörung des C. c. r. erkauft. Nach eigenen Erfahrungen werden in ca. 30% der Fälle Sklerosierungen bei Patienten durchgeführt, die primär einer Ligatur- oder operativen Behandlung zugeführt werden sollten. Selten mitgeteilte, aber auch in wenigen Fällen für Patienten mit einem harmlosen Leiden unzumutbare Zerstörungen des Rektums bei wahrscheinlich allergischer Nekrose auf chininhaltige Präparate, welche die Notwendigkeit einer Rektumexstirpation mit dauerhaftem Anus praeter nach sich ziehen, lassen die Sklerosierungstherapie nicht praktikabel erscheinen. Die *Infrarotkoagulation* – von Neiger als Alternative mit geringeren Gefahren in die Behandlung eingeführt – scheint verzichtbar.

Dagegen gelingt die Verkleinerung und Reposition in den oberen Analkanal nach eigenen Erfahrungen an über 700 behandelten Patienten mit ca. 3500 Ligaturen am wirksamsten durch die *elastische Gummiligatur* (Abb. 5.9).
Sie bringt bei allen Hämorrhoidenstadien, außer bei primär operationsbedürftigen Zuständen 3. Grades, die besten Dauerergebnisse. Es sollten maximal 2 Ligaturen bei einer Sitzung in 3- bis 4wöchigen Abständen gelegt werden. Schmerzen sind bei korrekter Applikation im insensiblen Bereich die Ausnahme und klingen innerhalb weniger Tage ab. Analgetika sind nur extrem selten notwendig. Die vielfach gefürchtete massive Nachblutung haben wir bei 7‰ der Fälle erlebt, sie erfordert die sofortige proktoskopische Kontrolle und muß meistens chirurgisch gestillt werden.
Je früher eine wirksame Behandlung und eine Verhaltensänderung beim Hämorrhoidalleiden einsetzt, desto eher wird man ohne operativen Eingriff auskommen, der bei heutiger Operationstechnik (nach Milligan-Morgan oder modifizierten plastischen Verfahren) die Schrecken der Langenbeckschen oder Whiteheadschen

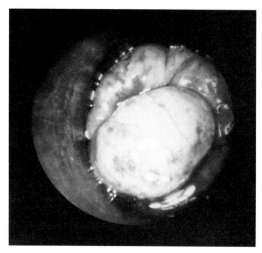

Abb. 5.9: Mit elastischer Ligatur abgebundener Hämorrhoidalknoten (endoskopisch), in den zusätzlich Phenolöl injiziert wurde.

Operation mit Stopfrohr, Opiumtropfen und gefürchteten Spätkomplikationen (Stenose oder Inkontinenz) verloren hat. Die immer wieder zu lesende Angabe, daß nur Hämorrhoiden 3. Grades operationsbedürftig seien und etwa 5% der Fälle ausmachten, entspricht nicht unseren Erfahrungen, wonach vor allem Patienten mit ausgeprägtem Analprolaps und oft nur zweitgradigen Knoten, aber auch solche mit zahlreichen Vorbehandlungen durch Verödung, die wegen der Derbheit des Gewebes eine Ligatur nicht mehr möglich machen, nur durch eine Operation geheilt werden können. Diese Patienten machen in unserem wenig ausgewählten Kollektiv über 30% der Fälle aus.

5.4.2 Rektales Prolapssyndrom

Bisher wurde der *Rektumprolaps* lediglich als Problem des alten Menschen, insbesondere bei Frauen nach mehrfachen Geburten, oder psychisch abnormem Verhalten gesehen. Diese Ansicht muß revidiert werden. Klinische Verlaufsbeobachtungen zeigen deutlich die Zusammenhänge zwischen den verschiedenen Entwicklungsstadien des Prolapses (Descensus perinei, latenter und manifester Rektumprolaps) und dem gleichzeitigen Auftreten eines *Ulcus simplex rec-*

Spezielle Proktologie

ti sive *Colitis cystica profunda* sowie Störungen der Darmfunktion (Obstipation, Colon irritabile, Laxanzienabusus, Divertikelkrankheit), abnormem Preßverhalten bei der Defäkation und einer Inkontinenz für Stuhl und Harn. Unklare anorektale Beschwerden mit dem Gefühl unvollständiger Stuhlentleerung am Ende der Defäkation, vermehrte Schleimabsonderung und Blutabgang sollten immer an einen latenten Rektumprolaps denken lassen, der proktoskopisch durch Vorfall der Rektumvorderwand (**Abb. 5.10**) oder auch des zirkulären Schleimhautzylinders oberhalb des Hämorrhoidalplexus beim Pressen zu erkennen ist.

Die Schleimhautfalten sehen meist ödematös verquollen aus (**Abb. 5.11**).

Makroskopisch ein sehr unterschiedliches Aussehen finden wir beim Ulcus simplex recti (**Abb. 5.12**), wobei auch die histologischen Veränderungen im Frühstadium von der diskreten lokalisierten Proktitis bis hin zum tastbaren Pseudotumor der Colitis cystica profunda (**Abb. 5.13**) reichen, der nicht selten mit einem Adenom oder gar einem Karzinom verwechselt und durch Lokalexzision oder Rektumexstirpation fehlbehandelt wird. Das Ulcus simplex, das wir auch auf prolabierten Hämorrhoiden (**Abb. 5.14**) antreffen, scheint häufiger beim latenten Rektumprolaps mit noch straffem Kontinenzorgan durch Einklemmungserscheinungen zu entstehen, während es beim manifesten Rektumprolaps (**Abb. 5.15**) mit gleichzeitig fortgeschrittener neuroge-

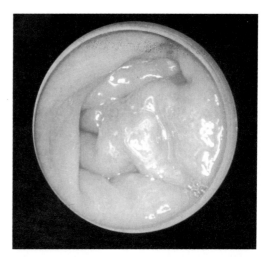

Abb. 5.11: Rektumvorderwandprolaps (endoskopisch) ohne Bauchpresse mit auffällig vergröberten ödematösen Falten.

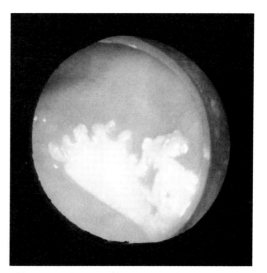

Abb. 5.12: Ulzeröse, fibröse Form des Ulcus simplex recti.

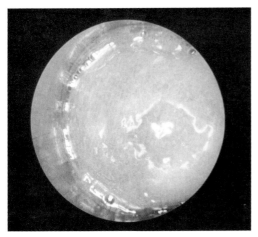

Abb. 5.10: Rektumvorderwandprolaps im vorn offenen Proktoskop während Bauchpresse.

ner Inkontinenz, also schlaffem Beckenboden und Sphinkterorgan, nicht festzustellen ist. Die verläßlichste Methode zur Behebung des Prolapses ist die abdominelle Rektumfixation, die auch das Ulcus simplex zur vollständigen Rückbildung bringt, sofern konservative Maßnahmen der Stuhlregulierung und striktes Vermeiden

Analerkrankungen

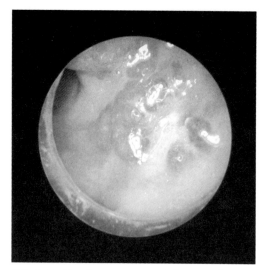

Abb. 5.13: Pseudotumoröse, zystische Form des Ulcus simplex recti.

starken Pressens bei der Defäkation den Prolaps nicht wirksam beeinflussen können. Jede medikamentöse Behandlung ist sinnlos. Warum bei einem Teil der Patienten mit Prolaps eine irreparable neurogene Schädigung des Beckenbodens eintritt bzw. sich parallel entwickelt, bei anderen dagegen nicht, aber auch eine schwere neurogene Inkontinenz ohne Rektumprolaps gefunden werden kann, ist bisher ungeklärt.

5.4.3 Stuhlinkontinenz

Die Schäden des Kontinenzorgans sind vielfältig und werden bei teilweiser Zerstörung einzelner Teilorgane vom Gesamtorgan kompensiert. Erst beim vollständigen Ausfall eines Teiles (z. B. zu radikale Entfernung des Hämorrhoidalplexus oder vollständige Durchtrennung des Sphincter internus) führen zum Zusammenbruch des gesamten Systems.

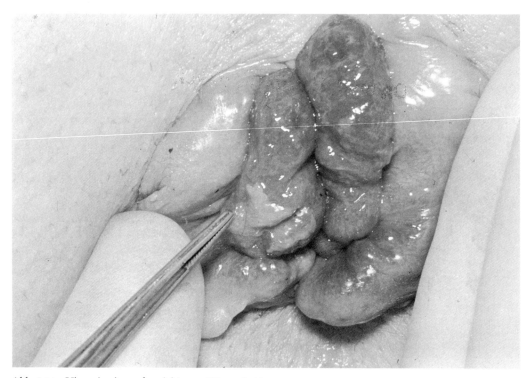

Abb. 5.14: Ulcus simplex auf prolabierten Hämorrhoiden.

Spezielle Proktologie

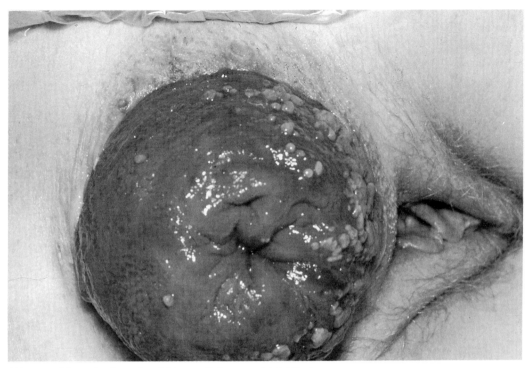

Abb. 5.15: Ulcus simplex auf prolabiertem Rektum, multiple Herde.

Bei Beachtung einer gewissen Systematik (Tab. 5.9) wird das Finden der Ursache, die für eine sinnvolle Therapie unumgänglich ist, erleichtert. Fragen nach Stuhlfrequenz, Stuhlkonsistenz, nach der Fähigkeit, Winde, flüssigen oder festen Stuhl zurückzuhalten, Sekretion aus dem Analkanal, Beschmutzung der Wäsche, Gebrauch von Vorlagen und nach einer oft gleichzeitig bestehenden Harninkontinenz unter Streßbedingungen müssen ebenso gestellt werden wie Fragen nach vorausgegangenen Operationen (vor allem Analfisteln), Geburten mit Episiotomie oder Dammriß und anderen Unterleibsoperationen. Die Diagnostik sollte zur Beurteilung des Ausmaßes immer auch die Inspektion von Vorlagen und Unterwäsche oder eine Stuhlverschmutzung der Perianalhaut und des Aftertrichters einbeziehen. Wichtig ist, ob der After geschlossen ist oder klafft, ob er durch Spreizen der Nates schon zum Klaffen gebracht werden kann, so daß Schleimhaut des oberen Analkanals oder Rek-

Tab. 5.9: Systematik anorektaler Inkontinenz

(1) **Sensorisch**
  (a) Verlust des Anoderms
  (b) Irritation
(2) **Muskulär**
  lokaler, direkter Schaden (z. B. Dammriß, Pfählung, Abszeß, Fistel)
(3) **Neurogen**
  (a) peripher (Plexus pudendalis und Äste)
  (b) proximal (spinale und Kaudaschäden)
(4) **Mischformen**
  (a) Mißbildung
  (b) idiopathisch (?)
  (c) Deformität des Analkanals
  (d) tiefe Rektumanastomose
  (e) Reservoirverlust (entzündlich, radiogen, Diarrhö, Dyschezie)
  (f) psychoorganisch
  (g) Rektumprolaps
  (h) Tumoren

Analerkrankungen

tums sichtbar wird. Narben lassen Rückschlüsse besonders auf muskuläre Schäden zu, wobei die rektale Untersuchung eine grobe Beurteilung des Tonus als Summe der Funktion beider Sphinkteren zuläßt. Bei Schäden des Kontinenzorgans wird beim Einführen des Fingers in den Analkanal ein geringerer Widerstand als normalerweise entgegengesetzt, bei Druck nach dorsal klafft der After vorn (Abb. 5.16), nicht selten ist das Einführen mehrerer Finger zugleich (Abb. 5.17) ohne Schmerzen möglich (häufig beim Rektumprolaps), die aktive Kontraktion des Sphincter externus nur schwach oder auch überhaupt nicht möglich. Bei eingeführtem Finger im Rektum läßt eine fehlende Kontraktion von Externus- und Levatormuskulatur beim Husten oder die trichterförmige Umwandlung mit auffälliger Verkürzung des Analkanals beim kontinuierlichen Pressen einen neurogenen Schaden des Kontinenzorgans vermuten. Normalerweise folgt auf einen Reiz der Perianalhaut oder des Abdomens eine reflektorische Kontraktion der willkürlichen Sphinkter- und Beckenbodenmuskulatur. Dieser Analreflex ist bei neurogener Schädigung abgeschwächt oder fehlt vollständig. Weitere diagnostische Hinweise gewinnen wir durch eine neurologische Untersuchung mit Elektromyographie und – wenn möglich – durch eine Manometrie von Rektum und Analkanal.

An die Aussagekraft einer isolierten Druckmessung der Sphinkteren sollten keine zu großen Erwartungen geknüpft werden, lediglich die von Schweiger durchgeführte gleichzeitige Ableitung von Druckkurve und Elektromyogramm des Sphincter externus läßt durch die Aufstellung der „Analsphinkterkennlinie" rechnerisch Rückschlüsse auf den Anteil des Sphincter ani internus am Ruhedruck (74% bei gesunden Erwachsenen) zu.

Bei den Mischformen anorektaler Inkontinenz spielen mehrere Momente zusammen, wobei der Rektumprolaps wohl die vielfältigsten Kontinenzaspekte (Tab. 5.10) und die idiopathische Inkontinenz am wenigsten geklärt ist. Kombina-

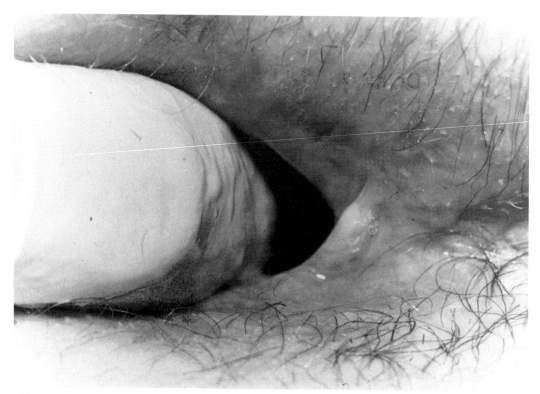

Abb. 5.16: Vorn klaffender After bei digitaler Untersuchung des Analkanals mit Zug nach dorsal.

Spezielle Proktologie

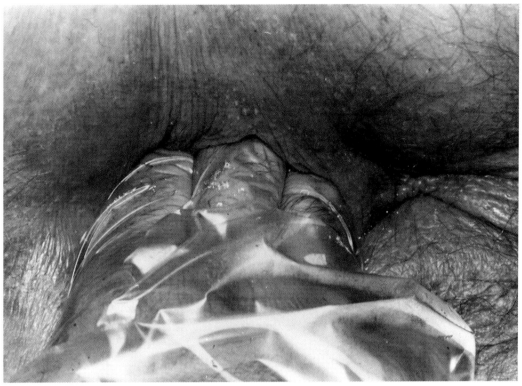

Abb. 5.17: Extrem schlaffer Schließmuskelapparat bei Rektum-Prolaps, 3 Finger zugleich einführbar.

Tab. 5.10: Inkontinenzursachen beim Rektumprolaps

(1) Tiefes Beckenbodenperitoneum, schlaffe Bandfixation des Rektums, „Ziehharmonika"-Effekt
(2) „Falscher" Klappenmechanismus
(3) „Irreführung" des Anoderms
(4) Sphinkterinsuffizienz
(5) N.-pudendus-Überdehnung
(6) Muskeldegeneration
(7) Reservoirverlust
(8) Trichterbildung des Levators
(9) Koordinationsmangel

tionen aus alterungsbedingter Schädigung, Übergewicht, schwerer körperlicher Belastung, mehrfachen Geburten und anlagebedingter Bindegewebsschwäche scheinen neben Ernährung und Defäkationsverhalten ursächlich eine Rolle zu spielen.

Mit Ausnahme schwerer neurogener Schädigungen mit Degeneration der willkürlichen Muskulatur können wir heute in den meisten Fällen rekonstruktiv die Kontinenz durch plastischen Ersatz des Anodermverlustes (nach Whiteheadscher Operation), die Naht lokaler Muskelschäden (nach Dammriß, Pfählung oder Fistelspaltung), durch Behebung des Vorfalls durch die abdominelle Rektumfixation mit zusätzlicher Verstärkung der anorektalen Angulation und Straffung von Beckenboden und Externusmuskulatur verbessern oder wiederherstellen. Konservative Maßnahmen mit Normalisierung der Stuhlkonsistenz und Änderung des Defäkationsverhaltens mit Vermeiden jeglichen Pressens, insbesondere strikte Vermeidung jeglicher Laxanzien, müssen die operativen Maßnahmen begleiten. (s. 5.2.2).

5.4.4 Perianale und anorektale Entzündungen

Entzündungen im anorektalen Bereich nehmen von 2 spezifischen Strukturen ihren Ausgang, die entsprechend zu unterscheiden und unterschiedlich zu therapieren sind, nämlich von der Haut und den Krypten im Analkanal. Die *oberflächliche Hautentzündung,* das Analekzem in Verbindung mit der häufigsten Beschwerde Pruritus ani, ist vorwiegend symptomatisch durch ein Hämorrhoidalleiden, eine Fissur, Fistel oder durch die Inkontinenz verursacht. Die Therapie hat daher in erster Linie an diesen Ursachen anzugreifen. Daneben helfen eine peinliche Analhygiene, Waschen nach der Defäkation mit indifferenten Seifen, das Vorlegen saugfähiger Läppchen vor den After und die Anwendung von Fettcreme oder austrocknender Salbe (z. B. Braunovidon®, Tannolact®), letzteres vor allem bei nässendem Ekzem. *Schwerere Entzündungsformen der Perianalhaut,* die auch tiefere Schichten der Haut und Subkutis betreffen, nehmen nach neueren Untersuchungen ihren Ausgang von den Talgdrüsen und werden nach Plewig unter dem Oberbegriff „Akne" zusammengefaßt.

Die in der Literatur zu finden Bezeichnungen „Epidermoidzysten, Steißbeinabszeß, Hidradenitis suppurativa und Pyodermia fistulans sinifica" sind teilweise irreführend oder falsch und sollten daher aufgegeben werden. Gemeinsam ist diesen Entzündungen eine primäre Verhornungsstörung im Infundibulum der Talgdrüsenazini mit Bildung eines Komedo, der sich sekundär infiziert und in bestimmten Fällen zu einer intra- und subkutanen Ausbreitung der Entzündung mit Einschmelzung und Bildung von Fistelgängen führt. Als Aknetriade wird die Kombination von (1) Perifolliculitis abscedens et suffodiens mit Acne keloidalis nuchae, (2) Hidradenitis-suppurativa-artige Veränderungen (axillär oder inguinal) und (3) Acne conglobata bezeichnet. Bei der Aknetetrade findet man zusätzlich noch einen Pilonidalsinus (Haarnestgrübchen).

In der Proktologie sehen wir den *Pilonidalsinus* häufig, er stellt durch die anatomischen Besonderheiten der oberen Analfalte offenbar einen abszedierenden Fistelgang besonderer Lokalisation dar, während bei den Hidradenitis-suppurativa-artigen Abszessen und Narben die Entzündung sich auf Gesäß, Damm und Inguinalregion ausdehnt. Unmittelbar perianal finden wir nicht selten abszedierende Entzündungen, die von einzelnen Komedonen ausgehen und dann mit anorektalen Fisteln oder Abszessen verwechselt werden können. Diese perianalen Entzündungen sind durch Exzision der Haut, die gelegentlich sehr ausgedehnt erfolgen muß, problemlos zu heilen. Frühstadien sind konservativer Behandlung zugänglich und Domäne des Dermatologen. Im Gegensatz hierzu stehen die Entzündungen des Anorektalbereichs, die sämtlich von den Krypten im Analkanal ihren Ausgang nehmen, sich über die Proktodealdrüsen in die Tiefe des Kontinenzorgans ausdehnen und entlang den durch Hüllfaszien präformierten Gewebsspalten gesetzmäßige Ausbreitungswege einhalten.

Stuhl oder Sekretretention in tieferen Krypten begünstigt ein Benetzen des trockenen Anoderms, das dann bei der nächsten mechanischen Belastung einreißt und meist in der hinteren Kommissur ein Ulkus begünstigt. Diese *Analfissur* (Abb. 5.18) ist durch Schmerzen bei und nach der Defäkation, Sphinkterspasmus als Reaktion auf den entzündlichen Reiz und die Läsion des sensiblen Anoderms mit Begünstigung einer meist vorher schon bestehenden Obstipation gekennzeichnet. Nach Entwicklung sekundärer Veränderungen, wie die Krypte flankierenden Papillenhypertrophie (Abb. 5.19), bis in den intersphinkterischen Spalt sich ausdehnenden entzündlichen Einschmelzungen und Entwicklung einer Vorpostenfalte, ist die konservative Therapie mit Salben oder Zäpfchen selten erfolgreich, eine Dilatationsbehandlung dagegen wird wegen der damit verbundenen Schmerzen von den Patienten selten toleriert. Adäquate Maßnahme ist die Exzision des krankhaft veränderten Gewebes, die mit einer Internus-Sphinkterotomie bis zur Linea dentata kombiniert werden sollte.

Während flache Analkrypten so gut wie nie Krankheitswert erreichen, können bei breiten und tiefen Krypten durchaus anhaltende Beschwerden resultieren, die konservativ nicht zu beeinflussen sind und operativ gespalten werden müssen.

Bei den aus den Krypten fortgeleiteten Entzündungen unterscheiden wir das akute Stadium, den *Abszeß,* und dessen chronisches Folgebild, die *anorektalen Fisteln.* Die für das therapeutische Prozedere wichtige Differenzierung (Tab. 5.11) orientiert sich an den anatomischen Bedingungen des Kontinenzorgans (Abb. 5.20) und hat thera-

Spezielle Proktologie

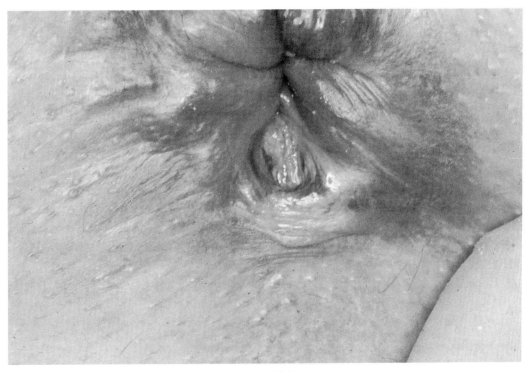

Abb. 5.18: Typische Analfissur, beim Spreizen des Anus sichtbar.

peutische Konsequenzen, die dem Chirurgen geläufig sein müssen.
Wegen der entzündlichen Einschmelzungsvorgänge mit Zerstörung der Sphinktermuskulatur dürfen derartige Abszesse auf gar keinen Fall durch konservative Verzögerungstaktiken (Rotlicht, Abszeß-Salbe, Antibiotika) „reifen", bis außen sichtbare Rötung und Fluktuation eingetreten sind. Schon das schmerzhafte entzündliche

Tab. 5.11: Einteilung anorektaler Entzündungen

(A) Akut (Abszeß)	(B) Chronisch (Fistel)
(1) subanodermal/submukös	
(2) intersphinkterisch	
(3) infralevatorisch = ischiorektal	transsphinkterisch
(4) supralevatorisch = pelvirektal	extrasphinkterisch und suprasphinkterisch

Abb. 5.19: Analfissur mit Krypte (Operations-Situs).

Infiltrat bedarf frühestmöglicher kompetenter chirurgischer Therapie durch Freilegen des Entzündungsherdes. Die daraus resultierende Fistel (Abb. 5.21), die sich nach Abschwellen des inneren Zuflusses aus der Krypte bildet, muß ebenfalls zu einem frühestmöglichen Zeitpunkt, d. h. noch vor Abheilen der äußeren Abszeßwunde, gespalten werden. In über 90% der Fälle hinterläßt die notwendige Durchtrennung der unterhalb des Fisteldurchtritts gelegenen Muskelanteile keinerlei Kontinenzschaden, während wegen der Vernarbungsvorgänge nach inkompetenter,

Analerkrankungen

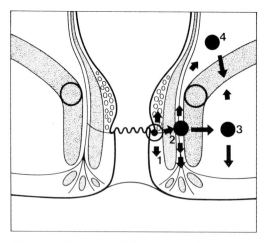

Abb. 5.20: Typische Lokalisation von Abszessen und Fistel-Ausbreitungswege (schematisch): Ursprung der Infektion in Analkrypte bzw. Proktodealdrüse (○), Abszesse (●) und Fisteln (→), die Ziffern beziehen sich auf *Tab. 5.11*.

halbherziger chirurgischer Behandlung erneute Abszesse und komplizierte Fistelsysteme entstehen, die nicht selten dann einen irreparablen Kontinenzverlust nach sich ziehen. Das langsame Durchschneiden von Fisteln nach der „Fadenmethode" sollte als Irrweg verlassen werden.

Beim *Morbus Crohn* finden wir in etwa 35% der Fälle eine anorektale Beteiligung mit Abszessen oder Fisteln (Abb. 5.22).

Unter mehreren tausend, oft mehrfach erfolglos vorbehandelten Analfisteln fand sich keine, die mit einer Colitis ulcerosa einherging. Vielmehr konnten Fisteln, bei denen als Grundkrankheit eine Colitis ulcerosa angenommen worden war, immer zweifelsfrei einem Morbus Crohn zugeordnet werden. Dies erscheint uns auch aus dem spezifischen Befund der beiden entzündlichen Darmerkrankungen verständlich, als nur beim Morbus Crohn krankheits-spezifisch tiefere Wandschichten und somit auch das Kontinenzorgan bei Befall dieses Abschnittes durch den

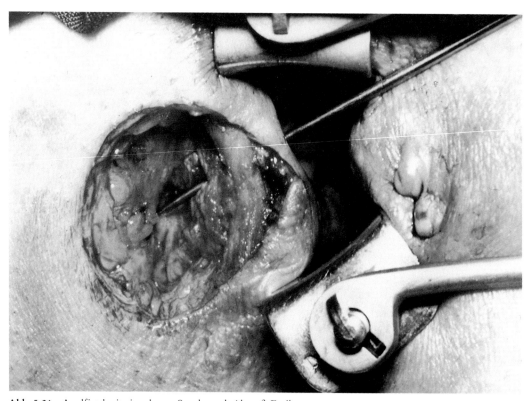

Abb. 5.21: Analfistel mit eingelegter Sonde nach Abszeß-Freilegung.

Spezielle Proktologie

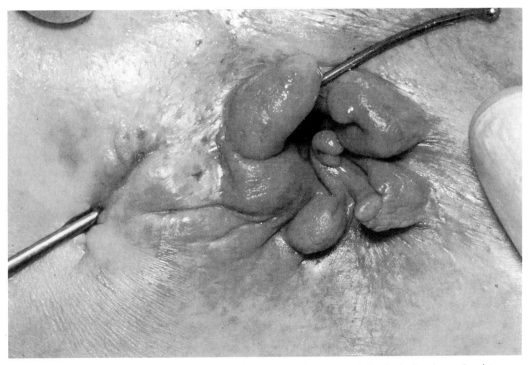

Abb. 5.22: Analer Morbus Crohn (ödematöser Analprolaps, Analstenose und Fistel mit eingelegter Sonde).

Entzündungsprozeß gefährdet sind, jedoch nicht bei der Colitis ulcerosa. Dies bedeutet aber nicht, daß nicht auch bei einem Patienten mit Colitis ulcerosa, durch eine Diarrhö begünstigt, über eine Analkrypte eine „normale" Analfistel entstehen könnte. Diese kann dann aber nach den Grundsätzen der Fistelchirurgie geheilt werden.

Jede chirurgische Therapie des Morbus Crohn muß von einer Cortisontherapie begleitet sein; die bei Chirurgen verbreitete Angst vor Wundheilungsstörungen ist hier geradezu fatal, da eine floride Entzündung eine geregelte Wundheilung verhindert. Unter dieser Voraussetzung ist der früher gültige Grundsatz des Noli me tangere von Analfisteln bei Morbus Crohn nicht aufrechtzuerhalten. Perianale Abszesse können großzügig chirurgisch freigelegt werden, „typische" Analfisteln können ohne Gefahr für die Kontinenz nach den Gesetzen der Fistelchirurgie gespalten werden, sofern durch optimale Zusammenarbeit mit dem Gastroenterologen unter geeigneter medikamentöser Therapie ein entzündungsarmes Intervall erreicht ist. In vielen, den oberen Analkanal stenosierenden und das Rektum einbeziehenden Fällen ist nur eine palliative Abszeßentlastung möglich, bis der Patient in die notwendige Exstirpation des irreparabel geschädigten Kontinenzorgans einwilligt.

Patienten mit einer *Colitis ulcerosa* sind in der Sprechstunde des Proktologen selten, da die massiven blutigschleimigen Durchfälle eine Verwechslung mit dem Hämorrhoidalleiden ausschließen. Wir sehen aber gelegentlich Fälle mit einer ganz umschriebenen Proktokolitis mit ödematöser, granulierter und petechial blutender Schleimhaut bei der Rektoskopie. Diese Entzündung breitet sich diffus und gleichmäßig von der Linea dentata bis in das untere Rektum aus und betrifft oft nur wenige Zentimeter. Therapeutisch sind Cortisonklysmen und Salazosulfapyridin-Suppositorien (z. B. Azulfidine®) bzw. deren Wirksubstanz, die 5-Aminosalicylsäure (Salofalk®) erfolgreich, es empfiehlt sich aber zum Ausschluß weiterer Entzündungsherde im Restkolon eine Koloskopie. Eine sorgfältige Kontrolle der Patienten ist notwendig, da eine Ausbreitung des Prozesses auf das gesamte Kolon bis hin zum toxischen Megakolon möglich ist.

Analerkrankungen

5.4.5 Tumoren

Die Bedeutung der kolorektalen Tumoren (besonders *Adenom* und *Karzinom*) liegt für die Proktologie in der Verwechslungsmöglichkeit mit dem Hämorrhoidalleiden, was leider noch zu oft zu einer Verschleppung der Diagnose des Karzinoms führt (Einzelheiten, s. Kapitel: kolorektale Tumoren). Vergleichsweise selten sind Tumoren der Perianalregion oder des Analkanals. Von den epithelialen Tumoren ist der *Morbus Bowen* als Präkanzerose von Bedeutung, erkennbar an kleinen hyperkeratotischen Flekken, die pigmentiert sind. Das *Plattenepithelkarzinom* kann im Anfangsstadium mit einer Analfissur verwechselt werden, die meist unregelmäßige Begrenzung, derbe Infiltration, rauhe, auf Kontakt blutende Oberfläche, geringe Schmerzhaftigkeit und die Störung der Kontinenz durch Infiltration der Sphinktermuskulatur ermöglichen die Diagnose (**Abb. 5.23**).

Auf 100 kolorektale Karzinome kommt etwa ein Karzinom am After oder im Analkanal. Ebenfalls selten sind *Basaliome, Nävi* und *Melanome* im Analbereich.

Karzinoide im Rektum imponieren als kleine, derbe, intramurale Tumoren; sie sind hier im Gegensatz zu den Dünndarmkarzinoiden nicht maligne und metastasieren nicht. Die bioptische Entfernung stellt die adäquate Therapie dar. Häufig finden wir die virusbedingten und durch Entzündungen begünstigten *Condylomata acuminata* (**Abb. 5.24**). Sie neigen zu Rezidiven und müssen immer auch im Analkanal gesucht werden. Therapie der Wahl ist die subtile chirurgische Exzision.

Von den *mesenchymalen Tumoren* verdienen gutartige Lipome, Fibrome, Myome, Hämangiome, Mischgeschwülste und ihre malignen Formen, die Sarkome, erwähnt zu werden. Zu den embryonalen Fehlentwicklungen zählen die Dermoide, Teratome und rektalen Doppelanlagen, die bei Infektion und Perforation mit den anorektalen Infektionen der Proktodealdrüsen (Abszeß und Fistel) verwechselt werden können und wegen unvollständiger Entfernung zum Rezidiv nei-

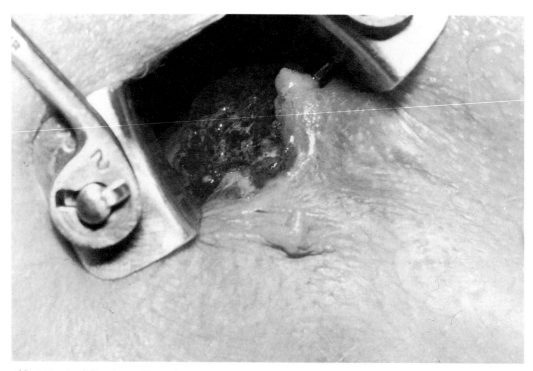

Abb. 5.23: Anal-Karzinom (Operations-Situs).

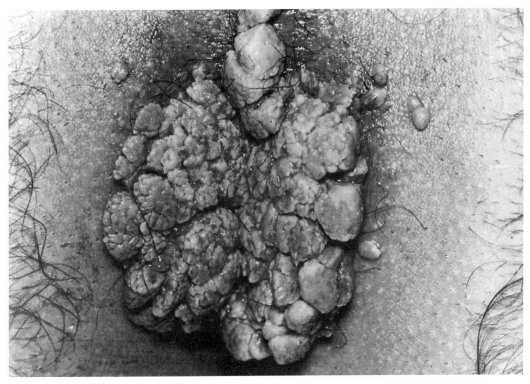

Abb. 5.24: Ausgedehnte Condylomata acuminata.

gen. Wegen der Möglichkeit, daß es sich bei diesen Tumoren um eine Entwicklung zur Malignität handeln könnte oder bereits ein malignes Stadium vorliegt, sollten alle derartigen Tumoren frühzeitig chirurgisch exzidiert und einer histologischen Untersuchung zugeführt werden.

Literatur

(1) *Asman, H. B.:* Internal procidentia of the rectum. Sth. med. J. (Bgham., Ala.) 50: 641–645, 1957
(2) *Bernstein, W. C.:* What are hemorrhoids and what is their relationship to the portal venous system? Dis. Colon Rect. 26: 829–834, 1983
(3) *Brodén, B., Snellmann, B.:* Procidentia of the rectum studied with cineradiography: A contribution to the discussion of causative mechanism. Dis. Colon Rect. 11: 330–347, 1968
(4) *Gnauck, R.* Praktische Erfahrungen mit der Stuhltestung auf okkultes Blut. Schweiz. med. Wschr. 113: 528–534, 1983
(5) *Goligher, J. C.:* Surgery of the Anus, Rectum and Colon, 4. Aufl. Baillière Tindall, London 1980
(6) *Haas, P. A., Fox, T. A.:* Age-related changes and scar formations of perianal connective tissue. Dis. Colon Rect. 23: 160–169, 1980
(7) *Haas, P. A., Haas, G. P., Schmaltz, St., Fox, Th. A.:* The prevalence of hemorrhoids. Dis. Colon Rect. 26: 435–439, 1983
(8) *Hansen, H. H.:* Die Bedeutung des Musculus canalis ani für die Kontinenz und anorectale Erkrankungen. Langenbecks Arch. Chir. 341: 23–37, 1976
(9) *Hansen, H. H., Stelzner, F.:* Proktologie. Springer, Berlin – Heidelberg – New York 1981
(10) *Hansen, W. E.:* Ballaststoffe in der Ätiologie und Therapie gastrointestinaler Erkrankungen. Münch. med. Wschr. 125: 395–397, 1983
(11) *Huber, A., v. Hochstetter, A. H. C., Allgöwer, M.:* Transsphinktäre Rektumchirurgie. Topographische Anatomie und Operationstechnik. Springer, Berlin – Heidelberg – New York – Tokio 1983

(12) *Ihre, T.:* Studies on anal function in continent and incontinent patients. Scand. J. Gastroenterol. 9 (Suppl. 25): 1–64, 1974

(13) *Kieninger, G., Berger, P.:* Verschleppung der Diagnose des Sigma-Rektumkarzinoms. Zbl. Chir. 100: 352–358, 1975

(14) *Kommerell, B.:* Unerwünschte Arzneiwirkung bei Laxantienabusus. Therapiewoche 29: 4667–4672, 1979

(15) *Leigh, R. J., Turnberg, L. A.:* Faecal incontinence: the unvoiced symptom. Lancet I: 1349–1351, 1982

(16) *Linhart, P., Hammes, P., Gnauck, R.:* Diagnostik und Therapie im unteren Darmtrakt mittels hoher Koloskopie und Ileoskopie, in: Kommerell, Hahn, Kübler, Mörl, Weber (Hrsg.): Fortschritte in der Inneren Medizin, S. 216–222. Springer, Berlin – Heidelberg 1982

(17) *Mauss, J.:* Die Perianalregion – Aus der Sicht des Dermatologen. Der informierte Arzt 4: 6–16, 1978

(18) *Miles, W. E.:* Observations upon internal piles. Surg. Gynec. Obstetr. 29: 497–506, 1919

(19) *Müller-Lobeck, H.:* Ulcus simplex recti, in: Winkler, R. (Hrsg.): Proktologische Indikationen und Therapie, S. 153–156. F. Enke, Stuttgart 1982

(20) *Müller-Lobeck, H.:* Rektumprolaps, in: Bartelheimer, H., Ossenberg, F. W., Schreiber, H. W., Seifert, G., Winkler, R. (Hrsg.): Aktuelle Proktologie. IX. Hamburger Medizin. Symp. Pflaum-Verlag, München 1984

(21) *Müller-Lobeck, H., Arnold, K.:* Kompendium der Proktologie. MMW Medizin Verlag, München 1981

(22) *Parks, A. G.:* Postanal perineorrhaphy for rectal prolapse. Proc. Roy. Soc. Med. 60: 920–921, 1967

(23) *Parks, A. G.:* Anorectal incontinence. Proc. Roy. Soc. Med. 68: 681–690, 1975

(24) *Parks, A. G., Porter, N. H., Hardcastle, J.:* The syndrome of the descending perineum. Proc. Roy. Soc. Med. 59: 447–482, 1966

(25) *Parks, A. G., Porter, N. H., Melzak, J.:* Experimental study of the reflex mechanism controlling the muscles of the pelvic floor. Dis. Colon Rect. 5: 407–414, 1962

(26) *Parks, T. G.:* Pathogenese, Diagnose und Therapie des solitären Rektumulkus. Colo-proctology 5: 236–238, 1983

(27) *Phillips, S. F., Edwards, D. A. W.:* Some aspects of anal continence and defaecation. Gut 6: 396–406, 1965

(28) *Plewig, G.:* Krankheiten der Talgdrüsenfollikel, in: Korting, G. W. (Hrsg.): Dermatologie in Praxis und Klinik für die fachärztliche Weiterbildung. Bd. III, Spezielle Dermatologie. Gg. Thieme, Stuttgart 1979

(29) *Rösch, W., Demling, L.:* Obstipation und Diarrhoe. Dtsch. Ärztebl. 73: 123–126, 821–822, 1976

(30) *Schweiger, M.:* Funktionelle Analsphinkteruntersuchungen. Springer, Berlin – Heidelberg – New York 1982

(31) *Staubesand, J., Stelzner, F.:* Das Corpus cavernosum recti – die morphologische Grundlage der sogenannten inneren Hämorrhoiden. Klin. Wschr. 38: 1004–1005, 1960

(32) *Stelzner, F.:* Einige Fortschritte auf dem Gebiet der anorectalen Chirurgie. Chirurg 41: 155–158, 1970

(33) *Stelzner, F.:* Die anorectalen Fisteln, 3. Aufl. Springer, Berlin – Heidelberg – New York 1981

(34) *Stieve, H.:* Über den Verschluß des menschlichen Afters. Z. mikr.-anat. Forschg. 21: 642–653, 1930

(35) *Theuerkauf, F. J., Beahrs, O. H., Hill, J. R.:* Rectal prolapse: causation and surgical treatment. Ann. Surg. 71: 819–832, 1970

(36) *Thomson, W. H. F.:* The nature of haemorrhoids. Brit. J. Surg. 62: 542–552, 1975

(37) *Winkler, R.:* Proktologie, in: Müller-Wieland (Hrsg.): Handbuch der Inneren Medizin, Bd. III/4. Springer, Berlin – Heidelberg – New York 1982

6. Akutes Abdomen

von *Johannes Horn*

6.1 Definition

Der Begriff des „akuten Abdomens" bedeutet noch keine Diagnose, vielmehr zielt er auf die Dringlichkeit des diagnostischen und therapeutischen Vorgehens. „Das akute Abdomen bedarf einer akuten Entscheidung" (F. D. Moore). Kennzeichnend für die Situation, die mit dem Begriff des „akuten Abdomens" umschrieben wird, ist die kurze Anamnese, die Prädominanz der abdominellen Schmerzsymptomatik, die anfangs unklare Diagnose sowie eine mehr oder weniger starke Beeinträchtigung des Gesamtorganismus. Auf dem Hintergrund der unmittelbaren Gefährdung des Patienten wird jede diagnostische und therapeutische Maßnahme zu einer notwendigen Entscheidung innerhalb eines zeit- und sachgerechten Handlungskonzepts. Verzögerungen und Fehleinschätzungen führen in der Regel zu einem raschen Ansteigen der Mortalität und der Morbidität. Die Operation hat seltener diagnostischen Charakter, häufiger bedeutet sie eine gezielte therapeutische Maßnahme, die in unterschiedlicher Dringlichkeit erforderlich wird.

6.2 Untersuchung

6.2.1 Die klinische Untersuchung

In der Regel ist die Zeit ausreichend für eine ausführliche anamnestische Erhebung. Sie gibt Auskunft über Art und Dauer der Beschwerden sowie die Chronologie der aufgetretenen Symptome. Im allgemeinen wird der Schmerz als Leitsymptom angegeben. Die verschiedenen Schmerzqualitäten können wertvolle diagnostische Hinweise liefern.
Der *viszerale* Schmerz als Folge der Irritation des vegetativen Nervensystems ist in seiner Qualität tief, dumpf, quälend und schlecht lokalisierbar. Koliken stellen eine Sonderform des viszeralen Schmerzes dar. Die Schmerzqualität ist heftig, „vernichtend" und meist wellenförmig in seiner Intensität. Das Vegetativum ist stets mitbeteiligt (Erbrechen, kalter Schweiß, Kollaps).
Der *somatische* Schmerz entsteht durch Reizung des Peritoneums. Er ist stechend, bohrend und meist gut zu lokalisieren. Als eine Sonderform führt der Phrenikusschmerz zu einer Projektion in die Schulterpartien.
Bei der anamnestischen Befragung müssen neben den akut aufgetretenen Symptomen, Hinweise aus der Langzeitanamnese und eventuelle Brücken- bzw. Prodromalsymptome berücksichtigt werden.
Durch die sich anschließende Inspektion und sorgfältige klinische Untersuchung wird meist schon eine vorläufige Diagnose zu stellen sein; vor allem aber wird eine Einschätzung der Akuität bzw. der therapeutischen Dringlichkeit des Krankheitsbildes möglich sein. Die rektale Untersuchung ist in diesem Zusammenhang unverzichtbar. Neben der Beurteilung der analen und rektalen Region ist die palpatorische Untersuchung des Douglasschen Raumes ebenso wie eine orientierende Einschätzung des weiblichen inneren Genitale möglich (Portio-Schiebeschmerz).

6.2.2 Labortechnische Untersuchungen

Neben der Feststellung der Kreislaufparameter sowie der Temperatur gehören zur Diagnostik des akuten Abdomens folgende Untersuchungen zum Standardrepertoire: Hb, Hk, Leukozyten, Elektrolyte, Blutzucker, Harnstoff, Amylase, Lipase, Urinsediment sowie ein Astrup. Die Ableitung eines EKGs ist obligat. So wichtig die Kenntnis der einzelnen Laborwerte ist, sowenig darf sie dazu verführen, voreilige Schlußfolgerungen zu ziehen. Der Wert der Labordaten

Akutes Abdomen

resultiert aus ihrer Integration in die klinische Gesamtbeurteilung. Demnach rechtfertigt der Nachweis einer erhöhten Serumamylase noch nicht die Diagnose einer akuten Pankreatitis ebensowenig wie das Fehlen einer Leukozytose einen bedrohlichen Krankheitsprozeß auszuschließen vermag.

6.2.3 Apparative Untersuchungen

Die Abdomenübersicht im Stehen vermag wichtige Hinweise auf Art und Schwere des Krankheitsprozesses zu liefern. Es gilt dabei, die einzelnen Veränderungen zu erkennen und richtig einzuschätzen. Das Vorhandensein von Luft unter dem Zwerchfell (**Abb. 6.1** und **6.2**), das Verteilungsmuster von Darmspiegeln (**Abb. 6.3, 6.4, 6.5**), der Nachweis flächenhafter Verschattungen oder das Vorhandensein eines positiven Aerogramms der Gallenwege sind einige der Kriteri-

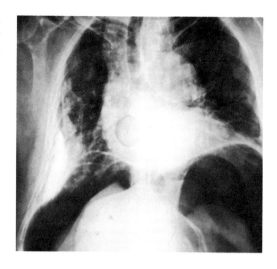

Abb. 6.2: Freie Perforation eines Sigmadivertikels bei Sigmadivertikulose (64jähriger Patient).

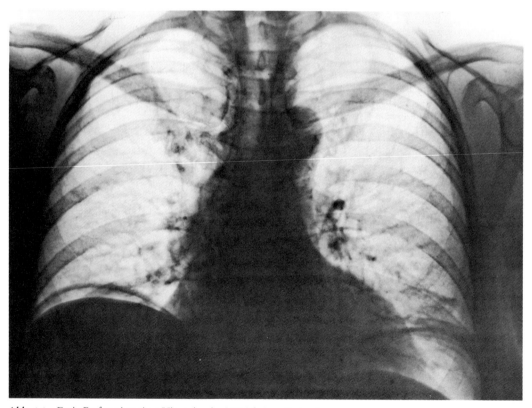

Abb. 6.1: Freie Perforation eines Ulcus duodeni (56jähriger Patient).

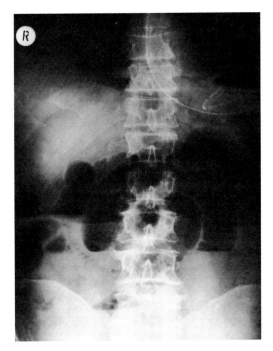 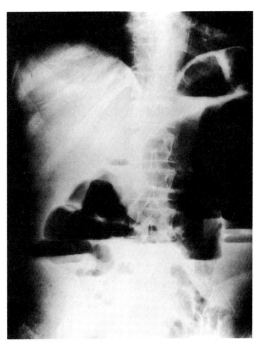

Abb. 6.3: Dünndarmileus; Ursache: Verwachsungen im Bereich des terminalen Ileums nach einer vor 14 Jahren erfolgten Appendektomie (46jähriger Patient).

Abb. 6.4: Dickdarmileus; Ursache: Stenosierendes Sigmakarzinom (58jähriger Patient).

en, die bei der Diagnosefindung weiterhelfen können.

Nicht selten werden spezielle Röntgenuntersuchungen erforderlich zum Ausschluß oder zur endgültigen Bestätigung einer Verdachtsdiagnose oder aber zur Lokalisation eines Krankheitsprozesses.

Die Angiographie (als Übersicht bzw. in Form einer selektiven Gefäßdarstellung) ist indiziert bei dem dringenden Verdacht auf akute Gefäßverschlüsse ebenso wie bei aneurysmatischen Erkrankungen. Bei gastrointestinalen Blutungen ungeklärter Ursache wird der zeitgerechte Einsatz der Angiographie (Mindestblutungsmenge von 2 bis 3 ml/Minute) die Blutungslokalisation ermöglichen.

Das i. v. Pyelogramm dient zum Ausschluß von Uretersteinen und gegebenenfalls durch sie hervorgerufenen Abflußbehinderungen.

Beim Nachweis eines tiefen Dickdarmileus hat sich der retrograde Kontrasteinlauf mit Gastrografin® bewährt. Neben der abführenden Wirkung gibt er Aufschluß über Art und Lokalisation des stenosierenden Prozesses **(Abb. 6.6)**.

Die Sonographie hat gerade in der Einschätzung des akuten Abdomens einen wichtigen diagnostischen Stellenwert erlangt. Sie gibt wichtige Hinweise auf die Beschaffenheit parenchymatöser Organe (Leber, Milz, Pankreas), auf strukturelle Veränderungen von Hohlorganen (Gallenblase, Nierenbecken und Uretheren, Harnblase) sowie auf das eventuelle Vorhandensein unterschiedlicher Flüssigkeitsansammlungen (Aszites, Zyste, Abszeß).

Die Endoskopie hat ihren wesentlichen Anwendungsbereich bei der oberen und unteren Gastrointestinalblutung. Vor allem bei Blutungsquellen im Magen oder Duodenum bietet die Endoskopie, neben den diagnostischen, auch akut therapeutische Möglichkeiten. Der daraus resultierende Zeitgewinn kann für eine weitere Abklärung und bessere Einschätzung des Krankheitsbildes genutzt werden. Bei gleichzeitig bestehender Peritonitis hat der Einsatz der

Akutes Abdomen

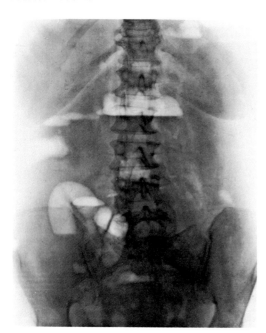

Abb. 6.5: Paralytischer Ileus bei hämorrhagisch nekrotisierender Pankreatitis (38jähriger Patient).

Endoskopie im allgemeinen mehr Nachteile und Gefahren als diagnostischen Gewinn.

6.3 Ätiologie

Nach ätiologischen Gesichtspunkten lassen sich im wesentlichen 6 unterschiedliche Krankheitsgruppen unterscheiden.
(1) Penetration oder Perforation eines Hohlorganes
(2) Akute Entzündungen eines intra- oder retroperitonealen Organs
(3) Passagestörungen im Gastrointestinaltrakt
(4) Akute Durchblutungsstörung
(5) Reflektorische Entstehung der akuten Bauchsymptomatik
(6) Metabolische Störungen.

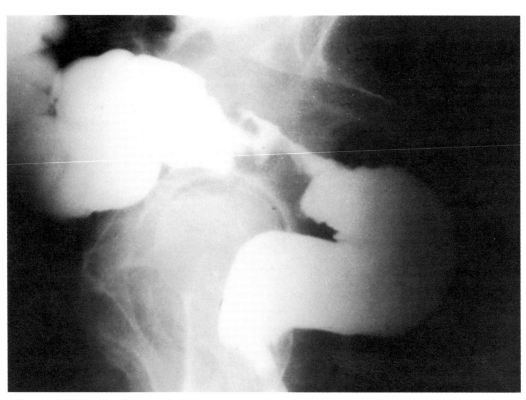

Abb. 6.6: Dickdarmileus bei stenosierendem Sigmakarzinom: retrograder Gastrografin®-Einlauf.

Penetrationen und Perforationen können ebenso spontan auftreten, wie sie Folgeereignis eines Entzündungsprozesses sein können. Die Perforation eines Ulcus duodeni kann sich ohne Prodromi ereignen und läßt in ca. 20 % der Fälle jeden anamnestischen Hinweis auf eine Ulkuserkrankung vermissen. Auch Sigmadivertikel können in seltenen Fällen spontan perforieren; häufiger sind jedoch Penetrationen und gedeckte Perforationen Folge einer etablierten Divertikulitis. Weitere perforationsrelevante Organe sind die Appendix und die Gallenblase.

Während Entzündungen prinzipiell jedes Organ betreffen können und in jeweils unterschiedlichem pathogenetischem Ablauf zu eigenständigen Krankheitsbildern führen, sind ischämische, reflektorische und metabolische Läsionen meist abdominelle Manifestationen eines übergeordneten Krankheitsprozesses.

Die Passagebehinderungen im Bereich des Gastrointestinaltraktes werden im Kolon vor allem durch maligne Prozesse verursacht; gutartige Stenosen sind seltener (etwa als Folgezustand einer segmentalen ischämischen Kolitis). Im Bereich des Dünndarms überwiegen bei weitem die benignen Ursachen (Briden, Adhäsionen, entzündliche Stenosen). Der paralytische Ileus stellt keine eigenständige Erkrankung dar; immer ist er ein Symptom, ein Hinweis also auf eine die Funktion des Darms beeinträchtigende Erkrankung.

Tab. 6.1a: Schmerzlokalisation im gesamten Abdomen

(1) Freie Perforation eines Ulcus duodeni oder ventriculi
(2) Freie Darmperforation (Tumoren, Divertikel, Ischämie, Entzündungen)
(3) Freie Perforationen anderer Genese (Zysten, Abszesse, Hämatome)
(4) Ischämie (Mesenterialarterien-, Venenverschluß, Dyspraxia angiosclerotica abdominalis [Ortner])
(5) Strangulation (Volvulus, Invagination, Netztorsion)
(6) Durchwanderungsperitonitis (Ileus, toxisches Megakolon)
(7) Metabolisch (Addison-Krisen, Pseudoperitonitis diabetica, Urämie)
(8) Reflektorisch (retroperitoneale Blutungen, Harnleiterkoliken, retroperitoneale Entzündungen)

6.4 Differentialdiagnose

Bei der Vielzahl der für die Entstehung eines akuten Abdomens in Frage kommenden Erkrankungen soll bei der differentialdiagnostischen Übersicht das Symptom „Schmerz" Orientierungshilfe sein im Sinne einer Lokalisationszuordnung.

6.4.1 Schmerzlokalisation im gesamten Abdomen (Tab. 6.1a, Abb. 6.7)

Freie Perforationen führen zu einer diffusen abdominellen Schmerzsymptomatik mit den klinischen Zeichen der Peritonitis. Trotz einer raschen Ausbildung dieser Symptomatik ist meist die Primärlokalisation der Schmerzsymptomatik zu erheben: bei der Ulkusperforation im mittleren Oberbauch, bei der Sigmaperforation im linken, bei der perforierten Appendizitis im rechten Unterbauch. Der röntgenologische Nachweis freier Luft im Abdomen bestätigt den klinischen Verdacht, das Fehlen schließt sie allerdings nicht aus.

Der Mesenterialinfarkt zeichnet sich durch 3 jeweils unterschiedliche symptomatische Stadien aus **(Tab. 6.1b)**. Differentialdiagnostische Hinweise ergeben sich aus dem Nachweis bestehen-

Tab. 6.1b: Stadien der arteriellen und venösen Durchblutungsstörungen im Bereich des Gastrointestinaltraktes

Stadium	
I	Initialstadium (1 bis 4 Stunden), plötzlich einsetzender Schmerz mit vegetativer Begleitreaktion (Blässe, Übelkeit, Kreislaufdepression)
II	Stilles Intervall (4 bis maximal 24 Stunden), geringe Schmerzsymptomatik bei zunehmender Paralyse; allgemein besteht Krankheitsgefühl; Absetzen von meist dünnem, oft blutigem Stuhl
III	Diffuse Peritonitis; Facies abdominalis, allgemeine Intoxikation

der Herzerkrankungen (Arrhythmien, Klappenfehler, Endocarditis lenta). Die embolische Streuung im arteriellen Schenkel ist etwa doppelt so häufig wie thrombotische Verschlüsse in den venösen Gefäßen.

Der Strangulationsileus basiert auf vergleichbaren pathogenetischen Mechanismen; die Ausbildung einer Durchwanderungsperitonitis erfolgt jedoch früher, woraus sich die Akuität dieses Krankheitsbildes erklärt. Durch eine Vielzahl von Veränderungen können Strangulationen entstehen (Briden, Adhäsionen, Darmrotationen, Bruchinkarzerationen, Invaginationen). Meist ist eine präoperative Diagnosestellung schwierig bzw. unmöglich. Nicht selten stellt das klinische Bild eines akuten Abdomens die symptomatische Exazerbation eines bestehenden Grundleidens dar. Hierbei gilt es, an die Möglichkeit derartiger Erkrankungen zu denken (Pseudoperitonitis diabetica, akute intermittierende Porphyrie, Urämie, Intoxikation etc.). Durch gezieltes Einsetzen der entsprechenden diagnostischen Maßnahmen wird in aller Regel die Diagnose zu stellen sein.

6.4.2 Schmerzlokalisation im Epigastrium (Tab. 6.2, Abb. 6.8)

Die Bursa omentalis als nahezu geschlossenes Kompartement bietet die Möglichkeit der räumlichen Begrenzung eines Krankheitsprozesses mit Schmerzprojektion in das Epigastrium. Erkrankungen des Magens (Ulkusperforation, -penetration) und des Pankreas (akute Pankreatitis) können auf diese Weise symptomatologisch

Tab. 6.2: Schmerzlokalisation im Epigastrium

(1) Gedeckt perforiertes, penetrierendes Ulcus ventriculi
(2) Akute Pankreatitis
(3) Zwerchfellhernie mit Inkarzeration und/oder Ulkus im Bereich des hernierten Magenanteiles
(4) Aortenaneurysma
(5) Herzinfarkt
(6) Blutung in eine Pankreaszyste

begrenzt bleiben. Durch die retroperitoneale Lage des Pankreas mit der dadurch nahezu unbegrenzten Möglichkeit der Krankheitsprogression wird der entzündliche Prozeß jedoch selten auf die Bursa omentalis beschränkt bleiben. Dies ist nicht zuletzt abhängig von der Schwere und Ausdehnung der pankreatitischen Veränderungen (ödematös, hämorrhagisch, nekrotisierend – partiell oder total).

Pankreaspseudozysten oder seltener ein Bursaerguß als Residuen einer akuten Pankreatitis sind räumlich definiert mit entsprechender Schmerzfokusierung im Falle einer auftretenden Komplikation (Blutung, Abszedierung, Perforation).

Eine seltene Komplikation von Zwerchfellhernien (axiale Hiatushernie, paraösophageale Hernie) ist die Inkarzeration. Als Folge weniger dramatisch verlaufender Durchblutungsstörungen können sich in hernierten Magenanteilen Ulzera bilden, die ihrerseits alle Möglichkeiten der Komplikationen aufweisen.

In jedem Fall muß an die Möglichkeit eines Herzinfarktes gedacht werden. Die Abklärung durch

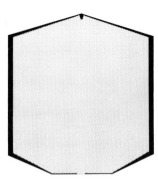

Abb. 6.7: Schmerzlokalisation im gesamten Abdomen.

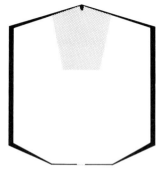

Abb. 6.8: Schmerzlokalisation im Epigastrium.

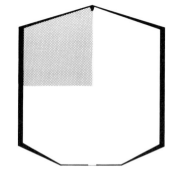

Abb. 6.9: Schmerzlokalisation im rechten Oberbauch.

ein EKG sowie durch laborchemische Untersuchungen ist in unklaren Fällen unverzichtbar.

6.4.3 Schmerzlokalisation im rechten Oberbauch (Tab. 6.3, Abb. 6.9)

Am weitaus häufigsten sind Gallenwegserkrankungen für diese Schmerzlokalisation verantwortlich. Akute Stauungen (präpapilläres Konkrement, Zystikusverschluß) einschließlich Koliken sind von entzündlichen Erkrankungen abzugrenzen. Die Wirksamkeit von Spasmolytika wird in zweifelhaften Fällen eine Abgrenzung ermöglichen. Jede Entzündung führt zur regionalen Mitbeteiligung des Peritoneums im Sinne einer lokalisierten Peritonitis. Trotz der dadurch entstehenden „défense musculaire" wird meist ein Gallenblasenempyem palpatorisch zu erkennen und abzugrenzen sein. Allerdings können entzündliche Konglomerattumoren Folge einer gedeckten Perforation der Gallenblase oder aber eines Flexurenneoplasmas zu einem vergleichbaren Befund führen.

Die Schmerzausstrahlung in die rechte Schulter kann als Hinweis auf eine Gallenwegserkrankung gelten; sie kann jedoch auch fehlen. Eine geradezu klassische Symptomentrias weist auf das Bestehen einer Cholangitis hin (Ikterus, Schmerzen, Fieber). Sollte die sonographische Untersuchung die Situation nicht klären können, wird eine ERC zu eindeutigen Befunden führen. Sie gibt gleichzeitig die Möglichkeit einer passageren Entlastung bei nachgewiesenen distalen Gallengangsstenosierungen.

Tab. 6.3: Schmerzlokalisation im rechten Oberbauch

(1) Status colicus
(2) Entzündliche Gallenblasenerkrankungen (Cholezystitis, Empyem, gedeckte Perforation)
(3) Gedeckte Perforation und Penetration eines Ulcus duodeni
(4) Pankreaskopf-Pankreatitis
(5) Akute Appendizitis (atypische Lage)
(6) Gedeckte Perforation eines Flexurenneoplasmas
(7) Von der Leber ausgehende Schmerzen (akute Stauung, Cholangitis, Abszeß)
(8) Rechtsbasale Bronchopneumonie
(9) Von der Niere ausgehende Schmerzen (Nierenbeckenstein, perinephritischer Abszeß)

Eine der Cholangitis ähnliche Symptomatik kann durch eine Pankreaskopf-Pankreatitis hervorgerufen werden. Meist ist die Differenzierung dieser beiden Krankheitsbilder durch eine sonographische Untersuchung möglich. Die laborchemische Untersuchung ist hierbei weniger zuverlässig, nachdem Gallenwegserkrankungen nicht selten mit einer Begleitpankreatitis assoziiert sind und vice versa Pankreatitiden zu Störungen im Gallenwegssystem führen können.

Eine gewisse diagnostische Unschärfe kann sich auch durch die Penetration eines Ulcus duodeni in den Pankreaskopf ergeben. Die dadurch initiierte Pankreaskopf-Pankreatitis kann die eigentliche Krankheitsursache verschleiern bzw. überlagern. Die Anamnese wird in der Regel weiterhelfen.

Mitunter gestaltet sich die Diagnostik einer Schmerzsymptomatik im rechten Oberbauch als sehr schwierig, so daß auch an seltenere Krankheitsbilder gedacht werden muß. Die akute Stauungsleber gibt immer wieder zu Fehlbeurteilungen Anlaß. Ebenso gilt es, die rechte Flexur in die differentialdiagnostischen Erwägungen miteinzubeziehen, nachdem ein hier befindliches Neoplasma aufgrund perifokaler Entzündungsreaktionen zu Schmerzprojektionen in den rechten Oberbauch führen kann. Der engen anatomischen Beziehung zwischen den in dieser Region lokalisierten Organen müssen die differentialdiagnostischen Überlegungen Rechnung tragen. Perinephritische bzw. pararenale Abszedierungen weisen zwar häufig einen zusätzlichen Flankenschmerz mit Ausstrahlung in die rechte Leistenregion auf, lassen dabei jedoch nicht selten die für Urogenitalerkrankungen typische Schmerzprojektion in die Leistenregion vermissen. Abszedierungen in der Leber lassen sich mittels der Sonographie leicht feststellen und damit der Therapie zugänglich machen.

6.4.4 Schmerzlokalisation im linken Oberbauch (Tab. 6.4, Abb. 6.10)

Ulzerationen im Bereich der großen Kurvatur des Magens sind selten. Auf Grund der anatomischen Lokalisation werden auftretende Komplikationen zu einer Schmerzprojektion in den linken Oberbauch führen. Auch eine ausschließlich auf den Pankreasschwanz begrenzte Entzündung kann als Ausnahme gelten. Vielmehr ist

Akutes Abdomen

umgekehrt festzustellen, daß eine akute Pankreatitis bei Mitbeteiligung des Pankreasschwanzes neben der Symptomatik im rechten und mittleren, auch Schmerzen im linken Oberbauch entstehen läßt. Es entsteht so nicht selten der für das Pankreas typische zirkuläre Schmerz mit einem zusätzlichen punktuellen Druckschmerz paravertebral unter der 12. Rippe (Boasscher Punkt).

Tab. 6.4: Schmerzlokalisation im linken Oberbauch

(1) Gedeckte Perforation bzw. Penetration eines Ulcus ventriculi
(2) Pankreasschwanz-Pankreatitis
(3) Milzinfarkt
(4) Bronchopneumonie links
(5) Von der Niere ausgehende Schmerzen (Nierenbeckenstein, perinephritischer Abszeß)
(6) Herzinfarkt

Die bei der Milzruptur häufig nachzuweisende Schmerzausstrahlung in die linke Schulter findet sich auch beim Milzinfarkt. Dieser ist mit einem akut einsetzenden linksseitigen Oberbauchschmerz verbunden und oft assoziiert mit einer depressiven Kreislaufreaktion. Wichtige Hinweise ergeben sich aus der Kenntnis bestehender Grunderkrankungen wie Endokarditis, Polyzythämia vera oder einer Osteomyelosklerose.
Auch hier wird sich die Differentialdiagnose an die engen anatomischen Organbeziehungen erinnern, wobei an Niere, die linke Flexur und an linksbasale pulmonale Prozesse zu denken ist. Auch der Herzinfarkt ist in diese Überlegungen mit einzubeziehen.

6.4.5 Schmerzlokalisation im rechten Unterbauch (Tab. 6.5, Abb. 6.11)

An die akute Appendizitis wird auf Grund der Häufigkeit immer gedacht werden müssen; sie wird so lange Arbeitsdiagnose bleiben, bis anamnestische oder klinische Hinweise diese ausschließen lassen bzw. eine andere Erkrankung wahrscheinlicher machen. Der Krankheitsverlauf und die Symptomatik können ebenso typisch wie uncharakteristisch sein. Verantwortlich hierfür ist nicht zuletzt die sehr variierende anatomische Lage der Appendix. Als für die akute Appendizitis charakteristisch können folgende Merkmale gelten: Anamnese von 12 bis 24 Stunden; anfängliche Übelkeit bzw. Erbrechen; Wandel der Schmerzlokalisation und des Schmerzcharak-

Tab. 6.5: Schmerzlokalisation im rechten Unterbauch

(1) Akute Appendizitis
(2) Adnexerkrankungen rechts (Salpingitis, Tubenruptur bei Extrauteringravidität)
(3) Ileitis terminalis
(4) Ureterstein (Kolik)
(5) Divertikulitis (Meckeli)
(6) Inkarzeration einer rechtsseitigen Leisten- bzw. Schenkelhernie
(7) Lymphadenitis inguinalis und iliacalis
(8) Coxitis acuta

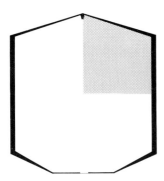

Abb. 6.10: Schmerzlokalisation im linken Oberbauch.

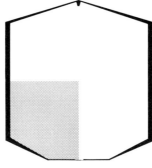

Abb. 6.11: Schmerzlokalisation im rechten Unterbauch.

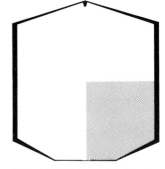

Abb. 6.12: Schmerzlokalisation im linken Unterbauch.

Differentialdiagnose

ters (zunächst viszeraler, dumpfer Schmerz im Epigastrium, später somatischer Schmerz im rechten Unterbauch als Folge der sich ausbildenden lokalen Peritonitis); Nachweis einer lokalen Peritonitis im rechten Unterbauch (direkter Palpationsnachweis sowie indirekter Nachweis durch Auslösen des sogenannten „Loslaßschmerzes"; Stuhlverhaltung auf Grund der durch die Peritonitis verursachten Paralyse). Eine Vielzahl weiterer Kriterien werden im Zusammenhang mit der akuten Appendizitis genannt, wie die Temperaturdifferenz zwischen rektal und axillär, Leukozytose sowie die Bezeichnung typischer Lokalisationspunkte für den klinischen Nachweis einer Peritonitis. Diese Marginalkriterien haben allerdings keinen Entscheidungscharakter; die Diagnose einer akuten Appendizitis ist stets klinisch zu stellen.

Die retrozoekale Appendizitis ist differentialdiagnostisch schwer von rechtsseitigen Harnwegsaffektionen abzugrenzen. In beiden Fällen kann der Urinsedimentbefund Veränderungen aufweisen, allerdings spricht der Nachweis von Erythrozyten in aller Regel für das Vorliegen eines Uretersteines.

Eine der akuten Appendizitis vergleichbare Symptomatik kann durch einen akuten Morbus Crohn verursacht werden. Innerhalb der Vielfalt von Symptomatik und klinischer Manifestation des Krankheitsbildes „Morbus Crohn" stellt in etwa 10% der Fälle die akut einsetzende Unterbauchsymptomatik den Krankheitsbeginn dar. Eine diagnostische Abgrenzung von der akuten Appendizitis ist nicht selten erst intraoperativ möglich. Neben dieser akuten Erscheinungsform kann eine akute Exazerbation eines längerbestehenden Morbus Crohn zu der Symptomatik eines akuten rechten Unterbauches führen. Tastbare Resistenzen sind in diesen Fällen nicht selten Hinweis auf entstandene Konglomerattumoren. Die Abgrenzung zur akuten Appendizitis ist wegen der in der akuten Phase angezeigten therapeutischen Zurückhaltung wichtig.

Das Meckelsche Divertikel kann sich in unterschiedlicher Weise symptomatisch manifestieren. Neben der Möglichkeit der Blutung und der Bridenbildung als Ursache für einen mechanischen Dünndarmileus können akute Entzündungen ein der akuten Appendizitis ähnliches Beschwerdebild verursachen. Ein wichtiger differentialdiagnostischer Hinweis auf das Bestehen einer Divertikulitis (Meckeli) kann die Linksverlagerung des punctum maximum der Schmerzsymptomatik bei Linksseitenlage des Patienten sein.

Eine Reihe von gynäkologischen Erkrankungen haben ihre Schmerzprojektion in den rechten bzw. linken Unterbauch. In der Regel wird eine gynäkologische Untersuchung eine Abgrenzung zu anderen Erkrankungen ermöglichen. Auf die Wichtigkeit der Regelanamnese sei in diesem Zusammenhang hingewiesen. Neben entzündlichen Erkrankungen der Adnexe (Adnexitis, Pyosalpinx) muß die Tubenruptur bei Tubargravidität wegen der Akuität besonders hervorgehoben werden. Neben heftigen Schmerzen, begleitet von Erbrechen, Schweißausbruch und Blässe, wird sehr schnell das Bild eines hämorrhagischen Schocks symptomatisch relevant.

6.4.6 Schmerzlokalisation im linken Unterbauch (Tab. 6.6, Abb. 6.12)

Die häufigste Ursache für ein akutes Abdomen mit der Schmerzlokalisation im linken Unterbauch stellt die Divertikulitis dar. Das Sigma und das Colon descendens sind Prädilektionsstellen für die Ausbildung von Kolondivertikeln; entsprechend lokalisiert sich die häufigste Komplikationsform, die Divertikulitis, mit ihrer Schmerzsymptomatik im linken Unterbauch. Nicht selten läßt sich in der Tiefe der entzündliche Konglomerattumor als schmerzhafte Walze tasten. Differentialdiagnostisch muß an ein Sigmakarzinom gedacht werden, welches nicht selten auf Grund perifokaler Entzündungsreaktionen zu einer entsprechenden Symptomatik Anlaß gibt. Beide Erkrankungen können zu vergleichbaren Komplikationen führen, zu Stenosen oder gedeckten Perforationen. Zum Zeitpunkt der

Tab. 6.6: Schmerzlokalisation im linken Unterbauch

(1) Divertikulitis (Sigma)
(2) Adnexerkrankungen (Salpingitis, Tubenruptur bei Extrauteringravidität)
(3) Ureterstein (Kolik)
(4) Inkarzeration einer linksseitigen Leisten- bzw. Schenkelhernie
(5) Lymphadenitis inguinalis und iliacalis
(6) Coxitis acuta

Akutes Abdomen

Akuität ist eine Entscheidung hinsichtlich der Dignität meist nicht möglich. Auch hier ist die Abgrenzung zu Erkrankungen des Urogenitaltraktes durch entsprechende diagnostische Schritte erforderlich.

6.4.7 Schmerzsymptomatik im mittleren Unterbauch (Tab. 6.7, Abb. 6.13)

Differentialdiagnostisch stehen Erkrankungen des weiblichen Genitales im Vordergrund. Bei Männern sind Erkrankungen der Prostata in Erwägung zu ziehen (Prostatahypertrophie, Prostatitis). Die rektale Untersuchung, die bei der Abklärung des akuten Abdomens generell gefordert wird, hat hier ihren besonderen diagnostischen Wert. Anlaß für eine immer wieder verkannte Situation geben Harnverhaltungen mit einer stark vergrößerten Harnblase. Wird daran gedacht, wird sich ihr Vorhandensein klinisch leicht nachweisen lassen. Eine atypisch gelegene Appendix, ebenso wie das Meckelsche Divertikel, kann im Falle der entzündlichen Erkrankung den Schwerpunkt der Schmerzprojektion in den mittleren Unterbauch entwickeln. Solange die akute Appendizitis nicht ausgeschlossen werden kann, muß bei klinisch nachweisbarer Peritonitis die Indikation zur Operation gestellt werden.

6.5 Therapie

6.5.1 Therapeutische Überlegungen

Am Anfang jeder Therapie steht die Einschätzung der Zustandsbefindlichkeit des Patienten. Die Beurteilung des Gesamtzustandes bestimmt über die Dringlichkeit des Vorgehens, während die aus Art und Schwere der lokalen Symptomatik abzuleitende diagnostische Beurteilung über die notwendigen Maßnahmen entscheidet.
So wird die Konzeption des Vorgehens bestimmt von 2 parallelen Zielen: der Diagnosestellung und der Therapie! Der Zustand des Patienten wird jeweils darüber entscheiden, was im einen Bereich noch möglich, im anderen schon notwendig ist. Diese Parallelität bei der Behandlung eines akuten Abdomens aus dem Auge zu verlieren hieße entweder den Krankheitszustand zu verkennen oder wertvolle Zeit zu verlieren – oder eben beides.
Neben allgemeinen therapeutischen Gesichtspunkten sollen im folgenden Behandlungsrichtlinien für die einzelnen ätiologischen Gruppen dargestellt werden. Der Anspruch auf Komplettheit kann dabei nicht erhoben werden, schon allein, weil sich jeder Einzelfall abhebt von der Theorie allgemeiner Feststellungen.

Tab. 6.7: Schmerzlokalisation im Bereich des mittleren Unterbauches

(1) Akute Harnverhaltung
(2) Divertikulitis (Meckel)
(3) Akute Appendizitis (bei Lage der Appendix im kleinen Becken)
(4) Prostatitis
(5) Rückenmarkserkrankungen (Neurinom, Diskopathie)

6.5.2 Allgemeine therapeutische Maßnahmen

Aus der diagnostischen und therapeutischen Dringlichkeit leitet sich die Notwendigkeit einer unverzüglichen Klinikeinweisung ab. Nur durch sie kann die Voraussetzung für eine kontinuierliche Überwachung geschaffen werden. Anamnese, Inspektion sowie eingehende allgemeine klinische Untersuchung bilden die Basis für die erste diagnostische Orientierung und die Einschätzung der Akuität. Hieraus leitet sich das

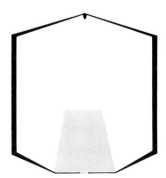

Abb. 6.13: Schmerzlokalisation im mittleren Unterbauch.

Konzept des therapeutischen Vorgehens ab. In der Regel stellt die Schaffung eines intravenösen Zuganges die erste und dringlichste Maßnahme dar. Dabei kann Blut für laborchemische Untersuchungen entnommen und in der Folge Flüssigkeit substituiert sowie der Elektrolyt- und der Säure-Basen-Haushalt bilanziert werden. Über die Notwendigkeit einer Magensonde und eines Urinkatheters muß im Einzelfall entschieden werden.

6.5.3 Richtlinien bei Perforationen und Penetrationen

Freie Perforationen führen zu einer diffusen bzw., vom Perforationsort ausgehend, zu einer sich über das gesamte Abdomen ausdehnenden Peritonitis. Die Operationsindikation ist unverzüglich zu stellen. Penetrationen dagegen stellen Operationsindikationen mit aufgeschobener Dringlichkeit dar. Die Zeit der kontinuierlichen Überwachung kann genutzt werden, durch konservative Therapiemaßnahmen den Allgemeinzustand des Patienten zu verbessern und, wenn nötig, durch weitere Maßnahmen die Diagnose zu erhärten und abzugrenzen. Bei Verdacht auf eine Penetration eines Ulcus duodeni oder ventriculi sollte die endoskopische Untersuchung unterbleiben; die Gefahren hinsichtlich einer Perforation sind groß, therapeutische Konsequenzen aus dem Untersuchungsbefund ergeben sich in der Regel in der Akutphase der Erkrankung nicht.

6.5.4 Richtlinien bei akuten Entzündungen

Die akute Appendizitis ist die einzige akute Entzündung, bei der die Diagnosestellung gleichzeitig die Indikationsstellung zur Operation bedeutet. Alle anderen Entzündungen werden zunächst einer konservativen Therapie zugeführt. Unverzichtbar ist dabei die kontinuierliche Überwachung, die Überprüfung der Wirksamkeit der eingeleiteten Therapie und eine auf diesem Hintergrund immer wieder neu zu fällende Entscheidung über Möglichkeiten bzw. Notwendigkeiten chirurgischer Maßnahmen.
Die gegenseitige internistische-chirurgische Konsultation ist eine Voraussetzung für eine sach- und zeitgerechte Therapieplanung. Folgende allgemeine Aspekte gilt es dabei zu berücksichtigen: Einschätzung der Ausgangssituation (Alter, Begleiterkrankungen, Allgemeinzustand), Beurteilung der Schwere und des Ausmaßes des entzündlichen Prozesses, Erwägung aller Komplikationsmöglichkeiten, Evaluierung des eingesetzten Therapiekonzepts nach seinen Leistungsmöglichkeiten, Abwägung zwischen berechtigtem Zuwarten und zögerndem Zeitverlust. Es ist wichtig zu erkennen, daß sich die Dringlichkeit bezüglich der Entscheidung, trotz ihres aufgeschobenen Charakters, in jeder Situation erneut aktualisieren kann.

Unter Berücksichtigung dieser Kriterien können für die häufigsten gastrointestinalen Entzündungen folgende, allgemeine Richtlinien gelten. Jede akute Cholezystitis muß früher oder später operativ behandelt werden. Die initiale konservative Therapiephase hat das Ziel, die akute Entzündung einzugrenzen und durch bilanzierende Maßnahmen den Allgemeinzustand zu verbessern. Ist in den ersten 24 Stunden kein wirklicher Therapieerfolg erkennbar, ist die Indikation zur Operation zu stellen. Je älter der Patient, desto eher die Operation, um unnötige Liegezeiten und die damit verbundene Immobilisation zu vermeiden. Allgemein geht heute der Trend zur frühzeitigen chirurgischen Intervention.

Bei der Behandlung der akuten Pankreatitis gilt es, das konservative therapeutische Repertoire sinnvoll einzusetzen. Seinem Wesen nach ist die akute Pankreatitis eine „Schockerkrankung"; somit liegt in einer optimalen Bilanzierungstherapie (Volumen, Flüssigkeit, Elektrolyte, Säure-Basen-Haushalt) der Schwerpunkt und die eigentlichen Erfolgsmöglichkeiten der konservativen Therapie. Die chirurgischen Möglichkeiten sind begrenzt und beschränken sich im wesentlichen auf die Behandlung von Komplikationen. Bei Aggravierung des Krankheitsbildes, trotz Ausschöpfung der konservativen Möglichkeiten, kann allerdings auch vorzeitig eine chirurgische Intervention notwendig werden. Die Entscheidung zur Operation wird allein auf Grund des klinischen Befundes bzw. der Befundänderung gefällt. In der Regel handelt es sich dann um septische Komplikationen. Durch Spülung, Ausräumung von Nekrosen, Beseitigung septischer Herde und ausgiebiger Drainage werden die Voraussetzungen für eine wirkungsvollere konservative Therapie geschaffen.

Bei der Behandlung der Sigmadivertikulitis wird durch konservative Therapiemaßnahmen das Erreichen des entzündungsfreien Intervalls angestrebt. Durch die Ruhigstellung des Darms (parenterale Ernährung) und eine adäquate Antibiotikabehandlung ist dies in der Regel möglich. Dennoch können zu jeder Zeit entzündliche Exazerbationen einen chirurgischen Eingriff notwendig machen. Eine kontinuierliche Verlaufskontrolle ist somit ebenso unverzichtbar wie ein enger chirurgisch-internistischer Kontakt. Ist das entzündungsfreie Intervall erreicht, wird durch die dann durchzuführende Diagnostik (retrograder Kontrasteinlauf, i.v. Pyelogramm) das Ausmaß des Entzündungsprozesses deutlich und hinsichtlich der anzustrebenden chirgischen Therapie einschätzbar (Stenosen, Fisteln, Ausmaß des Divertikelbefalls des Dickdarms).

6.5.5 Richtlinien bei Passagestörungen im Bereich des Gastrointestinaltraktes

Die mechanischen Passagebehinderungen im Bereich des Gastrointestinaltraktes sind abzugrenzen von den funktionellen Störungen (paralytischer Ileus). Letztere sind lediglich Symptom einer übergeordneten Erkrankung. Die mechanische Passagebehinderung bedarf der chirurgischen Intervention mit dem Ziel der Ursachenbeseitigung. Hinsichtlich der Entstehungsart sind reine Obstruktionen (Briden, Tumore, Adhäsionen) und Strangulationsprozesse (Volvulus, Inkarzerationen, Invaginationen) zu unterscheiden. Bei den letzteren führt die Durchblutungsstörung innerhalb von Stunden zur Ausbildung einer lokalen oder diffusen Peritonitis. Bei dem geringsten Verdacht ist unverzüglich die Indikation zur Operation zu stellen. Bezüglich der Obstruktionslokalisation läßt sich der Dünndarmileus vom mechanischen Dickdarmileus abgrenzen. Diese Differenzierung ist klinisch wie auch röntgenologisch (Abdomenübersicht im Stehen) in aller Regel leicht möglich. Je höher (je oraler) die Lokalisation der Obstruktion, desto früher die Dekompensation (Erbrechen, Miserere). Wenn noch vor wenigen Jahrzehnten die lehrbuchhafte Maxime galt: „Über einem Ileus darf die Sonne nicht untergehen", scheint dieser Leitsatz durch die moderne Infusionstherapie an Bedeutung eingebüßt zu haben. Auch heute gilt allerdings uneingeschränkt die Notwendigkeit zur rechtzeitigen Operation! Zur Optimierung der „Rechtzeitigkeit" kann eine präoperative Infusionstherapie zur Bilanzierung von Flüssigkeit und Elektrolyten beitragen. Durch die Möglichkeiten der Infusionstherapie sollte allerdings der Operationszeitpunkt nicht unnötig hinausgeschoben werden.

6.5.6 Richtlinien bei akuten Durchblutungsstörungen

Die pathogenetischen Mechanismen, die zur Durchblutungsstörung führen, sind vielfältig, wobei man im wesentlichen 2 Gruppen unterscheiden kann: Von den reinen Gefäßverschlüssen – arteriell oder venös – abgrenzend, zeigen die verschiedenen Formen der Strangulation insofern eine Besonderheit, als die Indikation zur Operation bei entsprechender Symptomatik auf Verdacht hin unverzüglich zu stellen ist. Weiterführende diagnostische Maßnahmen kommen nicht in Betracht und bedeuten bei der Akuität des Krankheitsbildes lediglich einen nicht zu verantwortenden Zeitverlust.
Anders bei den arteriellen Gefäßverschlüssen. Entscheidend allerdings für die Abschätzung zwischen noch möglichen und sinnvollen diagnostischen Maßnahmen oder schon notwendiger Operation ist das symptomatische Stadium der Erkrankung (s. **Tab. 6.1b**, S.181). Im Stadium I und Stadium II ist die Durchführung einer präoperativen Angiographie für die Diagnoseerklärung ebenso wie für das operationstaktische Vorgehen hilfreich. Im Stadium III, dem Stadium der ausgeprägten Peritonitis, ist die sofortige Operation indiziert.

6.5.7 Richtlinien bei reflektorischen und metabolischen Störungen

Die Symptomatik des akuten Abdomens ist in diesen Fällen lediglich Symptom bzw. Folge- oder Begleiterscheinung einer übergordneten Erkrankung. Wichtig ist, an diese Möglichkeiten zu denken. Die Therapie ergibt sich aus der jeweiligen Diagnosestellung.

Literatur

(1) *Botsford, Th. W., Wilson, R. E.:* Das akute Abdomen. Ferdinand Enke-Verlag, Stuttgart 1981

(2) *Cope, Z.:* The Early Diagnosis of the Acute Abdomen. Oxford University Press, London 1972

(3) *Demling, L.:* Klinische Gastroenterologie. Thieme, Stuttgart 1973

(4) *Kunz, H.:* Das akute Abdomen. Urban & Schwarzenberg, München 1969

(5) *Moore, F. D.:* Metabolic Care of the Surgical Patient. W. B. Saunders Co., Philadelphia 1959

(6) *Rösch, W.:* Rationeller Einsatz diagnostischer Mittel beim akuten Abdomen. Diagnostik 8: 89–91, 1975

(7) *Siewert, J. R., Blum, A. L.:* Akutes Abdomen, in: Allgöwer, M., Harder, F., Hollender, C., Peiper, H.-J., Siewert, J. R.: Chirurgische Gastroenterologie, S. 1–16. Berlin – Heidelberg – New York 1981

(8) *Angeheuer, E., Schade, G.:* Akutes Abdomen. Therapiewoche 20: 919–924, 1969

(9) *Zittel, R. X.:* Differentialdiagnose chirurgischer Erkrankungen. Urban & Schwarzenberg, München 1968

7. Intestinale Ischämie

von *Johannes Horn*

7.1 Allgemeines

Vom Duodenum bis zum proximalen Drittel des Rektums wird das Intestinum von 3 von der Aorta abdominalis abzweigenden Arterienstämmen versorgt: dem Truncus coeliacus, der A. mesenterica superior sowie der A. mesenterica inferior (**Abb. 7.1**). Das venöse Abflußgebiet ist korrespondierend dazu angelegt. Über die V. portae wird das gesamte aus dem Darm stammende Blut der Leber zugeführt.

Die 3 arteriellen Versorgungsgebiete kommunizieren über Kollateralen, die teils konstant, teils inkonstant ausgebildet sind. Eine große Regenerations- und Funktionsleistung der Darmschleimhaut bedingen einen hohen Sauerstoffbedarf (ca. 85 ml/Minute) (16) und entsprechend eine hohe Durchblutungskapazität (ca. 1250 bis 1750 ml/Minute) (6). Der Bedarf ist funktionsabhängig und erreicht ein Maximum ca. 1,5 Stunden nach Nahrungsaufnahme (26). Die Regulation erfolgt neurohumoral ebenso wie durch lokale Mechanismen (6).

7.2 Ätiologie

Die Ursachen für eine Einschränkung der Darmdurchblutung sind vielgestaltig. Organische Gefäßveränderungen lassen sich von funktionellen Störungen abgrenzen, wobei ein Zusammenhang beider Faktoren stets in Betracht zu ziehen ist. Organische Veränderungen lassen eine Differenzierung zu zwischen primär gefäßverursachten Durchblutungsstörungen und sekundärer Gefäßbeteiligung bei andersartigen intestinalen Erkrankungen (inkarzerierte Hernie, Volvulus, Tumorkompression etc.) (**Abb. 7.2**). Während primäre Gefäßläsionen in aller Regel zu einer langsam fortschreitenden Durchblutungseinschränkung führen, verursachen Er-

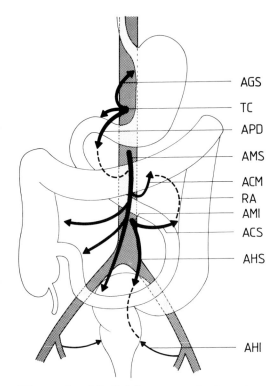

Abb. 7.1: Arterielle Gefäßversorgung des Gastrointestinaltraktes. (AGS = A. gastrica sinistra, TC = Truncus coeliacus, APD = A. pancreatico duodenalis, AMS = A. mesenterica superior, ACM = A. colica media, RA = Riolan'sche Arkade, AMI = A. mesenterica inferior, ACS = A. colica sinistra, AHS = A. haemorrhoidalis superior, AHI = A. haemorrhoidalis inferior).

krankungen mit sekundärer Gefäßbeteiligung meist akut auftretende Ischämien. Ausnahmen stellen für die erste Erkrankungsgruppe appositionelle Thrombosen dar, für die zweite etwa eine durch Tumorwachstum langsam zunehmende Gefäßkompression.

Ätiologie

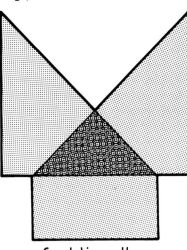

organisch
(primäre Gefäßbeteiligung)

Arteriosklerose
Thrombose
fibromuskuläre
  Dysplasie
Dissektion
Arteriitis
Intimafibrose
Mediahyperplasie

organisch
(sekundäre Gefäßbeteiligung)

Trauma
Tumorkompression
Incarceration
Strangulation
Embolie
venöse Thrombose

funktionell
Schock
Hämodilution
Steal - Syndrom
Vasodilatation

Abb. 7.2: Ursachen für eine arterielle Durchblutungseinschränkung im gastrointestinalen System.

Unter den primären Gefäßleiden sind arteriosklerotische Wandveränderungen mit entsprechender Lumeneinengung am häufigsten, wobei diese vor allem im Bereich der Abgänge der einzelnen Gefäßstämme lokalisiert sind. Die Arteriosklerose der intestinalen Gefäße ist meist Ausdruck eines generalisierten Gefäßleidens; nur in Ausnahmefällen findet sich eine isolierte Erkrankung der Darmarterien (11). Auch sind Abgangsstenosen im Bereich der gastrointestinalen Gefäßstämme selten solitär; sehr viel häufiger sind stenosierende Läsionen unterschiedlicher Ausprägung in allen 3 Arterien nachweisbar (13).
Arteriitiden und hyperplastische Intimafibrosen entwickeln sich dagegen eher in peripherer gelegenen Arterienabschnitten. Dies gilt auch für die Gefäßveränderungen im Zusammenhang mit dem Diabetes mellitus.
Venöse Thrombosen bewirken über die Störung des Blutabstromes eine Durchblutungsverlangsamung bis hin zur intraarteriellen Stase.

Verschiedene Grundleiden, wie Leberzirrhose, Rechtsherzinsuffizienz und hämatogene Erkrankungen begünstigen das Auftreten von Thrombosen im venösen Gefäßabschnitt mit daraus resultierender intestinaler Ischämie (**Tab. 7.1**).

Tab. 7.1: Begünstigende Faktoren der venösen Thrombose

(1) Hämatogene Erkrankungen
(2) Leberzirrhose
(3) Tumoren (Kompression, Paraneoplasie)
(4) Fibrosen (Bestrahlung)
(5) Trauma
(6) Entzündliche Erkrankungen (Pankreatitis, Enteritis)
(7) Hormonell (Kontrazeptiva)
(8) Toxische Erkrankungen
(9) Infektiöse Erkrankungen
(10) Medikamente

7.3 Pathogenese

Entscheidend für die Effizienz einer Durchblutung ist die Flußrate in der Peripherie des Gefäßnetzes. Eine Vielzahl von Faktoren bestimmen die Durchblutungsbilanz sowie die zeitliche Entwicklung einer auftretenden Durchblutungsstörung. Organische und funktionelle Ursachen greifen nicht selten verhängnisvoll ineinander. Die Zusammenhänge zwischen systemischen und lokalen Faktoren sind in **Abb. 7.2** dargestellt.

7.3.1 Faktoren der Ischämieentstehung

7.3.1.1 Systemische Faktoren. Der systemische Druck und der Bestand an Sauerstoffträgern bilden die wesentlichen Faktoren zur Gewährleistung einer ausreichenden peripheren Durchblutung. Schon die Beeinträchtigung einer dieser beiden Faktoren muß sich ubiquitär auswirken, wobei sich die lokalen Faktoren, wie Stenosen, innerhalb des zugeordneten Gebietes aggravierend bzw. limitierend bemerkbar machen. Systemisch wirksame Kreislaufveränderungen können einen primären Faktor der Durchblutungsbeeinträchtigung darstellen oder aber eine Kreislaufreaktion als Folge einer bereits aufgetretenen intestinalen Ischämie darstellen (**Abb. 7.3a und 7.3b**).

7.3.1.2 Stenosen. Die Wirksamkeit einer Stenose ist abhängig von ihrer Lokalisation und der Zeitdauer ihrer Entstehung. Die bei der Arteriosklerose häufig auftretende Stenose im Bereich des Abganges des arteriellen Hauptastes gewinnt Auswirkungen auf das zugeordnete Versorgungsgebiet. Von ihrer Entstehungszeit hängt es wesentlich ab, inwieweit kollaterale Gefäßversorgungen kompensierend eingreifen können (**Abb. 7.3c und 7.3d**).

7.3.1.3 Kollateralen. Zwischen anatomisch vorgebildeten Kollateralen und bedarfsbedingter Neubildung ist zu unterscheiden. Letzteres kann nur realisiert werden, wenn genügend Zeit zu ihrer Entstehung zur Verfügung steht. Die anatomisch präexistenten Kollateralen nehmen im Bedarfsfalle ihre Funktion auf und können sich in

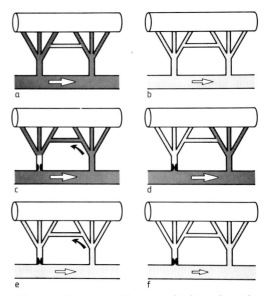

Abb. 7.3: Zusammenwirken verschiedener hämodynamischer Faktoren bei der Entstehung einer intestinalen Ischämie.

3a: Normale Durchblutungsverhältnisse.
3b: Systemische Veränderungen führen zu einer generellen Beeinträchtigung der Durchblutung.
3c: Die durch eine Stenose hervorgerufene Durchblutungsverminderung kann bei vorbestehenden Kollateralen voll kompensiert werden.
3d: Bei unzureichender Kollateralisierung kann die Stenose-bedingte Durchblutungseinschränkung nicht kompensiert werden.
3e: Die Addition von Stenose und systemischer Beeinträchtigung kann bei vorbestehenden Kollateralen grenzwertig kompensiert werden.
3f: Bei unzureichender Kollateralisierung wirken sich die Summation von Stenose und systemischer Beeinträchtigung deletär aus.

Größe und Kompetenz zu einem Hauptversorgungsast entwickeln. Es ist offensichtlich, daß sich bei jeder dieser Konstellationen ungünstige systemische Bedingungen zusätzlich negativ auswirken müssen (21) (**Abb. 7.3e und 7.3f**).

7.3.2 Folgen der Ischämie

Die Auswirkungen einer Minderdurchblutung sind in Abhängigkeit dieser genannten Faktoren sehr unterschiedlich: von der Einschränkung der Funktion bis zur morphologischen Destruktion. Bei günstigen Voraussetzungen kann selbst der vollständige Verschluß einer der 3 arteriellen Hauptäste asymptomatisch verlaufen und hinsichtlich der Funktion ohne Folgen bleiben. In seltenen Fällen bleiben auch Verschlüsse von 2 oder gar allen 3 Hauptstämmen ohne Auswirkungen (1, 18, 20).

Entsteht die stenosebedingte Durchblutungseinschränkung langsam, so läßt sich ein Stadium definieren, in dem das Sauerstoffangebot ausreicht, den Ruheumsatz des Darms zu gewährleisten. Jede zusätzlichen energetischen Anforderungen, wie sie etwa durch die Nahrungsaufnahme entstehen, bewirken ein Sauerstoffdefizit; es entsteht das klinische Bild der Angina intestinalis (15).

Wird das Lumen des Truncus coeliacus oder der A. mesenterica superior jedoch innerhalb kurzer Zeit auf mehr als 75 % eingeengt, so entsteht eine schnell zunehmende Durchblutungseinschränkung mit ischämischen Folgen (19). Die Intensität ebenso wie das Ausmaß der Schädigung hängt von den individuellen Vorgegebenheiten ab. Zu unterscheiden ist dabei zwischen lokalen und systemischen Auswirkungen. In dem zugeordneten Versorgungsgebiet verursacht die Ischämie in der Frühphase schmerzhafte Kontrakturen der Muskulatur (Spasmen sowie periphere Gefäßverengungen). Bereits nach 60 bis 90 Minuten treten nach kompletter Ischämie Zellschädigungen im Bereich der Mukosa auf (Innenschichtschaden) (5, 22). Nach weiteren 3 bis 4 Stunden bildet sich zunehmend eine Darmatonie aus; ebenso lösen sich langsam die Gefäßspasmen in der Peripherie. Auf die mit einer zunehmenden Azidose einhergehende Permeabilitätssteigerung der Gefäßwand ist das in dieser Phase erkennbare Ödem des Darms und des Mesenterialansatzes zurückzuführen. Mit einer in diesem Stadium auftretenden intravasalen Thrombose beginnt sich das Vollbild des hämorrhagischen Infarktes zu manifestieren (6). Die von der Mukosa nach außen fortschreitende Destruktion der Darmwandbarrieren ermöglicht die bakterielle Durchwanderung, wobei Bakterientoxine der Wanddestruktion zusätzlich Vorschub leisten. Die Anfänge der Durchwanderungsperitonitis zeichnen sich ab.

Die systemischen Auswirkungen bestehen vor allem in einem oft gravierenden Flüssigkeitsverlust mit der daraus resultierenden weiteren Verschlechterung der lokalen Durchblutungsbedingungen. Auch eine reflektorisch bedingte Schocksymptomatik trägt im allgemeinen zu einer Erkrankungsaggravation bei.

7.3.3 Nonokklusive Ischämie

Hierbei stehen jene letztgenannten systemischen Veränderungen ganz im Vordergrund, wobei ganz offensichtlich eine schon vorbestehende Durchblutungseinschränkung durch eine allgemein wirksame Kreislaufdepression (ohne erkennbaren morphologischen Gefäßverschluß) zur Ischämie eskaliert. In einigen Statistiken haben diese Fälle einen Anteil bis zu 50 % am Krankengut der intestinalen Ischämie (17). Bevorzugt ist das höhere Alter (jenseits von 70 Jahren) (4). Gelegentlich wird auf die Koinzidenz bestimmter Medikationen (Digitalis, Glykoside) verwiesen, wobei eine Vasokonstriktion mit konsekutiver Flow-Verminderung das Leiden initiieren kann (23).

7.4 Symptomatik

Es gilt, die chronische von der akuten Verlaufsform zu unterscheiden. Das klinische Bild ist dabei Ausdruck der Intensität sowie der zeitlichen Abfolge der auftretenden Durchblutungsstörung.

7.4.1 Chronische Verlaufsform (Angina intestinalis)

Charakteristisch sind intermittierend auftretende, oft kolikartige Schmerzzustände, meist im Epigastrium lokalisiert und typischerweise postprandial entstehend (15, 24). Die schmerzbedingte Nahrungseinschränkung führt zur progredienten Gewichtsabnahme. Auch Diarrhöen werden beobachtet. In den meisten Fällen läßt sich über dem Abgang des Truncus coeliacus bzw. der A. mesenterica superior ein systolisches Stenosegeräusch nachweisen (charakteristische Symptomtrias: postprandialer Schmerz, Gewichtsabnahme, systolisches Strömungsgeräusch).

Intestinale Ischämie

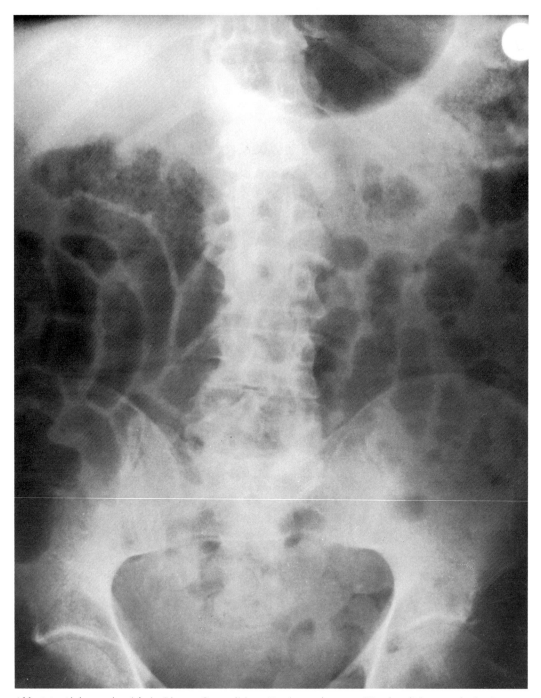

Abb. 7.4: Abdomenübersicht im Liegen: Generalisierte Paralyse; ödematöse Wandverdickungen des Instinums.

7.4.2 Akute Verlaufsform

Die chronisch verlaufende Ischämie kann der akuten Verlaufsform oft lange Zeit vorausgehen, nicht selten jedoch ist die Anamnese diesbezüglich stumm. Der Krankheitsverlauf der akuten Ischämie verläuft charakteristischerweise in 3 Phasen, welche durch eine jeweils unterschiedliche Symptomatologie gekennzeichnet sind:
(1) *Initialstadium* (bis ca. 12 Stunden): Das Leitsymptom bildet der fulminante Abdominalschmerz mit schlechter Lokalisierbarkeit; die Bauchdecken sind weich, das Abdomen nicht wesentlich druckempfindlich, die Peristaltik unverändert stark nachweisbar. Viszerovisterale Reflexmechanismen führen zu Schock, Übelkeit bzw. Erbrechen.
(2) *Intermediärstadium* (12 bis 24 Stunden): Die nach einigen Stunden nachlassende Schmerzsymptomatik bedeutet für den Patienten eine sichtbare Erleichterung (stilles Intervall). Die in dieser Phase auftretende Darmatonie deutet jedoch auf den fortschreitenden Krankheitsprozeß. Im 1. wie im 2. Stadium kann der Nachweis von Blutbeimengungen im Stuhl zur Erkrankungsidentifikation verhelfen.
(3) *Manifestes Stadium:* Nach etwa 24 Stunden wird die Schwere der Erkrankung in vollem Ausmaß erkennbar. Es entwickelt sich das klinische Bild des akuten Abdomens (meist diffuse Peritonitis). Die Facies abdominalis ist Ausdruck der den Gesamtorganismus gefährdenden Erkrankung.

7.4.3 Nonokklusive Ischämie

Im Unterschied zur okklusiven intestinalen Ischämie wird hier sehr oft die abdominale Symptomatik von der gravierenden Grunderkrankung überlagert. In der Mehrzahl handelt es sich um ein myokardiales Versagen mit entsprechender Kreislaufdepression. Übelkeit und Erbrechen können zu einem Zeitpunkt völliger abdominaler Beschwerdefreiheit auftreten. Verzögert nachweisbare Druckdolenz im Mittel- und Unterbauch, mit gleichzeitigem Blutnachweis im Stuhl, deuten auf die Erkrankungsmanifestation im Gastrointestinalbereich hin.

7.4.4 Ischämische Kolitis

Auch im Bereich des Dickdarms lassen sich die verschiedenen ischämischen Verlaufsformen nachweisen. Während die ischämische Gangrän des Kolons durch einen dem toxischen Megakolon vergleichbaren foudroyanten Verlauf gekennzeichnet ist, bleibt bei der ischämischen Kolitis, ebenso wie bei der ischämischen Enteritis, die Gangrän der Darmwand als morphologische Ischämiefolge aus: Die reversible Form zeichnet sich durch eine restitutio ad integrum aus. Bei der irreversiblen Form bedeutet der bindegewebige und narbige Ersatz eine Defektheilung mit Ausbildung von funktionsgestörten Darmsegmenten und Stenosen.
Kennzeichnend ist die jeweils transitorische Symptomatik der Initialphase: Durchfälle, meist mit Blutbeimengungen; Druckdolenz, oft ohne eindeutige Lokalisation; gelegentlich Erbrechen. Etwa nach 4 bis 5 Monaten können auftretende Stenosen zu einer entsprechenden Symptomatik führen, wobei nicht selten paradoxe Diarrhöen zu finden sind.

7.5 Diagnose

7.5.1 Angina intestinalis

Die Symptomtrias postprandialer Schmerz, Gewichtsabnahme und epigastrisches Strömungsgeräusch macht zur genauen Abklärung und Einschätzung der Erkrankung eine angiographische Untersuchung notwendig. Neben dem direkten Nachweis von Abgangsstenosen kann die Darstellung einer stark ausgeprägten Riolanschen Arkade Hinweis auf das Bestehen einer segmental gestörten Durchblutung sein. Die Absorptionsteste zeigen in aller Regel keine Beeinträchtigungen (2, 7).

7.5.2 Akute Ischämie (Darminfarkt)

Die Symptomatik des akuten Abdomens steht im Vordergrund. Zur richtigen Einschätzung, vor allem des symptomarmen Intervallstadiums, ist eine genaue Anamneseerhebung notwendig. Hinweise auf Kreislauferkrankungen erhalten ein besonderes Gewicht (Kreislaufinsuffizienz, Herzinfarkt, absolute Arrhythmie etc.). Die Ab-

Intestinale Ischämie

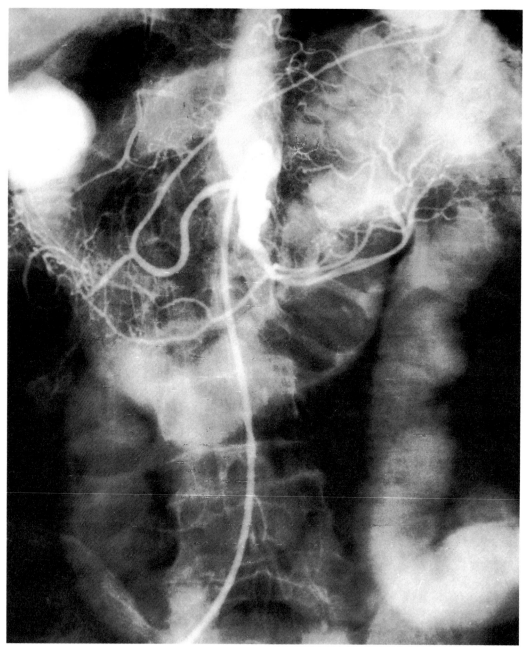

Abb. 7.5: Selektive Angiographie der A. mesenterica superior: embolischer Verschluß nach Abgang der A. colica media-Äste.

domenübersichtsaufnahme zeigt in der Regel das klinische Bild der Paralyse. Nicht selten ist die ödematöse Darmwandverdickung bereits erkennbar **(Abb. 7.4)**.

Labordiagnostische Kriterien verhelfen meist nicht zu einer differentialdiagnostischen Abgrenzung; die nahezu immer nachzuweisende Leukozytose ist unspezifisch, eine Erhöhung der Serum-GOT und LDH können als Hinweis auf eine Gewebsdestruktion gewertet werden.

Vor allem in den ersten beiden Stadien kann eine selektive Angiographie die Krankheitsursache klären helfen und nicht zuletzt bei der operativen Therapieplanung hilfreich sein **(Abb. 7.5)**. Grundsätzlich gilt jedoch, daß jeder Zeitgewinn hinsichtlich der schließlich notwendig werdenden Laparotomie nutzbringender ist als jede zeitverzögernde, wenn auch klärende diagnostische Maßnahme. Jeder Verdacht auf einen akuten Gefäßverschluß rechtfertigt die Laparotomie.

7.5.3 Ischämische Kolitis

In der Anfangsphase ist eine Abgrenzung gegenüber anderen Kolitisformen (Morbus Crohn, Colitis ulcerosa, Divertikulitis) meist nicht möglich. Angiographisch nachweisbare Gefäßstenosen erlauben meist keine kausalmorphologische Zuordnung (9). Endoskopisch finden sich segmentale Schleimhautveränderungen (hämorrhagische Areale, Erosionen, Ulzerationen sowie fibrinöse Membranen).

In der späteren Phase lassen sich eventuell auftretende Stenosen durch einen retrograden Kontrasteinlauf darstellen. Charakteristisch ist die konzentrische, tubuläre Stenose mit trichterförmiger Begrenzung (bevorzugte Lokalisation im Colon descendens).

7.6 Therapie

7.6.1 Indikation

7.6.1.1 Angina intestinalis.
Obwohl der arteriosklerotische Befall der intestinalen Gefäße meist nur eine Teilmanifestation eines generalisierten Leidens darstellt, bedeutet die operative Behandlung eine prophylaktische Maßnahme hinsichtlich der drohenden irreversiblen ischämischen Folgen. Daraus leitet sich die Notwendigkeit des operativen Eingriffes bei der Angina intestinalis ab. Bei den asymptomatischen Formen intestinaler Gefäßläsionen läßt sich der Indikationsbereich weniger eindeutig definieren. Eine individuelle Einschätzung ist erforderlich, wobei das Ausmaß der ischämischen Gefährdung berücksichtigt werden muß. Dieses resultiert aus der Anzahl und dem Ausmaß der nachgewiesenen Stenosen ebenso wie aus der Einschätzung einer vorbestehenden kreislaufdynamischen Insuffizienz. Vice versa stellt eine kreislaufstabilisierende Therapie einen konservativen Teilaspekt der allgemeinen Behandlungsstrategie dar.

7.6.1.2 Akute Ischämie.
Der Behandlungserfolg hängt von der frühzeitigen operativen Intervention ab. Parallel zur Diagnosefindung und zu den operativen Maßnahmen verfolgen konservative Therapiebemühungen das Ziel der Kreislaufstabilisierung, welches ganz wesentlich die Flüssigkeits-, Elektrolyt- und Volumenbilanzierung beinhaltet. Der Laparotomiebefund gibt Auskunft über Ausmaß und Progredienz der aufgetretenen Ischämie. Das operative Ziel besteht in der Wiederherstellung suffizienter Durchblutungsverhältnisse im intestinalen Bereich. Das Vorgehen beinhaltet 3 Aspekte: Versuch der Rekonstruktion, Resektion der irreversibel geschädigten Darmanteile, Second-look-Operation bei unsicheren Durchblutungsverhältnissen.

Die Entscheidung über das Vorgehen muß jedoch individuell erfolgen. Reversibilität der Ischämie ist in aller Regel nur durch ein Eingreifen während der ersten 4 bis 6 Stunden zu erzielen. Die ungünstigen Resultate jedoch sind im allgemeinen Folge einer zu späten operativen Intervention. Nicht selten gelingt es, durch eine partielle Revaskularisierung das Ausmaß der erforderlich werdenden Resektion zu reduzieren.

7.6.1.3 Nonokklusive Ischämie.
Das primäre und wichtigste Therapieziel besteht in der Stabilisierung des Kreislaufs zur Verbesserung der intestinalen peripheren Durchblutung. Zusätzliche Maßnahmen zielen auf eine Vasodilatation im Splanchnikusbereich, wobei eine Applikation von Papaverin, Glucagon oder Xylocain® über einen Katheter in die A. mesenterica superior erfolgreich sein kann. Der weitere Verlauf, insbesondere die lokale, abdominale Symptomatik, wird darüber entscheiden, inwieweit eine Laparotomie zur Reduktion irreversibel geschä-

Intestinale Ischämie

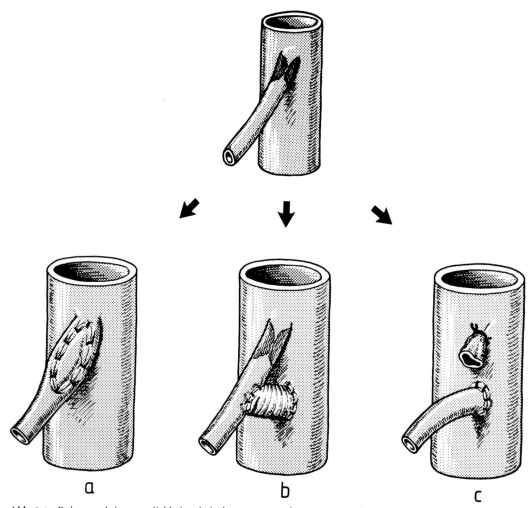

Abb. 7.6: Rekonstruktionsmöglichkeiten bei Abgangstenose der A. mesenterica superior.
6a: Erweiterungsplastik durch Venen- oder Dacronpatch.
6b: Aorto-Mesenterica-Dacronbypass.
6c: Reimplantation der A. mesenterica superior.

digter Darmanteile notwendig wird. Jede Peritonitissymptomatik indiziert die Laparotomie.

7.6.1.4 Ischämische Kolitis.
Die notfallmäßige Laparotomie ist selten erforderlich. Eventuell auftretende und symptomatisch werdende Stenosen müssen unter elektiven Bedingungen reseziert werden. Asymptomatische Spätveränderungen bedürfen in aller Regel keiner chirurgischen Therapie.

7.6.2 Technik

7.6.2.1 Angina intestinalis.
Art und Ausmaß der lokalen Gefäßläsion bestimmen das technische Vorgehen. Kurzstreckige Abgangsstenosen können durch Endarteriektomie behoben werden. Die kurzstreckige Längsarteriotomie wird mittels eines Venen- oder Dacronpatch verschlossen (**Abb. 7.6a**). Ein Venen- oder Dacronbypass, ebenso wie eine Reimplantation, stellen

weitere operative Rekonstruktionsmöglichkeiten dar (13) (**Abb. 7.6b** und **7.6c**). Andere Verfahren, wie die Reimplantation des Truncus coeliacus oder die retrograde Revaskularisation durch eine splenoaortale Anastomose bzw. einen hepatikoaortalen Bypass, werden selten angewandt, beleuchten aber die vielfältigen gefäßchirurgischen Möglichkeiten (27).

7.6.2.2 Akute Ischämie.

Durch eine querverlaufende Inzision im Bereich des Hauptstammes der A. mesenterica superior lassen sich mit Hilfe eines Fogarty-Katheters Embolien und sekundäre Thrombosen entfernen. Der Gefäßverschluß gelingt meist durch fortlaufende Naht. Nach erfolgreichem oder aber auch mißglücktem Revaskularisationsversuch werden, sofern erforderlich, die Resektionsgrenzen festgelegt. Nach Resektion der irreversibel geschädigten Darmanteile wird die Passage durch End-zu-End-Anastomosierung wieder hergestellt.

Bei unklaren Durchblutungsverhältnissen muß durch eine frühzeitige Second-look-Operation (24 bis 36 Stunden) die Situation geklärt und gegebenenfalls nachreseziert werden. Die Frage, wie ausgedehnt eine Resektion hinsichtlich der weiteren Überlebenschancen sein darf, hängt von funktionellen Überlegungen, aber auch von der Einschätzung der individuellen Gesamtsituation ab (Vor- bzw. Begleiterkrankungen).

Das Ziel, die akute Krankheitssituation zu beherrschen, muß dabei die Überlegungen über die langfristigen Überlebenschancen mitberücksichtigen. Hierbei ist auch daran zu denken, daß nach einer erfolgreichen Embolektomie eine Marcumarisierung nach den üblichen Richtlinien zu erfolgen hat (Emboliephylaxe).

7.6.2.3 Ischämische Kolitis.

Die in der Spätphase (nach 3 bis 4 Monaten) auftretenden Stenosen machen im Falle begleitender Symptome eine Resektion erforderlich. Die Resektion muß im Gesunden erfolgen. Die Wiederherstellung der Passage geschieht durch End-zu-End-Anastomosierung.

7.7 Resultate

Der Erfolg der Therapie bei den unterschiedlichen Formen der intestinalen Ischämie hängt wesentlich von der richtigen Einschätzung des Krankheitsbildes sowie der zeit- und methodengerechten Therapieplanung ab. Die zu spät gestellte Indikation zur operativen Intervention reduziert die chirurgischen Möglichkeiten auf die ausschließliche Beseitigung der Ischämiefolgen (Gangrän, Stenose). Vor allem aber bei der Angina intestinalis kann durch eine gezielte operative Maßnahme die drohende gangränöse Darmschädigung und damit auch die vitale Gefährdung des Patienten abgewendet werden.

7.7.1 Angina intestinalis

Die rein operationsbedingte Belastung eines rekonstruktiven Eingriffes im Splanchnikusbereich kann als gering eingeschätzt werden (Operationsletalität zwischen 2 und 5%) (3, 28).
Huber berichtet von erfolgreichen operativen Eingriffen bei 65% von insgesamt 189 Patienten (6). Gelegentlich sind Rezidiveingriffe erforderlich (12). Insgesamt wird jedoch die Prognose wesentlich von der Beteiligung des extraintestinalen arteriellen Gefäßsystems mitbestimmt (8).

7.7.2 Akute Ischämie

Der Erfolg quoad sanationem wie auch quoad vitam hängt allein von der rechtzeitigen operativen Intervention ab. Jede Verzögerung bedeutet eine schnell zunehmende Letalität und Morbidität. Zu den häufigsten Todesursachen zählen der protrahierte Schock, die rezidivierende bzw. progrediente Ischämie sowie die Peritonitis. In der Literatur wird die Operationsletalität mit 80 bis 90% angegeben (6, 10, 14, 17, 25). Übereinstimmend wird jedoch ausschließlich von Erfolgen nach Operationen in der Initialphase der Erkrankung berichtet.

Literatur

(1) *Cen, M., Kämerer, K., Neef, H.:* Verschluß der unpaaren Eingeweidearterien ohne klinische Symptomatik. DMW 97: 197, 1972

(2) *Dayly, P. O., Fogarty, Th. J.:* Simplified revascularization of the celiac and superior mesenteric arteries. Amer. J. Surg. 131: 762, 1976

(3) *De Bakey, M. W., McCollum, Ch. III:* Surgical management of chronic mesenteric insufficiency. South. Med. J. 81: 321, 1976

(4) *Dirschmid, K., Jelinek, R., Kubiska, E., Prohaska, H., Donner, M.:* Über die haemorrhagische Enteropathie. DMW 97: 1096, 1972
(5) *Glotzer, D. J., Villegas, A. H., Anekamaya, S., Shaw, R. S.:* Healing of the intestine in experimental bowel infarction. Ann. Surg. 155: 183, 1962
(6) *Huber, F. B.:* Ischämische Enter-kolopathien, in: Burri, C., Herfarth, Ch., Jäger, M. (Hrsg.): Aktuelle Probleme in Chirurgie und Orthopädie. Huber, Bern – Stuttgart – Wien 1981
(7) *Hübner, R., Romaniuk, P. A., Janisch, K., Bürger, L.:* Aorto-mesenterialer Bypass mit Vena saphena magna. Zbl. Chir. 100: 751, 1975
(8) *Kieny, R., Cinqualbre, J.:* Unspezifische Läsionen der Darmwand: Gefäßerkrankungen, Strahlenfolgen, Fisteln, in: Algöwer, M., Harder, F., Holländer, L. F., Peiper, H.-J., Siewert, J. R. (Hrsg.): Chirurgische Gastroenterologie. Springer, Berlin – Heidelberg – New York 1981
(9) *Kinkhabwala, M., Rabinowitz, J. G., Dallemand, S., Iyer, S.:* "Intersplanchnic steal syndrome": Another cause for reversible distal colon ischemia. Brit. J. Radiol. 47: 729, 1974
(10) *Krausz, M. M., Manny, J.:* Acute superior mesenteric arterial occlusion: a plea for early diagnosis. Surgery 83: 482, 1978
(11) *Lapiccirella, V., Weber, G.:* La claudicazione mesenterica sindrome di allarme della malattia coronarica. Arch. D. Vecchi Anat. pat. 19: 1123, 1953
(12) *Mellière, D., Scattolini, G., Vellnet, M., Bader, J.-P.:* Insuffisances artérielles digestives récidivantes. Surveillances et traitement à propos de 2 observations. Nouv. Presse, Méd. 4: 1027, 1975
(13) *Mikkelsen, W. P.:* Intestinal angina: Its surgical significance. Am. J. Surg. 94: 262, 1957
(14) *Muhrer, K.-H., Filler, D., Schwemmle, K., Feustel, H., Schellerer, W.:* Der akute Mesenterialgefäßverschluß. Dtsch. Ärzteblatt 2863, 1977
(15) *Orthner, N.:* Zur Klinik der Angiosklerose der Darmarterien (Dyspragia intermittens sclerotica intestinalis). Wien. Klin. Wschr. 15: 1166, 1902
(16) *Pickert, H.:* Über Gefäßverschluß-Syndrome des Bauchraumes. Dtsch. Med. J. 22: 357, 1971

(17) *Pierce, G. E., Brockenbrough, E. C.:* The spectrum of mesenteric infarction. Amer. J. Surg. 119: 233, 1970
(18) *Reiner, L., Bloom, A. A.:* Two vessels ostial occlusion of the celiac-mesenteric circulation. Surg. Clin. N. Amer. 49: 615, 1969
(19) *Reul, G. J., Wukasch, D. C., Sandiford, F. M., Chiarillo, L., Hallmann, G. L., Cooley, D. A.:* Surgical treatment of abdominal angina: review of 25 patients. Surgery 75: 682, 1974
(20) *Rob, C. G.:* Surgical diseases of the celiac and mesenteric arteries. Arch. Surg. 93: 21, 1966
(21) *Roberts, C., Maddison, F. E.:* Partial mesenteric arterial occlusion with subsequent ischemic bowel damage due to pitressin infusion. Amer. J. Roentgenol. 126: 829, 1976
(22) *Robinson, J. W. L., Mirkovitch, V., Rausis, C.:* Récupération fonctionnelle et morphologique de l'intestin grêle de chien après ischémie aiguë. Helv. Chir. Acta 39: 287, 1973
(23) *Schmidt-Hieber, W., Strecker, E. P., Brobmann, G. F., Barth, K., Birg, W., Schmidt, H. A.:* The entity of non occlusive mesenteric ischemia Stophanthin effect on mesenteric blood flow in experimental animals. Acta Hepato-Gastroenterol. 23: 47, 1976
(24) *Schnitzler, J.:* Zur Symptomatologie des Darmarterienschlusses. Wien. Med. Wschr. 51: 506, 1901
(25) *Stallkamp, B., Häring, R.:* Mesenterialinfarkt, in: Häring, R. (Hrsg.): Dringliche Bauchchirurgie. Thieme, Stuttgart – New York 1982
(26) *Tibblin, S., Burns, G. P., Hahnloser, P. B., Schenk, W. G. Jr.:* The influence of vagotomy on superior mesenteric artery blood flow. Surg. Gyn. Obstet 129: 1231, 1969
(27) *Van Dongen, R. J. A. M.:* Stenosen und Verschlüsse der Visceralarterien, in: Heberer, G. (Hrsg.): Aktuelle Fragen der rekonstruktiven Gefäßchirurgie. Perimed-Verlag, Erlangen 1979
(28) *Vollmar, J.:* Störungen der arteriellen Durchblutung im Bauchraum. Aktuelle Gastroenterologie, G. Thieme, Stuttgart 1968

8. Tropische Erkrankungen

von *Klaus Fleischer*

Erkrankungen des Gastrointestinaltraktes und der Leber sind die mit Abstand bedeutendste Gruppe von Erkrankungen in den Tropen. Durchfall als wesentlichstes Symptom einer Darmerkrankung ist das häufigste Krankheitssymptom der Menschheit überhaupt (22). Eine palpable Lebervergrößerung ist unter Tropenbewohnern faßbar häufiger (11), obwohl eine Quantifizierung des Problems aufgrund fehlender Biostatistiken nicht möglich ist.

8.1 Reisediarrhö (16, 55)

Bei Tropenreisen reagiert der Gastrointestinaltrakt schnell und sensibel auf alle Veränderungen der makrobiotischen wie der mikrobiotischen Umwelt. In ungewohntem tropischem Klima kommt es in den ersten Tagen zu einer vermehrten Schweißsekretion mit Elektrolytverlust, was eine Minderproduktion von Magensäure zur Folge hat. Nächtliche Auskühlung des Oberbauches unter der Klimaanlage und veränderte Speisenzusammensetzung, besonders in den Fetten, sowie eiskalte Getränke sind negative Einflüsse. Die orale Aufnahme von Keimen, vor allem der E.-coli-Gruppe, und Viren, an die unser intestinales Immunsystem nicht gewöhnt ist, führt zusammen mit äußeren Einflüssen zur häufigen Reisediarrhö (Prophylaxe, Klinik und Therapie, s. 3.9.1).

8.2 Intestinale Protozoen

Bei Tropenreisen werden mit Salat und ungeschältem Obst sowie unsauberem Wasser intestinale Protozoen mit aufgenommen. Die Oberdüngung von Gärten mit menschlichen Fäkalien ist in den Tropen weit verbreitet. Eine auch nur annähernd zuverlässige Reinigung von Salat ist mit keiner Methode zu erzielen. Auch Fliegen und Küchenschaben sind bekannte Überträger von Protozoenzysten auf offenstehende Nahrung. Die Fingernägel von infiziertem Küchenpersonal oder von Kleinkindern mit stuhlverschmutzter Unterwäsche sind mögliche Streuherde in Gaststätten und Kindergruppen. Die venerische Übertragung bei Analverkehr ist häufig. Das Trinkwasser tropischer Städte ist nicht selten durch Lecks in den überbelasteten Abwassersystemen durch Fäkalkeime und Dauerformen von intestinalen Protozoen infiziert (37).

Die parasitären Protozoen können sich im Gegensatz zu fast allen Würmern im Körper des aufnehmenden Wirtes vermehren, ein Phänomen, das sowohl ihre Überlebensfähigkeit wie die überwältigenden Infektionen erklärt, die sich aus einer einzigen Exposition entwickeln können (10).

8.2.1 Amöbiasis (26, 63)

Die wichtigste dieser vielfältigen Gruppen von fast ausschließlich einzelligen Parasiten sind die Amöben, unter denen wiederum die Ruhramöbe Entamoeba histolytica die wesentlichste pathogene Art ist.

8.2.1.1 Epidemiologie

Die Entamoeba histolytica kommt nahezu weltweit vor. Symptomlose Infestationen sind auch in gemäßigtem Klima zu finden; in südeuropäischen Ländern gibt es Endemiegebiete. In den USA sind zwischen 1 und 4% der Bevölkerung Zystenausscheider. Die Amöbendysenterie ist

8.2.1.5 Diagnose

Wesentlichstes Diagnosemittel bei Verdacht auf Amöbiasis ist die mikroskopische Untersuchung (8) von körperwarmem Stuhl in einem Labor mit geübten Fachkräften. Die Differenzierung der verschiedenen Amöbenarten und Abgrenzung von harmlosen Makrophagen ist nur dem Erfahrenen möglich. Auf dem Postweg eingeschickter Stuhl ist für die Amöbendiagnostik weitgehend wertlos, da vegetative Amöben bereits bei Zimmertemperatur absterben und auch die Zysten in den Randpartien des Materials verschwinden. Da nicht jede Stuhlportion gleich durchmischt ist, sollte wenigsten 3 Proben untersucht werden. Schleimig-blutige Stuhlflocken sind am erfolgversprechendsten.

Die Serologie (28, 33) ist bei extraintestinalem Befall – Leberabszeß oder wandinvasive Amöbenruhr – positiv beweisend und für die Verlaufskontrolle wesentlich. Bei asymptomatischer Ausscheidung von Zysten oder auch langdauernder leichter Darmsymptomatik bleibt sie negativ oder spricht nur grenzwertig an. Neben dem weitverbreiteten, aber relativ unspezifischen IHA sollten bei schwerer Erkrankung ein spezifischer IFT, ein Elisa-Test oder eine Gegenstromelektrophorese (CIE) durchgeführt werden. Positive Titer liegen beim IHA bei 1:128 und höher, beim IFT bei 1:320 und höher. Es können Werte über 5000 erreicht werden.

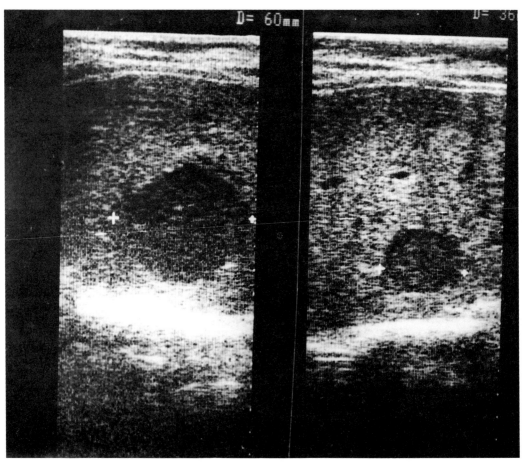

Abb. 8.2: Sonogramm: Amöbenleberabszeß; 54jähriger Patient, links 1980 und rechts 1983. Sehr langsame Rückbildung trotz Therapie, Infektion 1979 in Ägypten.

Zur Untersuchung (24) bei Amöbenruhr gehören eine Rektoskopie und/oder eine Sigmoidoskopie, bei der direkt Schleim zur mikroskopischen Untersuchung gewonnen werden kann. Der Ausschluß eines Leberabszesses ist heute eine Domäne der Sonographie (**Abb. 8.2**), wobei das Computertomogramm (**Abb. 8.3**) im positiven Fall zusätzliche Aussage über die Ausdehnung bietet. Die Thoraxaufnahme zeigt beim Leberabszeß einen Zwerchfellhochstand rechts und häufig einen Erguß rechtsbasal. Die Blutsenkung und die Leukozytenzahl sind beim Darmbefall nur gering, bei der Leberbeteiligung deutlicher erhöht.

8.2.1.6 Therapie (26, 50)

Unter den verschiedenen Amöbiziden sind das Nitroimidazolderivat Metronidazol (Clont®) und seine in Deutschland erhältliche Weiterentwicklung Ornidazol (Tiberal®) die Mittel der ersten Wahl. Bei einer akuten Amöbenruhr sollte man 800 mg Metronidazol oder 500 mg Ornidazol 3 × täglich über 10 Tage geben. Bei Ornidazol sind dabei in der Regel die Nebenwirkungen in Form von leichter Nausea, Schwindel und Kopfschmerz geringer ausgeprägt als bei Metronidazol. Da bei den Präparaten ein antabusartiger Effekt auftreten kann, ist der Konsum von Alkohol während der Einnahmezeit zu vermeiden. Bei schweren Infekten sollte diese Medikation mit oralem Tetracyclin – 1 g pro Tag zu 2 Dosen – kombiniert werden. Zur Nachbehandlung nach schwerer Infektion oder auch bei symptomlosen Zystenausscheidern ist ein Kontaktamöbizid angezeigt: Paromomycin (Humatin®) 500 mg, 3 × täglich über 7 Tage oder Diloxanide Furamate 500 mg, 3 × täglich über 10 Tage (Furamide®; in der Bundesrepublik über Auslandsapotheken zu beziehen).

Der *Amöbenabszeß* (19, 45, 46) sollte grundsätzlich stationär behandelt werden. Er ist primär eine

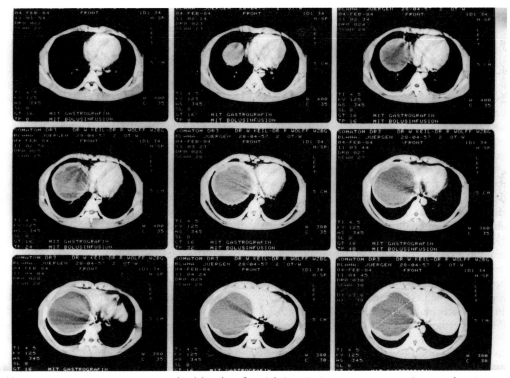

Abb. 8.3: Computertomogramm: Amöbenleberabszeß; 26jähriger Patient, Januar 1984; akute Perforationsgefahr, Infektion in Indien, März 1983.

nur in der Infusion geschehen. Bei P. vivax und P. ovale ist anschließend eine Therapie der extraerythrozytären Formen mit Primaquin (Primaquine ® Bayer, 1 Tabl. zu 15 mg täglich über 14 Tage) erforderlich.
Die Wahl des Mittels bei der Malaria tropica – hervorgerufen durch P. falciparum – hängt von der Schwere der Erkrankung und besonders von der geographischen Region des Infektionsortes ab. Chloroquin ist bei Infektionen aus Westafrika und dem mittleren Osten derzeit in der oben angegebenen Dosis wirksam. Ebenso wirksam ist hier das Kombinationspräparat Pyrimethamin-Sulfadoxin (Fansidar®) in einer Dosis von 1 × 3 Tabletten, wobei die Indikationseinschränkungen zu beachten sind. Bei Infektionen aus Ozeanien, Südost-Asien, dem indischen Subkontinent, Ost- und Zentralafrika, sowie Südamerika südlich von Panama muß mit einer teilweisen oder kompletten Chloroquinresistenz der Erreger gerechnet werden. In diesen Regionen besteht inzwischen auch eine rasche fortschreitende Resistenz gegen das Kombinationspräparat Fansidar®.
Bei schweren Malaria tropica-Erkrankungen mit gastrointestinalen Symptomen, Nierenversagen oder zerebralen Komplikationen ist Chinin (Chininum dihydrochloricum Amp. 250 mg) oder das neue Mefloquin (Lariam, Tabl. 250 mg, in klinischer Prüfung) angezeigt. Chinin wird am günstigsten parenteral in der Infusion in einer Dosis von 10 bis 15 mg/kg Körpergewicht in physiologischer Kochsalzlösung gegeben. Diese Dosis kann innerhalb der ersten 24 Stunden bis auf eine Gesamtdosis von ca. 2 000 mg gesteigert werden bei regelrechter Herz- und Kreislaufsituation. Nach 2 bis 3 Tagen sollte auf Chinin oral oder ein anderes Medikament übergegangen werden. Die zusätzliche Gabe von Tetracyclin ist empfehlenswert, während sich die Kombination von Chinin und Chloroquin nicht bewährt hat. Alle Maßnahmen der Intensivmedizin sind von wesentlicher Bedeutung.
Bei Mefloquin, das zunächst nur in Tablettenform vorliegt, beträgt die Gesamtdosis 1 250 bis 1 500 mg und ist wie folgt zu verabreichen: initial 3 Tabletten (750 mg), gefolgt von 2 weiteren Tabletten (500 mg) nach 6 bis 8 Stunden; bei einem Körpergewicht von mehr als 60 kg wird nach weiteren 6 bis 8 Stunden nochmals 1 Tablette (250 mg) gegeben. Bei semiimmunen Patienten genügt eine Einmaldosis von 3 bis 4 Tabletten.

Diese ist auch bei Kindern – unabhängig von der Immunität – angezeigt mit einer Gesamtdosis von 25 mg/kg Körpergewicht.

8.4 Chagaserkrankung (60)

Zu den Protozoen gehören auch die geiseltragenden Trypanosomen und Leishmanien. Trypanosoma cruzi, der Erreger der südamerikanischen Chagaserkrankung, führt durch intrazelluläre Zerstörung von glatten Muskelfasern zur Dilatation von großen Hohlorganen, insbesondere Herz, Ösophagus und Kolon. Aperistaltik und „Megasyndrome" sind die Folge. Einschleppungen nach Deutschland sind nicht bekannt.

8.5 Kala-Azar (14, 27, 52)

In Europa ist die viszerale Leishmaniose oder Kala-Azar von Bedeutung, da sie in den euro-

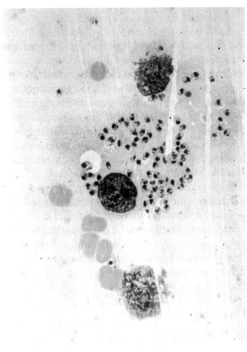

Abb. 8.4: Leishman-Donovan-Körperchen im Knochenmark bei Kala-Azar.

päischen, arabischen und afrikanischen Mittelmeerländern endemisch ist neben ihrem Vorkommen in den Tropen. Die Erreger werden durch die winzigen Sandfliegen von den offenen Grinden des Hauptwirtes Hund auf den Menschen übertragen. Die Multiplikation der Parasiten findet im retikuloendothelialen System statt, wo sie durch Punktion und Ausstrich als Leishman-Donovan-Körperchen nachzuweisen sind **(Abb. 8.4)**. Die Erkrankung ist charakterisiert durch unregelmäßiges Fieber, Vergrößerung von Leber und Milz, Gewichtsverlust, Anämie, Leukopenie und massive Gammaglobulinerhöhung.

Die Inkubationszeit liegt zwischen 2 und 6 Monaten. Der Beginn ist meist schleichend. Unter europäischen Urlaubern sind Kinder überdurchschnittlich häufig betroffen. Die Erkrankung führt, wenn nicht behandelt, fast immer innerhalb von 1 bis 3 Jahren zum Tode. Die Therapie mit 5wertigem Antimon ist erfolgreich. Die viszerale und die kutane Leishmaniose (Orientbeule) gehen nicht ineinander über.

8.6 Wurmerkrankungen (10, 41)

Wurmerkrankungen sind unter den Bedingungen der Armut in der Dritten Welt außerordentlich häufig. Saugwurm oder Egelarten sind neben den fadenförmigen Rundwürmern die wichtigsten Parasiten in Darm und Leber der Menschen. Feuchtwarmes Klima ist ein zusätzlicher Faktor. Nach den Amöben werden Wurmerkrankungen am häufigsten nach Europa mitgebracht.

8.6.1 Schistosomiasis (9, 40)

Die Schistosomiasis oder, nach dem Erstbeschreiber des Saugwurms, Theodor Bilharz (1852), auch Bilharziose genannte Erkrankung ist eine chronische Parasitose, von der nach Angaben der WHO mehr als 200 Millionen Menschen betroffen sind. Drei menschenspezifische Hauptarten rufen Krankheitsbilder hervor, die sich in Symptomatik wie Schwere deutlich unter-

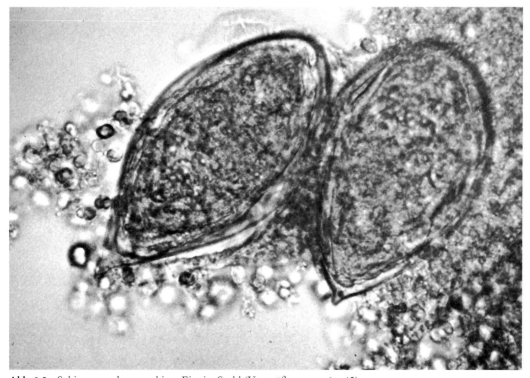

Abb. 8.5: Schistosoma haematobium Eier im Stuhl (Vergrößerung ×6×40).

scheiden. Schistosoma mansoni und Schistosoma japonicum führen überwiegend zu einer Darmbilharziose mit Leberbeteiligung, Schistosoma haematobium **(Abb. 8.5)** zur Blasenbilharziose.

8.6.1.1 Epidemiologie (30, 56)

Schistosoma mansoni ist die vorherrschende Art in Mittel- und Südamerika, während sie in Afrika und im arabischen Raum mit Schistosoma haematobium gemischt auftritt. Schistosoma japonicum ist ausschließlich in Ostasien in China, den Philippinen, in Laos, Kambodscha und geringer in Südjapan, Thailand und Indonesien verbreitet. Der indische Subkontinent ist mit Ausnahme zweier kleiner Herde frei. Unterarten sind von regionaler Bedeutung: so Schistosoma intercalatum im Kongobecken als Ursache einer schweren Darmbilharziose, Schistosoma mattheei in Südafrika als Ursache einer milden Darminfektion und Schistosoma mekongi im Mekongbecken, der ebenfalls eine schwere Darmerkrankung hervorrufen kann.

8.6.1.2 Infektion

Die Schistosomiasis wird in deutlich zunehmender Zahl nach Europa mitgebracht, da die Durchseuchung der Bevölkerung in den Endemiegebieten bei verbesserter ökonomischer Situation im Gegensatz zu vielen anderen Tropenkrankheiten zunimmt (55). Zur Infektion ist Kontakt mit verseuchtem Süßwasser bei Arbeit oder touristischer Unternehmung notwendig. Da durch die rasche Ausweitung von Bewässerungskanälen und die Anlage zahlloser kleiner und großer Stauseen, neue ganzjährige Wasserflächen entstehen, da die Migration von einheimischen und europäischen Einzelpersonen und Gruppen wegen Arbeitssuche, Hunger oder Tourismus weiter stark zunimmt und die Urin- und Stuhlbeseitigung in den Tropen nach wie vor mehr durch eine Vermischung mit Wasser statt durch eine Trennung von ihm erfolgt, ist der Kreislauf zwischen Mensch und Wasser intensiver denn je (49).

8.6.1.3 Entwicklung (10, 31, 47)

Die mit Urin und Stuhl ausgeschiedenen Eier gelangen ins Wasser, schlüpfen in eine Wasserschnecke als Zwischenwirt und werden zur freischwimmenden Zerkarie. Diese dringen im Wasser durch die unversehrte Haut in den Menschen ein. Durch die Hautvenen, das rechte Herz und den Lungenkreislauf wandern die jungen Würmer in die Pfortadergefäße, wo sie heranwachsen und sich paaren. Das länglich-blattförmige Männchen umschließt dabei das drehrunde, etwas längere Weibchen, was zum Namen Pärchenegel führte. Die geschlechtsreifen Würmer – zwischen 10 und 20 mm lang – leben vorwiegend in den Mesenterialgefäßen des Darmes sowie in den Lebervenen (Schistosoma mansoni und Schistosoma japonicum) – oder in den Gefäßen der Blase (Schistosoma haematobium). Die Würmer leben zwischen 3 und 7 Jahre, wobei mehr als doppelt so lange Beobachtungszeiten in übersiedelten Personen vorliegen. Die tägliche Eierproduktion eines weiblichen Wurmes beträgt über Monate bei Schistosoma mansoni zwischen 250 bis 400, bei Schistosoma haematobium 500 bis 1000 und bei Schistosoma japonicum zwischen 1500 bis 3000 Eier. Die Eier dringen in die Kapillaren ein, von da aus in und durch die Darm- bzw. Blasenwand ins Lumen und werden ausgeschieden. Die Eier sind an einem charakteristischen Stachel erkennbar, der bei Schistosoma haematobium am Ende, bei Schistosoma mansoni an der Seite sitzt. Die Eier von Schistosoma japonicum sind gedrungener und haben nur einen kleinen seitlichen Knopf, der schwerer zu sehen ist.

8.6.1.4 Pathogenese (12, 19)

Die Pathogenese der Schistosomiasis besteht in einer in der Regel kurzen und milden immunologischen Reaktion des menschlichen Körpers auf das eingedrungene Fremdeiweiß des Wurms in seinen unreifen Entwicklungsstadien und dann ausschließlich in einer massiven granulomatösen Fremdkörperreaktion auf die ausgeschiedenen Eier. Die reifen Egel haben eine große Fähigkeit zur immunologischen Maskierung, so daß sie nicht mehr als Fremdeiweiß angegriffen werden. Die eigentliche Schädigung der betroffenen Organe geschieht durch die riesige Zahl von Eiern, die auf ihrer zielgerichteten Wanderung histiolytische Enzyme freisetzen und so um sich eine massive Lymphozytenreaktion aktivieren. Dieser folgt eine akute eosinophile Granulombildung, die langsam in ein chronisches Granulom mit überwiegend Makrophagen, Riesenzellen und Fibroblasten übergeht. Kollagenablagerung und Fibrose sind wesentliche Bestandteile der Reaktion und verantwortlich für die irreversiblen Organschäden in allen Formen der Schistosomiasis.

8.6.1.4.1 Leber-Milz-Beteiligung (4). Diese ist bei Schistosoma mansoni und Schistosoma japonicum sehr ausgeprägt und basiert allein auf der Verlegung der Portalgefäße mit Eiern. Durch diese chronische präsinusoidale Reizung entstehen eine Lebervergrößerung und portale Fibrose mit wenig direkter Leberzellschädigung. Das Vollbild der Schädigung ist als „Symmersche Tonröhrenfibrose" bekannt, in der breite periportale Fibroseröhren wie ein Raumgitter die Leber durchziehen. Eine Umwandlung in eine Zirrhose geschieht nur bei zusätzlichem hepatozellulärem Schaden, etwa durch das in den Tropen weit verbreitete Hepatitis-B-Virus. Die Milzvergrößerung entsteht aus dem erhöhten Portalvenendruck und der erhöhten Lymphozytenaktivierung in den Granulomen (2). Aszites und Ösophagusvarikosis sind langfristige Folgen dieser chronisch-rezidivierenden Infektion, die in der Tropenbevölkerung bereits in der Kindheit erworben wird.

8.6.1.4.2 Darm-Schistosomiasis (9, 21, 47). Egel können im oberen (häufiger Schistosoma japonicum) wie im unteren (Schistosoma mansoni) Mesenterialvenensystem Eier legen und somit sowohl Dünn- wie Dickdarm betreffen. Bei der nach Europa häufig mitgebrachten Mansoniinfektion zeigt das Kolon multiple, teilweise konfluidierende Granulome, die bei der Endoskopie wie Sandkörner oder größere hämorrhagische

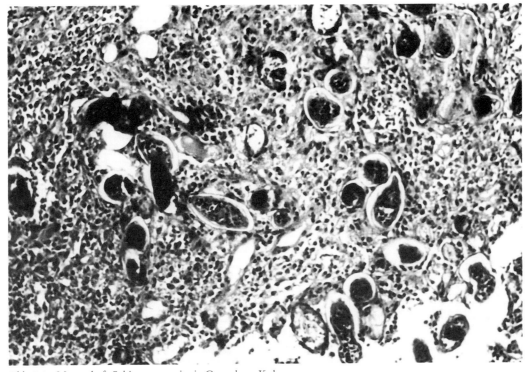

Abb. 8.6: Massenhaft Schistosomeneier in Granulom, Kolon.

Entzündungen mit polypösen Veränderungen erscheinen (**Abb. 8.6**). Ein Übergang in ein Kolonkarzinom ist bei der Darmbilharziose weder aus Autopsiebefunden noch aus epidemiologischen Schlüssen anzunehmen (7) im Gegensatz zur Blasenbilharziose (Schistosoma haematobium), bei der das Blasenkarzinom um ein Vielfaches gehäuft auftritt (6, 51).

8.6.1.4.3 Andere Organbeteiligungen.

In sehr unterschiedlicher Zahl gelangen Eier an der Leber vorbei und rufen in den Lungenarteriolen Granulome hervor. Als Spätfolge kann daraus neben dem portalen Hochdruck ein Cor pulmonale entstehen. In allen Stadien der Erkrankung können Eier an atypische Stellen verschleppt werden, wobei sich Granulomreaktionen im Hirn als Fokalgeschehen (besonders Schistosoma japonicum) und im Rückenmark als transverse Myelitis mit Querschnittslähmung (besonders Schistosoma mansoni) darstellen (57).

8.6.1.4.4 Assoziationen mit anderen Infektionen.

Bei der Schistosomiasis kommen chronische Salmonellosen (36), aber keine anderen bakteriellen Erkrankungen, HBs-Ag-Trägertum und Hepatitis-B-Erkrankung (38) und schließlich Polio-I- und -III-Virus-Antikörper signifikant häufiger vor als in vergleichbaren Gruppen ohne Schistosomiasis (64). Es ist unklar, ob der Wurm nur als Träger für diese Erreger dient, oder ob sie sich unter der protektiven Immunität des Wurmes mitverstecken können (43).

8.6.1.5 Klinik (9, 21, 40)

Die Klinik der Schistosomiasis hat entsprechend der Pathogenese kurze akute Anfangsstadien – Zerkariendermatitis und Katayamafieber –, ist aber im wesentlichen eine chronische Erkrankung, die über Jahre aktiv ist und bleibende Organschäden, besonders in der Niere, den Harnwegen, der Leber und im Darm hervorruft.

8.6.1.5.1 Zerkariendermatitis.

Diese tritt bei allergisch disponierter Haut, bei Reexposition und bei tierspezifischen Zerkarienarten innerhalb von 12 bis 24 Stunden auf als sogenannter „swimmer's itch". Häufig wird sie aber nicht bemerkt. Die runden Papeln verschwinden meist nach wenigen Stunden und bestehen nur bei schwerer Exposition über Tage. Eine symptomatische Therapie ist genügend.

8.6.1.5.2 Katayamafieber.

Bei Personen, die nicht von Kind an schistosomenexponiert waren, sondern eine plötzliche stärkere Infektion erwerben – etwa Touristen – kommt es nach 4 bis 6 Wochen zu unregelmäßigen Fieberschüben (benannt nach dem Katayama-Tal in Japan). Leibschmerzen mit Übelkeit und Erbrechen, Diarrhö, Husten, Kopfschmerz und gelegentliche Urtikaria treten hinzu. Milz und Leber können vergrößert sein, die Eosinophilenzahl ist erhöht. Die Erkrankung dauert von Tagen bis zu mehreren Wochen mit sehr unterschiedlicher Intensität. Eine spezifische Therapie ist nicht bekannt. Die Schistosomiasispräparate (s. 8.6.1.7) sind in diesem Stadium ohne Wirkung. Eine symptomatische Therapie mit Salicylaten, Antihistaminika und bei Bedarf Steroiden wirkt lindernd.

8.6.1.5.3 Chronische Schistosomiasis: Erste Symptome.

Die eigentliche chronische Schistosomiasis beruht auf den Wirkungen der fortschreitenden Granulomreaktion um die Eier. Viele Personen mit milden Infektionen bleiben symptomlos und die Parasitose kommt auf Dauer zum Erliegen. Erste Symptome treten kaum unter 6 Monaten nach der Primärinfektion auf, bei Schistosoma mansoni und Schistosoma japonicum im Gastrointestinaltrakt oder bei Schistosoma haematobium im Harnwegssystem, wobei es aber zwischen den beiden Organsystemen erhebliche Überschneidungen gibt. Die ersten Anzeichen, die bei einem Tropenrückkehrer auftreten können, sind unspezifisch und dienen nur zusammen mit der Reiseanamnese als Hinweis. Es sind Müdigkeit, anhaltende, breiig-schleimige Stühle mit leichten Bauchkrämpfen und einer geringen Lebervergrößerung bei Schistosoma mansoni oder unbestimmte Schmerzen im Dammbereich, Dysurien und terminale Hämaturie bei Schistosoma haematobium. Schwere Infektionen, die nur bei längerer starker Exposition entstehen, kommen unter europäischen Tropenrückkehrern kaum vor.

8.6.1.5.4 Chronische Schistosomiasis: Hepatosplenomegalie.

Das wichtigste pathologische Zeichen der schweren Schistosomiasis ist die Hepatosplenomegalie. Insbesondere der linke

Leberlappen ist derb und kleinknotig vergrößert, ein Ikterus fehlt. Die Leberfunktion ist bis in das Terminalstadium weitgehend erhalten. Die Milz ist regelmäßig vergrößert, erreicht aber nur selten exzessive Größe mit Druckbeschwerden. Eine Splenektomie zeigte in diesen Fällen keinen verschlechternden Effekt auf die Grunderkrankung. Ob es bei der Schistosomiasis einen Hypersplenismus aufgrund einer Hyperimmunreaktion gibt wie bei der Malaria, der das tropische Splenomegaliesyndrom zuzuordnen ist, bedarf noch der Klärung (66).

Aus dem portalen Hochdruck folgt die Ösophagusvarikosis, die häufig ist. Blutungen daraus sind aber auch bei Wiederholung in der Regel nicht so lebensgefährlich wie bei einer Zirrhose, da aufgrund des intakten Leberparenchyms das Gerinnungssystems kaum verändert ist. Aszites tritt in der Erkrankung spät auf und ist als ungünstiges Zeichen anzusehen.

8.6.1.5.5 Chronische Schistosomiasis: Darmveränderungen. Der Darm zeigt über die milden Anfangssymptome hinaus (s. 8.6.1.5.3) eine Zunahme der krampfartigen Schmerzen, Hyperperistaltik, Blähungen und wiederkehrende Blutbeimengungen zum breiig-schleimigen Stuhl. Besonders Colon transversum und descendens sind schmerzhaft palpabel. Am After sind Fisteln nicht selten, während Perforationen kaum vorkommen. Gewichtsverlust, Antriebsschwäche sowie Eisenmangelanämie und Eiweißmangel sind die Folge. Darmspiegelungen bis zur Ileozökalklappe zeigen eine Fülle von Granulomen von Reiskorngröße über einzelne Polypen bis zu – seltenen – tumorartigen Massen. Sie alle bluten leicht. Die Differentialdiagnose zur Kolonpolyposis, zum Karzinom, zu Morbus Crohn oder Colitis ulcerosa ist makroskopisch häufig nicht sicher zu stellen.

8.6.1.5.6 Chronische Schistosomiasis: Harnwegsveränderungen. Die Wand der Harnblase ist der Hauptangriffspunkt bei Schistosoma-haematobium-Infektionen. Nach den milden Anfangsformen (s. 8.6.1.5.3) kommt es bei schweren Infekten zu 3 größeren Manifestationen der Erkrankung: Obstruktion oder Reflux in den Ostien mit nachfolgender Hydronephrose und schließlich Nierenversagen, chronische Pyelonephritis mit rezidivierender Septikämie und schließlich Vernarbung und Verkalkung der Harnblase mit gehäufter Entartung zum Blasenkarzinom (s. 8.6.1.4.2).

8.6.1.6 Diagnostik

Die Anamnese mit Aussagen zu Region und Art der Reise – etwa Nilreise oder Rucksacktour –, Wasserkontakt und Erstsymptomen ist von entscheidender Bedeutung, da aus der Kenntnis der Epidemiologie die Wahrscheinlichkeit der Erkrankung beurteilt werden kann. Sichere klinische Zeichen, die nicht eine Reihe von bei uns viel häufigeren Differentialdiagnosen hätten, gibt es nicht, von der spät auftretenden Harnblasenverkalkung abgesehen.

8.6.1.6.1 Einachweis im Urin. Der direkte Einachweis (8) in Stuhl, Urin sowie Biopsie aus Rektum oder Blase ist der entscheidende Beweis für die Infektion. *Urin:* da bei europäischen Tropenrückkehrern in der Regel leichte Infekte bestehen, sollte Urin über mehrere Stunden gesammelt werden, und zwar über die Mittagszeit von 10 bis 15 Uhr entsprechend der zirkadianen Rhythmik der Eiausscheidung. Reichliches Trinken und Bewegen während dieser Stunden erhöhen die Chance, fündig zu werden. Der Urin wird entweder gefiltert und die Eier werden auf dem Filterpapier gefärbt, oder der Urin sedimentiert über 15 Minuten in einem Spitzglas, aus dessen Bodensatz das Sediment direkt mikroskopiert wird. Aus diesem Sammelurin kann ein Mirazidien-Schlüpfversuch (10) in einem erfahrenen Labor angesetzt werden, um aus vorhandenen Eiern innerhalb 1 Stunde schlüpfende Mirazidien nachzuweisen. Diese Methode zeigt auch, ob die Eier noch lebendig sind.

8.6.1.6.2 Einachweis im Stuhl. Zum Einachweis im Stuhl ist eine Konzentrationsmethode notwendig, da wie im Urin nur bei schweren Infekten ein direktes Auffinden von Eiern in der Aufschwemmung gelingt. Die MJF-(Merthiolat-Jod-Formaldehyd-)Konzentration hat sich hierbei wie bei anderen Wurmeiern bewährt. Der dikke Ausstrich nach KATO ist eine mögliche Alternative (8).

8.6.1.6.3 Eiquantifikation. Durch Messen beziehungsweise Wiegen der Tagesmenge an Urin und Stuhl und die Eizählung in einem Aliquot ist die Eiausscheidung meßbar und danach Schwere der Erkrankung und Therapieerfolg zu beurteilen.

8.6.1.6.4 Einachweis in Darm- und Blasenbiopsie. Biopsien aus Rektum und Blase sollten immer dann entnommen werden, wenn bei negativer Urin- und Stuhluntersuchung der klinische Verdacht auf eine Schistosomiasis besteht. Eine Probe davon wird nativ als Quetschpräparat auf einem Objektträger mit einem Deckgläschen in Kochsalzlösung flachgedrückt und mit der Lupenvergrößerung unter dem Mikroskop betrachtet. Vorhandene Eier sind sofort sichtbar. Eine weitere Probe wird dem Pathologen vorgelegt.

8.6.1.6.5 Serologie. Eine Reihe verschiedener Teste bieten sich an (25, 28, 42). Sie sind dem direkten Einachweiß aber unterlegen, da sie teilweise erst spät ansprechen, zu lange positiv bleiben, noch nicht genügend spezifisch sind und eine verbindliche Standardisierung noch nicht erfolgt ist. Sie sind jedoch bei Verlaufskontrollen und epidemiologischen Studien von wesentlicher Bedeutung. Der Immunfluoreszenztest (IFT) hat die beste Aussagekraft. Eine Fokalfluoreszenz von 1:20 und höher sowie eine Parenchymfluoreszenz von 1:40 und höher sind als positiv anzusehen. Bei frischen Infekten überwiegt die Fokal-, bei alten Infekten die Parenchymfluoreszenz. Der indirekte Hämagglutinationstest (IHA) ist relativ wenig sensibel. Neuere ELISA-Teste sind in Entwicklung.

8.6.1.6.6 Weitere Diagnostik. Die Parameter des Blutbildes sind entsprechend der Anämie verändert. Die eosinophilen Zellen sind in der Regel kaum erhöht. Die Gammaglobuline sind vermehrt. Sonographie, röntgenologische und endoskopische Methoden stellen die chronischen Organveränderungen dar.

8.6.1.7 Therapie

Seit der Einführung von Praziquantel (Cesol®, Biltricide®) steht ein Präparat zur Verfügung, das in einer oralen Eindosistherapie eine 70- bis 90 %ige Heilungsrate bei allen Schistosomenarten erreicht. Die Einmaldosen sind 40 mg/kg bei Schistosoma mansoni und haematobium bzw. 60 mg/kg in 2 Dosen bei Schistosoma japonicum. Die Nebenwirkungen sind leicht und kurz in Form von leichter Nausea bis Erbrechen. Die Therapie kann wiederholt werden. Oxamniquine (Mansil®) ist gegen Schistosoma mansoni und Metrifonate (Bilarcil®) gegen Schistosoma haematobium oral wirksam. Die bisher verwendeten Präparate Niridazole, Hycanthone und Antimonverbindungen sind wegen ihrer teils erheblichen Nebenwirkungen obsolet.

8.6.1.8 Vorbeugung und Kontrolle

Eine medikamentöse Prophylaxe ist nicht möglich. Eine Impfung ist in absehbarer Zeit nicht zu erwarten. Die Vorbeugung besteht im strikten Vermeiden von Kontakt mit infiziertem Süßwasser. Baden im Seewasser, mit Ausnahme der Flußmündungen, ist sicher. Bei versehentlichem Wasserkontakt sollte die Haut sofort mit einem Tuch trocken gerieben werden, um eindringende Zerkarien zu beseitigen.

Eine Kontrolle oder gar Ausrottung der Schistosomiasis ist nicht in Sicht. Durch die Ausdehnung von Bewässerungsanlagen und Errichtung von Stauseen werden den Zwischenwirten neue ganzjährige Wachstumsräume eröffnet. Der intensive Einsatz von schneckentötenden Mitteln hat neben vorübergehenden Erfolgen ökologische Nachteile gebracht. Mit Gesundheitserziehung, Strukturmaßnahmen wie Toilettenbau, Stegbau zum Wasserholen und Anlegen sowie einem gezielten Masseneinsatz von Praziquantel erscheint eine regionale Eindämmung möglich (61).

8.6.2 Weitere Saugwurmarten (10)

Eine Vielzahl von flachen Saugwürmern oder Egeln können den Menschen befallen und im Darm, in der Leber oder der Lunge leben. Da sie alle neben dem Menschen tierische Hauptwirte, in der Regel Haustiere wie Katzen, Hunde, Rinder, Schafe und Ziegen haben, sind sie Zoonosen. Zwischenwirte sind wie bei den Schistosomen meist Wasserschnecken. Die infektiösen Eier werden mit rohem Gemüse, mit halbgartem Fleisch, Fisch oder Krabben aufgenommen.

8.6.2.1 Großer Darmegel

Der große Darmegel, Fasciolopsis buski, ist in Südostasien weit verbreitet. Er wird durch rohe Wassernüsse aufgenommen und führt im Dünndarm zu massiven, teils blutigen Durchfällen, Ikterus, Anämie und Gewichtsverlust. Die Diagnose geschieht durch den Einachweis im Stuhl. Die Therapie mit Praziquantel (s. 8.6.1.7) ist sehr effektiv (23).

8.6.2.2 Chinesischer Leberegel

Es wird geschätzt, daß etwa 20 Millionen Menschen in Südostasien, China, Korea und den Philippinen mit dem chinesischen Leberegel, Clonorchis sinensis, infiziert sind. Der Mensch infiziert sich durch nicht genügend gegarten Fisch. Die Würmer leben in den intrahepatischen Gallenwegen und rufen dort eine chronische Cholangitis und Fibrose hervor. Die Symptomatik hängt von der Zahl der Würmer ab und reicht vom leichten Druckgefühl zum schweren Ikterus mit Aszites. Die Diagnose geschieht durch den Nachweis der sehr kleinen Eier im Gallensaft. Mit Praziquantel steht erstmalig ein sicheres Therapeutikum zur Verfügung (35).

8.6.2.3 Der große Leberegel

Der große Leberegel, Fasciola hepatica, ist weltweit verbreitet und auch in Europa zu Hause. Da Wasserkresse der häufigste Zwischenträger ist, sind die in Deutschland seltenen Infektionen fast immer mit dem Genuß wilder Wasserkresse verbunden. Die Egel leben ebenfalls in den Gallengängen und führen zu chronischen Schmerzen im rechten Oberbauch, Fieber und Verdauungsstörungen. Auch hier führt der Einachweis im Gallensaft zur Diagnose. Die Therapie ist schwierig und unbefriedigend, da Praziquantel nicht wirksam ist. Am effektivsten ist derzeit Bithionol, das in oraler Form vom *Center for Disease Control*, Atlanta, Georgia 30 333, USA, bezogen werden kann. Die Nebenwirkungen können erheblich sein (32).

8.6.3 Rundwurmarten

Die kosmopolitären Wurmarten wie der Spulwurm Ascaris lumbricoides, der Peitschenwurm Trichuris trichiura und der Madenwurm Enterobius vermicularis sind im Kapitel über Dünndarminfektionen besprochen. Von großer klinischer Bedeutung sind aber daneben in den Tropen Rundwürmer, die mit ihren aus den Eiern geschlüpften Larven durch die unversehrte Haut eindringen können (10).

8.6.3.1 Hakenwurm (40, 41)

Über 500 Millionen Menschen in allen tropischen und subtropischen Regionen der Welt sind mit Hakenwürmern der Arten Ancylostoma duodenale und Necator americanus infiziert. Die Würmer ernähren sich im Dünndarm des Menschen von Blut. Die wesentlichsten Folgen dieses kontinuierlichen Blutverlustes sind eine hypochrome, mikrozytäre Anämie und eine Hypoproteinämie, deren Grad proportional der Wurmbeladung ist. Diese kann von wenigen Exemplaren, was symptomlos bleibt, bis zu mehreren hundert reichen, was zu einer schweren Hakenwurmkrankheit führt. Diese stellt sich dar als Anämie mit teils extrem niedrigen Werten, ausgeprägter Schwäche, Kurzatmigkeit, peripheren Ödemen, Blähbauch und sogar Aszites. Eine Herzinsuffizienz kann sich einstellen.
Die Diagnose geschieht durch den Einachweis im Stuhl, wobei Mischinfektionen mit anderen Darmparasiten wie Amöben, Lamblien und Askariden häufig sind. Zur Therapie stehen mehrere effektive Wurmmittel zur Verfügung. Bewährt sind vor allem Mebendazol (Vermox®) und Pyrantel (Helmex®). Die Vorbeugung besteht im Vermeiden von Barfußlaufen in den Tropen und im Toilettenbau.

8.6.3.2 Zwergfadenwurm (10, 40)

Der Zwergfadenwurm, Strongyloides stercoralis (**Abb. 8.7**), ist in den Tropen regional weit verbreitet, etwa in südostasiatischen Ländern und in Äthiopien. Sein Lebenszyklus ist dem des Hakenwurmes ähnlich. Da die Larven aber z.T. schon im Enddarm aus den Eiern schlüpfen, können sie

Tropische Erkrankungen

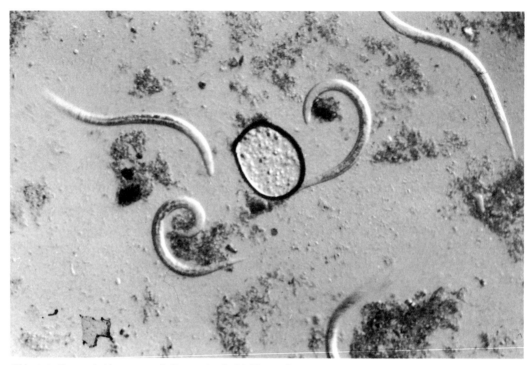

Abb. 8.7: Strongyloides stercoralis Larven im Stuhl (Vergrößerung × 6 × 10).

sich durch die Analhaut bereits wieder in den Körper bohren und damit eine ununterbrochene Reinfestation aufrechterhalten. Im Analbereich zeigen sich dann gyriforme Exantheme mit starkem Juckreiz. Die Würmer leben ebenfalls im Dünndarm und bohren sich in die Mukosa ein, was zu erheblichen Entzündungen, Ulzerationen und nachfolgenden Strikturen führen kann. Wechselnde Durchfälle, teils mit Blut, sehr unterschiedliche Schmerzen und Fieber bestimmen den chronischen Krankheitsverlauf.
Die Diagnose stützt sich auf die stets hohe Eosinophilenzahl, den Nachweis von Larven im Stuhl und von Larven und Eiern im Dünndarmsaft. Die Therapie ist weniger effektiv als beim Hakenwurmbefall. Tiabendazol (Minzolum®) ist das erste Mittel der Wahl mit Mebendazol (Vermox®) als Alternative. Die Vorbeugung besteht wie bei den Hakenwürmern im Tragen von Schuhen, Verwenden von Strandmatten und im Benutzen von Toiletten.

8.6.3.3 Viszerales Larva-migrans-Syndrom

Der Mensch kann für eine Fülle von Helminthen ein zufälliger Fehlwirt sein. Hauptwirte sind Tiere, an denen sich der Mensch direkt oder an deren Exkrementen er sich durch die Aufnahme von Eiern infiziert. Da die im Darm schlüpfenden Larven sich im Fehlwirt nicht zum geschlechtsreifen Wurm entwickeln können, irren sie als Larva migrans im Körper unter Mißachtung der meisten Organgrenzen einher. Beispiele sind die auch in Deutschland häufigen Spulwürmer von Hunden und Katzen, Toxocara canis und cati oder Capillaria hepatica. Als Reaktion kommt es zu Granulombildungen, die nach Zahl und Sitz besonders in den Augen (29), im Hirn, in der Lunge und der Leber erhebliche Krankheitssymptome hervorrufen können (18). Die Diagnose muß aus den serologischen Antikörpertesten (48), der hohen Eosinophilenzahl und der Anamnese gestellt werden. Die Therapie ist unbefriedigend, wobei Diethylcarbamazine (Hetrazan®) und Tiabendazole (Minzolum®) sich noch am besten bewährt haben. Die Vorbeugung besteht im regelmäßigen Entwurmen von Haus- und Spieltieren, besonders von Welpen und säugenden Hündinnen, sowie im Fernhalten von Hunden und Katzen von Kinderspielplätzen.

Literatur

(1) *Andersson, T., Forssell, J., Sterner, G.:* Outbreak of Giardiasis: Effect of a New Antiflagellate Drug, Tinidazole. Brit. Med. J. 2: 449–451, 1972
(2) *Andrade, Z. A.:* Follicular lymphoma of the spleen in patients with hepatosplenic schistosomiasis mansoni. Am. J. Trop. Med. Hyg. 20: 237–243, 1971
(3) Arbeitsgruppe „Empfehlung zur Prophylaxe und Therapie der Malaria" der Deutschen Tropenmedizinischen Gesellschaft. Dtsch. Ärzteblatt 7932–7938, 1982
(4) *Beker, S.:* Hepatolienale Schistosomiasis, Mögliche pathogenetische Vorgänge der Progression von Leberfibrose zur Zirrhose. Editorial, Hepatologie-Literatur-Schnelldienst XXIII–XXV: 2, 1984
(5) *Bruce-Chwatt, L. J.:* Essential Malariology, W. Heinemann, Medical Books Ltd., London 1980
(6) *Cook-Mozaffari, Paula:* Cancer registration and etiology studies in East and Central Africa, in: Mettlin, C., Murphy, G. P. (Hrsg.): Cancer among black populations; Progress in clinical and biological research, Bd. 53, S. 87–98. Alan R. Liss, Inc., New York 1980
(7) *Correa, P.:* Gastrointestinal cancer among black populations, in: Mettlin, C., Murphy, G. P. (Hrsg.): Cancer among black populations; Progress in clinical and biological research, Bd. 53, S. 197–212. Alan R. Liss, Inc., New York 1980
(8) *Dietrich, M., Kern, P.:* Tropenlabor. G. Fischer Verlag, Stuttgart 1983
(9) *Disco, R.:* Schistosomiasis. Fortschr. Med. 100: 778–785, 1982
(10) *Dönges, J.:* Parasitologie, mit besonderer Berücksichtigung humanpathogener Formen. Thieme Verlag, Stuttgart 1980
(11) *Dunn, M. A., Sodemann, W. A. Jr.:* Liver Diseases, in: Strickland, G. Th. (Hrsg.): Hunter's Tropical Medicine, 6. Ausg. W. B. Saunders, Philadelphia 1984
(12) *Edington, G. M., Gilles, H. M.:* Pathology in the Tropics, 2. Aufl. E. Arnold, London 1976
(13) *Feldmaier, H., Feldhein, W., Rasp, F., Bienzle, U.:* Das Krankheitsspektrum von Flüchtlingen aus Südostasien. Dt. Ärzteblatt 17: 817–824, 1981

(14) *Filser, Th., Heim, M., Kollmeier, W., Helne, D. L.:* Ein Fall von Kala-Azar. Med. Welt 33: 1163–1167, 1982
(15) *Fleischer, K., Strik, W.:* Lambliasis. Med. Klin. 73: 415–421, 1978
(16) *Fleischer, K.:* Reisediarrhoe – häufig, aber nicht immer harmlos. Euromed 22: 335–337, 1982
(17) *Fleischer, K.:* Malaria. Therapiewoche 33: 1623–1634, 1983
(18) *Fleischer, K.:* Larva migrans visceralis oder: Die Lady, die den Löwen küßte. Münch. Med. Wschr. 125: 458–459, 1983
(19) *Fleischer, K.:* Chronische Infektionen nach Tropenaufenthalten. Therapiewoche 34: 6958–6964, 1984
(20) *Freyvogel, T. A., Gyr, K.:* Durchfälle durch Parasiten. Schweiz. Med. Wschr. 112: 515–520, 19??
(21) *Gelfand, M.:* Intestinal Schistosomiasis, A clinical study. E. Arnold, London 1967
(22) *Gorbach, S. L.:* Infectious Diarrhea, in: Sleisinger, M. H., Fordtran, I. S. (Hrsg.): Gastrointestinal Disease, 3. Ausg., S. 925–965. W. B. Saunders, Philadelphia 1983
(23) *Harinasuta, T., Bunnag, D., Radomyos, P.:* Efficacy of Praziquantel on Fasciolopsiasis. Arzneim.-Forsch./Drug Res. 34 (II): 1214–1215, 1984
(24) *Hess, B., Binswanger, R. O., Otto, R.:* Einsatz von Ultraschall, ultraschallgezielter Feinnadelpunktion und -aspiration bei Amöbenabszeß der Leber. Schweiz. Med. Wschr. 112: 1669–1674, 1982
(25) *Hillyer, G. V., Linz-Tiben, E., Knight, W. B.:* Immunodiagnosis of infection with Schistosoma Mansoni, comparison of ELISA, radioimmunoassay, and precipitation tests performed with antigens from eggs. Am. I. Trop. Med. Hyg. 28: 661–678, 1979
(26) *Höfler, W.:* Amöbiasis. Int. Welt 5: 258–267, 1982
(27) *Hörder, M., Vanek, E., Heymer, B.:* In Europa erworbene Kala-Azar. Med. Welt 30: 280–284, 1979
(28) *Houba, V.:* Immunological investigation of tropical parasitic disease. Churchill Livingstone, Edinburgh – London – New York 1980
(29) *Huismans, H.:* Tierische Parasiten des menschlichen Auges. F. Enke-Verlag, Stuttgart 1979
(30) *Iarotski, L. S., Davis, A.:* The Schistosomiasis problem in the world, Results of a WHO questionnaire survey. Bull. WHO 59: 114–127, 1981
(31) *Jeffrey, H. C., Leach, R. M.:* Atlas of Medical Helminthology and Protozoology. 2. Aufl., Churchill Livingstone, Edinburgh 1975
(32) *Jones, E. A., Kay, I. M., Milligan, H. P.:* Massiv infection with Fasciola hepatica in man. Am. I. Med. 63: 836–844, 1977

Literatur

(33) *Knobloch, J., Mannweiler, E., Höfler, W., Kern, P.:* Efficiency of Serodiagnosis in Amoebiasis. Tropenmed. Parasit. 33: 69–136, 1982

(34) *Kroeger, A., Diesfeld, H. J.:* Medikamentenresistente Malaria in Ostafrika. Dt. Med. Wschr. 108: 344–346, 1983

(35) *Kuang, Q.-H., Zhon, Y.-T., Lei, S.-Z., Cao, W.-I., Zhong, H.-L.:* Clonorchiasis: Praziquantel-Therapie in 50 Fällen. Arzneim.-Forsch./Drug Res. 34(II): 1162–1163, 1984

(36) *Lo Verde, P. T., Amento, C., Higashi, G. I.:* Parasite-parasite interaction of Salmonella typhimurium and Schistosoma. J. Infect. Dis. 147: 177–184, 1980

(37) *Lutz-Dettinger, Ursula:* Krankheiten und ihre Verhütung, Gesundheitserziehung und Hygiene, Bd. 4. F. Schömigh Verlag, Paderborn – München 1981

(38) *Lyra, L. D., Rebonca, G., Andrade, Z. A.:* Hepatitis B surface antigen carrier state in hepatosplenic schistosomiasis. Gastroenterology 71: 641–647, 1976

(39) *Mannweiler, E., Mohr, W., zum Felde, Ingeborg, Hinrichs, A., Haas, J.:* Zur Serodiagnostik der Malaria. Münch. Med. Wschr. 118: 1139–1144, 1976

(40) *Manson-Bahr, P. E. C., Apred, F. I. C.:* Manson's Tropical Diseases, 18. Aufl. Baillière Tidall, London 1982

(41) *Mehlhorn, H., Peters, W.:* Diagnose der Parasiten des Menschen. J. Fischer Verlag, Stuttgart 1983

(42) *Mohr, W.:* Serologische Möglichkeiten bei der Diagnostik von Tropenkrankheiten aus klinischer Sicht. Med. Klin. 71: 1204–1209, 1976

(43) *Nussenzweig, R. S.:* Parasitic disease as a cause of immunosuppression. New Engl. J. Med. 306: 423–424, 1982

(44) *Peters, M., Dietrich, M., Bienzle, U., Kern, P., Mannweiler, E.:* Amoebic Liver Abscess: A retrospective Clinical Evaluation of Twenty-seven Cases. Tropenmed. Parasit. 30: 409–416, 1979

(45) *Peters, M., Bienzle, U.:* Amöbenleberabszeß. Intern. Praxis 21: 679–688, 1981

(46) *Peters, W.:* Antimalarial Drug Resistance: An Increasing Problem. Brit. Med. Bull. 38: 187–192, 1982

(47) *Piekarski, G.:* Medizinische Parasitologie in Tafeln. Springer Verlag, Berlin 1973

(48) *Preisshofen, L., Lamina, I.:* Larva migrans visceralis Infektionen des Menschen in der BRD durch Toxocara. Serologische Untersuchungen. Münch. Med. Wschr. 119: 1471–1478, 1977

(49) *Ree, G. H.:* Schistosomiasis, in: Howe, G. M. (Hrsg.): A World Geography of Human Disease. Academie Press, London 1977

(50) *Römer, M. A.:* Was ist gesichert in der Therapie der Amöbiasis? Internist 19: 680–686, 1978

(51) *Schwartz, D. A.:* Helminths in the induction of cancer. II. Schistosoma heamatobium and bladder cancer. Trop. Geogr. Med. 33: 1–27, 1981

(52) *Schoffelius, I.:* Der diagnostische Wert der Lektine für die Epidemiologie der Chagas-Krankheit und die Differenzierung von Leishmanien aus der Alten und Neuen Welt. Immun Infekt. 10: 142–150, 1982

(53) *Spencer, H.:* Amoebiasis, in: Spencer, H. (Hrsg.): Tropical Pathology, S. 271–290. Springer Verlag, New York – Heidelberg 1973

(54) *Spencer, H. C.:* Drug – resistant malaria – changing pattern means difficult decisions. Transact. Roy. Soc. Trop. Med. & Hyg. 79, 748–748, 1985

(55) *Steffens, R.:* Reisediarrhö, in: Steffens, R.: Reisemedizin, S. 37–65. Springer Verlag, Heidelberg, 1984

(56) *Stürchler, D.:* Endemiegebiete tropischer Infektionskrankheiten. Hans Huber Verlag, Bern 1981

(57) *U.S. Departement of Health and Human Services:* Acute Schistosomiasis with transverse myelitis in American students returning from Kenya, Morbidity and Mortality Weekly Report 33: 445–447, 1984

(58) *Wegner, D. H. G.:* Profil des neuen Anthelmintikums Praziquantel für die Therapie tropischer Wurminfektionen. Münch. Med. Wschr. 125: 687–690, 1983

(59) *Weise, H. J.:* Krankheitseinschleppungen in die Bundesrepublik Deutschland einschließlich Berlin (West) 1976–1980. Bundesgesundheitsblatt 24: 275–279, 1981

(60) *WHO:* Chagas disease. Bull. Wld. Hlth. Org. 50: 459–472, 1974

(61) *World Health Organisation:* Epidemiology and control of schistosomiasis. Technical Report Series, Nr. 643, 1980

(62) *WHO:* Malaria Risk in International Travel. Weekly Epidem. Record 59: 221–227, 1984

(63) *Wolfe, S. M.:* Amöbiasis, in: Strickland, G. Th. (Hrsg.): Hunter's Tropical Medicine, 6. Ausg. W. B. Saunders, Philadelphia 1984

(64) *Woodruff, A. W.:* Helminths as vehicles and synergists of microbial infections. Trans. Roy. Soc. Trop. Med. Hyg. 62: 446–458, 1968

(65) *Wyler, D. J.:* Malaria-Resurgence, Resistence and Research. New Engl. J. Med. 308: 875–878, 1983

(66) *Ziegler, I. L.:* Tropical splenomegaly syndrome, in: Strickland, G. Th., Hunter, K. W. Jr. (Hrsg.): Immunoparasitology: Principles and methods in malaria and schistosomiasis research, S. 87–98. Praeger Publ., New York 1982

9. Leber

9.1 Bilirubinstoffwechsel und Hyperbilirubinämie

von *Andreas Sieg* und *Ulrich Gärtner*

9.1.1 Bilirubinstoffwechsel

Der Ikterus ist oft das markanteste Symptom einer Reihe von angeborenen und erworbenen Erkrankungen der Leber und Erythrozyten. Mit konventionellen Diazomethoden wird im allgemeinen eine Plasmabilirubinkonzentration von 0,2 bis 1,0 mg/dl (3,4 bis 17,1 µmol/l) als Normalwert akzeptiert (10, 135, 181). Bei Männern findet man meist höhere Gesamtbilirubinkonzentrationen als bei Frauen (126, 135, 173).
So wurde in einer großen Studie bei 2% aller Männer, aber nur bei 0,6% aller Frauen ein Bilirubinwert über 1,5 mg/dl gefunden (10). Normale Bilirubinspiegel im Plasma resultieren aus einem ausgewogenen Gleichgewicht von Bilirubinbildung und hepatischer Bilirubinausscheidung. Die Störung eines dieser Prozesse führt zu einer Hyperbilirubinämie. Ein klinisch manifester Ikterus entwickelt sich bei Plasmabilirubinkonzentrationen von über 3 mg/dl (51,3 µmol/l) durch Ablagerung von Bilirubin in Skleren, Haut und Schleimhäuten.
Im folgenden sollen die wichtigsten Gesichtspunkte des normalen und pathologischen Bilirubinstoffwechsels beschrieben werden. Ausführlichere Übersichten wurden kürzlich publiziert (30, 64, 77).

9.1.1.1 Bilirubinbildung.
Bilirubin entsteht zu 70 bis 90% aus dem Abbau des Hämoglobins alternder Erythrozyten in den Zellen des retikoloendothelialen Systems. Nach Injektion von radioaktiv markiertem Glyzin und Alanin erscheinen die restlichen 10 bis 30% der Aktivität als sogenanntes „Shunt-Bilirubin" („early labelled peak") in der Galle. Dieses setzt sich aus mindestens 2 Fraktionen zusammen (139, 180): Die frühe Komponente (Bilirubinproduktion innerhalb der ersten 4 Stunden nach Injektion der Isotope) entsteht hauptsächlich in der Leber aus dem Abbau von Non-Hämoglobin Hämoproteinen (Zytochrome, Katalasan etc.) mit schnellem turnover. Die späte Komponente des frühmarkierten Bilirubins (3 bis 5 Tage nach Injektion) entsteht einerseits aus dem Abbau von hepatischen Hämoproteinen mit langsamen Turnover-Raten und andererseits aus vorzeitig abgebautem Hämoglobin-Häm (ineffektive Erythropoese) reifender Knochenmarkszellen der roten Reihe (93). Die tägliche Bilirubinproduktion beträgt beim normalen Erwachsenen 250 bis 350 mg (3,9 ± 0,7 mg/kg Körpergewicht) (16), wobei aus einem Gramm Hämoglobin 36,2 mg Bilirubin entstehen. Beim Abbau von Häm zu Bilirubin sind in vivo nach heutiger Erkenntnis 2 Enzymsysteme beteiligt (**Abb. 9.1**):
Das erste ist die mikrosomale Hämoxygenase (Internationale Klassifizierung: E.C. 1.14.99.3), durch die unter Mitwirkung von NADPH und molekularem Sauerstoff nach Abspaltung von Kohlenmonoxid und Eisen zunächst das Intermediärprodukt Biliverdin entsteht (19, 35, 108, 165). Während der Enzymreaktion werden die Beta-, Gamma- und Delta-Kohlenstoffbrücken des Hämmoleküles durch sterische oder elektrostatische Faktoren des Enzyms so abgeschirmt, daß beinahe ausschließlich die Alpha-Kohlenstoffbrücke durch aktivierten Sauerstoff attakkiert wird (36). Das natürlich vorkommende Biliburin, das sich vom Protoprophyrin IX herleitet, liegt demzufolge als Bilirubin-IX-alpha-Isomer vor (67, 128). Die Hämoxygenase hat die größte spezifische Aktivität in der Milz, wurde aber

Leber – Bilirubinstoffwechsel und Hyperbilirubinämie

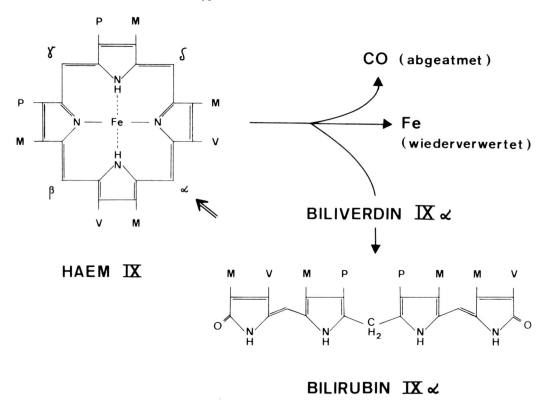

Abb. 9.1: Abbau von Häm-IX zu Bilirubin-IX α. M = Methyl-, V = Vinyl-, P = Propionylgruppe.

auch in der Leber, im Knochenmark, in der Niere und anderen Gewebe nachgewiesen (137, 165, 166).
Das zweite in den Häm-Katabolismus einbezogene Enzymsystem ist die im Zytoplasma fast aller Gewebe vorkommende *Biliverdinreduktase* (E.C. 1.3.1.24) mit der höchsten spezifischen Aktivität in Milz, Leber und Nieren (156, 167). Das Enzym reduziert das durch die Hämoxygenase gebildete Biliverdin IXα an seinem zentralen C-Atom mit NADPH als Kosubstrat und zeigt eine hohe Substrat- und Isomerenspezifität, da Non-alpha-Isomere von Biliverdin IX kaum reduziert werden (42, 127). Interessanterweise wird Biliverdin, das bei Amphibien, Reptilien und Vögeln in unkonjugierter Form in die Galle ausgeschieden werden kann (88), bei Säugetieren und Fischen zunächst zu dem potentiell toxischen Bilirubin reduziert, das vor der biliären Sekretion konjugiert werden muß. Dies kann möglicherweise mit der Entwicklung des Plazentarsystems erklärt werden, das für Bilirubin, nicht aber für Biliverdin permeabel ist (119). Hierdurch wird eine effiziente Ausscheidung von Gallepigmenten in der Fetalperiode gewährleistet.

9.1.1.2 Bilirubintransport im Plasma. Das in Milz, Knochenmark, Leber und anderen Organen gebildete Bilirubin wird im Plasma an Albumin gebunden transportiert. Jedes Albuminmolekül besitzt eine Bindungsstelle hoher und 2 Bindungsstellen niedriger Affinität (95). Mit seiner großen Zahl von Bindungsstellen stellt das intra- und extravaskulär gelegene Albumin einen Schutzmechanismus vor ungebundenem Bilirubin dar, das bei Diffusion in die Zellen toxisch wirken kann (148).
Die Konzentration des ungebundenen Bilirubins im Serum beträgt etwa 5,85 ng/dl (34). Alle Faktoren, die die Anzahl der effektiven Bin-

dungsstellen vermindern (z. B. Hypalbuminämie, Azidose, kompetitive Hemmung durch Medikamente oder freie Fettsäuren), steigern die Toxizität von Bilirubin bei Hyperbilirubinämie. Zahlreiche Medikamente können Bilirubin aus der Albuminbindung verdrängen, so z. B. Salicylat, Phenylbutazon, Ampicillin, Sulfonamide, Diuretika (Furosemid), Röntgenkontrastmittel usw. (34).

9.1.1.3 Aufnahme in die Leberzelle und intrazellulärer Transport. Das im Plasma zirkulierende Bilirubin wird sehr rasch und beinahe ausschließlich in die Leber aufgenommen (37). Durch Fenestrationen in den Lebersinusoiden gelangt es, an Albumin gebunden, in den Disseschen Raum, wo es durch einen Albuminrezeptor auf der Leberplasmamembran gebunden werden soll (172). Ob Bilirubin jedoch direkt vom Trägerprotein auf Transportmechanismen in der Leberzellmembran transferiert wird oder als freies Molekül die Membran erreicht, ist gegenwärtig noch unklar. Neuere Befunde weisen darauf hin, daß Bilirubin unabhängig von Albumin in die Leberzelle aufgenommen wird (161). Bei der Aufnahme in die Leberzelle teilen sich Bilirubin, BSP und Indocyaningrün (ICG) ein gemeinsames, Carrier-vermitteltes Membrantransportsystem, das sich von dem für die Gallensäuren unterscheidet (81, 91, 146). In der Leberzelle wird Bilirubin an 2 im Zytosol vorhandene Proteine hoher Affinität gebunden. Diese wurden als Y-(Ligandin) und Z-Protein bezeichnet (114) und kommen bei allen Spezies vor, die Bilirubin durch die Leber transportieren (7). Ligandin (Molekulargewicht 46 000) ist identisch mit Glutathion-S-Transferase B (84) und bindet außer Bilirubin auch Häm, Steroide, BSP, ICG, Gallekontrastmittel und Karzinogene (116). Etwa 30% des Bilirubins ist im Zytosol mit etwas geringerer Affinität an Z-Protein gebunden (114), einem Protein, das hauptsächlich am Transport von Fettsäuren beteiligt zu sein scheint (124, 129). Beide Bindungsproteine sollen eine Transportfunktion für Bilirubin von der Leberzellmembran zum konjugierenden Enzymsystem im endoplasmatischen Retikulum erfüllen (123). Eine Reihe von Medikamenten und anderen exogenen Substanzen kann eine milde unkonjugierte Hyperbilirubinämie durch Interferenz mit der hepatischen Aufnahme von Bilirubin hervorrufen. Probenecid und Rifampicin, die nicht an Y- oder Z-Protein binden, konkurrieren mit Bilirubin um den Membrantransport. Flavaspidinsäure und verschiedene Röntgenkontrastmittel dagegen vermindern die Bilirubinbindung an zytosolische Proteine (85). Durch Phenobarbital wird u. a. der Ligandingehalt des Zytoplasmas gesteigert (122). Fasten bewirkt eine verminderte Aufnahme von Bilirubin in die Leberzellen (73) und gleichzeitig eine verminderte Bilirubinbindungskapazität durch Senkung der Proteinkonzentration im Zytosol und der Leber (122).

9.1.1.4 Konjugation. Das in die Galle ausgeschiedene Bilirubin liegt fast ausschließlich in konjugierter Form vor. Beim Menschen und bei der Ratte werden 20 bis 40% als Bilirubinmonoglukuronid, 60 bis 80% als Bilirubindiglukuronid und bis zu 5% als Xylosid oder Glukosid ausgeschieden (62, 66). Das konjugierende Enzymsystem ist im endoplasmatischen Retikulum lokalisiert. Mit einem UDP-Zucker als Spendersubstrat wird eine Glykosylgruppe mit einer der beiden Carboxylseitengruppen des Bilirubinmoleküles verestert (54, 61). Dabei entstehen zunächst Bilirubinmonoglukuronide, -monoglukoside und -monoxyloside. Die entsprechenden Enzyme wurden Bilirubin-UDP-Glukuronyltransferase, -UDP-Glukosyltransferase und -UDP-Xylosyltransferase genannt. In einem 2. Schritt wird dann – ebenfalls in einer UDP-zuckerabhängigen Reaktion im mikrosomalen Enzymsystem – eine 2. Glykosylgruppe mit dem Bilirubinmolekül verestert. Diese Reaktionssequenz konnte inzwischen tierexperimentell in vivo und in vitro bestätigt werden (28, 29, 96, 132). Dabei erfolgt die Bildung von Bilirubindiglukuronid sehr viel langsamer als die Bildung von Bilirubinmonoglukuronid (46). Ein kürzlich postuliertes alternatives Enzymsystem in Leberplasmamembranen, das in einer UDP-Glukuronsäure*unabhängigen* Reaktion die Bildung von Bilirubindiglukuronid katalysieren soll (39, 97), konnte inzwischen weitgehend ausgeschlossen werden (80, 132, 154).

Die mikrosomale UDP-Glukuronyltransferase umfaßt nach heutiger Ansicht eine ganze Gruppe von verwandten Enzymen mit überlappender Substratspezifität.

Die Transferasen sind membrangebundene Enzyme, deren Aktivität in vitro durch die Vorbehandlung mit Digitoxin, Triton-X-100, Trypsin oder Ultraschall erhöht werden kann. Durch diese Vorbehandlung werden die an der Innenseite der mikrosomalen Vesikel liegenden Enzyme entweder herausgelöst, oder die Membran, die normalerweise für geladene Moleküle nicht passierbar ist, wird für UDP-Glukuronsäure durchgängig gemacht (46). Über den Einfluß von Hormonen auf die menschliche Glukuronyltransferaseaktivität ist bisher wenig bekannt. Bei weiblichen Ratten wurde in Leberhomogenaten eine höhere Enzymaktivität beschrieben, parallel zu einer höheren maximalen biliären Exkretionskapazität für Bilirubin (125). Dies erklärt möglicherweise den gegenüber Männern im Durchschnitt niedrigeren Serum-Bilirubinspiegel bei Frauen (126, 135). Auf der anderen Seite wurden Sexualsteroide in der Muttermilch, vor allem Pregnandiol und seine Metabolite, für die Hyperbilirubinämie bei mit Brustmilch gefütterten Kindern verantwortlich gemacht (5). Die extrahepatische Konjugation von Bilirubin ließ sich bei Hunden und Ratten in vitro in der Nierenrinde (62, 69) und Dünndarmmukosa (86) nachweisen. Beim Menschen konnte bisher allerdings keine Enzymaktivität in der Nierenrinde entdeckt werden (62).

9.1.1.5 Biliäre Exkretion von Bilirubin.

Um in die Galle sezerniert werden zu können, muß das natürlich vorkommende apolare Bilirubin-IX-alpha (**Abb. 9.2**) in eine polare Form gebracht werden. Dies geschieht normalerweise durch Konjugation mit Zuckermolekülen. Die Konjugation ist jedoch keine absolute Voraussetzung für die Sekretion. So werden z.B. die unphysiologischen Bilirubin-Isomere IX-beta, IX-gamma und IX-delta (27) und auch das bei Phototherapie enstehende geometrische E,E-Isomer von Bilirubin-IX-alpha (118) prompt ohne Konjugation in die Galle ausgeschieden (s. **Abb. 9.2**). Alle obengenannten Isomere zeigen polare Eigenschaften aufgrund fehlender intramolekularer H-Brückenbindungen und können deshalb direkt sezerniert werden. Die geringen Mengen (unter 1%) von unkonjugiertem Bilirubin in der Galle können einerseits durch Photoisomerisation, andererseits durch die physiologisch vorkommende Dekonjugation von Bilirubinkonjugaten (78) in der Galle entstehen.

Die Sekretion von Bilirubinkonjugaten in die Galle ist ein wahrscheinlich Carrier-vermittelter aktiver Transport, um den verschiedene organische Anionen (BSP, ICG, Röntgenkontrastmittel, Steroide und Sexualhormone) konkurrieren. Der Carriermechanismus unterscheidet sich vom Gallensäurentransport, da dieser bei den angeborenen Formen der konjugierten Hyperbilirubinämie (Dubin-Johnson- und Rotor-Syndrom) nicht beeinträchtigt ist. Außerdem konkurrieren Gallensäuren bei physiologischen Plasmaspiegeln nicht mit der biliären Sekretion organischer Anionen (70).

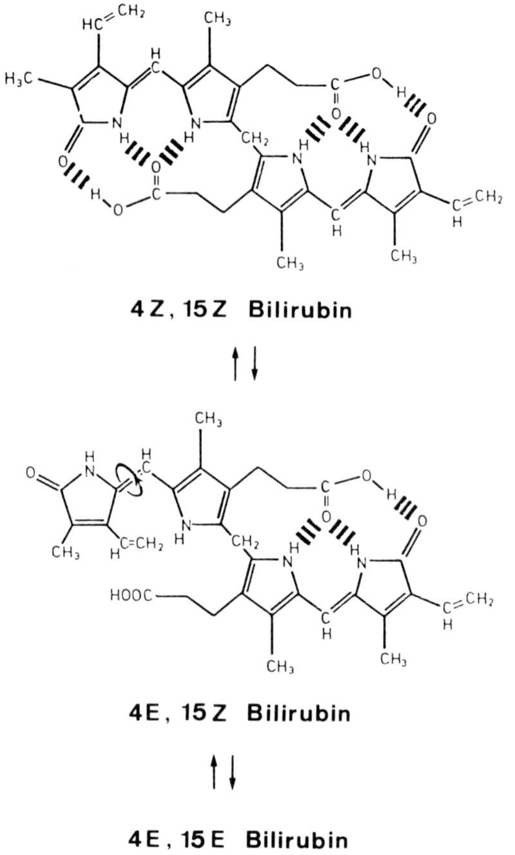

4 Z, 15 Z Bilirubin

4 E, 15 Z Bilirubin

4 E, 15 E Bilirubin

Abb. 9.2: Photoisomerisierung von unkonjugiertem Bilirubin-IX α. Das im Körper vorliegende stabile Isomer 4 Z, 15 Z ist aufgrund intramolekulärer H-Brückenbildung apolar. Durch Einwirkung von sichtbarem Licht entstehen die 4 E, 15 Z-, 4 Z, 15 E- und 4 E, 15 E-Isomere von Bilirubin-IX α, die aufgrund ihrer Konfiguration keine oder nur wenige H-Brücken ausbilden können. Die E-Isomere sind polar und können ohne Konjugation in die Galle ausgeschieden werden.

9.1.1.6 Abbau des konjugierten Bilirubins im Darm.

Konjugiertes Bilirubin kann aufgrund seines polaren Charakters im Darm nicht resorbiert werden (110, 111). Es wird im wesentlichen unverändert durch den oberen Gastrointestinaltrakt transportiert.

Im terminalen Ileum und Kolon findet durch Einwirkung von Bakterien eine *reduktive Umwandlung* zu einer Gruppe farbloser Tetrapyrrole statt, die Urobilinogene genannt wird (57). Diese können rückresorbiert werden und in einen enterohepatischen Kreislauf eintreten **(Abb. 9.3)**. Da aber die Resorptionsrate im unteren Gastrointestinaltrakt niedrig ist, werden nur etwa 20 % des täglich gebildeten Urobilinogens rückresorbiert. Von diesen werden 90 % sofort wieder durch die Leber ausgeschieden. Die restlichen 10 % (2 % der täglichen Urobilinogenproduktion) werden im Urin ausgeschieden **(Abb. 9.3)** (112, 113). Die Urobilinogenkonzentration ist erhöht bei gesteigerter Bilirubinproduktion, z. B. durch Hämolyse oder bei Lebererkrankungen mit verminderter hepatischer Rückresorption (23). Bilirubinkonjugate können aber auch durch bakterielle oder biliäre (aus Lysosomen stammende) Betaglukuronidasen *dekonjugiert* werden. Das so entstandene unkonjugierte Bilirubin kann rückresorbiert werden und am enterohepatischen Kreislauf teilnehmen (110) **(Abb. 9.3)**. Beim Erwachsenen kommt diesem Mechanismus nur eine untergeordnete Bedeutung zu. Er kann aber im Falle einer intestinalen Stase, bzw. Obstruktion bei Neugeborenen, zu einer unkonjugierten Hyperbilirubinämie beitragen (33).

9.1.2 Hyperbilirubinämische Störungen

Für die Einteilung der verschiedenen Formen der Hyperbilirubinämie ist entscheidend, auf welcher Ebene des Bilirubinstoffwechsels die Störung liegt (Bilirubinproduktion, Aufnahme in die Zelle, intrazellulärer Transport, Konjugation, Sekretion der Konjugate in die Galle). Bei den familiären Hyperbilirubinämieformen liegt ein definierter Defekt zugrunde. Dagegen sind bei den häufigeren erworbenen diffusen Leberparenchymerkrankungen (z. B. Leberzirrhose, Hepatitis) meist mehrere Mechanismen des hepatischen Bilirubintransportes gestört, so daß es zu einer gleichzeitigen Erhöhung des unkonjugierten und des konjugierten Bilirubins im Plasma kommt. Das Verhältnis der beiden Pigmente ist allerdings diagnostisch nicht zu verwerten (147). Im folgenden sollen lediglich Erkrankungen erörtert werden, denen definierte Störungen des Bilirubinstoffwechsels zugrunde liegen.

9.1.2.1 Unkonjugierte Hyperbilirubinämie durch erhöhte Bilirubinproduktion

9.1.2.1.1 Hämolyse. Die bei verschiedenen extrakorpuskulären oder korpuskulären Anomalien (Enzymmangel, Antikörper etc.) gebildeten abnormen Erythrozyten werden hauptsächlich *extravaskulär* abgebaut. In den mononukleären Phagozyten der Milz und zu einem geringen Anteil des Knochenmarks und der Leber findet dann eine exzessive Bilirubinproduktion statt. Im Falle einer *intravaskulären* Hämolyse wird Hämoglobin ins Plasma abgegeben und dort an Haptoglobin gebunden. Hierdurch sinkt der freie Haptoglobinspiegel. Der Hämoglobin-

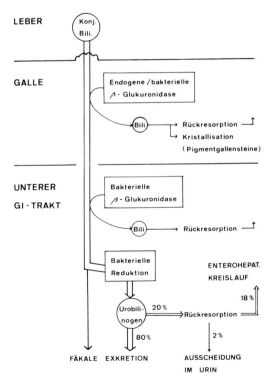

Abb. 9.3: Ausscheidung und Metabolismus des konjugierten Bilirubins im Darm.

Haptoglobin-Komplex wird in den Leberzellen abgebaut (89). Übersteigt bei massiver intravaskulärer Hämolyse der Hämoglobinanteil den Haptoglobinbestand, so wird das freie Serum-Hämoglobin hauptsächlich durch die Niere abgebaut und zum geringen Teil zu Methämoglobin oxidiert, das an Hämopexin und Albumin gebunden und in der Leber abgebaut wird (158).

Bei chronischer Hämolyse findet man eine Erhöhung der Retikulozytenzahl, des unkonjugierten Bilirubins und des Urobilinogens im Urin. Der Plasmabilirubinspiegel ist ein dynamisches Gleichgewicht und resultiert aus der täglichen Bilirubinproduktion und der hepatischen Bilirubin-Clearance. Da die Erythropoese bei Anämie höchstens um den Faktor 10 gesteigert werden kann, beträgt der Serum-Bilirubinspiegel bei *chronischer* Hämolyse und normaler hepatischer Bilirubin-Clearance maximal 4 mg/dl (22). Übersteigt der Bilirubinspiegel diesen Wert, dann liegt entweder eine verminderte hepatische Bilirubinausscheidung oder eine akute hämolytische Krise vor.

In der Folge einer chronischen Hämolyse mit erhöhter biliärer Bilirubin-Exkretion bilden sich häufig Pigmentgallensteine (65, 115, 168). Bis zum 18. Lebensjahr entwickeln z. B. 50% der Patienten mit Sichelzellenanämie eine Cholezystolithiasis (107).

9.1.2.1.2 Ineffektive Erythropoese (Dyserythropoese). Eine ineffektive Erythropoese (z. B. bei perniziöser Anämie, Thalassämie, Erythroleukämie, Bleivergiftung etc.) führt zu einem Anstieg des erythropoetischen frühmarkierten Bilirubins. Charakteristisch ist ein geringgradiger Ikterus mit erhöhter Urobilinogenausscheidung im Urin. Die Bilirubinproduktion, die man aus der endogenen CO-Produktion errechnen kann, ist dabei höher als die aus der Erythrozytenüberlebenszeit berechnete Bilirubinproduktion, da die Erythrozytenüberlebenszeit normal ist (174).

Bei dem seltenen idiopathischen *dyserythropoetischen Ikterus* (15), früher auch fälschlich Shunt-Hyperbilirubinämie (92) genannt, besteht eine ausgeprägte ineffektive Erythropoese mit Plasmabilirubinspiegeln zwischen 1,2 und 8 mg/dl. Bei etwa der Hälfte dieser Patienten läßt sich eine Splenomegalie nachweisen (94). Im Knochenmark findet man eine Hyperplasie der erythroiden Normoblasten und einen gesteigerten Eisenumsatz mit verringertem Einbau in Erythrozyten. Der Serum-Eisenspiegel ist oft erhöht, was zu einer Hämosiderose führen kann. Die Prognose dieser seltenen Form der ineffektiven Erythropoese ist ausgezeichnet. Allerdings besteht eine Prädisposition zur Cholelithiasis. Eine effektive Therapie ist nicht bekannt. Die Splenektomie führt zwar zu einer partiellen Reduktion des Serum-Bilirubins, aber die Knochenmarkshyperplasie bleibt weiter bestehen.

9.1.2.2 Unkonjugierte Hyperbilirubinämie durch verminderte hepatische Ausscheidung von Bilirubin

9.1.2.2.1 Crigler-Najjar-Syndrom Typ I. Das Crigler-Najjar-Syndrom Typ I (45) ist eine sehr seltene angeborene Erkrankung, charakterisiert durch eine 1 bis 4 Tage postpartal einsetzende, schwere unkonjugierte nicht hämolytische Hyperbilirubinämie, die in den meisten Fällen innerhalb eines Jahres zum Tod durch Kernikterus führt. Arias (6) schlug aufgrund klinischer, biochemischer und genetischer Unterschiede eine Unterteilung in Crigler-Najjar-Syndrom Typ I und Typ II vor **(Tab. 9.1)**. Inzwischen wurden mehr als 70 Patienten mit Typ-I-Syndrom beschrieben.

Der zugrunde liegende Defekt ist ein Fehlen der hepatischen Bilirubin-UDP-Glukuronyltransferase, wie aus in-vitro-Untersuchungen von Leberbiopsaten hervorgeht (6, 31, 130). Die Erkrankung wird autosomal rezessiv vererbt. Bei vielen Patienten lag eine Blutsverwandtschaft der Eltern vor. Der Hauptanteil (über 90%) des täglich gebildeten Bilirubins scheint zu polaren diazonegativen Derivaten abgebaut und hauptsächlich über die Galle ausgeschieden zu werden (150). Die Leber ist histologisch normal bis auf vereinzelte noch ungeklärte Gallethromben (45). Das Plasma-Bilirubin kann zwischen 18 und 50 mg/dl (meist über 20) betragen und liegt ausschließlich in unkonjugierter Form vor. Eine Bilirubinurie oder Hämolyse ist nicht nachweisbar. Die Galle der Patienten ist blaßgelb. Nach Untersuchungen mit verfeinerten analytischen Techniken konnten von Fevery und Mitarbeitern Spuren von Konjugaten, hauptsächlich Bilirubinmonoglukuronid, in der Galle nachgewiesen werden (63).

Für das Crigler-Najjar-Syndrom Typ I gibt es keine effektive *Therapie*. Durch eine Phenobarbitalbehandlung konnte der Plasma-Bilirubin-

Tab. 9.1: Angeborene Formen der unkonjugierten nichthämolytischen Hyperbilirubinämie

	Crigler-Najaar-Syndrom Typ I	Crigler-Najaar-Syndrom Typ II	Gilbert-Syndrom
Serum Bilirubin (mg/dl)	17–50	6–22	1–6
Kernikterus	häufig	sehr selten	nie
Vererbungsmodus	autosomal rezessiv	autosomal dominant?	autosomal dominant?
Reaktion auf Phenobarbital	0	+	+
Bilirubinkonjugate in der Galle	Spuren von Bilirubinmonoglukuronid	ca. 80 % Bilirubinmonoglukuronid	ca. 50 % Bilirubindiglukuronid
Bilirubin UDP-Glukuronyltransferase	stark vermindert oder Null	stark vermindert oder Null	auf ca. $^1/_3$ des Normwertes vermindert

Spiegel nicht gesenkt werden (6, 8, 21, 32). Hierdurch lassen sich Typ I und Typ II unterscheiden. Durch Plasmaphorese (20) oder Austauschtransfusionen (32) konnte nur eine kurzfristige passagere Senkung der Bilirubinspiegel erreicht werden. Durch Phototherapie konnte bei einigen Patienten der Bilirubinspiegel unter 10 mg/dl gesenkt werden (2, 83, 99). Allerdings muß hierbei der Patient für täglich mindestens 12 Stunden einer künstlichen Lichtquelle ausgesetzt werden. Dies macht die Methode als lebenslange Behandlung unpraktikabel. Außerdem liegen noch keine gesicherten Ergebnisse über eine Langzeitbehandlung vor. Bei einem erwachsenen Patienten erwies sich die Phototherapie als ineffektiv (31). Wie aus Experimenten mit Gunn-Ratten hervorgeht, wird durch die Phototherapie das Plasma-Bilirubin über eine vermehrte Ausscheidung von unkonjugiertem Bilirubin in die Galle gesenkt (133). Dies wird ermöglicht durch Photoisomerisierung des natürlich vorkommenden 4Z,15Z-Bilirubin-IX-alpha zu seinen polaren EZ-, ZE- und EE-Isomeren, die ohne Konjugation in die Galle ausgeschieden werden können (40, 118) (s. **Abb. 9.2**, S. 222). Außerdem entstehen bei Phototherapie diazonegative polare Bilirubinderivate (133).

Die *Prognose* des Crigler-Najjar-Syndroms Typ I ist nach wie vor schlecht. Die meisten Kinder sterben bis zum 18. Lebensmonat an den Folgen des Kernikterus.

9.1.2.2.2 Crigler-Najjar-Syndrom Typ II. Das Crigler-Najjar-Syndrom Typ II ist eine ebenfalls seltene familiäre Form der unkonjugierten nicht-hämolytischen Hyperbilirubinämie, die von Arias (4) erstmals beschrieben und vom Crigler-Najjar-Syndrom Typ I unterschieden wurde (6) (s. auch **Tab. 9.1**). Der Spiegel des unkonjugierten Bilirubins im Plasma beträgt 6 bis 25 mg/dl, kann aber bei Fasten oder interkurrenten Infekten Werte um 40 mg/dl erreichen (75, 79). Die meisten Patienten zeigen keine neurologischen Auffälligkeiten und führen, abgesehen von sozialen Problemen bei starkem Ikterus, ein normales Leben. Eine Bilirubin-Enzephalopathie bzw. Kernikterus ist sehr viel seltener als bei Typ-I-Syndrom. Lichtmikroskopisch erscheint die Leber normal. In Leberbiopsiepräparaten konnte keine (4, 6, 90, 105) oder nur eine stark verminderte (75) Aktivität der Bilirubin-UDP-Glukuronyltransferase nachgewiesen werden. In der Galle der Patienten dominieren die Bilirubinmonokonjugate mit 80 % (63, 75, 79) im Gegensatz zu Gesunden, bei denen die Monokonjugate nur etwa 30 % ausmachen.

Der genaue *Vererbungsmodus* der Erkrankung ist nicht bekannt. Im allgemeinen wurde ein autosomal dominater Erbgang mit inkompletter Penetranz angenommen (4, 157), aber es wurden auch einige Patienten beschrieben, deren Eltern beide ein Gilbert-Syndrom hatten (90). Möglicherweise spielen 2 allele Gene eine Rolle, die beide durch verschiedene Elternteile vererbt werden und wobei ein Gilbert-Syndrom beim Vorhandensein von einem der beiden Gene auftritt (90).

Die *Behandlung* mit 60 bis 180 mg Phenobarbital

pro Tag bewirkt beim Crigler-Najjar-Syndrom Typ II einen dramatischen Abfall des Plasma-Bilirubinspiegels in den Normbereich innerhalb von 2 bis 3 Wochen (6, 179). Aufgrund der guten Prognosen ist eine Langzeitbehandlung aus medizinischen Gründen jedoch nicht nötig, außer bei interkurrenten Infekten oder anderen Ursachen für einen Bilirubinanstieg. Als Mechanismus der Bilirubinsenkung wurde aufgrund der Ergebnisse bei heterozygoten Gunn-Ratten (140) eine Induktion der hepatischen Bilirubinglukuronyltransferase angenommen. Diese konnte aber beim Menschen nicht nachgewiesen werden (59, 75, 105). Außerdem wurde unter Phenobarbital keine Veränderung des abnormen Musters der Bilirubinkonjugate in der Galle beobachtet (63, 75), so daß der Pathomechanismus sicher nicht allein durch eine Enzyminduktion zu erklären ist.

9.1.2.2.3 Gilbert-Syndrom.

Von Gilbert und Mitarbeitern (74) wurde 1901 erstmals eine familiäre, gutartige, chronische Hyperbilirubinämie beschrieben ohne Bilirubinurie oder Zeichen einer Lebererkrankung. Mit der Entwicklung moderner diagnostischer Methoden wurde das Syndrom als eine familiäre, chronische, milde unkonjugierte Hyperbilirubinämie (Plasma-Bilirubin unter 6 mg/dl) definiert, mit einer verminderten hepatischen Bilirubin-Clearance und ohne Anzeichen für eine strukturelle Lebererkrankung (17). Heute wird hierfür allgemein der Terminus Gilbert-Syndrom verwandt. Andere Vorschläge wie „konstitutionelle hepatische Dysfunktion" (43), „Icterus juvenilis intermittend Meulengracht" (121), oder „konstitutionelle Hyperbilirubinämie" (10) konnten sich nicht durchsetzen.

Die *Inzidenz* liegt zwischen 3 und 7% der erwachsenen Bevölkerung, wobei Männer etwa 4mal häufiger als Frauen betroffen sind (71, 121, 135, 138).

Aufgrund *epidemiologischer Studien* kann man das Gilbert-Syndrom als eine angeborene Störung mit wahrscheinlich autosomal dominantem Erbgang bezeichnen (3, 135, 138, 157).

Personen, bei denen das Gilbert-Syndrom zufällig entdeckt wird, sind gewöhnlich asymptomatisch (20). Bei Familienuntersuchungen wurden unspezifische Beschwerden wie Oberbauchschmerzen, Müdigkeit und Schwäche angegeben (138), die wahrscheinlich aber eher angstbedingt waren und nicht mit der Stoffwechselstörung zusammenhingen.

Definitionsgemäß beträgt der Bilirubinspiegel beim Gilbert-Syndrom weniger als 6 mg/dl, meistens liegt er jedoch unter 3 mg/dl. Der Bilirubinspiegel kann große tages- und jahreszeitliche Schwankungen zeigen. Durch *Fasten* (bzw. Kalorienrestriktion auf 400 kcal/die für 2 Tage) wird beim Gilbert-Syndrom ein 2- bis 3facher Anstieg des unkonjugierten Bilirubins hervorgerufen (11, 60, 134), während bei Normalpersonen und Patienten mit hämolytischer Anämie nur ein geringfügiger Anstieg zu beobachten ist. Nach Normalisierung der Nahrungszufuhr kehrt der Bilirubinspiegel innerhalb von 24 Stunden auf seinen Ausgangswert zurück. Der zugrundeliegende Mechanismus des Bilirubinanstiegs durch Fasten ist noch nicht ganz geklärt. Der diätetische Effekt scheint jedoch unabhängig von der Aktivität der UDP-Glukuronyltransferase zu sein, da die Enzymaktivität durch kurzfristige Änderungen der Kalorienzufuhr unbeeinflußt bleibt (59) und der Effekt auch bei Gunn-Ratten nachweisbar ist, denen dieses Enzym fehlt (12, 76). Eine verminderte Aufnahme des Bilirubins in die Leberzelle (73) und Verminderung der Transportproteine Y und Z (160) sind mögliche Mechanismen.

Ähnlich wie durch Fasten kann auch durch i.v. Applikation von 50 mg *Nikotinsäure* bei Gilbert-Patienten ein 2- bis 3facher Bilirubinanstieg hervorgerufen werden (48, 72), wobei die Berechnung der Fläche unter der Kurve signifikant zwischen Gilbert-Syndrom- und Normalpersonen unterscheiden soll (141). Da der Effekt durch vorherige Splenektomie verhindert werden kann (72), schloß man auf eine erhöhte Bilirubinproduktion durch vermehrten Abbau von alternden Erythrozyten. Andererseits wurde bei heterozygoten Gunn-Ratten eine transiente Hemmung der hepatischen Bilirubinglukuronyltransferase unter Nikotinsäure beschrieben (142).

Durch die Behandlung mit Phenolbarbital über eine Woche können die Bilirubinspiegel beim Gilbert-Syndrom ebenso wie beim Crigler-Najjar-Syndrom Typ II meist normalisiert werden (59, 105).

Mit Hilfe von kinetischen Studien nach Applikation von radioaktiv markiertem Bilirubin konnte beim Gilbert-Syndrom eine auf etwa 30% ver-

minderte Bilirubin-Clearance nachgewiesen werden (17, 26, 82, 131).
Der zugrundeliegende Mechanismus ist noch nicht ganz geklärt. Am wahrscheinlichsten ist aber ein Defekt der Bilirubinkonjugation, da bei fast allen Personen mit Gilbert-Syndrom eine erniedrigte Aktivität der Bilirubinglukuronyltransferase nachweisbar ist (9, 25, 59). Außerdem ist das Verhältnis von Bilirubindiglukuronid zu -monoglukuronid in der Galle erniedrigt (55, 63, 66), was ein indirekter Hinweis für eine verminderte Enzymaktivität ist. Die Glukuronidierung mit anderen Aglykonen kann, in Abhängigkeit von der Substanz, normal oder erniedrigt sein. Für Paranitrophenol (9) und Clofibrat (106) wurde eine erniedrigte und für Umbilliferon (4) und Menthol (71) eine normale Glukuronidierung beschrieben.
Die Ligandinkonzentration beim Gilbert-Syndrom ist normal (68), so daß die intrazelluläre Bindung nicht gestört scheint.
Die Bilirubin-Aufnahme in die Leberzelle scheint aufgrund von Untersuchungen mit einem verbesserten kinetischen Modell nach Injektion von radioaktiv markiertem Bilirubin nicht vermindert zu sein (82). Allerdings wurde beim Gilbert-Syndrom ein Aufnahmedefekt für Indocyaningrün beschrieben (117), das nicht konjugiert werden muß.
Außer einem erhöhten Bilirubinspiegel sind alle leberspezifischen Laborparameter einschließlich der Serum-Gallensäuren (170) im Normbereich. Lichtmikroskopisch lassen sich außer gelegentlichen zentrilobulären lipofuszinartigen Pigmentansammlungen keine Abnormitäten nachweisen (13, 49, 145).
Die Koexistenz einer milden, kompensierten Hämolyse mit dem Gilbert-Syndrom, die in mehreren Serien mit einer Prävalenz von 40 bis 70 % angegeben wurde (18, 71, 120, 138), ist als rein zufällig zu betrachten, da bisher kein kausaler Zusammenhang gefunden wurde. Die Wahrscheinlichkeit, ein Gilbert-Syndrom zu entdecken, erhöht sich nämlich mit dem Vorliegen einer gleichzeitigen Bilirubinüberproduktion wegen der dabei auftretenden höheren Bilirubinspiegel.

Diagnostik. Die Diagnose eines Gilbert-Syndroms kann nur nach Ausschluß einer strukturellen Lebererkrankung und einer höhergradigen Hämolyse gestellt werden. Hilfreich ist die Bestimmung der konjugierten Gallensäuren im Serum, die normal sein müssen (170). Aufgrund neuer Untersuchungen scheint eine Unterscheidung von Normalpersonen und Gilbert-Syndrom mit Hilfe sensibler Trennungsmethoden des Bilirubins und seiner Mono- und Dikonjugate im Serum möglich (155). Der Fastentest bzw. der Nikotinsäure-Provokationstest können die Diagnose erhärten. Bei Vorliegen einer Hämolyse oder anderer Zweifel an der Diagnose kann ein Gilbert-Syndrom durch Bestimmung der Bilirubinclearance nach Injektion von radioaktiv markiertem Bilirubin oder durch Bestimmung der Bilirubinglukuronyltransferase in einer Leberbiopsie diagnostiziert werden.

Therapie. Wenn die Diagnose gesichert ist, sollte man den Patienten hinsichtlich der Gutartigkeit und exzellenten Prognose aufklären. Eine Langzeittherapie mit Phenobarbital ist nicht gerechtfertigt.

9.1.2.2.4 Arzneimittelbedingte Formen der unkonjugierten Hyperbilirubinämie.
Da die arzneimittelbedingten Leberschäden später (s. Kapitel 9.16) beschrieben werden, sollen hier nur einige Substanzen erwähnt werden, die mit Bilirubin um die Aufnahme in die Leberzelle oder Bindung an Y- oder Z-Protein konkurrieren. Es sind dies: Rifampicin, Flavaspidsäure und Probenecid (100, 101).

9.1.2.3 Konjugierte Hyperbilirubinämie

9.1.2.3.1 Dubin-Johnson-Syndrom.
1954 wurde von Dubin und Johnson (52) und von Sprinz und Nelson (159) unabhängig erstmals eine familiäre benigne intermittierende Hyperbilirubinämie mit einer schwarz pigmentierten Leber beschrieben.
Die Erkrankung ist selten, weist eine unterschiedliche Inzidenz in einzelnen ethnischen Gruppen auf – die höchste mit etwa 1:1300 bei persischen Juden (152) – und wird autosomal rezessiv vererbt (38, 53, 56, 102, 176). Außer einer milden intermittierenden Hyperbilirubinämie (2 bis 5 mg/dl) sind die Patienten meist asymptomatisch, gelegentlich bestehen unspezifische Beschwerden wie Bauchschmerzen, Schwäche etc. Im Plasma dominiert das direkte Bilirubin mit einem Anteil von etwa 60 %. Im Urin lassen sich konjugiertes Bilirubin und Uro-

bilinogen nachweisen (53). Bei Frauen wird das Syndrom häufig erst in der Schwangerschaft oder nach der Einnahme von oralen Kontrazeptiva entdeckt (41). Die Gallenblase stellte sich bei der oralen Cholezystographie meist nicht dar (53, 152). Die Gallensäuren befinden sich meist im Normbereich (98).
Makroskopisch zeigt die Leber eine dunkle Pigmentierung. Mikroskopisch läßt sich dieses Pigment in den zentrilobulären Hepatozyten einer sonst normalen Leber lokalisieren (159). Elektronenmikroskopisch befinden sich pigmenthaltige Lysosomen in der perikanalikulären Region (151). Im Verlauf einer viralen Hepatitis verschwindet das Pigment aus der Leber, wird im Urin ausgeschieden und sammelt sich nach der Ausheilung wieder allmählich an (164, 171). Dies deutet darauf hin, daß die Pigmentierung mehr die Folge als die Ursache der Stoffwechselstörung ist.
Ganz charakteristisch und beinahe pathognomonisch ist die BSP-Kinetik beim Dubin-Johnson-Syndrom. Diese zeigt eine normale initiale Aufnahme und hepatische Speicherkapazität, aber eine stark verminderte maximale hepatische Transportkapazität mit Reflux von konjugiertem BSP von der Leberzelle ins Plasma. Demzufolge finden sich 45 Minuten nach i.v. Injektion einer Dosis von 5 mg/kg normale BSP-Spiegel. Nach 60 bis 90 Minuten kommt es jedoch zu einem sekundären Wiederanstieg des konjugierten BSP (1, 58, 153). Nach Injektion von ICG oder Bengalrosa, die nicht in der Leber konjugiert werden müssen, wurden kein Wiederanstieg des injizierten Materials im Plasma beobachtet (58).
Charakteristisch für das Dubin-Johnson-Syndrom ist auch die Koproporphyrinausscheidung im Urin. Während beim Gesunden im Urin über 75% als Koproporphyrin III ausgeschieden werden, liegen beim Dubin-Johnson-Syndrom über 80% als Koproporphyrin I vor, bei einer normalen oder nur leicht erhöhten Gesamtporphyrinausscheidung (14, 103, 104, 177). Der Mechanismus dieser abnormen Ausscheidung ist noch nicht geklärt.
Wegen der ausgezeichneten Prognose mit normaler Lebenserwartung ist eine Therapie nicht erforderlich. Weibliche Patienten sollten über die Verstärkung der Hyperbilirubinämie durch Schwangerschaft und östrogenhaltige Antikonzeptiva aufgeklärt werden.

Als Tiermodell für das Dubin-Johnson-Syndrom gilt das *mutierte Corriedale-Schaf*, das ähnliche Veränderungen aufweist (44).

9.1.2.3.2 Rotor-Syndrom. Eine weitere Form der konjugierten familiären Hyperbilirubinämie wurde 1948 von Rotor et al. (143) und später von anderen Autoren beschrieben (1, 87, 136, 149). Sie kommt weitaus seltener vor als das Dubin-Johnson-Syndrom und unterscheidet sich von diesem durch eine fehlende Leberpigmentation und eine andere BSP-Kinetik und Koproporphyrinausscheidung im Urin. Das Rotor-Syndrom ist wahrscheinlich identisch mit der früher als eigene Entität angesehenen „hepatischen Speicherkrankheit" (51), da BSP-Kinetiken die gleichen Abnormitäten zeigten (178).
Die Patienten sind gewöhnlich asymptomatisch. Die Bilirubinwerte im Plasma liegen um 2 bis 5 mg/dl mit einem Überwiegen des direkten Bilirubins. Die Serum-Gallensäuren und die übrigen Leberfunktionsparameter befinden sich im Normbereich. Die Leber ist mikroskopisch normal, und die Gallenblase stellt sich bei der oralen Cholezystographie meist dar. Die Koproporphyrinausscheidung im Urin ist stark erhöht, wobei mehr als 60, aber weniger als 80% als Typ-I-Isomer vorliegen (177), was auch bei verschiedenen cholestatischen Erkrankungen beschrieben wird.
Nach i.v. Injektion von BSP (5 mg/kg Körpergewicht) findet man eine verminderte initiale Plasmaverschwinderate und demzufolge eine erhöhte Retention nach 45 Minuten. Im Gegensatz zum Dubin-Johnson-Syndrom wird kein Reflux von konjugiertem BSP aus der Leberzelle ins Plasma und deshalb auch kein sekundärer Wiederanstieg des Plasma PSP nach 90 Minuten beobachtet. Die berechnete relative hepatische Speicherkapazität ist auf etwa 10% erniedrigt, während das transhepatische Transportmaximum nur leicht vermindert ist (1, 51, 178).
Die Prognose des Rotor-Syndroms ist gut und eine Therapie nicht erforderlich.

9.1.2.3.3 Benigne rekurrierende intrahepatische Cholestase. Dieses seltene Krankheitsbild wurde erstmals 1959 von Summerskill und Walshe (163) beschrieben. Aufgrund des gehäuften familiären Auftretens und des häufigen Beginns vor dem 10. Lebensjahr wird ein genetischer Ursprung angenommen, wenngleich der

Vererbungsmodus noch ungeklärt ist (47, 109, 169).

Die Patienten erleiden zahlreiche rekurrierende Schübe eines cholestatischen Ikterus, die zwischen wenigen Wochen und 6 Monaten anhalten und symptomfreien Intervallen von einigen Monaten bis Jahren gefolgt werden (50, 144, 162, 175).

In der ikterischen Phase kann die Leber vergrößert und konsistenzvermehrt sein. Es besteht das Bild eines Verschlußikterus, so daß diese Patienten häufig laparatomiert werden. Bei langanhaltenden Cholestaseschüben kann sich ein Malabsorptionssyndrom mit Steatorrhö und Gewichtsverlust entwickeln.

Die Serum-Gallensäuren, die alkalische Phosphatase und das direkte Bilirubin sind während der ikterischen Schübe gleichzeitig erhöht (24).

Die oft beobachtete Verlängerung der Prothrombinzeit während der cholestatischen Phasen geht auf einen Vitamin-K-Mangel zurück. Histologisch findet man während der ikterischen Phasen das typische Bild einer intrahepatischen Cholestase. Elektronenoptisch wird eine Veränderung der Gallencanaliculi mit verminderten Mikrovilli und eine Anreicherung der Lysosomen, wie auch bei anderen Cholestaseformen, beschrieben (24, 144). Im symptomfreien Intervall ist die Leberhistologie völlig normal.

Die cholestatischen Schübe sistieren spontan. Eine spezifische Therapie ist nicht bekannt.

Von einer Schwangerschaft oder der Einnahme oraler Kontrazeptiva sollte abgeraten werden, da hierdurch ein ikterischer Schub ausgelöst werden kann. Die Prognose der Erkrankung ist gut. Eine Verkürzung der Lebenserwartung ist bisher nicht bekannt.

9.1.2.3.4 Andere Formen der konjugierten Hyperbilirubinämie. Auf die *medikamenteninduzierte Cholestase* wird in einem anderen Kapitel eingegangen (vgl. 10.9). Hier sind vor allem anabole Steroide, Östrogene und Phenothiazine zu nennen. Die im 3. Trimenon auftretende *Schwangerschaftscholestase* ist ebenfalls östrogenbedingt.

Literatur

(1) *Abe, H., Okuda, K.:* Biliary excretion of conjugated sulfobromophthalein (BSP) in constitutional conjugated hyperbilirubinemias. Digestion 13: 272, 1980

(2) *Altay, C., Say, B.:* Phototherapy in nonobstructive nonhemolytic jaundice. Pediatr. 51: 124, 1973

(3) *Alwall, N.:* On hereditary non-hemolytic bilirubinemia. Acta Med. Scand. 123: 560, 1946

(4) *Arias, I. M.:* Chronic unconjugated hyperbilirubinemia without overt signs of hemolysis in adolescents and adults. J. Clin. Invest. 41: 2233, 1962

(5) *Arias, I. M., Gartner, L. M., Seifter, S. et al.:* Prolonged neonatal unconjugated hyperbilirubinemia associated with breast feeding and a steroid, pregnane-3(alpha),20(beta)-diol, in maternal milk that inhibits glucuronide formation in vitro. J. Clin. Invest. 43: 2037, 1964

(6) *Arias, I. M., Gartner, L. M., Cohen, M. et al.:* Chronic nonhemolytic unconjugated hyperbilirubinemia with glucuronyltransferase deficiency. Am. J. Med. 47: 395, 1969

(7) *Arias, I. M., Fleischner, G., Kirsch, R. et al.:* On the structure, regulation and function of ligandin, in: Arias, I. M., Jacoby, W. B. (Hrsg.): Glutathione: Metabolism and Function, S. 175. Raven Press, New York 1976

(8) *Arrowsmith, W. A., Payne, R. B., Littlewood, J. M. et al.:* Comparison of treatments for congenital nonobstructive nonhemolytic hyperbilirubinemia. Arch. Dis. Child. 50: 197, 1975

(9) *Auclair, C., Hakim, J., Boivin, P. et al.:* Bilirubin and paranitrophenol glucuronyl transferase activities of the liver in patients with Gilbert's syndrome. Enzyme 21: 97, 1976

(10) *Bailey, A., Robinson, D., Dawson, A. M.:* Does Gilbert's Disease exist? Lancet I: 931, 1977

(11) *Barret, P. V. D.:* Hyperbilirubinemia of fasting. J. A. M. A. 217: 1349, 1971

(12) *Barret, P. V. D.:* The effect of diet and fasting on the serum bilirubin concentration in the rat. Gastroenterol. 60: 572, 1971

(13) *Barth, R. F., Grimley, P. M., Berk, P. D. et al.:* Excess lipofuscin accumulation in constitutional hepatic dysfunction (Gilbert's syndrome). Arch. Pathol. 91: 41, 1966

(14) *Ben Ezzer, J., Rimington, C., Shani, M. et al.:* Abnormal excretion of the isomers of urinary coproporphyrin by patients with Dubin-Johnson syndrome in Israel. Clin. Sci. 40: 17, 1971

(15) *Berendsohn, S., Lowman, J., Sundberg, D. et al.:* Idiopathic dyserythropoetic jaundice. Blood 24: 1, 1964

(16) *Berk, P. D., Howe, R. B., Bloomer, J. R. et al.:*

Studies of bilirubin kinetics in normal adults. J. Clin. Invest. 48: 2176, 1969

(17) *Berk, P. D., Bloomer, J. R., Howe, R. B. et al.:* Constitutional hepatic dysfunction (Gilbert's syndrome). A new definition based on kinetic studies with unconjugated radiobilirubin. Am. J. Med. 49: 296, 1970

(18) *Berk, P. D., Blaschke, T. F.:* Detection of Gilbert's syndrome with hemolysis. A method using radioactive chromium. Ann. Int. Med. 77: 527, 1972

(19) *Berk, P. D., Rodkey, F. L., Blaschke, T. F. et al.:* Comparison of plasma bilirubin turnover and carbon monoxide production in man. J. Lab. Clin. Med. 83: 29, 1974

(20) *Berk, P. D., Wolkoff, A. W., Berlin, N. I.:* Inborn errors of metabolism. Med. Clin. North Am. 59: 803, 1975

(21) *Berk, P. D., Martin, J. F., Blaschke, T. F. et al.:* Unconjugated hyperbilirubinemia. Physiologic evaluation and experimental approaches to therapy. Ann. Int. Med. 82: 552, 1975

(22) *Berlin, N. I., Berk, P. D.:* Quantitative aspects of bilirubin metabolism for hematologists. Blood 57: 983, 1981

(23) *Bernstein, R. B.:* Comparison of serum clearance and urinary excretion of mesobilirubinogen-H^3 in control subjects and patients with liver disease. Gastroenterol. 61: 733, 1971

(24) *Biempica, L., Gutstein, S., Arias, I. M.:* Morphological and biochemical studies of benign recurrent cholestasis. Gastroenterol. 52: 521, 1967

(25) *Black, M., Billing, B. H.:* Hepatic bilirubin UDP-Glucuronyl transferase activity in liver disease and Gilbert's syndrome. New Engl. J. Med. 280: 1266, 1969

(26) *Black, M., Fevery, J., Parker, D. et al.:* Effect of phenobarbitone on plasma ^{14}C-bilirubin clearance with unconjugated hyperbilirubinemia. Clin. Sci. Med. 46: 1, 1974

(27) *Blanckaert, N., Heirwegh, K. P. M., Zaman, Z.:* Comparison of the biliary excretion of the four isomers of bilirubin-IX in Wistar and homozygous Gunn rats. Biochem. J. 164: 229, 1977

(28) *Blanckaert, N., Gollan, J., Schmid, R.:* Bilirubin diglucuronide synthesis by a UDP-glucuronic acid-dependent enzyme system in rat liver microsomes. Proc. Natl. Acad. Sci. U.S.A. 76: 2037, 1979

(29) *Blanckaert, N., Gollan, J., Schmid, R.:* Bilirubin diglucuronide formation in intact rats. J. Clin. Invest. 65: 1332, 1980

(30) *Blanckaert, N., Schmid, R.:* Physiology and pathophysiology of bilirubin metabolism, in: Zakim, D., Boyer, T. D. (Hrsg.): Hepatology, S. 246. W. B. Saunders, Philadelphia – London – Toronto 1982

(31) *Blaschke, T. F., Berk, P. D., Scharschmidt, B. F. et al.:* Crigler-Najjar syndrome: an unusual course with development of neurologic damage at age 18. Pediatr. Res. 8: 573, 1974

(32) *Blumenschein, S. D., Kallen, R. J., Storey, B. et al.:* Familial nonhemolytic jaundice with late onset of neurological damage. Pediatrics 42: 786, 1968

(33) *Brodersen, R., Hermann, L. S.:* Intestinal reabsorption of unconjugated bilirubin. A possible contributing factor in neonatal jaundice. Lancet I: 1242, 1963

(34) *Brodersen, R.:* Binding of bilirubin to albumin. Crit. Rev. Lab. Sci. 11: 305, 1980

(35) *Brown, S. B., King, R. F. B. J.:* An ^{18}O double-labelling study of heme catabolism in the rat. Biochem. J. 150: 565, 1975

(36) *Brown, S. B.:* Stereospecific haem cleavage. A model for the formation of bile-pigment isomers in vivo and in vitro. Biochem. J. 159: 23, 1976

(37) *Brown, W. R., Grodsky, G. M., Carbone, J. V.:* Intracellular distribution of tritiated bilirubin during hepatic uptake and excretion. Am. J. Physiol. 207: 1237, 1964

(38) *Butt, H. R., Anderson, V. E., Foulk, W. T. et al.:* Studies of chronic idiopathic jaundice (Dubin-Johnson syndrome). II. Evaluation of a large family with the trait. Gastroenterol. 51: 619, 1966

(39) *Chowdhury, J. R., Chowdhury, N. R., Bhargava, M. M. et al.:* Purification and partial characterization of rat liver bilirubin glucuronoside glucuronosyltransferase. J. Biol. Chem. 254: 8336, 1979

(40) *Cohen, A. N., Ostrow, J. D.:* New concepts in phototherapy: Photoisomerization of bilirubin IXα and potential toxic effects of light. Pediatrics 65: 740, 1980

(41) *Cohen, L., Lewis, C., Arias, I. M.:* Pregnancy, oral contraceptives, and chronic familial jaundice with predominantly conjugated hyperbilirubinemia (Dubin-Johnson syndrome). Gastroenterol. 62: 1182, 1972

(42) *Colleran, E., O'Carra, P.:* Specifity of biliverdin reductase. Biochem. J. 119: 16, 1970

(43) *Comfort, M. W.:* Constitutional hepatic dysfunction. Proc. Mayo Clin. 10: 57, 1935

(44) *Cornelius, C. E., Arias, I. M., Osburn, B. I.:* Hepatic pigmentation with photosensitivity: a syndrome in Corriedale sheep resembling Dubin-Johnson syndrome in man. J. Am. Vet. Med. Assoc. 146: 709, 1965

(45) *Crigler, J. F., Najjar, V. A.:* Congenital familial nonhemolytic jaundice with kernicterus. Pediatrics 10: 169, 1952

(46) *Cuypers, H. T. M., ter Haar, E. M., Jansen, P. L. M.:* Microsomal conjugation and oxidation of bilirubin. Biochem. Biophys. Acta 758: 135, 1983

(47) *Da Silva, L. C., Brito, D. T.:* Benign recurrent intrahepatic cholestasis in two brothers. Ann. Int. Med. 65: 331, 1966

(48) *Davidson, A. R., Rojas-Bueno, A., Thompson, R. P. H. et al.:* Reduced caloric intake and nicotinic acid provocation tests in the diagnosis of Gilbert's syndrome. Br. Med. J. 2: 480, 1975

(49) *Dawson, J., Seymour, C. A., Peters, T. J.:* Gilbert's syndrome: analytical fractionation of liver biopsy specimens. Enzyme activities, organelle pathology and evidence for subpopulations of the syndrome. Clin. Sci. 57: 491, 1979

(50) *De Pagter, A. G. F., Van Berge Henegouwen, G. P., Bokkel-Huinnuk, J. A. et al.:* Familial benign recurrent intrahepatic cholestasis. Gastoenterol. 71: 202, 1976

(51) *Dhumeaux, D., Berthelot, P.:* Chronic hyperbilirubinemia associated with hepatic uptake and storage impairment. A new syndrome resembling that of the mutant Southdown sheep. Gastroenterol. 69: 988, 1975

(52) *Dubin, I. N., Johnson, F. B.:* Chronic idiopathic jaundice with unidentified pigment in liver cells. A new clinicopathologic entity with a report of 12 cases. Medicine 33: 155, 1954

(53) *Dubin, I. N.:* Chronic idiopathic jaundice. A review of fifty cases. Am. J. Med. 24: 268, 1958

(54) *Dutton, G. J.:* The biosynthesis of glucuronides, in: Dutton, G. J. (Hrsg.): Glucuronic acid, free and combined, S. 185. Academic Press, New York 1966

(55) *Duvaldestin, P., Mahu, J.-L., Metrau, J.-M. et al.:* Possible role of a defect in hepatic bilirubin glucuronidation in the initiation of cholesterol gallstones. Gut 21: 650, 1980

(56) *Edwards, R. H.:* Inheritance of the Dubin-Johnson-Sprinz syndrome. Gastroenterol. 68: 734, 1975

(57) *Elder, G., Gray, C. A., Nicholson, D. G.:* Bile pigment fate in the gastrointestinal tract. Semin. Hepatol. 9: 71, 1972

(58) *Erlinger, S., Dhumeaux, D., Desjeux, J. F. et al.:* Hepatic handling of unconjugated dyes in the Dubin-Johnson syndrome. Gastroenterol. 64: 106, 1973

(59) *Felsher, B. F., Craig, J. R., Carpio, N.:* Hepatic bilirubin glucuronidation in Gilbert's syndrome. J. Lab. Clin. Med. 81: 829, 1973

(60) *Felsher, B. F., Carpio, N. M.:* Caloric intake and unconjugated hyperbilirubinemia. Gastroenterol. 69: 42, 1975

(61) *Fevery, J., Leroy, P., Heirwegh, K. P. M.:* Enzymic transfer of glucose and xylose from uridine diphosphate glucose and uridine diphosphate xylose to bilirubin by untreated and digitonin-activated preparations from rat liver. Biochem. J. 129: 619, 1972

(62) *Fevery, J., Van de Vijver, M., Michiels, R. et al.:* Comparison in different species of biliary bilirubin-IXα conjugates with the activities of hepatic and renal bilirubin-IXα-uridine diphosphate glycosyltransferases. Biochem. J. 164: 737, 1977

(63) *Fevery, J., Blanckaert, N., Heirwegh, K. P. M. et al.:* Unconjugated bilirubin and increased proportion of bilirubin monoconjugates in the bile of patients with Gilbert's syndrome and Crigler-Najjar disease. J. Clin. Invest. 60: 970, 1977

(64) *Fevery, J., De Groote, J.:* Störungen und Diagnostik des Gallepigmentstoffwechsels, in: Kühn, H. A., Wernze, H. (Hrsg.): Klinische Hepatologie, S. 3.2. G. Thieme Verlag, Stuttgart 1979

(65) *Fevery, J., Verwilghen, R., Tan, T. G. et al.:* Glucuronidation of bilirubin and the occurrence of pigment gallstones in patients with chronic hemolytic diseases. Europ. J. Clin. Invest. 10: 219, 1980

(66) *Fevery, J., Blanckaert, N., Leroy, P. et al.:* Analysis of bilirubins in biological fluids by extraction and thin layer chromatography of the intact tetrapyrroles: Application to bile of patients with Gilbert's syndrome, hemolysis, or cholelithiasis. Hepatol. 3: 177, 1983

(67) *Fischer, H., Orth, H.:* Die Chemie des Pyrrols. Akadem. Verlagsgesellschaft, Leipzig 1937

(68) *Fleischner, G., Kamasika, K., Habig, W. et al.:* Human ligandin: Characterization and quantitation. Gastroenterol. 69: 17, 1975

(69) *Foliot, A., Christoforou, B., Petite, J. P. et al.:* Bilirubin UDP-glucuronyltransferase activity of Wistar rat kidney. Am. J. Physiol. 229: 340, 1975

(79) *Forker, E. L.:* Mechanisms of hepatic bile formation. Ann. Rev. Physiol. 39: 323, 1977

(71) *Foulk, W. T., Butt, H. R., Owen, C. A. et al.:* Constitutional hepatic dysfunction (Gilbert's disease): its natural history and related syndromes. Medicine 38: 25, 1959

(72) *Fromke, V. L., Miller, D.:* Constitutional hepatic dysfunction (CHD; Gilbert's disease): a review with special reference to a characteristic increase and prolongation of the hyperbilirubinemic response to nicotinic acid. Medicine 51: 451, 1972

(73) *Gärtner, U., Gatmaitan, Z., Wolkoff, A. W.:* Die Wirkung von Fasten auf die Bilirubinaufnahme durch die isoliert perfundierte Leber. Vh. Dtsch. Ges. Inn. Med. 86: 819, 1980

(74) *Gilbert, A., Lereboullet, P.:* La cholémie simple familiale. Sem. Méd. 21: 241, 1901

(75) *Gollan, J. L., Huang, S. N., Billing, B. H. et al.:* Prolonged survival in three brothers with severe type 2 Crigler-Najjar syndrome. Ultrastructural and metabolic studies. Gastroenterol. 68: 1543, 1975

(76) *Gollan, J. L., Hatt, K. J., Billing, B. H.:* The influence of diet on unconjugated hyperbilirubinemia in the Gunn rat. Clin. Sci. Mol. Med. 49: 229, 1975

(77) *Gollan, J. L., Schmid, R.:* Bilirubin metabolism and hyperbilirubinemic disorders, in: Wright, R., Alberti, K. G., Karran, S., Millward-Sadler, G. H. (Hrsg.): Liver and Biliary Disease, S. 255. W. B. Saunders, London – Philadelphia – Toronto 1979

(78) *Gollan, J. L., Hammaker, L., Licko, V. et al.:* Bilirubin kinetics in intact rats and isolated perfused liver. Evidence for hepatic deconjugation of bilirubin glucuronides. J. Clin. Invest. 67: 1003, 1981

(79) *Gordon, E. R., Shaffer, E. A., Sass-Kortsak, A.:* Bilirubin secretion and conjugation in the Crigler-Najjar syndrome type II. Gastroenterol. 70: 761, 1976

(80) *Gordon, E. R., Goresky, C. A.:* The formation of bilirubin diglucuronide by rat liver microsomal preparations. Can. J. Biochem. 58: 1302, 1980

(81) *Goresky, C. A.:* The hepatic uptake and excretion of sulfobromphthalein and bilirubin. Can. Med. Assoc. J. 91: 851, 1965

(82) *Goresky, C. A., Gordon, E. R., Shaffer, E. A. et al.:* Definition of a conjugation dysfunction in Gilbert's syndrome: studies of the handling of bilirubin loads and of the pattern of bilirubin conjugates secreted in bile. Clin. Sci. Mol. Med. 55: 63, 1978

(83) *Gorodischer, R., Levy, G., Krasner, J. et al.:* Congenital nonobstructive, nonhemolytic jaundice: effect of phototherapy. New Engl. J. Med. 282: 375, 1970

(84) *Habig, W. H., Pabst, M. J., Fleischner, G. et al.:* The identity of glutathione S-transferase B with ligandin, a major binding protein of liver. Proc. Natl. Acad. Sci. U.S.A. 71: 3879, 1974

(85) *Hammaker, L., Schmid, R.:* Interference with bile pigment uptake in the liver by flavaspidic acid. Gastroenterol. 53: 31, 1967

(86) *Hartmann, F., Bissel, D. M.:* Metabolism of heme and bilirubin in rat and human small intestinal mucosa. J. Clin. Invest. 70: 23, 1982

(87) *Haverback, B. J., Wirtschafter, S. K.:* Familial nonhemolytic jaundice with normal liver histology and conjugated bilirubin. New Engl. J. Med. 262: 113, 1960

(88) *Heirwegh, K. P. M.:* Formation, metabolism and significance of bilirubin-IX glycosides, in: Aitio, A. (Hrsg.): Conjugation reactions in drug biotransformation, S. 67. Biomed. Press, Elsevier/North-Holland 1978

(89) *Hershko, C., Cook, J. D., Finch, C. A.:* Storage iron kinetics II. The uptake of hemoglobin iron by hepatic parenchymal cells. J. Lab. Clin. Med. 80: 624, 1972

(90) *Hunter, J. O., Thompson, R. P. H., Dunn, P. M. L. et al.:* Inheritance of type 2 Crigler-Najjar hyperbilirubinemia. Gut 14: 46, 1973

(91) *Hunton, D. B., Bollman, J. L., Hoffman, H. N.:* The plasma removal of indocyanine green and sulfobromophthalein, II: Effect of dosage and blocking agents. J. Clin. Invest. 40: 1648, 1961

(92) *Israels, L. G., Zipursky, A.:* Primary shunt hyperbilirubinemia. Nature 193: 73, 1962

(93) *Israels, L. G., Yamamoto, T., Skanderberg, J. et al.:* Shunt bilirubin: evidence for two components. Science 139: 1054, 1963

(94) *Israels, L. G.:* The bilirubin shunt and shunt hyperbilirubinemia, in: Popper, H., Schaffner, F. (Hrsg.): Progress in liver disease, S. 1. Grune & Stratton, New York 1970

(95) *Jacobson, J.:* Binding of bilirubin to human serum albumin-determination of the dissociation constants. FEBS Letters 5: 112, 1969

(96) *Jansen, P. L. M.:* The enzyme-catalyzed formation of bilirubin diglucuronide by a solubilized preparation from cat liver microsomes. Biochem. Biophys. Acta 338: 170, 1974

(97) *Jansen, P. L. M., Chowdhury, J. R., Fischberg, E. B. et al.:* Enzymic conversion of bilirubin monoglucuronide to diglucuronide by rat liver plasma membranes. J. Biol. Chem. 252: 2710, 1977

(98) *Javitt, N. B., Kondo, T., Kuchiba, K.:* Bile acid excretion in Dubin-Johnson syndrome. New Engl. J. Med. 75: 931, 1978

(99) *Karon, M., Imach, D., Schwartz, A.:* Effective phototherapy in congenital nonobstructive, nonhemolytic jaundice. New Engl. J. Med. 282: 377, 1970

(100) *Kenwright, S., Levi, A. J.:* Impairment of hepatic uptake of rifamycin antibiotics by probenecid, and its therapeutic implications. Lancet II: 1401, 1973

(101) *Kenwright, S., Levi, A. J.:* Sites of competition in the selective hepatic uptake of rifamycin-SV, flavaspidic acid, bilirubin, and bromosulphthalein. Gut 15: 220, 1974

(102) *Kondo, T., Kuchiba, K., Ohtsuka, Y. et al.:* Clinical and genetic studies on Dubin-Johnson syndrome in a cluster area in Japan. Jpn. J. Hum. Gen. 18: 378, 1974

(103) *Kondo, T., Kuchiba, K., Shimizu, Y.:* Coproporphyrin isomers in Dubin-Johnson syndrome. Gastroenterol. 70: 1117, 1976

(104) *Koskelo, P., Toivonen, I., Adlercreutz, H.:* Urinary coproporphyrin isomer distribution in the Dubin-Johnson syndrome. Clin. Chem. 13: 1006, 1967

(105) *Kreek, M. J., Sleisinger, M. H.:* Reduction on serum unconjugated bilirubin with phenobarbi-

tone in adult congenital nonhemolytic unconjugated hyperbilirubinemia. Lancet II: 73, 1968
(106) *Kutz, K., Schulte, A., Jensen, C. et al.:* Impaired drug conjugation in subjects with Gilbert's syndrome. Gastroenterol. 73: 1229 (A), 1977
(107) *Lachmann, B. S., Lazerson, J., Starshak, R. J. et al.:* The prevalence of cholelithiasis in sickle cell disease as diagnosed by ultrasound and cholecystography. Pediatrics 64: 601, 1979
(108) *Landaw, S. A., Callahan, E. W., Schmid, R.:* Catabolism of heme in vivo: comparison of the simultaneous production of bilirubin and carbon monoxide. J. Clin. Invest. 49: 914, 1970
(109) *Lesser, P. P.:* Benign familial recurrent intrahepatic cholestasis. Am. J. Dig. Dis. 18: 259, 1973
(110) *Lester, R., Schmid, R.:* Intestinal absorption of bile pigments, I. The enterohepatic circulation of bilirubin in the rat. J. Clin. Invest. 42: 736, 1963
(111) *Lester, R., Schmid, R.:* Intestinal absorption of bile pigments, II. Bilirubin absorption in man. New Engl. J. Med. 269: 178, 1963
(112) *Lester, R., Schmid, R.:* Intestinal absorption of bile pigments, III. The enterohepatic circulation of bilirubin in the rat. J. Clin. Invest. 44: 772, 1965
(113) *Lester, R., Schumer, R. W., Schmid, R.:* Intestinal absorption of bile pigments, IV. Urobilinogen absorption in man. New Engl. J. Med. 272: 939, 1965
(114) *Levi, A., Gatmaitan, Z., Arias, I. M.:* Two hepatic cytoplasmic protein fractions, Y and Z, and their possible role in the hepatic uptake of bilirubin, sulfobromphthalein, and other anions. J. Clin. Invest. 48: 2156, 1969
(115) *Levitt, R. E., Ostrow, J. D.:* Hemolytic jaundice and gallstones. Gastroenterol. 78: 821, 1980
(116) *Litwack, G., Ketterer, B., Arias, I. M.:* Ligandin: a hepatic protein which binds steroids, carcinogens, and a number of exogenous anions. Nature 234: 466, 1971
(117) *Martin, J. F., Vierling, J. M., Wolkoff, A. W. et al.:* Abnormal hepatic transport of indocyanine green in Gilbert's syndrome. Gastroenterol. 70: 385, 1976
(118) *McDonagh, A. F., Palma, L. A., Lightner, D. A.:* Blue light and bilirubin excretion. Science 208: 145, 1980
(119) *McDonagh, A. F., Palma, L. A., Schmid, R.:* Reduction of biliverdin and placental transfer of bilirubin and biliverdin in the pregnant guinea pig. Biochem. J. 194: 273, 1981
(120) *Metraux, J. M., Yvart, J., Dhumeaux, D. et al.:* Role of bilirubin overproduction in revealing Gilbert's syndrome: is dyserythropoiesis an important factor? Gut 19: 838, 1978
(121) *Meulengracht, E.:* A review of chronic intermittent juvenile jaundice. Qu. J. Med. 16: 83, 1947

(122) *Meuwissen, J. A. T. P., Fevery, J., Heirwegh, K. P. M.:* Bilirubin-binding properties of plasma and liver cytosol preparations from rats. Biochem. J. 126: 8, 1971
(123) *Meuwissen, J. A. T. P., Ketterer, B., Heirwegh, K. P. M.:* Role of soluble binding proteins in overall hepatic transport of bilirubin, in: Berk, P. D., Berlin, N. I. (Hrsg.): Chemistry and physiology of bile pigments. Fogarty Internat. Center Proc. 35, US Government Printing Office, Publ. No. (NIH) 77–1100: 323, 1977
(124) *Mishkin, S., Stein, L., Gatmaitan, Z. et al.:* The binding of fatty acids to cytoplasmic proteins: binding to Z-protein in liver and other tissues of the rat. Biochem. Biophys. Res. Comm. 47: 997, 1972
(125) *Muraca, M., De Groote, J., Fevery, J.:* Sex differences of hepatic conjugation of bilirubin determine its maximal biliary excretion in non-anaesthetized male and female rats. Clin. Sci. 64: 85, 1983
(126) *Muraca, M., Blanckaert, N.:* Liquid-chromatographic assay and identification of mono- and diester conjugates of bilirubin in normal serum. Clin. Chem. 29: 1767, 1983
(127) *Noguchi, M., Yoshida, T., Kikuchi, G.:* Purification and properties of biliverdin reductases from pig spleen and rat liver. J. Biochem. 86: 833, 1979
(128) *O'Carra, P., Colleran, E.:* Separation and identification of biliverdin isomers and isomer analysis of phycobilins and bilirubin. J. Chromatogr. 50: 458, 1970
(129) *Ockner, R. K., Manning, J. A., Poppenhausen, R. B. et al.:* A binding protein for fatty acids in cytosol of intestinal mucosa, liver, myocardium, and other tissues. Science 177: 56, 1972
(130) *Odièvre, M., Trivin, F., Eliot, N. et al.:* Case of congenital nonobstructive, nonhemolytic jaundice. Successfull longterm phototherapy at home. Arch. Dis. Child. 53: 81, 1978
(131) *Okolicsanyi, L., Ghidini, O., Orlando, R. et al.:* An evaluation of bilirubin kinetics with respect to the diagnosis of Gilbert's syndrome. Clin. Sci. Mol. Med. 54: 539, 1978
(132) *Okuda, H., Tavolini, N., Chiang, C.-L. et al.:* Bilirubin diglucuronide formation by rat liver microsomes: Demonstration by affinity and thin layer chromatography of bile pigment tetrapyrroles. Biochem. Biophys. Res. Comm. 117: 406, 1983
(133) *Ostrow, J. D.:* Photocatabolism of labelled bilirubin in the congenitally jaundiced (Gunn) rat. J. Clin. Invest. 50: 707, 1971
(134) *Owens, D., Sherlock, S.:* Diagnosis of Gilbert's syndrome: Role of reduced caloric intake test. Brit. Med. J. 3: 559, 1973
(135) *Owens, D., Evans, J.:* Population studies on Gilbert's syndrome. J. Med. Genet. 12: 152, 1975

Leber – Bilirubinstoffwechsel und Hyperbilirubinämie

(136) *Peck, O. C., Rey, D. F., Snell, A. M.:* Familial jaundice with free and conjugated bilirubin in the serum and without liver pigmentation. Gastroenterol. 39: 625, 1960

(137) *Pimstone, N. R., Tenhumen, R., Seitz, P. T. et al.:* The enzymic degradation of hemoglobin to bile pigments by macrophags. J. Exp. Med. 133: 1264, 1971

(138) *Powell, L. H., Billing, B. H., Williams, H. S.:* An assessment of red cell survival in idiopathic unconjugated hyperbilirubinemia (Gilbert's syndrome) by the use of radioactive diisopropylphosphate and chromium. Aust. Ann. Med. 16: 221, 1967

(139) *Robinson, S. H., Lester, R., Crigler, J. F. et al.:* Early-labelled peak of bile pigment in man. Studies with glycine-C14 and δ-aminolevulinic acid-H³. New Engl. J. Med. 277: 1323, 1967

(140) *Robinson, S. H., Yamoni, C., Nagasawa, S.:* Bilirubin excretion in rats with normal and impaired bilirubin conjugation: effect of phenobarbital. J. Clin. Invest. 50: 2606, 1971

(141) *Röllinghoff, W., Paumgartner, G., Preisig, R.:* Nicotinic acid test in the diagnosis of Gilbert's syndrome: correlation with bilirubin clearance. Gut 22: 663, 1981

(142) *Rosental, E., Thaler, M. M.:* Inhibition of bilirubin conjugation and induction of hyperbilirubinemia by nicotinic acid. Gastroenterol. 73: A-46/1244, 1977

(143) *Rotor, A. B., Manahan, L., Florentin, A.:* Familial nonhemolytic jaundice with conjugated bilirubin in the serum. A case study. Acta Med. Philippina 5: 37, 1948

(144) *Ruymann, F. B., Takeuchi, A., Boyce, H. W.:* Benign recurrent intrahepatic cholestasis. Pediatr. 45: 812, 1970

(145) *Sagild, U., Dalgaard, O. Z., Tygstrup, N.:* Constitutional hyperbilirubinemia with unconjugated bilirubin in the serum and lipochrome-like pigment granules in the liver. Ann. Int. Med. 56: 308, 1962

(146) *Scharschmidt, B. F., Waggoner, J. G., Berk, P. D.:* Hepatic anorganic anion uptake in the rat. J. Clin. Invest. 56: 1280, 1975

(147) *Scharschmidt, B. F., Blanckaert, N., Farina, F. A. et al.:* Measurement of serum bilirubin and its mono- and diconjugates: application to patients with hepatobiliary disease. Gut 23: 643, 1982

(148) *Scheidt, P., Mellits, E. D., Hardy, J. B. et al.:* Toxicity to bilirubin in neonates: infant development during first year in relation to maximum neonatal serum bilirubin concentration. J. Pediatr. 91: 292, 1977

(149) *Schiff, L., Billing, B. H., Oikawa, Y.:* Familial nonhemolytic jaundice with conjugated bilirubin in the serum. A case study. New Engl. J. Med. 260: 1315, 1959

(150) *Schmid, R., Hammaker, L.:* Metabolism and disposition of ¹⁴C-bilirubin in congenital nonhemolytic jaundice. J. Clin. Invest. 42: 1720, 1963

(151) *Seymour, C. A., Neale, G., Peters, T. J.:* Lysosomal changes in liver tissue from patients with the Dubin-Johnson-Sprinz syndrome. Clin. Sci. Mol. Med. 52: 241, 1977

(152) *Shani, M., Seligsohn, U., Gilin, E. et al.:* Dubin-Johnson syndrome in Israel. Clinical, laboratory, and genetic aspects of 101 cases. Qu. J. Med. 39: 549, 1970

(153) *Shani, M., Gilon, E., Ben-Ezzer, J. et al.:* Sulphobromphthalein tolerance test in patients with Dubin-Johnson syndrome and their relatives. Gastroenterol. 59: 842, 1970

(154) *Sieg, A., Van Hees, G. P., Heirwegh, K. P. M.:* Uridine diphosphate-glucuronic acid-independent conversion of bilirubin monoglucuronides to diglucuronide in presence of plasma membranes from rat liver is nonenzymic. J. Clin. Invest. 69: 347, 1982

(155) *Sieg, A., Stiehl, A., Raedsch, R. et al.:* Gilbert's syndrome: diagnosis by typical serum bilirubin pattern. Clin. Chim. Acta 154: 41, 1986

(156) *Singleton, J. W., Laster, L.:* Biliverdin reductase of guinea pig liver. J. Biol. Chem. 240: 4780, 1965

(157) *Sleisinger, M. H., Kahn, I., Barniville, H. et al.:* Nonhemolytic unconjugated hyperbilirubinemia with hepatic glucuronyltransferase deficiency: a genetic study in four generations. Trans. Ass. Am. Phys. 80: 259, 1967

(158) *Smith, A., Morgan, W.:* Haem transport to the liver by haemopexin. Receptor-mediated uptake with recycling of the protein. Biochem. J. 182: 47, 1979

(159) *Sprinz, H., Nelson, R. S.:* Persistent nonhemolytic hyperbilirubinemia associated with lipochrome-like pigment in liver cells: report of 4 cases. Ann. Int. Med. 41: 952, 1954

(160) *Stein, L. B., Mishkin, S., Fleischner, G. et al.:* Effect of fasting on hepatic ligandin, Z-protein, and organic anion transfer from plasma in rats. Am. J. Physiol. 231: 1371, 1976

(161) *Stollman, Y. R., Gärtner, U., Theilmann, L. et al.:* Hepatic bilirubin uptake in the isolated perfused rat liver is not facilitated by albumin binding. J. Clin. Invest. 72: 718, 1983

(162) *Summerfield, J. A., Scott, J., Berman, M. et al.:* Benign recurrent intrahepatic cholestasis: studies of bilirubin kinetics, bile acids, and cholangiography. Gut 21: 154, 1980

(163) *Summerskill, W. H. J., Walshe, J. M.:* Benign recurrent intrahepatic obstructive jaundice. Lancet II: 686, 1959

(164) *Swartz, H. M., Sarna, T., Varma, R. R.:* On the

(165) *Tenhumen, R., Marver, H. S., Schmid, R.:* The enzymic conversion of heme to bilirubin by microsomal hemoxygenase. Proc. Natl. Acad. Sci. U.S.A. 61: 748, 1968

(166) *Tenhumen, R., Marver, H. S., Schmid, R.:* Microsomal heme oxygenase: characterization of the enzyme. J. Biol. Chem. 244: 6388, 1969

(167) *Tenhumen, R., Ross, M. E., Marver, H. S. et al.:* Reduced nicotinamide-adenine dinucleotide phosphate-dependent biliverdin reductase: partial purification and characterization. Biochemistry 9: 298, 1970

(168) *Trotman, B. W., Bernstein, S. E., Balistreri, W. F. et al.:* Hemolysis-induced unconjugated bilirubin in hepatic bile predisposes to gallstone formation. Gastroenterol. 81: 232, 1981

(169) *Tygstrup, N., Jensen, B.:* Intermittent intrahepatic cholestasis of unknown etiology in five young males from the Faroe Islands. Acta Med. Scand. 186: 523, 1969

(170) *Vierling, J. M., Berk, P. D., Hofmann, A. F. et al.:* Normal fasting-state serum cholyl-conjugated bile acids in Gilbert's syndrome: an aid to the diagnosis. Hepatology 2: 340, 1982

(171) *Ware, A. J., Eigenbridt, E. H., Shorey, J. et al.:* Viral hepatitis complicating the Dubin-Johnson syndrome. Gastroenterol. 63: 337, 1972

(172) *Weisiger, R., Gollan, J., Ockner, R.:* Receptor for albumin on the liver cell surface may mediate uptake of fatty acids and other albumin-bound substances. Science 211: 1048, 1981

(173) *Werner, M., Tolls, R. E., Hultin, J. V. et al.:* Influence of sex and age on the normal range of eleven serum constituents. Z. Klin. Chem. Klin. Biochem. 8: 105, 1970

(174) *White, P., Coburn, J. F., Williams, W. J. et al.:* Carbon monoxide production associated with ineffective erythropoesis. J. Clin. Invest. 46: 1986, 1967

(175) *Williams, R., Cartter, M., Sherlock, S. et al.:* Idiopathic recurrent cholestasis: a study of the functional and pathological lesions in four cases. Qu. J. Med. 33: 387, 1964

(176) *Wolf, R. L., Pizette, M., Richman, A. et al.:* Chronic idiopathic jaundice: a study of two afflicted families. Am. J. Med. 28: 32, 1960

(177) *Wolkoff, A. W., Wolpert, M., Pascasio, F. N. et al.:* Rotor's syndrome. A distinct inheritable pathophysiologic entity. Am. J. Med. 60: 173, 1976

(178) *Wolpert, E., Pascasio, F. N., Wolkoff, A. W. et al.:* Abnormal sulfobromophthalein metabolism in Rotor's syndrome and obligate heterozygotes. New Engl. J. Med. 296: 1099, 1977

(179) *Yaffe, S. J., Levy, G., Matsuzawa, T. et al.:* Enhancement of glucuronide-conjugating capacity in a hyperbilirubinemic infant due to apparent enzyme induction by phenobarbital. New Engl. J. Med. 275: 1461, 1966

(180) *Yamamoto, T., Skanderberg, J., Zipursky, A. et al.:* The early appearing bilirubin: evidence for two components. J. Clin. Invest. 44: 31, 1965

(181) *Zieve, L., Hill, E., Hanson, M. et al.:* Normal and abnormal variations and clinical significance of the one-minute and total serum bilirubin determinations. J. Lab. Clin. Med. 38: 446, 1951

9.2 Akute Hepatitis

von *Karl Gmelin* und *Lorenz Theilmann*

Die infektiöse Gelbsucht ist seit dem Altertum bekannt. Epidemien traten häufig während Kriegswirren im zivilen und militärischen Bereich auf. Zwei unterschiedliche Hepatitisformen wurden aus der Beobachtung der natürlichen Infektionen und aus Übertragungsversuchen postuliert und als „infektiöse Gelbsucht" oder „Serumhepatitis" bezeichnet. Dies stützte sich auf die unterschiedlichen Inkubationszeiten, Kreuzinfektionen, Protektionsstudien, Infektiosität des Stuhls bei der „infektiösen Hepatitis" und deren Fehlen bei Serumhepatitis, Schutz vor infektiöser Hepatitis durch Immunglobuline und die Übertragung der Serumhepatitis durch Blut und Blutprodukte.

Der parenterale Übertragungsweg einer Hepatitis wurde mit dem Gebrauch von Impfstoffen und der Insulinbehandlung erkannt. Auch die passive Immunisierung gegen Masern und Mumps durch Rekonvaleszentenseren erwies sich als Übertragungsmöglichkeit für Hepatitis. 1942 erfolgte eine Epidemie unter amerikanischen Soldaten nach Gelbfieberimpfung.

Die weitere Erforschung der Hepatitis war erschwert durch die fehlende Übertragungsmöglichkeit auf die üblichen Labortiere oder Zellkulturen. Wichtige Marksteine auf dem Weg zur Erforschung der Hepatitis waren die Entdeckung eines Antigens im Blut von Serumhepatitis (Australia-Antigen = HBsAg) durch Blumberg und die Übertragung auf Schimpansen. Dies führte zur Abgrenzung der Hepatitis B (HB). Hepatitis-A-Antigen wurde im Stuhl erstmals 1973 von Feinstone nachgewiesen. Das Hepatitis-A-Virus wurde durch die erfolgreiche Übertragung auf Marmosets identifiziert. Das Genom des Hepatitis-B-Virus konnte inzwischen sequenziert und kloniert werden, so daß einzelne DNA-Sequenzen (HBsAg, HBcAg) in Zellsystemen exprimiert werden und zur Impfung zur Verfügung stehen. Das Genom des Hepatitis-A-Virus ist vollständig sequenziert.

Neben den klassischen Erregern der Hepatitis A (HA) und B können noch andere Erreger eine Erkrankung auslösen, die klinisch von der Hepatitis A oder B nicht zu unterscheiden ist. Hierzu gehören vor allem die Erreger der Hepatitis Non-A, non-B (HNANB) und das Hepatitis-Delta-Virus. Diese Viren werden der Gruppe der Hepatitisviren im engeren Sinne zugerechnet.

Unter den häufigsten Viren, die nicht zu dieser Gruppe gehören, jedoch auch Symptome einer Hepatitis verursachen können, gehören das Zytomegalievirus und das Epstein-Barr-Virus.

In der Bundesrepublik Deutschland werden jährlich etwa 20 000 bis 25 000 Erkrankungen an Hepatitis gemeldet. Die Hepatitis ist zu 50 bis 60% von einer Hepatitis B, zu 10% von Hepatitis A und zu 25% von Hepatitis Non-A, non-B verursacht. Die übrigen Erkrankungen, die unter dem Bild einer Hepatitis verlaufen, machen zusammen nur maximal 5% aus.

Das Spektrum der viralen Erreger umfaßt neben den Hepatitisviren im engeren Sinne verschiedene Gruppen, wobei das Zytomegalievirus, das Epstein-Barr-Virus und die Herpes-simplex-Viren von besonderer Bedeutung sind. In den tropischen Ländern treten Infektionen mit Erregern auf, die z. T. mit hoher Morbidität und Mortalität einhergehen.

Die Infektion mit einem Hepatitisvirus führt nicht in jedem Fall zu einer klinisch apparenten Erkrankung mit Gelbsucht. Der Großteil der Infektionen wird klinisch unbemerkt durchgemacht. Bei der Hepatitis A tragen die klinisch inapparenten Ausscheider des Hepatitis-A-Virus zu der Weiterverbreitung außerhalb Endemien oder Epidemien bei. Die klinisch unauffälligen Träger des Hepatitis-B-Virus oder der Hepatitis Non-A, non-B sind das Reservoir für Hepatitis B oder Hepatitis Non-A, non-B.

Die Infektionen mit dem Hepatitisvirus durchläuft nach der Inokulation das Stadium der Inkubation, das Prodromalstadium, das ikterische

Tab. 9.2: Hepatitis-Nomenklatur

Abkürzung	Begriff	Erläuterung
Hepatitis A		
— HAV	Hepatitis-A-Virus	Erreger der Hepatitis A; Picornavirus; ein Serotyp.
— anti-HAV	Antikörper gegen das Hepatitis-A-Virus	Von Beginn der klinischen Symptome an und später lebenslang nachweisbar.
— anti-HAV IgM	Antikörper gegen das HAV der IgM-Klasse	Zeigt eine frische Infektion mit dem HAV an; bleibt positiv für 4 bis 6 Monate, vereinzelt bis 2 Jahre!
Hepatitis Delta		
— HDV	Hepatitis-Delta-Virus	Erreger der Hepatitis Delta; defektes RNA-Virus, das das HBV als Helfervirus benötigt; deshalb Infektion nur bei HBsAg-positiven Personen.
— HDAg	Antigen des HDV	Im Serum nachweisbar bei früher akuter Hepatitis-Delta und bei chronischer Infektion.
— anti-HD	Antikörper gegen das Antigen des HDV	Zeigt frische oder durchgemachte Infektion an.

Akute Hepatitis

(Tab. 9.2: Forts.)

Abkürzung	Begriff	Erläuterung
Hepatitis Non-A, non-B		
— HNANB	Hepatitis Non-A, non-B	Ausschlußdiagnose; parenterale, sporadische und epidemische Formen; parenterale Form hat der Hepatitis B-ähnliche Epidemiologie. Bei epidemischer Form in Asien und Nordafrika Übertragung fäkal–oral oder durch Trinkwasser.
Hepatitis B		
HBV	Hepatitis-B-Virus	Erreger der Hepatitis B; heute als Hepadnavirus Typ 1 eingeordnet.
DANE-Partikel		Virion des Hepatitis-B-Virus.
HBV DNA	DNA des Hepatitis-B-Virus	Im Virion partiell doppelsträngige, zirkuläre DNA; intrazellulär: Replikation über RNA und anschließender reverser Transkription; freie (episomale) und integrierte (chromosomale) Form.
HBsAg	Oberflächen-(surface) — Antigen des HBV	In großen Mengen im Serum mit verschiedenen Subtypen nachweisbar: tubuläre Form 22 nm, sphärische Form 22 nm Durchmesser und Oberfläche des DANE-Partikels.
Anti-HBs	Antikörper gegen das HBsAg des HBV	Erscheint in der Rekonvaleszenz oder durch passive Zufuhr (HBIG) oder durch aktive Impfung; zeigt frühere HBV-Infektion an und verleiht Immunität gegen Neuinfektion.
HBcAg	Core-Antigen des Hepatitis-B-Virus	Im Inneren des Virions (DANE-Partikels) und im Hepatozyt nachweisbar.
Anti-HBc	Antikörper gegen das HBcAg des HBV	Frische (anti-HBc IgM) oder vergangene (anti-HBc IgG) Infektion mit dem Hepatitis-B-Virus.
HBeAg	Lösliches e-Antigen des Hepatitis-B-Virus	Korreliert mit HBV-Replikation, hohem Virustiter (DANE-Partikeln, DNA-Polymerase, HBV DNA) im Serum, und damit mit Infektiosität.
anti-HBe	Antikörper gegen das HBeAg des HBV	Nachweis bei HBsAg-Trägern korreliert mit niedriger Infektiosität; erscheint bei ausheilender Hepatitis B in der Spätphase.
DNA-Pol	Endogene DNA-Polymerase des DANE-Partikels	Im Virion enthaltenes Enzym, das den kurzen Strang der HBV DNA komplementär zum langen Strang vervollständigt.
Pre-S2	Pre-S2-Oberflächenprotein des HBV	Am N-terminalen Ende des HBsAg um 55 Aminosäuren verlängertes Oberflächenprotein des HBV; hier Bindung des polymerisierten Humanserumalbumins („pHSA-Rezeptor"), kommt auf den DANE-Partikeln vor.
Pre-S1	Pre-S1-Oberflächenprotein des HBV	Am N-terminalen Ende des HBsAg um 158 Aminosäuren verlängertes Oberflächenprotein des HBV; kommt auf den DANE-Partikeln vor; hier Bindung an die Hepatozytenmembran?
X-Protein (HBxAg?)	X-Protein des HBV	Noch ungeklärte Funktion; Antikörper gegen das X-Protein, vor allem beim primären Leberkarzinom nachgewiesen.

Stadium und das Stadium der Rekonvaleszenz oder Chronizität. Die klinischen Zeichen der Hepatitis sind bei verschiedenen Viren so ähnlich, daß eine Unterteilung aufgrund klinischer Kriterien nicht möglich ist.

9.2.1 Klinischer Verlauf der Virushepatitis.

Die Virushepatitis wird in die einzelnen Krankheitsabschnitte von Inokulation, Inkubation, Prodromalphase oder präikterische Phase, ikterisches Stadium und Ausheilung eingeteilt. Der Patient muß aber nicht jedes Stadium durchlaufen.

9.2.1.1 Inkubationszeit.
Die Dauer der Inkubationszeit ist bei den meisten Patienten nicht bekannt, ausgenommen bei Nadelstichverletzungen, Bluttransfusionen oder in Versuchen. Die Inkubationszeit der Hepatitis-A-Virusinfektion liegt zwischen 2 Wochen (Beginn der Stuhlausscheidung) und 4 Wochen (Beginn des Ikterus) (48). Die Inkubationszeit liegt bei der HBV-Infektion zwischen 8 Tagen (erster HBsAg-Nachweis im Serum) und 130 Tagen. Bei hoher Infektionsdosis und parenteraler Übertragung ist die Inkubationszeit verkürzt (272). Bei parenteraler Übertragung variiert die Inkubationszeit der HNANB zwischen 18 und 90 Tagen, bei der epidemischen Form beträgt sie bis 40 Tage (110, 252).

Die Hepatitis-Delta-Virus-Infektion hat bei der Superinfektion eines HBsAg-Trägers eine Inkubationszeit von 3 Wochen, bei der simultanen Infektion steigen die Transaminasenwerte wie bei alleiniger Hepatitis B nach etwa 12 Wochen an; das HD Ag wird in der Leber nach etwa 12 bis 15 Wochen positiv (428).

9.2.1.2 Prodromalstadium.
Das Prodromalstadium dauert zwischen wenigen Tagen und einer Woche, kann aber bei HBV-Infektionen noch länger anhalten. Der Beginn ist bei der HA deutlicher als bei der HB. Die Patienten spüren im rechten Oberbauch einen dumpfen Druck, gelegentlich einen Schmerz. Bei Kindern sind Leibschmerzen und Erbrechen häufig. Selten sind Durchfall oder Obstipation. Weiter können auftreten: Abneigung gegen Essen und Rauchen, Unwohlsein, Kopfschmerzen und Fieber, Störungen des Geschmacks, Glieder- und Muskelschmerzen und Lichtscheu. Als Zeichen einer Serumkrankheit gibt es Urtikaria, flüchtige Exantheme, Fieber, Polyarthritis. Seltene Komplikation kann eine Glomerulonephritis sein.

9.2.1.3 Ikterische Krankheitsphase.
Die Symptome des Prodromalstadiums lassen nach, wenn der Patient ikterisch wird. Leber und Milz werden vergrößert. Die Leber ist bei Palpation und Beklopfen des Thorax schmerzhaft. Rasche Abnahme der Lebergröße kann auf einen fulminanten Verlauf hinweisen. Die zervikalen Lymphknoten können anschwellen. Vereinzelt schließen Spidernaevi auf.

Der Ikterus bei der akuten Hepatitis dauert zwischen wenigen Tagen bis zu einigen Wochen. Der Ikterus ist verstärkt bei Hämolyse, vorbestehender Lebererkrankung und Störungen der intra- oder extrahepatischen Galleausscheidung. Während des Ikterus ist der Stuhl wegen der fehlenden Bilirubinausscheidung entfärbt, der Urin wird dunkel. Umgekehrt weisen Änderung der Stuhl- und Urinfarbe auf den Abfall des Bilirubins hin. Das Bilirubin steigt bei früher Erfassung langsam auf einen Gipfelwert an und fällt langsam wieder ab. Das Bilirubin folgt den Transaminasenwerten in der Regel. Bei starkem Ikterus stellt sich Juckreiz ein.

Die Transaminasenwerte liegen für die GPT höher als für die GOT. Alkalische Phosphatase oder Gamma-GT sind unterschiedlich stark erhöht. Die höchsten Transaminasenwerte erreicht die Hepatitis B, gefolgt von der Hepatitis A und HNANB.

Die Hepatitis NANB verläuft in 70 bis 80 % anikterisch und klinisch asymptomatisch (110). Der Transaminasenanstieg kann mono-, biphasisch oder plateauförmig sein. Mehrphasische Transaminasenanstiege kommen gehäuft bei der Hepatitis NANB vor. Cholestatische Verläufe gibt es bei allen Formen der Virushepatitis, häufiger jedoch bei der Hepatitis B (165, 272).

9.2.1.4 Fulminante Hepatitis.
Bei einem fulminanten Verlauf der akuten Hepatitis fallen die Gerinnungsfaktoren (Quickwert), voran der Faktor VII, danach auch die Transaminasenwerte ab. Das Bilirubin steigt weiter an. Der Patient durchläuft die Stadien eines Leberkomas (Stadien I bis IV). Je nach Stadium treten Unruhe, Krämpfe, Flappingtremor, Reflexdifferenzen

und Veränderungen im EEG auf. Es kommt zu Blutungsneigung, Ödemen und Aszites. Krämpfe können auf einer Hypoglykämie oder auf einem Hirnödem beruhen. Die Überlebensrate eines Leberkomas im Stadium IV durch eine akute Hepatitis beträgt nur 15 %. Ursachen für einen fulminanten Verlauf waren eine Hepatitis B in 56 %, eine HNANB in 34 % und eine HA in 2 % der Fälle (3). Bei HBsAg-positiven Patienten muß eine Superinfektion eines HBsAg-Trägers (anti-HBc IgM negativ) mit einer Hepatitis-Delta-Virusinfektion in Betracht gezogen werden (428). Bei der epidemischen HNANB führt die Infektion im letzten Trimenon der Schwangerschaft in 15 % zum Tode (254). Bei vorbestehenden Lebererkrankungen verläuft die HNANB besonders schwer (415) (s. Kapitel „Leberkoma").

9.2.1.5 Ausheilung der Hepatitis. Die Ausheilung einer Virushepatitis zeigt sich in der Normalisierung der Laborparameter mit einem Rückgang der Transaminasenwerte und des Bilirubins sowie Anstieg der Gerinnungswerte. Das Allgemeinbefinden der Patienten hat sich häufig bereits vorher gebessert. Ein Teil der Patienten fühlt sich jedoch noch lange Zeit in der körperlichen Leistungsfähigkeit eingeschränkt. Auf die Marker der einzelnen Hepatitisviren, welche die Rekonvaleszenz anzeigen, wird in den entsprechenden Abschnitten näher eingegangen.

Die Rate *chronischer Verläufe* ist bei den einzelnen Formen der Virushepatitis unterschiedlich. Die Hepatitis A verläuft nicht chronisch, doch können protrahierte Verläufe auftreten (283, 325, 439). Die Hepatitis B wird in etwa 5 bis 10 % der Fälle bei Erwachsenen chronisch, bei Säuglingen und Kleinkindern beträgt die Chronizitätsrate bis 90 % (30, 272). Die Hepatitis NANB hat bei Erwachsenen nach Bluttransfusionen eine Chronizitätsrate bis über 60 % (110). Bei der Hepatitis Delta entsteht eine chronische Hepatitis in der Regel bei der Superinfektion eines HBs Ag-Trägers (428).

9.2.2 Laborbefunde

9.2.2.1 Transaminasenwerte. Die Serumtransaminasen steigen wegen des Zerfalls der Leberzellen und wegen der gestörten Ausscheidung über Galle und Niere an. Die wichtigsten Parameter sind die GOT und die GPT; von geringer Bedeutung sind GLDH, LDH, Malatdehydrogenase und Isocitratdehydrogenase. Die GPT-Werte liegen bei der akuten Hepatitis höher als die GOT-Werte (DeRitis-Quotient größer als 1). Der Anstieg beginnt vor dem Ikterus. Die Dauer der Transaminasenerhöhung ist unterschiedlich lang, bei der Hepatitis A zwischen 3 und 19 Tagen, bei der Hepatitis B zwischen 35 und 200 Tagen und bei der HNANB dazwischen. Die Zeiten können im Einzelfall den genannten Rahmen unter- oder überschreiten.

Die alkalische Phosphatase ist bei der akuten Hepatitis erhöht, ein deutlicher Anstieg ist jedoch nur bei einem cholostatischen Verlauf zu erwarten. Die γGT ist ebenfalls nur leicht erhöht und geht bei cholostatischem Verlauf mit der alkalischen Phosphatase parallel. Differentialdiagnostische Schwierigkeiten bestehen bei HBsAg-negativer Hepatitis zu einer alkoholischen Leberschädigung.

Die LDH-Werte steigen bei der akuten Hepatitis an, sind jedoch ohne differentialdiagnostische Bedeutung.

9.2.2.2 Serumbilirubin. Ein Ikterus ist zu erkennen, wenn das Serumbilirubin Werte von 2,5 bis 3,0 mg/dl erreicht hat. Es sind direktes und indirektes Serumbilirubin erhöht. Das indirekte Bilirubin steigt wegen der Störung der Aufnahme in die Leberzellen und durch eine Konjugationsstörung an, das direkte durch verminderte Exkretion (258). Als zusätzliche Mechanismen kommen Regurgitation der Galle von den Gallekapillaren in die Lebersinusoide in Frage. Die Gipfelwerte des Serumbilirubins liegen unter 20 mg/dl. Extreme Werte lassen zusätzliche Mechanismen wie Hämolyse (erworben; infektiös-allergisches Geschehen; angeboren; Kugelzellanämie, Sichelzellanämie, Enzymdefekte), Störungen im intra- oder extrahepatischen Galleabfluß oder einen vorbestehenden Leberschaden vermuten (69, 183, 440). Die Bilirubinwerte nehmen um 50 % je Woche ab. Zerebrale Schäden durch die Hyperbilirubinämie sind nur bei Säuglingen zu erwarten.

9.2.2.3 Blutbild. Häufig kommen Leukopenie und relative Lymphozytose vor. Selten sind hämolytische Krisen mit Abfall des Hämoglobinwertes, Retikulozytose und Leukozytose. Sie

Akute Hepatitis

werden auf infektallergische Mechanismen oder gleichzeitige angeborene Ursachen für eine Hämolyse zurückgeführt. Ebenfalls selten sind eine aplastische Anämie, die auch einzelne Reihen des Knochenmarks betreffen kann. Leukozytose kommt bei alkoholischer Hepatitis oder bei Beginn eines fulminanten Verlaufs vor. Die Ätiologie der Blutbildveränderung wird in Zukunft neu überdacht werden müssen, da die Leukozyten vom Hepatitis-B-Virus befallen werden können (384).

9.2.2.4 Akute-Phase-Proteine. Die Akute-Phase-Proteine wie C-reaktives Protein, Haptoglobin, Fibrinogen oder alpha-1-Antitrypsin steigen bei der akuten Hepatitis nicht an.

9.2.2.5 Immunglobuline. Die Immunglobuline steigen bei einer akuten Hepatitis nicht regelmäßig an. Hohe IgM-Werte bei der Hepatitis A beruhen auf Titeranstiegen gegen Darmbakterien, nicht auf spezifischem anti-HAV IgM (333).

9.2.2.6 Komplement. Eine Verminderung des Serumkomplements wird auf Immunkomplexe zurückgeführt und liegt z.T. vor der klinischen Hepatitis parallel zu den Prodromalzeichen, insbesondere zu den Gelenksbeschwerden (8, 265).

9.2.2.7 Alpha-1-Feto-Protein. Das AFP ist bei der akuten Hepatitis erst erhöht, wenn die Transaminasen zurückgehen und die Regeneration in der Leber eingesetzt hat. Bei fulminanter Hepatitis soll das Auftreten von AFP ein günstiges Zeichen sein (248).

9.2.2.8 DNA-Antikörper. DNA-Antikörper treten bei Hepatitis A und B bereits vor dem Transaminasenanstieg auf. Die Reaktion folgt dem Transaminasenverlauf (558).

9.2.2.9 Blutzuckerwerte. Bei leicht verlaufender Virushepatitis fallen orale oder intravenöse Glukosetoleranzteste pathologisch aus. Bei fulminanter Hepatitis kommt es in 10 % der Fälle zu einer Hypoglykämie, was man auf eine Störung der Glukoneogenese und der Glykogenspeicherung in der Leber zurückgeführt (128, 229, 444).

9.2.2.10 Spurenelemente. Während der akuten Hepatitis sind das Serum-Eisen und auch die anderen Spurenelemente wie Kupfer, Mangan, Zink erhöht durch verminderte Speicherung in der Leber oder erhöhte Freisetzung aus den untergehenden Leberzellen (127, 557).

9.2.3 Histologie

9.2.3.1 Indikation zur Leberbiopsie bei akuter Hepatitis. Bei unkompliziertem Verlauf ist eine Biopsie der Leber nicht notwendig. Die Indikation zur histologischen Untersuchung ist zu stellen bei Zweifeln am Vorliegen einer „banalen" akuten Virushepatitis, sofern die Gerinnungswerte nicht dagegensprechen, bei einer Verschlechterung im Verlauf einer chronischen Lebererkrankung und bei protrahiertem Verlauf mit Transaminasenerhöhung über 4 bis 6 Wochen hinaus. Bei HBsAg-positiven Patienten soll die Biopsie auch durchgeführt werden, wenn die Transaminasen auch nur leicht erhöht über 16 Wochen hinaus bestehen.

9.2.3.2 Histologische Veränderungen. Die *histologischen Veränderungen* der akuten Hepatitis betreffen alle Partien der Leber mit Leberzellschädigung, entzündlicher Infiltration und Regeneration (322).

Leberzellnekrosen erscheinen als eosinophile Nekrose oder als Balloonierung der Leberzellen. Bei der eosinophilen Nekrose schrumpfen die Leberzellen und färben sich mit sauren Farbstoffen wie Eosin. Die Reste der geschrumpften, manchmal kernlosen Zellen nennt man Councilman-Bodies. Sie liegen in allen Zonen des Leberläppchens und sind für eine akute Hepatitis charakteristisch (33).
Bei der Balloonierung schwellen die Leberzellen an und zeigen eine leichte Eosinophilie. Die Zytoplasmastrukturen um den Zellkern werden verschoben. Elektronenmikroskopisch sieht man eine Schwellung des endoplasmatischen Retikulums und eine Glykogenverarmung der Zellen (449).
Neben den Einzelzellnekrosen treten schwerere Formen der Lebernekrosen auf, die Gruppenzellnekrose, die Brückennekrose und die massive Leberzellnekrose.
Bei der *Gruppenzellnekrose* bleibt das Retikulinnetz leer und wird lokal zerstört. Die Nekrosen liegen um die Zentralvene und stellen die leichte

Form einer konfluierenden Nekrose dar. Sie sind noch nicht Zeichen für einen schweren Verlauf der Hepatitis.

Die *Brückennekrosen* reichen von einer Zentralvene zur nächsten oder von der Zentralvene zum Portalfeld. Die Hepatozyten werden lysiert und verschwinden aus dem Verband der Leberzellplatten, so daß das Retikulinnetz leer zurückbleibt (passives Septum durch Kollaps). Die Mikrozirkulation in der Leber wird gestört. Bei ausreichender Regeneration der Hepatozyten kommt es zur Ausheilung. Bei Brückennekrosen kommt es häufig zu einer Cholostase. Das entzündliche Infiltrat des Portalfeldes ist erheblich und greift auf das umgebende Parenchym über. Die Gallengänge proliferieren mit einer leukozytären Reaktion. Patienten mit einer akuten Hepatitis mit Brückennekrosen haben einen schweren und verlängerten Krankheitsverlauf. Die Hepatitis kann in ein Leberversagen übergehen. Nach Ausheilung bleiben dünne fibröse Narben zurück, zumal bei der zentralportalen Brückennekrose (46a).

Wenn die Leberzellenuntergänge große Areale ergreifen, sogenannte multilobuläre oder panlobuläre Nekrosen, kommt es zum klinischen Bild der *fulminanten Hepatitis*. Das Lebergewicht sinkt auf 1000 bis 500 g ab. Die Oberfläche ist schrumpelig, die Konsistenz weich und die Schnittfläche muskatnußähnlich. Die Hepatozyten sind bis auf einen schmalen Saum um die Portalfelder verlorengegangen. Das Retikulinnetz ist kollabiert. Je nach Überlebenszeit kommt es zur lymphozytären Infiltration und makrophagozytären Abräumreaktion. Schließlich proliferieren die Gallengänge in den Portalfeldern (322).

Bei der *Cholostase* kommen zu den Zeichen einer akuten Hepatitis noch kanalikuläre und cholangioläre Gallenthromben hinzu, im Portalfeld cholangioläre Proliferate mit einem entzündlichen Infiltrat aus Granulozyten. Die Cholostase ist auf die perivenuläre Zone beschränkt. Als *mesenchymale Reaktion* im Leberläppchen findet man Hyperplasie der von Kupfferschen Sternzellen, Lymphozyten, Monozyten und vereinzelt neutrophilen Granulozyten. In Phagozyten liegen Zeroidpigment und Hämosiderin. Bereits in der Frühphase sieht man eine mitotische Aktivität mit Kernschwellung, Kernpolymorphie, 2- und mehrkernige Hepatozyten.

Die *Portalfelder* sind immer mit Lymphozyten, Monozyten, seltener Plasmazellen, neutrophilen oder eosinophilen Granulozyten infiltriert. In schwereren Fällen kommt es zum Aufbruch der Grenzlamellen, die Entzündungsreaktion greift auf die Leberläppchen über.

Als *Restzustände* nach der akuten Hepatitis bleiben noch lange erhalten: Kernpolymorphie, Zellhypertrophie, azidophile Körperchen, zeroid- und hämosiderinhaltige Makrophagen, entzündliche Infiltrate in den Portalfeldern und fibröse Septen.

9.2.4 Therapie der akuten Hepatitis

9.2.4.1 Allgemeine Maßnahmen. Allgemeine Therapiemaßnahmen sind körperliche Schonung und Vermeiden von leberschädigenden Substanzen. Eine Krankenhausaufnahme ist bei einer leichten Hepatitis, regelmäßigen Kontrollen zu Hause und effektiver Prävention nicht nötig. In den ersten Wochen soll der Patient mindestens 2mal in der Woche kontrolliert und untersucht werden, später einmal wöchentlich. Bei Verschlechterung ist eine rasche stationäre Aufnahme nötig. Krankenhausaufnahme ist angezeigt bei hohen Bilirubinwerten (über 15 bis 20 mg/dl), über 2 bis 3 Wochen bestehender Hyperbilirubinämie, Abfall des Quickwertes, plateauartigem oder ansteigendem Verlauf der Transaminasen über 200 U/l für die Dauer von mehr als 6 Wochen. Im Verlauf der Hepatitis sind rasche Verkleinerung der Leber auf einen fulminanten Verlauf verdächtig.

9.2.4.2 Bettruhe. Die Bedeutung der Bettruhe ist kontrovers, da bei Untersuchungen an Soldaten keine Unterschiede zwischen den Personen mit strikter Bettruhe und leichter körperlicher Arbeit gefunden wurden (347, 418). Die Art der Hepatitis war damals nicht bekannt, wahrscheinlich handelte es sich um eine HA. Schwer verlaufende Formen der Hepatitis wurden nach zufällig durchgeführter anstrengender Arbeit im Inkubationsstadium der Hepatitis gefunden. Für Bettruhe spricht, daß im Stehen der Blutfluß durch die Leber geringer ist. Bettruhe ist in jedem Fall anzuraten, wenn der Patient über Allgemeinsymptome und Müdigkeit klagt, die Transaminasen- oder die Bilirubinwerte steigen und die Gerinnungswerte abfallen. Nach Besserung der Laborwerte kann der Patient entsprechend seiner Belastungsfähigkeit aufstehen.

9.2.4.3 Diät und Infusionstherapie. In frühen Studien wurde eiweißreiche Ernährung empfohlen; diese Ernährung ist aber bei schwerem oder fulminantem Verlauf wegen der Gefahr einer hepatischen Enzephalopathie kontraindiziert (229). Wegen Appetitlosigkeit und Störungen des Geschmacks müssen die Patienten zum Essen angehalten werden. Bei anhaltendem Erbrechen und Appetitlosigkeit muß vorübergehend eine Infusionstherapie zum Ausgleich des Elektrolyt- und Wasserverlusts vorgenommen werden. Die Behandlung der schweren und fulminanten Verläufe erfordert eine intensive Überwachung und eventuell parenterale hochkalorische Ernährung. Restriktionen von Fett oder bestimmten Speisen sind in der akuten unkomplizierten Hepatitis nicht notwendig. Vitamingaben sind nur bei bekanntem Mangel erforderlich. Eine parenterale VitaminK-Substitution kann bei lang dauernder Cholostase erforderlich werden.

9.2.4.4 Neue Therapieansätze. Die Therapieansätze der akuten Hepatitis sind von der Behandlung der chronischen Hepatitis abgeleitet.

Ribavirin: Die experimentelle Behandlung wurde bei der Mäusehepatitis (RNA-Virus) und bei experimentell infizierten Hamstern (DNA-Virus) durchgeführt. Eine kleine Studie in Brasilien erbrachte nur während eines umschriebenen Zeitraums eine Besserung der Transaminasen und des Serumbilirubins (21, 488).

Isoprinosin: Es ist effektiv in der Inhibition der viralen RNA und DNA, war aber in einer prospektiven Studie mit akuter Hepatitis ohne positiven Effekt (275).

3-Cyanidanol: In einer prospektiven Studie wurde das 3-Cyanidanol getestet bei HBsAg-positiven Hepatitiden. Dabei war eine Tendenz zum schnelleren Abfall des HBsAg zu erkennen, konnte aber bei Wiederholung der Studie nicht bestätigt werden. In einer weiteren Studie zeigten sich günstige Tendenzen in der Untergruppe HNANB. Nebenwirkungen sind selten, Einzelfälle von Fieberreaktionen sind bekannt (35, 456). Es ist z. Zt. im Handel nicht mehr erhältlich.
Levamisol: Stimuliert unspezifisch Immunabwehr über die Funktion der Makrophagen und der T-Zellen. In einer prospektiven Studie zeigte sich ein schnellerer Abfall des HBsAg. Die Behandlung ist aber durch die Nebenwirkungen und möglichen fulminanten Nekrosen eingeschränkt (371).
Die Behandlung mit *Hyperimmunglobulin* (hochtitriges anti-HBs) bei fulminanter oder chronischer Hepatitis B war ohne positiven Einfluß (2, 417).

9.2.4.5 Gebrauch von oralen Kontrazeptiva. Da unter der oralen Kontrazeption die Leberwerte ansteigen können, wurde von der Einnahme während der Schwangerschaft abgeraten. In einer kontrollierten Studie wurden aber keine Unterschiede im Verlauf der akuten Hepatitis oder einer chronischen Lebererkrankung festgestellt (230, 461).

9.2.5 Hepatitis A

Das Hepatitis-A-Virus (HAV) wird heute als Enterovirus Typ 72 in die Familie der Picornaviridae eingeordnet (172, 326).

9.2.5.1 Epidemiologie und Übertragung. Die Hepatitis A wird fast ausschließlich fäkal-oral übertragen (40, 130, 154, 186, 269). Dies erklärt das epidemische Auftreten von Hepatitis A durch kontaminierte Speisen oder kontaminiertes Trinkwasser (54, 420, 555). Hepatitis-A-Virus-Infektionen wurden beobachtet nach dem Verzehr von Muscheln aus verseuchten Muschelbänken, durch kalte Speisen mit belegten Brötchen, Wurst, Obst oder Salaten (106, 330, 390, 582). Diese Speisen wurden meist von Personen zubereitet, die in der Ausscheidungsphase der Hepatitis A standen und mangelnde Hygiene einhielten.
Epidemien mit Hepatitis A wurden in Kasernen, in Heimen mit geistig behinderten Kindern oder Internaten beobachtet (99, 279, 439). Voraussetzung war, daß genügend empfängliche (nichtimmune) Personen vorhanden waren und die erkrankten Personen hygienische Maßnahmen nicht beachteten.
Bei Dialysepatienten wurde ein Unterschied in der Hepatitis-A-Durchseuchung nur in einzelnen Zentren beobachtet, dort wiederum gab es ei-

nen Unterschied zwischen Heim- und Zentrumsdialyse (157, 520).
Die parenterale Übertragung der Hepatitis A ist in Tierexperimenten durch die Injektion von infektiösem Stuhl und durch Serumübertragung möglich. Die parenterale Übertragung durch Blut ist beim Menschen äußerst selten, und es gibt nur vereinzelte Berichte darüber. Dies erklärt sich dadurch, daß die Virämie nur kurz und die Viruskonzentration niedrig ist (18, 19).
Daß die Hepatitis A in Gebieten und Bevölkerungsgruppen mit niedrigem hygienischen Niveaustandard gehäuft auftritt, ist auf den fäkal-oralen Übertragungsweg zurückzuführen. Die Durchseuchung mit dem HAV, gemessen an der Häufigkeit des anti-HAV, fällt mit steigendem sozioökonomischen Status, steigt mit dem Alter an und hängt von den geographischen Gegebenheiten ab. Länder mit einer sehr niedrigen Hepatitis-A-Virus-Durchseuchung sind die nordeuropäischen Länder. Zu den Ländern mit einer niedrigen Durchseuchung gehören Mitteleuropa und Nordamerika. Eine hohe Durchseuchung besteht in den Mittelmeerländern, den subtropischen und tropischen Regionen (108).
Die Infektion mit dem Hepatitis-A-Virus verläuft meist (86–96%) unbemerkt (108). Nur 4 bis 14% der Personen mit anti-HAV-Nachweis geben anamnestisch einen Ikterus an. Säuglinge und Kleinkinder bis 2 Jahre haben signifikant weniger oft eine klinische Hepatitis als ältere Kinder oder Erwachsene. Diese Kleinkinder stellen daher ein Übertragerreservoir dar (174).
Der Antikörper der Mutter wird auf den Feten diaplazentar übertragen, so daß die Säuglinge in den ersten Lebensmonaten vor einer Infektion geschützt sind (137).
Die parenterale Übertragung der Hepatitis A ist in Tierexperimenten durch die Injektion von infektiösem Stuhl und Serum möglich. Die parenterale Übertragung durch Blut ist beim Menschen äußerst selten, und es gibt nur vereinzelte Berichte darüber. Dies erklärt sich dadurch, daß die Virämie nur kurz und die Viruskonzentration niedrig ist (285, 405, 467, 493).

9.2.5.2 Marker des Hepatitis-A-Virus

9.2.5.2.1 Eigenschaften und Struktur des HAV.
Das HAV enthält eine einsträngige, lineare RNA in einfachem Strang mit einem Molekulargewicht von 2,25 bis 2,28 × 10^6 Dalton. Die Basensequenz der HAV-RNA ist inzwischen bekannt; sie enthält eine Poly-Adenosin-Region (85, 489, 490).
Das Hüllenprotein des HAV besteht aus 4 Haupt- und einem Nebenpeptid mit einem Molekulargewicht von 30 000 bis 33 000 für das Virusprotein (VP) 1, 24 000 bis 26 000 für das VP 2, 21 000 bis 23 000 für das VP 3, 7000 bis 14 000 für das VP 4 und 40 000 für das Virusprotein 0 (VP 0) (83, 84, 126, 300, 326, 489, 490, 546). Die Zahl der Untereinheiten des Viruskapsids, Enzymausstattung und chemische Zusammensetzung aus Lipiden und Kohlenhydraten ist nicht bekannt.
Das HAV zeigt 3 unterschiedlich dichte Partikel; die leeren („empty") Partikel haben eine Dichte von 1,29 bis 1,333 g/cm^3, die reifen („full") Partikel eine Dichte von 1,34 g/cm^3 und die besonders dichten Formen eine Dichte von 1,38 bis 1,46 g/cm^3 (47, 48, 399, 457). Das HA-Antigen im Stuhl hat eine ikosaedrische Struktur mit 32 Kapsomeren. Der Außendurchmesser beträgt 27 bis 32 nm (80, 125, 299).
Bisher ist nur ein gemeinsames Antigen nachgewiesen worden ohne Subtypenspezifitäten.

9.2.5.2.2 Antikörper gegen das HAV (= anti-HAV).
Die Antikörper gegen das HAV sind gegen ein einziges Antigen gerichtet (281, 565). Bei der frischen HAV-Infektion werden Antikörper der Immunglobulinklasse M gebildet, die wie die Antikörper der Immunglobulinklasse G neutralisierende Wirkung haben (118, 131, 282, 284). Die Antikörper bleiben nach einer Infektion wahrscheinlich lebenslang bestehen (283).

9.2.5.3 Empfängliche Spezies, Zellkulturen, Gewebetropismus.
Das HAV kann auf den Menschen und auf Primaten wie Schimpansen oder Marmosets übertragen werden. In Zellkulturen kann das HAV in folgende Zellinien eingebracht werden: Primärkulturen von Marmoset-Affenlebern, fetalen Rhesusaffennierenzellen, PLC/PRF/5-(Alexander-Hepatomzellen), Verozellen, Afrikanische Green-Monkey-Nierenzellen, HELA-Zellen, primären und permanenten humanen embryonalen Fibroblasten (96, 146, 300, 400, 492).
Das HAV befällt in der Leber bevorzugt die Leberparenchymzellen. Eine intestinale Replikationsphase des HAV, wie bei manchen Enteroviren, konnte bisher nicht gezeigt werden. In der

HEPATITIS A

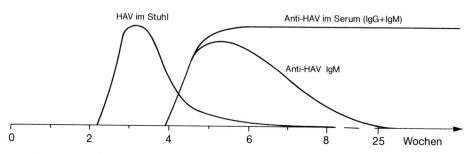

Abb. 9.4: Hepatitis A: Verlauf der Virusmarker.

Immunfluoreszenz konnte das HAV zwar auch in anderen Organen nachgewiesen werden, trotzdem ist eine Replikation außerhalb der Leber nicht anzunehmen.

9.2.5.4 Replikation und Pathogenität.
Die HAV-Proteine werden im Zytoplasma angehäuft. In Zellkulturen konnten insgesamt 11 verschiedene Proteine nachgewiesen werden. Ein HAV-induziertes Enzymsystem (eine RNA-abhängige RNA-Polymerase) konnte in Anwesenheit von Actinomycin D nachgewiesen werden. In den Zellen treten eine doppelsträngige HAV-RNA (22s) und eine einsträngige RNA (33s) auf (300, 301, 400). Die 33s-Form enthält eine Poly-Adenosin-Region und ist infektiös. Die Viruspartikelvorläufer werden in Vesikeln des Zytoplasmas gefunden, was darauf hinweist, daß das Virus im Zytoplasma und nicht im Kern ausreift. Das HAV ist in den Zellkulturen nicht lytisch, so daß der Virusvorläufer nicht in das Medium der Zellkulturen übertritt (492).
In Zellkulturen zeigt das HAV weder eine Lyse von Zellen noch spezifische zytopathogene Effekte. Auch in Leberbiopsien von experimentell infizierten Primaten fand sich kein zytolytischer Prozeß (267, 316, 317).

9.2.5.5 Virusausscheidung, Vektoren.
In experimentell infizierten Schimpansen konnte gezeigt werden, daß die Virusausscheidung im Stuhl bereits 8 Tage nach der Inokulation beginnt. Der quantitativ größte Teil des Virusantigens wird bereits vor der klinischen Erkrankung ausgeschieden.
Biologische Vektoren für die HAV-Infektion sind nicht bekannt. Das HAV reichert sich in Krustentieren wie Muscheln oder Austern an. HAV-Epidemien wurden durch kontaminierte Speisen wie Fleisch, Obst oder durch kontaminiertes Trinkwasser verursacht (49–51).

9.2.5.6 Verlauf der HAV-Marker während der Infektion (s. Abb. 9.4).
Das Hepatitis-A-Antigen wird im Tierexperiment bereits 8 Tage nach der Inokulation im Stuhl zyklisch ausgeschieden. Das Maximum der Virusausscheidung liegt 1 bis 2 Wochen vor dem Beginn der klinischen Symptome und ist beim Auftreten des Ikterus bereits stark abgefallen (48, 283). Etwa 3 bis 6 Wochen nach Beginn des Ikterus ist die Virusausscheidung im Stuhl beendet. Im Lebergewebe kann das Hepatitis-A-Virus bereits eine Woche nach der Inokulation in der Immunfluoreszenz nachgewiesen werden. Das Maximum liegt hier zum

Zeitpunkt des Transaminaseanstiegs (139, 298, 457). Die Transaminasen steigen nach etwa 3 Wochen, das Serumbilirubin nach etwa 4 Wochen an.

Während der akuten Hepatitis A ist das anti-HAV im Serum nachweisbar. Der spezifische Antikörper der Immunglobulin-M-Klasse nimmt zugunsten der Immunglobulin-G-Antikörper ab. Die IgM-Antikörper können aber noch Monate oder Jahre nach der Infektion positiv bleiben (118, 131, 434). Im Stuhl sind Antikörper der IgA-Klasse positiv (80).

Bei der akuten Hepatitis A ist das Immunglobulin M im Serum erhöht. Dies beruht auf einer Titersteigerung der Antikörper gegen verschiedene Darmbakterien und nicht auf einem Anstieg der spezifischen Antikörper gegen das Hepatitis-A-Virus (333).

9.2.5.7 Diagnostik der Hepatitis A.

Die Bestimmung des Hepatitis-A-Antigens im Stuhl ist nur bei einem geringen Teil der Hepatitis-A-Patienten positiv, da das Maximum der Stuhlausscheidung vor dem Ikterus liegt. Der Antigennachweis kann durch Enzymimmunotests oder Radioimmunotests erfolgen. Der Nachweis des Hepatitis-A-Antigens im Stuhl erlaubt die Diagnose einer floriden Hepatitis A, da es keine Dauerausscheider für das Hepatitis-A-Antigen gibt. Im Serum kann die HAV-Infektion durch Antikörperkonversion in Serumpaaren vor und nach der Infektion bewiesen werden. Da der spezifische Immunglobulin-M-Antikörper sehr früh positiv wird, ist er oft das einzige Mittel zur Diagnosestellung.

9.2.5.8 Klinischer Verlauf der Hepatitis A

9.2.5.8.1 Inkubationszeit.

Die Inkubationszeit beträgt bis zum Beginn der Virusausscheidung im Stuhl etwa 8 Tage bis 3 Wochen. Die Transaminasen steigen an, wenn die maximale Ausscheidung abläuft, was nach etwa 3 bis 4 Wochen stattfindet. Der Ikterus folgt auf den Transaminasenanstieg etwa 1 Woche später (48, 283, 405).

9.2.5.8.2 Besonderheiten des klinischen Verlaufs der Hepatitis A.

Die Prodromalzeichen und der Verlauf der Symptome der Hepatitis A unterscheiden sich nicht von den anderen Hepatitisformen. 86 bis 96% der HAV-Infektionen sind klinisch unbemerkt abgelaufen (108). Bei einigen Epidemien dagegen sind 52 bis 96% der Patienten ikterisch erkrankt (138, 277). Die Transaminasenwerte liegen bei der klinisch apparenten Hepatitis A bei etwa 1200 U/l für die SGPT und damit zwischen den Werten für eine Hepatitis B oder Hepatitis Non-A, non-B. Bei Kindern normalisieren sich die Transaminasen nach etwa 15 Tagen, unter Erwachsenen bleiben sie länger erhöht. Bei einer Epidemie unter Soldaten hatten 50% noch nach 3,5 Wochen und 8% noch nach 14 Wochen erhöhte Werte. Langfristig erhöhte Transaminasenwerte erschweren gelegentlich die differentialdiagnostische Abgrenzung von einer Hepatitis Non-A, non-B (228, 325, 438, 439).

9.2.5.9 Prognose der Hepatitis A.

Die Prognose der Hepatitis A ist günstig. Nur selten verläuft eine Hepatitis A in einer fulminanten Form. Zwei bis 31% der fulminanten Hepatitisformen beruhen auf einer Hepatitis A (3, 155, 318). Eine chronische Hepatitis A kommt nicht vor, aber es gibt protrahiert bis zu mehreren Monaten erhöhte Transaminasenwerte (228, 325, 438, 439). In Einzelfällen kann die Hepatitis A ausgesprochen cholestatisch sein (165).

9.2.5.10 Prophylaxe der Hepatitis A

9.2.5.10.1 Passive Immunisierung.

Die passive Immunisierung gegen Hepatitis A geschieht mit Standardimmunglobulin in einer Dosierung von 0,02 bis 0,12 ml/kg, wenn die Injektion vor der Infektion oder in der frühen Inkubationsphase erfolgte. Bei späterer Infektion kann die Hepatitis mitigiert ablaufen. Die Dauer eines Impfschutzes beträgt 8 bis 12 Wochen. Die Indikation besteht bei Kontakt zu Patienten mit Hepatitis A oder bei Reisen in Gebiete mit hoher Durchseuchung (468) (s. **Tab. 9.3** und **Tab. 9.4**).

9.2.5.10.2 Aktive Immunisierung.

Aus Stuhl wurde HA-Antigen isoliert, mit Formaldehyd inaktiviert und zu einer aktiven Immunisierung verwendet. Diese Impfung schützte erfolgreich vor einer nachfolgenden Inokulation im Schimpansenversuch. Das HAV kann inzwischen in Zellkulturen gehalten werden. Bei der Kultur wird das HAV mitigiert. In Analogie zum Poliovirus wurde das passagierte HAV-Material für eine Lebendvakzinierung verwendet. Im Schim-

Tab. 9.3: Prä-expositionelle Prophylaxe der Virushepatitis.

Hepatitisform	Maßnahme
Hepatitis A	Passive Immunisierung mit Standardimmunglobulin (1 × 0,02–0,18 ml/kg KG i.m.)
Hepatitis B	Aktive Immunisierung, z.B. HB-Vax® Erwachsene: 1 ml i.m. (Oberarm!) sofort, nach 1 und nach 6 Monaten Kinder: 0,5 ml i.m. sofort, nach 1 und nach 6 Monaten
Hepatitis-Delta	Wie für Hepatitis B
Hepatitis NANB	Passive Immunisierung mit Standardimmunglobulin (1 × 0,02–0,18 ml/kg KG i.m.)

pansenversuch kam es zur Ausscheidung von Lebendvirus im Stuhl und leichte Transaminasenanstiegen. Es ist noch nicht geklärt, ob diese Erscheinungen bei einer Vakzinierung am Menschen zu tolerieren sind (96, 97, 132, 146, 400, 401).

9.2.5.11 Inaktivierung.
Die Infektiosität der Hepatitis-A-Viruspartikel geht nach der Bestrahlung mit UV-Licht mit und ohne zusätzliche Behandlung mit β-Propiolacton und Behandlung mit Chlorgas, Formaldehyd (Verdünnung 1:4000, 3 Tage, 37° C) oder Hitze von 100° C über 5 Minuten verloren. Das HAV übersteht Hitze von 60° C über eine Stunde, saures Milieu mit einem pH von 3,0 und die Behandlung mit Äther, Chloroform und Freon.

9.2.6 Hepatitis B

Das Hepatitis-B-Virus (HBV) ist ein DNA-Virus, das heute in die Gruppe der Hepadnaviren eingeordnet wird. Ältere Bezeichnungen der Hepatitis B sind Serumhepatitis und MS-2-Strain (326, 514).

9.2.6.1 Epidemiologie und Übertragung.
Auf der Welt gibt es etwa 170 bis 200 Millionen Träger des HBV, die über Jahre oder lebenslang HBsAg-positiv sind. Nur etwa 1% von ihnen wird pro Jahr wieder HBsAg-negativ. Die Carrier-Raten sind auf der Welt sehr unterschiedlich und liegen zwischen 0,01 und 30%. Familiäre Häufungen kommen vor.

Gebiete mit einer hohen Durchseuchung mit dem HBV sind Südostasien, Taiwan, Südchina und die Länder südlich der Sahara. Hier sind bis zu 20% der Bevölkerung HBsAg-positiv und 70 bis 80% sind anti-HBs- und/oder anti-HBc-positiv. Die Häufigkeit des primären Leberkarzinoms auf der Welt deckt sich weitgehend mit der HBsAg-Carrier-Rate (176, 374, 522).

Zu den Gebieten mit einer mittleren HBsAg-Carrier-Rate gehören Ost- und Südeuropa, Japan, Indien, der Mittelmeerraum und Südamerika. Die HBsAg-Carrier-Rate beträgt 2 bis 7%, und 20 bis 50% der Bevölkerung haben Hepatitis-B-Virus-Antikörper.

Eine niedrige Prävalenz der HBV-Infektion besteht in Zentral- und Nordeuropa und in Nordamerika mit 0,5 bis 1,5% für HBsAg-positive und 4 bis 15% anti-HBs-positive Personen. Die Häufigkeit des anti-HBs nimmt mit dem Alter zu und erreicht in höheren Altersgruppen über 30%. Nur ein geringer Teil dieser Personen hat anamnestisch eine Hepatitis durchgemacht; die meisten HBV-Infektionen sind demnach asymptomatisch verlaufen.

Der Anteil der klinisch apparenten akuten Hepatitis B nimmt mit dem Lebensalter zu. Die akute Hepatitis B tritt in den westlichen Ländern vor allem bei Personen über 30 Jahren auf, Kinder stellen nur 20% aller gemeldeten Fälle. Bei Säuglingen verläuft die Infektion meist inapparent, führt aber in bis zu 86% der Fälle zu einer chronischen Infektion. 50 bis 60% der gemeldeten Fälle an akuter Hepatitis in der Bundesrepublik sind HBsAg-positiv (381).

Patientengruppen mit einer erhöhten HBsAg-Carrier-Rate sind Patienten mit einem Down-Syndrom, chronisch lymphatischer Leukämie und lepromatöser Lepra aufgrund angeborener oder erworbener Immunschwäche. Auch das männliche Geschlecht ist 2mal häufiger als das weibliche unter den HBsAg-Trägern vertreten.

In den westlichen Ländern kommen die HBV-Infektionen bei Risikogruppen gehäuft vor. Sie haben meist einen bestimmten gemeinsamen Übertragungsweg. Niedrigere sozioökonomische Schichten der Bevölkerung haben häufiger HBV-Marker (320).

Die *Übertragung* des HBV erfolgt überwiegend parenteral. Die Infektion kann durch Blut und Blutprodukte wie Blutkonserven oder Plasmaderivate, insbesondere Gerinnungspräparate, übertragen werden, hinzu kommen Urin, Kammerwasser, Pleuraergüsse, Samenflüssigkeit, Speichel. Die Übertragung durch Stuhl ist dagegen nicht gesichert. Die Übertragung kann direkt mit dem infektiösen Material erfolgen oder über kontaminierte Gegenstände wie Kanülen, Messer, Skalpelle.

Eine perkutane Übertragung erfolgt durch Tätowierung, Ohrdurchstechen oder Akupunktur, wenn keine genügende Hygiene beachtet wird.

Unter dem medizinischen Personal im Labor und in den operativen Fächern kommt es häufig zu Verletzungen durch Nadelstiche oder Wundkontaminationen. HBeAg-positive Inokula haben in 20%, anti-HBe-positive Inokula in 1,9% eine Hepatitis B beim „Empfänger" nach sich gezogen (569). In Dialysezentren mit hoher HBV-Durchseuchung der Patienten beträgt die jährliche Inzidenz bis zu 30% bei den Patienten und bis 25% beim Personal. Separation der HBsAg-positiven Dialysepatienten und aktive Immunisierung können die Erkrankungsrate drastisch senken (90, 516).

Bluttransfusionen können auch weiter HB übertragen, obwohl die Spender auf HBsAg kontrolliert werden. Die HB ist jedoch auf 10 bis 15% aller Fälle an Posttransfusionshepatitis zurückgegangen (513).

Drogenabhängige sind eine Risikogruppe für Hepatitis B. Zwischen 1 und 5% der Drogenabhängigen sind HBsAg-positiv (97, 162, 345).

Neben dem parenteralen Weg kommen Infektionen durch sexuellen Kontakt zwischen heterosexuellen oder homosexuellen Partnern vor (14, 187, 192, 375, 517, 525, 578).

Die Sexualpartner von Patienten mit einer akuten Hepatitis B haben in 15% und die von HBsAg-Carriern in 30 bis 50% HBV-Marker (16). Gehäuft sind HBV-Marker bei Prostituierten und männlichen Homosexuellen. Die jährliche Inzidenz der Hepatitis B beträgt bei Homosexuellen etwa 30%. Die Übertragung kann durch Speichel, Samenflüssigkeit oder Blut aus Mikrotraumen erfolgen.

Die vertikale Infektion des Säuglings durch die HBsAg-positive Mutter erfolgt perinatal oder postpartal durch Speichel oder Muttermilch. Die vertikale Übertragung kann bei einer Erkrankung an Hepatitis im letzten Trimenon der Schwangerschaft oder bei HBsAg-Carrier-Müttern auftreten (26, 367, 508).

Bei einer Infektion der schwangeren Frau mit dem HBV im letzten Trimester oder bei HBsAg-Trägerinnen kann die HBV-Infektion peri- oder postpartal auf den neugeborenen Säugling übergehen (96% der Säuglinge von HBsAg-positiven Müttern werden HBsAg-positiv, davon werden wiederum 86% Träger des HBsAg). Bei anti-HBe-positiven Müttern geschieht dies in 25% der Fälle.

Die Übertragung durch lebende Vektoren wurde diskutiert, um die unterschiedlichen Carrierraten in tropischen benachbarten Dörfern zu erklären. HBsAg konnte im Blut von Wanzen oder Schnaken nachgewiesen werden; es ist jedoch umstritten, ob dieser Weg von Bedeutung ist (53, 104, 391, 575).

9.2.6.2 Marker des Hepatitis-B-Virus

9.2.6.2.1 HBsAg (= Oberflächenantigen des HBV).

Das HBsAg tritt in 3 verschiedenen Partikeln auf, als runde, 22 nm große Partikel, filamentäre Strukturen und als Hüllmaterial der Dane-Partikel. Die Dichte beträgt 1,18 g/cm^3 für die freien HBsAg-Partikel, 1,28 g/cm^3 für die kompletten DNA-haltigen Virionen und 1,24 g/cm^3 für die leeren Dane-Partikel (150, 220, 247). Das HBsAg besteht zu etwa 70% aus Proteinen, zu 22,5% aus Lipiden und zu 7,5% aus Kohlenhydraten (505).

Sieben Polypeptide mit einem Molekulargewicht zwischen 22 000 und 100 000 wurden isoliert. Das Hauptpeptid des HBsAg hat ein Molekulargewicht von 25 000 Dalton (GP 25) und in der glykosylierten Form von 29 000 Dalton (GP 29). Der Glykosidrest ist für die Bindung an Concanavalin aber nicht für die Immunogenität notwendig. Die beiden Peptide P 25 und GP 29 enthalten die gleichen gruppen- und typenspezifischen Determinanten und führen zur Bildung von anti-HBs.

Das Oberflächenantigen des HBV wird von der Virus-DNA in der Basensequenz 1437 bis 2114 determiniert. Es zeigt eine Reihe von Subspezifitäten (a; d/y; w/r; q, g, j, k, x). Die Spezifität a ist immer vorhanden, wahrscheinlich jedoch nicht einheitlich. Die Amiosäuresequenz des HBsAg im Bereich des Peptids P 25 bzw. die Sequenz

Akute Hepatitis

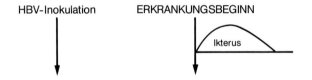

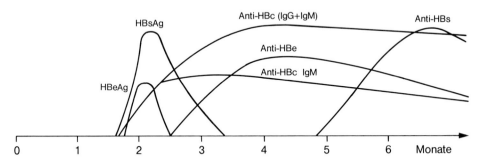

Abb. 9.5: Hepatitis B: Verlauf der Virusmarker bei ausheilender Hepatitis.

zwischen dem Aminosäurerest 111 bis 158 determinieren die subtypenspezifischen Abschnitte. Die Determinante a liegt zwischen Rest 139 bis 147.

Das Protein des HBsAg hat eine Länge von 226 Aminosäuren. Es entspricht der Länge des Peptids 25. Eine alpha-Helix-Struktur ist wegen des Prolinanteils von 10 % nicht möglich. Der hohe Cystein-Gehalt (6 %) in den zentralen Anteilen ist für die Struktur und antigenetische Reaktivität über Disulfidbrücken verantwortlich. Die Gylkosylreste können über Serin (10 %) oder Threonin (8 %) gebunden werden. Die hydrophilen Regionen, welche an die Oberfläche zu liegen kommen, befinden sich zwischen Rest 33 bis 74 sowie zwischen 111 und 158. Vor allem die letzte Region ist als Aminosäurensequenz zur Herstellung von Polypeptidvakzinen untersucht worden. Die Bildung von kreuzreagierenden Antikörpern beweist, daß diese Strukturen an der Oberfläche der HBsAg-Partikel liegen (70, 113, 149, 476, 543).

Die Serumproteine des Wirtsserums, vor allem Albumine, binden an die Oberfläche des HBsAg-Partikels. Die Struktur der Außenhülle der vollständigen Virionen ist noch nicht geklärt.

Wahrscheinlich ist sie ähnlich in der chemischen Zusammensetzung wie die HBsAg-Partikel. Es ist nicht geklärt, ob noch andere Antigene des HBV wie das HBeAg einbezogen sind (59, 205, 222, 352, 477).

9.2.6.2.2 Anti-HBs (= Antikörper gegen das HBsAg). Der Antikörper gegen das HBsAg erscheint im Ablauf der HBV-Infektion nach dem HBsAg (272). Das anti-HBs verleiht einen Schutz vor einer Neuinfektion (= neutralisierender Antikörper). Bei Personen, die aktiv gegen Hepatitis B geimpft wurden, soll der Titer über 10 mIU/ml betragen, andernfalls muß erneut geimpft werden (235). Selten können anti-HBs und HBsAg gleichzeitig im Serum vorhanden sein. HBsAg/anti-HBs IgM-Komplexe erscheinen im frühen Stadium der akuten Hepatitis, Persistenz dieser Komplexe soll eine chronische Infektion anzeigen (87, 369).

9.2.6.2.3 HBcAg (= Core-Antigen des HBV). Im Serum kann das Core des HBV nur aus kompletten Partikeln durch Detergenzienbehandlung freigelegt werden (93). Core-Partikel können außerdem aus Leberzellhomogenaten gereinigt werden. Komplette Core-Partikel mit HBV-DNA und spezifischer DANE-Polymerase-Aktivität haben eine Dichte von 1,38 g/ml (in $CsCl_2$), während die leeren DANA-Partikel und der Großteil der Core-Partikel aus der Leber nur eine Dichte von 1,33 g/ml haben. Im Core des DANE-Partikels sind eine Proteinkinase, eine Phosphorylase, eine DNA-Polymerase und weitere Proteine enthalten (5, 151, 220, 245, 430). Die Core-Partikel haben mehrere Polypeptide, wobei das Hauptpeptid ein Molekulargewicht von 19 000 Dalton hat. Es reagiert mit dem anti-HBe, nicht mit dem anti-HBc. Das HBcAg in der Leber ist nur bei einer floriden Infektion nachzuweisen. In den Core-Partikeln findet sich eine Proteinkinase, die zur Phosphorylierung des P 19 000 führt.

Das Core-Antigen wird von den Basen 1 bis 549 der HBV-DNA determiniert. In E. coli klonierte Sequenzen der HBV-DNA für das HBcAg führen zur Expression von HBcAg, das ähnliche immunologische Eigenschaften hat wie das natürliche HBcAg. Dieses HBcAg reagiert nach Degradation mit anti-HBe (60, 305).

9.2.6.2.4 Anti-HBc (= Antikörper gegen das Core-Antigen).

Der Antikörper gegen das Core-Antigen ist bereits in der frühen Phase der HBV-Infektion, in der Rekonvaleszenz und bei chronischen Trägern des HBSAg nachzuweisen (272, 294). Anti-HBc-IgM weist auf eine frische Infektion hin, kann aber auch bei einer chronischen HBV-Infektion mit florider Virusreplikation und Gewebsschädigung (hier jedoch meist mit niedrigem Titer) nachweisbar sein (152, 184, 435). Anti-HBc-IgG ist ein Durchseuchungsmarker (519). Das anti-HBc schützt wahrscheinlich nicht vor einer Neuinfektion (226).

9.2.6.2.5 HBeAg (= e-Antigen des Hepatitis-B-Virus).

Im Serum kommt neben HBsAg, dem HBcAg im DANE-Partikel, noch das HBeAg vor. Das HBeAg hat eine hohe Aggregationsneigung und adsorbiert stark an Serumproteine wie auch Immunglobuline, was das frühere Molekulargewicht von 300 000 erklärt (307, 308, 533, 535). In der Immundiffusion zeigen sich 3 Linien (e1, e2, e3), die wahrscheinlich aus Komplexen des HBeAg mit und ohne Fremdproteine entstanden sind (342).

Aus kompletten DANE-Partikeln läßt sich das HBeAg erst freilegen, wenn die äußere Hülle aus Surface-Antigen mit Detergentien abgesprengt ist. Das in E. coli synthetisierte HBcAg geht nach Degradation in HBeAg über; dies läßt vermuten, daß das HBeAg ein Teil des HBcAg-Komplexes ist (58, 305, 351, 365).

Freies HBeAg im Serum korreliert mit einem erhöhten Infektionsrisiko, der DNA-Polymerase-Aktivität, der HBV-DNA im Serum und der infektiösen Dosis im Schimpansenversuch (bis 10^8/ml). HBeAg ist deshalb der gebräuchliche Marker zur Bestimmung der Infektiosität eines HBsAg-positiven Serums (13, 124, 199, 358, 567).

9.2.6.2.6 Anti-HBe (= Antikörper gegen das HBeAg).

Der Antikörper gegen das HBeAg erscheint gegen Ende der akuten Hepatitis B (272). Bei chronischen HBsAg-Trägern korreliert der Nachweis des anti-HBe mit einer niedrigen Infektiosität (479). Im Verlauf der chronischen HBV-Infektion kann das HBeAg aus dem Serum eliminiert werden und eine Serokonversion nach anti-HBe eintreten (213, 411). Zu diesem Zeitpunkt wird in vielen Fällen die freie HBV DNA im Lebergewebe eliminiert, übrig bleibt eine integrierte Form (540). Mit monoklonalem anti-HBe wurden 2 Epitope des HBeAg identifiziert.

9.2.6.2.7 HBV DNA (= DNA des Hepatitis-B-Virus).

Das komplette Virion des HBV (DANE-Partikel) enthält eine zirkuläre und partiell doppelsträngige DNA. Der lange Strang hat eine Länge von 3200 Nukleobasen, während der kurze Strang zwischen 1700 und 2000 Basen hat, was 50 bis 85% der Länge des langen Stranges entspricht. Eine endogene DNA-Polymerase im Core des Virions stellt ausgehend vom 3'-Ende die vollständige Länge des kurzen Stranges her und kann als Marker für DANE-Partikel benutzt werden. Der längere Strang hat eine Lücke, die etwa 300 Basen vom 5'-Ende des kurzen Stranges entfernt liegt. Am 5'-Ende des langen Stranges liegt ein Polypeptid, das wahrscheinlich vor der Phosphorylierung mit Polynukleotidkinasen schützt. Hier liegt wahrscheinlich der Startpunkt für die Verlängerung des Stranges (98, 432, 543).

Das menschliche Hepatitis-B-Virus (HBV), das Hepatitisvirus der amerikanischen Woodchucks (WHV), das Hepatitisvirus der Erdhörnchen (Ground-squirrel, GSHV) und das Hepatitisvi-

Akute Hepatitis

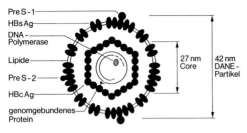

Abb. 9.6: Aufbau des DANE-Partikels (Hepatitis-B-Virion).

rus der Peking-Enten (DHBV) haben eine ähnlich strukturierte DNA mit zirkulärer, partiell doppelsträngiger DNA, Lücke im langen Strang und endogener DNA-Polymerase. Diese Viren werden deshalb zu der Gruppe der Hepadnaviren zusammengefaßt (326, 432, 514).
Die Gesamtlänge der DNA-Sequenz ist unterschiedlich (ayw 3182, adw 3221, MHBV14 3188 Basenpaare). Es ist nicht bekannt, welche Bedeutung die unterschiedlichen Basensequenzen bezüglich Infektiosität und Pathogenität haben.

9.2.6.2.7.1 Lokalisation der Gene auf der HBV DNA (Pre-S/S-Gen, C-Gen, übrige Gen-Loci, kurzer Strang der HBV DNA).
Auf dem langen Strang der zirkulären HBV-DNA wurden die Basensequenzen für das HBsAg und HBcAg mit Sicherheit identifiziert (145, 372, 556). Für das HBsAg stellt die Sequenz von der Base 1437 bis 2114 die kodierende Region dar. Die Vorhersagen aus der DNA-Sequenz stehen in guter Übereinstimmung mit den Analysen der Aminosäurensequenz, Molekulargewicht und Peptidmaps aus gereinigtem HBsAg humanen Ursprungs. Die Glykosylierung des HBsAg kann an den Asparaginresten in der Aminosäurenposition 3, 59 und 146 erfolgen, wahrscheinlich am AS-Rest 146 (377, 379). Die Nukleotidsequenz von 948 bis 1248 ist allen HBV-Klonen gemeinsam (144, 431). Diese Region hat man die Pre-S-Region genannt. Die Hypothese, daß die Pre-S-Region als Vorläufermolekül des HBsAg notwendig ist, ließ sich nicht halten. Die DNA-Sequenzen in diesem Bereich sind variabel in 25% mit einer Einfügung von ca. 20%. Teile dieser Pre-S-Region-Sequenzen führen zu unterschiedlichen Aminosäuremustern bei Peptidanalysen des HBsAg aus dem Serum.

C-Gen. Die kodierende Region für das HBcAg liegt auf dem großen Strang, beginnend neben der Nukleotidlücke von Base 1 bis Nukleotid 549. Das Protein aus dieser Sequenz ist ziemlich basisch durch eine große Zahl von Argininresten. Damit bekommt es Eigenschaften wie das Protamin mit der Fähigkeit, stark an DNA zu binden. Sequenzen, welche die C-Region der HBV-DNA enthielten, konnten in bakteriellen Plasmiden kloniert werden. Das synthetisierte Protein hatte ähnliche immunologische Eigenschaften wie das natürliche HBcAg (144, 305, 372).

Übrige Gen-Loci. Noch ungeklärt ist die Funktion und die Bedeutung der Abschnitte von Basenrest 407 bis 2902, wobei Teile der Pre-S/S-Region und ein Teil des C-Gens mit eingeschlossen sind. Hierbei wird wahrscheinlich die DNA-Polymerase kodiert (543, 544).
Die *X-Region* (2556–3123) ist in der Funktion noch nicht genügend geklärt. Antikörper gegen das X-Protein wurden bei akuter Hepatitis, aber vor allem bei Patienten mit einem primären Leberkarzinom gefunden. Das X-Protein selbst wurde im Lebergewebe von akuter Hepatitis nachgewiesen (331, 339).
Die Funktion des kurzen Stranges der HBV DNA ist noch ungeklärt. Es ist nicht sicher, ob hierauf Proteine kodiert werden.

9.2.6.3 Empfängliche Spezies, Gewebetropismus, Zellkultur.

9.2.6.3.1 Empfängliche Spezies.
Eine HBV-Infektion kann beim Menschen sowie bei Primaten wie Schimpansen, Orang-Utan, Afrikanischen Green-Monkeys, Gibbons und Squirrel-Affen erfolgen. Antikörper gegen das HBsAg wurden nachgewiesen bei Baboons, Celebes-Affen, Makakken und anderen Affen der Neuen und Alten Welt, wobei ein Kontakt mit dem HBV oder einem ähnlichen Virus in Frage kommt (38, 291, 319, 559). Für Übertragungsversuche können nur Schimpansen eingesetzt werden, die ein ähnliches Krankheitsbild wie der Mensch zeigen. Die Übertragung auf Subprimaten ist nicht gelungen.
In einzelne Zellinien konnte HBV-DNA durch Transfektion eingebracht werden (Maus-L-Zellen) (116, 469).

9.2.6.3.2 Gewebetropismus (Verteilungsmuster von HBsAg und HBcAg im Lebergewebe).

Immunfluoreszenzmikroskopisch kann HBsAg beim Menschen oder Schimpansen außer in der Leberzelle auch in anderen Geweben wie Blutgefäßen, Nierenglomerula oder Pankreas nachgewiesen werden. HBsAg tritt in allen Körperflüssigkeiten auf. Das Expressionsmuster unterscheidet sich bei hepatischem und nichthepatischem Gewebe. In der Leberbiopsie konnte HBV-DNA durch In-situ-Hybridisation außer in den Hepatozyten auch in den Zellen des Gallengangsepithels und der Gefäßwände nachgewiesen werden. Auch in weißen Blutzellen wurde HBV-DNA nachgewiesen (31, 341, 363, 478, 483, 487). Das Entenhepatitisvirusgenom konnte außer in den Leberzellen auch im Pankreas und Nierenepithel entdeckt werden. Eine Replikation von Hepadnaviren auch außerhalb der Leber scheint möglich zu sein (180).

Das HBcAg wird im Zellkern nachgewiesen, wobei nach Reinigung aus Homogenaten die meisten Partikel ohne DNA-Polymeraseaktivität sind oder keine HBV-DNA enthalten. Die Leberzellkerne enthalten bei starker Virusreplikation feine, granuläre eosinophile Einschlüsse aus Core-Partikeln, die das Kernchromatin an den Rand verdrängen.

Das HBeAg wird überwiegend im Zellkern positiv. Die Reaktion von HBcAg oder HBeAg im Zytoplasma rührt von ausgeschleusten Viruspartikeln her.

HBsAg liegt in der Immunfluoreszenzmikroskopie im Zytoplasma der Leberzellen, in einigen Fällen unter der Zellmembran. Der Ausschleusungsmechanismus aus der Zelle, ebenso die Umhüllung mit Wirtsproteinen oder Lipiden und den vom Virus selbst determinierten Polypeptiden ist nicht geklärt. Wenn die Leberzellen reichlich HBsAg im glatten endoplasmatischen Retikulum enthalten, spricht man von Milchglashepatozyten („ground-glass hepatocytes"). Die Milchglasepithelien kann man in der Hämatoxylin-Eosin-Färbung, der Masson-Trichom-Färbung oder der Orcein-Färbung erkennen. Das Zytoplasma färbt sich an, der Kern ist an den Rand verdrängt.

Bei der akuten und ausheilenden Hepatitis B findet man nur fleckförmig HBsAg und selten HBcAg in der Immunfluoreszenz. Bei der chronischen HBV-Infektion tritt das HBsAg diffus im Zytoplasma oder membranös unter der Zellmembran auf. Gesunde HBsAg-Carrier haben fast ausschließlich HBsAg, kaum HBcAg. HBcAg kann diffus im Zellkern oder selten im Zytoplasma auftreten. Diese Patienten haben viele DANE-Partikel im Serum. Auch bei negativem Antigenbefund im Serum können in der Immunfluoreszenz noch HBV-Antigene in der Leber zu finden sein (170, 221, 410).

9.2.6.3.3 Zellkultur.

In die üblichen Zellkultursysteme konnte das HBV nicht vermehrt werden. Für eine limitierte Zeit konnten Zellen jedoch mit HBV DNA transfiziert werden (469).

Aus Lebertumoren konnten Zellinien abgeleitet werden, die integrierte HBV DNA tragen, und teilweise HBsAg jedoch keine infektiösen Virionen produzieren (z. B. PLC/PRF/5- = Alexander-Zellinie [471]).

9.2.6.4 Replikation und Pathogenität.

Obwohl das HBV ein DNA-Virus ist, erfolgt die Replikation über eine reverse Transkription. Nach Eintritt in die Zelle wird die partiell doppelsträngige DNA durch die endogene DNA-Polymerese in eine komplett doppelsträngige DNA ergänzt, die danach in eine „super-coiled"-Form übergehen kann. Vom langen Strang (= minus-Strang) wird eine komplementäre RNA, zum Teil mit mehrfacher Länge gebildet (Prägenom). Durch eine reverse Transkriptase (H) wird davon eine minus-Strang-DNA gebildet, wobei die RNA gleichzeitig wieder abgebaut wird.

Die überlange RNA dient gleichzeitig als eine Boten-RNA zur Herstellung von HBsAg und möglicherweise auch zur Synthese anderer Proteine.

Während oder nach der Synthese des DNA-minus-Stranges, wird der (kurze) plus-Strang des Hepatitis-B-Virions synthesisiert. Die Virionen werden aus der Zelle transportiert, noch bevor der plus-Strang die gesamte Länge des HBV-Genoms erreicht hat (471, 514, 515).

In infizierten Leberzellen kommen hunderte bis tausend Kopien der HBV-DNA vor. In der HBsAg-produzierenden Hepatomlinie PLC/PRF 5 kommen nur 3 bis 4 HBV-DNA-Kopien in der Zelle vor. Auch in nichthepatozytären Zellen, in denen man bisher HBV DNA finden konnte, liegen nur wenige Kopien vor (36, 37). Das Hepatitis-B-Virus selbst ist wahrscheinlich nicht zytopathisch. Wahrscheinlich werden die

Akute Hepatitis

9.2.6.5 Verlauf der HBV-Marker während der Infektion.

9.2.6.5.1 HBsAg-positive Hepatitis B (s. Abb. 9.5). Das HBsAg als der gebräuchlichste Marker einer HBV-Infektion wird 6 bis 12 Wochen nach der Inokulation im Serum positiv, in Einzelfällen jedoch bereits 1 bis 2 Wochen danach (272). Je nach Empfindlichkeit der Tests bleibt das HBsAg 1 bis 20 Wochen positiv, was in etwa mit dem Ikterus korreliert. Bei niedriger HBsAg-Konzentration kommt es nur zu einem leichten Transaminasenanstieg oder überhaupt nicht zu klinischen Symptomen. Bei fulminanter Hepatitis ist das HBsAg oder das HBeAg oft negativ (294, 482). Die Konzentration des HBsAg unterliegt am Anfang und am Ende der HBsAg-ämie starken Schwankungen. Zwischen dem Verschwinden des HBsAg aus dem Serum und dem Auftreten des anti-HBs können 2 Wochen bis Monate liegen. Mit Hilfe eines monoklonalen IgM-Antikörpers konnte auch in dieser Lücke noch HBsAg nachgewiesen werden.

Das HBeAg erscheint nach dem HBsAg im Serum. Es ist im frühen Krankheitsstadium immer positiv. Das HBeAg wird gegen Ende der HBsAg-ämie negativ, gelegentlich ist gleichzeitig anti-HBe nachweisbar. Die Persistenz von HBeAg und HBsAg über 12 bis 16 Wochen ist prognostisch ungünstig und geht mit einer erhöhten Rate an chronischen Verläufen einher. Der Antikörper gegen das HBeAg (anti-HBe) bleibt noch einige Jahre positiv.

Die kompletten Virionen (DANE-Partikel) treten vor der klinischen Krankheit im Inkubationsstadium und nach dem Nachweis des HBsAg im Serum auf (246, 271, 272). Bei 30% der Fälle von akuter Hepatitis ist HBV DNA im Serum nachweisbar, aber nur bei 9% der Fälle von fulminanter Hepatitis.

Der Antikörper gegen das HBcAg ist als weiterer HBV-Marker bereits bei Ausbruch der klinischen Hepatitis positiv. Das anti-HBc wird 1 bis 3 Wochen nach dem HBsAg positiv, steigt im Titer weiter an und erreicht ein Plateau. Anti-HBc ist auch bei HBsAg-negativer akuter Hepatitis, im „diagnostischen Fenster", bei der chronischen Hepatitis B und in der Rekonvaleszenz nachweisbar. Es gilt deshalb als der beste Durchseuchungsmarker. Je nach Empfindlichkeit des Tests bleibt das anti-HBc noch Jahre bestehen. Nur 1% der HBsAg-Carrier sind anti-HBc-negativ (208, 349).

Bei frischer Virusreplikation treten IgM-Antikörper auf. Bei wiederholter Serumkontrolle ist das anti-HBc IgM bei der akuten Hepatitis B (mit und ohne HBsAg) immer positiv. In der Rekonvaleszenz überwiegen die Antikörper der IgG-Klasse des anti-HBc. Titer und Dauer des Nachweises unterliegen bei der akuten oder chronischen HBV-Infektion jedoch starken Schwankungen (152, 435).

Bei der Hälfte der Patienten wird das anti-HBs erst im Abstand von Wochen oder Monaten nach dem HBsAg positiv, manchmal überhaupt nicht. Immunkomplexe aus HBsAg/anti-HBs können schon während des HBsAg-Stadiums vorhanden sein und zu Serumkrankheitssymptomen führen (Rash, Arthritis, Glomerulonephritis). HBsAg/anti-HBs-IgM-Komplexe sollen ein Indikator für einen chronischen Verlauf sein (148). Das anti-HBs persistiert einige Jahre und schützt dabei vor einer Neuinfektion (7, 163, 324).

9.2.6.5.2 HBsAg-negative Hepatitis B („serologisch atypische" Form der Hepatitis B). Differentialdiagnostische Probleme stellen die Patienten mit einer akuten Hepatitis B ohne HBsAg-Nachweis dar (16, 204, 210). Diese Konstellation geht mit einer asymptomatischen Krankheit oder nur gering erhöhten Transaminasen einher. Andererseits ist auch ein Teil der fulminanten Hepatitis B HBsAg-negativ. In der ersten Gruppe ist der Titer des anti-HBc niedrig, der Anstieg des anti-HBs, der einige (4 bis 12) Wochen später einsetzt, um so eindrucksvoller. Bei den fulminanten HBsAg-negativen Hepatitis-B-Fällen ist der Titer des anti-HBc IgM dagegen sehr hoch (482). Der fulminante Verlauf wird auf die Antikörperstimulation zurückgeführt, wobei in den zugrunde gehenden Zellen die Replikation des Virus und damit die Expression der Virusantigene zum Erliegen kommen.

9.2.6.6 Diagnostik der Hepatitis B. Der erste Schritt zur Diagnose einer Hepatitis B ist der Nachweis des HBsAg, wobei in der Regel bei der akuten und chronischen HBV-Infektion auch das anti-HBc (IgG und IgM) positiv ist. In der Frühphase der akuten Hepatitis ist das HBeAg, in der Spätphase das anti-HBe nachweisbar. Bei der frischen Infektion mit dem HBV ist auch ohne nachweisbares HBsAg die Bestimmung des anti-HBc IgM positiv.

Bei der chronischen Hepatitis B ist ebenfalls in der Regel das HBsAg und das anti-HBc (IgG und IgM) nachweisbar. Das anti-HBc IgM ist bei der chronischen HBV-Infektion nicht immer positiv, besonders dann nicht, wenn nur eine leichte entzündliche Aktivität in der Leber vorliegt. HBeAg oder anti-HBe sind, je nach Infektiosität des Serums, vorhanden. Bei der Reaktivierung der Hepatitis B kann der Titer des anti-HBc IgM wieder ansteigen.

Bei Patienten mit einer fulminanten Hepatitis, bei einem entzündlichen Schub einer HBsAg positiven Lebererkrankung oder Zugehörigkeit zu einer Risikogruppe für eine parenterale Hepatitis ist bei der Konstellation von klinischen Zeichen einer akuten Hepatitis, positivem HBsAg und anti-HBe, aber negativem anti-HBc IgM an eine HDV-Infektion zu denken, und das HDAg bzw. anti-HD zu bestimmen.

Marker für eine Infektiosität für HBV sind im Serum der Nachweis von HBeAg, der elektronenmikroskopische Nachweis von DANE-Partikeln, HBV DNA, endogene DNA-Polymeraseaktivität und die Bindungsfähigkeit (Rezeptoren) für polymerisiertes Humanserumalbumin (pHSA). Im Lebergewebe kann bei aktiver Virusreplikation das HBcAg nachgewiesen werden.

Die Bestimmung der HBV DNA im Lebergewebe, die in freier (episomaler) oder in integrierter (chromosomaler) Form vorkommt, ist nur in Speziallabors möglich. Diese Bestimmung kann wichtig sein für die Indikationsstellung zur antiviralen Therapie oder zur Abgrenzung von der Hepatitis NANB.

9.2.6.7 Klinischer Verlauf der Hepatitis B.

9.2.6.7.1 Inkubationszeit.
Die Inkubationszeit der akuten Hepatitis B liegt zwischen 60 und 110 Tagen und ist abhängig von der Infektionsdosis. Je höher die Infektionsdosis, desto kürzer ist die Inkubationszeit. Eine Verlängerung der Inkubationszeit wird bei passiver Immunisierung oder Immunschwäche beobachtet. Das HBsAg wird als erster Marker nach einer Inokulation im Serum positiv. Die kürzeste Zeit nach der Inokulation, die beobachtet wurde, betrug 8 Tage (272).

9.2.6.7.2 Besonderheiten des klinischen Verlaufs der Hepatitis B.
Im Vergleich zur Hepatitis A oder Hepatitis Non-A, non-B nimmt die Hepatitis B den klinisch schwersten Verlauf mit den höchsten Transaminasenwerten, dem stärksten Abfall der Prothrombinzeit (Quick-Wert) und der längsten Dauer des Krankenhausaufenthaltes.

Die Hepatitis B kann ausgesprochen cholestatisch verlaufen, wobei eine vorbestehende Leberschädigung oder eine zusätzliche Hämolyse auszuschließen sind. Bei besonders schwerer oder protrahierter Hepatitis kann eine zusätzliche Hepatitis-Delta-Virusinfektion vorliegen. Anikterische Hepatitis B kommen gehäuft bei Säuglingen, Kleinkindern oder immunsupprimierten Patienten vor.

9.2.6.7.3 Extrahepatische Erkrankungen bei Hepatitis B.
Als extrahepatische Erkrankungen der akuten oder chronischen Hepatitis sind zu nennen: das serumkrankheitsähnliche Syndrom in der Inkubationsphase, das Gianotti-Costa-Syndrom (infantile papuläre Akrodermatitis) im Mittelmeerraum und Japan und die chronische membranöse Glomerulonephritis (153, 225, 262). 30 bis 60 % der Patienten mit Panarteriitis nodosa haben Immunkomplexe aus HBsAg in den Gefäßwänden. Bei HBsAg-positiven Patienten mit Symptomen einer rheumatoiden Arthritis liegen Immunkomplexe in der Synovia vor (458, 562).

9.2.6.8 Prognose der Hepatitis B.

9.2.6.8.1 Krankheitsbilder durch das HBV.
Die Infektion mit dem HBV kann limitiert als akute Hepatitis verlaufen, die benigne ist und ausheilt oder in eine fulminante Form übergeht. Fünf bis 15 % der Erkrankungen mit akuter Hepatitis B nehmen einen chronischen Verlauf. Die chronische HBV-Infektion kann als „klinisch gesunder Träger" mit minimalen histologischen Veränderungen und normalen Transaminasenwerten, als chronische Hepatitis, als Leberzirrhose, die aus einem chronisch aggressiven Verlauf entstanden ist, und als Leberkarzinom verlaufen. In etwa 1 % kommt es zur Elimination des HBsAg auch in einem chronischen Verlauf.

9.2.6.9 Immunität gegen das HBV

9.2.6.9.1 Humorale Immunität. Nur der Antikörper gegen das HBsAg kann als schützender Antikörper gegen das HBV angesehen werden, da die anderen Antikörper (anti-HBc, anti-HBe) nicht gegen die Oberfläche des kompletten Virions gerichtet sind. Nach einer Infektion ist das anti-HBs gegen den Subtyp „a" gerichtet, aber auch gegen „d" oder „y". Bei der aktiven Impfung werden zuerst Antikörper gegen die Subtypen „d" oder „y", danach gegen „a" gebildet. Seltene Sekundärinfektionen mit einem anderen HBsAg-Subtyp wurden beschrieben (266). Trotz bestehendem anti-HBs kann mit einer hohen Inokulationsdosis eine Hepatitis B erzeugt werden (549).
Personen mit alleinigem anti-HBc können bei Reexposition ohne Hepatitis bleiben, wobei man annimmt, daß niedrigtitriges anti-HBs die Immunität verleiht. Bei der aktiven Impfung wird derzeit noch empfohlen, nur anti-HBc-positive Personen (ohne anti-HBs oder HBsAg) zu impfen. Ein Teil dieser Personen verhält sich wie bei der ersten Exposition mit dem HBsAg.
Die sekundäre Exposition mit dem HBV bei Patienten mit anti-HBs führt zu einer Titersteigerung ohne wesentliche Änderung des anti-HBc-Titers. Eine virale Replikation kommt wahrscheinlich nicht zustande.

9.2.6.9.2 Zelluläre Immunreaktionen. Bei akuter und chronischer HBV-Infektion werden zelluläre Reaktionen gegen das HBsAg, HBcAg und zelluläre Antigene beschrieben. Die Spezifität der zytotoxischen Effektor-T-Zellen wurde nicht klar gezeigt, was auf methodische Schwierigkeiten bei der Wahl der geeigneten Zielzelle oder den fehlenden Histokompatibilitätskomplex zurückgeht.
Die zelluläre Reaktion gegen HBsAg ist bei den Patienten mit einer chronischen Lebererkrankung höher als bei HBsAg-Trägern ohne Krankheitszeichen. Die Suppressor-T-Zellfunktion ist bei der chronischen HBsAg-positiven Hepatitis weniger stark vermindert als bei der HBsAg-negativen Hepatitis, was die unterschiedliche Ansprechbarkeit auf die Kortisontherapie erklärt.
Die zellulären Reaktionen auf HBcAg oder HBeAg sind wahrscheinlich wichtiger als die Reaktionen gegen das HBsAg (540). Für die zelluläre Immunreaktion wird das Expressionsmuster des HBcAg im Zytoplasma oder an der Leberzelloberfläche wichtig, wobei eine Ablagerung des HBcAg an der Zellmembran für notwendig erachtet wird. Dieses ist aber nur bei einem Teil der HBsAg-Carrier der Fall. Neben der Reaktion mit HBV-determinierten Antigenen gibt es bei der akuten und chronischen Hepatitis B (auch bei der HBsAg-negativen Hepatitis) zelluläre Reaktionen gegen ein lebermembranspezifisches Antigen (75).

9.2.6.10 Prophylaxe der Hepatitis B. Zur Prophylaxe der Hepatitis B kommen in Frage: Inaktivierung des Erregers, Unterbrechung der Infektkette, präexpositionelle Immunisierung oder postexpositionelle Immunisierung, durch eine passive, passiv-aktive oder aktive Immunisierung (97) (s. **Tab. 9.3** und **Tab. 9.4**).

9.2.6.10.1 Passive Immunisierung gegen Hepatitis B. Die Indikation zu einer präexpositionellen Prophylaxe mit einem Hepatitis-B-Hyperimmunglobulin ist seit der Verfügbarkeit der aktiven Impfung gegen Hepatitis B auf die Situationen eingeschränkt, in denen ein unmittelbarer Schutz bei einem hohen Expositionsrisiko erforderlich ist.
Für die postexpositionelle passive Immunprophylaxe bei Exposition mit HBsAg-positivem Material (z. B. Nadelstichverletzung) wird empfohlen, so rasch wie möglich ein Hepatitis-B-Hyperimmunglobulin (HBIG) zu injizieren in einer Dosis von 0,05 bis 0,07 ml/kg Körpergewicht. Ein Nutzen nach einer Injektion nach mehr als 48 Stunden liegt nicht mehr vor. Die Berufsgenossenschaften erwarten eine passive Immunisierung innerhalb von 6 bis 12 Stunden. Bevor die aktive Impfung gegen Hepatitis B möglich war, wurde eine 2. Injektion nach 4 Wochen empfohlen. Heute soll gleichzeitig in verschiedenen Regionen mit unterschiedlichem Lymphabflußgebiet Hepatitis-B-Hyperimmunglobulin in obiger Dosierung und die aktive Vakzine gegen Hepatitis B injiziert werden (524, 583).
Bei Säuglingen von Müttern, die HBsAg-positiv sind oder im letzten Trimenon der Schwangerschaft eine Hepatitis erwarben, wird nach der Geburt eine rasche Immunisierung empfohlen. Nach einer neueren Studie aus Taiwan bei HBsAg-positiven Müttern ist die 3malige passi-

Tab. 9.4: Empfehlungen für die post-expositionelle Hepatitis-B-Prophylaxe.

Form	Aktive Immunisierung			
	HBIG (intramuskulär)		Aktive Vakzine (intramuskulär)	
Hepatitis B Art der Exposition	Dosis	Impfplan	Dosis	Impfplan
Perkutane Verletzung	0,6 ml/kg KG oder 5 ml bei Erwachsenen	1 × ige Dosis innerhalb 24 Std.	1,0 ml (20 µg)	innerhalb 7 Tagen, und 6 Monaten
	oder: (wenn aktive Impfung abgelehnt): 0,6 ml/kg KG oder 5 ml bei Erwachsenen	1. Dosis innerhalb 24 Std. Wiederholung nach 1 Monat		
Perinatal (Säugling)	0,5 ml	innerhalb 12 Std. nach Geburt	0,5 ml (10 µg)	innerhalb 7 Tagen nach Geburt, Wiederholung nach 1 und 6 Monaten
Sexueller Kontakt	0,6 ml/kg KG oder 5 ml bei Erwachsenen	innerhalb 14 Tagen nach sexuellem Kontakt	bei Homosexuellen, Personen mit häufig wechselnden Partnern aktive Impfung bei Partnern von HBsAg-Trägern aktive Impfung	
Hepatitis A Enger, sexueller Kontakt	Standardimmunglobulin (1 × 0,02—0,18 ml/kg KG)		nicht verfügbar	
Hepatitis Delta	wie für Hepatitis B, (bei HBsAg-pos. Personen keine Prophylaxe möglich)		wie für Hepatitis B	
Hepatitis NANB	passive Immunisierung (1 × 0,02 bis 0,18 ml/kg KG)		nicht verfügbar	

nach: Ann. Intern. Med. 101: 317–328, 1984

ve Immunisierung mit 1 ml (200 IU) anti-HBs nach der Geburt, nach einem und nach 6 Monaten mit 0,5 ml (= 100 IU) anti-HBs zu empfehlen. Auch in dieser Situation ist in Zukunft die passiv-aktive Immunisierung möglich (30, 74, 242, 297, 510).

9.2.6.10.2 Aktive Immunisierung gegen Hepatitis B.
Die aktive Immunisierung gegen Hepatitis B geht auf Versuche von Krugman und Mitarbeitern zurück, die mit formaldehydbehandeltem Serum immunisierten und damit eine Hepatitis B bei nachfolgender Infektion verhindern konnten (191, 270).
Die Impfstoffe der ersten Generation gehen von sphärischem HBsAg aus, das aus menschlichem Plasma gereinigt wird und mit Formaldehyd, Trypsin oder Harnstoff inaktiviert wird. Durch mehrfache Injektion wird zur Bildung von schützenden Antikörpern (anti-HBs) angeregt. Die Responderrate liegt in Abhängigkeit vom Alter, Geschlecht und zugrundeliegenden Krankheiten zwischen 60 und 98% (90, 97, 396, 502, 541).
Die Impfstoffe der 2. Generation gehen ebenfalls von menschlichem HBsAg aus. Zur Verminderung des Infektionsrisikos wird das HBsAg in einzelne Polypeptide gespalten und dann reaggregiert. Dieser Weg wird wegen des zusätzlichen Verlustes an HBsAg nicht weiter verfolgt (581).
Die Impfstoffe der 3. Generation werden syn-

thetisch hergestellt. Hierzu gehören mit HBsAg kreuzreagierende Polypeptide oder ganze HBsAg-Partikel, die chemisch oder gentechnologisch gewonnen werden (234). Die Antikörper bei Polypeptidvakzinen müssen mit dem natürlichen anti-HBs kreuzreagieren und auch gegen eine natürliche Infektion schützen. Die Peptide der Vakzine müssen an der Oberfläche des HBsAg-Partikels liegen und die Subtypen „a" und andere beinhalten. Um die Immunogenität und Stabilität der Peptide zu verstärken, werden die Peptide zu einem Ring geschlossen oder an Tetanus-Toxoid gekoppelt (114, 115, 217, 288, 395).

In experimenteller und klinischer Erprobung befindet sich eine gentechnologisch in dem Hefepilz Saccharomyces cerevisiae hergestellte Vakzine des HBsAg mit 10 µg je Impfdosis. Die Serokonversionsraten sind mit der herkömmlichen Vakzine vergleichbar. Die Antikörper richten sich vor allem gegen die a-Subdeterminante, weniger gegen die d-Determinante des HBsAg-Subtyps adw (234, 462). Eine Lebendvakzine (= Vakzinia-Hybridvirus) ist in experimenteller Erprobung (501).

Die Strategien zur Prophylaxe der Hepatitis B unterscheiden sich je nach Durchseuchung der Bevölkerung (320). In Deutschland liegt eine niedrige Durchseuchung vor, so daß sich die Impfung auf Risikogruppen zu beschränken hat. Hierzu zählen medizinisches Personal, das direkten Kontakt mit Blut oder Patienten hat; Patienten mit häufigen Bluttransfusionen; Dialysepatienten; Personen mit homosexuellen Kontakten; Drogenabhängige; Heiminsassen mit häufigem Kontakt zu HBsAg-positiven Insassen; Umgebung von Patienten mit akuter Hepatitis B oder HBsAg-Trägern und Kinder von HBsAg-positiven Müttern. Die prophylaktische aktive Impfung gegen Hepatitis B senkt signifikant die Erkrankungshäufigkeit an Hepatitis B, was in Feldstudien gezeigt werden konnte.

9.2.6.10.3 Passiv-aktive Immunisierung gegen Hepatitis B. Die passiv-aktive Immunisierung kommt bei der post-expositionellen Impfung gegen Hepatitis B in Betracht, z.B. nach Nadelstichverletzungen oder der Impfung von Neugeborenen HBsAg-positiver Mütter (510, 524, 583). Das Hepatitis B-Hyperimmunglobulin soll möglichst rasch (innerhalb 6 bis 12 Stunden) injiziert werden, gefolgt von der aktiven Vakzine, die in einem anderen Lymphabflußgebiet appliziert werden muß. Der Erfolg der aktiven Impfung wird durch die Gabe von Antikörpern nicht gestört. Impfdosis und Impfschema der aktiven Impfung folgen den Richtlinien wie für eine allein aktive Impfung. Im HBIG können anti-idiotypische Antikörper enthalten sein oder erst stimuliert werden (250, 251, 537, 552).

9.2.6.11 Inaktivierung des HBV. Das HBV kann durch Formaldehyd in einer Verdünnung von 1:4000 bei einer Einwirkungszeit von 3 Tagen bei 37°C um 10^4 bis 10^5 infektiöse Dosen reduziert werden. In einer anderen Impfprozedur wird Formaldehyd über 4 Tage in einer Verdünnung von 1:500 eingesetzt. Auch durch Hitze von 60°C über 10 Stunden wurde die Infektiosität beseitigt. Die Behandlung mit Pepsin und 8-M-Harnstoff reduziert die Infektiosität ebenfalls.

Bei der Herstellung von Gerinnungspräparaten wird die Kombination von UV-Bestrahlung und beta-Propiolacton mit Erfolg eingesetzt. Nach Behandlung von DANE-Partikelpräparationen konnte elektronenmikroskopisch die Desintegration der DANE-Partikel beobachtet werden. Untersucht wurden dabei 5% Bernsteinsäureanhydrid, Bernsteinsäuredialdehyd, 2% Glutaraldehyd und 3% Formaldehyd (22, 141, 480, 532).

9.2.7 Hepatitis-Delta-Virus (= HDV)

9.2.7.1 Epidemiologie und Übertragung der HDV-Infektion. Obwohl das HDV das Hepatitis-B-Virus als ein Helfervirus benötigt, deckt sich die Durchseuchung mit diesen beiden Viren weltweit gesehen nicht (428). Das HBV ist endemisch in Südostasien, in Afrika südlich der Sahara. Hier beträgt die HBsAg-Träger-Rate bis zu 20% der Bevölkerung. Eine mittlere Durchseuchung liegt zum Beispiel im Mittelmeerraum vor. Das HDV ist endemisch in Süditalien, dem Balkan, dem Nahen Osten und in einigen Ländern Afrikas und Südamerikas, wo 60 bis 90% der HBsAg-Träger anti-HD-positiv sind (175, 295, 359, 485, 498). In Italien gibt es ein Süd-Nord-Gefälle der HDV-Infektion. Das HDV kommt auch in Taiwan, dem chinesischen Festland und in Japan vor (71, 82, 167).

Epidemien mit dem HDV wurden aus Süditalien und Südamerika in Kolumbien und Venezuela in indianischen Dörfern berichtet (175, 295). Die Erkrankungen unter den Indios in Südamerika verliefen mit einer hohen Mortalität. Die HDV-Infektion wird als Ursache des „Labrea"- oder „Schwarzen Fiebers" im Amazonasgebiet angesehen (388).

Die HBV-Infektion kann im Tierversuch parenteral auf Schimpansen und amerikanische Murmeltiere (Marmota monax) übertragen werden, wobei die simultane Infektion oder die Superinfektion auf chronische Träger des HBsAg bzw. des WHV möglich ist. Beim Menschen ist die parenterale Übertragung durch Transfusionen, unter Drogenabhängigen, durch Tätowierung oder Kontamination von Wunden möglich.

Bei Hämodialysepatienten wurde die HBV-Infektion in mehreren Untersuchungen in Europa und in den USA gefunden (101, 166, 227, 422). Fünf HBsAg-positive Patienten, die mit derselben Maschine dialysiert worden waren, erkrankten an einer Hepatitis-Delta (311).

Das Risiko der HDV-Übertragung durch Bluttransfusionen ist niedrig. Polytransfundierte Patienten mit hämatologischen Erkrankungen hatten nach routinemäßiger Testung auf HBsAg keine Antikörper gegen das HDV (0/212); unter 414 Thalassämiepatienten hatten 4 Patienten anti-HD (100). In einer mulitzentrischen Studie unter 262 Fällen einer HBsAg-positiven Hepatitis fand man in 9 Fällen Antikörper gegen das HDAg, dabei in 5 von 234 Fällen (= 2%) einer limitierten Hepatitis und in 4 von 28 (= 14,5%) einer fulminanten Hepatitis (437). Die Übertragung einer HDV-Infektion trotz HBsAg-Testung läßt vermuten, daß es Träger des HDV mit fehlenden oder allenfalls geringen klinischen Krankheitszeichen gibt.

Die Durchseuchung mit dem HDV bei Hämophiliepatienten, die mit Pool-Präparaten aus einer Vielzahl von Spendern behandelt wurden, lag bei 50% in Untersuchungen aus Italien, den USA und der Bundesrepublik Deutschland. Eine geringe Gefahr der HDV-Infektion haben die Empfänger von Einzelspenderplasma oder Pool-Material aus einer kleinen Zahl von Spendern (100, 936, 437). Einem besonderen Risiko unterliegen die HBsAg-positiven Hämophiliepatienten, die deshalb nur mit Plasmapräparaten von Einzelspendern behandelt werden sollten. In Schimpansenversuchen konnte mit HBsAg-negativem-positivem-Pool-Plasma, das mit HDV-negativem HBsAg-positivem Serum vermischt war, eine simultane Infektion in einem Versuchstier hervorgerufen werden (404). Dieser Übertragungsversuch zeigt, daß in Pool-Präparaten in geringen Konzentrationen HDV enthalten sein kann, das seine pathogene Wirkung bei HBsAg-Trägern entfalten kann.

In Ländern mit einer niedrigen HDV-Durchseuchung in der Allgemeinbevölkerung sind vor allem die Drogenabhängigen eine Risikogruppe für die HDV-Infektion. Dies zeigte sich in Schweden (181, 338), in den USA (227, 362, 386), Australien (219), Italien (498) und Irland (472). In Dublin (Irland) wurden erst bei den anti-HD-positiven drogenabhängigen Patienten keine Unterschiede im klinischen Verlauf zu den anti-HD-negativen Patienten gefunden. Später zeigten sich ebenso wie in Italien (65, 66, 472, 473, 474) signifikant häufiger schwere oder fulminante Hepatitiden (15/86 gegenüber 2/50) als bei klassischer akuter Hepatitis B. Auch bei chronischen Trägern des HBsAg unter den Drogenabhängigen verlief die Superinfektion mit dem HDV besonders schwer (4/21 = 19%). Bei anti-HD-positiven chronischen HBsAg-Trägern wurde häufiger eine chronisch aktive Hepatitis (7/26 = 26,9%) als eine chronisch persistierende Hepatitis (1/50 = 2%) gefunden (286). Dies bestätigten frühere Kasuistiken (495).

Aus epidemiologischen Daten kann geschlossen werden, daß auch ein nichtparenteraler Übertragungsweg der HDV-Infektion möglich ist. 1,2% (2/162) der Familienangehörigen von 83 anti-HD-negativen HBsAg-Trägern gegenüber 30,8% (4/13) der 8 anti-HD-positiven HBsAg-Trägern entwickelte später ebenfalls Antikörper gegen das HDV (43, 69, 433). Übertragung durch engen, auch sexuellen Kontakt dürfte deshalb möglich sein. Männliche Homosexuelle, die eine besondere Risikogruppe für HBV-Infektionen darstellen, sind neuerdings ebenfalls erhöht mit dem HDV durchseucht (227, 237).

Die perinatale (vertikale) Übertragung der HDV-Infektion wurde nur bei der gleichzeitigen Übertragung der HBV-Infektion auf den Säugling einer HBeAg-positiven Mutter beobachtet. Hiervon ist der häufigere diaplazentare Transfer von Antikörpern gegen das HDV zu unterscheiden (584). Die vertikale Übertragung von der Mutter auf den Säugling scheint deshalb für die Weiterverbreitung des HDV von untergeordneter Bedeutung zu sein.

9.2.7.2 Marker des Hepatitis-Delta-Virus

9.2.7.2.1 HDAg (= Antigen des HDV). Das HDV tritt im Serum als ein sphärisches Partikel von 35 bis 37 nm Durchmesser auf. Das Delta-Partikel bildet im Choriumchloridgradienten eine Bande bei einer Dichte von 1,24 bis 1,25 g/cm³. Durch Detergenzien kann die äußere Hülle aus dem HBsAg abgelöst werden und das eigentliche Nukleoprotein mit dem HDAg freigelegt werden (426). Anstatt des HBsAg kann das Oberflächenantigen des Woodchuck-Hepatitis-Virus (WHV) dienen. Im Nukleoprotein des HDV wird ein Protein von 68000 Dalton nachgewiesen. Die antigenetische Eigenschaft wird durch die Einwirkung von Pronase, Chymotrypsin, Trypsin, Trichloressigsäure, Guanidinhydrochlorid, alkalische Glyzinpuffer und Natriumthiozyanat zerstört. Ohne Beeinträchtigung sind Natriumdesoxycholat, Nonidet P 40, Tween 80, Äther, saure Glyzinpuffer, Glykosidasen, DNAsen und RNAse (423, 426). Das Nukleoprotein umhüllt eine einsträngige RNA mit einem Molekulargewicht von $5,5 \cdot 10^5$ Dalton (entspricht 1750 Nukleobasen) (45, 426). Die RNA konnte in eine komplementäre DNA (cDNA) umgeschrieben und in E. coli kloniert werden (499). Diese klonierte DNA wird zum Nachweis der HDV RNA im Serum benutzt.

9.2.7.2.2 Anti-HD (= Antikörper gegen das HDAg). Der Antikörper gegen das HDAg (anti-HD) kann als IgM-Antikörper bei einer frischen Infektion und als IgG-Antikörper in der Rekonvaleszenz oder bei der chronischen HBV-Infektion auftreten (497).

9.2.7.3 Empfängliche Spezies, Gewebetropismus, Zellkultur.

Das HDV wurde ursprünglich beim Menschen nachgewiesen. Inzwischen konnte es erfolgreich auf Schimpansen (425, 427) und die amerikanischen Murmeltiere (Woodchuck, Marmota monax) übertragen werden (385). Das HDAg wurde bisher nur im Lebergewebe nachgewiesen. Berichte über eine erfolgreiche Zellkultur liegen nicht vor.
In Leberzellen ließen sich elektronenmikroskopisch intranukleäre und zytoplasmatische Strukturen ähnlich wie bei der Hepatitis Non-A, non-B nachweisen (241, 511).

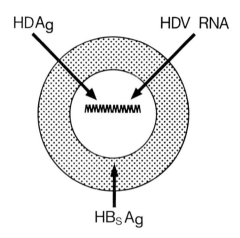

Abb. 9.7: Struktur des Hepatitis-Delta-Virus.

9.2.7.4 Replikation und Pathogenität.

Die HDV-Infektion wird nur bei florider Infektion mit dem Hepatitis-B-Virus (beim Menschen oder Schimpansen) oder mit dem WHV (beim amerikanischen Murmeltier) gefunden. Der Replikationszyklus ist nicht geklärt.
Die Infektion mit dem HDV verläuft bei simultaner Infektion und besonders bei der Superinfektion eines chronischen Trägers des HBV bzw. WHV besonders schwer. Bei der Superinfektion werden in 90% Hepatozyten und regelmäßig auch im Serum das HDAg nachgewiesen, während bei der simultanen Infektion im Serum (außer bei Drogenabhängigen) kein HDAg nachzuweisen ist. Die Infektion mit dem HDV hemmt die Vermehrung des HBV bzw. des WHV, was zu einer Abnahme des Core-Antigen-Gehaltes in den Leberzellen und im Serum zum Abfall der DNA-Polymerase-Aktivität, des DNA-Gehaltes und des HBsAg-Titers führt. Bei der Superinfektion von HBeAg-positiven Trägern wurde eine Serokonversion von HBeAg nach anti-HBe beobachtet (385, 425).

9.2.7.5 Verlauf der HDV-Marker während der Infektion (s. Abb. 9.8 und Abb. 9.9).

Der Ablauf der HDV-Marker wurde durch Übertragungsversuche auf Schimpansen und später auf amerikanische Murmeltiere (Marmota monax) untersucht (385, 425). Bei den nichtimmunen Schimpansen mußte zwischen einer simultanen Infektion (HBV und HDV) positiv und einer Superinfektion eines chronischen HBsAg-Trägers mit dem HDV unterschieden werden.

Mit einem Inokulum, das HBsAg und HDAg enthält, ist bei den HDV-Marker-negativen Tieren nach 1 bis 8 Wochen später im Serum das HBsAg und in den Leberzellen das HBcAg nachzuweisen. Ab der 12. Woche ist in den Hepatozyten das HDAg positiv. Die Transaminasen steigen etwa 4 Wochen nach dem Auftreten von HBsAg an und zeigen einen zweigipfligen Verlauf. Die Tiere bilden Antikörper gegen das HBcAg ab der 9. bis 12. Woche zusammen mit niedrig titrigen Antikörpern gegen das HDAg. Im Serum kann kein HDAg nachgewiesen werden. Immunkomplexe im Lebergewebe sind gleichzeitig mit der Dauer des HBcAg-Nachweises positiv, ohne daß ein Zusammenhang zu HBcAg-positiven Hepatozyten besteht (427).

Bei der Superinfektion eines chronischen Trägers des HBsAg ist das HDAg in der Immunfluoreszenz bereits nach der 3. Woche in bis zu 80 % der Leberzellen positiv. Gleichzeitig nimmt der Anteil der HBcAg-positiven Hepatozyten rapide ab. Im Serum fällt die Konzentration des HBsAg und der DNA-Polymeraseaktivität ab und erholt sich erst Wochen nach der Infektion. Ähnliche Verläufe werden bei der Inokulation des Woodchuck beobachtet. Wenn die amerikanischen Murmeltiere durch Serienpassage infiziert werden, nimmt die Menge an HDAg in der Leber zu, möglicherweise als eine Folge von Adaptation des HDV an die neue Spezies (385).

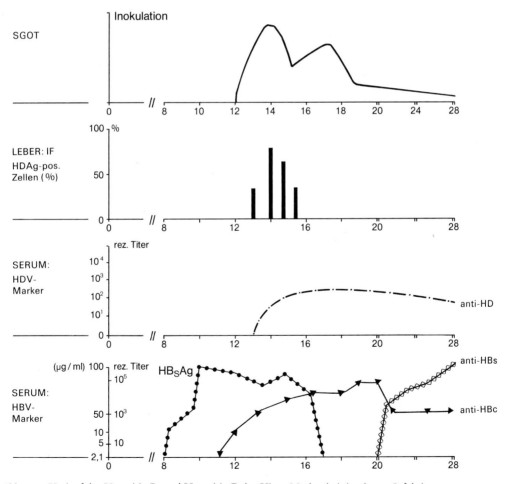

Abb. 9.8: Verlauf der Hepatitis-B- und Hepatitis-Delta-Virus-Marker bei simultaner Infektion.

Akute Hepatitis

Die Infektion von chronischen Trägern des HBV bzw. WHV mit HDV führt die bis dahin blande verlaufende Hepatitis zu einer Reaktivierung der Krankheit mit der Folge einer chronisch aktiven Hepatitis (428).

9.2.7.5.1 Autoimmunphänomene und HLA-Typen bei der HDV-Infektion. Bei der chronischen HDV-Infektion werden Autoantikörper gegen mikrosomales Antigen (bei 13% der chronischen Träger; überhaupt nicht bei akuter Hepatitis) (88) und Basalzellen (in 50% der anti-HD-positiven gegen 4% der anti-HD-negativen chronischen Hepatitis B) gefunden (585). Unterschiede in der Häufigkeit von HLA A, B oder C bestehen nicht (135). Auch Autoantikörper gegen Thymusepithelien wurden nachgewiesen (309).

9.2.7.6 Diagnostik der HDV-Infektion. Die Diagnose einer HDV-Infektion kann zuverlässig durch den Nachweis des Antigens in der Leber geschehen. Bei unfixierter Leber kann die direkte Immunfluoreszenztechnik, bei formalinfixierter Leber die indirekte Immunfluoreszenztechnik eingesetzt werden (76, 511). Das HDAg wird im Serum durch Enzymimmuno- oder Radioimmunoassays nachgewiesen.

Das anti-HD wird heute mit einem käuflichen Radioimmunoassay bestimmt. Bei einer akuten simultanen Hepatitis ist im Serum der Nachweis des HDAg oder des korrespondierenden

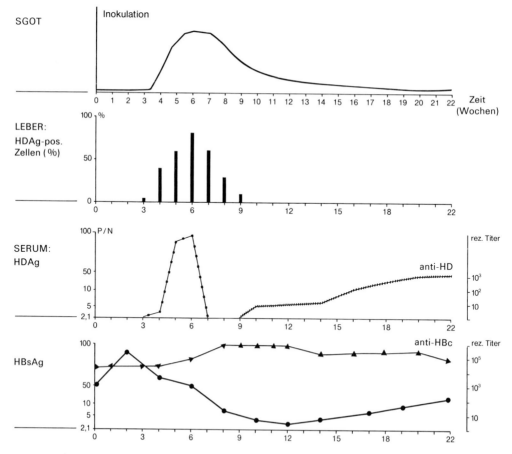

Abb. 9.9: Verlauf der Hepatitis-B- und Hepatitis-Delta-Virus-Marker bei Superinfektion eines chronischen HBsAg-Trägers.

Antikörpers jedoch nicht immer positiv, so daß eine HDV-Infektion bei simultaner Infektion dem serologischen Nachweis entgehen kann (497). Bei der chronischen HDV-Infektion ist das HDAg in der Leber in der Regel vorhanden. Im Serum folgt nach der Antigenämie ein bleibender Antikörper gegen das Antigen in einem hohen Titer (425, 428).

9.2.7.7 Klinischer Verlauf der HDV-Infektion

9.2.7.7.1 Inkubationszeit. Bei der simultanen und bei der Superinfektion erscheint das HDAg etwa 3 Wochen nach dem HBcAg in der Leber. Auch die Transaminasenwerte steigen etwa im selben Zeitabstand an. Die Inkubationszeit beträgt bei der simultanen Infektion etwa 12 bis 15 Wochen, bei der Superinfektion eines chronischen HBsAg-Trägers etwa 3 Wochen.

9.2.7.7.2 Besonderheiten des klinischen Verlaufs der HDV-Infektion. Bei der akuten simultanen Hepatitis (HBV und HDV) ist die pathogene Wirkung der HDV-Infektion auf die Zeit der selbstlimitierten Virämie der HBV-Infektion beschränkt. Daher ist die Klinik der simultanen Hepatitis häufig nicht von der alleinigen Hepatitis B zu unterscheiden (472, 474). Andererseits kann es durch die Kombination der pathogenen Wirkung beider Hepatitisviren zu einer schweren bis fulminanten Hepatitis kommen, wie es sich unter Drogenabhängigen zeigte (65, 66). Der Anteil der simultanen Hepatitiden bei der akuten Hepatitis B liegt weltweit zwischen 0 und 18 %, wobei der Anteil der HDV-positiven akuten Hepatitis vor allem durch die Drogenabhängigen bestimmt wird.

In mehreren Untersuchungen wurde die HDV-Infektion signifikant häufiger bei fulminanter, HBsAg-positiver Hepatitis gefunden (168, 428, 496). Hierbei hatten 21 bis 50 % der Patienten mit fulminanter Hepatitis B gleichzeitig Marker einer HDV-Infektion. In einer Untersuchung bei Post-Transfusionshepatitis hatten 5 von 262 (= 3,5 %) benigne verlaufender Hepatitisfälle gegenüber 4 von 28 (= 14,9 %) der fulminant verlaufenden Hepatitiden Antikörper gegen das HDAg (437). Die HDV-Infektion verläuft vor allem bei der Superinfektion eines chronischen HBsAg-Trägers schwer oder sogar letal. Hierauf weist der Befund hin, daß bei fulminanter Hepatitis bis zu 37 % der Patienten keine Antikörper der Immunglobulinklasse M gegen das HBsAg hatten. Auch bei der HDV-Infektion unter südamerikanischen Indios sind vor allem die chronischen Träger des Hepatitis-B-Virus betroffen (175, 295).

9.2.7.8 **Prognose der Hepatitis-Delta-Virusinfektion.** Die akute simultane Infektion (HBV und HDV) kann einen klinisch schweren bis sogar fulminanten Verlauf nehmen. Fulminante Hepatitiden treten besonders bei der HBV-Superinfektion von chronischen Trägern des Hepatitis-B-Virus auf.

Patienten mit einer chronischen HDV-Infektion haben im Vergleich zu HDV-Marker-negativen Patienten signifikant schlechtere histologische Befunde mit einem raschen Übergang in eine Zirrhose (428).

9.2.7.9 **Prophylaxe der HDV-Infektion.** Die Prophylaxe der HDV-Infektion folgt den Regeln der Prophylaxe der Hepatitis B.
Präexpositionell soll die aktive Immunisierung mit einer der heute verfügbaren Vakzinen (z. B. HB-Vax®) nach dem von dem Hersteller empfohlenen Impfschema erfolgen. Postexpositionell ist eine passiv-aktive Immunisierung notwendig, d. h. die sofortige Injektion von 5 ml Hepatitis-B-Hyperimmunglobulin intramuskulär und die Injektion von einer aktiven Hepatitis-B-Vakzine in ein anderes Lymphabflußgebiet, gefolgt von den weiteren Injektionen wie bei alleiniger aktiver Impfung. Bei HBsAg-Trägern ist nach einer Inokulation von HDV-haltigem Material keine spezifische Prophylaxe mehr möglich. Bei HBsAg-Trägern ist die Exposition zu vermindern, z. B. sollen diese Personen nicht in Endemiegebiete reisen; bei Hämophiliepatienten sollen nur Gerinnungspräparate von Einzelspendern oder Minipoolpräparate übertragen werden.

9.2.8 Hepatitis Non-A, non-B

Die Erreger der Hepatitis Non-A, non-B konnten noch nicht identifiziert werden. Zur Diagnose einer HNANB müssen deshalb Infektionen mit dem HAV, HBV, CMV, EBV oder anderen hepatotropen Viren ebenso wie Schäden durch Medikamenten- oder Alkoholeinnahme, hepato-

Akute Hepatitis

toxische Stoffe oder Stoffwechselerkrankungen ausgeschlossen werden.
Aufgrund des epidemiologischen Verhaltens können wir mindestens 2 parenteral übertragene Formen, eine sporadisch (nichtparenteral) erworbene Form und epidemisch auftretende Formen abgrenzen.

9.2.8.1 Epidemiologie und Übertragung der Hepatitis NANB.
Die Hepatitis NANB kann parenteral, perinatal, sexuell, durch engen persönlichen Kontakt oder bei der epidemischen Form fäkal-oral übertragen werden.
Die Ätiologie der Posttransfusionshepatitis hat sich nach Einführung der Routinekontrollen des HBsAg gewandelt. 1973 waren noch fast alle Fälle von einer Hepatitis B, 1980 nur noch zu 5 bis 15% von einer Hepatitis B hervorgerufen (175, 295). Nach der Übertragung von 1000 Konserven Blut kommt es in 3 bis 7 Fällen zu einer Hepatitis, oder 7 bis 10% der transfundierten Patienten entwickeln eine Hepatitis. Die Rate der Posttransfusionshepatitis korreliert mit der Höhe der SGPT der Spender, so daß solche Spender mit pathologischen Werten von der Blutspende ausgeschlossen werden sollen, wie es in Deutschland schon lange üblich ist. Risikogruppen unter den Spendern sind kommerzielle oder drogenabhängige Spender (428). Die Inzidenz von Hepatitis bei polytransfundierten Thalassämiepatienten beträgt 2–6% je Jahr. Bei 20–60% der Hämophiliepatienten findet man erhöhte Leberwerte, die auf eine Infektion mit einem Virus der HNANB-Gruppe verdächtig sind (67). Weitere Situationen für eine nasokomiale Infektion sind Nadelstichverletzungen, Transfusionen von Blutplättchen oder Knochenmark in der Onkologie, Plasmapherese oder Operation ohne Bluttransfusion (5, 173, 314, 329).
Unter Dialysepatienten treten jährlich 4,6 bis 11% Fälle von HNANB auf, unter dem Dialysepersonal 0 bis 2,3%. Über Epidemien von HNANB in Dialysezentren wurde berichtet, wobei in einer prospektiven Untersuchung in einem 8-Monats-Zeitraum 30 von 76 Patienten, aber keine Personalangehörigen eine HNANB entwickelten, jedoch nur in 2 Fällen mit Ikterus. Sekundärinfektionen unter den Angehörigen von Dialysepatienten sind zu vermuten (30%) (142, 143, 156, 158).
38 bis 52% der Hepatitisfälle unter Drogenabhängigen beruhen auf einer HNANB (51, 52).

Bei den männlichen Homosexuellen hatten 1,13 bis 2,8% eine HNANB in einem Jahr, wie die Impfstudien zeigten (545a).
Die perinatale Übertragung von Müttern, die im letzten Trimenon an einer HNANB erkrankten, wurde in 6 von 12 Fällen beobachtet (13). Die sexuelle Übertragung ist möglich, da in einer Plasmaphereseepidemie 2 von 34 Patienten eine Sekundärinfektion hatten (173).
In Indien wurden mehrere Epidemien beobachtet, die ihrem Infektionsweg nach sich wie eine HA verhielten. Die Krankheit verlief jedoch schwerer, mit einer erhöhten Mortalität besonders bei schwangeren Frauen. Bei einer solchen Epidemie hat man einen 27 nm großen Erreger im Stuhl isoliert. Bei der epidemischen Form wurden keine chronischen Fälle gesehen (252, 253, 254).
Kleinere Epidemien wurden in der UdSSR beobachtet. In einem Selbstversuch wurde ein Virus von 27 bis 30 nm Größe beobachtet, das in $CsCl_2$ bei $1,3 g/cm^3$ bandet. Antikörper gegen dieses Isolat sind auch außerhalb der UdSSR festgestellt worden (24).

9.2.8.2 Marker und mögliche Erreger der Hepatitis NANB.
Versuche, ein Virus oder einen Marker zu finden, der für die Hepatitis Non-A, non-B spezifisch ist, blieben bisher ohne ein Ergebnis, das von anderen Untersuchern bestätigt wurde.
Zum Nachweis von Antigenen und/oder Antikörpern im Serum wurden eingesetzt:
— die Immundiffusion (156, 224, 366, 484, 550, 551, 560)
— Gegenstromelektrophorese (402)
— Radio- und Enzymimmunoassays (18, 119, 353, 394, 402)
— Zellkultur (397) und
— Nachweis reverser Transkiptase (470).

Im Serum von Patienten mit Hepatitis Non-A, non-B kommen jedoch Immunkomplexe und Substanzen mit Rheumafaktor-Aktivität vor, die zu falsch positiven Ergebnissen führen (212, 494, 513, 528).

9.2.8.3 Empfängliche Spezies und Übertragungsversuche der Hepatitis NANB

Schimpansenübertragungsversuche. Die Hepatitis Non-A, non-B konnte in Tierversuchen auf nichthumane Primaten übertragen werden.

Eine Serienpassage war möglich. Unter 170 infizierten Schimpansen erkrankten über 70% der Tiere. Die infektiösen Titer der verwendeten Inokula lagen zwischen 10^2 und 10^6 je Milliliter Material. Die Übertragung auf die Schimpansen gelang intravenös, intramuskulär, subkutan und direkt intrahepatisch. Die Transaminasenwerte lagen bei den infizierten Schimpansen niedriger als beim Menschen mit Werten zwischen 100 und 300 U/l. Die Infektionsversuche an den Primaten waren dadurch erschwert, daß wie beim Menschen auch stark fluktuierende Transaminasenverläufe auftraten und insbesondere die Ausheilung einer Infektion bei den Kreuzinfektionsversuchen deshalb schlecht zu beurteilen war.

Im Schimpansenversuch begann die Infektiosität des Serums zwischen 12 Tage vor dem Maximum des Transaminasenanstiegs und bis zu 10 Wochen nach Beginn. Etwa 40 bis 80% der infizierten Tiere hatten nach einem Jahr noch erhöhte Leberwerte.

Die lichtmikroskopischen Veränderungen in den Tierversuchen ähnelten weniger einer Hepatitis B. Auffallend waren die Schwellung und Aktivierung der sinusoidalen Zellen und die geringe lymphozytäre Reaktion. Bei der chronischen Infektion hatten die Schimpansen eher das Bild einer chronisch persistierenden Hepatitis (206, 321, 553).

Durch Kreuzinfektionen konnte gezeigt werden, daß es mindestens 2 parenteral übertragbare Erreger der Hepatitis Non-A, non-B gibt. In Kreuzinfektionsversuchen hatte der sogenannte Faktor-VIII- und Faktor-IX-Erreger keine Kreuzimmunität bei den infizierten Tieren. Der Erreger im Faktor-VIII-Konzentrat hatte aber Ähnlichkeit mit dem „H-strain"-Inokulum (15, 49, 111, 129, 136, 206, 321, 527, 553).

Marmoset-Versuche. Marmosets sind primär resistent gegen eine Infektion mit dem Hepatitis-B-Virus, aber empfänglich für die Hepatitis A. Im Vergleich zu den Schimpansen haben die Marmosets eine längere Inkubationszeit von 13 bis 24 Wochen. Wegen der unterschiedlichen Reproduzierbarkeit der Infektionsversuche ist ein abschließendes Urteil noch nicht möglich (111).

9.2.8.4 Licht- und elektronenmikroskopische Besonderheiten der Hepatitis NANB

9.2.8.4.1 Lichtmikroskopische Besonderheiten.
Auffallend sind eine Hyperplasie der Sinusoidalzellen, fehlender Kontakt der intralobulären Lymphozyten mit den Hepatozyten; mäßig starke kleinvesikuläre Parenchymverfettung; azidophile Körper und azidophile Zytoplasmaveränderungen; ballonierte Hepatozyten ähnlich wie bei toxischen Leberschäden; Riesenzellen wie bei einer Riesenzellhepatitis im Kindesalter; unterschiedlich starke Infiltrate im Portalfeld aus Lymphozyten oder Plasmazellen; follikelähnliche Strukturen mit frühzeitig vorhandenen Piece-meal-Nekrosen (105).

Die Hepatitis NANB verläuft in ihrer Histologie milder als eine HB, jedoch liegen früh und häufig Störungen der Grenzlamelle vor, während die Leberläppchen selbst wenig alteriert sind. Das histologische Bild kann nicht einer der klassischen Verlaufsformen einer chronischen Hepatitis zugeordnet werden (273, 454).

9.2.8.4.2 Elektronenmikroskopische Veränderungen.
Bei der HNANB des experimentell infizierten Schimpansen und beim Menschen wurden zytoplasmatische und nukleäre Strukturen gefunden, die in Zusammenhang mit der Infektion gebracht wurden (481, 553).

Im Zellkern wurden 20 bis 27 nm große Partikel in teilweise tubulärer Struktur gefunden. Die Spezifität ist aber in Frage gestellt worden, da ähnliche Partikel auch bei anderen viralen und nichtviralen Erkrankungen gefunden wurden und auch in nichthepatischen Zellen (321).

Im Zytoplasma der Leberzelle wurden verschiedene Veränderungen gesehen, zylindrische Komplexe des endoplasmatischen Retikulums, Aggregate aus undulierenden Membranen, Einschlüsse aus aggregierten Mikrotubuli. Innerhalb des endoplasmatischen Retikulums wurden tuboretikuläre Strukturen nachgewiesen. In den Sinusendothelien und den Kupfferschen Sternzellen wurden kristalline Partikel gefunden. Die Spezifität dieser Beobachtungen steht ebenfalls wie die der nukleären Partikel in Frage, da sie auch bei anderen Geweben und Tierspezies vorkommen (103).

9.2.8.5 Diagnostik bei Hepatitis NANB.
Ein kommerzieller Test für eine der Formen der

Akute Hepatitis

Hepatitis Non-A, non-B ist derzeit nicht erhältlich. Da noch keine Erreger bisher eindeutig beschrieben wurden, ist auch ein solcher Test für die Hepatitis Non-A, non-B in nächster Zukunft nicht zu erwarten. Die Diagnose einer Hepatitis Non-A, non-B wird deshalb durch den Ausschluß anderer Ursachen einer Hepatitis gestellt. In der Anamnese sind vorbestehende Lebererkrankungen, Medikamenteneinnahme, Belastung mit lebertoxischen Substanzen und Alkohol, Exposition für eine Hepatitis Non-A, non-B (Bluttransfusionen, Krankenhausaufenthalte) zu eruieren. Durch entsprechende Laboruntersuchungen sind Infektionen mit den anderen Hepatitisviren (HAV, HBV, HDV) und Infektionen mit Erregern auszuschließen, die mit einer Begleitreaktion einhergehen können (z. B. Zytomegalievirus, Epstein-Barr-Virus, Herpes simplex-Virus).

9.2.8.6 Klinischer Verlauf der Hepatitis NANB

9.2.8.6.1 Inkubationszeit.
Da es bisher noch kein verläßliches Testsystem für die HNANB gibt, muß die Inkubationszeit noch zwischen Inokulation und Transaminasenerhöhung berechnet werden. Sie liegt bei der Posttransfusionshepatitis zwischen der für die HA und die HB. Die meisten Infektionen treten nach 35 bis 70 Tagen auf, wobei die kürzeste Zeit bei 2 Wochen, die längste bei 26 Wochen liegt (16). Bei der sporadischen HNANB können keine Inkubationszeiten angegeben werden. Bei der epidemischen Form in Indien schwankt sie zwischen 10 und 40 Tagen mit einem Mittel von 15 Tagen (252, 254).

9.2.8.6.2 Besonderheiten des klinischen Verlaufs der Hepatitis NANB.
Die maximalen Transaminasenanstiege der Hepatitis NANB liegen niedriger als bei der Hepatitis A oder Hepatitis B (110). Dies trifft für die sporadische Form und für die Hepatitis NANB durch Bluttransfusionen zu. In einer eigenen Untersuchung lag der mittlere Wert für die SGPT für die Hepatitis A bei 1228 U/l, für die Hepatitis B bei 1311 U/l und für die Hepatitis Non-A, non-B bei 686 U/l. 52 bis 70% der Patienten mit einer Posttransfusionshepatitis Non-A, non-B sind anikterisch und asymptomatisch (280).
Die Transaminasenverläufe bei der Hepatitis Non-A, non-B sind häufiger als bei der Hepatitis A oder Hepatitis B mit intermittierenden Anstiegen gekennzeichnet. Die Perioden mit normalen oder fast normalen Transaminasenwerten können Wochen bis Monate dauern. Der Anteil der monophasischen Transaminasenanstiege beträgt je nach Untersucher und Kriterien für einen Wiederanstieg zwischen 50 und 70%, der Rest entfällt auf mehrphasische oder plateauartige Verläufe. Der sprunghafte Verlauf der Transaminasen erschwert es, die Ausheilung einer Hepatitis Non-A, non-B festzustellen (110).

9.2.8.7 Prognose der Hepatitis NANB
Fulminante Verlaufsformen der Hepatitis NANB können eintreten, jedoch in einem geringeren Maß als bei der Hepatitis B oder Hepatitis Delta. Etwa 30 bis 40% aller fulminanten Hepatitisfälle beruhen auf einer Hepatitis Non-A, non-B (3, 110, 155, 318).
Die Hepatitis Non-A, non-B wird in einem wesentlich höheren Maß als die Hepatitis B chronisch. Die Rate der Chronizität ist allerdings schwierig zu bestimmen, da die Transaminasenwerte oft nur in Schüben erhöht sind. Die milde Form der Hepatitis Non-A, non-B mit anikterischem Verlauf und niedrigen Transaminasen scheint eher in einen chronischen Verlauf zu münden als bei Patienten mit Ikterus und hohen Werten. Die sporadische Hepatitis Non-A, non-B hat eine geringere Chronizität als die parenteral übertragenen Formen (110). Die epidemisch auftretende Hepatitis Non-A, non-B wird nicht chronisch (253).
Patienten mit einer chronischen Hepatitis Non-A, non-B sind weiter infektiös, wobei es auch „klinisch gesunde" Träger der Hepatitis Non-A, non-B gibt, die z. B. unter den Blutspendern vertreten sind (530).

9.2.8.8 Prophylaxe der Hepatitis NANB.
Bei der Hepatitis Non-A, non-B ist die Immunprophylaxe noch umstritten. Eine aktive Immunisierung ist nicht verfügbar. Mit formaldehydaktiviertem Serum konnte im Tierversuch ein Schutz erreicht werden.
Bei der passiven Immunisierung soll Standardimmunglobulin (SIG) verwendet werden; bei der postexpositionellen Immunisierung von Nadelstichverletzungen oder bei einem engen, z. B. sexuellen Kontakt wird ebenfalls Standardimmunglobulin empfohlen (468) (s. **Tab. 9.3** und **Tab. 9.4**).

9.2.9 Sonstige Infektionskrankheiten mit Leberbeteiligung

9.2.9.1 Viruserkrankungen mit Leberbeteiligung. Virusinfektionen können grundsätzlich auch die Leber mit befallen, wobei Ikterus und pathologische Laborparameter gar nicht oder kaum auffallen. Dies kann im Rahmen einer schweren Erkrankung der Fall sein. Die Erreger gelangen hämatogen in die Leber und werden im retikuloendothelialen System phagozytiert. Als unspezifische Reaktionen sind in der Leber umschriebene Nekrosen, lymphozytäre Infiltrate in den Periportalfeldern und fettige Degenerationen der Leberepithelien zu beobachten.

Die Beteiligung der Leber liegt bei einer Reihe von Viren regelmäßig vor, z. B. bei Gelbfieber, Lassafieber, Ebola-Virus-Infektionen, oder nur gelegentlich, wie bei Infektionen mit Epstein-Barr-Virus, Coxsackie-Viren oder Adenoviren. Einige dieser viralen Erreger sind nur in den Tropen beheimatet, können aber durch Touristen schnell nach Europa eingeschleppt werden.

9.2.9.1.1 Herpesvirusgruppe. Zytomegalie- und Epstein-Barr-Virus-Infektionen sind in Situationen mit parenteral übertragener Hepatitis wie bei der Posttransfusionshepatitis und bei Dialysepatienten, aber auch bei Risikogruppen wie Homosexuelle, Prostituierte, Transplantierte und nach kleinen Epidemien unter Dialysepatienten oder in Schulen, differentialdiagnostisch zu überlegen.

9.2.9.1.1.1 Epstein-Barr-Virus-Infektion. Die infektiöse Mononukleose tritt in 50 % bei der Erstinfektion mit dem EBV auf. Die Durchseuchung mit dem EBV ist auch in den westlichen Ländern sehr hoch, die 30- bis 40jährigen sind zu 80 % durchseucht. Endemisch ist das EBV bei den Eskimos, in Tunesien, in China sowie in Ostafrika. Die infektiöse Mononukleose tritt im Alter zwischen 2 und 15 Jahren zunehmend in Erscheinung, meist bleibt die Infektion klinisch inapparent. In den Hochendemiegebieten korreliert die EBV-Infektion mit dem Auftreten von nasopharyngealem Karzinom und dem endemischen Burkitt-Lymphom. Hinzu kommen die malignen B-Zell-Lymphome bei angeborener Immunschwäche. Das EBV zählt deshalb zu den onkogenen Viren.

Das EBV befällt die B-Lymphozyten, die zu immortalisierten Zellen umgewandelt werden (Latenzstadium). Bei der infektiösen Mononukleose treten generalisierte Lymphknotenschwellung, Hepatosplenomegalie, typische Beläge auf den Tonsillen, Fieber und als Komplikationen Meningitis, Enzephalitis und Karditis auf. Im Blut sieht man typische „Virozyten" (T-Lymphozyten).

In der Leber findet man zwischen dem 5. und 30. Tag eine mononukleäre Infiltration der Portalfelder, Aktivierung der Kupfferschen Sternzellen, Mitosen und disseminierte Nekrosen. Die Leberveränderungen können bis zu 8 Monate lang nachzuweisen sein. Fibrose, Zirrhose, Leberkoma oder chronische Verläufe treten nicht auf.

Die EBV-Infektion wird durch Tröpfcheninfektion aus dem nasopharyngealen Sekret oder durch Blut übertragen.

Heterophile Antikörper treten nur bei der Erstinfektion auf. Die KBR eignet sich zur Bestimmung der Durchseuchung. Eine frische Infektion läßt sich durch anti-VC-Antikörper der IgM-Klasse nachweisen. IgA-Antikörper sind beim nasopharyngealen Karzinom erhöht. Die Antikörper gegen EBNA und EA können nicht routinemäßig bestimmt werden. Die Ausscheidung des EBV geschieht noch viele Monate nach der Infektion. Im Unterschied zur Virushepatitis persistiert bei der infektiösen Mononukleose das Fieber nach dem Transaminasenanstieg. Zusätzlich bestehen eine deutliche Schwellung der Lymphknoten und der Milz. Differentialdiagnostisch sind von der infektiösen Mononukleose noch die Zytomegalie, bei Rachenbelägen eine Diphtherie oder Streptokokkenangina, bei Lymphknotenschwellung Toxoplasmose, Röteln und Masern abzugrenzen.

Die Therapie ist symptomatisch. Bei deutlicher Leber- und Milzschwellung soll Bettruhe wegen der Gefahr einer Milzruptur eingehalten werden (81, 120, 148, 190).

9.2.9.1.1.2 Zytomegalievirusinfektion. Das Zytomegalievirus ist ein menschenpathogenes Virus der Herpesvirusgruppe, das in ein Latenzstadium übergehen kann. Bis zum 35. Lebensjahr sind 80 % der Bevölkerung durchseucht. Die Übertragung erfolgt durch Speichel oder Urin, aber auch durch Bluttransfusionen, insbesondere durch Massivtransfusionen (5 %).

Bei Infektion während der Schwangerschaft kommt es zur Schädigung des Feten mit Hepatitis, hämolytischer Anämie, Thrombopenie, Chorioretinitis, zerebraler Verkalkung und hämorrhagischer Diathese. Die Erkrankung des Neugeborenen führt zu zerebralen Schäden, Wachstumsdefekten oder zum Tod. Die Säuglinge scheiden noch jahrelang das Zytomegalievirus aus. Die kongenitale Zytomegalie tritt nur bei der Erstinfektion einer Schwangeren auf, nicht bei einer Exazerbation einer latenten Infektion (ca. 4,5% der Schwangeren sind anti-CMV-IgM-positiv).

Die Zytomegalieinfektion des Erwachsenen kann schwer verlaufen mit Hepatitis, Ikterus, Transaminasenerhöhung und in seltenen Fällen mit Lebernekrosen. Hinzu kommen Blutbildveränderungen wie bei der infektiösen Mononukleose, neurologische Komplikationen wie Meningitis und Guillain-Barré-Syndrom, Karditis und Perikarditis. Chronische Verläufe mit Leberfibrose und Zirrhose können eintreten. Die Zytomegalie ist häufig bei konsumierender Allgemeinerkrankung, Immunsuppression (z. B. bei Transplantierten) oder bei AIDS.

Die Diagnose der Zytomegalie geschieht durch Virusisolierung aus Speichel oder Urin. Im Serum lassen sich spezifische Antikörper der IgM-Klasse nachweisen.

Die Therapie erfolgt symptomatisch. Behandlung mit Interferon kann versucht werden. Die Prophylaxe mit Hyperimmunserum oder die aktive Vakzinierung sind in Erprobung (55, 79, 287, 441, 455).

9.2.9.1.2 Andere Virusinfektionen.
In einzelnen kleineren Epidemien wurden Virusinfektionen wie Adenoviren, Enterovirusgruppe oder Echoviren isoliert oder durch serologische Untersuchungen nachgewiesen (193).

Exotische Virusinfektionen mit einer hohen Morbidität und Mortalität sind das Lassafieber, die Infektion mit dem Marburg-Virus, dem Ebola-Virus oder das Rift-Valley-Fieber und das häufige Gelbfieber. Hinzu kommen die ikterohämorrhagischen Infektionen in Südamerika (195, 223, 236, 453, 576).

9.2.9.2 Hepatitisähnliche Erkrankungen bei Protozoen.
Hierzu gehören Malaria, Leishmaniose, Toxoplasmose und Amöbiasis.

9.2.9.2.1 Malaria.
Die Malaria ist eine der häufigsten tropischen Infektionskrankheiten mit typischen mehrstündigen Fieberanfällen oder Kontinua (bei M. tropica). Die Malaria ist wieder auf dem Vormarsch in den Subtropen und Tropen. Erreger sind die Plasmodien (vgl. Kapitel 8). Die Plasmodien werden von Stechmücken übertragen und machen einen typischen Entwicklungszyklus in der Mücke und im Menschen durch mit Befall der Erythrozyten und der Hepatozyten. Leber und Milz sind vergrößert. Histologisch findet man Zeichen einer unspezifischen Hepatitis, Malariapigment und zentrale Nekrosen beim „Schwarzwasserfieber". Der Ikterus rührt von der schweren Hämolyse und der Leberschädigung her. Eine Malaria ist in Betracht zu ziehen, wenn die Patienten sich in einem verseuchten Gebiet aufgehalten haben, die Prophylaxe unvollständig war und die Patienten Fieber und Ikterus haben. Die Diagnose wird im Blutausstrich während eines Fieberschubes gestellt (202, 409).

9.2.9.2.2 Leishmaniose.
Unter den verschiedenen Leishmaniosen hat nur die Infektion mit L. donovani (Kala-Azar) eine viszerale Beteiligung. Die Leishmaniosen werden von Sandfliegen übertragen in Asien, den Balkanländern und im östlichen Afrika. Die L.-Erreger gelangen nach einem Biß in das retikuloendotheliale System. Als Symptome treten Fieber, Anämie, Leber- und Milzschwellung, Bronchitis und Kreislaufstörungen auf. Die Diagnose geschieht serologisch, durch Erregernachweis in der Blutkultur oder im Biopsiematerial (313, 315).

9.2.9.2.3 Toxoplasmose.
Erreger ist das Toxoplasma gondii. Die Übertragung erfolgt durch Essen von rohem Fleisch, Kontakt zu Hunden, Nagetieren und verschiedenen Vogelarten. Die Erreger enzystieren intrazellulär und persistieren lebenslang in Zellen des RES. Bei intrauteriner Infektion findet man Enzephalomyelitis, Hydrozephalus und Chorioretinitis und Lebervergrößerung. Bei Erwachsenen, die ab dem 4. Lebensjahrzehnt zu 70% durchseucht sind, treten Fieber, Muskelschmerzen, Rash, Lymphknotenschwellung, Hepatosplenomegalie und ein der infektiösen Mononukleose ähnliches Blutbild auf. Die Leberhistologie ist nicht spezifisch, mit Proliferation der Kupfferschen Sternzellen, mononukleärer Infiltration und Lebernekrosen. Die

Diagnose wird serologisch und klinisch gestellt. Die Therapie erfolgt mit Daraprim® und Sulfonamiden (268, 564).

9.2.9.2.4 Amöbiasis. Sie wird von Entamoeba histolytica verursacht, die auf der ganzen Welt, hauptsächlich in den Tropen vorkommt. Die Leberbeteiligung besteht in einer unspezifischen Mitreaktion und im Auftreten von Leberabszessen. Der Leberabszeß kann durch Sonographie, CT oder Angiographie nachgewiesen werden. Der Erreger wird in frischem Stuhl oder im Punktat aus Abszessen nachgewiesen. Serologisch kann eine KBR eingesetzt werden. Die Therapie beim Abszeß kann in der chirurgischen Beseitigung oder durch medikamentöse Behandlung mit Metronidazol (z. B. Clont®, Flagyl®) oder Chloroquin (Resochin®) erfolgen (239).

9.2.9.3 Wurmerkrankungen. Eine Leberbeteiligung kann bei verschiedenen Wurmarten auftreten: Nematoden wie Ascaris lumbricoides und Trichinose, Trematoden wie Fasciola hepatica (Leberegel), Clinorchis sinensis, Opisthorchis (Katzenleberegel) und die Schistosomiasis; Zestodenarten wie Täniaarten und die Echinokokkose (312).

9.2.9.4 Mykosen. Bei Generalisation können fast alle Pilzinfektionen in Form von Granulomen die inneren Organe und auch die Leber befallen. Besondere Krankheitsbilder liegen bei der Aktinomykose, der Candidiasis, der Blastomykose (europäische Form, nordamerikanische Form, südamerikanische Form), der Sporotrichose und der Histoplasmose vor (419, 448).

9.2.9.5 Spirochätosen. Hierzu zählen als Krankheiten mit Leberbeteiligung die Syphilis, das Rückfallfieber und die Leptospirosen.

9.2.9.5.1 Syphilis. Das Treponema pallidum dringt in der Sekundärphase hämatogen in die Leber ein und verursacht Granulome, bei diffusem Befall ein hepatitisähnliches Bild. Im Tertiärstadium findet man Gummen (Verkäsungen mit Kapsel) und Narben. Die Syphilis kann kongenital mit Anämie, Hepatosplenomegalie, Hautveränderungen, Gebißanomalien, Osteochondritis und Abort oder als erworbene Form auftreten.
Die Leberschäden können bei der Syphilis durch die Krankheit selbst, eine gleichzeitige Virushepatitis und früher durch Arsenbehandlung ausgelöst sein (77, 287).

9.2.9.5.2 Borreliosen. Der Erreger Borrelia recurrentis wird durch Läuse, Zecken oder Wanzen übertragen. Er kommt in Mittel- und Osteuropa, den Mittelmeerländern, Asien, Zentralafrika und den USA vor. Klinische Symptome sind Fieber, Muskel- und Rückenschmerzen, Schleimhautblutungen, Leber- und Milzschwellung. Die Krankheit kann durch Arthritis, Nephritis, Bronchopneumonie kompliziert sein. Unbehandelt beträgt die Mortalität je nach Komplikationen und Ernährungszustand 2 bis 5 %. Die Diagnose erfolgt im Ausstrich, später durch KBR. Die Therapie erfolgt mit Penicillin oder Tetracyclin (238).

9.2.9.5.3 Leptospirosen. Die Leptospiren sind dünne, 6 bis 9 μm lange und 0,25 μm breite Erreger mit deutlichen Enden und einer spiraligen Struktur. Die häufigsten Erreger sind L. icterohämorrhagica, L. canicola, L. grippotyphosa, L. pomona u. a. Wirtstiere und Vektoren sind vor allem Ratten, Hunde und Mäuse. Bei L. icterohämorrhagica kommen Katzen, Schweine, Pferde und Füchse hinzu. Die Leptospirose verläuft unter der Septikämie, dann Organschädigung und schließlich der Genesung.
Nach der hämatogenen Streuung liegen die Spirochäten vor allem in der Leber und der Niere. In der Leber findet man mononukleäre Infiltrationen im Portalfeld, Leberzellschäden, Mitosen, degenerative Veränderungen und Cholestase. Bilirubinwerte und Ikterus korrelieren nicht mit den Transaminasenwerten oder Leberzellnekrosen. Die Nieren sind regelmäßig ebenfalls befallen. Zusätzlich treten Symptome von seiten der Muskulatur, des ZNS und des Herzens auf.
Die Diagnose einer Leptospirose geschieht durch Erregernachweis im Mikroskop, auf Nährböden oder im Tierversuch. Serologisch stehen Komplementbindungsreaktionen zur Verfügung. Als Therapie kommen Penicilline, Tetracycline oder Streptomycin in Frage. Komplikationen wie Anurie müssen mit Dialyse angegangen werden.

Akute Hepatitis

9.2.9.6 Bakterielle Infektionen

9.2.9.6.1 Tuberkulose. Die Leber ist bei der Tuberkulose im Stadium der hämatogenen Streuung mit spezifischen Granulomen oder durch unspezifische Alterationen wie Amyloid, Verfettung, Fibrose oder bei einer Leberstauung durch Rechtsherzversagen beteiligt. Hinzu kommen toxische Effekte und Schäden durch die tuberkulostatische Therapie. Bei Miliartuberkulose kann durch eine Leberbiopsie die Diagnose gestellt werden. Die Therapie erfolgt durch Tuberkulostatika (200).

9.2.9.6.2 Brucellose. Die Erreger der Brucellose (bei Kühen Brucella abortus, beim Schwein Brucella suis und bei Ziegen Brucella melitensis) werden über Scheidensekret, Fruchtwasser und die Milch von erkrankten Tieren auf den Menschen übertragen. Auf ein septikämisches Stadium mit Fieber folgt ein chronisches Stadium. Die Leber zeigt intrahepatische Granulome, Fibrose, lymphozytäre Infiltration und Leberzellnekrosen. In einzelnen Fällen ist der Übergang in eine Zirrhose beobachtet worden. Die Diagnose wird serologisch gestellt. Die Therapie erfolgt mit Streptomycin oder Tetracyclin (344, 574).

9.2.9.6.3 Gonorrhö. Die Erreger der Gonorrhoe (Neiseria gonorrhoeae) können nach einer hämatogenen Streuung (z.B. bakterieller Endokarditis) zu hepatozellulärer Schädigung mit Ikterus führen. Die Perihepatitis gonorrhoica bei Frauen (Fitz-Hugh-Curtis-Syndrom) tritt Monate nach einer Infektion im Beckenbereich auf mit Fieber, Leukozytose und Oberbauchschmerz. Die Diagnose erfolgt durch Erregernachweis (207, 255).

9.2.9.6.4 Salmonellosen, Shigellosen. Unter schlechten hygienischen Bedingungen können gleichzeitig Epidemien mit Salmonellosen und Virushepatitis auftreten. Bei etwa 5% der Salmonellosen kommt es zu Ikterus, wahrscheinlich durch eine Cholangitis. Hepatosplenomegalie ist bei einem Typhus abdominalis ein häufiges Symptom. Bei einer Autopsie findet man fokale Parenchymnekrosen und portale Infiltration, Cholezystitis und Cholangitis. Die Diagnose erfolgt durch Nachweis der Erreger im Blut, Stuhl oder Urin (20, 218, 323, 506).

9.2.9.7 Morbus Boeck. Die Leber ist bei der Boeckschen Erkrankung in 2/3 der Fälle mitbefallen, wobei die Diagnose durch eine Leberbiopsie gestellt werden kann. Es finden sich in der Leber nichtverkäsende Granulome. Die Leber ist beim M. Boeck kaum vergrößert oder schmerzhaft. Deutliche Zeichen einer Lebererkrankung weisen auf einen massiven Befall hin. Sie können auch durch Rechtsherzversagen bei Cor pulmonale verursacht sein. Seltene Symptome sind Aszites, stärkerer Ikterus oder portale Hypertension. Die Granulome sind differentialdiagnostisch von einer Tuberkulose, Berylliose oder einer primär biliären Zirrhose abzugrenzen (389, 442).

9.2.10 Virushepatitis in besonderen Situationen

9.2.10.1 Hepatitis während der Schwangerschaft. Eine Virushepatitis in der Schwangerschaft hat vor allem in Ländern mit Unterernährung eine schlechtere Prognose. Bei der epidemischen Form der HNANB kann die Mortalität bis 15% betragen. Hepatitis in der Schwangerschaft führt zu einer erhöhten Frühgeburtsrate, Mißbildungen sind nicht gehäuft (196).

Die Hepatitis-B-Virusinfektion kann auf das Neugeborene übergehen, wenn die Mutter im letzten Schwangerschaftsdrittel an Hepatitis B erkrankte oder ein chronischer HBsAg-Träger ist. Die Übertragung erfolgt wahrscheinlich durch Nabelschnurblut, Aspiration von Blut oder Amnionflüssigkeit oder beim Stillen (459, 460, 508). Die transplazentare Infektion ist wegen der Inkubationszeiten nicht anzunehmen. Die klinischen Zeichen beim Säugling sind eher mild, jedoch wurden auch chronische Hepatitis, Leberzirrhose oder ein primäres Leberkarzinom noch im Kindesalter gefunden. Die HBsAg-Träger in den tropischen Gebieten sind meist auch HBeAg-positiv, so daß die vertikale Übertragung sehr häufig ist (96%).

Eine Hepatitis A wird während der Schwangerschaft kaum übertragen, da die Virämie niedrig und kurzdauernd ist. Ausgenommen bleibt eine Geburt, wenn die Mutter gerade das Virus im Stuhl ausscheidet. Das anti-HAV der Mutter geht diaplazentar auf den Feten über (als IgG-Molekül), postpartal fallen dann die Titer rasch ab (137).

Tab. 9.5: Wichtige Eigenschaften der Hepatitisviren

	HAV	HBV	HDV	HNANB
Nukleinsäure	RNA	DNA	RNA	?, RNA
Größe des Virions	27 nm	42 nm	34–37 nm	?, 27 nm
Antigene	HA Ag	HBsAg HBcAg HBeAg	HD Ag	?
Übertragung	fäkal-oral	parenteral sexuell Mikrotraumen	parenteral sexuell	parenteral sexuell fäkal-oral: epidemische Form
Fulminanter Verlauf	selten	1 %	relativ häufig	1–2 % (häufig bei epidemischen Formen)
Chronischer Verlauf	nie	Säuglinge bis 90 % Erwachsene 5–10 %	häufig bei Superinfektion	parenterale Form: bis über 60 % epidemische Form: nie

Die vertikale Übertragung einer Hepatitis-Delta-Virusinfektion ist bei einer HBeAg-positiven Mutter berichtet worden. Das anti-HD-IgG geht auch hier diaplazentar auf den Feten über mit einem Abfall nach der Geburt. Bei einer aktiven Hepatitis-Delta-Virusinfektion würde der Titer weiter ansteigen. Die Hepatitis-Delta-Virusinfektion des Feten wird analog zur Hepatitis B verhindert (436, 584).

Die Hepatitis NANB kann ebenfalls von der Mutter auf den Säugling übergehen, wenn die Infektion im letzten Schwangerschaftsdrittel auftritt. Tong und Mitarbeiter haben die Übertragung bei 6 von 12 Schwangerschaften berichtet (545).

Die Übertragung einer Hepatitis von der Mutter auf den Feten kann auch nicht durch eine Sectio caesarea verhindert werden. Differentialdiagnostisch sind in der Schwangerschaft von einer Virushepatitis Erkrankungen wie die intrahepatische Cholostase und die Leberverfettung in der Schwangerschaft abzugrenzen.

9.2.10.2 Hämodialyse und Transplantation.

Hepatitis kann bei Dialysepatienten sporadisch oder endemisch auftreten. Während Unterschiede in der Häufigkeit bei anti-HAV zwischen Heim- und Zentrumsdialysepatienten nur bei Untergruppen darstellbar sind, unterscheidet sich die Durchseuchung mit HBV-Markern signifikant. Je nach Zentrum beträgt die Inzidenz von HBV-Infektionen zwischen 5 und 30 % pro Jahr bei den Patienten und beim Personal etwa 1 %. Strikte Trennung von HBsAg-positiven Dialysepatienten von den anderen Patienten und strenge allgemeine Hygiene haben die Hepatitisfälle reduziert. Die Dialysepatienten sind bis zu 100 % HBeAg-positiv und damit sehr infektiös. Der klinische Verlauf ist teilweise mild, wird aber in der Hälfte der Fälle chronisch (157, 158, 334, 516). Zusätzlich kann bei den HBsAg-positiven Patienten noch eine Infektion mit dem Hepatitis-Deltavirus auftreten (101, 436).

Nierentransplantierte Patienten haben ihre Hepatitis meist bereits als Dialysepatienten erworben. Patienten mit einer chronischen Hepatitis B oder NANB können unter der immunsuppressiven Therapie eine Verschlechterung der Transaminasenwerte mit letalem Ausgang erfahren. Von einer Virushepatitis sind bei Transplantierten differentialdiagnostisch andere Infektionen wie CVM, EBV und Schädigung durch Azathioprin abzugrenzen.

9.2.11 Extrahepatische Erkrankungen bei der Hepatitis

9.2.11.1 Herz.
Eine Beteiligung des Herzens bei Virushepatitis bezieht sich meist auf Autopsiefälle bei fulminanter Hepatitis. Dabei werden myokarditische Zeichen wie Nekrose mit Beteiligung des Hisschen Bündels, fettige Degeneration, petechiale Blutungen und ein hämorrhagischer Perikarderguß durch Immunkomplexe

oder Gerinnungsstörungen gefunden. Klinische Symptome sind Abfall des Blutdrucks, Herzvergrößerung, Lungenödem, EKG-Veränderungen (supraventrikuläre und ventrikuläre Arrhythmien, Sinusbradykardie durch Beteiligung des Reizleitungssystems, Verlängerung der PQ- und PR-Zeit) (328, 570).

9.2.11.2 Lunge. Die seltene Lungenbeteiligung zeigt sich in einem Pleuraerguß in der Zusammensetzung eines Exsudates, das HBsAg, anti-HBs, anti-HBc und Dane-Partikel, wahrscheinlich als Symptom einer Serumkrankheit, enthält (526).

9.2.11.3 Gastrointestinaltrakt. Häufige Symptome der Hepatitis im Prodromalstadium und zu Beginn des Ikterus betreffen gastrointestinale Beschwerden wie Übelkeit, Oberbauchschmerzen und Erbrechen. Bei fulminanter Hepatitis wurde auch eine schwere Entzündung der Schleimhaut gezeigt (14). Soldaten im Koreakrieg hatten ebenfalls eine intestinale Entzündung, wobei durch Dünndarmbiopsie eine Zottenatrophie nachgewiesen wurde, die nach der Hepatitis bis auf leichte unspezifische Veränderungen wieder verschwand (23, 78).
Eine Steatorrhö bei Hepatitis wird auf die gestörte Fettverdauung zurückgeführt, da die Gallensäuren während des Ikterus vermindert in den Darm ausgeschieden werden. Schwerere Durchfälle können bei einer Hepatitis A auftreten, jedoch muß eine Gastroenteritis ausgeschlossen werden (573).

9.2.11.4 Pankreas. Es finden sich Störungen der exo- und endokrinen Pankreasfunktion mit Verschlechterung des Glukosestoffwechsels und Blutzuckeranstieg. Bei 30% der Fälle wird ein Anstieg der Amylase gefunden. Bei 12 bis 40% der fulminanten Hepatitis ist auch das Pankreas betroffen, was auf die Gerinnungsstörungen zurückgeführt wird. Bei der Hepatitis B ist auch ein direkter Befall des Pankreasgewebes zu diskutieren, da z. B. das Peking-Enten-Hepatitis-B-Virus in den Azinuszellen durch Hybridisierung der DNA nachgewiesen wurde (147, 561).

9.2.11.5 Nervensystem und Psyche. Selten können auftreten: Meningitis, Myelitis, Enzephalitis, Guillain-Barré-Syndrom und Krämpfe. Daneben gibt es periphere Poly- und Mononeuritiden, Störungen des Geruchs und Geschmacks. Als Ursache werden Kryoglobuline oder Störungen des Vitamin-A-Transportproteins angesehen. Als psychische Symptome können Konzentrationsschwäche, Ermüdbarkeit und gesteigerte Empfindlichkeit für Beschwerden im rechten Oberbauch auftreten (189, 261, 348, 500).

9.2.11.6 Extrahepatische Störungen durch zirkulierende Immunkomplexe

9.2.11.6.1 Serumkrankheitssyndrom. Im Prodromalstadium der Virushepatitis können auftreten: Fieber, Rash, angioneurotische Ödeme, Polyarthralgie, Arthritiden, seltener Hämaturie und Proteinurie. Die Arthritiden können auch bei anikterischer Hepatitis auftreten. Arthralgie tritt bei 5 bis 50% aller Hepatitiden auf, häufiger bei Hepatitis B, seltener bei Hepatitis NANB oder Hepatitis A.
Die Gelenksbeschwerden dauern ungefähr 3 Wochen. Sie können nach Beginn des Ikterus weiterbestehen und lokalisiert, generalisiert mit überwiegend symmetrischem Befall mehr der kleinen Gelenke auftreten. Auch morgendliche Steifheit kommt vor.
Die Synovialflüssigkeit ist HBsAg-positiv, später treten Entzündungszellen ähnlich wie bei der rheumatoiden Arthritis hinzu. Serologische Untersuchungen zeigen Immunkomplexe und Kryoglobuline mit Komplementfaktoren wie C3, C4, C5, IgA und IgG1 und IgG3 (9, 260, 458).
Die Hautmanifestationen können urtikariell, erythematös, petechial oder scarlatiform sein. Sie treten im Prodromalstadium auf und enden in der klinische Hepatitis. Histologisch und immunhistologisch findet man eine Vaskulitis und Ablagerungen von Fibrin, C3, IgM und HBsAg.
In der Regel heilt die Haut- oder Gelenksbeteiligung aus. Einige Patienten haben aber auch schwere chronische Krankheitsverläufe.

9.2.11.6.2 Polyarteriitis nodosa. 36 bis 69% der Patienten mit Polyarteriitis nodosa sind HBsAg-positiv. Dabei verläuft die Polyarteriitis und die Dauer der HBsAg-ämie parallel. Die klinischen Symptome der Polyarteriitis nodosa sind Arthralgie, Mononeuritis, Fieber, Leibschmerzen, Nierenkrankheiten, Hochdruck, ZNS-Beteiligung und ein flüchtiger Hautausschlag. Die Diagnose wird histologisch in der Hautbiopsie gestellt mit einer fibrinoiden Nekrose und perivaskulärer Infiltration. Die Pathogenese der Polyarteriitis nodosa ist unklar, da die Immunkomplexe im Serum nur inkonstant nachzuweisen sind. In den Gefäßwänden konnte HBsAg, Immunglobuline der Klassen G und M sowie Komplement nachgewiesen werden. Der Verlauf der HBsAg-positiven und HBsAg-negativen Verläufe ist gleich ernst.

Da in der Leberbiopsie wie auch in den Gefäßwandzellen durch Hybridisation HBV-DNA nachgewiesen wurde, kann die HBsAg-positive Polyarteriitis nodosa Ausdruck eines direkten Befalls durch das HBV sein (36, 161, 547).

9.2.11.6.3 Glomerulonephritis.
Bei HBsAg-positiven Patienten kann man eine membranöse oder membranoproliferative, seltener eine epimembranöse oder fokal sklerosierende Glomerulonephritis finden. In der Immunfluoreszenz findet man Ablagerungen von IgG, IgM, C3 und HBsAg in granulären Depots. In Kyropräzipitaten des Serums findet man HBsAg, anti-HBs, IgG, IgM, C3 und C4. Die Glomerulonephritis bei Virushepatitis tritt fast ausschließlich bei HBsAg-positiven Patienten auf. Unter Kindern wurden 18 % HBsAg-positive Patienten gefunden, die Immunkomplexe im Serum und eine membranöse oder membranoproliferative Glomerulonephritis hatten. Neben den HBsAg-anti-HBs-Komplexen wurden auch HBeAg/anti-HBe-Komplexe gefunden (534, 535).

9.2.11.6.4 Kryoglobuline.
Die Symptome sind allgemeine Schwäche, Purpura, Arthralgie, systemische Vaskulitis unter Beteiligung der Nieren. Gegenüber der Panarteriitis nodosa fehlen Eosinophilie, neurologische Symptome und Leibschmerzen. Die kleinen Gefäße sind ausschließlich befallen. Die Kryoglobuline bestehen aus HBsAg und anti-HBs bei einem Antikörperüberschuß. Histologisch findet man nur geringe Leberschäden, vereinzelt wurden auch chronisch aggressive Hepatitiden beschrieben.

Gemischte (IgG und IgM) Kryoglobuline werden auch ohne klinische Krankheitssymptome besonders bei akuter Hepatitis gefunden. Die HBsAg-positiven Kryoglobuline enthalten Komplement, die HBsAg-negativen Kryoglobuline sind ohne Komplement aufgebaut (289, 290).

9.3 Chronische Hepatitis

von *Karl Gmelin* und *Lorenz Theilmann*

Ein Teil der akuten Hepatitis geht in eine chronische Hepatitis über. Die chronische Hepatitis kann nach der Histologie in eine chronisch persistierende, chronisch aggressive (aktive) Hepatitis oder eine chronisch lobuläre Hepatitis unterteilt werden. Die Einteilung einer chronischen Hepatitis in eine der oben genannten Formen erfordert eine längere Beobachtungszeit des klinischen Verlaufs, regelmäßige Laborkontrollen und eine repräsentative Leberhistologie mit ausreichend vielen Portalfeldern.

Als Ursache für eine chronische Hepatitis kommen das Hepatitis-B-Virus, das Hepatitis-Delta-Virus und Erreger der Hepatitis Non-A, non-B in Frage. Die genannten Hepatitisviren können eine chronisch persistierende Hepatitis oder chronisch aggressive Hepatitis hervorrufen. Die Autoimmun-Hepatitis („sogenannte lupoide Hepatitis") erscheint meist als eine chronisch aggressive Hepatitis. Noxen und Medikamente können eine chronisch persistierende und eine chronisch aggressive Hepatitis auslösen (s. **Tab. 9.6**).

Die histologischen Veränderungen bei den Stoffwechselerkrankungen und bei der primär biliären Zirrhose werden in den entsprechenden Kapiteln abgehandelt.

Im nachfolgenden sollen zuerst die häufig anzutreffenden Hepatitisviren und danach die einzelnen Formen der chronischen Hepatitis besprochen werden.

Tab. 9.6: Einteilung der chronischen Hepatitis

A. Patho-histologische Einteilung:
   – Chronisch persistierende Hepatitis
   – Chronisch aggressive Hepatitis
   – Chronisch lobuläre Hepatitis
B. Ätiologische Einteilung:
   – Hepatitisviren (HBV, HDV, HNANB)
   – Noxen und Medikamente (z.B. Oxyphenisatin, Isoniazid, alpha-Methyldopa)
   – Immunologische Faktoren (Autoimmun-Hepatitis)
   – Stoffwechselerkrankungen (M. Wilson, alpha-1-Antitrypsinmangel)
   – Primär biliäre Zirrhose

9.3.1 Chronische Hepatitis-B-Virusinfektion

9.3.1.1 HBsAg-positive chronische HBV-Infektion. Mit einem chronischen Verlauf einer HBV-Infektion ist zu rechnen, wenn nach einem halben Jahr nach Beginn der akuten Hepatitis B das HBsAg noch positiv ist. Als zusätzliche Hinweise gelten persistierend positives HBeAg, Anstieg des anti-HBc-Titers und Nachweis von HBsAg/anti-HBs IgM-Komplexen. Die akute Hepatitis B wird in 5 bis 15% der Fälle chronisch.

Chronische Hepatitis-B-Virusinfektionen treten gehäuft auf bei inapparentem Verlauf, Säuglingen und Kleinkindern, männlichem Geschlecht, Patienten mit Down-Syndrom, immunsuppressiver Therapie oder Dialyse. Anti-HBc (IgG und IgM) sowie anti-HBc IgM sind positiv, jedoch fällt der Titer des letzten Antikörpers im Laufe der Zeit ab (6, 184, 209, 293, 414).

Je nach Nachweis des HBeAg kann man HBsAg-Carrier mit hoher und niedriger Infektiosität unterscheiden. Im Schimpansenversuch liegen die Titerbereiche zwischen 10^2 und 10^8 (26, 479). Anti-HBs ist bei einem Teil der HBsAg-Träger mit empfindlichen Methoden nachzuweisen, wird jedoch meist durch den Überschuß an HBsAg verdeckt. Bei diesen Patienten gibt es zirkulierende Immunkomplexe, die man für verschiedene immunkomplexvermittelte Krankheiten als Ursache beschuldigt (163).

HBsAg kann bei der chronischen HBV-Infektion über Jahre hinweg positiv bleiben. Bei den Langzeitträgern fällt der HBsAg-Titer, die DNA-Polymeraseaktivität und die Serum-HBV-DNA ab. In 10 bis 15% kommt es jährlich zu einer Serokonversion von HBeAg nach anti-HBe. Unter Blutspendern (meist gesunde Träger) werden 1 bis 2% HBsAg-negativ. Bei der Serokonversion nach anti-HBe kommt es zu einem Anstieg der Transaminasen, danach ist die Histologie weniger aggressiv.

Man nimmt an, daß zu diesem Zeitpunkt die freie HBV DNA eliminiert wird und nur noch die integrierte HBV DNA in der Leberzelle verbleibt (124, 213, 411, 540).

Das familiäre gehäufte Auftreten von HBV-Infektionen mit asymptomatischen Trägern, Leberzirrhose oder Leberkarzinom wurde beobachtet. Männer entwickeln häufiger als Frauen einen HBsAg-Trägerstatus, chronisch aggressive Hepatitis oder ein primäres Leberkarzinom. Auch bestimmte HLA-Konstellationen bei Dialysepatienten oder Transplantierten korrelieren mit bestimmten chronischen Verläufen.

9.3.1.2 HBsAg-negative chronische HBV-Infektion. Das Vorkommen HBsAg-negativer chronischer HBV-Infektionen zeigt sich durch die Übertragung von Hepatitis B durch HBsAg-negative, aber anti-HBc-positive Blutkonserven (203, 210). In der Leber können HBsAg und/oder HBcAg auch ohne entsprechende Serummarker nachzuweisen sein. Bei Übertragungsversuchen an Schimpansen konnte in Seren, die als HNANB klassifiziert worden waren, in Passagen atypische HBV-Infektionen gezeigt werden (111).

9.3.2 Chronische Hepatitis-Delta-Virusinfektion

Eine chronische Hepatitis-Delta-Virusinfektion entsteht wahrscheinlich nur aus der Superinfektion eines chronischen Trägers des HBsAg mit dem HDV, nicht aus einer simultanen Infektion (HDV + HBV). Die Superinfektion erscheint zu Beginn als eine „akute Hepatitis", danach geht sie in eine chronische Lebererkrankung über (121, 495).

Die chronische HDV-Infektion kann mit verschiedenen Formen der Lebererkrankung einhergehen. Ein (wahrscheinlich seltenes) asymptomatisches Trägerstadium wird angenommen, da es trotz Testung auf HBsAg durch Bluttransfusionen übertragen wird. Bei der histologischen Untersuchung von HDV-positiven Blutspendern wird im Vergleich zu anti-HD-negativen Blutspendern häufiger jedoch eine chronisch aggressive Hepatitis oder bereits eine Leberzirrhose gefunden (17).

Die chronische HDV-Infektion geht meist mit einer chronisch aktiven Hepatitis oder einer Leberzirrhose einher. Seltener werden eine chronisch persistierende Hepatitis oder eine chronisch lobuläre Hepatitis beobachtet. Unter 137 HBsAg-positiven Patienten aus Italien mit intrahepatischem HDAg hatten 93 (= 70%) eine chronisch aktive Hepatitis und 32 (= 23%) eine Leberzirrhose (437). Eine niedrige Prävalenz lag in einer Untersuchung aus einem Endemiegebiet wie Sizilien bei Patienten mit akuter Hepatitis (6,6%) und asymptotischen Blutspendern (6,4%) vor. Dagegen hatten Patienten mit einer chronisch aktiven Hepatitis mit und ohne Zirrhose in 52,3%, bei inaktiver Zirrhose in 38,8% und bei hepatozellulärem Karzinom in 11,9% Antikörper gegen das HDAg (86). Auch bei Untersuchungen unter den HBsAg-Trägern außerhalb der Endemiegebiete wie in Deutschland oder in Großbritannien werden häufig eine chronische Hepatitis oder eine Leberzirrhose gefunden (71, 436, 568). Im Vergleich zu den anti-HD-negativen Fällen haben die anti-HDpositiven chronischen Hepatitiden mehr Zeichen für eine entzündliche Aktivität der Lebererkrankung mit höheren Werten für die GOT (180 U/l gegenüber 98 U/l) bzw. für die GPT (375 U/l gegenüber 145 U/l). Außerdem weisen die anti-HD-positiven Patienten ein niedrigeres Lebensalter auf als die Vergleichsgruppen (27,6 Jahre gegenüber 37,4 Jahre) (86, 380).

Bei Kindern liegt in den Endemiegebieten der Anteil der anti-HD-positiven HBsAg-Träger niedriger als bei den vergleichbaren Krankheitsgruppen von Erwachsenen (12,7% bzw. 12,5%) (121). Bei den Kindern hatten 11 von 13 anti-HD-positiven Patienten (306) bzw. 28 von 34 (17) eine schwere aktive chronische Lebererkrankung (121). Die chronische Lebererkrankung verschlechterte sich im Verlauf von 2 bis 7 Jahren bei 38% der anti-HD-positiven Kinder, und sie verbesserte sich nur bei 9%, während unter den 236 HBsAg-positiven aber anti-HD-negativen Kindern nur 7% eine Verschlechterung der Lebererkrankung hinnehmen mußten und 55% eine Remission zeigten (121). Die Prognose unter 137 Erwachsenen mit intrahepatischem HDAg war ebenfalls schlecht. 12,8% der Patienten verstarben in einer Nachbeobachtungszeit von 2 bis 6 Jahren und 51% entwickelten einen zirrhotischen Umbau (429). Die chronische, HDV-Marker-positive Hepatitis hat eine schlechtere Prognose als die anti-HD-negative Form.

Unter den Patienten mit einem hepatozellulären Karzinom werden niedrigere Raten an anti-HD-positiven Patienten gefunden als für die chronische Hepatitis oder für die Leberzirrhose. Dies wird auf die rasche Progression der Lebererkrankung zurückgeführt, so daß die Patienten verstorben sind, bevor sich ein Leberkarzinom entwickeln kann (428).

9.3.3 Chronische Hepatitis NANB

Die Häufigkeit eines chronischen Verlaufs einer HNANB wird bei der Gruppe der Posttransfusionshepatitis mit 22 bis 64 % angegeben, bezogen auf alle Fälle einer akuten Hepatitis NANB mit verschiedenen Übertragungswegen zwischen 4 und 27 %.
Die chronisch verlaufende HNANB kann neben einem asymptomatischen Trägerstadium eine chronische Hepatitis hervorrufen. Bei den Posttransfusionshepatitiden hatten unter 95 histologisch untersuchten Fällen 4 eine unspezifische Hepatitis, 26 eine chronisch persistierende Hepatitis, 49 eine chronisch aggressive Hepatitis und 16 eine Zirrhose, so daß zwischen 44 und 90 % der Posttransfusionshepatitiden auf einer chronisch aktiven Hepatitis oder Zirrhose beruhen. Ähnlich hohe Raten für chronisch aktive HNANB mit und ohne Zirrhose werden für Hämodialysepatienten, nierentransplantierte Patienten und Hämophiliepatienten angegeben. Bei den sporadisch erworbenen HNANB-Fällen liegen die histologisch als schwer einzustufenden Fälle jedoch niedriger mit 11 bis 50 %.
Viele Patienten mit einer chronischen HNANB haben stark fluktuierende Transaminasenwerte. Trotzdem ist der Verlauf günstig. Ein Teil der Patienten mit chronisch aktiver HNANB läßt nach 1 bis 3 Jahren eine spontane Besserung der Laborwerte und histologische Remission erkennen. Andererseits werden Fälle von chronisch aktiver HNANB mit einem raschen Übergang in eine Zirrhose geschildert (32, 143, 259, 263, 264, 408, 530).

9.3.4 Chronisch persistierende Hepatitis

9.3.4.1 Ätiologie.
Die chronisch persistierende Hepatitis kann aus einer anikterischen, häufig perinatal übertragenen oder aus einer klinischen, akuten Hepatitis entstehen. Die chronische Hepatitis-B-Virusinfektion kommt in 30 % der cpH vor, kann aber in Ländern mit hoher HBsAg-Carrier-Rate bis zu 60 % ausmachen (360).

Eine Störung der Immunabwehr wird als Ursache für diesen Verlauf der HBV-Infektion angesehen. Es werden fehlende Reaktionen der Lymphozyten oder Leukozyten gegen das HBsAg beschrieben. Anti-HBs fehlt bei diesen Patienten. In der Immunfluoreszenz enthalten die Leberzellen sehr viel oder sehr selten HBsAg und HBcAg. Bei der chronischen HNANB kommen ebenfalls Verläufe mit cpH vor. Eine Sonderstellung nimmt die immunsuppressiv behandelte HBsAg-positive chronische Hepatitis ein. Auch nach einer erfolgreichen Behandlung einer „lupoiden" Hepatitis kann eine cpH entstehen (91). Seltenere Ursachen sind Medikamente oder systemische Krankheiten.

9.3.4.2 Klinische Zeichen.
Die klinischen Zeichen der chronisch persistierenden Hepatitis sind leichter Gewichtsverlust, Fett- und Alkoholunverträglichkeit, Müdigkeit und Oberbauchschmerzen. Seltener sind Leber- oder Milzvergrößerung. Meist fehlen Gelbsucht, dunkler Urin oder entfärbte Stühle. Der Verlauf ist durch Wohlbefinden mit seltenen Episoden von klinischen Symptomen gekennzeichnet, die nicht mit dem Anstieg der Transaminasen zusammenfallen.

9.3.4.3 Laborwerte.
Die Transaminasenwerte können bis auf 200 oder 500 IU/ml ansteigen, sind in der Regel jedoch niedriger, zwischenzeitlich sogar normal. Bilirubinwerte und Gerinnungswerte und das Blutbild bleiben normal. Die serologische Untersuchung der Hepatitismarker zeigt in 30 % ein positives HBsAg, das von anti-HBc, seltener anti-HBc IgM und anti-HBe oder HBeAg begleitet ist.

9.3.4.4 Histologie.
Bei der chronisch persistierenden Hepatitis bleibt die Struktur der Leberläppchen erhalten. Das entzündliche Infiltrat ist auf das Portalfeld beschränkt. Die Grenzlamelle bleibt intakt. In den großen Portalfeldern ist die Entzündungsreaktion auf den Rand und um die Gallengänge konzentriert, es besteht aus Lymphozyten und seltener aus Plasmazellen und Makrophagen. Die portale Fibrose ist gering mit kleinen Ausläufern in das Parenchym. Vereinzelt können Councilman-Bodies auftreten. Abgrenzungsprobleme bestehen bei fokalen Nekrosen an der Grenzlamelle. Nach einer extrahepatischen Gallengangsobstruktion kann ein ähn-

liches Bild auftreten, jedoch sind die gemischten Zellinfiltrate verstärkt. Bei stärkeren Zeichen einer akuten Hepatitis kann es sich um eine chronisch aggressive Hepatitis handeln. Die immunsuppressiv behandelte chronisch aggressive Hepatitis unterscheidet sich durch eine stärkere periportale Fibrose (33, 322).

9.3.4.5 Prognose und Verlauf. Die Prognose der cpH ist günstig. Bei HBsAg-positiven Patienten kann das HBsAg noch nach Jahren eliminiert werden. Das körperliche Befinden unterliegt Schwankungen mit Müdigkeit und wechselnden Anstiegen der Transaminasenwerte. Die körperliche Aktivität braucht nicht eingeschränkt zu werden. Die cpH geht nur selten in eine chronisch aggressive Form über, wobei Zweifel an der ursprünglichen Diagnose bestehen oder die immunsuppressive Therapie mißachtet wurde (31).

9.3.5 Chronisch aktive Hepatitis

9.3.5.1 Ätiologie. Die chronisch aktive Hepatitis kommt bei beiden Geschlechtern mit Bevorzugung des weiblichen Geschlechts und in allen Altersstufen, gehäuft in den jüngeren Altersgruppen zwischen 10 und 30 Jahren, vor.
Der Anteil der HBsAg-positiven Patienten an der caH unterliegt geographischen und wahrscheinlich auch ethnischen Unterschieden. Die chronisch aktive Hepatitis B entsteht in etwa 3% nach einer akuten Hepatitis B.
Das HBV selbst scheint keine direkt zytolytische Funktion zu haben. Die anderen Faktoren, welche den Verlauf der Leberschädigung beeinflussen, sind nicht geklärt. Das Auftreten von HBsAg/anti-HBsImmunkomplexen mit und ohne Aktivierung von Komplement über den klassischen oder den alternativen Weg wurden beschrieben. Auch gemischte Immunkomplexe treten auf. Die Immunkomplexe scheinen aber nicht für die hepatischen Schäden, sondern für die extrahepatischen, von Immunkomplexen vermittelten Krankheiten verantwortlich zu sein. An der Leberzelloberfläche wurde fixiertes IgG gefunden, so daß komplementvermittelte oder antikörperabhängige zytotoxische Reaktionen eintreten können (216, 540).
Die Funktion der zellulären Abwehr hängt von den T- und B-Lymphozyten ab. Bei der caH sind die T-Lymphozyten vermindert, was auf einem „Rosetten-inhibitorischen Faktor" und einem weiteren Faktor beruht. Die Funktion der B-Lymphozyten ist nicht gestört (51, 52, 73).
In der Leberbiopsie ist die Zahl der Lymphozyten im Gegensatz zum Serum erhöht. Hier findet man Fc-Rezeptor-positive Killerzellen, Lymphozyten und Makrophagen in der Nähe der Leberzellen. Bei der caH sind die Lymphozytentransformation und Leukozyten-Migration-Inhibition durch HBsAg nicht gestört (332, 447).
Lymphozytäre Reaktionen umfassen die Erkennung von viralem Antigen oder die Reaktion gegen das leberspezifische Protein der Hepatozytenmembran.
Das leberspezifische Protein (LSP) wird als ein gemeinsames Antigen bei akuter und chronischer HBV-Infektion an menschlichen Leberzellen, dem Kaninchen und den Chang-Zellen gefunden. Neben dem HBsAg kann es nach Freisetzung die immunologische Antwort und Zellzerstörung aufrechterhalten (215, 231, 240).
Bei der chronischen HDV-Infektion (HBsAg- und anti-HD-positive Patienten) findet man in der Leberhistologie besonders häufig eine chronisch aggressive Hepatitis. In vielen Fällen ist bereits eine beginnende Zirrhose festzustellen. In den Endemiegebieten für eine HDV-Infektion hat über die Hälfte der Patienten mit einer HBsAg positiven chronischen Hepatitis Antikörper gegen das HD-Ag (11, 86, 428).
Der Anteil der Hepatitis NANB bei den Patienten mit einer aggressiven Hepatitis wird zwischen 10 und 80% angegeben. Wegen des häufig schwankenden Musters der Transaminasenwerte ist eine Gewebsuntersuchung bei chronischer Hepatitis NANB zuverlässiger.

9.3.5.2 Klinische Zeichen. Die klinischen Symptome der caH beginnen bei 1/3 der Patienten wie bei einer akuten Hepatitis, wobei die Symptome über längere Zeit bis zu Monaten bestehen bleiben. Die Patienten klagen über Schwäche, Müdigkeit, Appetitlosigkeit, Leibschmerzen, Fieber, Arthralgien, Diarrhö, Ikterus, Akne oder Hautausschläge. Seltene Krankheitssymptome sind Colitis ulcerosa, pleuritische Symptome oder Gelenkschmerzen.
Bei der *körperlichen Untersuchung* findet man leichten Ikterus, Leber- oder Milzvergrößerung, Spidernävi, Palmarerythem, erhöhte Temperaturen. Portale Hypertension oder hepati-

sche Enzephalopathie sind am Anfang der Krankheit selten.

Im *Verlauf der Krankheit* kommt es zu Episoden mit Ikterus, Appetitlosigkeit, unbestimmten Abdominalschmerzen und Schwäche. Einzelne Krankheitsverläufe können ausgesprochen cholestatisch sein.

9.3.5.3 Laborwerte.
Die Transaminasenwerte (SGPT) liegen im Mittel bei 100 bis 300 U/l, im allgemeinen aber nicht über 800 U/l. Die Bilirubinwerte können während entzündlicher Schübe ansteigen auf Werte von 5 bis 8 mg/dl und selten Werte von 20 mg/dl erreichen. Die alkalische Phosphatase ist nur gelegentlich erhöht. Bei stärkeren Erhöhungen sind z.B. Gallensteine oder ein primäres Leberkarzinom auszuschließen. Die Gammaglobuline sind bei der progredienten Form der chronisch aggressiven Hepatitis erhöht, besonders wenn sich der Übergang in eine Leberzirrhose feststellen läßt.

9.3.5.4 Histologie.
Bei der chronisch aggressiven Hepatitis gehen auch nach längerer Zeit Leberzellen zugrunde. Die Portalfelder zeigen eine lymphohistiozytäre Infiltration, zusätzlich Plasmazellen und vereinzelte Granulozyten. Die Grenzlamelle wird durch Piece-meal-Nekrosen zerstört. Die Fibrose greift auf das Läppchen über und führt zu Ausziehungen der Portalfelder und portalportalen Brücken. Die Gallengänge proliferieren, typische Lymphfollikel gelten als ein ungünstiges Zeichen. Durch zusätzliche Brückennekrosen wird die Leberarchitektur zerstört. Bei Degeneration von Gallengangsepithelien mit umgebender Entzündungs- und Fibrosereaktion ist differentialdiagnostisch eine primär biliäre Zirrhose abzugrenzen. Zusätzlich zur chronisch aktiven Hepatitis können noch die Zeichen einer akuten Hepatitis hinzukommen (33, 34).

9.3.5.5 Prognose und Verlauf.
Der Ausgang der unbehandelten Krankheit kann nicht vorhersehbar sein. Bei 40 bis 60% der Patienten wird die Krankheit letztlich inaktiv. Die Leber kann zu diesem Zeitpunkt aber eine Zirrhose mit allen Komplikationen einer portalen Hypertension bilden. Der Übergang in ein primäres Leberkarzinom bei chronischer Hepatitis B ist möglich (95, 117, 296).

9.3.5.6 Autoimmunhepatitis (lupoide Hepatitis).
Die lupoide Hepatitis ist charakterisiert durch eine chronische Hepatitis mit Autoimmunphänomenen und Hypergammaglobulinämie ohne Virusmarker.

Die Krankheit befällt vor allem Frauen, die Hälfte ist zwischen 11 und 30 Jahre alt. Eine Häufung von HLA B8 und HAL DRw3 wurde berichtet (304, 336, 337).

Bei 1/3 der Patienten beginnt die Krankheit abrupt wie bei einer akuten Hepatitis. Im Unterschied dazu bleibt die Krankheit jedoch über Monate hinaus bestehen, bis die Zeichen einer lupoiden Hepatitis manifest werden. Bei den restlichen Patienten beginnt die Krankheit unbemerkt. Die Patienten klagen über Müdigkeit, Appetitlosigkeit, Unwohlsein, Gewichtsverlust. Es bestehen Lebervergrößerung, Ikterus, Milzvergrößerung, Spidernävi und Palmarerythem. Hinzu kommen Hirsutismus, Arthralgie oder Arthritis. Die Hautefforeszenzen können denen eines Lupus ähneln. Bei männlichen Patienten kann Gynäkomastie auftreten.

Unter den Laborbefunden bestehen viele Autoimmunphänomene wie antinukleäre Antikörper (IgG in 50 bis 75%), Antikörper gegen ein- oder doppelsträngige DNA in 40% (94), weitere Autoantikörper gegen glatte Muskulatur, Schilddrüsengewebe, Parietalzellen. Es wurden auch spezifische Antikörper gegen ein mikrosomales Antigen aus Leber-Niere gefunden.

Es besteht eine polyklonale Gammaglobulinvermehrung, vor allem der Immunglobulin-G-Klasse. Die Serumtransaminasen liegen unter 500 U/l, der Bilirubinspiegel liegt unter 10 mg/dl. Weiter bestehen Hypoalbuminämie, Anämie, Leukopenie und Thrombopenie.

Bei chronischer lupoider Hepatitis findet man andere Syndrome, die auch auf eine Autoimmunerkrankung zurückgeführt werden. Hierzu gehören Pleuritis und fibrosierende Alveolitis; Perimyokarditis; Nierenerkrankungen wie Glomerulonephritis und nephrotisches Syndrom; rheumatische Erkrankungen, Sjögren-Syndrom; Urtikaria; endokrine Störungen wie Thyreoiditis lymphomatosa (Hashimoto) und Diabetes mellitus (164).

Verlauf und Prognose. Die Lebererkrankung zeigt Rückfälle, die unbemerkt entstehen und ohne Therapie bis zu einem halben Jahr bestehen können. Die Hälfte der Erkrankungen wird schließlich inaktiv, wobei jedoch bereits eine

Zirrhose oder Zeichen der portalen Hypertension bestehen. Die Überlebensrate der unbehandelten Krankheit nach 5 Jahren beträgt 65%.

9.3.6 Chronisch lobuläre Hepatitis

Klinisch kommt es zu einem Wechsel zwischen Remission und Anstieg der Transaminasenwerte. Die Diagnose kann nur durch eine Biopsie gestellt werden. Histologisch entspricht die chronisch lobuläre Hepatitis einer akuten Hepatitis, die aber über Jahre fortbesteht. Trotz konfluierender Nekrosen wird die Läppchenstruktur nicht gestört, die Fibrose ist nicht progredient.

9.3.7 Therapie der chronischen Hepatitis

9.3.7.1 Transferfaktor.
Der Transferfaktor kann die spezifische Immunität gegen ein Antigen von einem sensibilisierten Spender auf andere Lymphozyten übertragen. Der Transferfaktor wurde aus den Lymphozyten von Patienten mit Hepatitis B in der Rekonvaleszenz isoliert und bei chronisch aktiver Hepatitis mit und ohne HBsAg eingesetzt. Als Therapieerfolg zeigte sich bei einigen Patienten ein Transaminasenabfall, was in kontrollierten Studien nicht bestätigt wurde (486, 502).

9.3.7.2 BCG-Impfung.
In einer unkontrollierten Studie an 20 Kindern kam es bei 8% nach der BCG-Impfung zur Elimination des HBsAg und zur Besserung der Histologie (57). Kontrollierte Studien stehen noch aus.

9.3.7.3 Immunsuppressive Therapie

9.3.7.3.1 HBsAg-positive Patienten.
Durch eine immunsuppressive Therapie wird die Virusreplikation verstärkt mit höheren DNA-Polymerase-Aktivitäten, die Infektiosität damit erhöht und der Serokonversion von HBeAg nach anti-HBe verzögert (464). Die Indikation zur immunsuppressiven Therapie ist deshalb bei einer HBsAg-positiven chronisch aktiven Hepatitis umstritten. In kontrollierten Studien wurde bei 34% von 94 immunsuppressiv behandelten Patienten mit HBsAg-positiver chronisch aggressiver Hepatitis eine Besserung der klinischen Symptome und der Laborwerte beobachtet, bei 48% änderten sich diese Parameter nicht, und 18% der behandelten Patienten starben. Die Hälfte der Patienten entwickelte trotzdem eine Leberzirrhose, obwohl die klinischen Symptome und die Laborwerte sich gebessert hatten (19, 327, 504).

Von Lam und Mitarbeitern wurde in Taiwan bei HBsAg-positiven Patienten sogar ein negativer Effekt mit erhöhter Komplikationsrate, verminderter Überlebensrate und einer Verschlechterung der Histologie beobachtet. Diese Studien wurden wegen der Auswahlkriterien, fehlender Kontrollbiopsien und des hohen Anteils an vorbestehender Leberzirrhose angegriffen (274).

Wenn bei einer HBsAg-positiven chronisch aggressiven Hepatitis eine rasche Progredienz mit hohen Transaminasenwerten und einer entsprechend ungünstigen Histologie vorliegt, kann eine immunsuppressive Therapie über einen Zeitraum von 3 Monaten versucht werden. Eine Fortsetzung hängt vom Therapieerfolg ab.

9.3.7.3.2 HBsAg-negative Patienten.
Die bisherigen Studien mit immunsuppressiver Therapie bei HBsAg-negativer chronisch aktiver Hepatitis schließen Patienten mit autoimmuner Hepatitis oder chronischer Hepatitis Non-A, non-B ein. Das Patientengut dieser Untersuchungen ist deshalb heterogen.

Die Indikation zu einer Therapie ist schwierig, wenn der Verlauf einer chronischen Lebererkrankung nicht bekannt ist, aber eine entsprechende Histologie und erhöhte Transaminasenwerte festgestellt werden. Solche Problempatienten gehören häufig Risikogruppen wie Drogenabhängigen oder Homosexuellen an.

Patienten ohne Symptome oder nur leichten Transaminasenerhöhungen oder nur leichten Veränderungen in der Biopsie werden nicht immunsuppressiv behandelt. Patienten, die konstant erhöhte Transaminasenwerte (3- bis 5fach über der Norm) über mindestens 3 bis 6 Monate haben und deren Biopsie mittlere bis schwere Zeichen einer Aktivität aufweist wie Piece-meal-Nekrosen, sollen mit Steroiden behandelt werden. Die Dosis beträgt initial 40 bis 60 mg Prednison (z. B. Decortin®) pro die. Die Dosis kann je nach Transaminasenrückgang reduziert werden. Wenn die Therapie nach 2 bis 3 Monaten nicht zur Senkung der Transaminasen geführt hat, soll sie abgebrochen werden.

9.3.7.3.3 Autoimmunhepatitis.
Bei der chronisch aktiven Hepatitis ohne HBsAg wurden Untersuchungen mit Corticosteroiden und Azathioprin (Imurek®) allein oder in Kombination versucht. In einer Studie aus England wurde nach 10–15jähriger Therapie eine Überlebensrate von 63% in der Therapiegruppe gegenüber 27% in der unbehandelten Gruppe gesehen (257). Bei einer kürzeren Studie zum Vergleich von Azathioprin gegenüber Corticosteroiden betrug die Überlebensrate 95% in der Steroidgruppe gegenüber 72% bei Azathioprinmonotherapie (343, 503).

In einer Studie aus den USA (92) entwickelten unter 83 Patienten mit chronisch aktiver, HBsAg-negativer Hepatitis ohne eine Zirrhose bei Beginn 32 Patienten eine Zirrhose, darunter 12 Fälle von inaktiver Zirrhose. 68 der 83 Patienten konnten durch die immunsuppressive Therapie in eine Remission gebracht werden. Die Leberhistologie erbrachte bei 2 Patienten eine normale Histologie, bei 49 Patienten eine chronisch persistierende Hepatitis und bei 17 Patienten eine Leberzirrhose. Sechs der 9 Patienten ohne Ansprechen auf die Therapie erkrankten an einer Zirrhose.

Unter den 32 Patienten mit HBsAg-negativer chronischer Hepatitis mit Zirrhose konnte durch die Immunsuppression bei 20 Patienten eine inaktive oder nur mäßig aktive Zirrhose erreicht werden. Bei 18 Patienten konnte durch die immunsuppressive Therapie eine normale Histologie erreicht werden. Nach Absetzen der Therapie trat bei 5 der 18 Patienten ein Rückfall auf. Bei den Patienten ohne Normalbefund trat in 75% (39 von 65) nach Absetzen der Therapie ein Rückfall auf, der eine erneute Therapie erforderlich machte.

In einer anderen Studie bei Patienten mit chronisch aktiver „autoimmuner" Hepatitis stiegen die Transaminasenwerte bei 26 von 30 Patienten (= 87%) im Median nach 9 Wochen wieder an, als die immunsuppressive Therapie weggelassen wurde. Ein Patient verstarb, die übrigen 25 sprachen wieder auf die erneute Therapie an.

Die Nebenwirkungen einer Steroidtherapie sind in 68% der Fälle aufgetreten, schwere Nebenwirkungen in 32%. Die Nebenwirkungen sind Übergewicht, „Mondgesicht" und Akne. Schwere Nebenwirkungen sind Osteoporose mit Wirbelkörperkompression, Duodenalulzera, Katarakt, Diabetes mellitus, Hypertonus und Psychosen.

9.3.7.3.4 Chronische Hepatitis NANB.
Obwohl die Prognose der chronischen Hepatitis NANB als günstig angesehen wird, kommen 10 bis 20% Leberzirrhose bei einem chronischen Verlauf vor (110).

Die immunsuppressive Therapie der chronischen HNANB ist noch nicht hinreichend in kontrollierten Studien untersucht. Die immunsuppressive Therapie mit Steroiden war in einer Studie nicht erfolgreich, während sie in einer anderen Studie zu einer Besserung der Histologie führte (310, 412).

9.3.7.4 Antivirale Therapie bei chronischer Hepatitis.
Die antivirale Therapie versucht, die Virusreplikation in der Zelle zu hemmen. Dies setzt voraus, daß das genetische Material des Virus in freier Form (episomal) in der Zelle vorkommt und nicht in das Wirtszellengenom integriert ist. Der Erfolg einer antiviralen Therapie besteht im günstigsten Fall darin, daß das Virusgenom vollständig eliminiert wird und das Virus und seine Antigene vollständig verschwinden (Typ-I-Antwort). Wenn zumindest die Geschwindigkeit reduziert wird, mit der die Virusantigene synthetisiert werden, dann spricht man von einer Typ-II-Antwort. Bei einer Integration des Virusgenoms in das Wirtsgenom ist keine Änderung der Virusantigene zu erwarten. Eine Typ-I-Antwort bei der HBV-Infektion bedeutet Elimination des HBsAg, der HBV-DNA, der DNA-Polymeraseaktivität und des HBeAg. Bei der Typ-II-Antwort fällt passager der HBsAg-Titer, die DNA-Polymeraseaktivität, und das HBeAg wird eliminiert, und anti-HBe wird positiv. Bei der Typ-III-Antwort ändert sich nichts (465).

Die antivirale Therapie mit Leukozyten-Interferon und/oder Adenosin-Arabinosid oder Arabinosid-Monophosphat führen zu einer Reduktion der Virusparameter (Abfall des HBsAg-Titers, Zahl der Dane-Partikel mit DNA-Polymeraseaktivität). Die Interpretation dieser Studien ist durch die hohe spontane Serokonversionsrate für HBeAg nach anti-HBe in ihrer Aussagekraft beeinträchtigt.

9.3.7.4.1 Virostatika.
Als Virostatika hat man Aciclovir, Adenosin-Arabinosid und Arabinosid-Monophosphat eingesetzt.

Aciclovir (Zovirax®). Ein Therapieversuch an 3 Patienten mit HBsAg-positiver caH mußte wegen Nebenwirkungen vorzeitig abgebrochen werden. Bei allen 3 Patienten war die DNA-Polymeraseaktivität abgefallen, bei einem Patienten dauerhaft (450, 451).

ARA-A. In nichtkontrollierten Studien konnte der HBsAg-Titer im Serum vermindert werden, ohne daß Transaminasenwerte oder die Leberhistologie beeinflußt wurden. In einer kontrollierten Studie wurde bei 3 von 7 Patienten die DNA-Polymeraseaktivität vermindert, der HBsAgTiter fiel ab, und das HBeAg wurde negativ (28, 68, 382).

ARA-AMP. Bei 3 von 8 Patienten wurde nach einer Therapie von 21 bis 34 Tagen eine bleibende Hemmung der HBV-Replikation beobachtet. In einer weiteren Studie wurde bei 5 von 6 Patienten unter ARA-AMP ein Abfall der HBV-DNA und der DNA-Polymeraseaktivität beobachtet, die aber nur bei einem Patienten auch nach Therapieende fortbestanden (214, 566).

9.3.7.4.2 Interferone. Die Interferone sind eine heterogene Gruppe von Glykoproteinen, die von virusbefallenen Zellen gebildet werden und zu einer Modulation der benachbarten Zellen und auch der Abwehr führen, als deren Summe der Neubefall von Zellen durch das Virus vermindert und die Virusreplikation gehemmt wird (197, 249, 536). Bei der akuten und chronischen HBV-Infektion wurden im Serum keine erhöhten Interferonspiegel gemessen, so daß das HBV als ein schlechter Interferoninduktor angesehen wurde. Die Wirkung von Interferongabe auf die HBV-Infektion ist unsicher, da es verschiedene Interferone gibt, die Therapiedosis und -dauer ebenso wie die Applikationsart unterschiedlich ist (102, 169, 256, 466). Müller und Mitarbeiter erreichten bei 11 behandelten Patienten einen Abfall der DNA-Polymerase ohne Einfluß auf HBsAg-Titer oder HBeAg-Status, was von Schalm und Mitarbeitern nicht bestätigt wurde. Heute steht gentechnologisch hergestelltes alpha-Interferon zur Verfügung. Eine gute Response (Serokonversion von HBeAg nach anti-HBe, Verlust des HBsAg) ließ sich in bis über 50 % der behandelten Patienten erreichen, wobei als prognostisch günstige Faktoren genannt werden: jüngeres Lebensalter, kurze Dauer der HBV-Infektion, weibliches Geschlecht, vorausgegangene Steroidtherapie und heterosexuelle Patienten (368, 475).

Die zukünftigen Studien zielen auf eine Kombination von Interferon und Virostatikum.

Literatur

(1) *Aach, R. D., Szmuness, W., Mosley, J. W. et al.:* Serum alanine aminotransferase of donors in relation to the risk of non-A, non-B hepatitis in recipients: the transfusion-transmitted viruses study. N. Engl. J. Med. 304: 989, 1981

(2) *Acute Hepatic Failure Group:* Failure of specific immunotherapy in fulminant type B hepatitis. Ann. Intern. Med. 86: 272, 1977

(3) *Acute Hepatic Failure Study Group:* Etiology and prognosis in fulminant hepatitis. Gastroenterology: A33, 1979

(4) *Ahtone, J., Francis, D., Bradley, D., Maynard, J.:* Non-A, non-B hepatitis in a nurse after percutaneous needle exposure (lett.). Lancet I: 1142, 1980

(5) *Albin, K., Robinson, W. S.:* Protein kinase activity in hepatitis B virus. J. Virol. 34: 287, 1980

(6) *Aldersville, J., Frosner, G. G., Nielsen, J. O. et al.:* Hepatitis B e antigen and antibody radioimmunoassay in acute hepatitis B surface antigenepositive hepatitis. J. Infect. Dis. 141: 293, 1980

(7) *Almeida, J. D., Waterson, A. P.:* Immune complexes in hepatitis. Lancet II: 983, 1969

(8) *Alpert, E., Schur, P. H., Isselbacher, K. J.:* Sequential changes of serum complement in HAA related arthritis. N. Engl. J. Med. 287: 103, 1971

(9) *Alpert, E., Isselbacher, K. J., Schur, P. H.:* The pathogenesis of arthritis associated with viral hepatitis: complement studies. N. Engl. J. Med. 285: 185, 1971

(10) *Altdorfer, J., Pirovino, M., Bänninger, P. et al.:* Langzeitverlauf der sporadischen Non-A, non-B-Hepatitis: eine biochemische, immunologische und histologische Verlaufsstudie. Schweiz. Med. Wochenschr. 113: 485, 1983

(11) *Alter, H. J., Purcell, R. H., Holland, P. V. et al.:* Clinical and serological analysis of transfusion-associated hepatitis. Lancet II: 838, 1975

(12) *Alter, H. J., Holland, P. V., Purcell, R. H.:* The emerging pattern of post-transfusion hepatitis. Am. J. Med. Sci. 270: 329, 1975

(13) *Alter, H. J., Seeff, L. B., Kaplan, P. M. et al.:* Type B hepatitis: the infectivity of blood positive for e antigen and DNA polymerase after accidental needlestick exposure. N. Engl. J. Med. 295: 909, 1976

(14) *Alter, H. J., Purcell, R. H., Gerin, J. L. et al.:* Transmission of hepatitis B to chimpanzees by hepatitis B surface antigen-positive saliva and semen. Infect. Immun. 16: 928, 1977

(15) *Alter, H. J., Holland, P. V., Purcell, R. H., Popper, H.:* Transmissible agent in non-A, non-B hepatitis. Lancet I: 459, 1978

(16) *Alter, H. J., Purcell, R. H., Feinstone, S. M. et al.:* Non-A, non-B hepatitis: a review and interim report of an ongoing prospective study, in: Vyas, G. N., Cohen, S. N., Schmid, R. (Hrsg.): Viral Hepatitis, S. 359–369. Franklin Institute Press, Philadelphia 1978

(17) *Arico, S., Aragona, M., Rizzetto, M. et al.:* Clinical significance of antibody to the hepatitis delta virus in symptomless HBsAg carriers. Lancet II: 356, 1985

(18) *Arnold, W., Reiter, H. J., Martini, G. A., Meyer zum Buschenfelde, K. H.:* Solid phase radioimmunoassay for the determination of non-A, non-B antigen and antibody (abstr.). Gastroenterology 79: 1098, 1980

(19) *Arnold, W., Hess, G., Hüttenroth, T., Meyer zum Büschenfelde, K. H.:* Immunological status as basis for appropriate treatment in subgroups of HBsAg-positive chronic hepatitis. Scand. J. Gastroenterology 15: 385, 1980

(20) *Ayham, A., Gokot, A., Karacadag, S. et al.:* The liver in typhoid fever. Am. J. Gastroenterol. 59: 141, 1973

(21) *Ayrose-Galvao, P. A., Castro, I. O.:* The effect of 1-β-D-ribofuranosyl-1,2,4-triazole-3-carboxamide in acute viral hepatitis. Ann. N.Y. Acad. Sci. 284: 278, 1977

(22) *Baas, E. U.:* Einfluß verschiedener Desinfektionsmittel auf die Morphologie von Hepatitis-B-Viren. In: Frösner, G., Lach, H. G., Lechler, E. (Hrsg.): Plasmaproteine und Virushepatitis, S. 27–78. Springer Verlag Berlin – Heidelberg – New York 1982

(23) *Bailey, R. J., MacDougall, B. R. D., Williams, R.:* A controlled trial of the H_2 receptor antagonist in prophylaxis of bleeding from the gastrointestinal tract erosions in fulminant hepatic failure. Gut 17: 389, 1976

(24) *Balayan, M. S., Andjaparidze, A. G., Savinskaya, S. S. et al.:* Evidence for a virus in non-A, non-B hepatitis transmitted via the fecal-oral route. Intervirology 20: 23, 1983

(25) *Barker, L. F., Murray, R.:* Relationship of virus dose of incubation time of clinical hepatitis and time of appearance of hepatitis-associated antigen. Am. J. Med. Sci. 263: 27, 1972

(26) *Barker, L. F., Maynard, J. E., Purcell, R. H.:* Hepatitis B virus infection in chimpanzee titration of subtypes. J. Infect. Dis. 132: 451, 1975

(27) *Bar-Meir, S., Halpern, Z., Gutman, M. et al.:* Effect of (+)-cyanidanolon chronic active hepatitis: a double blind controlled trial. Gut 26: 975, 1985

(28) *Bassendine, M. G., Chadwick, R. G., Salmeron, J. et al.:* Adenine arabinosid therapy in HBsAg-positive chronic liver disease. A controlled study. Gastroenterology 80: 1016, 1981

(29) *Beasley, R. P., Trepo, C., Stevens, C. E. et al.:* The e antigen and vertical transmission of hepatitis B surface antigen. Am. J. Epidemiol. 105: 94, 1977

(30) *Beasley, P. R., Hwang, L. Y., Stevens, C. E. et al.:* Efficacy of hepatitis B immune globulin for prevention of perinatal transmission of the hepatitis B virus carrier state: Final report of a randomized double-blind, placebo-controlled trial. Hepatology 3: 135, 1983

(31) *Becker, M. D., Scheurer, P. G., Baptistat, A. et al.:* Prognosis of chronic persistent hepatitis. Lancet I: 53, 1970

(32) *Berman, M., Alter, H. J., Ishak, K. G. et al.:* Chronic sequelae of non-A, non-B hepatitis. Ann. Intern. Med. 91: 1, 1979

(33) *Bianchi, L., DeGroote, J., Desmet, V. J. et al.:* Acute and chronic hepatitis revisited. Lancet II: 914, 1977

(34) *Bianchi, L., Gudat, F.:* Sanded nuclei in hepatitis B. Eosinophilic inclusion in liver cell nuclei in hepatitis B core antigen formation. Lab. Invest. 35: 1, 1976

(35) *Blum, A. L., Berthet, P., Dölle, W. et al.:* Treatment of acute viral hepatitis with (+)-cyanidanol-3. Lancet II: 1153, 1977

(36) *Blum, H. E., Stowring, L., Figus, A. et al.:* Detection of hepatitis B virus DNA in hepatocytes, bile duct epithelium, and vascular elements by in-situ-hybridization. Proc. Natl. Acad. Sci. U.S.A. 80: 6685, 1983

(37) *Blum, H. E., Haase, A. T., Vyas, G. N.:* Molecular pathogenesis of hepatitis B virus infection: simultaneous detection of viral DNA and antigens in paraffin embedded sections. Lancet II: 771, 1984

(38) *Blumberg, B. S., Sutnick, A., London, W. T.:* Hepatitis and leukemia: Their relation to Australia antigen. Bull. N. Y. Acad. Med. 44: 1566, 1968

(39) *Blumberg, B. S., Friedlander, J. S., Woodside, A. et al.:* Hepatitis and Australia antigen: autosomal recessive inheritance of susceptibility to infection in humans. Proc. Natl. Acad. Sci. U.S.A. 62: 1108, 1969

(40) *Boggs, J. D., Melnick, J. L., Conrad, M. E. et al.:* Viral hepatitis – clinical and tissue culture studies. J. A. M. A. 214: 1041, 1970

(41) *Bonino, F., Hoyer, B., Nelson, J. et al.:* Hepatitis B virus DNA in the sera of HBsAg carriers. A

(42) *Bonino, F., Hoyer, B. Ford, E. et al.:* The delta agent: HBsAg particles with delta antigen and RNA in the serum of an HBV carrier. Hepatology 1: 127, 1981

(43) *Bonino, F., Negro, F., Chiaberge, E. et al.:* The molecular state of HBV DNA in serum and liver of HBsAg carriers with and without Delta infection. AASLD abstracts, Hepatology 3: 838, 1983

(44) *Bonino, F., Rocca, G., Poli, G. et al.:* Intrafamiliar transmission of Delta infection. AASLD abstracts. Hepatology 3: 838, 1983

(45) *Bonino, F., Hoyer, B., Shih, J. W. K. et al.:* Delta hepatitis agent: structural and antigenic properties of the delta-associated particle. Infect Immun 43: 1000, 1984

(46) *Bostock, A. D., Mepham, P., Phillips, S. et al.:* Hepatitis A infection associated with the consumption of mussels. J. Infect. 1: 171, 1979

(46a) *Boyer, J. L., Klatskin, G.:* Pattern of necrosis in acute viral hepatitis. Prognostic value of bridging (subacute hepatic necrosis). N. Engl. J. Med. 283: 1063, 1970

(47) *Bradley, D. W., Hornbeck, C. L., Gravelle, C. R. et al.:* CsCl banding of hepatitis A-associated viruslike particles. J. Infect. Dis. 131: 304, 1975

(48) *Bradley, D. W., Gravelle, C. R., Cook, E. H. et al.:* Cyclic excretion of hepatitis A virus in experimentally infected chimpanzees. J. Med. Virol. 1: 113, 1977

(49) *Bradley, D. W., Maynard, J. E., Cook, E. H. et al.:* Non-A, non-B hepatitis in experimentally infected chimpanzees: crosschallenge and electron microscope studies. J. Med. Virol. 6: 185, 1980

(50) *Bradley, D. W.:* Hepatitis A virus infection: pathogenesis and serodiagnosis of acute disease. J. Virol. Meth. 2: 31, 1981

(51) *Brattig, N. W., Schrempf-Decker, G. E., Bröckl, C. W., Berg, P. A.:* Immunosuppressive factors in hepatitis. II. Further characterization of serum inhibition factors as an albumin-associated molecule. Hepatology 3: 647, 1983

(52) *Brattig, N. W., Berg, P. A.:* Immunosuppressive serum factors in viral hepatitis. I. Characterization of serum inhibition factors as lymphocyte inactivator(s). Hepatology 3: 638, 1983

(53) *Brotman, B., Prince, A. M., Godfrey, H. K.:* Role of arthropods in transmission of hepatitis B virus in the tropics. Lancet I: 1305, 1973

(54) *Bryan, J. A., Lehmann, J. D., Stetiady, I. F. et al.:* An outbreak of hepatitis A associated with recreational lake water. Am. J. Epidemiol. 99: 145, 1974

(55) *Bryce Larke, R. P., Wheatley, E., Saigal, S., Cherneskey, M. A.:* Congenital cytomegalovirus infection in an urban Canadian community. J. Infect. Dis. 142: 647, 1980

(56) *Bryeva, J. A., Targan, S., Stevens, R. H.:* NK and T cell subsets regulate antibody production by human in vivo antigen-induced lymphoblastoid B cells. J. Immunol. 132: 611, 1984

(57) *Brzosko, W. J., Debski, R., Derecka, K.:* Immunstimulation for chronic active hepatitis (letter). Lancet II: 311, 1978

(58) *Budkowska, A., Kalinowska, B., Nowoslawski, A.:* Identification of two HBeAg subspecificities revealed by chemical treatment and enzymatic digestion of liver-derived HBcAg. J. Immunol. 123: 1415, 1979

(59) *Burrell, C. J.:* Host components in hepatitis B antigen. J. Gen. Virol. 27: 117, 1975

(60) *Burrell, C. J., MacKay, P., Greenway, P. J. et al.:* Expression in E. coli of hepatitis B virus DNA sequences cloned in plasmid pBR322. Nature 279: 43, 1979

(61) *Busachi, C. A., Landi, P., Badiali de Giorgi, L. et al.:* Delta infection in man: ultrastructural observations. In: Verme, G., Bonino, F., Rizzetto, M. (eds.): Viral Hepatitis and Delta Infection, S. 191–194. Alan R. Liss, Inc., New York 1983

(62) *Büttner, D. W., Volkmer, K. J.:* Leptospirosen, in: Mohr, W., Schumacher, H. H., Weyer, F. (Hrsg.): Lehrbuch der Tropenkrankheiten, 4. Aufl., S. 222–226. Georg Thieme Verlag, Stuttgart 1975

(63) *Canese, M. G., Rizzetto, M., Novara, R. et al.:* Experimental infection of chimpanzees with the HBsAg-associated delta (δ) agent: an ultrastructural study. J. Med. Virol. 13: 63, 1984

(64) *Caporaso, N., Del Veccio-Blanco, C., Suozza, R., Coltori, M.:* Delta infection: intrafamily spreading. In: Verme, G., Bonino, F., Rizzetto, M. (eds.): Viral Hepatitis and Delta Infection, S. 139–143. Alan R. Liss, Inc. New York 1983

(65) *Carreda, F., Rossi, E., Monforte, A. A. et al.:* Hepatitis B virus-associated coinfection and superinfection with δ agent: indistinguishable disease with different outcome. J. Infect. Dis. 151: 925, 1985

(66) *Carreda, F., Orlando, G., Antinori, S. et al.:* Simultaneously acquired hepatitis B and hepatitis D virus infections. Brit. Med. J. 291: 51, 1985

(67) *Cederbaum, A. I., Blatt, P. M., Levine, P. H.:* Abnormal serum transaminase levels in patients with hemophilia A. Arch. Intern. Med. 142: 481, 1982

(68) *Chadwick, R. G., Bassendine, M. F., Crawford, E. M.:* HBsAg-positive chronic liver disease: inhibition of DNA polymerase activity by vidarabine. Br. J. Med. 2: 531, 1978

(69) *Chan, T. K., Todd, D.:* Hemolysis complicating viral hepatitis in patients with glucose-6-phosphate dehydrogenase deficiency. Br. Med. J. 1: 131, 1975

(70) *Charnay, P., Mandart, E., Hampe, A. et al.:* Localization on the viral genome and nucleotide sequence of the gene coding for the two major polypeptides of the hepatitis B surface antigen (HBsAg). Nucl. Acid. Res. 7: 335, 1979

(71) *Chen, D. S., Lai, M. Y., Sung, J. L.:* δ agent infection in patients with chronic liver diseases and hepatocellular carcinoma – an infrequent finding in Taiwan. Hepatology 4: 502, 1984

(72) *Chen, D. S., Lai, M. Y., Sung, J. L.:* δ-agent infection in chronic liver diseases in Taiwan. Chinese J. Gastroenterol. 1: 10, 1984

(73) *Chisari, F. V., Routenberg, J. A., Fiala, M. et al.:* Extrinsic modulation of human T-lymphocyte E rosette function associated with prolonged hepatocellular injury after viral hepatitis. J. Clin. Invest. 59: 134, 1977

(74) *Chung, W. K., Yoo, J. Y., Sun, H. S. et al.:* Prevention of perinatal transmission of hepatitis B virus: a comparison between the efficacy of passive and passive-active immunization in Korea. J. Infect. Dis. 151: 280, 1985

(75) *Cochran, A. M. G., Moussouros, A., Smith, A. et al.:* Autoimmune reaction to a liver specific membrane antigen during acute viral hepatitis. Gut 17: 714, 1976

(76) *Colombo, M., Cambieri, R., Rumi, M. G. et al.:* Long-term delta superinfection in hepatitis B surface antigen carriers and its relationship to the course of chronic hepatitis. Gastroenterology 85: 235, 1983

(77) *Conn, H. O.:* Cirrhosis, in: Schiff, L., Schiff, E. R. (Hrsg.): Diseases of the Liver, 5. Aufl., S. 847–977. J. B. Lippincott, Philadelphia – Toronto 1982

(78) *Conrad, M. E., Schwartz, F. A., Young, A. A.:* Viral hepatitis: a generalized disease. Am. J. Med. 37: 789, 1964

(79) *Contreras, I. J., Lang, D. J., Tivacek, L. E., Valeri, C. R.:* Occurrence of HBsAg, anti-HBs, and anti-CMV following the transfusion of blood products. Transfusion 19: 129, 1979

(80) *Cook, E. H. Jr., Bradley, D. W., Gravelle, C. R., Maynard, J. E.:* Ultrastructural studies of hepatitis A virus by electron microscopy. J. Virol. 20: 687, 1976

(81) *Corey, L., Stamm, W. E., Feorino, P. M. et al.:* HBsAg-negative hepatitis in a hemodialysis unit: relation to Epstein-Barr virus. N. Engl. J. Med. 293: 1273, 1975

(82) *Cossart, Y. E., Kirsch, S., Ismay, S. L.:* Posttransfusion hepatitis in Australia. Report of the Australian Red Cross study. Lancet I: 208, 1982

(83) *Coulepis, A. G., Locarnini, S. A., Ferris, A. A. et al.:* The polypeptides of hepatitis A virus. Intervirology 10: 24, 1978

(84) *Coulepis, A. G., Locarnini, S. A., Gust, I. D.:* Iodination of hepatitis A virus reveals a fourth structural polypeptide. J. Virol 35: 572, 1980

(85) *Coulepis, A. G., Tannock, G. A., Locarni, S. A., Gust, I. D.:* Evidence that the genome of hepatitis A virus consists of single-stranded RNA. J. Virol. 37: 437, 1981

(86) *Craxi, A., Raimondo, G., Longo, G. et al.:* Delta infection in acute hepatitis and chronic HBsAg carriers with and without liver disease. Gut 25: 1288, 1984

(87) *Craxi, A., Magrin, S., Greco, J. et al.:* Polyalbumin receptors, hepatitis B surface antigen (HBsAg), and HBsAg/IgM complexes in HBsAg positive patients with and without Delta superinfection. J. Med. Virol. 15: 383, 1985

(88) *Crivelli, O., Lavarini, C., Chiamberge, E. et al.:* Microsomal autoantibodies in chronic infection with the HBsAg-associated delta agent. Clin. Exp. Immunol. 54: 232, 1983

(89) *Cronberg, S., Hansson, B. G., Thermos, T. et al.:* Hepatitis D (delta agent) in primary hepatocellular carcinoma and liver disease in Senegal. Liver 4: 275, 1984

(90) *Crosnier, J., Jungers, P., Couroucé, A. M. et al.:* Randomized placebo-controlled trial of hepatitis B surface antigen vaccine in French haemodialysis units. II. Haemodialysis patients. Lancet I: 797, 1981

(91) *Czaja, A. J., Ludwig, J., Baggenstoss, A. H. et al.:* Corticosteroid-treated chronic active hepatitis in remission. Uncertain prognosis of chronic persistent hepatitis. N. Engl. J. Med. 304: 5, 1981

(92) *Czaja, A. J., Davis, G. L., Ludwig, J., Taswell, H. F.:* Complete resolution of inflammatory acitivity following corticosteroid treatment of HBsAg-negative chronic active hepatitis. Hepatology 4: 622, 1984

(93) *Dane, D. S., Cameron, C. H., Briggs, M.:* Virus-like particles in serum of patients with Australia antigen-associated hepatitis. Lancet II: 695, 1970

(94) *Davis, P., Read, A. E.:* Antibodies to double-stranded (native) DNA in active chronic hepatitis. Gut 16: 413, 1975

(95) *DeGroote, J., Fevery, J., Lepoutre, L.:* Long-term follow-up of chronic active hepatitis of moderate severity. Gut 19: 510, 1978

(96) *Deinhardt, F., Scheid, R., Gauss-Müller, V. et al.:* Propagation of human hepatitis A virus in cell lines of primary human hepatocellular carcinomas. Progr. Med. Virol. 27: 109, 1981

(97) *Deinhardt, F.:* Control of hepatitis A and B with vaccines. Ann. Clin. Res. 14: 236, 1982

(98) *Deinhardt, F., Gust, I. D.:* Viral hepatitis. Bull. WHO 60: 661, 1982
(99) *Denes, A. E., Smith, J. L., Hindman, S. H. et al.:* Food borne hepatitis A infection – a report of two urban restaurant-associated outbreaks. Am. J. Epidemiol. 105: 1059, 1977
(100) *Dentico, P., Negro, F., Peyretti, F. et al.:* Delta infection among hemophiliacs. In: Verme, G., Bonino, F., Rizzetto, M. (eds.): Viral Hepatitis and Delta Infection, S. 145–149. Alan R. Liss, Inc., New York 1983
(101) *Dentico, P., Baldi, L., Buongiorno, K. et al.:* Prevalence of delta infection in hemodialysis units of Southern Italy. In: Verme, G., Bonino, F., Rizzetto, M. (eds.): Viral Hepatitis and Delta Infection, S. 257. Alan R. Liss, Inc., New York 1983
(102) *Desmyter, J., DeGroote, J., Desmet, V. J. et al.:* Administration of human fibroblast interferon in chronic hepatitis B infection. Lancet II: 7987, 1976
(103) *De Vos, R., De Wolf-Peeters, C., Vanstapel, M. J. et al.:* Non-A, non-B hepatitis-like nuclear particles in non-parenchymal cells of the liver. J. Infect. Dis. 149: 453, 1984
(104) *Dick, S. J., Tamborro, C. H., Leevy, C. M.:* Hepatitis B antigen in urban cought mosquitoes. J. A. M. A. 229: 1627, 1974
(105) *Dienes, H. P., Popper, H., Arnold, W., Lobeck, H.:* Histologic observations in human hepatitis non-A, non-B. Hepatology 2: 562, 1982
(106) *Dienstag, J. L., Routenberg, J. A., Purcell, R. H. et al.:* Food-handler-associated outbreak of hepatitis type A – an immune electron microscopic study. Ann. Intern. Med. 83: 647, 1975
(107) *Dienstag, J. L., Gust, I. D., Lucas, C. R. et al.:* Mussle-associated viral hepatitis, type A: serological confirmation. Lancet I: 561, 1976
(108) *Dienstag, J. L., Szmuness, W., Stevens, C. E. et al.:* Hepatitis A virus infection: new insights from seroepidemiologic studies. J. Infect. Dis. 137: 328, 1978
(109) *Dienstag, J. L., Bhan, A. K.:* Enhanced in vitro cell-mediated cytotoxicity in chronic hepatitis B virus infection: absence of specificity for virus-expressed antigen on target cell membranes. J. Immunol. 125: 2269, 1980
(110) *Dienstag, J. L.:* Non-A, non-B hepatitis. I. Recognition, epidemiology, and clinical features. Gastroenterology 85: 439, 1983
(111) *Dienstag, J. L.:* Non-A, non-B hepatitis. II. Experimental transmission, putative virus agents and markers, and prevention. Gastroenterology 85: 743, 1983
(112) *Dietzman, D. E., Harnisch, J. P., Ray, C. G. et al.:* Hepatitis B surface antigen (HBsAg) and antibody to HBsAg: prevalence in homosexual and heterosexual men. J. A. M. A. 238: 2625, 1977
(113) *Dreesman, G. R., Chairez, R., Suarez, M. et al.:* Production of antibody to individual polypeptides derived from purified hepatitis B antigen. J. Virol. 16: 508, 1975
(114) *Dreesman, G. R., Sanchez, Y., Ionescu-Matiu, I. et al.:* Antibody to hepatitis B surface antigen after a single inoculation of uncoupled synthetic HBsAg peptides. Nature 295: 158, 1982
(115) *Dreesman, G. R. et al.:* Production of antibody to hepatitis B surface antigen by single inoculation of uncoupled synthetic HBsAg peptides. Nature (London) 295: 158, 1982
(116) *Dubois, M. F., Pourcel, C., Rousset, S. et al.:* Excretion of hepatitis B surface antigen particles from mouse cells transformed with clone viral DNA. Proc. Natl. Acad. Sci. U.S.A. 77: 4549, 1980
(117) *Dudley, F. J., Scheuer, P. J., Sherlock, S.:* Natural history of hepatitis-associated antigen positive chronic liver disease. Lancet II: 1388, 1972
(118) *Duermeyer, W., Wielaard, F., Van der Veen, J.:* A new principle for the detection of specific IgM antibodies applied in an ELISA for hepatitis A. J. Med. Virol. 4: 25, 1979
(119) *Duermeyer, W., Stute, R.:* An enzyme-linked immunosorbent assay for the detection of hepatitis non-A, non-B antigen and antibody (abstr.). Proceedings of the 5th International Congress of Virology, Strasbourg, August 2–7: 182, 1981
(120) *Evan, A. S., Niederman, J. C., McCollum, R. W.:* Seroepidemiological studies of infectious mononucleosis with EB virus. N. Engl. J. Med. 279: 1121, 1968
(121) *Farci, P., Calzia, R., Barbera, C. et al.:* Delta infection in children. In: Verme, G., Bonino, F., Rizzetto, M. (eds.): Viral Hepatitis and Delta Infection, S. 225–229. Alan R. Liss, Inc., New York 1983
(122) *Farci, P., Smedile, A., Lavarini, C. et al.:* Delta hepatitis in inapparent carriers of hepatitis B surface antigen. Gastroenterology 85: 669, 1983
(123) *Farci, P., Barbera, C., Navone, C. et al.:* Infection with the delta agent in children. Gut 26: 41, 1985
(124) *Feinman, E. V., Berris, B., Guha, A. et al.:* DNA: DNA hybridization method for the diagnosis of hepatitis B infection. J. Virol. Meth. 8: 199, 1984
(125) *Feinstone, S. M., Kapikian, A. Z., Purcell, R. H.:* Hepatitis A: detection by immune electron microscopy of a virus-like antigen-associated with acute illness. Science 182: 1026, 1973
(126) *Feinstone, S. M., Moritsugu, Y., Shih, J. W. K. et al.:* Characterization of HAV, in: Vyas, G. N., Cohen, S. N., Schmid, R.: Viral Hepatitis,

Literatur

S. 41–48. Franklin Institute Press, Philadelphia 1978

(127) *Felton, C., Lustbader, E. D., Morton, C. et al.:* Serum iron levels and response to hepatitis B virus. Proc. Natl. Acad. Sci. USA 76: 2438, 1979

(128) *Felig, P., Brown, V., Levine, R. P. et al.:* Glucose homeostasis in viral hepatitis. N. Engl. J. Med. 283: 1433, 1970

(129) *Fields, H. A., Berninger, M., Nath, N. et al.:* Unrelatedness of factor VIII-derived Non-A, non-B hepatitis and hepatitis B virus. J. Med. Virol. 11: 59, 1983

(130) *Findlay, G. M., Willcox, R. R.:* Transmission of infective hepatitis by faeces and virus. Lancet I: 212, 1945

(131) *Flehmig, B., Ranke, M., Berthold, H. et al.:* A solid-phase radioimmunoassay for detection of IgM antibodies to hepatitis A virus. J. Infect. Dis. 140: 169, 1979

(132) *Flehmig, B., Vallbach, A., Wurster, G.:* Hepatitis A virus in cell culture: III. Propagation of hepatitis A virus in human embryo kidney cells and human fibroblast strains. Med. Microbiol. Immunol. 170: 83, 1981

(133) *Flehmig, B., Zahn, J., Vallbracht, A.:* Levels of neutralizing and binding antibodies to hepatitis A virus after onset of icterus: a comparison. J. Infect. Dis. 150: 461, 1984

(134) *Foon, K. A., Mitsuyasu, R. T., Schroff, R. W. et al.:* Immunologic defects in young male patients with hepatitis-associated aplastic anemia. Ann. Intern. Med. 100: 657, 1984

(135) *Forzani, B., Actis, G. C., Verme, G. et al.:* HLA-Dr antigens in HBsAg-positive chronic active liver disease with and without associated delta infection. Hepatology 4: 1107, 1984

(136) *Fowler, M. J. F., Monjardino, J., Weller, I. V. et al.:* Failure to detect nucleic acid homology between some non-A, non-B viruses and hepatitis B virus DNA. J. Med. Virol. 12: 205, 1983

(137) *Franzen, C., Frösner, G.:* Placental transfer of hepatitis A antibody. N. Engl. J. Med. 304: 427, 1981

(138) *Friedman, L. S., O'Brien, T. F., Morse, L. J. et al.:* Revisiting the Holy Cross football team hepatitis outbreak (1969) by serological analysis. JAMA 254: 774, 1985

(139) *Frosner, G. G., Scheid, R., Wolf, H. et al.:* Immunoglobulin M anti-hepatitis A virus determination by reorienting gradient centrifugation for diagnosis of acute hepatitis A. J. Clin. Microbiol. 9: 476, 1979

(140) *Frösner, G. G., Stephan, W., Dichtelmüller, H.:* Inactivation of hepatitis A virus added to pooled human plasma by beta-propiolactone treatment and ultra violet inactivation. Europ. J. Clin. Microbiol. 2: 355, 1983

(141) *Frösner, G., Jentsch, G., Uthemann, H.:* Zerstörung der Antigenität und Beeinflussung der immunochemischen Reaktivität von Antigenen des Hepatitis-B-Virus (HBsAg, HBcAg und HBeAg) durch Desinfektionsmittel – ein Prüfmodell. Zbl. Bakt. Hyg. Abt. Orig. B. 176: 1, 1984

(142) *Galbraith, R. M., Portman, B., Eddlestone, A. L. W. et al.:* Chronic liver disease developing after outbreak of HBsAg-negative hepatitis in a haemodialysis unit. Lancet II: 886, 1975

(143) *Galbraith, R. M., Dienstag, J. L., Purcell, R. H. et al.:* Non-A, non-B hepatitis associated with chronic liver disease in a haemodialysis unit. Lancet I: 951, 1979

(144) *Galibert, F., Mandart, E., Fitoussi, F. et al.:* Nucleotide sequence of the hepatitis B virus genome (subtype ayw) cloned in E. coli. Nature 281: 646, 1979

(145) *Galibert, F., Chen, T. N., Maudart, E.:* Nucleotide sequence of a cloned woodchuck hepatitis genome: comparison with the hepatitis B virus sequence. J. Virol. 41: 51, 1982

(146) *Gauss-Müller, V., Frösner, G., Deinhardt, F.:* Propagation of hepatitis A virus in human embryo fibroblasts. J. Med. Virol. 7: 233, 1981

(147) *Geokas, M. C., Olson, H., Swanson, V. et al.:* The association of viral hepatitis and acute pancreatitis. Calif. Med. 117: 1, 1972

(148) *Gerber, P., Wahl, J. H., Purcell, R. H.:* Association of EB virus infection with the post-perfusion syndrome. Lancet I: 593, 1979

(149) *Gerin, G. L.:* Structure of hepatitis B antigen (HBsAg), in: Robinson, W. S., Fox, C. F. (Hrsg.): Mechanisms of Virus Disease, S. 215. W. A. Benjamin, Menlo Park, Cal., 1874

(150) *Gerin, J. L., Holland, P. V., Purcell, R. H.:* Australia antigen: large scale purification from human serum and biochemical studies of its protein. J. Virol. 7: 569, 1971

(151) *Gerlich, W., Robinson, W. S.:* Hepatitis B virus contains protein attached to the 5' terminus of its complete DNA strand. Cell 21: 801, 1980

(152) *Gerlich, W. H., Luer, W., Thomssen, R.:* Diagnosis of acute and inapparent hepatitis B virus infections by measurement of IgM antibody to hepatitis B core antigen. J. Infect. Dis. 142: 95, 1980

(153) *Gianotti, F.:* Papular acrodermatitis of childhood: an Australia antigen disease. Arch. Dis. Child. 48: 794, 1973

(154) *Giles, J. P., Liebhaber, H., Krugman, S. et al.:* Early viremia and viruria in infectious hepatitis. Virology 24: 107, 1964

(155) *Gimson, A. E. S., White, Y. S., Eddlestone, A. L. W. F., Williams, R.:* Clinical and prognostic differences in fulminant hepatitis A, B, and non-A, non-B. Gut 23: A445, 1982 (Abstract)

(156) *Gitnick, G., Weiss, S., Overby, L. R. et al.:* Non-A, non-B hepatitis: a prospective study of a hemodialysis outbreak with evaluation of a serologic marker in patients and staff. Hepatology 3: 625, 1983

(157) *Gmelin, K., v. Ehrlich, B., Kommerell, B., Ritz, E., Bommer, J.:* Viral hepatitis A and B in hemodialysed patients. Klin. Wochenschr. 58: 365, 1980

(158) *Gmelin, K., v. Ehrlich-Treuenstätt, B., Doerr, H. W. et al.:* Presumable non-A-non-B hepatitis in hemodialysis. Zbl. Bakt. Hyg. I. Abt. Orig. B 176: 28, 1982

(159) *Gmelin, K., Roggendorf, M., Schlipköter, U. et al.:* Delta infection in a hemodialysed patient. J. Infect. Dis. 151: 374, 1985

(160) *Gmelin, K., Theilmann, L., Roggendorf, M. et al.:* Häufigkeit von Delta-Infektionen in Heidelberg. Klin. Wochenschr. 63: 164, 1985

(161) *Gocke, D. J., Hsu, K., Morgan, C. et al.:* Association between polyarteriitis and Australia antigen. Lancet II: 1149, 1970

(162) *Gocke, J. D.:* Type B hepatitis – good news and bad news. N. Engl. J. Med. 291: 1409, 1974

(163) *Gocke, D.:* Extrahepatic manifestations of viral hepatitis. Am. J. Med. Sci. 270: 49, 1975

(164) *Golding, P. L., Smith, M., Williams, R.:* Multisystem involvement in chronic liver disease. Am. J. Med. 55: 772, 1973

(165) *Gordon, S. C., Reddy, K. R., Schiff, L., Schiff, E. R.:* Prolonged intrahepatic cholestasis secondary to acute hepatitis A. Ann. Intern. Med. 101: 635, 1984

(166) *Govindarajan, S., Kanel, G. C., Peters, R. L.:* Prevalence of delta-antibody among chronic hepatitis B virus infected patients in the Los Angeles area: its correlation with liver biopsy diagnosis. Gastroenterology 85: 160, 1983

(167) *Govindarajan, S., Lee, S. D., Tong, M. J. et al.:* Prevalence of Delta agent among Chinese in Taiwan and Los Angeles. J. Med. Virol. 14: 33, 1984

(168) *Govindarajan, S., De Cook, K. M., Peters, R. L.:* Morphologic and immunohistochemical features of fulminant Delta hepatitis. Hum. Pathol. 16: 262, 1985

(169) *Greenberg, H. B., Pollard, R. B., Lutwick, L. I. et al.:* Effect of human leukocyte interferon on hepatitis B virus infection in patients with chronic active hepatitis. N. Engl. J. Med. 295: 517, 1976

(170) *Gudat, F., Bianchi, O., Sonnabend, W.:* Pattern of core and surface expression in liver tissue reflects state of specific immune response in hepatitis B. Lab. Invest. 32: 1, 1975

(171) *Gudat, F., Spichtin, H. P., Stöcklin, E. et al.:* Electron microscopic studies of delta infection. In: Verme, G., Bonino, F., Rizzetto, M. (eds.): Viral Hepatitis and Delta Infection, S. 181–189. Alan R. Liss, Inc., New York 1983

(172) *Gust, I. D., Coulepis, A. G., Feinstone, S. A. et al.:* Taxonomic classification of hepatitis A virus. Intervirology 20: 1, 1983

(173) *Guyer, B., Bradley, D. E., Bryan, J. A., Maynard, J. E.:* Non-A, non-B hepatitis among participants in a plasmapheresis stimulation program. J. Infect. Dis. 139: 634, 1979

(174) *Hadler, S. C., Erben, J. J., Francis, D. P. et al.:* Risk factors for hepatitis A in day-care centers. J. Infect. Dis. 145: 255, 1982

(175) *Hadler, S. C., De Monzon, M., Ponzetto, A. et al.:* Delta virus infection and severe hepatitis. An epidemic in the Yucpa Indians of Venezuela. Ann. Intern. Med. 100: 339, 1984

(176) *Hadziyannis, S. J.:* Hepatocellular carcinoma and type B hepatitis. Clin. Gastroenterol. 9: 117, 1980

(177) *Hadziyannis, S. J., Lieberman, H. M., Karvountzis, G. G., Shafritz, D. A.:* Analysis of liver disease, nuclear HBcAg, viral replication, hepatitis B virus DNA in liver and serum of HBeAg vs. anti-HBe positive carriers of hepatitis B virus. Hepatology 3: 656, 1983

(178) *Hadziyannis, S. J.:* Delta antigen-positive chronic liver disease in Greece: clinical aspects and natural course. In: Verme, G., Bonino, F., Rizzetto, M. (eds.): Viral Hepatitis and Delta Infection, S. 209–217. Alan R. Liss, Inc., New York 1983

(179) *Hadziyannis, S. J., Sherman, M., Lieberman, H. M., Shafritz, D. A.:* Liver disease activity and hepatitis B virus replication in chronic delta antigen-positive hepatitis B virus carriers. Hepatology 5: 544, 1985

(180) *Halpern, M. S., England, J. M., Deery, D. T. et al.:* Viral nucleic acid synthesis and antigen accumulation in pancreas and kidney of Peking ducks infected with duck hepatitis B virus. Proc. Natl. Acad. Sci. U.S.A. 80: 4865, 1983

(181) *Hansson, B. G., Moestrup, T., Widell, A.:* Infection with delta agent in Sweden: Introduction of a new hepatitis agent. J. Infect. Dis. 146: 472, 1982

(182) *Hao, L. J., Zhang, Y. Y.:* Vorläufige Untersuchung des Delta-Agens in Lebergewebe von Patienten mit Virushepatitis B. Acta Academiae Medicinae Wuhan 5: 107, 1985

(183) *Hargrove, M. D.:* Marked increase in serum bilirubin in sickle anemia: a report of six patients. Am. J. Dig. Dis. 15: 437, 1970

(184) *Hasche, G., Stecher, J., Gmelin, K., Doerr, H. W.:* Use of hepatitis B core antigen produced in E. coli to detect immunoglobulin M specific antibodies in an enzyme-linked immunosorbent assay. Europ. J. Clin. Microbiol. 3: 30, 1984

(185) *Havens, P. P., Ward, R., Drill, V. A. et al.:* Experimental production of hepatitis by feeding icterogenic materials. Proc. Soc. Exp. Biol. Med. 57: 206, 1944

(186) *Havens, W. P., March, R. E.:* The leukocyte response of patients with experimentally induced infectious hepatitis. Am. J. Med. Sci. 212: 129, 1946

(187) *Heathcote, J., Gateau, P., Sherlock, S.:* Role of hepatitis B antigen carriers in non-parenteral transmission of hepatitis B virus. Lancet II: 370, 1974

(188) *Heermann, K. H., Goldmann, U., Schwartz, W. et al.:* Large surface proteins of hepatitis B virus containing the pre -s sequence. J. Virology 52: 396, 1984

(189) *Henkin, R. I., Smith, F. S.:* Hyposmia in acute viral hepatitis. Lancet I: 823, 1971

(190) *Henle, W., Henle, G.:* Epstein-Barr virus and infectious mononucleosis. N. Engl. J. Med. 288: 263, 1973

(191) *Hepatitis B virus safety:* report of an interagency group. Morbidity and mortality weekly report 31: 465, 1982

(192) *Hersh, T., Melnick, J. L., Goyal, R. K. et al.:* Nonparenteral transmission of viral hepatitis type B (Australia antigen-associated serum hepatitis). N. Engl. J. Med. 285: 1363, 1971

(193) *Hersey, O. G., Shaw, E. D.:* Vital agents in hepatitis: a review. Lab. Invest. 19: 558, 1968

(194) *Hess, G., Slusarczyk, J. J., Hansson, B. G. et al.:* Delta-Infektion bei HBsAg-Trägern. Z. Gastroenterologie 22: 692, 1984

(195) *Heyman, D. L. et al.:* Ebola hemorrhagic fever, Zaire, 1977–1978. J. Infect. Dis. 42: 372, 1980

(196) *Hieber, J. P., Dalton, D., Shorey, J. et al.:* Hepatitis and pregnancy. J. Pediatr. 91: 545, 1977

(197) *Hill, D. A., Walsh, J. H., Purcell, R. H.:* Failure to demonstrate circulating interferon during incubation period and acute stage of transfusion-associated hepatitis. Proc. Soc. Exp. Biol. (N.Y.) 136: 853, 1971

(198) *Hillis, W. D., Hillis, A., Bias, W. B. et al.:* Association of hepatitis B surface antigenemia with HDL locus B specificities. N. Engl. J. Med. 296: 1310, 1977

(199) *Hindman, S. H., Gravelle, C. R., Murphy, B. L. et al.:* "e" antigen, Dane particles, and serum DNA polymerase activity in HBsAg carriers. Ann. Intern. Med. 85: 458, 1976

(200) *Hinshaw, H. C., Murray, J. F.* (Hrsg.): Diseases of the chest, S. 298–355. W. B. Saunders Company, Philadelphia – London – Toronto 1980

(201) *Hoff, R. S., Chalmers, T. C., Culhane, P. O. et al.:* Underreporting of viral hepatitis. Gastroenterology 64: 1194, 1973

(202) *Hollingdale, M. R.:* Malaria and the liver. Hepatology 5: 327, 1985

(203) *Hollinger, F. B., Dolana, G., Thomas, W., Gyorkey, F.:* Reduction in risk of hepatitis transmission by heat-treatment of a human factor VIII concentration. J. Infect. Dis. 150: 250, 1984

(204) *Hollinger, F. B., Werch, J., Melnick, J. L.:* A prospective study indicating that double antibody radioimmunoassay reduces the incidence of post-transfusion hepatitis B. N. Engl. J. Med. 290: 1104, 1974

(205) *Hollinger, F. B., Dreesman, G. R.:* Hepatitis B virus antigen and albumin receptors. Gastroenterology 76: 641, 1979

(206) *Hollinger, F. B., Mosley, J. W., Szmuness, W. et al.:* Transfusion-transmitted viruses study: experimental evidence for two non-A, non-B hepatitis agents. J. Infect. Dis. 142: 400, 1980

(207) *Holmes, K. K., Counts, G. W., Beaty, H. N.:* Disseminated gonococcal infection. Am. J. Intern. Med. 74: 979, 1971

(208) *Hoofnagle, J. H., Gerety, R. J., Barker, L. F.:* Antibody to hepatitis B core antigen. Am. J. Med. Sci. 270: 179, 1975

(209) *Hoofnagle, J. H., Seeff, L. B., Bales, Z. et al.:* Serologic responses in hepatitis B, in: Vyas, G. N., Cohen, S. N., Schmid, R. (Hrsg.): Viral Hepatitis, S. 219. Franklin Institute Press, Philadelphia 1978

(210) *Hoofnagle, J. H., Seeff, L. B., Bales, Z. B. et al.:* Type B hepatitis after transfusion with blood containing antibody to hepatitis B core antigen. N. Engl. J. Med. 298: 1379, 1978

(211) *Hoofnagle, J. H., Seeff, L. B., Dusheiko, G. M. et al.:* Seroconversion from hepatitis B e antigen to antibody during chronic type B hepatitis. Gastroenterology 79: 1026, 1980

(212) *Hoofnagle, J. H.:* Precipitin system detected in sera from patients with non-A, non-B hepatitis. J. Med. Virol. 7: 315, 1981

(213) *Hoofnagle, J. H., Dusheiko, G. M., Seeff, L. B. et al.:* Seroconversion from hepatitis B e antigen to antibody in chronic type B hepatitis. Ann. Intern. Med. 94: 744, 1981

(214) *Hoofnagle, J. H., Minuk, G. Y., Dusheiko, G. M. et al.:* Adenine arabinoside 5'-monophosphate treatment of chronic type B hepatitis. Hepatology 2: 784, 1982

(215) *Hopf, U., Meyer zum Büschenfelde, K. H.:* Studies on the pathogenesis of experimental chronic active hepatitis in rabbits. II. Demonstration of immunoglobulin on isolated hepatocytes. Br. J. Exp. Pathol. 55: 509, 1974

(216) *Hopf, U., Meyer zum Büschenfelde, K. H., Arnold, W.:* Detection of a liver membrane autoantibody in HBsAg negative chronic active hepatitis. N. Engl. J. Med. 294: 578, 1976

(217) *Hopp, T. P.:* A synthetic peptide with hepatitis B surface antigen reactivity. Mol. Immunol. 18: 869, 1981
(218) *Hornsey, J. T., Schwarzmann, S. W., Galambos, J. Y.:* Shigella hepatitis. Am. J. Gastroenterology 66: 146, 1976
(219) *Hoy, J. F., Hansson, B. G., Dimitrakis, M. et al.:* Delta agent infection in Melbourne. J. Med. Virol. 13: 339, 1984
(220) *Hruska, J. F., Robinson, W. S.:* The proteins of hepatitis B Dane particle cores. J. Med. Virol. 1: 119, 1977
(221) *Huang, S. N.:* Hepatitis-associated antigen hepatitis: an electron microscopic study of virus-like particles in liver cells. Am. J. Pathol. 64: 484, 1971
(222) *Imai, M., Ynase, Y., Nojiri, T. et al.:* A receptor for polymerized human and chimpanzee albumins on hepatitis B virus particles occurring with HBeAg. Gastroenterology 76: 242, 1979
(223) *Ishak, K. G., Walker, D. H., Coetzer, J. A. W. et al.:* Viral hemorrhagic fevers with hepatic involvement: pathologic aspects with clinial correlations, in: Popper, H., Schaffner, F. (Hrsg.): Progress in Liver Diseases, Bd. VII, S. 495–515. Grune & Stratton, New York, 1982
(224) *Ishida, N., Shirachi, R., Ohori, H. et al.:* Viruslike particles in the sera of HC antigen positive patients. Presented at the First U.S.-Japan Hepatitis Research Conference, New York, March 24–25, 1980
(225) *Ishimaru, Y., Ishimaru, H., Toda, G. et al.:* An epidemic infantile papular acrodermatitis in Japan associated with hepatitis B surface antigen subtype awy. Lancet I: 707, 1976
(226) *Iwarson, S., Tabor, E., Thomas, H. C. et al.:* Protection against hepatitis B virus infection by immunization with hepatitis B core antigen. Gastroenterology 88: 763, 1985
(227) *Jacobsen, I. M., Dienstag, J. L., Werner, B. G. et al.:* Epidemiology and clinical impact of hepatitis D virus (Delta) infection. Hepatology 5: 188, 1985
(228) *Jakobson, I. M., Nath, B. J., Dienstag, J. L.:* Relapsing viral hepatitis type A. J. Med. Virol. 16: 163, 1985
(229) *Jenkins, P. J., Williams, R.:* Fulminant viral hepatitis. Clin. Gastroenterology 9: 171, 1980
(230) *Jenny, S., Markoff, N.:* Oral contraceptives in liver disease. Schweiz. Med. Wschr. 97: 1502, 1967
(231) *Jensen, D., McFarlane, I., Portman, B. S. et al.:* Detection of antibodies directed against a liver-specific membrane lipoprotein in patients with acute and chronic active hepatitis. N. Engl. J. Med. 299: 1, 1978
(232) *Jian-Yin, X., Xie, Y. B.:* Delta infection in Chinese carriers of HBeAg. In: Verme, G., Bonino, F., Rizzetto, M. (eds.): Viral Hepatitis and Delta Infection, S. 295–296. Alan R. Liss, Inc., New York 1983
(233) *Jilg, W., Delhoune, C., Deinhardt, F. et al.:* Hepatitis B surface antigen (HBsAg) subtype-specific antibodies in persons vaccinated against hepatitis B. J. Med. Virol. 13: 171, 1984
(234) *Jilg, W., Lorbeer, B., Schmidt, M. et al.:* Clinical evaluation of a recombinant hepatitis B vaccine. Lancet II: 1174, 1984
(235) *Jilg, W., Schmidt, M., Zachoval, R., Deinhardt, F.:* Persistenz von Antikörpern gegen Hepatitis-B-Oberflächenantigen nach Impfung gegen Hepatitis B. Dtsch. Med. Wschr. 110: 205, 1985
(236) *Johnson, K. M.:* Ebola virus and hemorrhagic fever: Andromeda strain or localized pathogen. Ann. Intern. Med. 91: 117, 1979
(237) *Joller-Jemelka, H. I., Giggi, T., Grob, P. J.:* Zur Epidemiologie der Hepatitis-D-Virus-Infektion. Schweiz. Med. Wschr. 115: 1114, 1985
(238) *Judge, J. M., Samuel, I., Perine, P. L. et al.:* Louse-borne relapsing fever in man. Arch. Pathol. 97: 136, 1974
(239) *Juniper, K.:* Amoebiasis. Clin. Gastroenterology 7: 3, 1978
(240) *Kakumu, S., Hara, T., Goji, H. et al.:* Lymphocyte cytotoxicity against Chang liver cells in chronic active hepatitis. Cell. Immunol. 36: 46, 1978
(241) *Kamimura, T., Ponzetto, A., Bonino, F. et al.:* Cytoplasmic tubular structures in liver of HBsAg carrier chimpanzees infected with delta agent and comparison with cytoplasmic structures in non-A, non-B hepatitis. Hepatology 3: 631, 1983
(242) *Kanai, K., Takehiro, A., Noto, H. et al.:* Prevention of perinatal transmission of hepatitis B virus (HBV) to children of e antigen-positive HBV carrier mothers by hepatitis B immune globulin and HBV vaccine. J. Infect. Dis. 151: 287, 1985
(243) *Kanel, G. C., Govindarajan, S., Peters, R. L.:* Chronic delta infection and liver biopsy changes in chronic active hepatitis B. Ann. Intern. Med. 101: 51, 1984
(244) *Kao, H. E., Ashcavai, M., Redeker, A. G.:* The persistence of hepatitis A IgM antibody after acute clinical hepatitis A. Hepatology 4: 933, 1984
(245) *Kaplan, P. M., Greenman, R. L., Gerin, L. et al.:* DNA polymerase associated with human hepatitis B antigen. J. Virol. 12: 995, 1973
(246) *Kaplan, P. M., Gerin, J. L., Alter, H. J.:* Hepatitis B-specific DNA polymerase activity during post-transfusion hepatitis. Nature 249: 762, 1974

(247) *Kaplan, P. M., Ford, E. C., Purcell, R. H. et al.:* Demonstration of subpopulations of Dane particles. J. Virol. 17: 885, 1976

(248) *Karvountsis, G. G., Redeker, A. G.:* Relation of alphafetoprotein in acute hepatitis to severity and prognosis. Ann. Intern. Med. 80: 156, 1974

(249) *Kato, Y., Nakagawa, H., Kobayashi, K. et al.:* Interferon production by peripheral lymphocytes in HBsAg-positive liver diseases. Hepatology 2: 789, 1982

(250) *Kennedy, R. C., Dreesman, G. R.:* Immunoglobulin idiotypes: analysis of viral antigen-antibody systems. Progr. med. Virol. 31: 168, 1985

(251) *Kennedy, R. C., Adler-Storthz, K., Henkel, R. D. et al.:* Immune response to hepatitis B surface antigen: enhancement by prior injection of antibodies to the idiotype. Science 221: 853, 1983

(252) *Khuroo, M. S.:* Study of an epidemic of non-A, non-B hepatitis: possibility of another human hepatitis virus distinct from post-transfusion non-A, non-B type. Am. J. Med. 68: 818, 1980

(253) *Khuroo, M. S.:* Chronic liver disease after non-A, non-B hepatitis (lett.). Lancet II: 860, 1980

(254) *Khuroo, M. S., Teli, M. R., Skidmore, S. et al.:* Incidence and severity of viral hepatitis in pregnancy. Am. J. Med. 70: 252, 1981

(255) *Kimble, M. W., Knee, S.:* Gonococcal perihepatitis in a male. The Fitz-Hugh-Curtis syndrome. N. Engl. J. Med. 282: 1082, 1970

(256) *Kingham, J. G. C., Ganguly, N. K., Shaari, Z. D. et al.:* Treatment of HBsAg-positive chronic active hepatitis with human fibroblast interferon. Gut 19: 91, 1978

(257) *Kirk, A. P., Jain, S., Pocock, S. et al.:* Late results of the Royal Free Hospital prospective controlled trial of prednisone therapy in hepatitis B surface antigen negative chronic active hepatitis. Gut 21: 78, 1980

(258) *Klatskin, G.:* Bile pigment inactivation. Ann. Rev. Med. 12: 211, 1961

(259) *Knodell, R. G., Conrad, M. E., Ishak, K. G.:* Development of chronic liver disease after acute non-A, non-B post transfusion hepatitis: role of gamma globulin prophylaxis in its prevention. Gastroenterology 72: 902, 1977

(260) *Koff, R. S.:* Immune-complex arthritis in viral hepatitis. N. Engl. J. Med. 285: 229, 1971

(261) *Koff, R. S., Sax, D. S., Freiberger, Z. et al.:* Peripheral motor neuropathy associated with viral hepatitis. Gastroenterology 65: A-29/553, 1973

(262) *Kohler, P. F., Cronin, R. E., Hammond, W. S.:* Chronic membranous glomerulonephritis caused by hepatitis B antigen antibody immune complexes. Ann. Intern. Med. 81: 488, 1974

(263) *Koretz, R. L., Suffin, C., Gitnick, G. L.:* Post-transfusion chronic liver disease. Gastroenterology 797: 71, 1976

(264) *Koretz, R. L., Stone, O., Gitnick, G. L.:* The long term course of non A, non B post transfusion hepatitis. Gastroenterology 79: 893, 1980

(265) *Kosmidis, J. C., Leader-Williams, L. K.:* Complement levels in acute infectious hepatitis and serum hepatitis. Clin. Exp. Immunol. 11: 31, 1972

(266) *Koziol, D. E., Alter, H. J., Dirchner, J. P.:* Development of HBsAg positive hepatitis despite the previous existence of antibody to HBsAg. J. Immunol. 117: 2260, 1976

(267) *Krawczynski, K. K., Bradley, D. W., Murphy, B. L. et al.:* Pathogenic aspects of hepatitis A virus infection in enterally incoculated marmosets. Am. J. Clin. Path. 76: 698, 1981

(268) *Krick, J. A., Remington, J. S.:* Current concepts in parasitology. Toxoplasmosis in the adult – an overview. N. Engl. J. Med. 298: 550, 1978

(269) *Krugman, S., Ward, R., Giles, J. P.:* The natural history of infectious hepatitis. Am. J. Med. 32: 717, 1962

(270) *Krugman, S., Giles, J. P., Hammond, J.:* Hepatitis virus: effect of heat on the infectivity and antigenicity of the MS-1 and MS-2 strains. J. Infect. Dis. 122: 432, 1970

(271) *Krugman, S., Hoofnagle, J. H., Gerety, R. J. et al.:* Viral hepatitis, type B: DNA polymerase activity and antibody to hepatitis B core antigen. N. Engl. J. Med. 290: 1331, 1974

(272) *Krugman, S., Overby, L. R., Mushahwar, I. K. et al.:* Viral hepatitis, type B: studies on natural history and prevention reexamined. N. Engl. J. Med. 300: 101, 1979

(273) *Kryger, P., Aldershvile, J., Christoffersen, P. et al.:* Acute Non-A, non-B hepatitis – clinical, epidemiological and histological characteristics. Scand. J. Infect. Dis. 12: 165, 1980

(274) *Lam, K. C., Lai, C. L., Ngo, R. P. et al.:* Deleterious effect of prednisone in HBsAg-positive chronic active hepatitis. N. Engl. J. Med. 304: 380, 1973

(275) *Lam, K. C., Lin, H. J., Lai, C. L. et al.:* Isoprinosine in classical acute viral hepatitis. Am. J. Dig. Dis. 23: 893, 1978

(276) *Lambert, P. H., Tribollet, E., Celada, A. et al.:* Quantitation of immunoglobulin associated HBs antigen in patients with acute and chronic hepatitis, in healthy carriers, and in periarteritis nodosa. J. Clin. Lab. Immunol. 3: 1, 1980

(277) *Lednar, W. M., Lemon, S. M., Kirkpatrick, J. W. et al.:* Frequency of illness associated with epidemic hepatitis A virus infections in adults. Am. J. Epidemiol. 122: 226, 1985

(278) *Lee, R. V.:* Liver disease associated with secondary syphilis. N. Engl. J. Med. 284: 1423, 1971

(279) *Leger, R. T., Boyer, K. M., Pattison, C. P. et al.:* Hepatitis A: report of the common source out-

(280) *Lehmann, H., Schlaak, M., Bernhard, A.:* Die Posttransfusionshepatitis. Med. Welt 34: 291, 1983
(281) *Lemon, S. M., Binn, L. N.:* Antigenic relatedness of two strains of hepatitis A virus determined by cross-neutralization. Infect. Immun. 42: 418, 1983
(282) *Lemon, S. M., Binn, L. N.:* Serum neutralizing antibody response to hepatitis A virus. J. Infect. Dis. 148: 1033, 1983
(283) *Lemon, S. M.:* Type A viral hepatitis. N. Engl. J. Med. 313: 1059, 1985
(284) *Lemon, S. M.:* IgM neutralizing antibody to hepatitis A virus. J. Infect. Dis. 152: 1353, 1985
(285) *Lemon, S. M., Binn, L. N.:* Incomplete neutralization of hepatitis A virus in vitro due to lipid-associated virions. J. Gen. Virol. 66: 2501, 1985
(286) *Lemon, S. M., Jansen, R. W.:* A simple method for clonal selection of hepatitis A virus based on recovery of virus from radioimmunofocus overlays. J. Virol. Meth. 11: 171, 1985
(287) *Lengfelder, W., Kihm, W. D.:* Cytomegalie im Erwachsenenalter. Dtsch. Med. Wschr. 106: 624, 1981
(288) *Lerner, R. A. et al.:* Chemically synthesized peptides predicted from the nucleotide sequence of the hepatitis B virus genome elicit antibodies reactive with the native envelope protein of Dane particles. Proc. Natl. Acad. Sci. USA 78: 3403, 1981
(289) *Levo, Y., Corevic, P. D., Kassab, H. J. et al.:* Liver involvement in the syndrome of mixed cryoglobulinemia. Ann. Intern. Med. 87: 287, 1977
(290) *Levo, Y., Gorevic, P. D., Kassab, H. J. et al.:* Association between hepatitis B virus and essential mixed cryoglobulinemia. N. Engl. J. Med. 296: 1501, 1977
(291) *Lichter, E. A.:* Chimpanzee antibodies to Australia antigen. Nature 244: 810, 1969
(292) *Lieberman, H. M., LaBrecque, D. R., Kew, M. C., Hadziyannis, S. J., Shafritz, D. A.:* Detection of hepatitis B virus DNA directly in human serum by a simplified molecular hybridization test: comparison to HBeAg/anti-HBe status in HBsAg-carriers. Hepatology 3: 285, 1983
(293) *Lindenschmidt, E.-G., Granato, C. H. F., Kätzner, K., Laufs, R.:* Evidence for limited humoral immunoglobulin M antibody response to hepatitis B core antigen during acute and chronic hepatitis B virus infections. J. Clin. Microbiol. 21: 1000, 1985
(294) *Ling, C., Mushahwar, I. K., Overby, L. R., Berquist, K. R. et al.:* Hepatitis B e-antigen and its correlation with other serologic markers in chimpanzees. Infect. Immun. 24: 352, 1979
(295) *Ljunggren, K. E., Paterrayo, M. E., Engle, R. et al.:* Viral hepatitis in Columbia: a study of the "Hepatitis of the Sierra Nevada de Santa Marta". Hepatology 5: 299, 1985
(296) *Lo, K. J., Tong, M. J., Chien, M. C. et al.:* The natural course of chronic hepatitis infection in Taiwan. J. Infect. Dis. 146: 205, 1982
(297) *Lo, K. J., Tsai, Y. T., Lee, S. D. et al.:* Immunoprophylaxis of infection with hepatitis B virus in infants born to hepatitis B surface antigen-positive carrier mothers. J. Infect. Dis. 152: 817, 1985
(298) *Locarnini, S. A., Coulepis, A. G., Stratton, A. M. et al.:* Solid-phase enzyme-linked immunoabsorbent assay for detection of hepatitis A-specific immunoglobulin M. J. Clin. Microbiol. 9: 459, 1979
(299) *Locarnini, S. A., Ferris, A. A., Stott, A. C., Gust, I. D.:* The relationships between a 27 nm virus-like particle and hepatitis A as demonstrated by immune electron microscopy. Intervirology 4: 110, 1974
(300) *Locarnini, S. A., Coulepis, A. G., Zhuang H. et al.:* Characterization of the replication cycle of hepatitis A virus in vitro, in: Szmuness, W., Alter, H. J., Maynard, J. E.: Viral Hepatitis, S. 31–47. Franklin Institute Press, Philadelphia 1981
(301) *Locarnini, S. A., Coulepis, A. G., Westaway. E. G., Gust, I. D.:* Restricted replication of human hepatitis A virus in cell culture: intracellular biochemical studies. J. Virol. 37: 216, 1981
(302) *Lohiya, G., Govindarajan, S., Hoefs, J. et al.:* Prevalence of hepatitis B-associated Delta agent among mentally retarded carriers of HBsAg. J. Infect. Dis. 151: 192, 1985
(303) *Lok, A. S. F., Hadziyannis, S. J., Weller, I. V. D. et al.:* Contribution of low level replication to continuing inflammatory activity in patients with anti-HBe-positive chronic hepatitis B virus infection. Gut 25: 1283, 1984
(304) *MacKay, I. R., Rall, B. D.:* HLA-associations with autoimmune-type chronic active hepatitis: identification of B8-DRw3 haplotype by family studies. Gastroenterology 79: 95, 1980
(305) *MacKay, P., Lees, J., Murray, K.:* The conversion of hepatitis B core antigen synthesized in E. coli into e antigen. J. Med. Virol. 8: 237, 1981
(306) *Maggiore, G., Hadchouel, M., Sessa, F. et al.:* A retrospective study of the role of delta agent infection in children with HBsAg-positive chronic hepatitis. Hepatology 5: 7, 1985
(307) *Magnius, L. P., Espmark, J. A.:* New specificities of Australia antigen positive sera distinct from Le Bouvier determinants. J. Immunol. 109: 1017, 1972

(308) *Magnius, L. P.:* Characterization of new-antigen-antibody system associated with hepatitis B. Clin. Exp. Immunol. 20: 209, 1975

(309) *Magnius, L. O., Lenkel, R., Norder, H. et al.:* Autoantibodies to thymic epithelial cells in hepatitis B virus-associated delta infection. J. Infect. Dis. 152: 232, 1985

(310) *Maier, K. P., Scholmerich, J., Volk, B., Gerok, W.:* Liver histology in patients with and without immunosuppressive therapy due to non-A, non-B-chronic active hepatitis (abstr.). Hepatology 1: 529, 1981

(311) *Marinucci, G., Valeri, L., Di Giacomo, C., Morganti, D.:* Spread of delta (δ) infection in a group of haemodialysis carriers of HBsAg. In: Verme, G., Bonino, F., Rizzetto, M. (eds.): Viral Hepatitis and Delta Infection, S. 151–154. Alan R. Liss Inc., New York 1983

(312) *Marsden, P. D. (Hrsg.):* Intestinal parasites. Clin. Gastroenterology 7, Bd. I: 243, 1978

(313) *Marsden, P. D.:* Current concepts in parasitology, Leishmaniosis. N. Engl. J. Med. 300: 350, 1979

(314) *Martini, G. A.:* Round table discussion: Non-A, non-B hepatitis, in: Bianchi, L., Gerok, W., Sickinger, K., Stalder, G. A. (Hrsg.): Virus and the liver, S. 119–127. MTP Press, Lancaster 1980

(315) *Mary, M.:* Clinical and laboratory features and treatment of visceral leishmaniosis in hospitalized patients in northwestern Ethopia. Am. J. Trop. Med. Hyg. 28: 15, 1979

(316) *Mathieson, L. R., Feinstone, S. M., Purcell, R. H., Wagner, J. A.:* Detection of hepatitis A antigen by immunofluorescence. Infect. Immun. 18: 524, 1977

(317) *Mathieson, L. R., Drucker, J., Lorenz D. et al.:* Localization of hepatitis A antigen in marmoset organs during acute infection with hepatitis A virus. J. Infect. Dis. 138: 369, 1978

(318) *Mathieson, L. R., Skinhoj, R., Nielsen, J. O. et al.:* Hepatitis type A, B, and Non-A, non-B in fulminant hepatitis. Gut 21: 72, 1980

(319) *Maynard, J. E., Hartwell, W. V., Berquist, K. R.:* Hepatitis associated antigen in chimpanzees. J. Infect. Dis. 126: 660, 1971

(320) *Maynard, J. E.:* Global strategies for the prevention of hepatitis B through the use of vaccine. Develop. Biol. Standard. 54: 313, 1983

(321) *McCaul, T. F., Tovey, G., Anderson, M. G. et al.:* Intracytoplasmic inclusions in human hepatocytes in non-A, non-B hepatitis: an ultrastructural study. J. Med. Virol. 14: 387, 1984

(322) *McSween, R. N. M.:* Pathology of viral hepatitis and its sequelae. Clin. Gastroenterology 9: 23, 1980

(323) *Meals, R. A.:* Parathypoid fever. A report of 62 cases with several unusual findings – a review of the literature. Arch. Intern. Med. 136: 1422, 1976

(324) *Medalinski, K., Bragiel, I.:* HBsAg immune complexes in the course of infection with hepatitis B virus. Clin. Exp. Immunol. 36: 378, 1979

(325) *Meier, E., Richter, K., Frühmorgen, P.:* Vorübergehend chronische Hepatitis nach akuter Virushepatitis A. Dtsch. Med. Wochenschr. 107: 46, 1982

(326) *Melnick, J. L.:* Classification of hepatitis A virus as enterovirus type 72 and of hepatitis B virus as hepadnavirus type 1. Intervirology 18: 105, 1982

(327) *Meyer zum Büschenfelde, K. H.:* Immunsuppressive Therapie der HBsAg-positiven und -negativen chronisch-aktiven Hepatitis. Erste Ergebnisse einer kontrollierten Studie. DMW 103: 887, 1978

(328) *Meyer zum Büschenfelde, K. H., Hütteroth, T. H.:* Herzrhythmusstörungen bei Hepatitis. Dtsch. Med. Wochenschr. 109: 727, 1984

(329) *Meyers, J. D., Huff, J. C., Holmes, K. K. et al.:* Parenterally transmitted hepatitis A associated with platelet transfusions: epidemiologic studies of an outbreak in a marrow transplantation center. Ann. Intern. Med. 81: 145, 1974

(330) *Meyers, J. D., Rom F. J., Tihen, W. S. et al.:* Food-borne hepatitis A in a general hospital – epidemiologic study of an outbreak attributed to sandwiches. J. A. M. A. 231: 1049, 1975

(331) *Meyers, M. L., Trepo, C., Vitvitski, L. et al.:* Hepatitis B virus polypeptide X: expression in E. coli and identification of specific antibodies in sera from hepatitis B virus-infected humans. J. Virology 57: 101, 1986

(332) *Miller, D. J., Dwyer, J. M., Klatskin, G.:* Identification of lymphocytes in percutaneous liver biopsy cores. Gastroenterology 72: 1199, 1977

(333) *Miller, H. F. A., Legler, K., Thommsen, R.:* Increase in immunoglobulin M antibodies against gut bacteria during acute hepatitis A. Infect. Immun. 40: 542, 1983

(334) *Miller, D. J., Williams, A. E., Lebouvieri, G. L. et al.:* Hepatitis B in hemodialysis patients: significance of HBeAg. Gastroenterology 74: 1208, 1978

(335) *Miller, R. H., Lee, S. C., Liaw, Y. F., Robinson, W. S.:* Hepatitis B viral DNA in infected human liver and hepatocellular carcinoma. J. Infect. Dis. 151: 1081, 1985

(336) *Mistilis, S. P., Skyring, A. P., Blackburn, C. R. B.:* Natural history of active chronic hepatitis. 1. Clinical features, course, diagnostic criteria, morbidity, mortality and survival. Aust. Ann. Med. 17: 214, 1968

(337) *Mistilis, S. P., Blackburn, C. R. B.:* Active chronic hepatitis. Am. J. Med. 48: 484, 1979

(338) *Moestrup, T., Hansson, B. G., Widell, A., Nordenfelt, E.:* Clinical aspects of delta infection. Brit. Med. J. 286: 87, 1983

(339) *Moriarty, A. M., Alexander, H., Lerner, R. A., Thornton, G. B.:* Antibodies to peptides detect new hepatitis B antigen: serological correlation with hepatocellular carcinoma. Science 227: 429, 1985

(340) *Mosley, J. E., Redeker, A. G., Feinstone, S. M., Purcell, R. H.:* Multiple hepatitis viruses in multiple attacks of acute viral hepatitis. N. Engl. J. Med. 296: 75, 1977

(341) *Murphy, B. L., Peterson, J. M., Ebert, J. W.:* Immunofluorescent localization of hepatitis B antigens in chimpanzee tissues. Intervirology 6: 207, 1975

(342) *Murphy, B., Tabor, E., McAuliffe, V. et al.:* Third component HBeAg/3 of hepatitis B e antigen system identified by three different double diffusion techniques. J. Clin. Microbiol. 8: 349, 1978

(343) *Murray-Lyon, I. M., Stern, R. B., Williams, R.:* Controlled trial of prednisone and azathioprine in active chronic hepatitis. Lancet I: 7806, 1973

(344) *Naveau, S., Poitrine, A., Defraissy, J. F. et al.:* Brucellosis hepatic abscesses and pregnancy. Gastroenterology 84: 1643, 1983

(345) *Neefe, J. R., Gellis, S. S., Stokes, J.:* Homologous serum hepatitis and infectious (epidemic) hepatitis: studies in volunteers bearing on immunological and other characteristics of the etiological agents. Am. J. Med. 1: 3, 1946

(346) *Neefe, J. R., Baty, J. B., Reinhold, J. L. et al.:* Inactivation of the virus of infectious hepatitis in drinking water. Am. J. Public Health 37: 365, 1947

(347) *Nefzger, M. D., Chalmers, T. C.:* The treatment of acute infectious hepatitis: ten years follow up study of the effects of diet and rest. Am. J. Med. 35: 299, 1963

(348) *Neirmeijer, P., Gipps, C. H.:* Guillain-Barré-syndrome in acute HBsAg hepatitis. Br. Med. J. 2: 732, 1975

(349) *Neirmeijer, P., Gips, C. H.:* Antibodies and the infectivity of serum in hepatitis B. N. Engl. J. Med. 299: 958, 1978

(350) *Neurath, A. R., Szmuness, W., Stevens, C. E. et al.:* Radioimmunoassay and some properties of human antibodies to hepatitis B core antigen. J. Gen. Virol. 38: 549, 1978

(351) *Neurath, A. R., Strick, N.:* Association of hepatitis B e antigen (HBeAg) determinants with the core of Dane particles. J. Gen. Virol. 42: 645, 1979

(352) *Neurath, A. R., Strick, N.:* Radioimmunoassay for albumin-binding sites associated with HBsAg: correlation of results with the presence of e-antigen in serum. Intervirology 11: 128, 1979

(353) *Neurath, A. R., Stevens, C. E., Strick, N. et al.:* An antigen detected frequently in human sera with evelated levels of alanine aminotransferase: a potential marker for non-A, non-B hepatitis. J. Gen. Virol. 48: 285, 1980

(354) *Neurath, A. R., Strick, N., Baker, L. et al.:* Radioimmunoassay of hidden viral antigen. Proc. Natl. Acad. Sci. USA 79: 4415, 1982

(355) *Neurath, A. R., Kent, S. B. H., Strick, N. et al.:* Genetic responsiveness to synthetic peptides corresponding to sequences in the pre-S region of the hepatitis B virus (HBV) gene. J. Med. Virol. 17: 119, 1985

(356) *Neurath, A. R., Kent, S. B. H., Strick, N. et al.:* Hepatitis B virus contains pre-S gene encoded domains. Nature 315: 154, 1985

(357) *Nishioka, N. S., Dienstag, J. L.:* Delta hepatitis. A new scourge? N. Engl. J. Med. 312: 1515, 1985

(358) *Nordenfelt, E., Audren-Sandberg, M.:* Dane particle associated DNA polymerase and e antigen: relation to chronic hepatitis among carriers of hepatitis B surface antigen. J. Infect. Dis. 134: 85, 1976

(359) *Nordenfelt, E., Hansson, B. G., Al-Nakib, B. et al.:* Aspects of the epidemiology of Delta agent among Arabs. In: Verme, G., Bonino, F., Rizzetto, M. (eds.): Viral Hepatitis and Delta Infection, S. 161–165. Alan R. Liss Inc., New York, 1983

(360) *Norkrans, G.:* Clinical, epidemiological and prognostic aspects of hepatitis A, B and "non-A, non-B". Scand. J. Infect. Dis. suppl. 10: 1, 1978

(361) *Norkrans, G., Frösner, G., Hermodsson, S., Iwarsen, S.:* Multiple hepatitis attacks in drug addicts. J. A. M. A. 243: 1056, 1980

(362) *Novick, D. M., Farci, P., Karayiannis, P. et al.:* Hepatitis D virus antibody in HBsAg-positive and HBsAg-negative substance abusers with chronic liver disease. J. Med. Virol. 15: 351, 1985

(363) *Nowoslawski, A., Krawczuski, K., Brzosko, W. J.:* Tissue location of Australia antigen immune complexes in acute and chronic hepatitis and liver cirrhosis. Am. J. Pathol. 68: 31, 1972

(364) *Offensperger, W., Wahl, S., Neurath, A. R.:* Expression in E. coli of a cloned DNA sequence encoding the pre-S2 region of hepatitis B virus. Proc. Natl. Acad. Sci. USA 82: 7540, 1985

(365) *Ohori, H., Onodera, A., Ishida, N.:* Demonstration of hepatitis B e antigen (HBeAg) in association with intact Dane particles. J. Gen. Virol. 43: 423, 1979

(366) *Ohori, H., Nagatsuka, Y., Kanno, A. et al.:* Two distinct types of non-A, non-B hepatitis in a cardiovascular surgical unit. J. Med. Virol. 11: 105, 1983

Chronische Hepatitis

(367) *Okada, K., Mainayama, I., Inometa, M. et al.:* e antigen and anti-e in the serum of asymtomatic carrier mothers as indicators of positive and negative transmission of hepatitis B virus to their infants. N. Engl. J. Med. 294: 746, 1976

(368) *Omata, M., Imazeki, F., Yokosuka, O. et al.:* Recombinant leukocyte a interferon treatment in patients with chronic hepatitis B virus infection. Gastroenterology 88: 870, 1985

(369) *Palla, M., Rizzi, R., Toti, M. et al.:* Complexes of hepatitis B surface antigen and immunoglobulin M in the sera of patients with hepatitis B virus infection. Infect. Immun. 41: 950, 1983

(370) *Papaevangelou, G., Trichopoulos, D., Kremagtinon, T. et al.:* Prevalence of hepatitis B antigen and antibody in prostitutes. Br. Med. J. 2: 256, 1974

(371) *Par, A., Barna, K., Hollos, I. et al.:* Levamisole in viral hepatitis. Lancet I: 702, 1977

(372) *Pasek, M., Goto, T., Gilbert, W. et al.:* Hepatitis B virus genes and their expression in E. coli. Nature 282: 575, 1979

(373) *Pattison, C. P., Boyer, K. M., Maynard, J. E. et al.:* Epidemic hepatitis in a clinical laboratory: possible association with computer card handling. J. A. M. A. 230: 854, 1974

(374) *Patterson, M. J., Hourani, M. R., Mayor, G. H. et al.:* HLA antigens and hepatitis B virus. N. Engl. J. Med. 297: 1124, 1977

(375) *Perillo, R. P., Gelb, L., Campbell, C. et al.:* Hepatitis e antigen, DNA polymerase activity, and infection of household contacts with hepatitis B virus. Gastroenterology 76: 1319, 1979

(376) *Perrillo, R. P., Chau, K. H., Overby, L. R., Decker, R. H.:* Anti-hepatitis B core immunoglobulin M in the serologic evaluation of hepatitis B virus infection and simultaneous infection with type B, delta agent, and non-A, non-B viruses. Gastroenterology 85: 163, 1983

(377) *Peterson, D. L., Robert, I. M., Vyas, G. N.:* Partial amino acid sequence of two major component polypeptides of hepatitis B surface antigen. Proc. Natl. Acad. Sci. U.S.A. 74: 1530, 1977

(377) *Peterson, D. L., Robert, I. M., Vyas, G. N.:* Partial amino acid sequence of two major component polypeptides of hepatitis B surface antigen. Proc. Natl. Acad. Sci. U.S.A. 74: 1530, 1977

(379) *Peterson, D. L.:* Isolation and characterization of the major protein and glycoprotein of hepatitis B surface antigen. J. Biol. Chem. 256: 6975, 1981

(380) *Picciotto, A., Celle, G.:* Chronic delta hepatitis: a difficult problem for the hepatologist. Hepato-gastroenterol. 31: 162, 1984

(381) *Pöhn, H. P.:* Infektionsepidemiologische Situation in der Bundesrepublik Deutschland 1981. Münch. Med. Wochenschr. 125: 203, 1983

(382) *Pollard, R. B., Smith, J. L., Neal, P. B. et al.:* Effect of vidarabine on chronic hepatitis B virus infection. J. Am. Med. Ass. 239: 1648, 1978

(383) *Pontisso, P., Poon, M. C., Tiollais, P., Brechot, C.:* Detection of hepatitis B virus DNA in mononuclear blood cells. Brit. Med. J. 288: 1563, 1984

(384) *Pontisso, P., Falcieri, E., Schiavon, E., Alberti, A., Realdi, G.:* Polyalbumin receptors on hepatitis B virus and on 22 nm hepatitis B surface antigen (HBsAg) particles. J. Med. Virol. 13: 355, 1984

(385) *Ponzetto, A., Cote, P. J., Popper, H. et al.:* Transmission of the hepatitis B virus-associated delta agent to the eastern woodchuck. Proc. Natl. Acad. Sci. USA 81: 2208, 1984

(386) *Ponzetto, A., Seeff, L. S., Buskell-Bales et al.:* Hepatitis B markers in United States drug addicts with special emphasis on the Delta hepatitis virus. Hepatology 4: 1111, 1984

(387) *Popper, H., Schaffner, F.:* Chronic hepatitis: taxonomic, etiologic, and therapeutic problems. In: Popper, H., Schaffner, F. (eds.): Progress in Liver Diseases, S. 531–558. Grune & Stratton, New York 1976

(388) *Popper, H., Thung, S. N., Gerber, M. A. et al.:* Histologic studies of severe delta agent infection in Venezuelan Indians. Hepatology 3: 906, 1983

(389) *Porter, G. H.:* Hepatic sarcoidosis. A cause of portal hypertension and liver failure. A review. Arch. Intern. Med. 108: 483, 1961

(390) *Portnoy, B. L., Mackowiak, P. A., Caraway, C. T. et al.:* Oyster-associated hepatitis — failure of shellfish certification program to prevent outbreaks. JAMA 233: 1065, 1975

(391) *Prince, A. M., Metselaar, D., Kapuko, G. W. et al.:* Hepatitis B antigen in wild caught mosquitoes in Africa. Lancet II: 247, 1972

(392) *Prince, A. M., Brotman, B., Grady, G. F. et al.:* Long-incubation posttransfusion hepatitis without serological evidence of exposure to hepatitis B virus. Lancet II: 241, 1974

(393) *Prince, A. M., Szmuness, W., Mann, M. K. et al.:* Hepatitis B "immune" globulin: effectiveness in prevention of dialysis-associated hepatitis. N. Engl. J. Med. 293: 1063, 1975

(394) *Prince, A. M., Bortman, B., van den Ende, M. C. et al.:* Non-A, non-B hepatitis: identification of a virus-specific antigen and antibody: a preliminary report, in: Vyas, G. N., Cohen, S. N., Schmid, R. (Hrsg.): Viral Hepatitis, S. 633–640. Franklin Institute Press, Philadelphia 1978

(395) *Prince, A. M. et al.:* Hepatitis B virus vaccine: identification of HBsAg/a and HBsAg/d but not HBsAg/y subtype antigenic determinants on a synthetic immunogenic peptide. Proc. Natl. Acad. Sci. U.S.A. 79: 579, 1982

(396) *Prince, A. M., Vnek, J., Stephan, W.:* A new hepatitis B vaccine containing HBeAg in addition to HBsAg. Develop. Biol. Standard 54: 13, 1983

(397) *Prince, A. M., Williams, B. A. A., Hima, T. et al.:* Isolation of a virus from chimpanzee liver cell cultures inoculated with sera containing the agent of non-A, non-B hepatitis. Lancet II: 1071, 1984

(398) *Provost, P. J., Ittensohn, O. L., Villarejos, V. M. et al.:* Etiologic relationships of marmoset-propagated CR326 hepatitis A virus to hepatitis A virus to hepatitis in man. Proc. Soc. Exp. Biol. Med. 142: 1257, 1973

(399) *Provost, P. J., Wolanski, B. S., Miller, W. J. et al.:* Physical, chemical and morphological dimensions of human hepatitis A virus strain CR326. Proc. Soc. Exp. Biol. Med. 148: 532, 1975

(400) *Provost, P. J., Hilleman, M. R.:* Propagation of human hepatitis A virus in cell culture in vitro. Proc. Soc. Exp. Biol. Med. 160: 213, 1979

(401) *Provost, P. J., Banker, F. S., Giesa, P. A. et al.:* Progress to a live, attenuated human hepatitis A vaccine (41387). Proc. Soc. Exp. Biol. Med. 170: 8, 1982

(402) *Purcell, R. H., Feinstone, S. M., Alter, H. J., Wong, D. C.:* Detection of a novel antigen in two cases of non-A, non-B hepatitis, a recently recognized persistent infection of probable viral origin. in: Stevens, J. G., Todaro, G. J., Fox, C. F. (Hrsg.): Persistent Viruses, S. 535–549. Academic Press, New York 1978

(403) *Purcell, R. H.:* Delta virus. Max von Pettenkofer-Symposium, München 1982

(404) *Purcell, R. H., Gerin, U.:* Epidemiology of the delta-agent: an introduction. In: Verme, G., Bonino, F., Rizzetto, M. (eds.): Viral Hepatitis and Delta Infection, S. 113–119. Alan R. Liss. Inc., New York 1983

(405) *Purcell, R. H., Feinstone, S. M., Ticehurst, J. R. et al.:* Hepatitis A virus. In: Viral hepatitis and liver disease. Vyas, G. N., Dienstag, J. L., Hoofnagle, J. H. (eds.), S. 9–22. Grune and Stratton Inc., Orlando 1984

(406) *Raimondo, G., Smedile A., Gallo, L. et al.:* Multicentre study of prevalence of HBV-associated delta infection and liver disease in drug-addicts. Lancet I: 249, 1982

(407) *Raimondo, G., Craxi, A., Longo G. et al.:* Delta infection in hepatocellular carcinoma positive for hepatitis B surface antigen. Ann. Intern. Med. 101: 343, 1984

(408) *Rakela, J., Redeker, A. G.:* Long term follow-up after HBsAg negative hepatitis. Gastroenterology 73: 1241, 1977

(409) *Ramachandrans, S., Perera, M. V.:* Jaundice and hepatomegaly in primary malaria. J. Trop. Med. Hyg. 79: 207, 1976

(410) *Ray, M. G., Desmet, V. I., Bradburne, A. F.:* Distribution patterns of hepatitis B surface antigen (HBsAg) in liver of hepatitis patients. Gastroenterology 71: 462, 1976

(411) *Realdi, G., Alberti, A., Rugge, M. et al.:* Seroconversion from hepatitis B e antigen to anti-HBe in chronic hepatitis B virus infection. Gastroenterology 79: 195, 1980

(412) *Realdi, G., Alberti, A., Rugge, M. et al.:* Longterm follow-up of acute and chronic non-A, non-B post-transfusion hepatitis: evidence of progression to liver cirrhosis. Gut 23: 270, 1982

(413) *Realdi, G., Tremolada, F., Bortolotti, F. et al.:* The natural history of post-transfusion and sporadic non-A, non-B hepatitis in Italy. In: Verme, G., Bonino, F., Rizetto, M. (eds.): Viral hepatitis and Delta infection, S. 55–66. Alan R. Liss. Inc., New York, 1983

(414) *Redeker, A. G.:* Viral hepatitis – clinical aspects. Am. J. Med. Sci. 270: 9, 1975

(415) *Redeker, A. G.:* Advances in clinical aspects of acute and chronic liver disease of viral origin, in: Vyas, G. N., Cohen, S. N., Schmid, R. (Hrsg.): Viral hepatitis, S. 425. Franklin Institute Press, Philadelphia 1978

(416) *Redeker, A. G.:* Delta agent and hepatitis B. Ann. Intern. Med. 98: 542, 1983

(417) *Reed, W. D., Eddleston, A. L., Cullen, H. et al.:* Infusion of hepatitis-B-antibody in antigen-positive active chronic hepatitis. Lancet II: 1347, 1973

(418) *Repsher, L. H., Freebern, R. K.:* Effects of early and vigorous exercise on recovery from infectious hepatitis. N. Engl. J. Med. 281: 1383, 1969

(419) *Rieth, H. H.:* Durch Pilze verursachte Krankheiten, in: Mohr, W., Schumacher, H. H., Weyer, F. (Hrsg.): Lehrbuch der Tropenkrankheiten, 4. Aufl., S. 334–363. Georg Thieme Verlag, Stuttgart 1975

(420) *Rindge, M. E., Mason, J. O., Elsea, W. R.:* Infectious hepatitis: report of an outbreak in a small Connecticut school due to waterborne transmission. J. A. M. A. 180: 33, 1962

(421) *Rizzetto, M., Canese, M. G. et al.:* Immunofluorescence detection of a new antigen-antibody system (delta-/anti-delta) associated to hepatitis B virus in liver and in serum of HBsAg-carriers. Gut 18: 997, 1977

(422) *Rizzetto, M., Shih, J. W. K., Gocke, D. J.:* Incidence and significance of antibodies to delta antigen in hepatitis B virus infections. Lancet II: 986, 1979

(423) *Rizzetto, M., Shih, J. W. K., Gerin, J. L.:* The hepatitis B virus-associated delta antigen: isolation from liver, development of solid-phase radioimmunoassays for delta antigen and an-

(424) *Rizzetto, M., Purcell, R. H., Gerin, J. L.:* Epidemiology of HBV-associated delta agent: Geographical distribution of anti-delta and prevalence in polytransfused HBsAg carriers. Lancet I: 1215, 1980

(425) *Rizzetto, M., Canese, M. G. et al.:* Transmission of the hepatitis B virus-associated delta agent to chimpanzees. J. Infect. Dis. 141: 590, 1980

(426) *Rizzetto, M., Hoyer, B. et al.:* Delta-agent: association of delta-agent with hepatitis B surface antigen and RNA in serum of delta-infected chimpanzees. Proc. Natl. Acad. Sci. U.S.A. 77: 6124, 1980

(427) *Rizzetto, M., Canese, M. G., Purcell, R. H. et al.:* Experimental HBV and delta infections of chimpanzees: occurrence and significance of intrahepatic immunocomplexes of HBcAg and delta antigen. Hepatology 1: 567, 1981

(428) *Rizzetto, M.:* The delta agent. Hepatology 3: 729, 1983

(429) *Rizzetto, M., Verme, G., Recchia, S. et al.:* Chronic hepatitis in carriers of hepatitis B surface antigen with intrahepatic expression of the delta antigen. Ann. Intern. Med. 98: 437, 1983

(430) *Robinson, W. S., Greenman, R. L.:* DNA polymerase in the core of the human hepatitis B virus candidate. J. Virol. 13: 1231, 1974

(431) *Robinson, W. S.:* Genetic variation among hepatitis B and related viruses. Ann. N.Y. Acad. Sci. 354: 371, 1980

(432) *Robinson, W. S.:* Genetic variation among hepatitis B and related viruses. Ann. N.Y. Acad. Sci. 354: 371, 1980

(433) *Rocca, G., Poli, G., Gerardo, P. et al.:* Familiar clustering of delta infection. In: Verme, G., Bonino, F., Rizzetto, M. (eds.): Viral Hepatitis and Delta Infection, S. 133–137. Alan R Liss, Inc., New York 1983

(434) *Roggendorf, M., Frösner, G. G., Deinhardt, F. et al.:* Comparison of solid phase test systems for demonstrating antibodies against hepatitis A virus (anti-HAV) of the IgM class. J. Med. Virol. 5: 47, 1980

(435) *Roggendorf, M., Deinhardt, F., Frösner, G. G. et al.:* Immunoglobulin M antibodies to hepatits B core antigen: evaluation of enzyme immunoassay for diagnosis of hepatitis B virus infection. J. Clin. Microbiol. 13: 618, 1981

(436) *Roggendorf, M., Gmelin, K., Zoulek, G., Deinhardt, F.:* Pathogenese und Epidemiologie der Infektion mit dem Delta-Antigen. Lab. Med. 9: 21, 1985

(437) *Rosina, F., Saracco, G., Rizzetto, M.:* Risk of post-transfusion infection with the hepatitis delta virus. N. Engl. J. Med. 312: 1488, 1985

(438) *Roten, A., Altorfer, J., Frösner, G. G. et al.:* Verlaufsspektrum der Hepatitis A. Schweiz. Med. Wschr. 113: 694, 1983

(439) *Routenberg, J. A., Dienstag, J. L., Harrison, W. O. et al.:* Foodborne outbreak of hepatitis A: clinical and laboratory features of acute and protracted illness. Am. J. Med. Sci. 278: 123, 1979

(440) *Rozen, P., Korn, R. J., Zimmerman, H. J.:* Computer analysis of liver function tests and their interrelationship in 347 cases of viral hepatitis. Isr. J. Med. Sci. 6: 67, 1970

(441) *Rubin, R. H., Russel, P. S., Levin, M., Cohen, C.:* Summary of a workshop on cytomegalovirus infections during organ transplantation. J. Infect. Dis. 139: 728, 1979

(442) *Rudcki, C., Ishak, K. G., Zimmerman, H. J.:* Chronic intrahepatic cholestasis of sarcoidosis. Am. J. Med. 59: 373, 1975

(443) *Samplinger, R. E., Woronow, D. I., Alter, M. J. et al.:* Community-acquired non-A, non-B hepatitis: Clinical characteristics and chronicity. J. Med. Virol. 13: 125, 1984

(444) *Samson, R. I., Trey, C., Timmer, A. H. et al.:* Fulminating hepatitis with recurrent hypoglycemia and hemorrhage. Gastroenterology 53: 291, 1967

(445) *Sanchez, Y., Ionescu-Matiu, I., Sparrow, J. T. et al.:* Immunogenicity of conjugates and micelles of synthetic hepatitis B surface antigen peptide. Intervirology 18: 209, 1982

(446) *Sanchez, Y., Ionescu-Matiu, I., Melnick, J. L. et al.:* Comparative studies of the immunogenic activity of hepatitis B surface (HBsAg) and HBsAg polypeptides. J. Med. Virol. 11: 115, 1983

(447) *Sanchez-Tapias, D., Thomas, H. C., Sherlock, S.:* Lymphocyte populations in liver biopsy specimens from patients with chronic liver disease. Gut 18: 472, 1977

(448) *Sarcosi, G. A., Voth, D. W., Dahl, B. A. et al.:* Disseminated histoplasmosis: results of long-term follow-up. A Center of Disease Control cooperative mycosis study. Ann. Intern. Med. 75: 511, 1971

(449) *Schaffner, F.:* The structural basis of altered hepatic function in viral hepatitis. Am. J. Med. 49: 658, 1970

(450) *Schaffner, F.:* New approaches to treatment of hepatitis B chronic liver disease, in: Bianchi, L., Gerok, W., Sickinger, K., Stalder, G. A. (Hrsg.): Virus and Liver, S. 367–370. MTP Press, Falcon House, Lancaster 1980

(451) *Schalm, S. W., Heytink, R. A., van Buuren, H. R., de Man, R. A.:* Acyclovir enhances the antiviral effect of interferon in chronic hepatitis B. Lancet II: 358, 1985

(452) *Scheuer, P. J.:* Liver biopsy in chronic hepatitis: 1968–78. Gut 19: 554, 1978

(453) *Schiff, G. M.:* Hepatitis caused by viruses other than hepatitis A, hepatitis B, and non-A, non-B hepatitis viruses, in: Schiff, L., Schiff, E. R. (Hrsg.): Disease of the Liver. J. B. Lippincott, Philadelphia – Toronto 1982

(454) *Schmid, M., Pirovino, M., Altorfer, J. et al.:* Acute hepatitis non-A, non-B: are there any specific light microscopic features? Liver 2: 61, 1982

(455) *Schmitz, H., Doerr, H. W., Kampa, D., Vogt, A.:* A solid-phase enzyme immunoassay for immunoglobulin M antibodies for cytomegalovirus. J. Clin. Microbiol. 5: 629, 1977

(456) *Schomerus, H., Wiedmann, K. H., Dölle, W. et al.:* Cyanidanol-3 in the treatment of acute viral hepatitis: a randomized controlled trial. Hepatology 4: 331, 1984

(457) *Schulman, A. N., Dienstag, J. L., Jackson, D. R. et al.:* Hepatitis A antigen particles in liver, bile and stool of chimpanzees. J. Infect. Dis. 134: 80, 1976

(458) *Schumacher, H. R., Gall, E. P.:* Arthritis in acute hepatitis and chronic active hepatitis: pathology of the synovial membrane with evidence for the presence of Australia antigen in synovial membranes. Am. J. Med. 57: 655, 1974

(459) *Schweitzer, I. L., Mosley, J. W., Ashcavai, M. et al.:* Factors influencing neonatal infection by hepatitis B virus. Gastroenterology 65: 277, 1973

(460) *Schweitzer, I. L., Wing, A., McPeak, C. et al.:* Hepatitis and hepatitis-associated antigen in 56 mother-infant pairs. JAMA 220: 1092, 1972

(461) *Schweitzer, I. L., Weiner, J. M., McPeak, C. M. et al.:* Oral contraceptive in acute viral hepatitis. J. A. M. A. 233: 979, 1975

(462) *Scolnik, E. M., McLean, A. A., West, D. J. et al.:* Clinical evaluation in healthy adults of a hepatitis B vaccine made by recombinant DNA. J. Am. Med. Ass. 251: 2812, 1984

(463) *Scotto, J., Hadchouel, M., Wain-Hobson, S. et al.:* Hepatitis B virus DNA in DANE particles: evidence for the presence of replicative intermediates. J. Infect. Dis. 151: 610, 1985

(464) *Scullard, G. H., Robinson, W. S., Thomas, C.:* The effect of immunosuppressive therapy of hepatitis B viral infection in patients with chronic hepatitis. Gastroenterology 27: A40, 1979

(465) *Scullard, G. H., Andres, L. L., Greenberg, H. B. et al.:* Antiviral treatment of chronic hepatitis B virus infection: improvement in liver disease with interferon and adenine arabinosid. Hepatology 1: 228, 1981

(466) *Scullard, G. H., Greenberg, H. B., Smith, J. L. et al.:* Antiviral treatment of chronic hepatitis B virus infection: infectious virus cannot be detected in patient serum after permanent responses to treatment. Hepatology 2: 39, 1982

(467) *Seeberg, S., Brandberg, A., Hermodsson S. et al.:* Hospital outbreak of hepatitis A secondary to blood exchange in a baby. Lancet I: 1155, 1981

(468) *Seeff, L. B., Hoofnagle, J. H.:* Immunoprophylaxis of viral hepatitis. Gastroenterology 77: 161, 1979

(469) *Serrano, M. A., Hirshman, S. Z.:* Properties of hepatitis B e antigen synthesized by rat cells transfected with circular viral DNA. J. Gen. Virol. 65: 1373, 1986

(470) *Seto, B., Iwarson, S., Coleman, W. G., Gerety, R. J.:* Detection of reverse transcriptase activity in association with the non-A, non-B hepatitis agent(s). Lancet II: 941, 1984

(471) *Shafritz, D. A., Rogler, C. E.:* Molecular characterization of viral forms observed in persistent hepatitis infections, chronic liver disease and hepatocellular carcinoma in woodchucks and humans. In: Vyas, G. N., Dienstag, J. L., Hoofnagle, J. H. (eds): Viral hepatitis and liver disease, S. 225–243. Grune and Stratton, Orlando 1984

(472) *Shattock, A. G., Fielding, J. F., Arthurs, Y. et al.:* Delta infection without increase in severity of hepatitis B (letter). Lancet II: 1286, 1982.

(473) *Shattock, A. G., Morgan, B. M.:* Sensitive enzyme immunoassay for the detection of delta antigen and anti-delta, using serum as the delta antigen source. J. Med. Virol. 13: 73, 1984

(474) *Shattock, A. G., Irwin, F. M., Morgan, B. M. et al.:* Increased severity and morbidity of acute hepatitis in drug abusers with simultaneously acquired hepatitis B and hepatitis D virus infections. Brit. Med. J. 290: 1377, 1985

(475) *Sherlock, S., Thomas, H. C.:* Treatment of chronic hepatitis due to hepatitis B virus. Lancet II: 1343, 1985

(476) *Shih, J. W., Gerin, J. L.:* Proteins of hepatitis B surface antigen: amino acid composition of the major polypeptides. J. Virol. 21: 1219, 1977

(477) *Shih, J. W. K., Tan, P. L., Gerin, J. L.:* Relationship of large hepatitis B surface antigen polypeptide to human serum albumin. Infect. Immun. 28: 459, 1980

(478) *Shikata, T.:* Australia antigen in liver tissue. Jpn. J. Exp. Med. 43: 231, 1973

(479) *Shikata, T., Karasawa, T., Abe, K. et al.:* Hepatitis B e antigen and infectivity of hepatitis B virus. J. Infect. Dis. 136: 571, 1977

(480) *Shikata, T., Karasawa, T., Abe K. et al.:* Incomplete inactivation of hepatitis B virus after heat treatment at 60 °C for 10 hours. J. Infect. Dis. 138: 242, 1978

(481) *Shimizu, Y. K., Feinstone, S. M., Purcell, R. H. et al.:* Non-A, non-B hepatitis: ultrastructural evidence for two agents in experimentally infected chimpanzees. Science 205: 197, 1979

Chronische Hepatitis

(482) *Shimizu, M., Ohyama, M., Takahashi, Y. et al.:* Immunoglobulin M antibody against hepatitis B core antigen. Gastroenterology 84: 604, 1983

(483) *Shimoda, T., Shikata, T., Karasawa, T. et al.:* Light microscopic localization of the hepatitis B virus antigens in the human pancreas. Gastroenterology 81: 998, 1981

(484) *Shirachi, R., Shiraishi, H., Tateda, A. et al.:* Hepatitis „C" antigen in non-A, non-B posttransfusion hepatitis. Lancet II: 853, 1978

(485) *Shuja Shafi, M., Ponzetto, A., Forzani, B.:* Delta infection in Saudi Arabia. A general population study. In: Verme, G., Bonino, F., Rizzetto, M. (ed): Viral Hepatitis and Delta Infection, S. 279. Alan, R. Liss, Inc., New York 1984

(486) *Shulman, S. T., Hutto, J. H. jr., Ayoub, E. M. et al.:* A double blind evaluation of transfer factor therapy of HBsAg-positive chronic aggressive hepatitis. Preliminary report of efficacy. Cell. Immunol. 43: 352, 1979

(487) *Siddiqui, A.:* Hepatitis B virus DNA in Kaposi sarcoma. Proc. Natl. Acad. Sci. U.S.A. 80: 4861, 1983

(488) *Sidwell, R. W., Huffmann, J. H., Campbell, N. et al.:* Effect of ribavirin on viral hepatitis in laboratory animals. Ann. N.Y. Acad. Sci. 284: 239, 1977

(489) *Siegl, G.:* Structure and biology of hepatitis A virus, in: Szmuness, H., Alter, H. J., Maynard, J. E.: Viral Hepatitis, S. 13–20. Franklin Institute Press, Philadelphia 1981

(490) *Siegl, G., Frösner, G. G., Gauss-Müller, V. et al.:* The physicochemical properties of infectious hepatitis A virion. J. Gen. Virol. 57: 331, 1981

(491) *Siegl, G., Eggers, H. J.:* Failure of guanidine and 2(2-hydroxybenzyl)-benzimidazole to inhibit replication of hepatitis A virus in vitro. J. Gen. Virol. 62: 111, 1982

(492) *Siegl, G., DeChastonay, J., Kronauer, G.:* Propagation and assay of hepatitis A virus in vitro. J. Virol. Meth. 9: 53, 1984

(493) *Skidmore, S. J., Boxall, E. H., Ala, F.:* Short communication: a case report of post-transfusion hepatitis A. J. Med. Virol. 9: 223, 1982

(494) *Skiraishi, H., Alter, H. J., Feinstone, S. M., Purcell, R. H.:* Rheumatic factor-like reactants in sera proven to transmit non-A, non-B hepatitis: a potential source of false-positive reactions in non-A, non-B assays. Hepatology 5: 181, 1985

(495) *Smedile, A., Dentico, P., Zanetti, A. et al.:* Infection with the Delta agent in chronic HBsAg carriers. Gastroenterology 81: 992, 1981

(496) *Smedile, A., Farci, P., Verme, G. et al.:* Influence of delta infection on severity of hepatitis B. Lancet II: 945, 1982

(497) *Smedile, A., Lavarini, C., Crivelli, O. et al.:* Radioimmunoassay detection of IgM antibodies to the HBV associated delta antigen: clinical significance of the delta infection. J. Med. Virol. 9: 131, 1982

(498) *Smedile, A., Lavarini, C., Farci, P. et al.:* Epidemiologic patterns of infection with the hepatitis B virus-associated delta agent in Italy. Am. J. Epidemiol. 117: 223, 1983

(499) *Smedile, A., Rizzetto, M., Bonino, F. et al.:* Serum delta-associated RNA (DAR) in chronic HBV carriers infected with the delta agent. In: Vyas, G. N., Dienstag, J. L., Hoofnagle, J. H. (eds): Viral Hepatitis and Liver Disease, S. 613. Grune and Stratton, Inc., Orlando 1984

(500) *Smith, F. R., Henkin, R. K., Dell, R. B.:* Disordered gustatory acuity in liver disease. Gastroenterology 70: 568, 1976

(501) *Smith, G. L., Mackett, M., Moss, B.:* Infectious vaccina virus recombinants that express hepatitis B virus surface antigen. Nature 302: 490, 1983

(502) *Sodomann, C. P., Meaker-Alzer, G., Havemann, K. et al.:* Transfer factor (TF) treatment of patients with HBsAg-positive chronic active hepatitis. A prospective, controlled study. Klin. Wschr. 57: 893, 1979

(503) *Soloway, R. D., Summerskill, W. H. J., Baggenstoss, A. H. et al.:* Clinical, biochemical and histological remission of severe chronic active liver disease: A controlled study of treatments and early prognosis. Gastroenterology 63: 820, 1972

(504) *Stalder, G. A.:* Möglichkeiten zur Beurteilung der Infektiosität HBsAg-positiver Personen. Schweiz. Med. Wschr. 107: 614, 1977

(505) *Steiner, S., Huebner, M. T., Dreesman, G. R.:* Major polar lipids of hepatitis B antigen preparations: evidence for the presence of glycosphingolipid. J. Virol. 14: 572, 1974

(506) *Stern, M. S., Gitnick, G. L.:* Shigella hepatitis. J. A. M. A. 235: 2628, 1976

(507) *Stevens, C. E., Beasley, R. P.:* Lack of an autosomal recessive genetic influence in the vertical transmission of hepatitis B antigen. Nature 260: 715, 1976

(508) *Stevens, C. E., Neurath, R. A., Beasley, R. P., Szmuness, W.:* HBeAg and anti-HBe detection by radioimmunoassay: correlation with vertical transmission of hepatitis B virus in Taiwan. J. Med. Virol. 3: 237, 1979

(509) *Stevens, C. E., Szmuness, W., Goodman, A. I. et al.:* Hepatitis B vaccine: immune responses in haemodialysis patients. Lancet II: 1211, 1980

(510) *Stevens, C. E., Toy, P. T., Tong, M. J. et al.:* Perinatal hepatitis B virus transmission in the United States. JAMA 253: 1740, 1985

(511) *Stöcklin, E., Cudat, F., Krey, G. et al.:* Delta-antigen in hepatitis B: immune histology of frozen

and paraffin-embedded liverbiopsies and relation to HBV infection. Hepatology 1: 238, 1981
(512) *Sugg, U.:* Hepatitis aus der Sicht einer Transfusionszentrale. In: Frösner, G., Larch, H. G., Lechler, E. (Hrsg.): Plasmaprotein und Virus-Hepatitis. Springer Verlag, Berlin – Heidelberg – New York 1982
(513) *Suh, D. J., White, Y., Eddlestone, A. L. W. F. et al.:* Specificity of an immunoprecipitin test for non-A, non-B hepatitis. Lancet I: 178, 1981
(514) *Summers, J., Mason, W. S.:* Properties of the hepatitis B like viruses related to their taxonomic classification. Hepatology 2: 618, 1982
(515) *Summers, J., Mason, W. S.:* Replication of the genome of a hepatitis B-like virus by reverse transcription of a RNA intermediate. Cell. 29: 403, 1982
(516) *Szmuness, W., Prince, A. M., Grady, G. F. et al.:* Hepatitis B infection. A point-prevalence study in 15 US hemodialysis centers. J. Am. Med. Assoc. 227: 901, 1974
(517) *Szmuness, W., Much, W. M., Prince, A. M. et al.:* On the role of sexual behaviour in the spread of hepatitis B infection. Ann. Intern. Med. 83: 489, 1975
(518) *Szmuness, W., Hirsch, R. L., Prince, A. M. et al.:* Hepatitis B surface antigen in blood donors: further observations. J. Infect. Dis. 131: 111, 1975
(519) *Szmuness, W., Hoofnagle, J. H., Stevens, C. E., Prince, A. M.:* Antibody against the hepatitis B core antigen. A new tool for epidemiologic studies. Am. J. Epidemiol. 104: 256, 1976
(520) *Szmuness, W., Dienstag, J. L., Purcell, R. H. et al.:* Type A hepatitis and hemodialysis: a seroepidemiologic study in 15 US centers. Ann. Intern. Med. 87: 8, 1977
(521) *Szmuness, W.:* Hepatocellular carcinoma and the hepatitis B virus: evidence for a causal association. Progr. Med. Virol. 24: 40, 1978
(522) *Szmuness, W., Stevens, C. E., Ikram, H. et al.:* Prevalence of hepatitis B virus infection and hepatocellular carcinoma in Chinese-Americans. J. Infect. Dis. 137: 822, 1978
(523) *Szmuness, W., Stevens, C. E., Harley, E. J. et al.:* Hepatitis B vaccine: demonstration of efficacy in a controlled, clinical trial in a high-risk population in the United States. N. Engl. J. Med. 303: 833, 1980
(524) *Szmuness, W., Stevens, C. E., Oleszko, W. R., Goodman, A.:* Passive-active immunization against hepatitis B: immunogenicity studies in adult Americans. Lancet I: 575, 1981
(525) *Szmuness, W., Stevens, C. E., Zang, E. A. et al.:* A controlled clinical trial of the efficacy of the hepatitis B vaccine. A final report. Hepatology 1: 377, 1981
(526) *Tabor, E., Russel, P., Gerety, R. J. et al.:* Hepatitis B surface antigen and e antigen in pleural effusion. A case report. Gastroenterology 73: 1157, 1977
(527) *Tabor, E., Gerety, R. J., Drucjer, J. A. et al.:* Transmission of non-A, non-B hepatitis from man to chimpanzee. Lancet I: 463, 1978
(528) *Tabor, E., Mitchell, F. D., Goudeau, A. M., Gerety, R. J.:* Detection of an antigen-antibody system in serum associated with human non-A, non-B hepatitis. J. Med. Virol. 4: 161, 1979
(529) *Tabor, E., April, M., Seeff, L. B., Gerety, R. J.:* Acute non-A, non-B hepatitis: prolonged presence of the infectious agent in blood. Gastroenterology 76: 680, 1979
(530) *Tabor, E., Seeff, L. B., Gerety, R. J.:* Chronic non A, non B hepatitis carrier state. N. Engl. J. Med. 303: 140, 1980
(531) *Tabor, E., Krugman, S., Weiss, E. C., Gerety, R. J.:* Disappearance of hepatitis B surface antigen during an unusual case of fulminant hepatitis B. J. Med. Virol. 8: 277, 1981
(532) *Tabor, E., Buynak, E., Smallwood, L. A. et al.:* Inactivation of hepatitis B virus by three methods: treatment with pepsin, urea or formalin. J. Med. Virol. 11: 1, 1983
(533) *Takahashi, K., Imai, M., Myakawa, Y. et al.:* Duality of hepatits B e antigen in serum of persons infected with hepatitis B virus: evidence for nonidentity of e antigen with immunoglobulin. Proc. Natl. Acad. Sci. U.S.A. 75: 1952, 1978
(534) *Takahashi, Y., Tanaka, M., Shida, N. et al.:* Strong association between membranous nephropathy and hepatitis B surface antigenemia in Japanese children. Lancet, I: 1069, 1978
(535) *Takahashi, Y., Tanaka, M., Miyakawa, Y. et al.:* Free „small" and IgG-associated „large" hepatitis B e antigen in the serum and glomerular capillary walls of two patients with membranous glomerulonephritis. N. Engl. J. Med. 300: 814, 1979
(536) *Taylor, P. R., Zuckerman, A. J.:* Non production of interfering substances by serum from patients with infectious hepatitis. J. Med. Microbiol. 1: 217, 1968
(537) *Thanavala, Y. M., Bond, A., Tedder, R. et al.:* Monoclonal „internal image" anti-idiotypic antibodies of hepatitis B surface antigen. Immunology 55: 197, 1985
(538) *Theilmann, L., Gmelin, K., Will, H. et al.:* Detection of hepatitis B viral DNA in sera positive for antibody to Delta antigen. J. Infect. Dis. 150: 118, 1984
(539) *Theilmann, L., Weimer, T., Gmelin, K., Will, H.:* Molekularbiologische Aspekte der Hepatitis-B-Virusinfektion. Inn. Med. 12: 259, 1985
(540) *Thomas, H. C., Pigatelli, M., Goodall, A. et al.:* Immunologic mechanisms of cell lysis in hepati-

tis B virus infection. In: Vyas, G. N., Dienstag, J. L., Hoofnagle, J. H. (eds): Viral Hepatitis and Liver Disease, S. 167–177. Grune and Stratton, Orlando 1984

(541) *Thommsen, R., Gerlich, W., Bötticher, V. et al.:* Herstellung und Erprobung eines neuen Hepatitis-B-Impfstoffes. Dtsch. Med. Wschr. 107: 125, 1982

(542) *Ticehurst, J. R., Raseniello, V. R., Baressy, I. M. et al.:* Molecular cloning and characterization of hepatitis A virus RNA. Proc. Natl. Acad. Sci. USA 80: 5885, 1983

(543) *Tiollais, P., Charnay, P., Vyas, G. N.:* Biology of the hepatitis B virus. Science 213: 406, 1981

(544) *Tiollais, P., Pourcel, C., Dejean, A.:* The hepatitis B virus. Nature 317: 489, 1985

(545) *Tong, M. J., Rakela, J., McPeak, C. M. et al.:* Studies in infants born to mothers with type B hepatitis and acute non-A, non-B hepatitis during pregnancy. Gastroenterology 79: 365, 1980

(545a) *Tong, M. J., Thursby, M., Rakela, J. et al.:* Studies on maternal-infant transmission of the viruses which cause acute hepatitis. Gastroenterology 80: 999, 1980

(546) *Tratschin, J. D., Siegl, G., Frösner, G. G., Deinhardt, F.:* Characterization and classification of virus particles associated with hepatitis A. III. Structural proteins. J. Virol. 38: 151, 1981

(547) *Trepo, C., Zuckerman, A. J., Bird, R. C. et al.:* The role of circulating hepatitis B antigenantibody immune complexes in the pathogenesis of vascular and hepatic manifestations in polyarteriitis nodosa. J. Clin. Pathol. 27: 863, 1974

(548) *Trepo, C. G., Robert, D., Motin, J. et al.:* Hepatitis B antigen (HBsAg) and/or antibodies (anti-HBs and anti-HBc) in fulminant hepatitis: pathogenic and prognostic significance. Gut 17: 10, 1976

(549) *Trepo, C. G., Prince, A. M.:* Absence of complete homologous immunity in hepatitis B infection after massive exposure. Ann. Intern. Med. 85: 427, 1976

(550) *Trepo, C., Vitvitski, L., Hantz, O. et al.:* Identification and detection of long incubation non-A, non-B hepatitis virus and associated antigens or antibodies. J. Virol. Meth. 2: 127, 1980

(551) *Trepo, C., Vitvitski, L., Hantz, O.:* Non-A, non-B hepatitis virus: identification of a core antigen-antibody system that cross-reacts with hepatitis B core antigen and antibody. J. Med. Virol. 8: 31, 1981

(552) *Troisi, C. L., Hollinger, F. B.:* Detection of an IgM antiidiotype directed against anti-HBs in hepatitis B patients. Hepatology 5: 758, 1985

(553) *Tsiquaye, K. N., Bird, R. G., Tovey, G. et al.:* Further evidence of cellular changes associated with non-A, non-B hepatitis. J. Med. Virol. 5: 63, 1980

(554) *Tsiquaye, K. N., Portman, B., Tovey, G. et al.:* Non-A, non-B hepatitis in persistent carriers of hepatitis B virus. J. Med. Virol. 11: 179, 1983

(555) *Tucker, C. B., Owen, W. H., Farrell, M. S.:* Outbreak of infectious hepatitis apparently transmitted through water. South Med. J. 47: 732, 1954

(556) *Valenzuela, P. M., Quiroga, M., Zaldivar, J. et al.:* Nucleotide sequence of hepatitis B viral genome and the identification of major viral genes. In: Fields, B., Jaenisch, R., Fox, C. F. (Hrsg.): Animal Virus Genetics, S. 57–66. Academic Press, New York 1980

(557) *Versieck, J., Barbieri, F., Speecke, A. et al.:* Manganese, copper, and zinc concentrations in serum and packed blood cells during acute hepatitis, chronic hepatitis and posthepatitic cirrhosis. Clin. Chem. 20: 1141, 1974

(558) *Villarejos, V. M., Arquembourg, P. C., Visona, K. A. et al.:* Antibodies to single-stranded DNA. An aid in diagnosis of viral hepatitis. J. Med. Virol. 2: 359, 1978

(559) Viral hepatitis: report of a scientific group. WHO Tech. Rep. Ser. No. 512, 1973

(560) *Vitvitski, L., Trepo, C., Hantz, O.:* Use of the cross-reactivity between hepatitis B and non-A, non-B viruses for the identification and detection of non-A, non-B "e" antigen. J. Virol. Meth. 1: 149, 1980

(561) *Wands, J. R., Salyer, D. C., Boitnott, J. K. et al.:* Fulminant hepatitis complicated by pancreatitis. Johns Hopkins Med. J. 133: 156, 1973

(562) *Wands, J. R., Mann, E. A., Isselbacher, K. J.:* The pathogenesis of arthritis associated with acute hepatitis B surface antigen positive hepatitis. Complement activation and characterization of circulating immune complexes. J. Clin. Invest. 55: 930, 1975

(563) *Ware, A. J., Luby, J. P., Hollinger, F. B. et al.:* Etiology of liver disease in renal-transplant patients. Ann. Intern. Med. 91: 364, 1979

(564) *Weitberg, A. B., Alper, J. C., Diamond, L. et al.:* Acute granulomatous hepatitis in the course of acquired toxoplasmosis. N. Engl. J. Med. 300: 1093, 1979

(565) *Weitz, M., Siegl, G.:* Variation among hepatitis A virus strains. I. Genomic variation detected by T_1 oligonucleotide mapping. Virus Res. 4: 53, 1985

(566) *Weller, I. V. D., Bassendine, M. F., Craxi, A. et al.:* Successful treatment of HBs and HBcAg positive chronic liver disease: prolonged inhibition of viral replication by highly soluble adenine arabinoside-5′-monophosphate (ARA-AMP). Gut 23: 717, 1982

(567) *Weller, I. V. D., Fowler, M. J. F., Monjardino, J.,*

Thomas, H. C.: The detection of HBV DNA in serum by molecular hybridization: a more sensitive method for the detection of complete HBV particles. J. Med. Virol. 9: 208, 1982

(568) *Weller, I. V. D., Karayiannis, P., Lok, A. S. F. et al.:* Significance of delta agent infection in chronic hepatitis B virus infection: a study in British carriers. Gut 24: 1061, 1983

(569) *Werner, B. G., Grady, G. F.:* Accidental hepatitis-B-surface-antigen-positive inoculations. Ann. Intern. Med. 97: 367, 1982

(570) *Weston, M. J., Gazzard, B. G., Buxton, B. H. et al.:* Effects of haemoperfusion through charcoal of XAD-7 resin on an animal model of fulminant hepatic failure. Gut 15: 482, 1974

(571) *Wheelock, E. F., Schenker, S., Combes, B.:* Absence of circulating interferon in patients with infectious and serum hepatitis. Proc. Soc. Exp. Biol. (N.Y.) 128: 251, 1968

(572) *Wilkinson, S. P., Portmann, B., Cochrane, A. M. G. et al.:* Clinical course of chronic lobular hepatitis. Quarterly Journal of Medicine 71: 421, 1978

(573) *Williams, C. N., Sidorov, J. J.:* Steatorrhoea in patients with liver disease. Can. Med. Assoc. J. 105: 1143, 1971

(574) *Williams, R. K., Crossley, K.:* Acute and chronichepatic involvement of brucellosis. Gastroenterology 83: 455, 1982

(575) *Wills, W., Larouze, B., London, W. T. et al.:* Hepatitis B in bedbugs from Senegal. Lancet II: 217, 1977

(576) *Winn, W. C., Walker, D. J.:* The pathology of human Lassa fever. Bull. WHO 52: 535, 1975

(577) *Wong, D. C., Purcell, R. H., Sreevisan, M. A. et al.:* Epidemic and endemic hepatitis in India: evidence for a non-A, non-B hepatitis virus aetiology. Lancet II: 876, 1980

(578) *Wright, R. A.:* Hepatitis B and the HBsAg carrier: an outbreak related to sexual contact. J. A. M. A. 232: 717, 1975

(579) *Wyke, R. J., Williams, R.:* Clinical aspects of non-A, non-B hepatitis infections. J. Virol. Meth. 2: 17, 1980

(580) *Yoshizawa, H., Itah, Y., Iwakim, S. et al.:* Diagnosis of hepatitis type A by fecal IgA antibody against hepatitis A antigen. Gastroenterology 78: 114, 1980

(581) *Young, P., Vaudin, M., Dixon, J., Zuckerman, A. J.:* Preparation of hepatitis B polypeptide micelles from human carrier plasma. J. Virol. Meth. 4: 177, 1982

(582) *Zachoval, R., Frösner, G. G., Deinhardt, F., John, I.:* Hepatitis A transmission by cold meats (letter). Lancet I: 260, 1981

(583) *Zachoval, R., Jilg, W., Lorbeer, B. et al.:* Passive/active immunization against hepatitis B. J. Infect. Dis. 150: 112, 1984

(584) *Zanetti, A. R., Ferroni, P., Magliano, E. M. et al.:* Perinatal transmission of the hepatitis B virus and of the HBV-associated delta agent from mothers to offspring in northern Italy. J. Med. Virol. 9: 139, 1982

(585) *Zauli, D., Fusconi, M., Crespi, C. et al.:* Close association between basal cell layer antibodies and hepatitis B virus-associated chronic delta infection. Hepatology 4: 1103, 1984

9.4 Alkoholische Leberschäden

von *Helmut K. Seitz*

9.4.1 Epidemiologie, Inzidenz und sozialmedizinische Bedeutung

Alkoholismus ist die Suchtkrankheit unserer Zeit. Das Problem des Alkoholismus ist allerdings nicht neu. Eines der ältesten Zeugnisse darüber liegt uns in Form einer Hieroglyphenschrift aus dem alten Ägypten um ca. 1500 v. Chr. vor (**Abb. 9.10**) (30). In diesem Jahrhundert stieg der Alkoholverbrauch vor allem nach dem 2. Weltkrieg in den westlichen Industriestaaten stark an. In der Bundesrepublik Deutschland steigerte sich der Pro-Kopf-Verbrauch reinen Alkohols von 3,6 Liter im Jahre 1950 auf 12,7 Liter im Jahre 1980 (130). Damit gehört Westdeutschland zu den führenden alkoholverbrauchenden Nationen in der Welt. Nach Angaben des Bundesgesundheitsministeriums wird die Zahl der Alkoholiker in der Bundesrepublik für das Jahr 1980 mit mehr als 1,5 Millionen angegeben, wobei über 100 000 Menschen Jugendliche sind (147).

Der Alkoholismus hat ausgeprägte sozialmedizinische Bedeutung. Die Bundeshauptstelle für Suchtkrankheiten gibt folgende Daten an: Die Lebenserwartung des Alkoholikers liegt bei 55 bis 58 Jahren und ist damit um 10 bis 15 Jahre niedriger als die der Normalbevölkerung. Die Sterblichkeitsrate ist um den Faktor 3 und die Suizidhäufigkeit um den Faktor 12 erhöht. Unter Alkoholikern befinden sich 37% Vorbestrafte. 52% der Alkoholiker haben bereits im Alter von 36 Jahren ihren Arbeitsplatz verloren. Letztgenannte Zahlen müssen allerdings mit Vorsicht bewertet werden, da besonders in wirtschaftlichen Rezessionszeiten das Ursache-Wirkungs-Prinzip in dieser Hinsicht verschoben ist.

Im Durchschnitt werden jährlich DM 650,– pro Kopf der Bevölkerung für alkoholische Getränke ausgegeben. Dabei nimmt der Staat 5,2 Milliarden DM als Alkoholsteuer ein, muß aber gleichzeitig 39 Milliarden DM für Alkoholfolgeschäden ausgeben (130). Diese Folgeerkrankungen betreffen vor allem alkoholische Leberschäden, Pankreatitis, Karzinomentstehung und durch Alkohol hervorgerufene Unfälle. Eine Zusammenfassung darüber findet sich bei Eckardt und Mitarbeiter (44). Bode nimmt an, daß jährlich ca. 100 000 Menschen an den Folgen von Alkohol versterben (16). Dabei spielt die alkoholische Lebererkrankung die entscheidende Rolle. Bei 42 bis 66% aller Leberzirrhosen liegt Alkohol als Ursache vor. So sind in den USA ca. 50% der 35 000 Zirrhosetoten pro Jahr durch Alkoholismus bedingt (22, 89).

Durch Untersuchungen von Lelbach gilt als gesichert, daß eine positive Korrelation zwischen der Zirrhoseinzidenz und der Gesamtalkoholaufnahme beim Menschen besteht (90). Staatliche Eingriffe, wie zum Beispiel die Alkoholprohibition, bewirken eine drastische Senkung der Zirrhosemortalität. Dies gilt für die USA während der Alkoholprohibition in den Jahren 1916 bis 1932 (83) als auch für England und Wales, wo durch hohe Alkoholsteuern die Zirrhosemortalität von 12 pro 100 000 im Jahre 1914 auf 2 pro 100 000 im Jahre 1945 gesenkt werden konnte (177). Auch in Schweden stieg die Zirrhosemortalität nach Aufhebung der Alkoholprohibition im Jahre 1955 signifikant an (58).

Es ist bekannt, daß nur 2 bis 30% aller Alkoholiker eine Leberzirrhose entwickeln (22). Die Ursache hierfür ist unklar. Bisher war man der Ansicht, daß bei einer Zufuhr von mehr als 80 g Alkohol pro Tag ein erhöhtes Risiko für eine Leberzirrhose besteht (91). Neuere epidemiologische Untersuchungen von Pequinot und Tuyns (141) zeigen allerdings, daß bereits bei einer täglichen Zufuhr von mehr als 40 g Alkohol beim Mann und von 20 g Alkohol bei der Frau mit einem erhöhten Zirrhoserisiko gerechnet werden muß. Bei Errechnung der Abhängigkeit der Zirrhosemorbidität vom täglichen Alkoholkonsum liegt bei einem 20 Jahre fortgesetzten regelmäßigen Konsum von 60 bis 80 g täglich die Zirrhosemorbidität für Männer bereits 15mal und für Frauen sogar 550mal höher als bei einem Vergleichskollektiv mit nur gelegentlichem Alkoholkonsum (188).

Neben Quantität und Zeitdauer der Alkoholzufuhr werden verschiedene andere Risikofaktoren

Epidemiologie, Inzidenz und sozialmedizinische Bedeutung

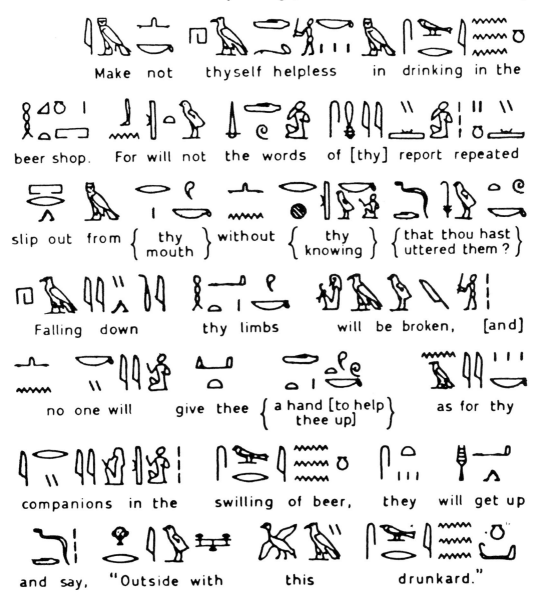

Abb. 9.10: Nachweis exzessiven Alkoholmißbrauchs in einer altägyptischen Hieroglyphenschrift (um 1500 v. Chr.). Die sinngemäße Übersetzung des englischen Textes lautet: Mach dich nicht selber hilflos durch Trinken in der Kneipe, damit sich nicht die Worte deiner Rede wiederholen und aus deinem Munde herausquellen, ohne daß du weißt, daß du sie geäußert hast. Du fällst hin, brichst dir die Knochen, und keiner deiner Saufkumpane gibt dir die Hand, um dir aufzuhelfen. Sie werden aufstehen und sagen „Raus mit dem Trunkenbold!"

Tab. 9.7: **Risikofaktoren für die Entstehung einer Leberzirrhose** (22)

Sicher	Möglich
Alkoholmenge (80 g/Tag), Zeitdauer schweren Alkoholabusus (>5 bis 8 Jahre)	Regelmäßige tägl. Alkoholzufuhr, Zusätzliche Mangelernährung, Genetische Suszeptibilität Weibliches Geschlecht Veränderte Alkoholabbaurate

diskutiert (Tab. 9.7). Die Tatsache, daß nur ca. 20% aller Alkoholiker eine Leberzirrhose entwickeln und daß 80% keine signifikante Leberschädigung aufweisen, gibt Raum zu Spekulationen. Theoretisch könnten dabei genetische Prädispositionen, immunologische- und Ernährungsfaktoren eine Rolle spielen. Krasner und Mitarbeiter konnten zeigen, daß bei weiblichen Alkoholkranken in weitaus höherem Maße Autoimmunphänomene sowie alkoholinduzierte zelluläre Immunreaktionen nachzuweisen sind als bei männlichen Patienten (87). Inwieweit eine genetische Prädisposition zur alkoholischen Leberschädigung vorliegt, ist nach wie vor unklar. Aufgrund unterschiedlicher Enzymaktivitäten von Alkohol metabolisierenden Enzymen wie Alkoholdehydrogenase (ADH) oder Azetaldehyddehydrogenase (ALDH) in verschiedenen Bevölkerungsgruppen wird eine unterschiedliche Suszeptibilität der Leber auf Alkohol in diesen Populationen angenommen (19, 72). Es ist allerdings nach wie vor nicht geklärt, ob diese veränderten Enzymaktivitäten Ursache oder Folge der alkoholischen Leberschädigung sind (1, 139, 144, 190). Interessant erscheint in diesem Zusammenhang, daß erhöhte Blutazetaldehydkonzentrationen bei Verwandten 1. Grades von Alkoholikern nachgewiesen worden sind (163).

9.4.2 Pathophysiologie

9.4.2.1 Die Bedeutung des Alkoholstoffwechsels in der Pathogenese alkoholischer Lebererkrankungen.
Neben der exogenen Aufnahme von Alkohol kann Äthanol auch in geringen Mengen endogen synthetisiert werden sowie durch bakterielle Fermentation im Darm entstehen (113). Nur etwa 2 bis 10% des aufgenommenen Alkohols verlassen den Organismus unverändert über Niere und Lunge (95). Der Rest wird hauptsächlich in der Leber oxidiert, obwohl auch ein quantitativ geringerer extrahepatischer Stoffwechsel von Alkohol existiert (119, 165). Typische Charakteristika des Alkoholstoffwechsels sind in **Tab. 9.8** zusammengefaßt.

Tab. 9.8: **Charakteristika des Alkoholstoffwechsels**

(1) Hoher Kaloriengehalt (7,1 kal/g)
(2) Geringe renale oder pulmonale Elimination
(3) Kein Speichermechanismus
(4) Hauptsächlich hepatische Oxidation
(5) Kein Rückkopplungsmechanismus zur Kontrolle der Alkoholoxidationsrate

Die Pathogenese der alkoholischen Leberschädigung ist auf das engste mit dem Alkoholmetabolismus verknüpft. Die Leberzelle besitzt in 3 verschiedenen subzellulären Kompartimenten die Möglichkeit, Äthanol zu oxidieren (**Abb. 9.11**). Das erste Produkt der Alkoholoxidation ist Azetaldehyd, eine sehr toxische und hochreaktive Substanz. Zusätzlich entsteht bei der ADH-Reaktion, dem quantitativ bedeutendsten Stoffwechselweg, Redoxäquivalente in Form von reduziertem Nikotinadenindinukleotid (NADH). Letztendlich wird Azetaldehyd zu Azetat umgewandelt, und dieses wird entweder zu Neusyntheseleistungen herangezogen oder nur langsam in einen hypoaktiven Zitratzyklus eingeschleust. Im folgenden soll zunächst auf Veränderungen des Leberstoffwechsels eingegangen werden, die durch Stoffwechselprodukte der Alkoholoxidation verursacht werden.

Erhöhung des hepatischen NADH/NAD-Quotienten als Folge der ADH-Reaktion. Der Hauptabbauweg des Alkohols verläuft über die zytoplasmatische ADH. Bei niederen Äthanolkonzentrationen spielt sie die entscheidende Rolle, da ihre Michaelis-Menten-Konstante (K_m) mit 0,2 bis 2,0 mM sehr gering ist und daher eine hohe Affinität zum Substrat besteht (182). Aufgrund der dabei entstehenden Mengen an Re-

Pathophysiologie

1. ÄTHANOL + NAD⁺ $\xrightarrow[\text{(ZYTOPLASMA)}]{\text{ADH}}$ ACETALDEHYD + NADH + H⁺

2. ÄTHANOL + NADPH + H⁺ + O₂ $\xrightarrow[\substack{\text{(ENDOPLASMATISCHES}\\\text{RETIKULUM)}}]{\text{MEOS}}$ ACETALDEHYD + NADP⁺ + 2 H₂O

3. ÄTHANOL + H₂O₂ $\xrightarrow[\text{(PEROXISOMEN)}]{\text{KATALASE}}$ ACETALDEHYD + 2 H₂O

Abb. 9.11: Die 3 Stoffwechselwege des Alkoholabbaus in der Reihenfolge ihrer quantitativen Bedeutung (ADH = Alkoholdehydrogenase; MEOS = Mikrosomal Äthanol oxidierendes System).

duktionsäquivalenten in Form von NADH resultiert eine Steigerung des intrazellulären Redoxpotentials gemessen am Pyruvat/Laktat-Quotienten (43). Hieraus resultieren wiederum tiefgreifende biochemische Veränderungen im Intermediärstoffwechsel:

(1) *Hyperlaktazidämie, Laktazidose, Ketose und Hyperurikämie:* Aus den genannte Gründen resultiert Alkoholzufuhr in einer Erhöhung der Laktatkonzentrationen in Leber und Serum. Dies kann aber nicht nur durch eine gesteigerte hepatische Laktatsynthese bedingt sein (75), sondern auch, abhängig von der hepatischen Stoffwechselsituation, durch eine verminderte Utilisation von extrahepatisch produziertem Laktat (88). Besondere Bedeutung kommt einer solchen Hyperlaktazidämie bei Patienten mit chronisch essentieller Laktazidose (178) oder Diabetes mellitus zu (35). In diesem Zusammenhang sei auf die Diabetesbehandlung mit Biguaniden hingewiesen. Wegen der Laktazidose als bekannte Nebenwirkung ist allein Metformin noch im Handel; diese Substanz (Glucophage®) sollte bei Alkoholikern nicht mehr verordnet werden (96).
Erhöhte Serumlaktatspiegel vermindern aber auch die renale Harnsäureausscheidung, da durch die Erniedrigung des tubulären pH-Wertes vermehrt undissoziierte Harnsäure anfällt und diese gesteigert tubulär reabsorbiert wird. Eine Hyperurikämie ist die Folge (102). Liegt gleichzeitig eine inadäquate Kalorienzufuhr (Fastenketose) vor, so kann ein akuter Gichtanfall daraus resultieren. Es ist zudem bekannt, daß erhöhte Harnsäurespiegel beim Delirium tremens sowie während und nach Alkoholentzugskrämpfen auftreten (96). Faller und Fox (45) fanden nach Alkoholgabe eine Steigerung der Harnsäureproduktion bei Gichtpatienten. Als Ursache kann unter anderem ein erhöhter Nukleotidturnover nach Äthanolzufuhr angenommen werden, da vermehrt ATP intramitochondrial katabolisiert wird.

(2) *Leberzellverfettung:* Durch die Überflutung der Leberzelle mit NADH werden auch die Reduktionsvorgänge im Fettstoffwechsel begünstigt. So wird unter anderem die NADH verbrauchende Fettsäuresynthese stimuliert (73). Zudem wird ein wichtiger Präkursor der Triglyzeridsynthese, nämlich a-Glyzerophosphat, vermehrt gebildet (96, 128). Auch der intramitochondriale Fettsäureabbau, die β-Oxidation, wird durch Alkohol gehemmt (96). Nach Alkoholzufuhr wird zytoplasmatisches NADH via „Shuttle-Mechanismen" intramitochondrial transportiert, da die Mitochondrienmembran für NADH nicht permeabel ist. Solche „Shuttles" sind Redoxverbindungen wie zum Beispiel Malat/Oxylazetat oder a-Glyzerophosphat/Dihydroxyazetonphosphat (95). Somit steigt auch der intramitochondriale NADH/NAD-Quotient, gemessen an den Konzentrationsänderungen von β-Hydroxybutyrat und Azetoazetat. Diese intramitochondrial eingeschleusten Reduktionsäquivalente in Form von NADH werden mittels Zitratzyklus und Atmungskette in ATP umgesetzt. Normalerweise wird das Bereit-

stellen dieser Energie durch die β-Oxidation von Fettsäuren gewährleistet. Das Resultat dieser Vorgänge ist eine Hemmung des Fettsäureabbaus sowie eine Hemmung des Zitratzyklus durch verminderte Verfügbarkeit von NAD^+. Eine verminderte Fettsäureoxidation wurde in Leberschnitten (97), in isolierten Hepatozyten (136), in der perfundierten Rattenleber (101), in menschlichen Leberbiopsien (47) und in vivo (14) nachgewiesen.

Diese und andere alkoholinduzierte Mechanismen führen zu einer Akkumulation von endogenen und exogenen Lipiden in der Leber (**Tab. 9.9**). Im einzelnen wird auf verschiedene Übersichtsarbeiten über den Einfluß von Alkohol auf den Fettstoffwechsel verwiesen (5, 6, 99).

Tab. 9.9: Mechanismen der hepatischen Lipidakkumulation

(1) Verminderte hepatische Lipidoxidation
(2) Gesteigerte hepatische Lipogenese
(3) Hemmung der hepatischen Lipoproteinsekretion
(4) Gesteigerte Lipidmobilisation aus peripheren Lipiddepots
(5) Gesteigerte hepatische Aufnahme zirkulierender Lipide

(3) *Störungen des Proteinstoffwechsels einschließlich des Kollagenstoffwechsels:* Auch die Proteinbiosynthese der Leberzelle scheint durch eine Veränderung des Redoxpotentials beeinflußt zu werden. Sie ist innerhalb des Leberläppchens unterschiedlichen Einflüssen ausgesetzt. Perivenulär, läppchenzentral findet sich eine hypoxische Zone mit einer gesteigerten Sensibilität gegenüber Äthanolbelastung und einer besonders ausgeprägten Veränderung des zellulären Redoxzustandes (71). Dies kann zu einer Hemmung der Proteinbiosynthese von Albumin (152) und Glykoprotein (193) in vitro führen. In vivo wurde eine solche Hemmung allerdings nicht gefunden (9).

Einer der Schlüssel zum Verständnis des alkoholinduzierten Fibrosierungsprozesses liegt im Einfluß von Alkohol auf den Kollagenstoffwechsel (**Abb. 9.12**) (59). Zunächst findet sich ein paradox erscheinender Anstieg der Aktivität der neutralen Kollagenase im Tierversuch nach Äthanolgabe (135). Im fortgeschrittenen Stadium der alkoholischen Leberschädigung folgt dann ein Abfall dieser Aktivität mit konsekutiver Akkumulation von Kollagen (109). Weiterhin wird über eine vermehrte Kollagensynthese berichtet, die durch eine gesteigerte Aktivität der hepatischen Peptidylprolin-Hydroxylase erklärt werden kann (46). Ein möglicher Mechanismus der vermehrten Kollagensynthese könnte die bereits diskutierte Laktaterhöhung nach Alkoholzufuhr sein. Laktat führt zu einer Steigerung der Aktivität der Peptidylprolin-Hydroxylase sowohl in vitro (53) als auch in vivo (105). Weiterhin ist die Poolgröße des freien hepatische Prolins, die für die Regulation der Kollagensynthese verantwortlich zu sein scheint (150), durch Alkoholzufuhr vermehrt (60). Alkoholische Leberzirrhotiker haben eine erhöhte Serumkonzentration von Prolin und Hydroxyprolin (110). Laktat hemmt aber auch die Prolinoxidase, was zusätzlich zur Vergrößerung des Prolinpools beitragen kann (86).

Da, wie bereits erwähnt, die Redoxveränderungen nach Alkoholgabe perivenulär am stärksten ausgeprägt sind, könnte die frühzeitig auftretende perivenuläre Sklerose Ausdruck erhöhter Laktat- und Prolinkonzentrationen in dieser Zone sein. Neueste Untersuchungen über die Stimulation der Kollagensynthese durch Laktat und Azetaldehyd in kultivierten Myofibroblasten unterstreichen diese Theorie (160).

(4) *Störungen des Kohlenhydrat- und Aminosäurestoffwechsels:* Die alkoholinduzierten, hepatischen Redoxvorgänge senken die intrazelluläre Konzentration von glukoplastischen Verbindungen wie Pyruvat und Oxalazetat zugungsten von Laktat und Malat. Da auch der Turnover des Zitratzyklus mit den Konzentrationen von a-Ketoglutarat und Succinat verlangsamt ist, folgt eine verminderte Bildung von Phosphoenolpyruvat (68). Dies führt zu einer verminderten Glukoneogenese aus glukoplastischen Aminosäuren. Sind die hepatischen Glykogenreserven verbraucht und erfolgt zudem eine inadäquate Kalorienzufuhr, kann daraus eine Hypoglykämie resultieren (68). Überwiegt andererseits die äthanolbedingte Stimulation der Katecholamine bei entsprechenden Leberglykogenreserven, so kann eine Hyperglykämie die Folge sein (57, 68). Alkohol selbst beeinflußt die basalen Insulinspiegel nicht, potenziert aber die Freisetzung von Insulin nach entsprechenden Stimuli (57).

Pathophysiologie

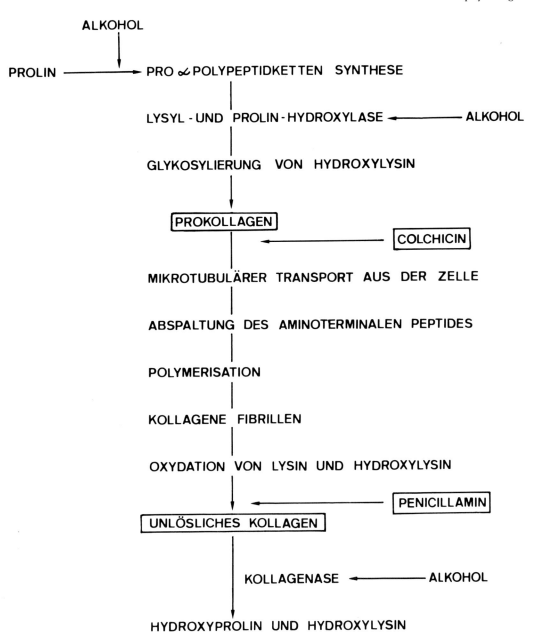

Abb. 9.12: Angriffspunkte von Alkohol und Therapeutika im Kollagenstoffwechsel.

Auch die Umsetzung von Galaktose zu Glukose ist NAD^+-abhängig und wird durch Alkohol gehemmt. Aus diesem Grunde wird die Galaktosebelastung experimentell zur Bestimmung der hepatischen Redoxveränderungen durch Alkohol herangezogen.

Auch im Stoffwechsel von biogenen Aminen wie Serotonin und Dopamin werden die Reduktionsvorgänge nach Alkoholgabe begünstigt (180).

(5) *Veränderungen des Steroidstoffwechsels:* Auch Steroide werden nach Alkoholzufuhr vermehrt reduktiven Prozessen unterzogen. Zu erwähnen ist unter anderem die Hemmung der Umwandlung von Pregnenolon zu Progesteron in den Leydigschen Zellen, wo ebenfalls Äthanol via ADH oxidiert wird (95). Dieser enzymatische Schritt sowie die 3β- und die 17β-Hydroxysteroid-Reduktase sind NAD^+-abhängig und werden durch NADH gehemmt (95). Andererseits wird Testosteron durch Induktion der mikrosomalen hepatischen 5α-Ketosteroid-Reduktase nach chronischer Alkoholgabe beschleunigt abgebaut, und Östrogene werden durch eine erhöhte mikrosomale Aromatisierungsaktivität verstärkt gebildet (57, 157, 196). Dies alles resultiert in einem erhöhten Östrogen/Testosteron-Quotienten, was das bekannte klinische Erscheinungsbild der Feminisierung beim Alkoholiker mit sich bringt (94). Zudem scheint Alkohol auch die hepatischen Östrogenrezeptoren zu beeinflussen (33). In diesem Zusammenhang wird auf weitere Übersichtsarbeiten verwiesen (2, 57, 196).

Azetaldehyd als Stoffwechselprodukt der ADH- und MEOS-Reaktion. Azetaldehyd wird aus Äthanol sowohl via ADH als auch durch das mikrosomale Äthanol oxidierende System (MEOS) gebildet (96, 182). Azetaldehyd ist eine sehr reaktive Substanz, die sich unter anderem an zelluläres Protein binden und dadurch hepatotoxisch wirken kann (131). Die Konzentration von hepatischem Azetaldehyd ist sowohl von seiner Produktions- als auch von seiner Abbaurate abhängig. Eine erhöhte Azetaldehydproduktion wird beim Alkoholiker infolge mikrosomaler Enzyminduktion des MEOS beobachtet (98). Zusätzlich liegt aber auch ein verminderter Azetaldehydabbau bei Aktivitätsverlust der mitochondrialen (63) und zytoplasmatischen Azetaldehyddehydrogenase (ALDH) (139) vor. Umstritten ist zur Zeit, ob dieser Aktivitätsverlust Ursache oder Folge der alkoholischen Leberschädigung ist. Beim Menschen wurde eine Verminderung der zytoplasmatischen ALDH auch nach langmonatiger Alkoholabstinenz beobachtet (190). Dieses Enzym scheint allerdings, jedenfalls im Tierexperiment, eine untergeordnete Bedeutung in der Azetaldehydoxidation zu besitzen (106). Im Vergleich hierzu ist die mitochondriale ALDH aufgrund ihrer niederen K_m und ihrer hohen Affinität zum Substrat von physiologischer Bedeutung (103). Ihre Aktivität wird durch chronische Alkoholzufuhr bei der Ratte (63) und beim Pavian (144) signifikant vermindert. Eindeutig nachgewiesen ist auch die Erhöhung der Blutazetaldehydspiegel bei Alkoholikern im Vergleich zu Nichtalkoholikern nach gleicher Alkoholzufuhr (85, 104). Erhöhte hepatische Azetaldehydkonzentrationen haben schwere pathophysiologische Konsequenzen:

(1) *Azetaldehyd und Schädigung der Mikrotubuli:* Das hepatische mikrotubuläre System spielt eine entscheidende Rolle bei der Sekretion von Proteinen und Lipoproteinen. Baraona und Mitarbeiter (8) konnten zeigen, daß die Leberzellvergrößerung nach Alkoholzufuhr nicht nur durch Fett-, sondern auch durch Protein- und Wasserakkumulation verursacht wird. Durch Speicherung von Lipoproteinen ist der Golgi-Apparat signifikant vergrößert (111). Chronische Alkoholgabe führt zu morphologischer und funktioneller Schädigung der Mikrotubuli. Sie nehmen an Zahl ab und werden kürzer und dicker (111). So führt chronische Alkoholgabe zu einer Verminderung des hepatischen Gehaltes an polymerisiertem und gleichzeitig zu einem Anstieg an freiem Tubulin (7).

Die funktionellen Konsequenzen sind dieselben wie nach Gabe von Cholchizin oder Vinca-Alkaloiden, nämlich eine Hemmung der Proteinsekretion (36, 199). Die antimikrotubuläre Aktivität ist an das Vorhandensein von Azetaldehyd gebunden. Sie wird unterbunden durch die Gabe von 4-Methylpyrazol, einem ADH-Inhibitor, der die Produktion von Azetaldehyd vermindert. Andererseits wird die mikrotubuläre Schädigung durch disulfiraminduzierte Hemmung der ALDH verstärkt. Eine Zusammenfassung dieser Vorgänge findet sich bei Denk (36). In diesem Zusammenhang ist es interessant, daß die fortgeschrittene Lebererkrankung durch eine Verringerung zirkulierender Lipoproteine angekündigt wird, die durch die alkoholbedingte Sekretionsstörung und Synthesehemmung ihre Erklärung findet. Bekannte normale α- und prä-β-Lipoproteine sind im Plasma nicht mehr nachweisbar, und es kommt zum Auftreten von in Funktion und Struktur abnormalen Lipoproteinen (6). Die Folge der Hepatozytenvergrößerung ist eine Reduktion des interzellulären Raumes mit Einengung des Disseschen Raumes und konsekutivem Anstieg des Pfortaderdrucks (138). Neben perivenulärer und perisinusoidaler Fibrose spielt dieser Mechanismus bei der Entstehung der portalen Hypertension eine wesentliche Rolle (124). Eine Vergrößerung des Hepatozyten kann weiterhin zu Funktionsschädigung, Disorganisation und letztendlich Zellnekrose führen.

(2) *Azetaldehyd und Schädigung der Mitochondrien:* Chronische Alkoholzufuhr resultiert beim Menschen und im Tierversuch in morphologischen Veränderungen der Mitochondrien (3, 154). Strukturverlust und Riesenmitochondrien sind das Resultat (3, 21). Diese morphologische Alteration der Mitochondrien wird von einer Funktionseinbuße teilweise begleitet (54, 63). So findet sich nach chronischer Alkoholgabe bei der Ratte eine Verminderung von Zytochrom a und b sowie der Aktivität der mitochondrialen Succinatdehydrogenase. Zudem ist die Aktivität der Atmungskette, des Zitratzyklus und der Fettsäureoxidation vermindert (54, 154). Eine wesentliche Bedeutung kommt der verminderten Aktivität der mitochondrialen ALDH zu, da dadurch die Azetaldehydspiegel weiter ansteigen und ein Circulus vitiosus ins Leben gerufen wird (95, 112).

(3) *Azetaldehyd und gesteigerte Lipidperoxidation:* Glutathion stellt einen hepatischen Schutzfaktor dar, der eine wesentliche Rolle bei der Detoxifikation von Xenobiotika und Arzneimitteln spielt. Eine Reduktion von hepatischem Glutathion begünstigt die Peroxidation (198). Die Verminderung hepatischen Glutathions nach chronischer Alkoholzufuhr kann unter anderem durch eine vermehrte Azetaldehydproduktion via induziertem MEOS mit gesteigerter Bindung von Azetaldehyd an L-Cystein und/oder Glutathion erklärt werden (171, 173). Es ist bekannt, daß MEOS Lipidperoxide produziert, und eine gesteigerte Lipidperoxidation, möglicherweise hervorgerufen durch Azetaldehyd (42), wird unter anderem als ein Mechanismus der alkoholinduzierten Fettleber diskutiert (41).
Zudem kann eine gesteigerte Aktivität der mikrosomalen NADPH-Oxidase nach chronischer Alkoholzufuhr zu einer vermehrten Produktion von H_2O_2 führen und damit die Lipidperoxidation begünstigen (146).
Bei der Ratte hat die akute Alkoholgabe in niederer Dosierung (3 g/kg) keinen Einfluß auf die Lipidperoxidation, während chronische Alkoholgabe in gleicher Dosierung die Lipidperoxidation verstärkt (173). Auch beim Affen und in menschlichen Leberbiopsien von Alkoholikern fanden sich erniedrigte Glutathionkonzentrationen und eine gesteigerte Lipidperoxidation (171). Es erscheint jedoch wahrscheinlich, daß zur Auslösung einer Leberschädigung neben verminderten Glutathionkonzentrationen auch eine gesteigerte Radikalbildung vorhanden sein muß (174).

Azetat als letztes Stoffwechselprodukt der Alkoholoxidation. Morgan und Mendenhall (123) konnten zeigen, daß Azetat die hepatische Steatose begünstigt. Da Azetat rasch in Azetyl-Co-A umgewandelt wird, wird vermehrt ATP zu AMP überführt. AMP selbst kann entweder zu ATP rücksynthetisiert werden oder aber zu Purinen und Harnsäure abgebaut werden, was die bereits erwähnte Hyperurikämie begünstigt (45). Es ist auch nicht auszuschließen, daß der hohe ATP-Bedarf, der durch Alkoholzufuhr verursacht wird, zur Lebertoxizität beiträgt, ähnlich wie nach Gabe von Fruktose (15).

Alkohol als Hemmsubstanz des mikrosomalen Stoffwechsels von Fremdstoffen. Wie bereits erwähnt, wird Alkohol auch via MEOS oxidiert. Da dieses MEOS gemeinsame Komponenten mit dem mikrosomalen mischfunktionellen Oxidasesystem aufweist, ist eine Interaktion von Alkohol- und Arzneimittelstoffwechsel zu erwarten. So ist in Gegenwart von Alkohol der Arzneimittelabbau durch das mikrosomale Biotransformationssystem der Leber in vitro und in vivo (118, 119, 159) gehemmt **(Abb. 9.13)**. Die Halbwertszeiten verschiedener Medikamente wie zum Beispiel Meprobamat, Pentobarbital (155), Methadon (17), Phenothiazin (120) und Koffein (122) ist durch akute Alkoholgabe verlängert. Dieser Hemmeffekt von Alkohol wird für den Synergis-

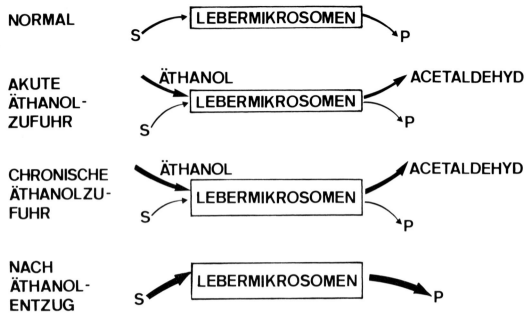

Abb. 9.13: Einfluß von Alkohol auf den mikrosomalen Leberstoffwechsel. (S = Substrat; P = Produkt.) Bei gleichzeitiger Gabe von Alkohol und S (Arzneimittel, Hepatotoxin, Prokarzinogen) erfolgt eine kompetitive Hemmung des S-Stoffwechsels durch Äthanol. Nach chronischer Alkoholzufuhr erfolgt eine mikrosomale Enzyminduktion und ein beschleunigter S-Stoffwechsel in Abwesenheit von Alkohol.

mus von Alkohol und Psychopharmaka verantwortlich gemacht. So ist zum Beispiel der Stoffwechsel von Chlordiazepoxid beim Alkoholiker verlangsamt (39, 200), und bei der Ratte führt Alkoholgabe zu einer Erhöhung der Barbituratspiegel im Gehirn (191).

Alkohol erhöht aber auch die systemische Verfügbarkeit von Medikamenten, die einem hohen „first pass effect" der Leber unterliegen, wie zum Beispiel Mephenytoin (204) und Propoxyphen (132), wenn diese Substanzen oral eingenommen werden. In vitro wird durch Äthanol die Aktivität der mikrosomalen Anilinhydroxylase, Aminopyrin-N-Demethylase (155), der Äthylmorphin-N-Demethylase (17) und der Phenobarbitalhydroxylase (155) gehemmt. Da Äthanol selbst mit Zytochrom P-450 ein modifiziertes Typ-II-Bindungsspektrum aufweist, ist er ein stärkerer Inhibitor des mikrosomalen Stoffwechsels von Typ-II-Bindern als Typ-I-Bindern (156).

Glücklicherweise gibt es nur wenige Substanzen, die den Alkoholstoffwechsel hemmen und dadurch erhöhte Blutalkoholspiegel hervorrufen. Dies gilt eigentlich nur für ADH-Inhibitoren, zu denen Chlorpromazin (118) sowie das experimentell verwandte Pyrazol gehören. Neuerdings hat sich gezeigt, daß auch Cimetidin, ein H_2-Rezeptor-Antagonist, zu erhöhten Blutalkoholkonzentrationen führt (168). Zum Thema Interaktion von Alkohol und Xenobiotika wird auf verschiedene Übersichtsartikel verwiesen (118, 119, 159).

9.4.2.2 Beschleunigte Äthanoloxidation nach chronischer Alkoholzufuhr: Ursachen und Konsequenzen.

Chronische Alkoholzufuhr führt zu einem beschleunigten Äthanolabbau beim Menschen (80, 195) und im Tierexperiment (98, 121, 143, 192). Sowohl eine gesteigerte MEOS-Aktivität durch Enzyminduktion (98) als auch ein vermehrter Alkoholmetabolismus via ADH durch eine beschleunigte Rückoxidation von NADH zu NAD^+ kann dazu beitragen (10, 12). Beide Mechanismen sind von Nebenwirkungen begleitet, die zur Leberschädigung führen können:

Alkohol und mikrosomaler Stoffwechsel

(1) *Das mikrosomale, Äthanol oxidierende System (MEOS):* Da der beschleunigte Äthanolabbau nach chronischer Zufuhr nicht durch Pyrazol, einem potenten ADH-Inhibitor, vollständig zu beseitigen ist, muß ein zusätzlicher, nicht ADH-abhängiger Stoffwechselweg für Alkohol vorliegen. Erste Hinweise für eine Interaktion von Äthanol mit der mikrosomalen Fraktion der Leberzelle ergaben sich aus der Beobachtung einer Proliferation des glatten endoplasmatischen Retikulums (GER) nach chronischer Alkoholgabe bei der Ratte (67). Diese Proliferation ähnelt der nach chronischer Zufuhr von Medikamenten und Hepatotoxinen. Da nahezu alle diese zur Proliferation führenden Substanzen auch im GER metabolisiert werden (31), lag der Schluß eines mikrosomalen Stoffwechselweges für Alkohol nahe. Durch Lieber und DeCarli (98) wurde dann erstmalig eine Zytochrom-P-450-abhängige mischfunktionelle Oxidasereaktion für Äthanol beschrieben, die NADPH und molekularen Sauerstoff benötigt. Teschke und Mitarbeiter (183, 186) konnten dieses MEOS säulenchromatographisch eindeutig von Katalase trennen. Im Gegensatz zur Katalse metabolisiert MEOS auch längerkettige Alkohole (184). Im Vergleich zur ADH besitzt MEOS eine höhere K_m von 8 bis 10 mM in vitro und in vivo (95, 182) und kommt aus diesem Grunde erst bei höheren Alkoholkonzentrationen zur Wirkung. Eine Rekonstruktion von MEOS wurde in vitro durch die Vereinigung von Zytochrom P-450, NADPH-Zytochrom-P-450-Reduktase und von Lezithin erreicht (133). Chronische Alkoholgabe erhöht nun diese mikrosomalen Komponenten (74), wobei es zur Induktion eines äthanolspezifischen Zytochrom P-450 kommt (84). Dies führt, wie bereits erwähnt, zu einer vermehrten Aktivität von MEOS in vitro und zu einer beschleunigten Clearance von Alkohol in vivo. Der dabei vermehrt anfallende Azetaldehyd verursacht unterschiedliche Alterationen, wie bereits ausführlich beschrieben.

(2) *Der mikrosomale Stoffwechsel von Arzneimitteln, Toxinen und Karzinogenen:* Wiederholte Gabe von Äthanol steigert die Plasmaclearence von Phenobarbital und Meprobamat im Tierversuch (121), wenn kein Alkohol zum Zeitpunkt der Medikamentenapplikation im Organismus vorhanden ist. Eine ähnliche Steigerung des Stoffwechsels wurde auch für Tolbutamid beobachtet (24). Dieser gesteigerte Medikamentenabbau hält 4 bis 9 Wochen nach Absetzen des Alkohols an und ist erneut auslösbar durch Zufuhr größerer Alkoholmengen (66). Cushman und Mitarbeiter (34) berichteten über einen beschleunigten Abbau von Antipyrin bei Alkoholikern, der nach 2wöchiger Abstinenz nicht mehr nachweisbar war. Auch in vitro werden Substanzen wie Anilin, Pentobarbital (153) und Methadon (17) nach chronischer Alkoholgabe verstärkt abgebaut. Die Erklärung eines solchen gesteigerten mikrosomalen Fremdstoffmetabolismus nach chronischer Alkoholzufuhr liegt in der Induktion von mikrosomalem Zytochrom P-450 und NADPH-Zytochrom-P-450-Reduktase und der damit verbundenen Steigerung Xenobiotika metabolisierender Enzymaktivitäten (65, 74, 118, 119, 159). Medikamente werden aber nicht nur verstärkt verstoffwechselt; durch einen beschleunigten Metabolismus kann es auch zum vermehrten Auftreten von toxischen Intermediärprodukten nach chronischer Alkoholzufuhr kommen. Dies wurde am besten für Azetaminophen (158), aber auch für INH und andere Pharmaka untersucht (119).

Weiterhin wird über eine vermehrte mikrosomale Aktivierung von Hepatotoxinen und Prokarzinogenen zu hochreaktiven Toxinen und Karzinogenen durch chronische Alkoholzufuhr berichtet. Dies gilt für Tetrachlorkohlenstoff (62) als auch für die potenten Prokarzinogene Benzpyren (166) und Dimethylnitrosamin (52). Eine solche gesteigerte mikrosomale Aktivierung von Prokarzinogenen könnte für den kokarzinogenen Effekt von Alkohol im Tierversuch, aber auch beim Menschen verantwortlich sein (100, 164). Letztendlich wird auch Vitamin A gesteigert durch ein induziertes mikrosomales Enzymsystem nach chronischer Alkoholgabe abgebaut (92).

Über den Einfluß von Alkohol auf mikrosomale Enzyme der Phase-II-Reaktion wie Glukuronyltransferase, Glutathion-S-Transferase und Azetyltransferase wird auf größere Übersichtsarbeiten verwiesen (119, 159).

(3) *Mikrosomaler Lipidstoffwechsel:* Alkohol stimuliert die Triglyzeridsynthese nicht nur durch vermehrtes Bereitstellen der Präkursorsubstanzen, sondern auch durch mikrosomale Enzyminduktion von Triglyzerid und Cholesterin syn-

thetisierenden Enzymen (95, 96). Zu erwähnen ist in diesem Zusammenhang die Steigerung der hepatischen a-Glyzerophosphat-Azyltransferase sowie der intestinalen Azyl-Co-A-Synthetase und Azyl-Co-A-Monoglyzerid-Azyltransferase (95). Zusätzlich wird auch die mikrosomale Cholesterinsynthese in Leber und Darm durch chronische Alkoholgabe erhöht (6).

(4) *Die Bedeutung der mikrosomalen Enzyminduktion durch Alkohol:* Zunächst gilt die Proliferation des GER und die damit verbundene mikrosomale Enzyminduktion nach chronischer Alkoholzufuhr als adaptives Phänomen. Das Resultat ist ein beschleunigter Alkoholabbau via MEOS sowie eine gesteigerte Kapazität der Leber, Fett in Form von Lipoproteinen in den Blutstrom zu sezernieren. Ersteres gilt als „raison d'être" der Induktion, letzteres versucht die alkoholinduzierten Störungen des Fettstoffwechsels zu kompensieren. Obwohl die mikrosomale Enzyminduktion durch Alkohol einen positiven Adaptationsvorgang zur schnelleren Elimination von Äthanol darstellt, überwiegen letztendlich die negativen Konsequenzen einer solchen Enzyminduktion **(Tab. 9.10)**.

Schilddrüsenhormoninduzierter Hypermetabolismus der Leber nach chronischer Alkoholzufuhr: Für und Wider: Der beschleunigte Alkoholstoffwechsel nach chronischer Zufuhr wurde auf eine Stimulation der hepatischen membrangebundenen Na^+, K^+-ATPase durch Äthanol zurückgeführt (10, 11). Dies führt zu einem gesteigerten Abbau von ATP zu ADP, was wiederum zu einer Stimulation der mitochondrialen Atmungskette beiträgt. Der dabei auftretende Hypermetabolismus ist assoziiert mit einem gesteigerten Sauerstoffverbrauch (10) und einer beschleunigten Rückoxidation von NADH zu NAD^+ (11). Damit wäre die Alkoholoxidation via zytoplamatischer ADH begünstigt (11). Es wurde von Israel und Mitarbeitern (69) postuliert, daß dieser Mechanismus durch Schilddrüsenhormone vermittelt wird. Eine wesentliche Konsequenz dieser Theorie wäre das Auftreten eines hypoxischen Areals am Ende des Sauerstoffgradienten vom Periportalfeld zur Zentralvene, da das perivenuläre Gebiet am ehesten unter dem vermehrten Sauerstoffverbrauch zu leiden hätte. Mittlerweile konnte aber weder eine Stimulation der hepatischen Na^+, K^+-ATPase-

Tab. 9.10: Konsequenzen der mikrosomalen Enzyminduktion durch Äthanol

(1) Gesteigerte mikrosomale Azetaldehydproduktion aus Äthanol via induziertem Meos
(2) Gesteigerter Sauerstoffverbrauch bei mikrosomalem Hypermetabolismus mit konsekutiver Hypoxie läppchenzentraler Bezirke
(3) Gesteigerte mikrosomale Produktion hepatotoxischer Intermediärprodukte aus Medikamenten (z. B. Azetaminophen, Isoniazid) oder Xenobiotika (z. B. CCl_4)
(4) Gesteigerte mikrosomale Aktivierung von prokarzinogenen zu mutagen und karzinogen wirkenden Metaboliten
(5) Gesteigerter mikrosomaler Stoffwechsel von Steroiden (z. B. Sexualhormone) und der damit verbundenen Tendenz zur Feminisierung
(6) Gesteigerter mikrosomaler Abbau von Vitamin A mit konsekutiver Hypovitaminose und Auftreten toxischer Intermediärprodukte

Aktivität (25, 55, 149, 202) noch ein vermehrter Sauerstoffverbrauch (55, 161) der Leber nach chronischer Alkoholgabe bestätigt werden. Zudem konnte von Teschke und Mitarbeitern gezeigt werden, daß Alkohol die hepatischen Schilddrüsenhormonspiegel nicht beeinflußt (187). Aus all diesen Gründen erscheint zum augenblicklichen Stand der Kenntnis ein beschleunigter Alkoholstoffwechsel aufgrund eines schilddrüsenhormoninduzierten Hypermetabolismus der Leber sehr unwahrscheinlich.

9.4.2.3 Alkohol und biologische Membranen.

Physiologische Alkoholkonzentrationen (20 bis 80 mM) führen zu einer Steigerung der Fluidität von Plasmamembranen. Dies konnte an Erythrozyten und Synaptosomen der Maus gezeigt werden (26). Dabei waren Membranen von mit Alkohol behandelten Tieren wesentlich resistenter gegenüber dem in vitro fluidisierenden Effekt von Äthanol als Membranen von Kontrolltieren. Biochemisch konnte nach chronischer Alkoholgabe eine höhere Konzentration von Membrancholesterin nachgewiesen werden (27). In der Leber wurden unlängst die funktionellen mitochondrialen Veränderungen nach Alkoholgabe auf eine direkte Alteration der mitochondrialen Membran durch Alkohol zurückgeführt (162). Gordon und Mitarbeiter (56) konnten einen solchen Zusammenhang jedoch nicht bestätigen. Ferner konnten French und Mitarbeiter zeigen, daß die morphologischen und histochemischen mitochondrialen Veränderungen nicht notwendigerweise einen progressiven destruktiven Effekt von Alkohol repräsentieren (50).

9.4.2.4 Der Einfluß von Alkohol auf das Immunsystem. Nach Eintritt der Leberzellenschädigung durch Alkohol können immunologische Faktoren für die Perpetuation der Erkrankung verantwortlich sein. Das Krankheitsbild der alkoholischen Hepatitis ist durch eine Reihe von immunologischen Phänomenen geprägt (77–79, 127, 140, 203):

Es konnte gezeigt werden, daß Lymphozyten von Patienten mit alkoholischer Hepatitis zytotoxisch sind und daß diese Zytotoxizität durch Präinkubation mit Azetaldehyd weiter gesteigert werden kann (77). Diese Lymphozyten scheinen weiterhin eine lösliche Substanz zu besitzen, die die Kollagensynthese stimuliert (77). Weiterhin findet sich beim Alkoholiker eine Reduktion der zirkulierenden T-Lymphozyten mit korrespondierendem Anstieg der intrahepatischen T-Lymphozyten (140, 203). Isolierte Mallory-bodies verursachen eine gesteigerte Produktion von Migration inhibiting factor (MIF) durch sensibilisierte Lymphozyten, was zu einer Hemmung der toxischen Reaktion führen kann (78). Alkoholisches Hyalinantigen wie auch Antikörper finden sich in Serum, Leber und Niere von Patienten mit alkoholischer Hepatitis (79).

Auch eine vermehrte Stimulation der B-Lymphozyten wurde beobachtet. Die von B-Lymphozyten produzierte Antikörpermenge wird durch die in die Zirkulation eintretende Menge an alkoholischem Hyalin sowie durch die Hostreaktivität bestimmt. Auch eine vermehrte Endotoxinaufnahme durch erhöhte Permeabilität und Absorption verschiedener Antigene aus dem Gastrointestinaltrakt führt zur vermehrten Aktivierung von B-Lymphozyten (140, 193, 203).

Immunkomplexe wirken chemotaktisch für neutrophile Granulozyten, was zu einer vermehrten polynukleären Leukozyteninfiltration des Gewebes führt. So kann die Lebererkrankung klinisch begleitet werden von einer Leukozytose, Fieber, Hypoprothrombinämie, vermehrten Fibrinspaltprodukten, einer Verminderung der Komplementspiegel und einer Thrombozythämie (78).

Bei der alkoholischen Leberzirrhose findet sich eine Verminderung der Suppressorzellenaktivität und eine Verminderung der Phythämagglutinations-(PHA-)Stimulation von kultivierten Lymphozyten durch die Gegenwart eines Serum-Hemmfaktors (78). Dies ist assoziiert mit einer verminderten Stimulierbarkeit durch intradermale Mitogene (78). Die reduzierte Sequestration von Antigenen kann zur Akkumulation von Endotoxinen und hohen Antikörpertitern führen (193).

9.4.3 Pathohistologie

Alkohol verursacht typische histologische Veränderungen der Leber, von denen einige nahezu äthanolspezifisch zu betrachten sind. Klassische reversible histologische Veränderungen in der Frühphase der alkoholischen Lebererkrankung sind Leberzellenverfettung und eine Proliferation des glatten endoplasmatischen Retikulums. Das Hinzutreten einer perivenulären Sklerose im Stadium der alkoholischen Fettleber gilt als prognostisch schlechtes Zeichen (125, 197). Wird beim Vorliegen einer solchen Läsion Alkohol weiter zugeführt, so geht die Erkrankung mit hoher Wahrscheinlichkeit in ein fortgeschrittenes Stadium über. Dieses fortgeschrittene Stadium ist gekennzeichnet durch eine vermehrte Fibrosierung, ausgehend von der perivenulären Zone bis hin zum Periportalfeld. Liegt eine klassische alkoholische Hepatitis vor, so findet sich morphologisch folgendes Korrelat (115): fokale Leberzellenschwellung, balonierte Degeneration mit Nekrose und polynukleärer Leukozyteninfiltration. Häufig werden diese Veränderungen von einer fettigen Infiltration, einer Cholestase, Piece-meal-Nekrosen, einer Fibrose oder gar einer Zirrhose begleitet.

Relativ alkoholspezifisch ist das Auftreten von Mallory-bodies (175) sowie von Riesenmitochondrien (21). Bei den Mallory-bodies handelt es sich um hyaline Strukturen, die aus großen Aggregaten von Intermediärfilamenten mit einer gewissen Beziehung zum Präkeratin bestehen (37, 48, 49, 82). Sie treten auch bei einer Reihe von nichtalkoholassoziierten Lebererkrankungen auf (115).

Im Stadium der alkoholischen Leberzirrhose imponiert hauptsächlich die mikronoduläre Form. Nach Alkoholabstinenz kann die Zirrhose dann in eine gemischt noduläre Form übergehen (22).

9.4.4 Klinik, Laborchemie und Differentialdiagnose

9.4.4.1 Laborchemische Veränderungen beim Alkoholismus ohne schwere Lebererkrankung. Eine laborchemische Diagnosestellung der Alkoholkrankheit auch ohne Organschäden erscheint einerseits wichtig, da oft eine mangelnde anamnestische Kooperation von seiten des Patienten vorliegt, andererseits aber eine frühzeitig eingeleitete Alkoholentzugsbehandlung das Auftreten von Organschäden verhindern kann. Deshalb sind objektive Laborparameter mit hoher Sensitivität und Spezifität notwendig. Der Labortest soll verläßlich und billig sein und routinemäßig durchgeführt werden können. Leider existiert momentan kein solcher Parameter zur Diagnostik des Alkoholismus. Für Screening-Zwecke eignet sich am besten die Serum-Gamma-Glutamyltransferase (GGT) (129, 181, 185) sowie das mittlere korpuskuläre Volumen der Erythrozyten (MCV) (181). Der Anstieg der Serum-GGT wird durch den induktiven Effekt von Alkohol auf dieses mikrosomale und plasmamembrangebundene Enzym in der Leber erklärt (129, 185), während der intestinale Beitrag dieses Enzyms, jedenfalls beim Menschen, eher klein zu sein scheint (169).

Die Vergrößerung der Erythrozyten wird auf einen direkten toxischen Effekt von Alkohol auf das Knochenmark und auf eine Verminderung der Serum-Folatspiegel beim Alkoholiker zurückgeführt (201).

Die Erhöhung des Serum-Aminosäurequotienten a-Amino-n-Butyrat (AANB)/Leuzin hat nur geringe Spezifität als Marker für Alkoholismus (40), soll sich aber gut als Verlaufsparameter eignen (170, 172). Gesteigerte Serumkonzentrationen von AANB entstehen nach Alkoholzufuhr durch eine vermehrte Spaltung von Cystathionin zu Cystein und a-Ketobutyrat. Zur Detoxifikation von Azetaldehyd wird vermehrt Cystein benötigt, und AANB fällt als Nebenprodukt an. Eine Erhöhung von AANB findet sich aber auch bei Mangelernährung und anderen Lebererkrankungen (40).

Schließlich soll die abnorme mikroheterogene Komponente von Transferrin als sensitiver Marker für Alkoholismus nicht unerwähnt bleiben. Dieses abnorme Transferrin wurde in 81 % aller Patienten mit mehr als 60 g Alkoholzufuhr pro Tag nachgewiesen und normalisierte sich erst 10 Tage nach Abstinenz (176). Nur in 1 % der Kontrollen und in keinem Fall einer anderen Lebererkrankung konnte es gefunden werden (176). Sein Nachweis ist allerdings an ein Speziallabor gebunden.

9.4.4.2 Die alkoholische Fettleber. Bei der alkoholischen Fettleber handelt es sich um einen reversiblen Zustand der Leber, der in 75 % mit einer Hepatomegalie einhergeht. Sonographisch findet sich ein verdichtetes Echomuster mit abgerundetem Leberunterrand. Laborchemisch liegt oft ein Anstieg der Serum-GGT vor, während die Serum-Transaminasen, die alkalische Phosphatase (AP) und das Bilirubin meist normal sind. Die Serum-Triglyzeride sind mäßig oder stark erhöht (Hyperlipoproteinämie Typ IV, V). Differentialdiagnostisch müssen Fettlebern anderer Ätiologie ausgeschlossen werden (**Tab. 9.11**).

Tab. 9.11: Differentialdiagnose der Fettleber

(1) Alkohol
(2) Diabetes mellitus
(3) Ernährungsbedingt (Übergewicht, Hunger, Eiweißmangel, Mangelernährung, parenterale Ernährung)
(4) Postoperativ (Intestinale Bypassoperation, Leberresektion)
(5) Schwangerschaft
(6) Medikamentenbedingt (Tetracycline, Corticosteroide)
(7) Exogen toxisch bedingt (Phosphor, Chlorierte Kohlenwasserstoffe)

Die Prognose der Fettleber ist gut, wenn Alkoholabstinenz eingehalten wird. Auf die prognostische Bedeutung der perivenulären Sklerose im Stadium der Fettleber wurde bereits eingegangen. Die Bestimmung der Serum-Glykoproteinkonzentration scheint eine zusätzliche Methode darzustellen, um Patienten mit perivenulärer Sklerose von solchen ohne Fibrose zu unterscheiden (76). Schließlich sei das Zieve-Syndrom als Sonderform der alkoholischen Fettleber mit Hyperlipoproteinämie (VLDL-Klasse), mit Ikterus und ausgeprägter Hämolyse erwähnt.

9.4.4.3 Die alkoholische Hepatitis. Die alkoholische Hepatitis entsteht aus der Fettleber.

Mendenhall findet in absteigender Inzidenz folgende klinische Zeichen (115): Hepatomegalie, Ikterus, Aszites, Appetitlosigkeit, hepatische Enzephalopathie, Gewichtsverlust, Splenomegalie, Fieber, Abdominalschmerz, Pankreatitis, hepatorenales Syndrom, gastrointestinale Blutung. Oft steht der ausgeprägte Ikterus im Vordergrund, so daß zunächst ein extrahepatischer Verschluß ausgeschlossen werden muß. Laborchemisch fällt neben dem Anstieg des Bilirubins eine Verminderung der Prothrombinzeit (Quickwert) auf. Beide Laborparameter sind von prognostischer Bedeutung und werden zur Einteilung des Schweregrades der alkoholischen Hepatitis herangezogen (115). In 82% der Fälle liegt eine Leukozytose vor, und nur gelegentlich findet sich eine Knochenmarksdepression mit Leukozytopenie (115). Die Transaminasen sind nur mäßig bis 100 mU/ml erhöht. Sehr selten findet sich eine Erhöhung bis zu 500 mU/ml, was differentialdiagnostisch zur akuten Hepatitis verwertet werden kann (115). Der De-Ritis-Quotient (SGOT/SGPT) liegt bei der alkoholischen Hepatitis meist über 1,5 (28). Auch die AP ist in 85% der Fälle zum Teil exzessiv erhöht (115, 142). Das Serum-Albumin ist erniedrigt, während die Serum-Immunglobuline vermehrt sind. Dies trifft vor allem für das Immunglobulin A zu (115).

Prognostisch ungünstige Zeichen bei der alkoholischen Hepatitis sind das Auftreten einer Enzephalopathie, eines Quickwertes unter 20%, ein Serumalbumin unter 2 g/dl, ein Serumbilirubin von mehr als 20 mg/dl sowie ein Serum Triiodthyronin (T_3) von weniger als 0,2 ng/ml (115, 167). Es hat sich gezeigt, daß die Serum T_3-Konzentrationen gut mit der Schwere der Erkrankung korrelieren (167).

Als Todesursache findet sich bei der alkoholischen Hepatitis in 56% der Fälle ein Leberkoma, in 31% eine gastrointestinale Blutung, in 28% ein hepatorenales Syndrom, in 15% eine Infektion und in 14% andere Ursachen (115). Bezüglich Pathohistologie, Therapie und Prognose der alkoholischen Hepatitis wird auf die entsprechenden Abschnitte verwiesen.

9.4.4.4 Die alkoholische Leberzirrhose. Die Klinik der alkoholischen Leberzirrhose entspricht der Ätiologie anderer Zirrhosen und wird später in diesem Buch detailliert besprochen (S. 323). Von Bedeutung ist das gehäufte Auftreten eines hepatozellulären Karzinoms bei der alkoholischen Leberzirrhose (100, 164, 179). Dies gilt vor allem dann, wenn gleichzeitig ein Hb_s-Antigen-positiver Carrier-Status vorliegt (20, 134). Aber auch in der nichtzirrhotischen Leber ist die Inzidenz des hepatozellulären Karzinoms beim Alkoholiker gesteigert (100). In diesem Zusammenhang erscheint interessant, daß beim Menschen die Hepatokarzinogenität von Vinylchlorid durch chronische Alkoholzufuhr erhöht zu sein scheint (179).

9.4.5 Therapie.

Die größte Bedeutung in der Behandlung alkoholischer Leberschäden kommt der absoluten Alkoholkarenz zu. Eine entsprechende kalorienreiche Diät kann unterstützend wirken, da Unterernährung und/oder Fehlernährung beim Alkoholiker häufig anzutreffen sind. Galambos und Mitarbeiter (51) sowie Nasrallah und Galambos (126) berichteten über die Gabe von Aminosäuren und parenteraler Hyperalimentation zur Behandlung der alkoholischen Hepatitis. Dabei wurde eine signifikante Verminderung der Mortalität sowie eine Verbesserung verschiedener Laborparameter gefunden. Es muß allerdings kritisch bemerkt werden, daß die Zahl der so behandelten Patienten niedrig war und daß kein initialer Ernährungsstatus vorlag. Ähnliche Ergebnisse berichtete Mendenhall (117), wobei er besonders hervorhebt, daß eine Hyperalimentation von mehr als 3000 kcal/Tag (= 12 540 kJ) mindestens über 1 Woche verabreicht werden muß, um einen therapeutischen Effekt zu erzielen. Da beim Alkoholiker ein zusätzlicher Vitaminmangel häufig ist, empfiehlt er eine Substitution mit einem Multivitaminpräparat.

Im Gegensatz zum diätetischen Einfluß ist die Wirkung einer spezifischen Therapie bei der alkoholischen Lebererkrankung wesentlich schwerer zu erfassen. Da die alkoholische Hepatitis im wesentlichen durch eine Entzündung mit Nekrose charakterisiert ist, wurde zunächst eine Therapie mit Glukocorticoiden vorgeschlagen. Werden alle 10 Studien mit Glukocorticoiden als Therapie der alkoholischen Lebererkrankung zusammengefaßt (insgesamt 449 Patienten), so konnte *kein* positiver Einfluß dieser Therapie auf die 30-Tage-Mortalität festgestellt werden (38% in der Glukocorticoidgruppe,

33% in der Plazebogruppe) (13, 23, 32, 38, 64, 93, 107, 116, 145, 189). In 2 Studien wurde über einen positiven therapeutischen Effekt von Glukocorticoiden bei einer selektionierten Patientengruppe mit Enzephalopathie berichtet (64, 93). Die Patientenzahl bei dieser Untersuchung war jedoch sehr niedrig (13 in jeder Gruppe). In einer von Mendenhall und der VA Cooperative Study Group on Alcoholic Hepatitis vorgelegten Studie (116) konnte ebenfalls keine Wirkung von Glukocorticoiden bei 82 leichtkranken und 84 schwerkranken Patienten mit alkoholischer Hepatitis nachgewiesen werden (33% vs. 31%).
Weiterhin wurde über einen protektiven Effekt von anabolen Steroiden auf die akute Mortalität bei der alkoholischen Hepatitis berichtet (114). Der theoretische Ansatz liegt in einer Steigerung der Proteinbiosynthese durch diese Substanzen. Anabole Steroide steigern unter anderem die Produktion von hepatischen Gerinnungsfaktoren, führen zu einer Proliferation des hepatischen endoplasmatischen Retikulums und vermindern den Fettgehalt der Leber (114, 117). Aus diesem Grund wurden diese Substanzen auch bei schwerer alkoholischer Fettleber empfohlen (114). Bei Anwendung von Oxandrolon in einer Dosierung von 80 mg/Tag zur Behandlung der mittelschweren bis schweren alkoholischen Hepatitis ist zwar die Dauer der Hospitalisierung verkürzt, die 30-Tage-Mortalität wird aber nicht beeinflußt (25% vs. 20%) (117).
Ein Blick auf den Langzeiteffekt von Glukocorticoiden und anabolen Steroiden zeigt eine Verbesserung der Überlebenszeit unter der Therapie mit beiden Substanzen (116), wobei eine umgekehrte Korrelation zur Schwere der Erkrankung besteht. Prednisolon zeigt die besten Effekte nach 6 Monaten, während für Oxandrolon eine signifikante Verminderung der Mortalität noch nach 36 Monaten zu verzeichnen ist (117).
Weitere therapeutische Ansätze wurden mit Propylthiouracil (PTU) bei der alkoholischen Lebererkrankung gemacht. Als Voraussetzung der Wirkung einer solchen Therapie muß eine hyperthyreote hepatische Stoffwechsellage nach chronischer Alkoholzufuhr vorliegen, wie bereits zuvor detailliert erörtert. Nach neueren Untersuchungen von Teschke und Mitarbeitern ist dies aber nicht der Fall (187). So konnte in den Studien der Toronto-Gruppe zwar eine Besserung der klinischen und laborchemischen Parameter bei Patienten mit alkoholischer Lebererkrankung unter der Therapie mit PTU erzielt werden, die Mortalität dagegen blieb unbeeinflußt (70, 137). Halle und Mitarbeiter konnten überhaupt keinen positiven Effekt von PTU in ihrer Studie nachweisen (61). So erscheint zum gegenwärtigen Zeitpunkt die Wirkung von PTU bei der alkoholischen Lebererkrankung mehr als fraglich.
Baker und Mitarbeiter (4) verabreichten 50 Patienten mit alkoholischer Hepatitis 24 Einheiten Insulin und 2,4 mg Glucagon täglich über einen Zeitraum von 3 Wochen. Unter dieser Therapie kam es zwar zu einer Verbesserung einzelner Laborparameter, die akute Mortalität wurde aber statistisch nicht beeinflußt. Da unter der Therapie mit Insulin und Glucagon ein Patient an einem hypoglykämischen Schock verstarb, muß Vorsicht bei dieser Therapie angeraten werden.
Ohne nachweislichen Effekt bei der alkoholischen Lebererkrankung ist die Therapie mit Liponsäure (108) und mit +Cyanidanol 3 (29).
Ein weiterer therapeutischer Ansatz der alkoholischen Lebererkrankung ist in einer Verminderung der begleitenden Leberfibrose durch Hemmung der Kollagensynthese zu sehen. D-Penicillamin und Colchizin sind 2 Substanzen, die hierfür geeignet erscheinen. D-Penicillamin ist ein Chelatbildner, der eine Aktivitätsminderung der Lysinoxidase durch Kupferentzug bewirkt. Dieses Enzym ist für die Vernetzung der Kollagenmoleküle verantwortlich. Bisherige Ergebnisse mit D-Penicillamin bei der alkoholischen Lebererkrankung sind sehr limitierend u. lassen eine abschließende Beurteilung noch nicht zu (148). Colchizin hemmt den Transport von Prokollagen aus dem Zytoplasma in den extrazellulären Raum (151). In einer 4-Jahres-Studie mit 43 Patienten mit alkoholischer Leberzirrhose konnte die Mortalität von 40% in der Plazebogruppe auf 17% in der Colchizingruppe gesenkt werden (81). Allerdings waren diese Ergebnisse aufgrund der kleinen Fallzahl statistisch nicht signifikant. Die klinische Symptomatologie besserte sich signifikant ($p < 0,05$), und in 15% wurde zudem eine Besserung der Leberhistologie mit Verminderung der Fibrose unter Colchizin beobachtet (81). Zur Zeit wird eine mexikanische Studie über den Einfluß von Colchizin auf die Leberzirrhose ausgewertet.
Weiterhin wird der Effekt von LIV52, einem indischen Kräuterextrakt auf den Verlauf der alkoholischen Leberzirrhose in einer europäischen Multicenter-Studie untersucht.

9.4.6 Prognose

Die Prognose der alkoholischen Fettleber ist gut. Sie ist bei Alkoholabstinenz komplett reversibel. Auf die prognostisch ungünstigen Zeichen in diesem Stadium, wie perivenuläre Sklerose (125, 197), erhöhte Serum-Glykoproteine (76) sowie Verminderung der Serum-Lipoproteine und Auftreten abnormer Lipoproteine (6), wurde bereits hingewiesen.

Der Verlauf der akuten alkoholischen Hepatitis wird von Mendenhall folgendermaßen angegeben: 17 % akute Mortalität. Wird der Alkoholkonsum fortgesetzt, gehen 38 % in eine Leberzirrhose über, und 62 % persistieren bis zu 8 Jahren. Wird Alkoholabstinenz geübt, gehen 18 % in eine Zirrhose über, 55 % persistieren bis zu 3 Jahren, und 27 % normalisieren sich. Von den 55 %, die persistieren, normalisiert sich nochmals die Hälfte (115).

Bei der alkoholischen Leberzirrhose wird eine 2-Jahres-Mortalität von 10 % bei Abstinenz und von 85 % bei weiterer Alkoholzufuhr angegeben (18). Somit ist die Prognose aller Stadien der alkoholischen Lebererkrankung im wesentlichen vom Trinkverhalten abhängig. Der Patient hat sein gesundheitliches Schicksal zu einem großen Teil in eigenen Händen.

Literatur

(1) *Alderman, J., Sanny, G. G., Gordon, E. R., Lieber, C. S.:* Partial characterization of hepatic aldehyde dehydrogenase from the baboon. Enzymology of Carbonyl Metabolism, Aldehyde Dehydrogenase and Aldo/Keto Reduction, S. 77–89. Alan R. Liss Inc., New York 1982

(2) *Anderson, D. C.:* The effect of alcohol on the hepatic metabolism of hormones. European Journal of Clinical Investigation 8: 267–268, 1978

(3) *Arai, M., Leo, M. A., Nakano, M., Gordon, E. R., Lieber, C. S.:* Biochemical and morphological alterations of baboon hepatic mitochondria after chronic ethanol consumption. Hepatology 4: 165–174, 1984

(4) *Baker, A. L., Jaspan, J. B., Haines, N. W., Hatfield, G. E., Krager, P. S., Schneider, J. F.:* A randomized clinical trial of insuline and glucagon infusion for treatment of alcoholic hepatitis: progress report in 50 patients. Gastroenterology 80: 1410–1414, 1981

(5) *Baraona, E.:* Ethanol and lipid metabolism, in: Seitz, H. K., Kommerell, B. (Hrsg.): Alcohol related Diseases in Gastroenterology, S. 65–95. Springer Verlag, Heidelberg – New York 1985

(6) *Baraona, E., Lieber, C. S.:* Effects of ethanol on lipid metabolism. Journal of Lipid Research 20: 289–315, 1979

(7) *Baraona, E., Lieber, C. S.:* Effects of ethanol on hepatic transport of proteins. Annual Review of Medicine 33: 281–292, 1982

(8) *Baraona, E., Leo, M. A., Borowsky, S. A., Lieber, C. S.:* Alcoholic hepatomegaly: accumulation of protein in the liver. Science 190: 794–795, 1975

(9) *Baraona, E., Pikkarainen, P., Salaspuro, M., Finkelman, F., Lieber, C. S.:* Acute effects of ethanol on hepatic protein synthesis and secretion in the rat. Gastroenterology 79: 104–111, 1980

(10) *Bernstein, J., Videla, L., Israel, Y.:* Metabolic alterations produced in the liver by chronic ethanol administration. Changes related to energetic parameters in the cell. Biochemical Journal 134: 515–521, 1973

(11) *Bernstein, J., Videla, L., Israel, Y.:* Role of the sodium pump in the regulation of liver metabolism in experimental alcoholism. Annuals New York Academy of Science 242: 560–572, 1974

(12) *Bernstein, J., Videla, L., Israel, Y.:* Hormonal influence in the development of the hypermetabolic lic state of the liver produced by chronic administration of ethanol. Journal of Pharmacology and Experimental Therapeutics 192: 583–591, 1975

(13) *Blitzer, B. L., Mutchnick, M. G., Joshi, P. H., Phillips, M. M., Fessel, J., Conn, H. O.:* Adrenocorticosteroid therapy in alcoholic hepatitis. A prospective double blind randomized study. Digestive Disease and Science 22: 477–484, 1977

(14) *Blomstrand, R., Kager, L., Lantto, O.:* Studies on the ethanol induced decrease of fatty acid oxidation in rats and human livers. Life Science 13: 1131–1141, 1973

(15) *Bode, J. C., Zelder, O., Rumpelt, H. J., Wittkamp, U.:* Depletion of liver adenosine phosphates and metabolic effects of intravenous infusion of fructose or sorbitol in man and in rats. European Journal of Clinical Investigation 3: 436–441, 1973

(16) *Bode, J. C.:* Lebenserwartung bei Leberschäden durch Alkoholkonsum. Lebensversicherungs Medizin 31: 159–165, 1979

(17) *Borowsky, S. A., Lieber, C. S.:* Interaction of methadone and ethanol metabolism. Journal of Pharmacology and Experimental Therapeutics 207: 123–129, 1978

(18) *Borowsky, S. A., Strome, L., Lott, E.:* Continued heavy drinking and survival in alcoholic cirrhosis. Gastroenterology 80: 1405–1411, 1981

(19) *Bosron, W. F., Li, T. K.:* Genetic determinants of alcohol and aldehyde dehydrogenases and al-

cohol metabolism. Seminars in Liver Disease 1: 179–188, 1981
(20) *Brechot, C., Nalpas, B., Courouce, A. M., Duhamel, G., Callard, P.:* Evidence that hepatitis B virus has a role in liver cell carcinoma in alcohol disease. New England Journal of Medicine 306: 1384–1387, 1982
(21) *Bruguera, M., Bertram, A., Bouli, J. A., Redes, J.:* Giant mitochondria in hepatocytes: a diagnostic hint for alcoholic liver disease. Gastroenterology 73: 1383–1387, 1977
(22) *Burnett, D. A., Sorell, M. E.:* Alcoholic cirrhosis, in: Leevy, C. L. (Hrgs.): Alcohol and the Gastrointestinal tract. Clinics in Gastroenterology 10: 443–455, 1981
(23) *Campra, J. L., Hamlin, E. M., Kirshbaum, R. J., Olivier, M., Redeker, A. G., Reynolds, T. B.:* Prednisone therapy of acute alcoholic hepatitis: report of a controlled trial. Annuals of Internal Medicine 79: 625–631, 1973
(24) *Carulli, N., Maneti, F., Gallo, M., Salvioli, G. F.:* Alcohol drug interaction in man: Alcohol and Tolbutamide. European Journal of Clinical Investigation 1: 421–424, 1971
(25) *Cederbaum, A., Dicker, E., Lieber, C. S.:* Ethanol oxidation by isolated hepatocytes from ethanol treated and control rats: factors contributing to the metabolic adaptation after chronic ethanol consumption. Biochemical Pharmacology 27: 7–15, 1978
(26) *Chin, J. H., Goldstein, D. B.:* Effects of low concentrations of ethanol on the fluidity of spin labelled erythrocytes and brain membranes. Molecular Pharmacology 13: 435–441, 1977
(27) *Chin, J. H., Parson, L. M., Goldstein, D. B.:* Increased cholesterol content of erythrocytes and brain membranes in ethanol tolerant mice. Biochimica Biophysica Acta 513: 358–363, 1978
(28) *Cohen, J. A., Kaplan, M. M.:* The SGOT/SGPT ratio – an indicator of alcoholic liver disease. Digestive Disease and Sciences 24: 835–838, 1979
(29) *Colman, J. C., Morgan, M. Y., Scheuer, P. J., Sherlock, S.:* Treatment of alcohol related liver disease with +cyanidanol-(3): a randomized double blind trial. Gut 21: 965–969, 1980
(30) *Conn, H. O.:* Cirrhosis, in: Schiff, L., Schiff, E. R. (Hrsg.): Diseases of the Liver, S. 847–978. Lippincott Comp., Philadelphia – Toronto 1982
(31) *Conney, A. H.:* Induction of microsomal enzymes by foreign chemicals and carcinogens by polycyclic aromatic carbohydrates. Cancer Research 42: 4875–4917, 1982
(32) *Copenhagen Study Group for Liver Disease:* Effect of prednisolone on the survival of patients with cirrhosis of the liver. Lancet I: 119–122, 1969
(33) *Cronholm, T., Eriksson, H.:* Effect of prolonged ethanol administration on the hepatic estrogen receptor in the rat. FEBS Letters 133: 272–274, 1981
(34) *Cushman, P., Barboriak, J. J., Liao, A., Hoffman, N. E.:* Association between plasma high density lipoprotein cholesterol and antipyrine metabolism in alcoholics. Life Sciences 30: 1721–1724, 1982
(35) *Daughaday, W. H., Lipicky, R. J., Rasinski, D. C.:* Lactic acidosis as a cause of nonketotic acidosis in diabetic patients. New England Journal of Medicine 267: 1010–1014, 1962
(36) *Denk, H.:* Ethanol, Mallory bodies and the microtubular system, in: Seitz, H. K., Kommerell, B. (Hrsg.): Alcohol related Diseases in Gastroenterology, S. 154–171. Springer Verlag, Heidelberg – New York 1985
(37) *Denk, H., Franke, W. W., Kerjaschkhi, D., Ekkerstorfer, R.:* Mallory bodies in experimental animals and in man. International Review of Experimental Pathology 20: 77–121, 1979
(38) *Depew, W., Boyer, T., Omata, M.:* Double blind controlled trial of prednisolone therapy in patients with severe alcoholic hepatitis and spontaneous encephalopathy. Gastroenterology 78: 524–529, 1980
(39) *Desmond, P. V., Patwardhan, R. V., Schenker, S., Hoyumpa, A. M.:* Short term ethanol administration impairs the elimination of chlordiazepoxide in man. European Journal of Clinical Pharmacology 18: 275–278, 1980
(40) *Dienstag, J. L., Carter, E. A., Wands, J. R., Isselbacher, K. J., Fischer, J. E.:* Plasma alpha-amino-n-butyric acid to leucine ratio: nonspecifity as a marker for alcoholism. Gastroenterology 75: 561–565, 1978
(41) *Diluzio, N. R., Hartman, A. D.:* Role of lipid peroxidation on the pathogenesis of the ethanol induced fatty liver. Federation Proceedings 26: 1436–1442, 1967
(42) *Diluzio, N. R., Stege, T. E.:* The role of ethanol metabolites in hepatic lipid peroxidation, in: Fisher, M. M., Rankin, J. G. (Hrsg.): Alcohol and the Liver, Bd. 3, S. 45–62. Plenum Press, New York 1977
(43) *Domschke, S., Domschke, W., Lieber, C. S.:* Hepatic redox state: attenuation of the acute effects of ethanol induced by chronic ethanol consumption. Life Sciences 15: 1327–1332, 1974
(44) *Eckardt, M. J., Hartford, T. C., Kaelber, C. T., Parker, E. S., Rosenthal, L. S., Ryback, R. S., Salmoiraghi, G. C., Vancerveen, E., Warren, K. R.:* Health hazards associated with alcohol consumption. Journal of the American Medical Association 246: 648–666, 1981

(45) *Faller, J., Fox, I. H.:* Ethanol induced hyperuricemia: evidence for increased urate production by activation of adenine nucleotide turnover. New England Journal of Medicine 307: 1598–1602, 1982

(46) *Feinman, L., Lieber, C. S.:* Hepatic collagen metabolism: effect of alcohol consumption in rats and baboons. Science 176: 795, 1972

(47) *Fischel, R., Oette, K.:* Experimentelle Untersuchungen an menschlichen Leberpunktaten und Rattenleberschnitten zur Oxidation von Fettsäuren mit unterschiedlicher Kettenlänge und unterschiedlicher Zahl von Doppelbindungen. Research in Experimental Medicine (Berlin) 163: 1–16, 1974

(48) *French, S.:* The Mallory body: structure, composition and pathogenesis. Hepatology 1: 76–83, 1981

(49) *French, S.:* Nature, pathogenesis and significance of the Mallory body. Seminars in Liver Disease 1: 217–231, 1981

(50) *French, S., Ruebner, B. H., Mezey, E., Tamura, T., Halsted, C. H.:* Effect of chronic ethanol feeding on hepatic mitochondria in the monkey. Hepatology 3: 34–40, 1983

(51) *Galambos, J. T., Hersh, T., Fulenwider, J. T.:* Hyperalimentation in alcoholic hepatitis. American Journal of Gastroenterology 72: 535–541, 1979

(52) *Garro, A. J., Seitz, H. K., Lieber, C. S.:* Enhancement of dimethylnitrosamine metabolism and activation to a mutagen following chronic ethanol consumption. Cancer Research 41: 120–124, 1981

(53) *Green, H., Goldberg, B.:* Collagen and cell protein synthesis by an established mammalian fibroplast line. Nature 204: 347–349, 1964

(54) *Gordon, E. R.:* Mitochondrial function in an ethanol induced fatty liver. Journal of Biological Chemistry 248: 8271–8280, 1973

(55) *Gordon, E. R.:* ATP metabolism in an ethanol induced fatty liver. Alcoholism: Clinical and Experimental Research 1: 21–25, 1977

(56) *Gordon, E. R., Rochman, J., Arai, M., Lieber, C. S.:* Lack of correlation between hepatic mitochondrial membrane structure and function in ethanol fed rats. Science 216: 1319–1321, 1982

(57) *Gordon, G. G., Southren, A. L.:* Metabolic effects of alcohol on the endocrine system, in: Lieber, C. S. (Hrsg.): Metabolic aspects of alcoholism, S. 249–303. MTP Press, Lancaster 1977

(58) *Haellen, J., Krook, H.:* Follow up studies on an unselected ten year material of 360 patients with liver cirrhosis in one community. Acta Medica Scandinavica 173: 479–493, 1963

(59) *Hahn, E.:* Ethanol and fibrogenesis, in: Seitz, H. K., Kommerell, B. (Hrsg.): Alcohol related Diseases in Gastroenterology, S. 124–153. Springer Verlag, Heidelberg – New York 1985

(60) *Hakkinen, H. M., Kulonen, E.:* Effect of ethanol on the metabolism of alanine, glutamic acid and proline in the liver. Biochemical Pharmacology 24: 199–204, 1975

(61) *Halle, P., Pare, P., Kaptein, E., Kanel, G., Redeker, A. G., Reynolds, T. B.:* Double blind controlled trial of propylthiouracil in patients with severe acute alcoholic hepatitis. Gastroenterology 82: 925–931, 1982

(62) *Hasumura, Y., Teschke, R., Lieber, C. S.:* Increased carbon tetrachloride hepatotoxicity and its mechanism after chronic ethanol consumption. Gastroenterology 66: 415–422, 1974

(63) *Hasumura, Y., Teschke, R., Lieber, C. S.:* Characteristics of acetaldehyde oxidation in rat liver mitochondria. Journal of Biological Chemistry 251: 4908–4913, 1976

(64) *Helman, R. A., Temko, M. H., Nye, S. W.:* Alcoholic hepatitis: natural history and evaluation of prednisolone therapy. Annuals of Internal Medicine 74: 311–321, 1971

(65) *Hoensch, H. P.:* Enzyminduktion der Leber durch chronischen Alkoholismus als Risikofaktor der Hepatotoxizität. Zeitschrift für Gastroenterologie 22: 1–8, 1984

(66) *Iber, F. L.:* Drug metabolism in heavy consumers of ethyl-alcohol. Clinical and Pharmacological Therapy 22: 735–742, 1977

(67) *Iseri, O. A., Gottlieb, L. S., Lieber, C. S.:* The ultrastructure of ethanol induced fatty liver. Federation Proceedings 23: 579, 1964

(68) *Ishii, H., Okuno, F., Joly, J. G., Tsuchiya, G.:* Alkoholbedingte Störungen des Kohlenhydratstoffwechsels. Leber Magen Darm 8: 247–254, 1978

(69) *Israel, Y., Videla, L., Bernstein, J.:* Liver hypermetabolic state after chronic ethanol consumption: hormonal interactions and pathogenic implications. Federation Proceedings 34: 2052–2059, 1975

(70) *Israel, Y., Walfish, P. G., Orrego, H., Blake, J., Kalant, H.:* Thyroid hormones in alcoholic liver disease: effect of treatment with 6-n-propylthiouracil. Gastroenterology 76: 116–112, 1979

(71) *Jauhonen, P., Baraona, E., Miyakawa, H., Lieber, C. S.:* Mechanism for selective perivenular hepatotoxicity of ethanol. Alcoholism: Clinical and Experimental Research 6: 350–357, 1982

(72) *Jenkins, W. J., Thomas, H. C.:* Genetic factors in determining susceptibility to alcohol dependence and development of alcohol induced liver disease, in: Leevy, C. M. (Hrsg.): Alcohol and the Gastrointestinal Tract. Clinics in Gastroenterology 10: 307–314, 1981

(73) *Johnson, O.:* Influence of the blood ethanol

concentration on the acute ethanol induced liver triglyceride accumulation in rats. Scandinavian Journal of Gastroenterology 2: 207–213, 1974

(74) *Joly, J. G., Ishii, H., Teschke, R., Hasumura, Y., Lieber, C. S.:* Effect of chronic ethanol feeding on the activities and microsomal distribution of reduced nicotinamide adenine dinucleotide phosphate (NADPH)-cytochrome P-450 reductase and the demethylase for aminopyrine and ethylmorphine. Biochemical Pharmacology 22: 1532–1535, 1973

(75) *Jorfeldt, L., Juhlin-Dannfelt, A.:* The influence of ethanol on splanchnic and sceletal muscle metabolism in man. Metabolism 27: 97–106, 1978

(76) *Kaku, Y., Hasumura, Y., Takeuchi, J.:* Clinical detection of the hepatic lesion of pericentral sclerosis in chronic alcoholics. Gut 23: 215–220, 1982

(77) *Kakumu, S., Leevy, C. M.:* Lymphocyte cytotoxicity in alcoholic hepatitis. Gastroenterology 72: 594–597, 1977

(78) *Kanagasundaram, N., Leevy, C. M.:* Ethanol, immune reactions and the digestive system, in: Leevy, C. M. (Hrsg.): Alcohol and the Gastrointestinal Tract. Clinics in Gastroenterology 10: 295–306, 1981

(79) *Kanagasundaram, N., Kakumu, S., Chen, S., Leevy, C. M.:* Alcoholic hylin antigen (AHAg) and antibody (AHAb) in alcoholic hepatitis. Gastroenterology 73: 1368–1373, 1977

(80) *Kater, R. M. H., Carulli, N., Iber, F. L.:* Differences in the rate of ethanol metabolism in recently drinking alcoholic and nonalcoholic subjects. American Journal of Clinical Nutrition 22: 1608–1617, 1969

(81) *Kershenobich, P., Uribe, M., Suarez, G. I.:* Treatment of cirrhosis with colchicine: a double blind randomized trial. Gastroenterology 77: 532–536, 1979

(82) *Kimoff, R. J., Huang, S.:* Immunocytochemical and immunoelectromicroscopic studies on Mallory bodies. Laboratory Investigations 45: 491–503, 1981

(83) *Klatskin, G.:* Alcohol and its relation to liver damage. Gastroenterology 41: 443–448, 1961

(84) *Koop, D. R., Morgan, E. T., Tarr, G. E., Coon, M. J.:* Purification and characterization of an unique isoenzyme of cytochrome P-450 from liver microsomes of ethanol treated rabbits. Journal of Biological Chemistry 257: 8472–8480, 1982

(85) *Korsten, M. A., Matsusaki, S., Feinman, L., Lieber, C. S.:* High blood acetaldehyde levels following ethanol administration: differences between alcoholic and nonalcoholic subjects. New England Journal of Medicine 292: 386–389, 1975

(86) *Kowaloff, E. M., Phang, I. M., Granger, A. S., Downing, S. J.:* Regulation of proline oxidase activity by lactate. Proceedings of the National Academy of Science U.S.A. 74: 5358–5371, 1977

(87) *Krasner, N., Davies, M., Portmann, B., Williams, R.:* Changing pattern of alcoholic liver disease in Great Britain: Relation to sex and sign of autoimmunity. British Medical Journal 1: 1497–1502, 1977

(88) *Kreisberg, R. A., Owen, W. C., Siegel, A. M.:* Ethanol unduced hyperlactacidemia: inhibition of lactate utilization. Journal of Clinical Investigation 50: 166–174, 1971

(89) *Leevy, C. M.:* Clinical diagnosis, evaluation and treatment of liver cirrhosis in alcoholics. Federation proceedings 26: 1474–1481, 1967

(90) *Lelbach, W. K.:* Cirrhosis in the alcoholic and its relation to the volume of alcohol abuse. Proceedings of the New York Academy of Science 252: 85–105, 1975

(91) *Lelbach, W. K.:* Quantitative aspects of drinking in alcoholic cirrhosis, in: Khanna, J. M., Israel, Y., Kalant, H. (Hrsg.): Alcoholic liver pathology, S. 1–18. Alcohol and Drug Addication Research Foundation of Ontario, Canada 1976

(92) *Leo, M. A., Lieber, C. S.:* Interaction of ethanol with vitamine A. Alcoholism: Clinical and Experimental Research 7: 15–21, 1983

(93) *Lesesne, H. R., Bozymski, E. M., Fallon, H. F.:* Treatment of alcoholic hepatitis with encephalopathy: comparison of prednisolone with calory supplements. Gastroenterology 74: 169–173, 1978

(94) *Lester, R., Eagon, P. K., Van Thiel, D. H.:* Feminization of the alcoholic: the estrogen/testosteron ratio (E/T). Gastroenterology 76: 415–417, 1979

(95) *Lieber, C. S.:* Metabolism of ethanol, in: Lieber, C. S. (Hrsg.): Metabolic aspects of alcoholism, S. 1–29. MTP Press, Lancaster 1977

(96) *Lieber, C. S.:* Ethanol metabolism and pathophysiology of alcoholic liver disease, in: Seitz, H. K., Kommerell, B. (Hrsg.): Alcohol related diseases in Gastroenterology, S. 19–47. Springer Verlag, Heidelberg – New York 1985

(97) *Lieber, C. S., Schmid, R.:* The effect of ethanol on fatty acid metabolism: stimulation of hepatic fatty acid synthesis in vitro. Journal of Clinical Investigation 40: 394–399, 1961

(98) *Lieber, C. S., Decarli, L. M.:* Hepatic microsomal ethanol oxidizing system: In vitro characteristics and adaptive properties in vivo. Journal of Biological Chemistry 245: 2505–2512, 1970

(99) *Lieber, C. S., Savolainen, M.:* Ethanol and lip-

ids. Alcoholism: Clinical and Experimental Research 8: 409–423, 1984
(100) *Lieber, C. S., Seitz, H. K., Garro, A. J., Worner, T. M.:* Alcohol related disease and carcinogenesis. Cancer Research 35: 2863–2886, 1979
(101) *Lieber, C. S., Lefevre, A., Spritz, N., Feinman, L., Decarli, L. M.:* Difference in hepatic metabolism of long and medium chain fatty acids: the role of fatty acid chain length in the production of the alcoholic fatty liver. Journal of Clinical Investigation 46: 1451–1460, 1967
(102) *Lieber, C. S., Leevy, C. M., Stein, S. W., Georg, W. S., Cherrick, G. R., Abelmann, W. H., Davidson, C. S.:* Effect of ethanol and plasma free fatty acids in man. Journal of Laboratory and Clinical Medicine 59: 826–832, 1962
(103) *Lindros, K. O.:* Acetaldehyde – its metabolism and role in the action of ethanol. Research Advances in Alcohol and Drug Problems, Bd. 4, S. 111–176 (Hrsg.: Israel, Y., Glaser, F. B., Kalant, H., Pophan, R. E., Schmidt, W.). Plenum Press. Coop. 1978
(104) *Lindros, K. O., Stowell, A., Pikkarainen, P., Salaspuro, M.:* Elevated blood acetaldehyde in alcoholics with accelerated ethanol elimination. Pharmacology Biochemistry and Behaviour 13: 119–124, 1980
(105) *Lindy, S., Pedersen, F. B., Turto, H., Uitto, J.:* Lactate, lactate dehydrogenase and protocollagen prolin hydroxylase in rat skin autografts. Hoppe-Seyler's Zeitschrift für physiologische Chemie 352: 1113–1118, 1971
(106) *Lundquist, F.:* Acetaldehyde and aldehyde dehydrogenases: Central problem in the studies of alcoholism. European Journal of Clinical Investigation 13: 183–184, 1983
(107) *Maddrey, W. C., Boitnott, J. K., Becline, M. S.:* Corticosteroid therapy in alcoholic hepatitis. Gastroenterology 75: 193–199, 1978
(108) *Marshall, A. W., Grand, R. S., Morgan, M. Y., Sherlock, S.:* Treatment of alcohol related liver disease with thioctic acid: a six month randomized double blind trial. Gut 23: 1088–1093, 1982
(109) *Maruyama, K., Feinman, L., Fainsilber, Z., Nakano, M., Okazaki, I., Lieber, C. S.:* Measurement of mammalian collagenase in alcohol fed baboons and patients with alcoholic liver disease: decrease in activity with development of cirrhosis, in: Rauterberg, J. (Hrsg.): Proceedings of Conference on Connective Tissue of Normal and Fibrotic Human Liver, S. 196–198. Georg Thieme Verlag, Stuttgart 1982
(110) *Mata, J. M., Kershenobich, D., Villareal, E., Rojkind, M.:* Serum free proline and free hydroxyproline in patients with chronic liver disease. Gastroenterology 68: 1265–1269, 1975
(111) *Matsuda, Y., Baraona, E., Salaspuro, M., Lieber, C. S.:* Effect of ethanol on liver microtubules and Golgy apparatus. Laboratory Investigation 41: 455–463, 1979
(112) *Matsusaki, S., Lieber, C. S.:* Increased susceptibility of hepatic mitochondria to the toxicity of acetaldehyde after chronic ethanol consumption. Biochemical Biophysical Research Communication 75: 1059–1065, 1977
(113) *McManus, I. R., Contag, A. O., Olson, R. E.:* Studies on the identification and origin of ethanol in mammalian tissues. Journal of Biological Chemistry 241: 349–354, 1966
(114) *Mendenhall, C. L.:* Anabolic steroid therapy as an adjunct to diet in alcoholic hepatic steatosis. American Journal of Digestive Disease 13: 783–791, 1968
(115) *Mendenhall, C. L., V. A. Cooperative Study Group on Alcoholic Hepatitis:* Alcoholic hepatitis, in: Leevy, C. M. (Hrsg.): Alcohol and the Gastrointestinal Tract. Clinics in Gastroenterology 10: 417–442, 1981
(116) *Mendenhall, C. L., V. A. Cooperative Study Group on Alcoholic Hepatitis:* Survival after steroid therapy for alcoholic hepatitis. Hepatology 3: 850, 1983
(117) *Mendenhall, C. L., V. A. Cooperative Study Group on Alcoholic Hepatitis:* Clinical and therapeutical aspects of alcoholic liver disease, in: Seitz, H. K., Kommerell, B. (Hrsg.): Alcohol related diseases in Gastroenterology, S. 304–323. Springer Verlag, Heidelberg – New York 1985
(118) *Mezey, E.:* Ethanol metabolism and ethanol-drug interaction. Biochemical Pharmacology 25: 869–875, 1976
(119) *Mezey, E.:* Alcohol and drug interactions in injury to the digestive tract, in: Leevy, C. M. (Hrsg.): Alcohol and the Gastrointestinal Tract. Clinics in Gastroenterology 10: 485–496, 1981
(120) *Milner, G., Landauer, A. A.:* Alcohol thioridazine and chlorpromazine effects on skills related to driving behaviour. British Journal of Psychiatry 118: 351–352, 1971
(121) *Misra, P. S., Lefevre, A., Ishii, H., Rubin, E., Lieber, C. S.:* Increase of ethanol, meprobamate and pentobarbital metabolism after chronic ethanol administration in man and in rats. American Journal of Medicine 51: 346–351, 1971
(122) *Mitchell, M. C., Hoyumpa, A. M., Schenker, S., Johnson, R. F., Nichols, S., Patwardhan, R. V.:* Inhibition of caffein elimination by short term ethanol administration. Journal of Laboratory and Clinical Medicine 101: 826–834, 1983
(123) *Morgan, D. D., Mendenhall, C. L.:* The role of acetate in the pathogenesis of the acute ethanol induced fatty liver in rats. Gastroenterology 73: 1235, 1977
(124) *Myakawa, H., Iida, S., Leo, M. A., Greenstein,*

R., Lieber, C. S.: Pathogenesis of portal hypertension in precirrhotic alcoholic liver injury. Gastroenterology 84: 1385, 1983

(125) Nakano, M., Worner, T. M., Lieber, C. S.: Perivenular fibrosis in alcoholic liver injury: ultrastructure and histologic progression. Gastroenterology 83: 777–785, 1983

(126) Nasrallah, S. M., Galambos, J. T.: Amino acid therapy of alcoholic hepatitis. Lancet II: 1276–1277, 1980

(127) Nei, J., Matsuda, Y., Takada, A.: Chronic hepatitis induced by alcohol. Digestive Disease and Sciences 28: 207–215, 1983

(128) Nikkila, E. A., Ojala, K.: Ethanol induced alteration in the synthesis of hepatic and plasma lipids and hepatic glycogen from glycerol-C^{14}. Life Sciences 2: 717–721, 1963

(129) Nishimura, M., Teschke, R.: Alcohol and gammaglutamyltransferase. Klinische Wochenschrift 61: 265–275, 1983

(130) Nitsche, W.: Alkoholismus: Einteilung, Epidemiologie, Entstehungsbedingungen. Fortschritte der Medizin 100: 1111–1115, 1982

(131) Nomura, F., Lieber, C. S.: Binding of acetaldehyde to rat liver microsomes: enhancement after chronic ethanol consumption. Biochemical Biophysical Research Communication 100: 131–137, 1981

(132) Oguma, T., Levy, G.: Acute effect of ethanol on hepatic first pass elimination of propoxyphene in rats. Journal of Pharmacology and Experimental Therapeutics 219: 7–13, 1981

(133) Ohnishi, K., Lieber, C. S.: Reconstitution of the microsomal ethanol oxidizing system (MEOS): quantitative and qualitative changes of cytochrome P-450 after chronic ethanol consumption. Journal of Biological Chemistry 252: 7124–7131, 1977

(134) Ohnishi, K., Iida, S., Iwama, S., Goto, N., Nomura, S., Takashi, M., Mishima, A., Kono, K., Kiwa, K., Musha, H., Kotata, K., Okuda, K.: The effect of chronic habitual alcohol intake on the development of liver cirrhosis and hepatocellular carcinoma: relation to hepatitis B surface antigen carriage. Cancer 49: 672–677, 1982

(135) Okazaki, I., Feinman, L., Lieber, C. S.: Hepatic mammalian collagenase: development of an assay and demonstration of increased activity after ethanol consumption. Gastroenterology 73: 1236, 1977

(136) Ontko, J. A.: Effect of ethanol on the metabolism of free fatty acids in isolated liver cells. Journal of Lipid Research 14: 78–86, 1973

(137) Orrego, H., Kalant, H., Israel, Y., Blake, J., Medline, A., Rankin, J. G., Armstrong, A., Kapur, B.: Effect of short term therapy with propylthiouracil in patients with alcoholic liver disease. Gastroenterology 76: 105–115, 1979

(138) Orrego, H., Blendis, L. M., Crossley, I. R., Medline, A., McDonald, A., Ritchie, S., Israel, Y.: Correlation of intrahepatic pressure with collagen in the Disse space and hepatomegaly in humans and in the rat. Gastroenterology 80: 546–566, 1981

(139) Palmer, K. R., Jenkins, W. J.: Impaired acetaldehyde oxidation in alcoholics. Gut 23: 729–733, 1982

(140) Paronetto, F.: Immunologic factors in alcoholic liver disease. Seminars in Liver Disease 1: 232–243, 1981

(141) Pequinot, G., Tuyns, A. J.: Compared toxicity of ethanol on various organs, in: Stock, C., Sarles, H. (Hrsg.): Alcohol and the Gastrointestinal Tract. INSERM 95: 17–32, 1980

(142) Perillio, R. P., Griffin, R., Deschryver, K., Lander, J. J., Zuckerman, G. R.: Alcoholic liver disease presenting with marked elevation of serum alkaline phosphatase. American Journal of Digestive Disease 23: 1061–1066, 1978

(143) Pikkarainen, P., Lieber, C. S.: Concentration dependency of ethanol elimination rates in baboons: effect of chronic ethanol consumption. Alcoholism: Clinical and Experimental Research 4: 40–43, 1980

(144) Pikkarainen, P., Gordon, E. R., Lebsack, M. E., Lieber, C. S.: Determination of plasma free acetaldehyde levels during the oxidation of ethanol. Biochemical Pharmacology 30: 799–802, 1981

(145) Porter, H. R., Simon, F. R., Pope, C. F.: Corticosteroid therapy in severe alcoholic hepatitis: a double blind drug trial. New England Journal of Medicine 284: 1350–1355, 1971

(146) Reitz, R. C.: A possible mechanism for the peroxidation of lipids due to chronic ethanol ingestion. Biochemical Biophysical Acta 380: 145–154, 1975

(147) Remmer, H.: Die Wirkung des Alkohols. Deutsches Ärzteblatt 51: 2429–2440, 1981

(148) Resnick, R. H., Boitnott, F., Iber, F. T.: Preliminary observations of d-penicillamine therapy in acute alcoholic liver disease. Digestion 11: 257–265, 1974

(149) Ricci, R. L., Crawford, S. S., Miner, P. B.: The effect of ethanol on hepatic sodium plus potassium activated a-enosine triphosphate activity in the rat. Gastroenterology 80: 1445–1450, 1981

(150) Rojkind, M., Deleon, L. D.: Collagen biosynthesis in cirrhotic rat slices: a regulatory mechanism. Biochemical Biophysical Research Acta 217: 512–522, 1970

(151) Rojkind, M., Uribe, M., Kershenobich, D.: Col-

(151) chicine and the treatment of liver cirrhosis. Lancet I: 38–39, 1973
(152) *Rothschild, M. A., Oratz, M., Mongelli, J., Schreiber, S. S.:* Alcohol induced depression of albumin synthesis: reversal by tryptophane. Journal of Clinical Investigation 50: 1812–1818, 1971
(153) *Rubin, E., Lieber, C. S.:* Hepatic microsomale enzymes in man and in rats: induction and inhibition by ethanol. Science 162: 690–691, 1968
(154) *Rubin, E., Beattie, D. S., Lieber, C. S.:* Effects of ethanol in the biogenesis of mitochondrial membranes and associated mitochondrial functions. Laboratory Investigations 23: 620–627, 1970
(155) *Rubin, E., Gang, H., Misra, P. S., Lieber, C. S.:* Inhibition of drug metabolism by acute ethanol intoxication: a hepatic microsomal mechanism. American Journal of Medicine 49: 801–806, 1970
(156) *Rubin, E., Lieber, C. S., Alvares, A. P., Levine, W., Kuntzman, R.:* Ethanol binding to hepatic microsomes – its increase by ethanol consumption. Biochemical Pharmacology 20: 229–231, 1971
(157) *Rubin, E., Lieber, C. S., Altman, K., Gordon, G. G., Southren, A. L.:* Prolonged ethanol consumption increases testosterone metabolism in the liver. Science 191: 563, 1976
(158) *Sato, C., Matsuda, Y., Lieber, C. S.:* Increased hepatotoxicity of acetaminophen after chronic ethanol consumption in the rat. Gastroenterology 80: 140–148, 1981
(159) *Sato, C., Hasumura, Y., Takeuchi, J.:* Interaction of ethanol with drugs and xenobiotics, in: Seitz, H. K., Kommerell, B. (Hrsg.): Alcohol related Diseases in Gastroenterology, S. 172–184. Springer Verlag, Heidelberg – New York 1985
(160) *Savolainen, E. R., Leo, M. A., Timpl, R., Lieber, C. S.:* Lactate and acetaldehyde stimulate collagen synthesis of cultured baboon liver myofibroblasts. Hepatology 5: 801, 1983
(161) *Schaffer, W. T., Denckla, W. D., Veech, R. L.:* The effect of chronic ethanol consumption on the rate of whole animal and perfused liver oxygen consumption, in: Thurman, R. G. (Hrsg.): Alcohol and Aldehyde Metabolizing Systems. Advances in Experimental Medicine and Biology IV, S. 587–593. Plenum Press, New York – London 1980
(162) *Schanne, F. A. X., Zucker, A. H., Farber, J. L., Rubin, E.:* Alcohol dependent liver cell necrosis in vitro: a new model. Science 212: 338–340, 1981
(163) *Schuckitt, M. A., Rayser, V.:* Ethanol ingestion: differences in acetaldehyde concentrations in relations of alcoholics and controls. Science 203: 54–55, 1979
(164) *Seitz, H. K.:* Alcohol and Carcinogenesis, in: Seitz, H. K., Kommerell, B. (Hrsg.): Alcohol related Diseases in Gastroenterology, S. 196–212. Springer Verlag, Heidelberg – New York 1985
(165) *Seitz, H. K., Korsten, M. A., Lieber, C. S.:* Ethanol oxidation by intestinal microsomes: increased activity after chronic ethanol administration. Life Sciences 25: 1443–1448, 1979
(166) *Seitz, H. K., Garro, A. J., Lieber, C. S.:* Sex dependent effect of chronic ethanol consumption in rats on hepatic microsome mediated mutagenicity of benzo(a)pyrene. Cancer Letters 13: 97–112, 1981
(167) *Seitz, H. K., Czygan, P., Weber, E., Götz, R., Kommerell, B.:* Serum tri-iodothyronine as a reflection of the severity of alcoholic liver disease, in: Langer, M., Chiandussi, L., Chopra, I. J., Martini, L. (Hrsg.): The Endocrines and the Liver, S. 471–473. Academic Press, London – New York 1982
(168) *Seitz, H. K., Veith, S., Czygan, P., Bösche, J., Simon, B., Guyler, R., Kommerell, B.:* In vivo interactions between H_2-receptor antagonists and ethanol metabolism in man and in rats. Hepatology 4: 1231–1234, 1984
(169) *Seitz, H. K., Velasquez, D., Waldherr, R., Veith, S., Czygan, P., Weber, E., Deutsch-Diescher, O. G., Kommerell, B.:* Duodenal gamma-glutamyltransferase activity in human biopsies: effect of chronic ethanol consumption and duodenal morphology. European Journal Clinical Investigation 15: 192–196, 1985
(170) *Shaw, S., Stimmel, B., Lieber, C. S.:* Plasma a-amino-n-butyric acid to leucine ratio: an empirical biochemical marker for alcoholism. Science 194: 1057–1058, 1976
(171) *Shaw, S., Rubin, K. P., Lieber, C. S.:* Depressed hepatic glutathion and increased diene conjugates in alcoholic liver disease: evidence of lipid peroxidation. Digestive Disease and Science 28: 585–589, 1983
(172) *Shaw, S., Worner, T. M., Boryson, M. F., Schmitz, R. E., Lieber, C. S.:* Detection of alcohol relapse: comparative diagnostic value of MCV, GGTP and AANB. Alcoholism: Clinical and Experimental Research 3: 297–301, 1979
(173) *Shaw, S., Jayatilleke, E., Ross, W. A., Gordon, E. R., Lieber, C. S.:* Ethanol induced lipid peroxidation: potentiation by chronic alcohol feeding and attenuation by methionine. Journal of Laboratory and Clinical Medicine 98: 417–425, 1981
(174) *Siegers, C. P., Schutt, A., Strubelt, O.:* Influence of some hepatotoxic agents on hepatic glutathion levels in mice. Proceedings of the European Society for Toxicology 18: 160–162, 1977
(175) *Stenger, R. J.:* Alcohol induced liver disease,

in: Stenger, R. J. (Hrsg.): Interpretation of liver biopsies, S. 40–47. Raven Press, New York 1984

(176) *Stibler, H., Borg, S., Allgulander, C.:* Clinical significance of abnormal heterogenicity of transferrin in relation to alcohol consumption. Acta Medica Scandinavia 206: 275–281, 1979

(177) *Stone, W. P., Islam, N. R. K., Paton, A.:* The natural history of cirrhosis. Quartal of Internal Medicine 37: 119–132, 1968

(178) *Sussmann, K. E., Alfrey, A., Kirsch, N. M.:* Chronic lactic acidosis in an adult. American Journal of Medicine 48: 104–112, 1970

(179) *Tamburro, C. H., Lee, H. M.:* Primary hepatic cancer in alcoholics, in: Leevy, C. M. (Hrsg.): Alcohol and the Gastrointestinal Tract. Clinics in Gastroenterology 10: 457–477, 1981

(180) *Tank, A. N., Weiner, H.:* Ethanol induced alteration of dopamine metabolism in rat liver. Biochemical Pharmacology 28: 3139–3147, 1979

(181) *Teschke, R.:* Gamma-Glutamyltransferase and other markers for alcoholism, in: Seitz, H. K., Kommerell, B. (Hrsg.): Alcohol related diseases in Gastroenterology, S. 48–64. Springer Verlag, Heidelberg – New York 1985

(182) *Teschke, R., Lieber, C. S.:* Biochemie und Pathophysiologie des Alkoholstoffwechsels. Leber Magen Darm 8: 237–245, 1978

(183) *Teschke, R., Hasumura, Y., Lieber, C. S.:* Hepatic microsomal ethanol oxidizing system: solubilization, isolation and characterization. Archives of Biochemistry and Biophysics 163: 404–415, 1974

(184) *Teschke, R., Hasumura, Y., Lieber, C. S.:* Hepatic microsomal alcohol oxidizing system: affinity for methanol, ethanol and propanol. Journal of Biological Chemistry 250: 7397–7404, 1975

(185) *Teschke, R., Neufeind, M., Nishimura, M., Strohmeyer, G.:* Hepatic gamma-glutamyltransferase activity in alcoholic fatty liver: comparison with other liver enzymes in man and in rats. Gut 24: 625–630, 1983

(186) *Teschke, R., Hasumura, Y., Joly, J. G., Ishii, H., Lieber, C. S.:* Microsomal ethanol oxidizing system (MEOS): purification and properties of a rat liver system free of catalase and alcohol dehydrogenase. Biochemical Biophysical Research Communication 49: 1187–1193, 1972

(187) *Teschke, R., Moreno, F., Heinen, E., Herrmann, J., Krüskemper, H. L., Strohmeyer, G.:* Hepatic thyroid hormone levels following chronic alcohol consumption: direct experimental evidence in rats against the existence of a hyperthyroid state. Hepatology 3: 469–474, 1983

(188) *Thaler, H.:* Voraussetzungen für die alkoholische Leberschädigung. Therapiewoche 27: 6580–6587, 1977

(189) *Theodossi, A., Eddleston, A. L. W., Williams, R.:* Controlled trial of methylprednisolone therapy in severe acute alcoholic hepatitis. Gut 23: 75–79, 1982

(190) *Thomas, M., Halsall, S., Peters, T. J.:* Role of hepatic acetaldehyde dehydrogenase in alcoholism: demonstration of persistant reduction of cytosolic activity in abstaining patients. Lancet I: 1057–1059, 1982

(191) *Thomas, B. H., Coldwell, B. B., Solomenraj, G., Zeitz, W., Renholm, H. L.:* Effect of ethanol on the fate of pentobarbital in the rat. Biochemical Pharmacology 21: 2605–2614, 1972

(192) *Tobon, F., Mezey, E.:* Effect of ethanol administration on hepatic ethanol and drug metabolizing enzymes and on rates of ethanol degradation. Journal of Laboratory and Clinical Medicine 77: 110–121, 1971

(193) *Tuma, D. J., Jennett, R. B., Sorrell, M. F.:* Effect of ethanol on the synthesis and secretion of hepatic secretory glycoprotein and albumin. Hepatology 1: 550–558, 1981

(194) *Turunen, U., Malkamäki, M., Valtonen, V. V., Larinkavi, U., Pikkarainen, P., Salaspuro, M., Makela, P. H.:* Endotoxine and liver disease: high titres of enterobacterial common antigen antibodies in patients with alcoholic cirrhosis. Gut 22: 849–853, 1981

(195) *Ugarte, G., Pereda, I., Pino, M. E., Itturiaga, H.:* Influence of alcohol intake, length of abstinence and meprobamate on the rate of ethanol metabolism in man. Quartal Journal for the Study of Alcoholism 33: 698–705, 1972

(196) *Van Thiel, D. H.:* Ethanol and the Endocrine System, in: Seitz, H. K., Kommerell, B. (Hrsg.): Alcohol related Diseases in Gastroenterology, S. 324–341. Springer Verlag, Heidelberg – New York 1985

(197) *Van Waes, L., Lieber, C. S.:* Early perivenular sclerosis in alcoholic fatty liver: an index of progressive liver injury. Gastroenterology 73: 646–650, 1977

(198) *Wendell, G., Thurman, R. G.:* Effect of ethanol concentration on rates of ethanol elimination in normal and alcohol treated rats in vivo. Biochemical Pharmacology 28: 273–279, 1979

(199) *Volentine, G. D., Tuma, D. J., Sorrell, H. F.:* Acute effect of ethanol on hepatic glycoprotein secretion in the rat in vivo. Gastroenterology 86: 225–229, 1984

(200) *Whiting, B., Lawrence, J. R., Skellern, G. C., Meier, J.:* Effect of acute alcohol intoxication on the metabolism and plasma kinetics of chlordiazepoxid. British Journal of Clinical Pharmacology 7: 95–100, 1979

(201) *Wu, A., Chanarin, I., Levy, A. J.:* Macrocytosis of chronic alcoholism. Lancet I: 829–830, 1974

(202) *Yuki, T., Thurman, R. G., Schwabe, U.:* Metabolic changes after prior treatment with ethanol. Evidence against an involvement of the Na$^+$+K$^+$-activated ATPase in the increase in ethanol metabolism. Biochemical Journal 186: 997–1000, 1980
(203) *Zetterman, R. K., Sorrel, M. F.:* Immunologic aspects of alcoholic liver disease. Gastroenterology 81: 616–624, 1981
(204) *Zysset, T., Preissig, R., Bircher, J.:* Increased systemic availability of drugs during acute ethanol intoxication: studies with mephenytoin in the dog. Journal of Pharmacology and Experimental Therapeutics 213: 173–178, 1980

9.5 Leberzirrhose

von *Burkhard Kommerell*

9.5.1 Definition

Trotz der Verschiedenartigkeit morphologischer Veränderungen und der vielfältigen Ätiologie ist die Zirrhose als Einheit aufzufassen, die in ihrer Vielfalt das Spätstadium verschiedener Leberkrankheiten darstellt (136). So ist die Zirrhose definiert als eine chronische diffuse Lebererkrankung mit Parenchymzerstörung und konsekutiver Parenchymregeneration, sowie diffuser Bindegewebsvermehrung und Zerstörung der normalen Läppchenstruktur. Dieser Vorgang ist zwar irreversibel, aber bei Wegfall der schädigenden Noxe muß die Zirrhose nicht progredient fortschreiten, sondern kann auch zum Stillstand kommen und in eine „stationäre Zirrhose" einmünden.

9.5.2 Häufigkeit

In den meisten europäischen Ländern hat die Leberzirrhose in den letzten 2 Jahrzehnten zugenommen und sich zum Teil verdoppelt (12, 74, 117, 123, 146). Die Häufigkeit der Mortalität an Leberzirrhosen in der Bundesrepublik zeigen folgende Zahlen:

So starben im Jahre
1956: 13,7 pro 100 000 Einwohner
1976: 28,1 pro 100 000 Einwohner
1981: 26,9 pro 100 000 Einwohner
1982: 23,7 pro 100 000 Einwohner

Damit ist die Mortalität der Leberzirrhose in den letzten 20 Jahren häufiger, zeigt aber in den beiden letzten Jahren eher eine rückläufige Tendenz, wenn auch die Bundesrepublik nach wie vor zu den führenden Ländern zählt und nur durch Frankreich und Österreich übertroffen wird **(Tab. 9.12)**.

Tab. 9.12: Sterbefälle an Leberzirrhose pro 100 000 Einwohner

BRD	26,9	Japan	14,1
Frankreich	30,8	USA	13,8
Österreich	30,4		
Luxemburg	23,9		
DDR	16,1		
Belgien	13,3		
England	13,3		
Schweden	12,2		
Dänemark	11,4		
Niederlande	4,7		

9.5.3 Einteilung

Eine Klassifikation nach pathologisch-anatomischen Veränderungen ist schwierig und läßt sich nicht immer in das klinische Bild umsetzen. Nach zahlreichen, meist unbefriedigenden Versuchen hat sich folgende morphologische Einteilung herauskristallisiert: mikronoduläre, makronoduläre und gemischt noduläre Zirrhosen, die mit

Narbenbildung und einer Umwandlung des Gefäßapparates einhergehen (6, 66, 123, 133). Für den Kliniker sind diese Begriffe aber nur bedingt verwertbar, da sie nicht immer mit der Ätiologie korrelieren. Zwar findet man histologisch bei der Alkoholzirrhose vorwiegend mikronoduläre und bei der hepatitischen Zirrhose häufig makronoduläre Veränderungen, doch können diese auch gemischt auftreten. Auch die bindegewebliche Ausbreitung ist oft irregulär und läßt keine sichere ätiologische Aussage zu. Im kleinen Biopsiezylinder ist es in solchen Fällen ausgeschlossen, eine ätiologisch zugeordnete Diagnose zu stellen (24, 41). Eine weitere morphologische Einteilung schlägt sich in den Begriffen portale, postnekrotische, biliäre und kardiale Zirrhose nieder, wo morphologische und ätiologische Kriterien verbunden werden (4, 24). So ist der Hauptvertreter der portalen Zirrhose die alkoholische und der der postnekrotischen die hepatische Zirrhose. Die sekundär biliären Zirrhosen entstehen bei langdauerndem chronischen Verschluß der galleabführenden Wege. Sie gehen einher mit dunkelgrüner Leber und Vermehrung der intralobulären Gallengänge bei fehlender duktulärer Degeneration. Bei der immunologisch geprägten primär biliären Zirrhose (vgl. Kapitel 9.5) sind Gallenkapillaren vermindert und die noch vorhandenen erheblich entzündlich degeneriert.

Für den Kliniker ist der pathologisch anatomische Befund besonders dann von Bedeutung, wenn er über die verschiedenen Stadien der Zirrhose bzw. deren Progredienz eine Aussage erlaubt (**Tab. 9.13**). Eine aktiv fortschreitende Zirrhose, wie z. B. bei der chronisch aktiven Hepatitis, ist gekennzeichnet durch dichte entzündliche Infiltrate der bindegewebigen Areale, durch eine unscharfe Parenchymbindegewebsgrenze infolge peripherer Nekrosen (Mottenfraßnekrosen) (136). Die inaktive Zirrhose zeigt häufiger scharf begrenzte Parenchymknoten innerhalb eines mehr oder weniger entzündlichen infiltrierten Narbengewebes bzw. bindegewebiger Septen. Derartige Zirrhosen können vollkommen zur Ruhe kommen. Entscheidend für diese Fälle ist der Grad des Gefäßumbaues, da in fortgeschrittenen Fällen das klinische Bild durch die veränderte Hämodynamik der Leber beherrscht wird (Ösophagusvarizen).

9.5.4 Ätiologie

Eine Einteilung nach ätiologischen Gesichtspunkten ist für den Kliniker am aussagefähigsten, da dann auch Beziehungen zur Prognose und Therapie bestehen (**Tab. 9.14**).

9.5.4.1 Alkohol. Häufigste Ursache dürfte der Alkohol sein. Über 50% aller Zirrhosen sind durch Alkoholabusus bedingt (37). In den letzten Jahren ist, je nach Bevölkerungsgruppen, eher noch eine Zunahme der alkoholischen Leberschädigung beschrieben worden (18, 67, 95, 166,

Tab. 9.13: Klassifizierung der Leberzirrhose

(1) Latent
(2) Kompensiert-dekompensiert
(3) Inaktiv-aktiv
(4) Hepatische Enzephalopathie
(5) Portale Hypertension
 ▲ Aszites
 ▲ Ösophagusvarizen ohne/mit Blutung
 ▲ Portokavale Enzephalopathie

(Modifiziert nach Tygstrup, N., L. Ranek 1979)

Tab. 9.14: Ätiologie der Zirrhose

Toxin und Arzneimittel	Alkohol, Medikamente
Infektion	Hepatitis B, Hepatitis NANB, Schistosomiasis, Kongenitale Syphilis
Autoimmun	Chronische aktive (lupoide) Hepatitis, Primär biliäre Zirrhose
Stoffwechsel	Hämochromatose, Wilsonsche Erkrankung, Alpha-1-Antitrypsinmangel, Mukoviszidosis, Galaktosämie, Abetalipoproteinämie, Tyrosinosis
Gallenwege	Gallensteine, Gallengangstrikturen
Gefäße	Budd-Chiari-Syndrom, Chronisches Rechtsherzversagen
Ernährung	Intestinaler Bypass
Kryptogen	

Ätiologie

122, 123, 141). Epidemiologische Untersuchungen bei Bevölkerungsgruppen aus Weinbaugebieten (74) sowie vor und nach der Prohibitionszeit in den USA bzw. nach dem Weltkrieg zeigen einen deutlichen Zusammenhang zwischen Alkoholverbrauch und Zirrhosemorbidität (56, 94). Gegen diese nationalen Untersuchungen wurde angeführt, daß Ernährungs- und andere Kriegseinflüsse keine repräsentative Aussage erlauben (127). Spätere statistische Untersuchungen widerlegen diese Einwände (12).
Die wegweisenden Untersuchungen von Lellbach (67) und Pequinot (95) zeigen, daß eine enge Korrelation zwischen der Menge und der Zeitdauer des eingenommenen Alkohols einerseits und der Häufung der Leberzirrhose andererseits besteht. Es ließ sich von Lellbach eine lineare Korrelation zwischen der konsumierten Alkoholmenge und der Häufigkeit einer Leberzirrhose nachweisen. Dabei ist entscheidend, daß nicht nur der tägliche Verbrauch des Alkohols, sondern auch die Zeitdauer des eingenommenen Alkohols für die Entwicklung der Zirrhose mitbestimmend ist. Bei einem Alkoholmißbrauch von unter 5 Jahren ist eine Zirrhose selten, nimmt aber mit der Dauer des Alkoholabusus zu. Nach 21 Jahren ist nach Lellbach (67) bei einer täglichen Alkoholaufnahme von über 160 g pro Tag in 51% der Fälle mit einer Zirrhose zu rechnen. Dabei entwickelt sich die Zirrhose nicht in der ganzen Zeitspanne, sondern erst später. Die Frauen sind gegenüber Alkohol empfindlicher und gefährdeter als Männer, d. h. beim Mann beginnt die Zirrhosegefährdung bei 60 g reinen Alkohols pro Tag und bei der Frau schon bei 20 bis 40 g pro Tag. Die weibliche Leber reagiert auf Alkohol 3mal empfindlicher als die männliche Leber (95, 118, 135). Regelmäßige Trinker sind gefährdeter als Intervalltrinker, was letztlich mit der unterschiedlichen Gesamtmenge an getrunkenem Alkohol zusammenhängt (125). Eine individuelle Empfindlichkeit gegenüber Alkohol spielt darüber hinaus eine Rolle, da auch nach jahrzehntelangem exzessivem Alkoholgenuß nicht alle Menschen eine schwerere Leberschädigung oder Zirrhose entwickeln. Genetische Faktoren scheinen für eine erhöhte Anfälligkeit der Leber gegenüber Alkohol verantwortlich zu sein (114), obwohl HLA-Untersuchungen keine eindeutigen Ergebnisse erbrachten (10, 45).
Die Entstehung der Alkoholzirrhose ist noch nicht sicher geklärt. So haben die grundlegenden Untersuchungen von Lieber (70, 71) die biochemischen Veränderungen bei der alkoholischen Leberschädigung aufgezeigt. Die alkoholische Hepatitis mit Parenchymnekrosen, hyalinen Mallory-bodies und häufig begleitender Leberverfettung ist ein typischer Vorläufer der Zirrhose (40, 49, 131, 134). Das verantwortliche Agens für die Entwicklung von einer chronischen alkoholischen Leberschädigung bis zur Zirrhose hin ist die Alkoholhepatitis (14). Neuerdings bestehen aber Zweifel, ob jede alkoholische Zirrhose über eine Alkoholhepatitis abläuft. Zwar ist die Fettleber per se keine Bedingung für eine Zirrhose, aber die sich im Rahmen eines schweren und langdauernden Alkoholmißbrauchs entwickelnde Fibrose soll möglicherweise nach neueren Untersuchungen auch ohne Alkoholhepatitis in eine Zirrhose übergehen, wenn die zentrolobuläre Fibrose progredient fortschreitet (71a, 98, 147). Diese Befunde wurden an mit Alkohol gefütterten Affen erhoben. In der alkoholischen Fettleber entwickeln sich Fibrosesepten, die zentrale Zonen verbinden und sich schließlich auf die Portalfelder ausdehnen, wodurch sich eine Zirrhose entwickeln kann. Ähnliche Veränderungen wurden auch in der Fettleber des Alkoholikers gefunden (97, 71). Die Leberzellnekrose und die Entzündung ist sicher ein sehr wirksamer Anreiz für die Überproduktion von Bindegewebe. Ob der Alkohol aber direkt die Fibroblasten zur Faserneubildung anregt, ist noch Gegenstand der Diskussion. Im Tierversuch sprechen Untersuchungen dafür, daß der Alkohol eine direkte fibroblastische Wirkung hat (18). So fanden sich nach Alkoholverfütterung erhöhte Meßwerte für Leberhydroxyprolin, Prokollagen und Prolylhydroxylase, die eine erhöhte Faserneubildung noch vor der Nekrose anzeigt. Auch beim Menschen konnten teilweise ähnliche Veränderungen beobachtet werden (79), so daß die Frage der Entstehung einer alkoholischen Zirrhose ohne vorausgegangener Alkoholhepatitis erwogen werden muß **(Abb. 9.14)**. Trotz dieser sehr interessanten Befunde erscheint nach wie vor die Alkoholhepatitis wahrscheinlich der wichtigste Vorläufer der alkoholischen Leberzirrhose zu sein (134).
Die Bedeutung des Kollagenstoffwechsels für die Leberzirrhose erscheint nach neueren Untersuchungen von besonderer Bedeutung. Bei der Leberzirrhose wird nicht nur vermehrt Kollagen gebildet (113), sondern es findet eine Verschie-

Leberzirrhose

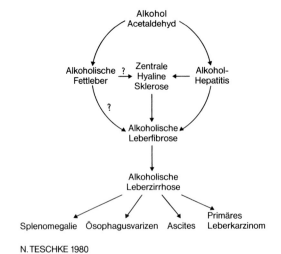

Abb. 9.14: Entstehen der alkoholischen Leberzirrhose.

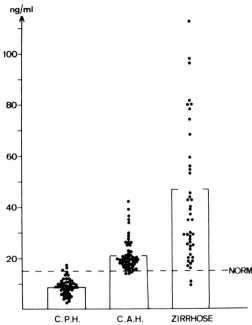

Abb. 9.15: Prokollagen Typ III-Peptidkonzentrationen im Serum von Patienten mit chronisch persistierender Hepatitis (C.P.H.), n = 47, chronisch aktiver Hepatitis (C.A.H.), n = 53, und Leberzirrhose, n = 43.

bung des Verhältnisses von Kollagen I zugunsten des Kollagen III statt (51, 91). Ob es darüber hinaus sogenannte pathologische Kollagentypen gibt, ist noch umstritten (42, 108). Dieses pathologische Kollagenmuster führt im Zusammenhang mit der Vermehrung wahrscheinlich noch anderer Strukturelemente des Bindegewebes zu einem besonders hohen Maß an Quervernetzung, die irreversibel ist (9). In der Klinik wurde durch den Nachweis des Prokollagen-Typ-III-Peptids eine neue Methode zur Erfassung dieser Veränderungen erbracht (87, 111, 130). Chronische Lebererkrankungen und Zirrhosen (**Abb. 9.15**) zeigen einen deutlich erhöhten Serum-Prokollagenspiegel (5, 93, 103, 112). Darüber hinaus besteht eine Korrelation zwischen der Höhe des Serum-Prokollagens und der Bindegewebsmasse in der Leber (104). Weiter lassen sich noch andere Bindegewebsparameter im Serum nachweisen, die eine Bindegewebsneubildung anzeigen: Fibronektinproteoglykane und andere (1, 99), während die Erhöhung des Hydroxyprolins im Urin sowie der N-Acetyl-Beta-Glukosaminidase den Bindegewebsabbau widerspiegeln (9).

9.5.4.2 Virushepatitis.

Die zweithäufigste Ursache der Leberzirrhose dürfte die Virushepatitis sein. Nach Tygstrup und Ranek (138) wurde in der Vorgeschichte bei Leberzirrhosen in 15% der Fälle eine Hepatitis gefunden. In den anderen Studien wurden in über 30% aller Zirrhosen positive Hepatitismarker nachgewiesen (31, 33, 54, 61, 143). In einer retrospektiven Studie an 977 Patienten mit Leberzirrhose wurde der Anteil der hepatischen Zirrhosen mit 32% errechnet (37). Nach heutiger Kenntnis geht die Virushepatitis B in 10% der Fälle in eine chronische Hepatitis über, etwa die Hälfte davon mündet in eine Zirrhose (19, 60, 85, 86, 107, 120).

Die Entwicklung einer Zirrhose aus einer akuten Virushepatitis kann auf 2 Wegen entstehen:

(1) Sie kann sich rasch aus einer akuten Hepatitis entwickeln, wenn die Nekrosen nicht auf die Umgebung der Zentralvenen beschränkt bleiben, sondern wenn sich ausgedehnte Nekrosen von dem Zentrum bis an die Läppchenperipherie bzw. zu den Portalfeldern ausbreiten (56). Bei 72 Patienten mit Bridgin-Nekrosen entwickelte sich in 37% der Fälle eine Zirrhose innerhalb von 5 Jahren (17).

(2) Die 2. Gruppe umfaßt diejenigen Patienten, bei der die akute Hepatitis schleichend bzw. anikterisch verläuft und sich aufgrund ungenügender immunologischer Abwehrvorgänge eine chronische Hepatitis entwickelt, die dann in eine Zirrhose übergehen kann (21). Dieses ist besonders dann der Fall, wenn bei einer Hepatitis B HBsAg und HBeAg über 3 Monate positiv bleiben (85, 86).

9.5.4.3 Kryptogene Zirrhosen. Die relativ hohe Zahl von kryptogenen Zirrhosen (10 bis 15%) schließt auch die Zirrhosen infolge einer chronischen Non-A-non-B-Hepatitis mit ein. Etwa 30 bis 40% der non-A-Non-B-Hepatitis gehen in eine chronische Verlaufsform über (11, 35, 81, 105), und man rechnet, daß von diesen 10% in eine Leberzirrhose einmünden (2, 3, 62, 63, 105, 106) (Abb. 9.16). Außerdem werden unter diesen Zirrhosen auch solche mit immunologischer Prägung gerechnet. Diese Formen, die sich aus der sogenannten lupoiden, chronischen Hepatitis entwickeln, gehen mit positiven Antikörpern einher (positive antinukleäre Faktoren u.a.). Sie scheinen eine bessere Prognose zu haben.

Daneben spielen an Häufigkeit die anderen Zirrhoseformen wesentlich seltener eine Rolle. Allein die primär biliäre Zirrhose, die wegen des Nachweises von mitochondrialen Antikörpern schon im Vorstadium diagnostiziert werden kann, dürfte relativ häufig sein. Dagegen sind die Zirrhoseformen wie die Hämochromatose, die Wilsonsche Erkrankung, der Alpha-1-Antitrypsinmangel und andere angeborene Stoffwechselerkrankungen eher selten.

9.5.5 Klinische Symptome

Bei der Leberzirrhose können zahlreiche klinische Symptome bestehen. Ihr Auftreten ist abhängig von der Dauer der Erkrankung und dem Ausmaß der Leberzellschädigung. Eine Zirrhose kann lange Zeit ohne Symptome bestehen und wird mehr zufällig bei Routineuntersuchungen bei Operationen oder ähnlichem diagnostiziert. Etwa 20 bis 40% aller Zirrhosen werden erst bei der Sektion entdeckt (36, 100, 117). Erst mit Fortschreiten der Zirrhose, meist bedingt durch die Persistenz des schädigenden Agens, entwickeln sich die Symptome als Ausdruck einer zunehmenden Leberzellschädigung (Leberzellinsuffizienz) und gestörter Hämodynamik (portale Hypertension). Dementsprechend besteht entweder eine inaktive bzw. kompensierte oder eine aktive bzw. dekompensierte Zirrhose. Die Aktivität einer Zirrhose wird nach dem Grad des Leberzellschadens mit vorwiegend biochemischen Parametern (Serum-Transaminasen, Gerinnungsfaktoren, Eiweißfraktion und Cholinesterase) beurteilt, während die Dekompensation durch den portalen Hochdruck mit Ösophagusvarizen und/oder Aszites gekennzeichnet ist. Patienten mit hepatitischen Leberzirrhosen sterben häufiger (100) an einer Leberzellinsuffizienz und Koma (76,9%) als an Varizenblutungen (15,4%), während bei den Alkoholzirrhosen das Verhältnis umgekehrt ist.

Erste klinische Anzeichen einer Verschlechterung bei Leberzirrhosen sind die zunehmende Schwäche, Appetitlosigkeit, Muskelschwund und Gewichtsverlust, besonders ausgeprägt bei Alkoholzirrhosen.

Die Leber ist meist vergrößert, von derber Konsistenz und scharfem Rand. Eine Milzvergrößerung ist häufig und kann auch ohne portale Hypertension auftreten. Erweiterte oberflächliche kollaterale Venen am Abdomen und an der Brust reflektieren die portale Hypertension und werden bei Prominenz um den Nabel als Caput Medusae benannt.

Die Gelbsucht zeigt verschiedene Schweregrade. Meist verläuft sie mild. Primäre biliäre Zirrhosen haben frühzeitig einen Ikterus, bei chronisch aktiver Hepatitis tritt ein Ikterus in 30% der Fälle, bei Alkoholzirrhosen in Abhängigkeit von der Schwere der Alkoholhepatitis auf. Dagegen findet sich bei der Hämochromatose und bei der idiopathischen Zirrhose selten bzw. erst im Spätstadium ein Ikterus. Juckreiz findet sich vor allem bei der primär biliären Zirrhose. Pigmentveränderungen sind besonders bei der Hämochromatose und der primär biliären Zirrhose ausgeprägt. In manchen Fällen findet man die gewölbten Uhrglas- und sehr hellen Nägel typisch, die man als Weißnägel bezeichnet. Dupuytrensche Kontrakturen (oft beiderseitig) sind bei Alkoholzirrhosen besonders häufig und bewegen sich zwischen 4 und 66% (24). Xanthelasmen und Xanthome finden sich nur bei der primär biliären Zirrhose. Purpuraähnliche Veränderungen an Armen und Beinen sind nicht nur bei starker Thrombopenie, sondern häufig auch in späten Stadien der Leberzirrhose zu beobachten.

Spidernävi- bzw. Eppinger-Sternchen sind für die aktiv chronische Hepatitis bzw. alkoholische Leberzirrhose typisch und finden sich an Hals, Armen und Oberkörper. Sie sind leicht erhaben und bestehen aus einer zentralen Arterie mit spinnenförmigen Gefäßausläufern (75). Venöse Teleangiektasien bilden sich im Gesicht aus. Das Palmarerythem ist durch eine punktförmige Rötung an Thenar und Hypothenar sowie an den Fingerspitzen charakterisiert und repräsentiert eine starke arteriovenöse Anastomose (76).

Als endokrine Veränderungen kommen vorwiegend Hypogonadismus und Feminisierung vor (8, 48, 58). Viele Patienten mit Zirrhosen haben einen Verlust der Libido und der Potenz, eine Hodenatrophie und eine Reduktion der Scham- und Achselbehaarung sowie eine Bauchglatze (58, 76) zu verzeichnen. Thaler beschrieb den typischen Fallstafftyp, der bei Exposition besonders zu einer Alkoholzirrhose neige. Eine Gynäkomastie findet sich aber auch nach Einnahme von Medikamenten, wie z. B. Spironolacton, Sexualhormonen, Cimetidin u. a. Bei Frauen finden sich vorwiegend A- und Dysmenorrhöen, dabei sind sie häufig infertil.

Der Kreislauf ist bei Zirrhosepatienten hyperdynam, das Blutvolumen und das Herzzeitvolumen sind erhöht, und der periphere Gefäßwiderstand ist vermindert. Die Haut fühlt sich warm an, es besteht selten ein Hochdruck. Kardiomyopathien mit Rhythmusstörungen finden sich vor allem bei der Alkoholzirrhose und der Hämochromatose.

9.5.6 Begleitkrankheiten

9.5.6.1 Ulcus pepticum.
Bei Leberzirrhosen ist das Ulcus pepticum häufiger und liegt zwischen 5 und 13% der Fälle (43, 80, 90). Eine vermehrte Säuresekretion infolge fehlenden Histamin- bzw. Gastrinabbaus nach portokavaler Anastomose wurde diskutiert (52). Jedoch ist die Säuresekretion nach neueren Untersuchungen mit oder ohne portokavaler Anastomose meist normal bzw. vermindert (43, 121, 145). Die bestehende Hypergastrinämie ist sekundär und Folge einer verminderten Säuresekretion (64). Es ist zu bezweifeln, daß nach portokavaler Anastomose Geschwüre häufiger auftreten als bei schweren Leberzirrhosen (96). Gheorghiu (44) sieht in der Veränderung der Magenschleimzusammensetzung infolge Hexosamin- und Neuraminsäureverminderung eine mögliche Erklärung für die erhöhte Ulkusentstehung bei der Leberzirrhose.

9.5.6.2 Gallensteine.
Sektionsuntersuchungen zeigen ein vermehrtes Auftreten von Gallensteinen bei Leberzirrhosen ohne Geschlechtsunterschied (16, 47, 84). Dabei handelt es sich in der Regel nicht um Cholesterinsteine, sondern meist um Bilirubinsteine, die durch die meist leichte Hämolyse bei der Zirrhose entstehen. In der Bundesrepublik sind diese Unterschiede nicht signifikant nachgewiesen worden (47). Die niedrige Cholesterinrate bei Leberzirrhosen trotz vermindertem Gallensäurepool ist durch eine verminderte Cholesterinsynthese bedingt, so daß das Verhältnis von Cholesterin zu Gallensäure nicht übersättigt, sondern eher untersättigt ist (140).

9.5.6.3 Pankreatitis.
Eine Pankreatitis im Rahmen einer Leberzirrhose wurde insbesondere bei alkoholisch bedingter Leberzirrhose beobachtet. In einer kürzlich erschienenen Zusammenstellung der Weltliteratur ergab sich bei der alkoholischen Leberzirrhose ein prozentualer Anteil von morphologisch nachweisbaren mittelgradigen bis schweren Pankreasveränderungen in 29 bis 49% der Fälle. Etwa ¾ entfielen auf die chronische Pankreatitis und das übrige ¼ auf die akute Verlaufsform der Pankreatitis. Dagegen findet sich bei der alkoholischen Pankreatitis in 33% der Fälle eine alkoholische Leberzirrhose (34, 50, 132).

9.5.6.4 Abdominalhernie.
Alle Bauchhernien (insgesamt auch Hiatushernien) sind bei Leberzirrhose mit Aszites infolge erhöhten abdominellen Drucks vermehrt (89). Bei Hiatushernien besteht bei Aszites die Gefahr eines gastroösophagealen Refluxes mit Ösophagitis und Ösophagusgeschwüren. Interessanterweise verschwindet der Reflux nach Aszitesausschwemmung (126).

9.5.6.5 Diabetes mellitus.
Ein pathologischer Glukosetoleranztest findet sich fast in ⅔ der Leberzirrhosen und ein manifester Diabetes ist doppelt so häufig wie in der übrigen Bevölke-

rung (27, 82). Dabei ist die zeitliche Reihenfolge der Erkrankung sehr wichtig. Fast die Hälfte der Patienten hatte die Leberzirrhose vor dem Diabetes mellitus, während in 30 bis 40 % der Fälle der Diabetes vor der Leberzirrhose diagnostiziert wurde (82). Die Ätiologie der Leberzirrhose bei Patienten mit schon jahrelang vorherbestehendem Diabetes ist meist durch eine Virushepatitis, Alkohol oder Gallenwegserkrankungen bedingt. Diese Patienten benötigen zur Einstellung relativ hohe Insulindosen. Der gestörte Glukosestoffwechsel ist Ausdruck einer Insulinresistenz (27). Die Ursache dieser Insulinresistenz bzw. die ungenügende Antwort des Organismus auf endogenes bzw. exogenes Insulin ist unklar. Diskutiert werden eine erhöhte Glukagon- bzw. Wachstumshormonkonzentration, eine Erhöhung der Fettsäuren sowie eine verminderte Aufnahme von Glukose und Insulin in der Leber (28, 53, 110). Der Diabetes, der sich nach dem Auftreten einer Leberzirrhose entwickelt, läßt sich in der Regel mit Diät bzw. oralen Antidiabetika gut einstellen (82).

9.5.7 Laboratoriumsbefunde

Leberfunktion: Das Serum-Bilirubin liegt etwa bei 40 % der Zirrhosen im Bereich der Norm. Leichtere Hämolysen infolge Hypersplenismus sind jedoch nicht selten. Eine zunehmende Bilirubinämie bei Leberzirrhosen ist immer ein ernstes Zeichen. Die Serum-Transaminasen können leicht erhöht sein (GOT höher als GPT), sie zeigen die Aktivität einer Leberzirrhose an. Trotz fortgeschrittener Leberzirrhose liegen sie nicht selten um den Normbereich und sind dann ohne prognostischen Wert. Die Gamma-GT reagiert noch am empfindlichsten. Die verminderte Syntheseleistung der Leber wird durch den Abfall des Serum-Albumins (unter 3 g/l), der Cholinesterase sowie durch niedrige Gerinnungsfaktoren charakterisiert (**Tab. 9.15**).

Tab. 9.15: Diagnostik bei Leberzirrhose

Urin:	Urobilinogen	vermehrt
Serum:	Elektrophorese:	
	Albumin	vermindert
	β-Globulin	erhöht
	Bilirubin	leicht erhöht
	Transaminasen	normal/erhöht
	Alkalische Phosphatase	normal/erhöht
	Gerinnungsfaktoren	vermindert
	Cholinesterase	vermindert
	Serum Eisen	erhöht
	Ammoniak	normal/erhöht
	BKS	erhöht
Hämatologie:	Erythrozyten + Hb	häufig vermindert (Blutung, Hämolyse)
	Leukozyten	selten vermindert
	Thrombozyten	häufig vermindert (Hypersplenismus)
Hepatitismarker:	HBs Ag	
	Anti-HBs	
	Anti-HBc	
Immunglobuline:	Immunglobulin A	erhöht bei Alkohol
	Immunglobulin M	erhöht bei primär biliärer Zirrhose
Antikörper:	Gegen Muskulatur, gegen nukleare Faktoren	(Hepatitisgenese, lupoide hepatitis)
	Gegen Mitochondrien	(primär biliäre Zirrhose)
Ergänzende Untersuchungen:	Laparaskopie – Leberpunktion; Ultraschall: Leberstruktur – Gallensteine; Endoskopie: Ösophagus – Magen (Varizen – Ulkus)	

Tab. 9.16: Klassifikation der Leberzirrhose (nach Child 1964)

Stadium	A (leicht)	B (mäßig)	C (fortgeschritten)
Bilirubin (mg/dl)	< 2,0	2,0-3,0	> 3,0
Albumin (g/100 ml)	> 3,5	3,0-3,5	< 3,0
Aszites	0	leicht zu behandeln	schlecht zu behandeln
Neurologische Störung	0	gering	fortgeschritten
Ernährungszustand	sehr gut	mäßig	stark vermindert

Die Erhöhung der Gammaglobuline findet sich im Verlauf der Zirrhose in über 80% der Fälle. Die Immunglobuline der Klasse G sind vor allem bei den posthepatitischen, die der Klasse A bei den alkoholischen und die der Klasse M bei den primär biliären Zirrhosen erhöht. Die alkalische Phosphatase ist häufig leicht erhöht, aber Aktivitäten über 300 U/l finden sich vorwiegend bei cholestatischen Verlaufsformen bzw. bei der primär biliären Zirrhose.

Für die Frage einer hepatischen Enzephalopathie ist die Höhe des Ammoniaks wichtig. Der Abfall verzweigtkettiger Aminosäuren wie Leukin, Isoleukin und Valin bzw. der Anstieg der aromatischen Aminosäuren zeigen den gestörten Eiweißstoffwechsel an.

Eine mögliche B-Infektion muß durch die Untersuchung von Hepatitismarkern ausgeschlossen werden. Immunologische Reaktionen, wie Antikörper gegen glatte Muskulatur, nukleäre Faktoren und Mitochondrien geben Aufschluß über die Art der Zirrhose. Schließlich sollte durch die Untersuchung des Alpha-1-Antitrypsins ein Antitrypsinmangel, durch die des Alpha-Foetoproteins ein Leberkarzinom und durch entsprechende Untersuchungen ein Morbus Wilson bzw. eine Hämochromatose ausgeschlossen werden.

Aufgrund dieser Befunde läßt sich eine Stadieneinteilung nach Child (22) vornehmen, die zwar nur sehr grob, aber für viele klinische Fragestellungen brauchbar ist (**Tab. 9.16**).

Hämatologie: Leichte hypochrome Anämien sind nicht selten, makrozytäre Anämien finden sich häufiger bei Alkoholzirrhosen, wie auch leichte Hämolysen. Die Ursachen der Anämien sind vielfältig und nicht völlig geklärt. Blutverlust, Folsäuremangel, Ernährungsmangel, Hypersplenismus sind die bekanntesten Faktoren. Frühzeitig beobachtet man leichte Thrombopenien, die ähnlich wie die selteneren Leukopenien durch den Hypersplenismus verursacht werden.

9.5.8 Leberblindpunktion und Laparoskopie

Auch heute noch wird durch die Histologie der Leber das Vorliegen einer Zirrhose gesichert. Leberpunktionen sind besonders beim Frühstadium der Zirrhose mit noch uncharakteristischem klinischen Bild indiziert, wo die Histologie das Stadium der Lebererkrankung klären kann. Weiterhin läßt sich dadurch die Aktivität, der Grad des Umbaus und eventuell auch die Ätiologie der Leberzirrhose feststellen.

Die Leberblindpunktion hat bei den nodulären Zirrhosen eine Fehlerquote von 20% (13, 39, 72, 139), während Thaler (135) mit verfeinerter Technik bzw. größerer Nadel die Fehlerquote auf 10% zu senken vermochte. Da bei fraglichen Zirrhosen, je nach Entnahmeort, eine Sicherung der Leberzirrhose durch die Punktion nicht immer möglich ist, hat sich die Laparaskopie und Biopsie als Untersuchungsverfahren zur erstmaligen Abklärung einer Leberzirrhose durchgesetzt (13). Die makroskopische Beurteilung der Leber liefert zusätzliche Informationen über die Genese und Aktivität der Zirrhose. Weiterhin sind damit eine portale Hypertension und eventuell auch ein Leberkarzinom nachweisbar. Die Trefferquote erhöht sich mit dieser Kombination auf 95% (69). Makroskopisch findet man je nach Genese der Zirrhose entweder größere und kleinere (posthepatitisch) oder auch gleichmäßigere und feinere Regeneratknoten (alkoholisch), die eine glatte Oberfläche haben, dazwischen tiefeingeschnittene Narbentäler, die der Oberfläche ein bizarres Aussehen geben. Die Farbe ist je nach Aktivität gefleckt rot oder bei Inaktivität

Abb. 9.16:

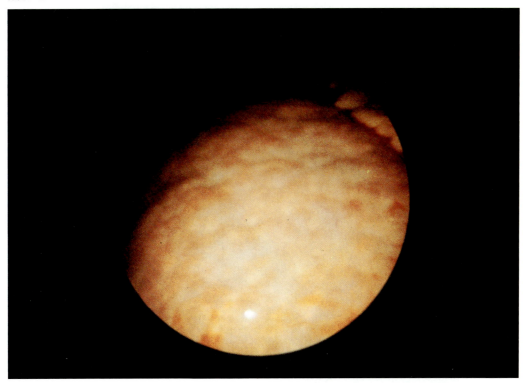

Kleinknotige Zirrhose.

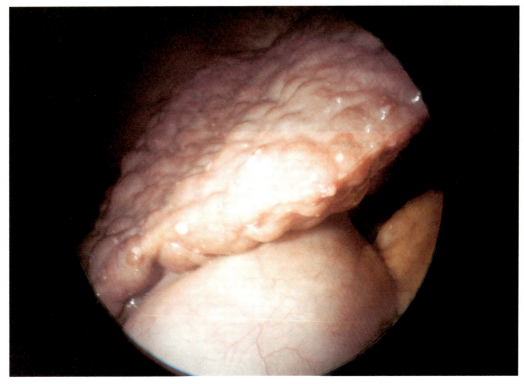

Mittelgroße Regeneratknoten.

(36) *Eisenburg, J.:* Epidemiologie, Pathogenese und Klinik der alkoholischen Leberschäden, in: Kühn, H. A., Wernze, H. (Hrsg.): Klinische Hepatologie, 6: 133. Thieme Verlag, Stuttgart 1979
(37) *Epple, A., Kühn, H. A., Liehr, H.:* Ätiologie, Komplikationen und Prognose der Leberzirrhose. Med. Welt 27: 727, 1976
(38) *Feinmann, L., Lieber, C. S.:* Hepatic collagen metabolism: Effect of alcohol consumption in rats and baboons. Science 176: 795, 1972
(39) *Fritsch, W. P., Herms, W., Huth, F., Wetzels, E., Hausamen, T. U.:* Die Wertigkeit von Laraskopie und Leberpunktion für die Diagnostik. Chronische Hepatopathien. DMW 97: 1935, 1972
(40) *Galambos, J. T.:* Alcoholhepatitis, in: Schaffner, F., Sherlock, S., Leevy, C. M. (Hrsg.): The liver and its disease, S. 255. Thieme Verlag, Stuttgart 1974
(41) *Gall, E. A.:* Posthepatic postnecrotic and nutrional cirrhosis. A pathological analysis. Am. J. Pathol. 36: 241, 1960
(42) *Gay, S., Fietzek, P. P., Remberger, K., Eder, M., Kühn, K.:* Liver cirrhosis: Immunofluorescence and biochemical studies demonstrate two types of Collagen. Klin. Wscqr. 53: 205, 1975
(43) *Gheorghiu, Th., Frotz, H., Klein, H. H., Philippen, R.:* Zur Pathogenese des hepatogenen Ulcus. Schweiz. Rdsch. Med. 60: 1368, 1971
(44) *Gheorghiu, Th., Frotz, H., Klein, H. J., Hübner, G.:* Das hepatogene Ulcus. Witzstrock Verlag, Baden-Baden – Brüssel 1974
(45) *Gluud, C., Aldershvile, J., Dietrichson, O., Hardt, F., Iversen, K., Juhl, E., Nielson, J. O., Ryder, L. P., Skinhøj, P., Svejgaard, A.:* Human leucocyte antigens in patient with alcoholic liver cirrhosis. Scand. J. Gastroenterol. 15: 337, 1980
(46) *Goebell, H., Singer, M. V.:* Alkohol und Pankreas, in: Teschke, R., Lieber, C. S. (Hrsg.): Alkohol und Organschäden. Epidemiologische, klinische, biochemische und therapeutische Aspekte, S. 111. Witzstrock Verlag, Baden-Baden 1981
(47) *Goebell, H., Rudolph, H. D., Breuer, N., Hartmann, W., Leder, H. D.:* Zum Vorkommen von Gallensteinen bei Leberzirrhose. Z. Gastroenterol. 19: 345, 1981
(48) *Green, J. R. B.:* Mechanism of hypogonadism in cirrhotic males. Gut. 18: 843, 1977
(49) *Gregory, D. H., Levi, D. F.:* The clinical-pathologic spectrum of alcoholic hepatitis. Am. J. Dig. Dis. 17: 479, 1972
(50) *Greiner, L., Schubert, E., Franken, F. H.:* Koinzidenz von chronischer Pankreatitis und Leberzirrhose bei Alkoholabusus. Z. Gastroenterol. 21: 526, 1983
(51) *Hahn, E. G., Ott, U., Martini, G. A.:* Die Leberfibrose. Z. Gastroenterol. 18: 453, 1980
(52) *Hein, M. F., Silm, W., Skilman, J. J., Harper, H. A.:* The effect of portocaval shunting on gastric secretion in cirrhotic dogs. Gastroenterology 44: 637, 1963
(53) *Johnston, D. G., Alberti, K. G. M. M., Faber, O. K., Binder, C., Wright, R.:* Hyperinsulism of hepatic cirrhosis: diminished degradation or hypersecretion? Lancet I: 10, 1977
(54) *Kaboth, U.:* Australia-SH-Antigen bei chronischen Lebererkrankungen, in: Wannagat, L. (Hrsg.): Chronische Hepatitiszirrhosen, S. 60. Thieme Verlag, Stuttgart 1974
(55) *Kirk, A. P., Jain, S., Pocock, S., Thomas, H. C., Sherlock, S.:* Late results of the Royal Free Hospital prospective controlled therapy in hepatitis B surface antigen negative chronic active hepatitis. Gut 21: 78, 1980
(56) *Klatskin, G.:* Subacute hepatic necrosis and postnecrotic cirrhosis due to anicteric infection with hepatitis. Am. J. Med. 25: 333, 1958
(57) *Klatskin, G.:* Alcohol and its relation to liver damage. Gastroenterology 41: 443, 1961
(58) *Kley, H. K., Krüskemper, H. L.:* Gynäkomastie. DMW 100: 2612, 1975
(59) *Kley, H. K., Wiegelmann, W., Nieschlag, E., Krüskemper, H. L.:* Leberzirrhose und Hyperöstrogenismus. DMW 101: 1295, 1976
(60) *Kommerell, B.:* Der natürliche Verlauf der akuten Virushepatitis. Inn. Med. 9: 16, 1982
(61) *Kommerell, B.:* Virusbedingte Leberzirrhose unter besonderer Berücksichtigung des Leberkomas, in: Paquet, K. J., Denk, H., Berchtold, R. (Hrsg.): Portale Hypertension. Karger-Verlag, Basel 1982
(62) *Koretz, R. L., Stone, O., Gitnick, G. L.:* The long-term course of non-A, non-B posttransfusions-hepatitis. Gastroenterology 79: 893, 1980
(63) *Kryger, P., Christoffersen, P., Aldershvile, J., Mathiesen, L. R., Nielsen, J. O., Tage-Jensn, U.:* The long-term prognosis of non-transfusion-associated non-A, non-B Hepatitis. Scand. Gastroenterol. 18: 519, 1983
(64) *Lam, S. K.:* Hypergastrinaemia in cirrhosis of liver. Gut 17: 700, 1976
(65) *Lam, K. C., Lai, C. L., Trepo, C., Wu, P. C.:* Delerious effect of prednisone in HBs Ag positive chronic active hepatitis. N. Engl. J. Med. 304: 380, 1981
(66) *Leevy, C. M., Tygstrup, N.:* Standardization of nomenclature, diagnostic criteria and diagnostic methology for diseases of the liver and biliary tract, in: Fogarty International Centre Proceed-

ings, Nr. 22, DHEW Publication Nr. 76–725, 1976. Washington, D.C.: U.S. Government Printing office
(67) *Lellbach, K. W.:* Epidemiology of alcoholic liver disease, in: Popper, H., Schaffner, F. (Hrsg.): Progress in Liver Disease, S. 494. Grune & Stratton, New York 1976
(68) *Lesesne, H. R., Bozymski, E. M., Fallon, H. J.:* Treatment of alcoholic hepatitis with encephalopathy. Comparison of prednisolone with caloric supplements. Gastroenterology 74: 169, 1978
(69) *Leuschner, U., Leuschner, M., Strohm, W. D., Hübner, K., Kurtz, W., Hagenmüller, F.:* Laparoskopie und Blindpunktion in der modernen Leberdiagnostik. Leber Magen Darm 11: 245, 1981
(70) *Lieber, C. S.:* Chronic alcoholic hepatic injury in experimental animals and man: biochemical pathway and nutritional factors. Fed. Proceedings 26: 1443, 1967
(71) *Lieber, C. S.:* Alcohol, protein metabolism, and liver injury. Gastroenterology 79: 373, 1980
(71a) *Lieber, C. S.:* Precursor lesions of cirrhosis. Alcohol and Alcoholism: 18, 5, 1983
(72) *Lindner, H.:* Die diagnostische Sicherheit von Laparaskopie und percutaner Leberbiopsie. Med. Welt 19: 1503, 1968
(73) *Maier, K. P., Lepiorz, H., Berthold, H., Gerok, W.:* Immunsuppressive Therapie bei Patienten mit HB_E Ag positiver chronischer aggressiver Hepatitis. Leber Magen Darm 12: 150, 1982
(74) *Martini, G. A., Bode, Ch.:* Zur Epidemiologie der Leberzirrhose. Internist 11: 84, 1970
(75) *Martini, G. A., Baltzer, G., Arndt, H.:* Some aspects of circulatory disturbance in cirrhosis of the liver, in: Popper, H., Schaffner, F. (Hrsg.): Progress in liver diseases, 4: 231. Grune & Stratton, New York 1972
(76) *Martini, G. A.:* Extrahepatic manifestations of cirrhosis. Clinic in Gastroenterology 4: 439, 1975
(77) *May, B., Freise, H. J., Schmidt, E.:* Icterus durch Azathioprin. Med. Welt 27: 1329, 1976
(78) *Meyer zum Büschenfelde, K. H.:* Immunsuppressive Therapie der HBs-Antigen-positiven u. -negativen chronisch-aktiven Hepatitis. DMW 103: 887, 1978
(79) *Mezey, E., Pother, J. J., Slusser, R. J., Abdi, W.:* Changes in hepatic collagen metabolism in rats produced by chronic ethanol feeding. Lab. Invest. 36: 206, 1977
(80) *Mörl, H., Feige, G.:* Leberzirrhosen nach Magenresektionen bei Magen- u. Duodenalgeschwüren. DMW 94: 2167, 1969
(81) *Müller, R., Willers, H., Knocke, W., Sipos, S., Höpken, W.:* Epidemiologie und Prognose der Hepatitis Non-A, Non-B. DMW 42: 1471, 1979
(82) *Müting, D.:* Leberveränderungen bei Diabetes mellitus und anderen Stoffwechselerkrankungen, in: Kühn, H. A., Wernze, H. (Hrsg.): Klinische Hepatologie, 6: 252. Thieme Verlag, Stuttgart 1979
(83) *Murray-Lyon, J. M., Stern, R. B., William, R.:* Controlled trial of prednisone and azathioprine in active chronic hepatitis. Lancet I: 735, 1973
(84) *Nicholas, P., Rinaudo, P. A., Conn, H. O.:* Increased incidence of cholelithiasis in Laennec's cirrhosis. Gastroenterology 63: 112, 1972
(85) *Nielsen, J. O., Dietrichson, O., Elling, P., Christoffsen, P.:* Incidence and meaning of persistence of Australia-antigen in patients with acute viral hepatitis. N. Engl. J. Med. 25: 1157, 1971
(86) *Norkrans, G., Frösner, G., Iwarson, S.:* Determination of HB_E Ag by radio immunoassay: Prognostic implications in hepatitis B. Scand. J. Gastroenterol. 14: 289, 1979
(87) *Nowack, H., Olsen, B. R., Timpe, R.:* Characterisation of the aminoterminal segment of type III-procollagen. Eur. J. Biochem. 70: 205, 1976
(88) *Office of population censuses and surveys:* Mortality statistics. Review of the Registrar General on deaths in England and Wales 1974 et seq. London: HMSO 1979
(89) *O'Hara, E. T., Oliai, A., Patek, A. J., Nabseth, D.:* Management of umbilical hernias associated with hepatic cirrhosis and ascites. Ann. Surg. 181: 85, 1975
(90) *Orloff, M. J., Chandler, J. G., Adlerman, St., Keiter, J. E., Rosen, H.:* Gastric secretion and peptic ulcer following portocaval shunt in man. Ann. Surg. 170: 515, 1969
(91) *Ott, U., Hahn, E., Moshudis, E., Bode, J. C., Martini, G. A.:* Immunhistologischer Nachweis von Typ I und Typ III Kollagen in Leberbiopsien. Verh. Dtsch. Ges. Inn. Med. 83: 537, 1977
(92) *Paumgartner, G.:* Therapie der Leberzirrhose. Z. Gastroenterol. 21: 63, 1983
(93) *Pencev, D., Pittner, P., Hahn, E., Bode, J., Martini, G. A.:* Diagnostische Wertigkeit des Serumprokollagens bei Patienten mit akuten und chronischen Lebererkrankungen. Z. Gastroenterol. 19: 530, abstr., 1981
(94) *Pequinot, G.:* Die Rolle des Alkohols bei der Ätiologie von Leberzirrhosen in Frankreich. Münch. med. Wschr. 31: 1464, 1961
(95) *Pequinot, G.:* Les problèmes nutritionnels de la société industrielle. Vie méd. Canad. Franç. 3: 216, 1974
(96) *Philips, M. M., Ramsby, G. R., Conn, H. O.:* Portocaval anastomosis and peptic ulcer: a nonassociation. Gastroenterology 68: 121, 1975
(97) *Popper, H.:* Pathologic aspects of cirrhosis, a review. Am. J. Pathol. 87: 228, 1977

(98) *Popper, H., Lieber, C. S.:* Die alkoholische Zirrhose folgt nicht notwendigerweise der Alkoholhepatitis. Internist 20: 176, 1979

(99) *Pott, G., Voß, B., Rautenberg, J., Gerlach, U.:* Die Fibrosierung des Lebergewebes bei chronischen Leberkrankheiten. Therapiewoche 30: 7154, 1980

(100) *Powell, W. J., Klatskin, G.:* Duration of survival in patients with Laennec's cirrhosis. Influence of alcohol withdrawal, and possible effects of resent chance in general management of the disease. Am. J. Med. 44: 406, 1968

(101) *Powell, L. W., Mortimer, R., Harris, O. D.:* Cirrhosis of the liver: a comparative study of the four major aetiological groups. Med. J. Australia 1: 941, 1971

(102) *Prytz, H., Skinhøj, P.:* Morbidity, mortality, and incidence of cirrhosis in Denmark 1976–1978. Scand. J. Gastroenterol. 16: 839, 1980

(103) *Raedsch, R., Stiehl, A., Gmelin, K., Götz, R., Kommerell, B.:* Typ III-Procollagen-peptid Spiegel im Serum von Patienten mit chronischer Lebererkrankung. Z. Gastroenterol. 19: 530 abstr., 1981

(104) *Raedsch, R., Stiehl, A., Waldherr, R., Mall, G., Gmelin, K., Götz, R., Walker, S., Czygan, P., Kommerell, B.:* Procollagen-type III peptide serum concentrations in chronic active hepatitis and in cirrhosis of the liver and their diagnostic value. Z. Gastroenterol. 20: 738, 1982

(105) *Rakela, J., Redeker, A.:* Chronic liver disease after acute non-A, non-B viral hepatitis. Gastroenterology 77: 1200, 1979

(106) *Realdi, G., Alberti, A., Rugge, M., Rigoli, A. M., Tremoloda, F., Schivazappa, L., Ruol, A.:* Long-term follow-up of acute and chronic non-A, non-B posttransfusion hepatitis: evidence of progression to liver cirrhosis. Gut 23: 270, 1982

(107) *Redeker, A. G.:* Viral hepatitis: Clinical aspects. Am. J. Med. Sci. : 270, 1975

(108) *Remberger, K., Gay, S., Fitzek, P. P.:* Immunhistochemische Untersuchungen zur Kollagencharakterisierung in Leberzirrhosen. Virch. Arch. A. Path. Anat. Histol. 367: 231, 1975

(109) *Reynolds, T. B.:* Good news for drinkers or is it? Gastroenterology 74: 153, 1978

(110) *Riggio, O., Merli, M., Cangiano, C., Capocaccia, R., Casino, A., Lala, A., Leonetti, F., Mauceri, M., Pepe, M., Rossi-Fanelli, F., Savioli, M., Tamburrano, G., Capocascia, L.:* Glucose intolerance in liver cirrhosis. Metabolism 31: 627, 1982

(111) *Rohde, H., Hahn, E., Timpl, R.:* Radioimmunoassay for aminoterminal procollagen peptides in liver disease. Z. Analyt. Chem. 290: 151, 1978

(112) *Rohde, H., Vargas, L., Hahn, E., Kalbfleisch, H., Bruguera, M., Timpl, R.:* Radioimmunoassay for type III-procollagen-peptide and its application to human liver disease. Europ. J. Clin. Invest. 9: 451, 1979

(113) *Rojkind, M., Giambrone, M. A., Biempica, L.:* Collagen types in cirrhotic liver. Gastroenterology 76: 710, 1979

(114) *Rutstein, D. D., Veech, R. L.:* Genetics and addiction to alcohol. N. Engl. J. Med. 298: 1140, 1978

(115) *Sagnelli, E., Piccimino, F., Manzillo, G., Felaco, F. M., Fillipino, P., Maio, G., Pasquale, G., Izzo, C. M.:* Effect of immunosuppressive therapy on HB_s Ag positive chronic active hepatitis in relation to presence or absense of HB_e Ag and anti-HB_e. Hepatology 3: 690, 1983

(116) *Salaspuro, M. P., Lieber, C. S.:* Alcoholic liver disease, in: Wright, R., Alberti, K. G. M. M., Karran, S., Millward-Sadler, G. H. (Hrsg.): Liver and Biliary Disease, S. 937. W. B. Saunders, London – Philadelphia – Toronto 1979

(117) *Saunders, J. B., Walters, J. R. F., Davies, P., Paton, A.:* A 20-year prospective study of cirrhosis. Brit. Med. J. 282: 263, 1981

(118) *Saunders, J. B., Davis, M., Williams, R.:* Do women develop alcohol liver disease more readily than man? Brit. med. 282: 1140, 1981

(119) *Schalm, S. W., Summerskill, W. H. J., Gitnick, G. L., Eveback, L. R.:* Contrasting features and responses to treatment of severe chronic active liver disease with and without HB_s Ag. Gut 17: 781, 1976

(120) *Schalm, S. W.:* Was läßt sich für die Behandlung der HB_sAg-positiven chronischen Hepatitis mit Steroiden oder immunsuppressiven Arzneimitteln sagen. Internist 20: 185, 1979

(121) *Schmidt, H. A., Martini, G. A.:* Über die Magenresektion bei chronischen Lebererkrankungen. DMW 93: 1914, 1968

(122) *Schubert, G. W., Bethke-Bedürftig, B. A., Bugnoch, A. W., Diehm, A.:* Die Leberzirrhose im Autopsiegut von 48 Jahren. Z. Gastroenterol. 20: 213, 1982

(123) *Seeley, J. R.:* Death by liver cirrhosis and the price of beverage alcohol. Canad. Med. Ass. J. 83: 1361, 1960

(124) *Selmayr, H., Ivic, V., Raddatz, K.:* Die Lebenserwartung der dekompensierten Leberzirrhose. Mü. Med. Wschr. 26: 1241, 1970

(125) *Shearmann, D. J. C., Finlayson, N. D. C.:* Alcohol and the liver, in: Disorders of the Gastrointestinal tract and Liver, S. 555. Churchill Livingstone, Edinburgh – London – Melbourne – New York 1982

(126) *Simpson, J. A., Conn, H. O.:* The role of ascites in gastroesophageal reflux. With comments on the pathogenesis of bleeding esophageal varices. Gastroenterology 55: 17, 1968

(127) *Snapper, I.:* Geographical aspects of alcohol in-

duced liver injury, in: Alcohol and the liver, S. 449. Grune & Stratton, New York 1971

(128) *Soterakis, J., Resnik, R. H.:* Effect of alcohol abstinent on survival in cirrhotic portal hypertension. Lancet I: 65, 1973

(129) *Summerskill, W. J. H., Korman, M. G., Ammon, H. V., Baggenstoss, A. H.:* Prednisone for chronic active liver disease: dose titration, standard dose and combination with azathioprine compared. Gut 16: 876, 1975

(130) *Taubman, M. B., Goldberg, B., Sherr, L. J.:* Radioimmunoassay for humagen procollagen. Science 186: 1115, 1974

(131) *Teschke, R.:* Alkoholbedingte Lebererkrankung. Internist. Welt 11: 387, 1980

(132) *Teschke, H.:* Hohe Koinzidenzrate von chronischer Pankreatitis und Leberzirrhose bei chronischem Alkoholabusus. Z. Gastroenterol. 21: 533, 1983

(133) *Thaler, H.:* Ätiologie und Pathogenese der Leberzirrhose. Dtsch. Med. J. 19: 369, 1968

(134) *Thaler, H.:* Die Alkoholhepatitis. Ist sie die ausschließliche Ursache einer Alkoholzirrhose? Internist 20: 179, 1979

(135) *Thaler, H.:* Leberkrankheiten. Springer Verlag, Berlin – Heidelberg – New York 1982, S. 299

(136) *Thaler, H.:* Leberkrankheiten. Springer Verlag, Berlin – Heidelberg – New York 1982, S. 333

(137) *Tygstrup, N., Juhl, E.:* The Copenhagen Study Group for Liver Diseases. The treatment of alcoholic cirrhosis, in: Gerok, W., Sickinger, K. (Hrsg.): Alcohol and the liver, S. 519. H. H. Henekeuser, Schatthauer, Stuttgart 1970

(138) *Tygstrup, N., Ranek, L.:* Klinische Aspekte der Zirrhose, in: Kühn, H. A., Wernze, H. (Hrsg.): Klinische Hepatologie, 6: 311. Thieme Verlag, Stuttgart 1979

(139) *Vido, I., Wildhirt, E.:* Korrelation des laparoskopischen und histologischen Befundes bei chronischer Hepatitis und Leberzirrhose. DMW 33: 1633, 1969

(140) *Vlahcevic, Z. R., Yoshida, T., Jutti, J. U., Data, P., Bell, C. C., Swell, L.:* Bileacid metabolism in cirrhosis. III. Biliary lipid secretion in patients with cirrhosis and its relevance to gallstones formation. Gastroenterology 64: 298, 1973

(141) *Weiss, W., Hanak, H.:* Epidemiologie des primären Leberkarzinoms in Österreich. Leber Magen Darm 7: 283, 1977

(142) *Weller, I. V. D., Bassendine, M. F., Murray, A. K., Craxi, A., Thomas, H. C., Sherlock, S.:* Effects of prednisolone/azathioprine in chronic hepatitis B viral infection. Gut 23: 650, 1982

(143) *Wewalka, F.:* Chronische Hepatitis, in: Wannagat, L. (Hrsg.): Chronische Hepatitis-Zirrhosen, S. 45. Thieme Verlag, Stuttgart 1974

(144) *Wildhirt, E.:* Laparoskopie, in: Kühn, H. A., Wernze, H. (Hrsg.): Klinische Hepatologie, 4: 101. Thieme Verlag, Stuttgart 1979

(145) *Wilkenson, F. O. W., Ridell, A. G.:* Studies on gastric secretion before and after portocaval anastomosis. Brit. J. Surg. 52: 530, 1965

(146) *World Health Organisation:* World Health Statistics Annual 1961–1979. Bd. I: Vital Statistics and causes of death. Genf 1963–1979

(147) *Worner, Th. M., Lieber, Ch. S.:* Perivenular fibrosis as precursor lesion of cirrhosis. JAMA 254: 627, 1985

9.6 Portale Hypertension

von *Peter Czygan*

9.6.1 Definition

Die portale Hypertension wird definiert als eine konstante Druckerhöhung im Pfortaderbereich über 15 mm Hg bei normalen Druckverhältnissen in der Vena cava caudalis bzw. dem rechten Vorhof. Der Pfortaderdruck ist abhängig vom Ausmaß der Blutzufuhr aus dem Mesenterial- und Splanchnikusbereich, dem Grad der Gefäßeinengung im Pfortadersystem und dem Widerstand in den Kollateralgefäßen. Hauptursache der portalen Hypertension ist ein erhöhter Gefäßwiderstand im Pfortadersystem.

9.6.2 Physiologie und Druckmessung

Unter physiologischen Bedingungen fließt das Blut im Pfortadersystem in hepatopetaler Richtung. Hat sich eine portale Hypertension entwickelt, kommt es zu einer Flußumkehr, d. h. das Blut fließt in hepatofugaler Richtung. Unter diesen Bedingungen können sich dann in den bisher unbedeutenden Anastomosen der Pfortader zum oberen und/oder unteren Hohlvenensystem erhebliche Kollateralkreisläufe entwickeln. Von klinischer Bedeutung sind vor allem die Kollateralkreisläufe in der Mukosa und Submukosa von Magen und Ösophagus.

Eine seltene Variante der Ösophagusvarizen sind die Down-Hill-Varizen. Sie entstehen durch Kompression der V. cava cranialis durch maligne oder benigne Tumoren, wobei ebenfalls ein Kollateralkreislauf über die Ösophagusvenen entsteht. Ist der Abfluß über die Vena azygos gewährleistet, bilden sich die Ösophagusvarizen nur im oberen Ösophagus aus, während beim Verschluß der Vena azygos sich die Ösophagusvarizen über den ganzen Ösophagus ausbilden (71).

Druckmessung: Der Pfortaderdruck kann entweder direkt oder indirekt gemessen werden. *Die direkte Messung* erfolgt entweder intraoperativ, nach Katheterisierung der Umbilicalvene oder perkutan transhepatisch.

(1) *Intraoperativ:* Die intraoperative Druckmessung erfolgt in einem Ast der Pfortader, als Referenz kann der Druck in der V. cava (interner Referenzdruck), der Operationstisch (minus 12 cm) oder der rechte Vorhof (minus 5 cm) genommen werden. Die intraoperative Druckmessung ist mit folgenden Nachteilen behaftet: (a) Ein prä- oder postoperativer Vergleich ist nicht möglich; (b) die Druckverhältnisse variieren bei offenem Abdomen, (c) die Druckmessung kann durch die Art und Tiefe der Anästhesie (Hämodynamik, Atmung) beeinflußt werden.

(2) *Umbilicalvenenkatheterisierung:* Bei der Umbilicalvenenkatheterisierung können der Pfortaderdruck direkt gemessen, das Pfortadersystem angiographisch dargestellt und die hämodynamischen Veränderungen nach Anlegen eines Shunts präoperativ simuliert werden. Der Nachteil der Umbilicalvenenkatheterisierung besteht darin, daß die Umbilicalvene nach der Geburt kollabiert und nur in 30 bis 90 % der Fälle erfolgreich katheterisiert werden kann (52) und außerdem kein interner Referenzdruck zur Verfügung steht.

(3) *Perkutane transhepatische Druckmessung:* Die perkutane transhepatische Druckmessung erfolgt über die ultradünne Chiba-Nadel (ID: 0,5 mm; AD: 0,7 mm) und gelingt bei Patienten mit Leberzirrhose und portaler Hypertension in 82 % der Fälle (24). Als interner Referenzdruck wird der Druck in den Lebervenen oder der Druck in der V. cava inferior (via V. femoralis) gemessen. Die perkutane transhepatische Druckmessung korreliert mit dem okkludierten Druck in der Lebervene bei Patienten mit alkoholischer Leberzirrhose, während er bei Patienten mit chronisch aktiver Hepatitis höher ist. Der Vorteil der perkutanen transhepatischen Druckmessung besteht darin, daß Komplikationen bei Beachtung der Kontraindikationen (Thrombozyten: < als 100 000/mm^3; Quick < als 50 %) niedrig sind und die Messung häufig wiederholt werden kann.

Eine indirekte Messung des Pfortaderdruckes erfolgt entweder durch Bestimmung des Milzvenendrucks oder des hepatischen Venendruckgradienten.
(1) *Indirekte Splenoportographie:* Der Milzvenendruck liegt 1 bis 2 mm höher als der Pfortaderdruck. Als venöser Referenzdruck muß der Druck in der V. cava inferior verwendet werden. Bei der Messung des Milzvenendruckes kann gleichzeitig eine angiographische Darstellung durchgeführt werden, hierbei wird jedoch häufig ein falscher retrograder Kontrastmittelfluß in die A. mesenterica beobachtet (224). In 1 bis 2% der Fälle tritt nach der Splenoportographie eine ernste intraperitoneale Blutung auf.
(2) *Hepatischer Venendruckgradient:* Zur Bestimmung des hepatischen Venendruckgradienten wird der freie und der okkludierte Druck in der Lebervene gemessen, wobei die Differenz des okkludierten minus des freien Druckes in der Lebervene den hepatischen Venendruckgradienten ergibt. Bei der normalen Leber entspricht der okkludierte Druck dem Druck im sinusoidalen Strombett und liegt wegen der intersinusoidalen Anastomosen nur um 3 mm Hg niedriger als der Pfortaderdruck. Der Vorteil bei der Bestimmung des hepatischen Venendruckgradienten besteht darin, daß mit der Messung des freien Druckes in der Lebervene ein idealer Referenzdruck vorhanden ist. Der Nachteil der Bestimmung des hepatischen Venendruckgradienten besteht darin, daß der unter Okklusion gemessene Druck von der Lokalisation der Ursache des Pfortaderdruckes beeinflußt wird.

Die Differenzierung der intrahepatischen portalen Hypertension erfolgt durch Druckmessung in den Lebervenen. Der Druck in den Lebervenen wird einmal als freier Druck und einmal nach Verschließen der Lebervene als Verschlußdruck (wedged pressure) gemessen. Bei freier Druckmessung ist bei allen Formen der intrahepatisch bedingten portalen Hypertension der Druck im Pfortadersystem erhöht, der freie Druck in den Lebervenen dagegen mit ca. 2 mm Hg normal.

Beim präsinusoidalen Block steigt der Lebervenenverschlußdruck nicht an, da das gestaute Blut über intersinusoidale Shunts abfließen kann.

Beim sinusoidalen und postsinusoidalen Block steigt der Lebervenenverschlußdruck entsprechend dem portalen Druck an, da
(1) bei der sinusoidalen Form Blut über die verschlossenen intersinusoidalen Shunts nicht abfließen kann und
(2) bei der postsinusoidalen Form trotz offenen intersinusoidalen Shunts das Blut wegen des bestehenden postsinusoidalen Blocks keine freie Abflußmöglichkeit hat. Die Diagnose „präsinusoidale portale Hypertension" ist einfach, die Differenzierung zwischen sinusoidaler und postsinusoidaler portaler Hypertension wegen der geringen Druckunterschiede schwierig (52).

Wird der hepatische Venendruckgradient und der Pfortaderdruck gemessen, kann eine Differenzierung und Klassifizierung der portalen Hypertension erfolgen.

9.6.3 Klassifikation

Aufgrund der Lokalisation der Widerstandserhöhung, die als Ursache der portalen Hypertension anzusehen ist, wird die portale Hypertension in eine prähepatische, intrahepatische und posthepatische Form unterteilt **(Tab. 9.19)**.

Tab. 9.19: Klassifikation der portalen Hypertension.

Prähepatisch:	Pfortaderthrombose
	Milzvenenthrombose
	Idiopathisch
Intrahepatisch:	
Präsinusoidal:	Schistosomiasis
	Myeloproliferative Erkrankungen
	Sarkoidose
	Metastasen
	Portale Sklerose
	(Cu, As, Vitamin A, Vinylchlorid)
	Noduläre Regeneration
	Kongenitale Fibrose
Sinusoidol:	Leberzirrhose
Postsinusoidal:	Veno-okklusive Erkrankungen (Pyrrolizidin, Monocrotalin, Immunsuppressiva)
	Hepatische Venenthrombose
Posthepatisch:	Budd-Chiari-Syndrom
	Perikarditis constrictiva

Die intrahepatisch bedingte portale Hypertension kann weiter in eine präsinusoidale, eine sinusoidale und eine postsinusoidale Form unterteilt werden.

9.6.3.1 Präsinusoidale portale Hypertension

Die häufigste Ursache der portalen Hypertension ist die Schistosomiasis (Schistosoma mansoni > Schistosoma japonicum > Schistosoma haematobium) (vgl. Kapitel 8). Bei der chronischen Schistosomiasis entwickelt sich 5 bis 15 Jahre nach der Infektion eine portale Hypertension (184). In der Pathogenese der morphologischen Veränderungen in der Leber kommt nicht dem Parasiten, sondern dem Ovulum die entscheidende Bedeutung zu (185, 204, 267). Das Ovulum bewirkt durch lokale Zytolyse und eine exsudative Entzündungsreaktion eine Granulombildung mit Eosinophilen und Epitheloidzellen. Als Ursache der Granulombildung wird eine immunologische Reaktion des Gewebes angenommen, da das Ovulum ein lösliches Antigen sezerniert (266). Außer der Granulombildung wird eine Fibrosierung beobachtet, die zu einer Verbreiterung des Portalfeldes mit zunehmender Einengung der portalen Venolen führt (187).

Das in das Pfortadersystem gelangte Ovulum kann zusätzlich die präsinusoidale Endstrombahn verschließen, für das Ausmaß der portalen Hypertension ist jedoch nicht die Einengung der Strombahn durch das Ovulum, sondern das Ausmaß der periportalen Fibrose von entscheidender Bedeutung (185).

Eine präsinusoidale Hypertension kann weiterhin bei myeloproliferativen Erkrankungen auftreten. Als Ursache ist hier eine ausgedehnte Infiltration der Periportalfelder anzusehen, wodurch der Gefäßwiderstand in diesem Bereich erhöht werden kann (52, 215). Auch bei der Sarkoidose und bei Lebermetastasen wurde eine präsinusoidale Hypertension beobachtet (15, 52). Bei der idiopathischen portalen Hypertension findet sich keine histologische Veränderung der Leber und kein Verschluß im Pfortadersystem. Sie wird selten in Europa (149), in den USA (24, 263), häufig in Indien (206) und Japan (24) beobachtet. Der Pathomechanismus wird kontrovers diskutiert, diese Form der portalen Hypertension wird häufig nach Langzeitexpositionen von Arsen (96, 149) und nach Langzeitgabe von Methotrexat (178, 239), von 6-Mercaptopurin (118) oder Azathioprin (66, 76, 153, 279) und nach Inhalation von Vinylchlorid (222, 251) beobachtet.

Als hypothetische Ursache der portalen Hypertension wurde die Freisetzung von vasoaktiven Substanzen im Pfortaderbereich angenommen (99, 139). Solche vasoaktiven Substanzen wurden bisher jedoch nie nachgewiesen und die nur wenigen glatten Muskelkomponenten im Bereich der intrahepatischen Pfortaderäste sprechen ebenfalls gegen diese Hypothese.

Als weitere Ursache der portalen Hypertension wurden Thromben in den intrahepatischen Venolen angenommen (263), diese konnten histologisch jedoch auch in großen Leberbiopsien niemals nachgewiesen werden (23).

Eine andere Möglichkeit für die portale Hypertension kann in einer teilweisen Einengung der hepatischen Sinusoide bestehen, die durch eine perisinusoidale Fibrose hervorgerufen wird. Diese perisinusoidale Fibrose ist aber nicht lichtmikroskopisch, sondern nur elektronenmikroskopisch nachweisbar (153).

Die noduläre Regeneration der Leber ist eine seltene Erkrankung, die bei immunologischen Erkrankungen, wie Felty-Syndrom und Sklerodermie, auftritt. Die portale Hypertension wird dabei wahrscheinlich durch immunologisch bedingte noduläre Regenerate verursacht, die die portalen Venolen komprimieren.

Bei der kongenitalen Leberfibrose handelt es sich um eine autosomal rezessive Erkrankung mit mikroskopisch kleinen Zysten, die ausschließlich in den Portalfeldern lokalisiert sind. Um diese Zysten findet sich eine Fibrose, die das Lumen der portalen Venolen einengt (52).

9.6.3.2 Sinusoidale portale Hypertension

Die Leberzirrhose, speziell die alkoholisch bedingte Form, ist in Europa und in den USA die häufigste Ursache der portalen Hypertensionen. Etwa 15 bis 30 % aller Alkoholiker entwickeln im Laufe ihres Lebens eine Leberzirrhose, wobei wiederum in bis zu 40 % der Fälle mit der Bildung einer portalen Hypertension zu rechnen ist (78, 125, 139).

Bisher nahm man an, daß eine portale Hypertension bei alkoholischer Leberzirrhose immer mit der Neusynthese von Kollagen im sinusoidalen oder postsinusoidalen Bereich verbunden ist

(179). Bei einer gesunden Leber ist histologisch kein oder nur sehr wenig Kollagen im Disséschen Raum zu sehen (180), während bei der alkoholisch geschädigten Leber sehr viel Kollagen im Disséschen Raum nachweisbar ist (162, 176, 206). Die Folge der Kollageneinlagerung ist eine Einengung der Sinusoide mit Druckanstieg im Pfortadersystem (146, 162).
Eine Korrelation zwischen dem erhöhten intrahepatischen portalen Druck und dem Kollagengehalt im Disséschen Raum kann als gesichert angesehen werden (163). Neuere pathophysiologische Untersuchungen zeigen, daß die Entstehung einer portalen Hypertension nicht primär durch eine Neusynthese von Kollagen bedingt ist. So konnten Blendis et al. (1982) zeigen, daß allein durch eine Vergrößerung der Hepatozyten der Druck in der sinusoidalen Strombahn ansteigt (**Abb. 9.17**) und daß eine Korrelation zwischen Zelloberfläche und dem sinusoidalen Druck besteht. Bei Überschreiten einer Zelloberfläche von 1 600 μm kann eine portale Hypertension nachgewiesen werden (18, 101).
Bei den meisten nichtalkoholischen Lebererkrankungen führt der primäre Zelltod zu einer gesteigerten Kollagensynthese um die sinusoidale Strombahn, während in der Frühphase der alkoholischen Leberzellschädigung die Zellvergrößerung ohne Zelltod die wichtigste Rolle spielt (18, 101, 128).

Im Frühstadium der alkoholischen Lebererkrankung kommt es außerdem zur Ausbildung einer perivenösen Sklerosierung, woraus eine zusätzliche Einengung der postsinusoidalen Strombahn resultieren kann (258). Im fortgeschrittenen Stadium der alkoholischen Lebererkrankung dehnt sich die perivenuläre Sklerosierung von der Zentralvene in Richtung Periportalfeld aus, die Folge sind Verlust der Leberarchitektur, Bildung von Pseudolobuli und eine weitere Druckerhöhung im sinusoidalen Bereich des Pfortadersystems (128).
Bei Leberzirrhose anderer Ätiologie entsteht die portale Hypertension durch Auftreten von Leberzellnekrosen mit anschließender Hyperregeneration und Fibrinogenese. Diese morphologischen Veränderungen laufen im sinusoidalen, überwiegend aber postsinusoidalen Bereich ab (89, 179, 181). Zusätzliche pathogenetische Mechanismen für die Entwicklung einer portalen Hypertension bei Leberzirrhose, gleich welcher Genese, sind eine gesteigerte arterielle Blutzufuhr (143) und eine vermehrte Blutzufuhr aus dem Splanchnikusbereich (81).

9.6.3.3 Postsinusoidale portale Hypertension

Eine Erhöhung des postsinusoidalen Drucks wird bei veno-okklusiven Erkrankungen der Leber beobachtet (26, 201, 210, 235). In Jamaika sind veno-okklusive Erkrankungen für zirka ein Drittel aller Leberzirrhosen verantwortlich (26). Die Ursache ist wahrscheinlich die chronische Aufnahme von Pyrrolozidinalkaloiden aus der Crotalaria- und Seneciopflanze, die in Jamaika zur Teezubereitung („Busch-tea") verwendet wird (26). Weitere veno-okklusive Erkrankungen der Leber werden nach hochdosierter immunsuppressiver Therapie beobachtet (52, 138). Morphologisch finden sich bei der intrahepatischen veno-okklusiven Erkrankung zuerst ein perivenöses Ödem und Fibrinablagerungen, später dann eine Endophlebitis obliterans (26, 52, 135, 196).
Beim Budd-Chiari-Syndrom sind die großen Lebervenen thrombosiert. Als Ursache kommt vor allem in Europa und in den USA die chronische Einnahme von oralen Antikonzeptiva infrage (52, 196). Selten wird ein Budd-Chiari-Syndrom bei Patienten mit Polycytaemia vera, Zysten oder Abszessen in der Leber oder bei Lebermetastasen beobachtet (52, 196). Ein membra-

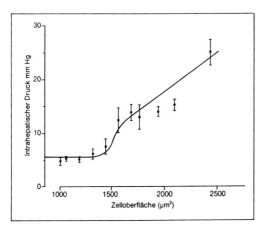

Abb. 9.17: Intrahepatischer Druck und Leberzellgröße bei 43 Personen mit chronischen Alkoholabusus (nach Blendis et al. 1982).

Portale Hypertension

nöser Verschluß im Bereich der Lebervenenmündung ist im Orient und Südamerika als Thromboseursache beschrieben worden (196).

9.6.4 Inzidenz

Die Angaben über den Nachweis von Ösophagusvarizen bei Patienten mit Leberzirrhose schwanken zwischen 20 und 60%. Ösophagusvarizen werden häufig bei alkoholischer Leberzirrhose (bis 40%), seltener bei postnekrotischer Leberzirrhose (bis 25%) beobachtet (78, 125, 139). Das Risiko einer Ösophagusvarizenblutung ohne Blutungsanamnese liegt bei 25%, mit Blutungsanamnese bei 70 bis 80% (44, 63).

In 30 bis 50% aller oberen gastrointestinalen Blutungen bei Patienten mit Leberzirrhose und Ösophagusvarizen sind jedoch nicht die Ösophagusvarizen die Blutungsquelle, sondern ein Mallory-Weiss-Syndrom, Erosionen oder ein Ulcus ventrikuli/duodeni (195).

9.6.5 Prädilektionsstellen der Ösophagusvarizenblutung

Prädilektionsstellen der Ösophagusvarizenblutung sind die kardianahen Ösophagusvarizen. In über 80% der Fälle ist die Ösophagusvarizenblutung in den distalen 5 cm des Ösophagus zu lokalisieren (30). Diese Tatsache kann durch die besonderen anatomischen Verhältnisse (**Abb. 9.18**) im distalen Ösophagus erklärt werden. Die Submukosa im distalen Ösophagus ist nahezu gefäßfrei, und das Blut fließt über subepithelialgelegene Venen ab; diese haben im Gegensatz zu den weiter kranial und kaudal gelegenen Gefäßabschnitten keine Verbindungen zu den Venenplexus in den tiefen Wandschichten (234).

9.6.6 Risikofaktoren der Ösophagusvarizenblutung

Als Ursache der akuten Ösophagusvarizenblutung kommt dem erhöhten portalen Druck eine

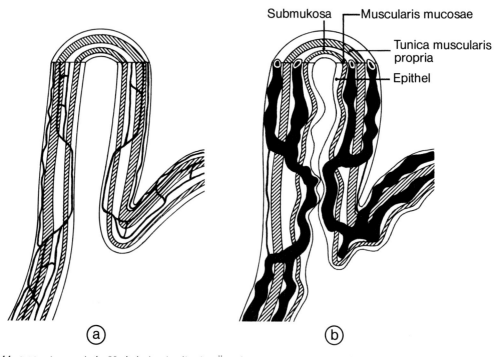

Abb. 9.18: Anatomische Verhältnisse im distalen Ösophagus im Normalzustand (a) und bei portaler Hypertension (b). (Nach Stelzner et al. [1968].)

besondere Bedeutung zu. Zwischen dem portalen Druck und dem Ausmaß der Blutung scheint eine Korrelation zu bestehen (1). So ist bei Patienten mit großen Ösophagusvarizen und einem hohen portalen Druck das Blutungsrisiko am höchsten, bei Patienten mit einem Lebervenendruck kleiner als 12 mm Hg ist dagegen eine Blutung sehr unwahrscheinlich (261). Dennoch besteht keine Korrelation zwischen Blutungsrisiko und dem portohepatischen Druckgradienten (33, 119, 194).
Verläßliche endoskopische Kriterien hinsichtlich des Risikos einer drohenden Ösophagusvarizenblutung existieren nicht. Allerdings scheint das Blutungsrisiko mit der Größe und Prominenz der Varizen (119, 270), mit den Stadien (170, 227) und den Oberflächenveränderungen der Ösophagusvarizen (rote Streifen, diffuse Mukosarötung, Cherry-Red-Spot) zuzunehmen (14). Die lange diskutierten Schleimhautschädigungen des Ösophagus (Erosionen und/oder eine Ösophagitis) als auslösender Faktor ist wieder mehr in den Hintergrund getreten, da während der akuten Ösophagusvarizenblutung nur selten Schleimhautdefekte im Ösophagus (Entzündung, Erosionen, Ulzera) beobachtet werden (67, 160).
Neben den morphologischen Gegebenheiten, d.h. Verlauf der Varizen unmittelbar unterhalb des Epithels im Kardiabereich und dem Zusammenspiel der 3 miteinander in Verbindung stehenden venösen Kompartimente (Ösophagusvarizen, tiefer Venenplexus und intraepitheliale Bluträume, **Abb. 9.19**) werden immer wieder spontane Druckschwankungen im Pfortaderbereich diskutiert (133).

9.6.7 Stadieneinteilung der Ösophagusvarizen

Für die Stadieneinteilung der Ösophagusvarizen sind verschiedene Schemata vorgeschlagen worden (47, 60, 145, 158, 170, 195), wovon sich das von Paquet (1982) vorgeschlagene Schema **(Abb. 9.20)** in der Bundesrepublik durchgesetzt hat.
Folgende Kriterien werden herangezogen: Zahl der Varizen, Lumenprominenz, Kaliberschwankungen und Oberflächenveränderungen (Angiektasien, Kuppendefekte, nippelartige Gefäßvorwölbungen, umschriebene Rötung: Cherry-Red-Spots).

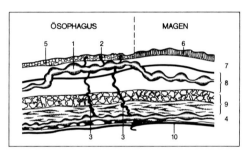

Abb. 9.19: Subepitheliale Lokalisation der Ösophagusvarizen im Kardiabereich (nach Spech et al. 1982), intraepitheliale Bluträume (nach Stelzner et. al. 1968) und Vv. perforantes zu den tiefen Venenplexus (McCormack et al. 1983). 1 = subepitheliale Ösophagusvarizen; 2 = intraepitheliale Bluträume; 3 = Vv. perforantes; 4 = tiefe Ösophagusvarizen; 5 = Plattenepithel; 6 = Zylinderepithel; 7 = Muscularis mucosae; 8 = Submukosa; 9 = Muscularis propria; 10 = Serosa.

Die endoskopische Klassifizierung ist von Untersucher zu Untersucher allerdings sehr variabel, so wurden schon bei 2 Untersuchern in 22% der Fälle Abweichungen um 1 bis 2 Stadieneinteilungen beobachtet (227).

9.6.8 Diagnostik

Als Ursache einer oberen gastrointestinalen Blutung finden sich in etwa 15% der Fälle Ösophagusvarizen (164). Auch bei Patienten mit gesicherten Ösophagusvarizen stellen diese nur in etwa 15% der Fälle die Blutungsquelle dar (195).
Während der akuten gastrointestinalen Blutung kann bei der Mehrzahl der Patienten die Blutungsursache, die Lokalisation der Blutung und die Intensität der Blutung endoskopisch nachgewiesen werden.
Die Diagnose akute Ösophagusvarizenblutung wird allerdings dadurch erschwert, daß während der Notfallendoskopie nur noch in 23,3 bis 51% der Fälle (44, 119, 145) eine akute Blutung nachweisbar ist, da die Ösophagusvarizenblutung häufig spontan sistiert (208). Der endoskopische Nachweis einer akuten oder abgelaufenen Blutung (Blutkoagel auf einem Kuppendefekt, Gefäßnippel, Blutung) ist zeitabhängig (58, 80).
Obwohl ein positiver Einfluß der diagnostischen Notfallendoskopie auf die Prognose der Patienten mit gastrointestinaler Blutung (Hospitalisa-

Portale Hypertension

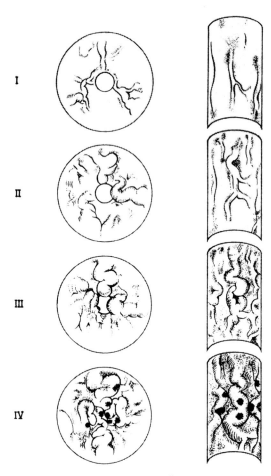

Abb. 9.20: Stadieneinteilung der Ösophagusvarizen (nach Paquet 1982).

tionsdauer, Rezidivblutung, Letalität) bisher in 2 prospektiv randomisierten Studien (86, 175) nicht gesichert werden konnte, soll doch wegen der unterschiedlichen Therapiemaßnahmen nach Kreislaufstabilisation eine Notfallendoskopie angestrebt werden. Die Komplikationsrate der Notendoskopie ist bei der akuten Ösophagusvarizenblutung nicht höher als bei jeder anderen Blutung aus dem oberen Gastrointestinaltrakt, sie liegt bei 0,9 % (80). Durch die Notendoskopie kann eine erneute Ösophagusvarizenblutung in 1 % der Fälle induziert werden (80, 136).
Bei der Diagnose der akuten Ösophagusvarizenblutung ist die Endoskopie der Röntgendoppelkontrastuntersuchung eindeutig überlegen (38).

9.6.9 Akute Ösophagusvarizenblutung

Die akute Ösophagusvarizenblutung persistiert spontan in 50 bis 75 % der Fälle (87, 205). Mit einer Rezidivbildung ist in 14 bis 58 % der Fälle zu rechnen (86, 87, 106, 159, 175, 205), wobei die Inzidenz des Blutungsrezidivs mit zunehmender Zeit nach dem primären Blutungsereignis abnimmt. Während der ersten 2 bis 3 Tage wird ein Blutungsrezidiv in 30 bis 40 % der Fälle (87, 106, 205) und innerhalb einer Woche in 60 % der Fälle (87, 159, 175) beobachtet.

Die Mortalität der akuten Ösophagusvarizenblutung bei Patienten mit Leberzirrhose beträgt innerhalb der ersten Woche 25 % (87, 159, 205), wobei ca. 10 bis 15 % der Patienten im akuten Leberversagen sterben.

Die Mortalität wird durch das Ausmaß der initialen Blutung (62, 155, 182), durch das Auftreten einer Rezidivblutung (86, 87, 106, 159, 175, 205) beeinflußt und ist abhängig vom Schweregrad der Grunderkrankung (31, 83, 159). Die Mortalität bei Patienten mit Child-A (Child-Klassifikation, s. Tab. 9.20) liegt bei 5 % und bei Patienten mit Child-C bei bis zu 77 % (31, 83, 159)

Tab. 9.20: Modifizierte Child-Klassifikation nach Pugh et al. (1973).

Parameter	Child A	Child B	Child C
Enzephalopathie	keine[1]	leicht-mäßig[2]	mäßig-schwer[3]
Aszites	kein[1]	gering[2]	ausgeprägt[3]
Bilirubin (mg/dl)	<1.7[1]	1.7–3.0[2]	>3.0[3]
Quick-Wert (%)	>70[1]	40–70[2]	<40[3]
Albumin (g/l)	>35[1]	28–35[2]	<28[3]

Die Zahlen in Klammern kennzeichnen die Anzahl der Punkte, die für die entsprechende Einstufung gegeben werden. Child A: 5–6 Punkte, Child B: 7–9 Punkte, Child C: 10–15 Punkte.

[1] Keinerlei Abnormitäten klinisch oder im Reitan-Test
[2] Geringe Wesensveränderungen ohne eindeutige neurologische Veränderungen, aber mit pathologischem Reitan-Test oder deutliche Wesensveränderungen mit Flapping-Tremor
[3] Deutliche Wesensveränderungen mit neurologischen Veränderungen, zusätzlich Verwirrung und Desorientiertheit oder Stupor und Koma

Auch die frühe Rezidivblutung scheint vom Ausmaß der Leberfunktion abhängig zu sein (9, 159, 205).

9.6.10 Therapie der Ösophagusvarizenblutung

Die therapeutischen Maßnahmen bei der Ösophagusvarizenblutung zielen darauf hin, Hypovolämie/Schock zu kompensieren, eine Blutstillung zu erreichen und Komplikationen, wie Oligurie/Anurie, hepatische Enzephalopathie und Sekundärinfektionen zu vermeiden.

9.6.10.1 Behandlung der Hypovolämie

Über einen zentralen venösen Zugang (*Vorteil*: Messung des ZVD) erfolgt eine Infusionstherapie anfänglich mit Humanalbumin und dann, sobald vorhanden, mit Vollblut (wenn möglich soll kein altes Vollblut verwendet werden, da es hohe Mengen NH_4 enthält und so einer hepatischen Enzephalopathie Vorschub leisten kann). Die Indikation zur Transfusion besteht, wenn der Hämatokrit $< 30\%$ abfällt. Die Zahl der Vollblutkonserven richtet sich nach dem klinischen Verlauf (RR, Puls, ZVD, Hb/HK).

9.6.10.2 Infusionstherapie

Nach Sistieren der Blutung beträgt die mittlere Flüssigkeitszufuhr 2 bis 2,5 l/Tag, wobei eine Bilanzierung und Überprüfung des ZVD notwendig ist. Eine Kombination folgender Infusionslösungen empfiehlt sich über einen Zeitraum von 3 bis 6 Tagen:

— 1 000 ml 40 %ige Glukose (entspricht 1 600 kcal. = ca. 6 700 kJ)
— 500–1 000 ml Elektrolytlösung
— 500 ml 8 %ige „leberadaptierte" Aminosäurelösung.

Bei der Verwendung von Fruktose besteht die Gefahr der Laktatazydose, Xylit wird durch die geschädigte Leber vermindert verstoffwechselt, Fettemulsionen blockieren das RES und können eine Verbrauchskoagulopathie induzieren. Alkohol als Kalorienträger ist auf jeden Fall kontraindiziert.

Zur Vermeidung eines Vitamin K-Mangels sollen 10 mg Vitamin K pro Tag, zur Streßulkusprophylaxe 300 mg Ranitidin pro Tag über die Infusion appliziert werden.

In Kombination mit der Glukose muß immer Kaliumphosphat (60 bis 120 mval pro Tag) gegeben werden, da neben Kalium auch Phosphat durch hochprozentige Glukoselösung vom extrazellulären in den intrazellulären Raum umverteilt wird. Die Folge ist unter anderem ein ATP-Mangel in den Erythrozyten und verminderte O_2-Abgabe an das Gewebe durch Linksverschiebung der O_2-Dissoziationskurve.

Bei Abfall der Prothrombinzeit auf unter 15 % des Normalwerts ist die Gabe von Frischplasma und/oder 500 bis 1 000 Einheiten Antithrombin III pro Tag indiziert. Faktorenkonzentrate sollen wegen gerinnungsaktiver Substanzen (*Cave*: Auslösung einer Verbrauchskoagulopathie) nicht gegeben werden.

9.6.10.3 Kalorienzufuhr

Die tägliche Kalorienzufuhr soll mindestens 2 000 bis 2 500 kcal (= ca. 8 370 kJ bis ca. 10 470 kJ) betragen, dies ist bei alleiniger Deckung des Kalorienbedarfs durch Kohlenhydrate nur durch eine kombinierte orale und parenterale Applikation von Glukose können über die Ballonsonde oder über eine Magenverweilsonde täglich 200 bis 300 g Oligosaccharide (entspricht 800 bis 1 200 kcal. = ca. 3 350 kJ bis 5 025 kJ) zugeführt werden.

9.6.10.4 Komaprophylaxe

Im Vordergrund der Komaprophylaxe bei der Ösophagusvarizenblutung steht die Elimination des Blutes aus dem Darm und die Verminderung der bakteriellen Ammoniakproduktion durch Reduzierung des Stuhl-pHs.

Eine tägliche anterograde Darmreinigung mit 250 ml 20 %iger Mannitlösung über die Ballonsonde oder über einen liegenden Magenschlauch (*Cave*: Elektrolytverschiebung) soll solange durchgeführt werden, bis kein Teerstuhl mehr abgesetzt wird.

Laktulose (Beta-Galaktosidofruktose) reduziert den Stuhl-pH; die Folge ist eine verminderte bakterielle Ammoniakproduktion im Kolon, eine verstärkte Ammoniakdiffusion aus dem intrazellulären Raum in den Dickdarm und eine verstärkte Ammoniakausscheidung über die Faeces. Die Laktulosetherapie wird durch dosisabhängige Nebenwirkungen, wie Meteorismus, abdominel-

le Krämpfe und Diarrhöen limitiert. Bei einer Dosierung von 30 bis 120 ml pro Tag wird eine Besserung der hepatischen Enzephalopathie in 90% der Fälle beobachtet (257, 269).
Als Alternative zu Laktulose wird neuerdings Laktitol (Beta-Galaktosidosorbitol) verwendet, das die gleichen Eigenschaften wie Laktulose besitzt, aber weniger süß und besser verträglich ist. Die Dosis beträgt 75 g pro Tag.
Als eine weitere Alternative zur Laktulosetherapie sind die rektalen Einläufe mit Azetatpuffer pH 4,5 anzusehen, wodurch ebenfalls die bakterielle Ammoniakproduktion im Darm vermindert wird (151). „Nicht resorbierbare" Antibiotika, wie Neomycin oder Paromomycin reduzieren die intestinale Ammoniakproduktion durch Reduktion der Darmflora (257, 269). Wegen der Nephrotoxizität und Ototoxizität (ca. 1% der „nicht resorbierbaren" Antibiotika werden resorbiert) soll die Therapie nur kurzfristig durchgeführt werden und bei Anstieg des Kreatinins über 1,5 mg% abgebrochen werden. Bei einer Dosierung von 5 bis 6 g pro Tag wird eine Verbesserung der hepatischen Enzephalopathie in 83% der Fälle beobachtet (257, 269).
Als Alternative zu den „nicht resorbierbaren" Antibiotika ist die Therapie mit Metronidazol anzusehen, ein Antibiotikum, das überwiegend gegen Anaerobier wirksam ist. Die tägliche Dosis liegt bei 0,8 g, eine Besserung der hepatischen Enzephalopathie wird in über 90% der Fälle beobachtet (148).
Da die hepatische Enzephalopathie durch Medikamente, wie Sedativa, Analgetika, Tranquilizer und Hypnotika ausgelöst oder verstärkt werden kann, soll nach Möglichkeit keines dieser Medikamente appliziert werden.
Weiterhin ist darauf zu achten, daß andere Ursachen, wie eine zu forciert durchgeführte Diurese, Infektionen, eine Hypokaliämie oder eine Hypoglykämie, die ebenfalls eine hepatische Enzephalopathie auslösen oder verstärken können, vermieden werden.

9.6.10.5 Antibiotikatherapie

Ein infizierter Aszites und eine Sepsis werden bei Patienten mit Leberzirrhose und oberer gastrointestinaler Blutung in bis zu 41% der Fälle beobachtet (198, 205), wobei die häufigsten Erreger E. coli, Enterobakterien und Streptococcus pneumoniae sind (16). Häufig sind die Patienten asymptomatisch, eine zunehmende Enzephalopathie, eine Hypothermie, eine Hypotonie, ein Kreatininanstieg oder eine Verbrauchskoagulopathie sind sehr verdächtig (154).
Als Ursache der gehäuften Infektanfälligkeit bei diesen Patienten kommt die eingeschränkte Phagozytosefunktion des RES infrage (3, 90).
Um eine „asymptomatisch" verlaufende Sepsis frühzeitig zu erkennen, sollten regelmäßig Kulturen von Urin, Aszites und Blut angelegt werden.

9.6.10.6 Vermeidung renaler Komplikationen

Wichtig ist die Bilanzierung (12stündlich) und die tägliche Messung von Elektrolyten, Harnstoff und Kreatinin im 24-Stunden-Urin. Die zusätzliche Gabe von 150 µg Dopamin/Minute bewirkt zwar eine bessere Nierendurchblutung, verhindert aber nicht die Entwicklung eines hepatorenalen Syndroms.
Liegt eine Hyponatriämie kleiner als 125 mmol/L und ein Aszites gleichzeitig vor, muß die Flüssigkeitszufuhr auf max. 1 Liter pro Tag beschränkt werden, und die Diuretika müssen reduziert oder kurzfristig abgesetzt werden. Eine Osmodiurese mit max. 50 g Mannit (entspricht 125 ml einer 40%igen Lösung) kann versucht werden, Voraussetzung ist aber, daß das Serumkreatinin unter 2,5 mg% liegt und eine ausreichende Natriumausscheidung (mehr als 40 mmol/L) besteht.
Bei gleichzeitig bestehender Hypokaliämie soll auf jeden Fall zuerst eine Kaliumsubstitution durchgeführt werden. Eine Natriumsubstitution unter dem Aspekt einer Besserung der Hyponatriämie ist bei der bekannten Erhöhung des Natriumpools bei Patienten mit Aszites erfolglos und sollte nicht versucht werden.

9.6.10.7 Blutstillung

Bei der akuten Ösophagusvarizenblutung werden folgende therapeutische Maßnahmen angewandt: die Ballontamponade, die medikamentöse Therapie mit Vasopressin, deren Analoga, die endoskopische Sklerosierung/Laserkoagulation, die transhepatische Embolisierung und die verschiedenen druckentlastenden Operationen.

9.6.10.7.1 Ballontamponade: Durch die Entwicklung mehrläufiger Ballonsonden hat die

mechanische Kompression der Ösophagusvarizen zur lokalen Blutstillung in den letzten 30 Jahren weite Verbreitung gefunden. Für die Ballontamponade werden heute überwiegend 2 Ballonsonden verwendet, die von Sengstaken und Blakemore (1950) entwickelte Doppelballonsonde (getrennter Magen- und Ösophagusballon) und die von Linton (1953) und Nachlas (1955) vorgestellte Sonde, die nur einen großen birnenförmigen Ballon besitzt, der die Ösophagusvarizen im ösophagocardialen Übergang komprimiert (**Abb. 9.21**).

In 7 prospektiven Studien (**Tab. 9.21**), in denen bei insgesamt 400 Patienten die Behandlung der akuten Ösophagusvarizenblutung entweder mit der Sengstaken/Blakemore-Sonde oder der Linton-Nachlas-Sonde durchgeführt wurde, konnte eine primäre Blutstillung in 74 % der Fälle erzielt werden, während die Mortalitätsrate während des Krankenhausaufenthaltes bei 31,9 % lag (9, 45, 98, 144, 155, 177, 246). Nach Entfernung der Ballonsonden muß mit einer Rezidivblutung in 46 % der Fälle (50) gerechnet werden. Ein Unterschied der Wirksamkeit beider Sondentypen besteht nicht.

Die Therapie mit der Sengstaken-Blakemore-Sonde oder der Linton-Nachlas-Sonde ist nicht frei von Nebenwirkungen. In 10 Studien (**Tab. 9.22**) (11, 17, 29, 43, 94, 102, 155, 177, 246, 260) mit 494 Patienten, bei denen 672 Blutungsereignisse mittels Ballonsonden behandelt wurden, traten in 14 % der Fälle Komplikationen auf. Als häufigste Nebenwirkung traten Ösophagusulzera bei 7,3 % der mit Sengstaken-Blakemore-Sonde und bei 4,2 % der mit Linton-Nachlas-Sonde behandelten Patienten auf. Bei Autopsien werden Druckulzera oder Schleimhauteinrisse sogar in bis zu 40 % der Fälle beobachtet (28).

Eine Aspiration tritt bei Verwendung der Sengstaken-Blakemore-Sonde in 6 % und bei Verwendung der Linton-Nachlas-Sonde in 1,5 %

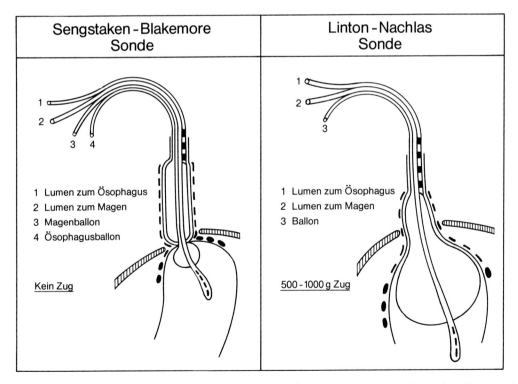

Abb. 9.21: Ballonsonden zur mechanischen Kompression der Ösophagusvarizen zur lokalen Blutstillung (nach Fleig et al. 1981).

Portale Hypertension

Bisher liegen 6 kontrolliert prospektive Studien vor (9, 41, 134, 170, 244, 247), die den Langzeiteffekt der Ösophagusvarizensklerosierung mit der bisherigen konservativen Therapie verglichen (Tab. 9.27). In allen Studien ist das Blutungsrezidiv in der sklerosierten Patientengruppe signifikant niedriger und in 3 Studien (134, 170, 247) wird auch die Mortalitätsrate durch die Sklerosierung positiv beeinflußt.

Die Studie von Barsoum et al. (9) beinhaltet Patienten mit Schistosomiasis. Außer bei einem Patienten lag histologisch eine Leberfibrose oder eine chronisch aktive Hepatitis bei Schistosomiasis vor, in über 70 % der Fälle bestand eine schlechte Leberfunktion (Child C). Eine primäre Blutstillung wurde in der sklerosierten Gruppe in 74 %, in der mit Ballontamponade behandelten Gruppe in 42 % der Fälle beobachtet.

In einer weiteren Studie (40) wurde die Sklerosierungstherapie mit der Shunt-Operation verglichen. Obwohl die Patienten mit Shunt-Operation seltener bluteten, war die Prognose Quoad vitam in beiden Gruppen gleich.

Das Blutungsrisiko nach erfolgter primärer Blutstillung durch Sklerosierung liegt zwischen $10–60 \times 10^{-3}$ pro Patientenmonat (9, 46, 72). Um eine Rezidivblutung zu verhindern, muß eine ausreichende Verkleinerung und narbige Umwandlung des Ösophagus durch die Sklerosierungstherapie angestrebt werden. In der Regel werden hierzu 3 Sklerosierungssitzungen benötigt, wobei jedesmal 30 bis 50 Injektionen à 1 ml Sklerosierungsmittel vorgenommen werden (171).

Da das Blutungsrisiko nach 4 Monaten nach abgeschlossener Sklerosierungstherapie mit 28 % am höchsten liegt (171), soll zur Rezidivprophylaxe am Anfang alle 3 Monate und nach 1 Jahr halbjährlich eine endoskopische Kontrolle durchgeführt werden.

9.6.10.8 Prophylaktische Ösophagusvarizensklerosierung: Um das Auftreten einer ersten Ösophagusvarizenblutung zu verhindern, wurde in 3 kontrollierten Studien (170, 275, 277) der Versuch unternommen, bei Patienten mit Ösophagusvarizen ohne bisher bekanntes Blutungsereignis eine prophylaktische Sklerosierung durchzuführen. In 2 Studien (170, 275) wurden durch die prophylaktische Sklerosierung vermindert Erstblutungen beobachtet; in der Studie von Wördehoff et al. (277) konnten diese Ergebnisse nicht bestätigt werden. Weitere Studien sind notwendig, um die Frage der prophylaktischen Ösophagusvarizensklerosierung zu klären.

9.6.10.9 Medikamentöse Rezidivprophylaxe: Betablocker senken anhaltend den Pfortaderdruck (120, 121, 122, 123, 225), wobei der Mechanismus der Drucksenkung noch unklar ist. Diskutiert werden folgende Faktoren:

(1) Reduktion des Herzzeitvolumens bis zu 30 %, wodurch die Blutzufuhr in das Mesenterial- und Splanchnikussystem vermindert wird (121)

(2) Extrakardiale Faktoren, da zwischen Herzzeitvolumen und Pfortaderdruck keine Korrelation besteht (34, 95) und der drucksenkende Effekt von Propranolol und dem kardioselektiven Betablocker Metoprolol gleich ist (34)

(3) Da Valla et al. (259) keine Korrelation zwischen der Abnahme des geblockten Lebervenendrucks und dem direkt gemessenen Pfortaderdruck unter Propranololgabe fanden, wird die Senkung des Pfortaderdruckes als wesentlicher Mechanismus zur Blutungsprophylaxe unter Propranolol bezweifelt

(4) Neuerdings wird die Reduktion des Azygos-Blutflusses durch Propranolol als der Mechanismus angesehen, der ursächlich für die Verminderung des Blutungsrezidivs unter Propranolol verantwortlich ist. Hierfür spricht die Reduktion des Azygos-Blutflusses unter Propranolol, die die Reduktion des Herzzeitvolumens, die Verminderung des transhepatischen Druckgradienten und die Verminderung des hepatischen Blutflusses weit übertrifft (20).

In einer kontrollierten Studie (124) konnte bei einer Dauerbehandlung mit 20 bis 180 mg Propranolol/Tag (Senkung der Ruhefrequenz um 25 %) die Rezidivblutung bei Patienten mit kompensierter überwiegend alkoholischer Leberzirrhose (Child A: 72 %, Child B: 28 %) deutlich gesenkt werden (14 % versus 67 % innerhalb von 24 Monaten).

Diese Studie ist wegen der Patientenauswahl kritisiert worden (53) und nicht unwidersprochen geblieben (32). So wurde das Blutungsrezidiv bei Patienten mit dekompensierter, überwiegend nicht alkoholischer Leberzirrhose (Child B und C) durch Propranolol nicht signifikant im Vergleich zur Plazebotherapie vermindert (32). In einer anderen Studie (271) wurde der kardioselektive Betablocker Metoprolol mit der endoskopischen Sklerosierung verglichen, wobei die endoskopische Sklerosierung deutlich überlegen war. Zum gegenwärtigen Zeitpunkt kann die medikamentöse Behandlung mit einem Betablocker zur Blutungsprophylaxe nicht generell empfohlen werden.

Literatur

(1) *Adamsons, R. J., Butt, K., Dennis, C. R. et al.:* Prognostic significance of portal pressure in patients with bleeding esophageal varices. Surg. Gyn. Obst. 145: 353–356, 1977

(2) *Alwmark, A., Bengmark, S., Börjesson, B. et al.:* Emergency and long-term transesophageal sclerotherapy of bleeding eosophageal varices. A prospective study of 50 consecutive cases. Scand. J. Gastroenterol. 17: 409–412, 1982

(3) *Altura, B. M., Hershey, S. G.:* Sequential changes in reticuloendothelial system function after acute hemorrhage. Proc. Soc. Exp. Biol. Med. 139: 935–939, 1972

(4) *Aronsen, K. F., Wetterlin, S., Emas, S. et al.:* Die Wirkung von Triglycyl-Lysin-Vasopressin auf Kontrollpersonen und Patienten mit Blutungen des oberen Gastrointestinaltraktes. Klin. Wschr. 53: 747–753, 1975

(5) *Ayres, S. J., Goff, J. S., Warren, G. H. et al.:* Esophageal ulceration and bleeding after flexible fiberoptic esophageal vein sclerosis. Gastroenterology 83: 131–136, 1982

(6) *Ayres, S. J., Goff, J. S., Warren, G. H.:* Endoscopic sclerotherapy for bleeding esophageal varices: effects and complications. Ann. Intern. Med. 98: 900–903, 1983

(7) *Bailey, M. E., Dawson, J. L.:* Modified oesophagoscope for injecting oesophageal varices. Br. Med. J. 2: 540–544, 1975

(8) *Barsoum, M. S., Khattar, N. Y., Rizk-Allah, M. A.:* Technical aspects of injection sclerotherapy of acute oesophageal variceal hemorrhage as seen by radiography. Br. J. Surg. 65: 588–589, 1978

(9) *Barsoum, M. S. Bolous, F. I., El-Rooby, A. A. et al.:* Tamponade and injection sclerotherapy in the management of bleeding oesophageal varices. Br. J. Surg. 69: 76–78, 1982

(10) *Barsoum, M. S., Mooro, H. W., Bolous, F. I. et al.:* The complications of injection sclerotherapy of bleeding oesophageal varices. Br. J. Surg. 69: 79–81, 1982

(11) *Bauer, J. J., Kreel, I., Kark, A. E.:* the use of the Sengstaken-Blakemore tube for immediate control of bleeding esophageal varices. Ann. Surg. 179: 273–277, 1974

(12) *Baum, S., Nussbaum, M.:* The control of gastrointestinal by selective mesenteric arterial infusion of vasopressin. Radiology 98: 497–505, 1971

(13) *Bengmark, S., Borjesson, B., Hoevels, J. et al.:* Obliteration of esophageal varices by PIP. A follow-up of 43 patients. Ann. Surg. 190: 549–554, 1979

(14) *Beppu, K., Inokuchi, K., Koyanagi, N. et al.:* Prediction of variceal hemorrhage by esophageal endoscopy. Gastrint. Endoscopy 27: 213–218, 1981

(15) *Berger, J., Katz, M.:* Portal hypertension due to hepatic sarcoidosis. Am. J. Gastroent. 59: 147, 1973

(16) *Bernuau, J., Bord, P. E., Laget, C. et al.:* Les pneumococcémies au cours des cirrhoses du foi. Gastroentérol. Clin. Biol. 5: 94a, 1981

(17) *Bertrand, L., Michel, H.:* La sonde de Linton-Nachlas. Sa supériorité sur celle de Sengstaken-Blakemore pour le tamponnement des varices oeso-gastriques chez le cirrhotique. Arch. Fr. Mal. Appar. Dig. 58: 797–816, 1969

(18) *Blendis, L. M., Orrego, H., Crossley, I. R. et al.:* The role of hepatocyte enlargement in hepatic pressure in cirrhotic and noncirrhotic alcoholic liver disease. Hepatology 2: 539, 1982

(19) *Bosch, J., Kravetz, D., Rodes, J.:* Effects of somatostatin on hepatic and systemic hemodynamics in patients with cirrhosis of the liver: comparison with vasopressin. Gastroenterology 80: 518–525, 1981

(20) *Bosch, J., Mastei, R., Kravetz, D. et al.:* Effects of propranolol on azygos venous blood flow and hepatic and systemic hemodynamics in cirrhosis. Hepatology 4: 1200, 1984

(21) *Bories, P., Pomier-Layrargues, G., Chotard, J.-P. et al.:* La somatostatine diminue l'hypertension portale chez le cirrhotique. Gastroenterol. Clin. Biol. 4: 616–617, 1980

(22) *Boyer, J. L., Sen Gupta, K. P., Biswas, S. K. et al.:* Idiopathic portal hypertension: comparison with the portal hypertension of cirrhosis and extrahepatic portal vein obstruction. Am. Intern. Med. 66: 41, 1967

(23) *Boyer, J. L., Hales, M. R., Klatskin, G.:* "Idiopathic" portal hypertension due to occlusion of interhepatic portal veins by organized thrombi. Medicine (Baltimore) 53: 77, 1974

(24) *Boyer, T., D., Triger, D. R., Horisawa, M. et al.:* Direct transhepatic measurement of portal vein

(140) *Mendenhall, C. L.:* Clinical and therapeutic aspects of alcoholic liver disease, in: Alcohol and Gastrointestinal Disorders. Seitz, H., Kommerell, B. (Hrsg.): Springer, Heidelberg

(141) *Merigan, I. C. jr., Plotkin, G. R., Davidson, C. S.:* Effect of intravenously administered posterior pituitary extract on hemorrhage from bleeding esophageal varices. A controlled evaluation. New Engl. J. Med. 266: 134–135, 1962

(142) *McCormack, T. T., Rose, J. D., Smith, P. M. et al.:* Perforating veins and blood flow oesophageal veins. Lancet 2: 1442, 1983

(143) *Mikkelsen, W.:* Extrahepatic portal hypertension in children. Amer. J. Surg. 3: 333, 1966

(144) *Mitchell, K. J., MacDougall, B. R. D., Silk, D. B. A. et al.:* New view on treatment of portal hypertension. Acta Gastro-Enterologica Belgica 41: 479–490, 1978

(145) *Mitchell, K. J., MacDougall, B. R. D., Silk, A. et al.:* A prospective reappraisal of energency endoscopy in patients with portal hypertension. Scand. J. Gastroenterol. 17: 965, 1982

(146) *Miyakawa, H., Lida, S., Leo, M. A. et al.:* Pathogenesis of portal hypertension in precirrhotic alcoholic liver injury. Gastroenterology 84: 1385, 1983

(147) *Morales, M.:* Congenital fibrosis and its management. Am. J. Surg. 109: 167, 1965

(148) *Morgan, M. H., Read, A. E., Speller, D. C. E.:* Treatment of hepatic encephalopathy with metronidazole. Gut 23: 1–7, 1982

(149) *Morris, J. S., Schmid, M., Newman, S. et al.:* Arsenic and noncirrhotic portal hypertension. Gastroenterology 66: 86, 1974

(150) *Murray-Lyon, J. M., Pugh, R. N. H., Nunnerley, H. B. et al.:* Treatment of bleeding oesophageal varices by infusion of vasopressin into the superior mesenteric artery. Gut 14: 59–63, 1973

(151) *Müting, D., Fischer, R., Ordnung, W.:* Die portale Hypertension aus internistischer Sicht. Chirurg 47: 253, 1976

(152) *Nachlas, M. M.:* The use of a triple-lumen single balloon in the diagnosis and treatment of upper gastrointestinal hemorrhage. Surgery 38: 667–674, 1955

(153) *Nataf, C., Feldmann, G., Lebrec, D. et al.:* Idiopathic portal hypertension (perisinusoidal fibrosis) after renal transplantation. Gut 20: 531, 1979

(154) *Nouel, O., Bernuau, J., Rueff, B. et al.:* Hypoglycemia. A common complication of septicemia in cirrhosis. Archives of Internal Medicine 141: 1477–1478, 1981

(155) *Novis, B. H., Duys, P., Barbezat, G. O. et al.:* Fibreoptic endoscopy and the use of the Sengstaken tube in acute gastrointestinal haemorrhage in patients with portal hypertension and varices. Gut 17: 258–263, 1976

(156) *Novis, B., Bat, L., Pomerantz, I. et al.:* Endoscopic sclerotherapy of esophageal varices. Isr. J. Med. Sci. 19: 40–44, 1983

(157) *Nussbaum, M., Younis, M. T., Baum, St. et al.:* Selective superior mesenteric arterial infusion of vasopressin during portosystemic shunt operations. Am. J. Surg. 127: 35–39, 1974

(158) *Oberhammer, E., Paquet, K. J., Distelmaier, W.:* Endoskopische Behandlung bei portaler Hypertension unter Einschluß der Notfallendoskopie. Therapiewoche 28: 7128, 1978

(159) *Olsson, R.:* The natural history of esophageal varices. A retrospective study of 244 cases with liver cirrhosis. Digestion 6: 65–74, 1972

(160) *Orloff, M. J., Thomas, H. S.:* Pathogenesis if esophageal varix rupture. Arch. Surg. 87: 301–306, 1963

(161) *Orloff, M. J.:* Emergency diagnosis and medical management of bleeding esophageal varices, in: Orloff, M. J., Stipa, S., Ziparo, V. (Hrsg.): Medical and Surgical Problems of Protal Hypertension. Academic Press. London, New York, Toronto, Sydney, San Francisco 1980, S. 3–14

(162) *Orrego, H., Medline, A., Blendis, L. M. et al.:* Collagerisation of the disse space in alcoholic liver disease. Gut 20: 673, 1979

(163) *Orrego, H., Blendis, L. M., Crossley, I. R. et al.:* Correlation of intrahepatic pressure with collagen in the Disse space and hepatology in humans and rats. Gastroenterology 80: 546, 1981

(164) *Ottenjann, R., Weingart, J.:* Nutzen der Endoskopie bei oberer GI-Blutung – diagnostisch, therapeutisch, prognostisch, Internist. 23: 245–250, 1982

(165) *Palani, C. K., Abuabara, S., Kraft, A. R. et al.:* Endoscopic sclerotherapy in acute variceal hemorrhage. Am. J. Surg. 141: 164–168, 1981

(166) *Pande, N. V., Resnick, R. H., Yee, W. et al.:* Cirrhotic portal hypertension: morbidity of continued alcoholism. Gastroenterology 74: 64–69, 1978

(167) *Paquet, K. J., Oberhammer, E.:* Sclerotherapy of bleeding esophageal varices by means of endoscopy. Endoscopy 10: 7, 1972

(168) *Paquet, K. J., Oberhammer, E.:* Sclerotherapy of bleeding oesophageal varices by means of endoscopy. Endoscopy 10: 7–12, 1978

(169) *Paquet, K. H., Fleig, W. E.:* Sclerotherapy of esophageal varices, in: Papp, J. P. (Hrsg.): Endoscopic control of gastrointestinal hemorrhage. CRS Press, Boca Raton, F 1: 43, 1981

(170) *Paquet, K. J.:* Prophylactic endoscopic sclerosing treatment of the esophageal wall in varices – a prospective controlled randomized trial. Endoscopy 14: 4–5, 1982

(171) *Paquet, K. J., Kalk, H. F.:* Langzeitergebnisse

der Ösophaguswandsklerosierung versus intravasale Sklerosierung der Ösophagusvarizen, in: Paquet, K. J., Denck, H., Zückler, C.-E. (Hrsg.): Die Ösophagusvarizenblutung. TM-Verlag, S. 151–155, 1984

(172) *Pugh, R. N. H., Murray-Lyon, I. M., Dawson, J. L. et al.:* Transection of the oesophagus for bleeding oesophageal varices. Brit. J. Surg. 60: 646, 1973

(173) *Passarielle, R., Thau, A., Lombardi, M. et al.:* Control of gastroesophageal bleeding varices by percutaneous transhepatic portography. Surg. Gynecol. Obstet. 150: 155–160, 1980

(174) *Pera, A., Garbarini, A., Lombardo, L. et al.:* Somatostatin in severe upper gastrointestinal hemorrhage. 2nd International Symposium on Somatostatin. Athens, June 1–3, 1981

(175) *Peterson, W. L., Barnett, C. C., Smith, H. J. et al.:* Routine early endoscopy in upper gastrointestinal-tract bleeding. A randomized, controlled trial. New England Journal of Medicine 304: 925–929, 1979

(176) *Phillips, M. J., Steiner, J. W.:* Electron microscopy of liver cells in cirrhotic modules. I. The lateral cell membranes. Am. J. Pathol. 46: 985, 1965

(177) *Pitcher, J. L.:* Safety and effectiveness of the modified Sengstaken-Blakemore tube: a prospective study. Gastroenterology 61: 291–298, 1971

(178) *Podurgiel, B. J., McGill, D. B., Ludwig, J. et al.:* Liver injury associated with methotrexate therapy for psoriasis. Mayo Clinic Proceedings 48: 787, 1973

(179) *Popper, H., Zak, F. G.:* Pathological aspects of cirrhosis. Am. J. Med. 24: 593, 1958

(180) *Popper, H., Paronetto, F., Schaffner, F. et al.:* Studies on hepatic fibrosis. Lab. Invest. 10: 265, 1961

(181) *Popper, H.:* Pathologic aspects of cirrhosis. Amer. J. Pathol. 87: 228, 1977

(182) *Prandi, D., Rueff, B., Roche-Sicot, J. et al.:* Life-threatening hemorrhage of the digestive tract in cirrhotix patient. Am. J. Surg. 131: 204–209, 1976

(183) *Pugh, R. N. H., Murray-Lyon, I. M., Dawson, J. L. et al.:* Transection of the oesophagus for bleeding oesophageal varices. Brit. J. Surg. 60: 646, 1973

(184) *Prata, A., Bine, J. C.:* Development of the hepatosplenic form of schistosomiasis. Gazeta Medica Bahia 68: 49, 1968

(185) *Prata, A.:* Schistosomiasis mansoni. Clinics in Gastroenterology 7: 49, 1978

(186) *Prowse, C. V., Douglas, J. G., Forsling, M. L.:* Haemostatic effects of lysine vasopressin and triglycyl lysine vasopressin infusiones in patients with cirrhosis. Eur. J. Clin. Invest. 10: 49–54, 1980

(187) *Rappaport, A., Knoblauch, M., Ohira, S.:* Hepatic microcirculatory changes leading to portal hypertension. Ann. N. Y. Acad. Sci. 170: 48, 1970

(188) *Rappaport, A. M.:* Anatomic considerations, in: Schiff, L. (Hrsg.): Diseases of the liver. Lippincott, Philadelphia, S. 31–40, 1975

(189) *Raptis, S., Dollinger, H. C., von Berger, L. et al.:* Effects of somatostatin on gastric secretion and gastrin release in man. Digestion 13: 15–26, 1975

(190) *Raptis, S., Zoupas, C. H.:* Somatostatin not helpful in bleeding esophageal varices. New Engl. J. Med. 300: 736–737, 1979

(191) *Raskin, J. B.:* Emergency endoscopic sclerotherapy for active variceal hemorrhage: Is it superior to balloon tamponade? Gastrointest. Endosc. 29: 60, 1983

(192) *Reilly, J. J. jr., Schade, R. R., Roh, M. S. et al.:* Esophageal variceal sclerosis. Surg. Gynecol. Obstet. 155: 497–502, 1982

(193) *Reynolds, T. B., Hildemura, R., Michel, H. et al.:* Portal hypertension without cirrhosis in alcoholic liver disease. Ann. Int. Med. 70: 497, 1969

(194) *Reynolds, T. B., Ito, S., Iwatsuki, S.:* Measurement of portal pressure and its clinical application. Am. J. Med. 49: 649–657, 1970

(195) *Reynolds, T. B.:* Interrelationship of portal pressure, variceal size, and upper gastrointestinal bleeding. Gastroenterology 79: 1332, 1980

(196) *Reynolds, T. B.:* Portal Hypertension, in: Schiff, L., Schiff, E. R. (Hrsg.): Disease of the Liver. J. B. Lippincott, Philadelphia, Toronto 1982

(197) *Rigberg, L. A., Ufberg, M. H., Brooks, Ch. M.:* Continuous low dose peripheral vein pitressin infusion in the control of variceal bleeding. Am. J. Gastroent. 68: 481–484, 1977

(198) *Rimola, A., Soto, R., Bory, F. et al.:* Reticuloendothelial system phagocytic activity in cirrhosis and its relation to bacterial infection and prognosis. Hepatology 4: 53–58, 1984

(199) *Rösch, J., Dotter, C. T., Rose, R. W.:* Selective arterial infusions of vasoconstrictors in acute gastrointestinal bleeding. Radiology 99: 27–36, 1971

(200) *Rose, J. D. R., Crance, M. D., Smith, P. M.:* Factors affecting successful endoscopic sclerotherapy for oesophageal varices. Gut 24: 946–949, 1983

(201) *Safouth, M., Shehata, A., Eliu, A.:* Hepatic vein occlusion disease in Egyptian children. Arch. Path. 79: 505, 1965

(202) *Sama, S. K., Bhargava, S., GopiNath, N. et al.:* Noncirrhotix portal fibrosis. Am. J. Med. 51: 160, 1971

(203) *Samnegård, H., Tydén, G., Thulin, L. et al.:* Effect of somatostatin on regional splanchnic blood flows in man. Angiographic studies. Acta Chir. Scand. Suppl. 500: 71–73, 1980

(204) *Saunders, J. B., Walters, J. R. F., Davies, P. et al.:* A 20-year prospective study of cirrhosis, British Medical Journal 282: 263–266, 1981

(205) *Sayegh, R., Bernuau, J., Rueff, B. et al.:* The risk of early recurrence of gastrointestinal bleeding in cirrhosis is related to the degree of liver failure. Journal of Hepatology Supplement 1: 127, 1985

(206) *Schaffner, F., Popper, H.:* Capillarization of hepatic sinusoids in man. Gastroenterology 44: 239, 1963

(207) *Scheurer, P. J.:* Liver biobsy interpretation. Williams and Wilkins, Baltimore 1970

(208) *Schiller, K. F. R., Truelove, S. C., Williams, D. G.:* Haematemesis and melaena, with special reference to factors influencing the outcome. British Med. J. 2: 7–14, 1970

(209) *Schwartz, S. I., Bales, H. W., Emerson, G. L. et al.:* The use of intravenous pituitrin in treatment of bleeding esophageal varices. Surgery 45: 72–80, 1959

(210) *Scott, R., Budinger, J., Prendergart, R.:* Hepatic veno-occlusive syndrome in american adults. Gastroenterology 42: 631, 1962

(211) *Scott, J., Long, R. G., Dick, R. et al.:* Percutaneous transhepatic obliteration of gastro-oesophageal varices. Lancet 2: 53–55, 1976

(212) *Sengstaken, R. W., Blakemore, A. H.:* Balloon tamponade for the control of hemorrhage from esophageal varices. Annals of Surgery 131: 781–789, 1950

(213) *Shaldon, S., Sherlock, Sh.:* The use of vasopressin ("Pitressin") in the control of bleeding from oesophageal varices. Lancet 1: 222–225, 1960

(214) *Silk, D. B. A., Mitchell, K. J., MacDougall, B. R. D. et al.:* Medical management of patients with portal hypertension bleeding from oesophageal varices, in: Williams, R., Cantani, L. (Hrsg.): Recenti progressi in epatologie. Milan cara Editrice, S. 5–14, 1979

(215) *Shaldon, S., Sherlock, S.:* Portal hypertension in the myeloproliferative syndrome and the reticuloses. Ma. J. Med. 32: 758, 1962

(216) *Sinnett, H. D., Murray-Lyon, I. M., Reynolds, K. W. et al.:* Does multiple injection sclerotherapy have a role in the long term management of oesophageal varices. Postgrad Med. J. 58: 399–402, 1982

(217) *Sivak, M. V., Stout, D. J., Skipper, G.:* Endoscopic injection sclerosis (EIS) of esophageal varices. Gastrointest. Endosc. 27: 52–57, 1981

(218) *Sivak, M. V.:* Letters to the editor. Gastrointest. Endosc. 28: 116–117, 1982

(219) *Sivak, M. V., Jr.:* Endoscopic injection slerosis of esophageal varices: ASGE survey. Letter. Gastrointest. Endosc. 28: 41, 1982

(220) *Sivak, M. V.:* Therapeutic endoscopy of the esophagus. Surg. Clin. North. Am. 62: 807–820, 1982

(221) *Slotnik, T. L., Teigland, J. D.:* Cardiac accidents following vasopressin injection (pitressin). Jama 146: 1126–1129, 1951

(222) *Smith, P. M., Crossley, I. R., Williams, D. M. J.:* Portal hypertension in vinyl-chloride-production workers. Lancet 2: 602, 1976

(223) *Smith, P. M., Jones, D. B., Rose, J. D. R.:* Simplified fibre endoscopic sclerotherapy for oesophageal varices. J. R. Col. Physicians Lond. 16: 236–238, 1982

(224) *Smith-Laing, G., Camilio, M. E., Dick, R. et al.:* Percutaneous transhepatic portography in the assessment of portal hypertension. Clinical correlations and comparison of radiographic techniques. Gastroenterology 87: 197–205, 1980

(225) *Søgaard, P. E.:* Propranolol in portal hypertension. Lancet 1: 1204, 1981

(226) *Soehendra, N.:* The value of endoscopic sclerotherapy of esophageal varices. Hepatogastroenterology 29: 1–2, 1982

(227) *Spech, H. J., Liehr, H.:* Konservative Therapie, in: Blum, A. L., Farthmann, E. H., Lankisch, P. G. (Hrsg.): Notfalltherapie. Springer, Berlin, Heidelberg, New York 1982

(228) *Soehendra, N., deHeer, K., Kempeneers, I. et al.:* Sclerotherapy of esophageal varices: acute arrest of gastrointestinal hemorrhage or long-term therapy? Endoscopy 15: 136–140, 1983

(229) *Soehendra, N., Grimm, H., deHeer, K.:* Fiberendoskopische Verödungstherapie bei der akuten Ösophagusvarizenblutung. Verdauungskrankheiten 2: 6–10, 1983

(230) *Sonnenberg, G. E., Keller, U., Perruchoud, A. et al.:* Effect of somatostatin in splanchnic hemodynamics in patients with cirrhosis of the liver and in normal subjects, Gastroenterol. 80: 526–532, 1981

(231) *Soterakis, J., Resnick, R. H., Iber, F. L.:* Effect of alcohol abstinence on survival in cirrhotic portal hypertension. Lancet 2: 65–67, 1973

(232) *Spech, H. J., Wördehoff, D.:* Klassifizierung von Ösophagusvarizen – endoskopische und klinische Aspekte. Leber, Magen, Darm 12: 109, 1982

(233) *Stamatakis, J. D., Howard, E. R., Psacharopoulos, H. T. et al.:* Injection sclerotherapy for oesophageal varices in children. Be. J. Surg. 69: 74–75, 1982

(234) *Stelzner, F., Lierse, W.:* Der angiomuskuläre Dehnverschluß der terminalen Speiseröhre. Langenbecks Arch. Chir. 321: 35, 1968

(235) *Stillman, A. E., Huxtable, R., Consreo, P. et al.:* Hepatic veno-occlusive disease due to pyrrolyzidine (snechio) positioning in Arizona. Gastroenterology 73: 349, 1977

(236) *Stray, N., Jacobson, C. D., Rosseland, A.:* Injection sclerotherapy of bleeding oesophageal and gastric varices using a flexible endoscope. Acta Med. Scand. 211: 125–129, 1982

(237) *Sugawa, C., Okumura, Y., Lucas, C. E. et al.:* Endoscopic sclerosis of experimental esophageal varices in dogs. Gastrointest. Endosc. 24: 114, 1978

(238) *Takase, Y., Ozaki, A., Orii, K. et al.:* Injection sclerotherapy of esophageal varices for patients undergoing emergency and elective surgery. Surgery 92: 474–479, 1982

(239) *Talerman, A., Thompson, R. B.:* Hepatic fibrosis in a child possibly due to prolonged methotrexate. J. Clin. Pathol. 19: 81, 1966

(240) *Tandon, B. N., Lakshminarayanan, R., Bhargava, S. et al.:* Ultrastructure of the liver in noncirrhotic portal fibrosis with portal hypertension. Gut 11: 905, 1970

(241) *Terblanche, J., Northover, J. M. A., Bornman, P. et al.:* A prospective evaluation of injection sclerotherapy in the treatment of acute bleeding from esophageal varices. Surgery 85: 239–245, 1979a

(242) *Terblanche, J., Northover, J. M. A., Bornman, P. et al.:* A prospective controlled trial of sclerotherapy in the long-term management of patients after esophageal variceal bleeding. Surg. Gynecl. Obstet. 148: 323–333, 1979b

(243) *Terblanche, J.:* Treatment of esophageal varices by injection sclerotherapy, in: Maclean, L. D. (Hrsg.): Advances in Surgery. Chicago: Year Book Med. Publ. 15: 257–291, 1981

(244) *Terblanche, J., Yakoob, H. I., Bornman, P. C. et al.:* A 5-year prospective randomized controlles clinical trial of sclerotherapy after oesophageal variceal bleeding. S. Afr. J. Surg. 20: 176–177, 1982

(245) *Terblanche, J., Bornman, P. C., Kahn, D. et al.:* Failure of repeated injection sclerotherapy to improve long-term survival after oesophageal variceal bleeding. Lancet 2: 1328–1332, 1983

(246) *Terés, J., Cecilia, A., Bordas, J. M. et al.:* Esophageal tamponade for bleeding varices. Controlled trial between the Sengstaken-Blakemore tube and the Linton-Nachlas tube. Gastroenterology 75: 566–569, 1978

(247) *The Copenhagen Esophageal Varices Sclerotherapy Project:* Sclerotherapy after first variceal hemorrhage in cirrhosis. A randomized multicenter trial. N. Engl. J. Med. 311: 1554–1600, 1984

(248) *Thulin, L., Samnegård, H., Tydén, G. et al.:* Vasoactivity of somatostatin and its clinical use. Regulatory Peptides Suppl. 1: 1980

(249) *Thulin, L., Tydén, G., Samnegård, H. et al.:* The effect of somatostatin in blood flow through coronary bypass-grafts in anesthetized man. Acta Chir. Scand. 147: 331–333, 1981

(259) *Thulin, L., Tydén, G.:* Zur Behandlung der akuten Ösophagusvarizenblutung mit Somatostatin, in: Paquet, K. J., Denck, H., Zückler, C. E. (Hrsg.): Die Ösophagusvarizenblutung. TM-Verlag, S. 73–75, 1984

(251) *Thomas, L. B., Popper, H., Berk, P. D. et al.:* Vinyl-chloride-induced liver disease. From idiopathic portal hypertension (Banti's syndrome) to angiosarcomas. N. Engl. J. Med. 292: 17, 1975

(252) *Tsakiris, A., Haemmerli, U. P., Bühlmann, A.:* Reduction of portal venous pressure in cirrhotic patients with bleeding from oesophageal varices, by administration of a vasopressin derivatice, Phenylalanina-Lysine-Vasopressin. Am. J. Med. 36: 825–839, 1964

(253) *Turner, W. W., Ellmann, B. A.:* Transhepatic embolization in patients with acute variceal hemorrhage. Am. J. Surg. 142: 731–734, 1981

(254) *Tydén, G., Samnegård, H., Thulin, L. et al.:* Treatment of bleeding esophageal varices with somatostatin. New Engl. J. Med. 299: 1466–1467, 1978

(255) *Tydén, G., Samnegård, H., Thulin, L. et al.:* Circulatory effects of somatostatin in anesthetized man. Acta Chir. Scand. 145: 443–446, 1979

(256) *Uflacker, R., Lima, S.:* Percutaneous transhepatic portography for obliteration of gastroesophageal varices in partial and total portal vein occlusion. Radiology 137: 325–330, 1980

(257) *Uribe, M., Bertnier, J. M., Lewis, H. et al.:* Lactose enemas plus placebo tablets vs. neomycin tablets plus starch enemas in acute portal systemic encephalopathy. A double-blind randomized controlled study. Gastroenterology 81: 101, 1981

(258) *Van Waes, L., Lieber, C. S.:* Early perivenular sclerosis in alcoholic fatty liver injury. Gastroenterology 73: 646, 1977

(259) *Walla, D. et al.:* Discrepancy between wedged hepatic venous pressure and portal venous pressure after acute administration in patients with alcoholic cirrhosis. Gastroenterology 86: 1400, 1984

(260) *Varela, P. M., Cosme, A., Muro, J. et al.:* Utilidat de la sonda-balón de Sengstaken-Blakemore. Estudo prospectivo. Rev. Esp. Enferm. Apar. Dig. 39: 283–298, 1973

(261) *Viallet, A., Marleau, D., Huet, M. et al.:* Hemodynamic evaluation of patients with intrahepatic portal hypertension. Relationship between

(262) *Viamonte, M., Perieras, R., Russel, E. et al.:* Transhepatic obliteration of gastro-esophageal varices: results in acute and non-acute bleeders. Am. J. Roentgenol. 129: 237–241, 1977
(263) *Villeneuve, J. P., Huet, P. M., Joly, J. G. et al.:* Idiopathic portal hypertension. Am. J. Med. 61: 459, 1976
(264) *Vosmik, J., Jedlička, K., Mulder, J. L. et al.:* Action of the triglycyl hormonogen of vasopressin (glypressin) in patients with liver cirrhosis and bleeding oesophageal varices. Gastroenterology 72: 605–609, 1977
(265) *Wahren, J., Felig, P.:* Influence of somatostatin on carbohydrate disposal and absorption in diabetes mellitus. Lancet 2: 1213–1216, 1976
(266) *Warren, K. S., Domingo, E. O., Cowan, R. B. T.:* Granuloma formation around schistosome eggs as a manifestation of delayed hypersensitivity. Am. J. Pathol. 51: 735, 1967
(267) *Warren, K. S.:* Regulation of the prevelance and intensity of schistosomiasis in man: immunology or ecology: J. Infect. Dis. 127: 595, 1973
(268) *Warren, K. S.:* Schistosomiasis japonicum. Clinics in Gastroenterology 7: 77, 1978
(269) *Weber, F. L., Fresard, K. M., Lally, B. R.:* Effects of lactulose and neomycin on urea metabolism in cirrhotic subjects. Gastroenterology 82: 213, 1982
(270) *Westaby, S., Wilkinson, S. P., Warren, R. et al.:* Spleen size and portal hypertension in cirrhosis. Digestion 17: 63, 1978
(271) *Westaby, D., MacDougall, B. R. D., Medial, W. M. et al.:* Comparison of oral metoprolol and injection sclerotherapy for long-term management of variceal bleeding in cirrhosis (abstr.) Gut 24: A 459–505, F 28, 1983
(272) *Widrich, W. C., Johnson, W. C., Robbins, A. H. et al.:* Esophagogastric variceal hemorrhage: Its treatment by percutaneous transhepatic coronary vein occlusion. Arch. Surg. 113: 1331–1338, 1978
(273) *Williams, K. G. D., Dawson, J. L.:* Fiberoptic injection of oesophageal varices. Br. Med. J. 2: 766–777, 1979
(274) *Williams, D., Goldin, D., Willing, R. et al.:* Transhepatic embolisation of gastrooesophageal varices in the management of variceal haemorrhage. Aust. NZ. J. Med. 10: 608–610, 1980
(275) *Witzel, L. et al.:* Prophylactic endoscopic sclerotherapy of esophageal varices. A prospective controlled clinical study. (Abstract). Gastroenterology 86: 1300, 1984
(276) *Wodak, E.:* Ösophagusvarizenblutung bei portaler Hypertension: ihre Therapie und Prophylaxe. Wien. Med. Wschr. 110: 581, 1960
(277) *Wördehoff, D. et al.:* Die prophylaktische Sklerosierung von Ösophagusvarizen – eine prospektive, randomisierte Studie. Z. Gastroenterologie 21: 426, 1983
(278) *Yassin, Y. M., Sherif, S. M.:* Sclerotherapy of oesophageal varices using the fiberoptic endoscope. J. R. Coll. Surg. Edinb. 26: 328–334, 1981
(279) *Zarday, Z., Veith, F. J., Gliedmann, M. L.:* Irreversible liver damage after azathioprine. J. Am. Med. A. 222: 690, 1972

9.7 Aszites

von *Matthias Goerig, Andreas Habenicht*
und *Burkhard Kommerell*

Die Akkumulation von freier Flüssigkeit in der Bauchhöhle ist Symptom einer tiefgreifenden Störung der Salz- und Wasserhomöostase. Das

Tab. 9.28: Differentialdiagnose des Aszites und mögliche pathogenetische Mechanismen

Erkrankung	Pathogenese
Leberzirrhose und Hepatosen	Hydrostatischer Druck Osmotischer Druck Lymphatische Komponente Renale Dysfunktion Endokrine Faktoren Erhöhung der Kapillarpermeabilität
Pfortaderthrombose	Hydrostatischer Druck
Obstruktion der Vv. hepaticae	Hydrostatischer Druck Lymphatische Komponente
Fettleberhepatitis	Hydrostatischer Druck Lymphatische Komponente Endokrine Faktoren
Banti-Syndrom	Hydrostatischer Druck
Kongestive Herzinsuffizienz	Hydrostatischer Druck Lymphatische Komponente
Konstriktive Perikarditis	Hydrostatischer Druck Lymphatische Komponente
Obstruktion der V. cava inferior	Hydrostatischer Druck Lymphatische Komponente
Malignome	Hydrostatischer Druck Lymphatische Komponente Erhöhung der Kapillarpermeabilität Endokrine Faktoren
Bakterielle Peritonitis	Erhöhung der Kapillarpermeabilität
Tuberkulose	Erhöhung der Kapillarpermeabilität Lymphatische Komponente
Pilzperitonitis	Erhöhung der Kapillarpermeabilität Lymphatische Komponente
Parasitäre Peritonitis	Lymphatische Komponente Erhöhung der Kapillarpermeabilität
Virushepatitis	Endokrine Faktoren Erhöhung der Kapillarpermeabilität
Whipplesche Erkrankung	Hydrostatischer Druck Osmotischer Druck Lymphatische Faktoren Erhöhung der Membranpermeabilität
Pankreatitis	Direkter Flüssigkeitseintritt Erhöhung der Kapillarpermeabilität
Peritoneale Vaskulitiden Allergische Vaskulitiden Eosinophile Peritonitis Sarkoidose	Erhöhung der Kapillarpermeabilität
Pseudomyxom	Intraperitoneale Akkumulation von mukinösem Material durch bestimmte Tumoren
Nephrotisches Syndrom	Osmotischer Druck Erhöhung der Kapillarpermeabilität Renale Dysfunktion
Malnutrition	Osmotischer Druck
Protein-verlierende Gastroenteropathie	Osmotischer Druck
Struma ovarii	Hydrostatischer Druck
Meigs Syndrom	Hydrostatischer Druck
Ovar. Hyperstimulation	Hydrostatischer Druck Endokrine Faktoren
Hypothyreose	?
Syndrom der inadäquaten ADH-Sekretion	Endokrine Faktoren Renale Dysfunktion
Fisteln (Harnblase, Gallenwege, Pankreaszysten)	Direkter Flüssigkeitseintritt Erhöhung der Kapillarpermeabilität

Aszites

Auftreten von Aszites zeigt immer eine schwere Erkrankung mit häufig schlechter Prognose an (1, 2). Eine Vielzahl von pathologischen Prozessen kann zur Aszitesbildung führen **(Tab. 9.28)**. Ätiologisch überwiegen chronische Leber- und Herzkrankheiten sowie Malignome (3, 4). Seltener sind primär entzündliche, renale oder metabolische Ursachen.

9.7.1 Klinik

Bei Verdacht auf das Vorliegen von Aszites sind zunächst abdominelle Zysten, eine Distension der Gallenblase, umbilikale Hernien, Meteorismus, extremes Übergewicht und eine Schwangerschaft auszuschließen. Durch klinische Untersuchungsmethoden (Flankendämpfung, Dämpfungswechsel bei Umlagerung, Ballottement) lassen sich Aszitesmengen ab ca. 1,5 l feststellen. In fortgeschrittenen Stadien spricht schon der Aspekt für das Vorliegen von Aszites. Der Nabel ist vorgewölbt, der Abstand zwischen Symphyse und Nabel wirkt vermindert, auch in der Horizontalen liegt das Oberflächenniveau des Abdomens über dem des Thorax. Übersteigt das Aszitesvolumen ca. 30 l, können Leber und Milz nicht mehr palpiert werden.[1] Die Sonographie ist die entscheidende diagnostische Methode. Geringste Aszitesmengen stellen sich als meist lebernah gelegener echofreier Raum dar (5). Die Röntgenübersichtsaufnahme trägt zur Diagnose außer der wenig charakteristischen „ground glass"-Zeichnung wenig bei. Wichtig ist jedoch, daß die häufig erweiterten Darmschlingen bei Patienten mit Aszites ein ileusähnliches Bild hervorrufen, das eine intestinale Obstruktion vortäuschen kann.

Aszites kann sich langsam über einen langen Zeitraum entwickeln. Sehr rasche Verläufe, die innerhalb weniger Tage oder Stunden zu klinisch feststellbarer Zunahme der Aszitesmenge führen, sind meist verbunden mit einer ausgeprägten Abnahme der Leberfunktionen (z. B. fulminante Hepatitis, M. Weill) oder dem Zusammentreffen mehrerer die Aszitesentstehung begünstigender Faktoren (z. B. Pfortaderthrombose bei vorbestehender Hypalbuminämie).

9.7.1.1 Assoziierte Befunde. Aszites ist meist mit anderen klinischen Befunden assoziiert **(Tab. 9.29)**. *Periphere Ödeme* lassen sich in sehr unterschiedlichem Ausmaß feststellen; eine Relation

Tab. 9.29: Mit Aszites assoziierte klinische Befunde

Periphere Ödeme	Portalsyst. Kollateralen
Pleuraergüsse	Kollateralen der V. cava inf.
Plattenatelektasen	Hernien
Zwerchfellhochstand	Gastroösophagealer Reflux
Dyspnoe	Skrotales Ödem
Herzrotation	Meteorismus
Halsvenenstauung	

zur Aszitesmenge besteht nicht. Ursächlich sind Hypalbuminämie, Hyperaldosteronismus und ein funktioneller (aszitesbedingter) Block der V. cava inferior. *Pleuraergüsse* kommen bei ca. 10 % der Patienten mit Leberzirrhose und Aszites vor (7, 8); in 70 % dieser Fälle ist der Erguß rechtsseitig lokalisiert (8). Diaphragmale Lymphwege (7, 9), erworbene Defekte in der Kontinuität des Zwerchfells (8) und durch portale Hypertension verursachte Druckerhöhungen im System der Vv. azygos/hemiazygos (10) sind hierbei von pathophysiologischer Bedeutung.[2] Der *Zwerchfellhochstand* mit konsekutiver Behinderung der Atemexkursionen führt zu *Plattenatelektasen* und eventuell zu *Dyspnoe*. Obwohl der intraabdominelle Druck nur selten mehr als 10 mm Hg über dem des rechten Vorhofs liegt, führen begleitende *Herzrotation* und Zunahme des intrapleuralen Drucks zum kompensatorischen Anstieg des Füllungsdrucks des rechten Ventrikels mit entsprechender *Halsvenenstauung*. *Portalsystemische Kollateralen* erscheinen als radiär vom Nabel ausgehende erweiterte Venen, die gelegentlich Konvolute bilden. Diese Kollateralen bleiben auch nach erfolgrei-

---

[1]
- Über maximale Aszitesmengen von bis zu 70 l wurde berichtet,
- über eine einfache Dilutionsmethode kann die Aszitesmenge geschätzt werden (6).

[2] Selten wird eine Obliteration des Pleuraraumes notwendig (12).

cher Aszitestherapie bestehen. Von der Leistengegend nach proximal verlaufende *Kollateralen der V. cava inferior* bilden sich nach adäquater Verminderung der intraperitonealen Flüssigkeitsmenge zurück. Diese Kollateralen entstehen als Folge des funktionellen Blocks der V. cava inferior, der durch persistierende intraabdominelle Drucksteigerung bedingt ist. Der erhöhte intraabdominelle Druck begünstigt die *Protrusion von Hernien* im umbilikalen, femoralen oder inguinalen Bereich sowie die Entstehung von Narben- und Hiatushernien (11). Begleitender *gastroösophagealer Reflux* führt häufig zu erosiven Ösophagitiden; es besteht jedoch keine Korrelation zur Inzidenz von Ösophagusvarizenblutungen (11). Oft liegt ein *skrotales Ödem* vor, bedingt durch venöse Abflußbehinderung. *Meteorismus* als Frühsymptom der portalen Stauung ist ein lange bekanntes Phänomen. Heute wird ein Zusammenhang mit dem gastrointestinalen Ödem bei Anstieg des Pfortaderdrucks diskutiert (13).

9.7.2 Differentialdiagnose

Leberzirrhose ist die häufigste Ursache für die Ausbildung von Aszites (3, 4). Manifeste kongestive Herzinsuffizienz, konstriktive Perikarditis, infektiöse Peritonitis, insbesondere Tuberkulose (Aszitespunktur, Leberpunktion!), Pankreatitis (Amylasebestimmung im Aszitespunktat!), Mangelernährung, Myxödem, Ovarialtumoren und Obstruktion der Vv. hepaticae (Sonographie!) sowie Malignome müssen differentialdiagnostisch neben seltenen Erkrankungen in Betracht gezogen werden (vgl. **Tab. 9.28**).

9.7.2.1 Aszitespunktat.
Die Untersuchung des Aszitespunktats wird hinsichtlich der differentialdiagnostischen Aussagekraft häufig überschätzt. Uneingeschränkt sinnvoll sind kulturelle und mikroskopische Untersuchungen bei Verdacht auf Vorliegen einer Infektion. Aus biochemischen und zytologischen Parametern lassen sich nur selten diagnostische Hinweise ableiten. Die Proteinkonzentration der Aszitesflüssigkeit liegt selten über 2 g/100 ml (14, 15). Höhere Werte sprechen mit erheblichem Vorbehalt für das Vorliegen einer Infektion, eines Budd-Chiari-Syndroms oder einer Pankreatitis (16). Hinsichtlich der Abgrenzung gegenüber Malignomen galt ein Proteingehalt von über 3 g/100 ml lange als Hinweis für eine karzinomatöse Ursache des Aszites (16). Jedoch finden sich bei über 15 % der Zirrhosepatienten mit Aszites Proteinkonzentrationen zwischen 3 und 4,3 g/100 ml (17, 18, 19). Der Proteingehalt der Aszitesflüssigkeit scheint von der Höhe des portalen Drucks und vom Serum-Proteinspiegel bestimmt zu werden (20). Zudem begünstigen Tumoren, die zur Okklusion der Pfortader führen, eine Asziteszusammensetzung, die einem Transsudat entspricht. Parameter wie der Serum-/Aszites-Albumingradient (21) oder LDH-Gradient und Messung des karzinoembryonalen Antigens in der Aszitesflüssigkeit können die Diagnosesicherheit verbessern (15, 21–23). Die zytologische Untersuchung des Aszitespunktats läßt nur selten eine differentialdiagnostische Abgrenzung zu, da die normalen Endothelzellen des Peritoneums malignen Zellen sehr ähneln (24–26). Hohe Leukozytenzahlen deuten auf einen infektiösen, exsudativen Prozeß (14). Wenn monozytäre Zellen überwiegen bei einem hohen Proteingehalt, so muß dies als Indiz für eine tuberkulöse Genese gewertet werden.

Chylöser Aszites wird durch Obstruktion der Lymphwege verursacht (27). Übersteigt der Gesamtlipidgehalt des Aszites den des Plasmas um mehr als 100 % oder sind Triglyzeridkonzentrationen von über 400 mg/100 ml bzw. Chylomikronen nachweisbar, deutet dies auf eine Lymphstauung (28).

9.7.2.2 Bakterielle Peritonitis.
Die sekundäre bakterielle Infektion der Aszitesflüssigkeit ist ein häufiges Ereignis. Bei 8 bis 10 % der Patienten mit Leberzirrhose und Aszites treten „spontan", d.h. ohne faßbare Ursache, Peritonitiden auf (29–33). Enzephalopathie, Pyrexie, lokale Abwehrspannung, plötzliche Zunahme der Aszitesmenge oder systemische Leukozytose sollten an eine bakterielle Peritonitis denken lassen, die im Einzelfall lange klinisch inapparent verlaufen kann. Insbesondere steigt bei fortgeschrittener Zirrhose die Empfindlichkeit gegenüber Infektionen mit gramnegativen Bakterien (34–38). Weiterhin kommt es zu einer wahrscheinlich durch Monozyten vermittelten Depression der zellulären Immunität (39). Aszitespunktion, mikroskopische Untersuchung und Anlage einer Kultur sind die entscheidenden diagnostischen Maßnahmen (40).

Die Analyse der Aszitesflüssigkeit hinsichtlich Proteingehalt, Glukosekonzentration oder Aktivität der Laktatdehydrogenase (41) bietet keine verläßlichen Kriterien für die Diagnose der bakteriellen Peritonitis. Die Messung der Leukozytenzahl (über 500 Zellen pro mm^3) und des pH-Wertes (unter 7,34) im Aszitespunktat sowie die Berechnung des Gradienten zwischen dem arteriellen pH-Wert und dem der Aszitesflüssigkeit (über 0,1) liefern noch die sichersten Hinweise für das Vorliegen einer bakteriellen Peritonitis, wenn das Ergebnis der Aszituskultur nicht abgewartet werden kann (42–45).

Sehr problematisch ist die Abgrenzung einer spontan aufgetretenen Peritonitis von einer Perforation im Gastrointestinaltrakt bei vorbestehendem Aszites (35).

9.7.3 Pathophysiologie

Die Bildung von Aszites ist ein komplexes Geschehen (**Tab. 9.30, Abb. 9.22**), das von lokal wirksamen Faktoren und von der Nierenfunktion abhängig ist. Die zugrundeliegenden Mechanismen sind oft noch ungeklärt. So ist die Ursache des bei Patienten mit Myxödem auftretenden Aszites ein bisher kaum verstandenes Phänomen (46–48). Auch ist die Pathophysiologie des Aszites bei Erkrankungen der Ovarien wenig erforscht (49, 50).

Tab. 9.30: Faktoren der Pathogenese des Aszites

Kapillarpermeabilität
Hydrostatischer Druck
Osmotischer Druck
Lymphdrainage
Interaperitonealer Druck
Nierenfunktion
Endokrine Faktoren
Endotoxine

Die vielfältigen Faktoren der Pathophysiologie der Aszitesentstehung sind bei Patienten mit Leberzirrhose am besten untersucht. Hierauf bezieht sich die folgende Darstellung.

9.7.3.1 Hydrostatischer und kolloidosmotischer Druck.
Aszitesflüssigkeit kann aus dem hepatischen und aus dem intestinalen Bereich stammen. Störungen der hepatischen und splanchni-

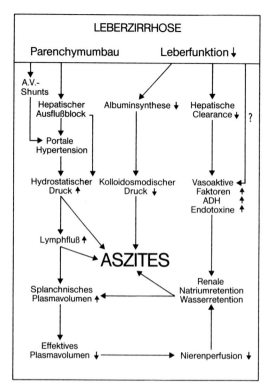

Abb. 9.22: Leberzirrhose, Parenchymumbau, Leberfunktionen.

schen Mikrozirkulation sind wichtige initiale Faktoren der Aszitesentstehung.

Die Leberzirrhose ist durch Veränderungen der Architektur des Parenchyms und des vaskulären Systems charakterisiert. Regeneratknoten können durch mechanische Kompression den Druck in den Lebervenen erhöhen oder die V. cava in Höhe des Zwerchfells einengen. Bei Patienten mit alkoholischer Lebererkrankung können akute Läsionen der Intima zentraler Lebervenen oder die Infiltration von Fettzellen von Bedeutung sein. Die partielle Obstruktion des hepatischen venösen Abflusses führt primär zur Erhöhung des postsinusoidalen Widerstandes.[3]

---

[3] Obwohl der Lokalisation der Widerstandserhöhung eine wesentliche Bedeutung zukommt, ist eine starre Einteilung in prä-, intra- und posthepatischer bzw. prä- oder postsinusoidaler Block zu simplifizierend und wird der Komplexität der hämodynamischen Veränderungen nicht gerecht. Daher werden diese Begriffe weitgehend vermieden.

Der hepatische Sinusoid hat keine Basalmembran und ist für Proteine nahezu vollständig permeabel (51–55).[4] Ein geringfügiger Anstieg des sinusoidalen Drucks führt zur Exsudation hepatischer Lymphflüssigkeit hoher Proteinkonzentration (55, 56). Über regionale Lymphwege und über den Ductus thoracicus wird das sinusoidale Filtrat wieder dem intravaskulären Kompartiment zugeführt. Erst wenn ein Gleichgewicht zwischen dem Einstrom über V. portae und A. hepatica einerseits und dem Abstrom über die Vv. hepaticae und dem Lymphsystem andererseits nicht mehr möglich ist, kommt es zur effektiven Aszitesbildung (57).

Die Reduktion des venösen hepatischen Abflusses trägt auch zum Anstieg des portalvenösen Drucks bei. Der Ausflußblock kann sogar zu retrograder Strömung zur Portalvene führen (58). Das Ausmaß der portalen Hypertension wird aber wesentlich vom Einstrom arteriellen Blutes der A. hepatica über arteriovenöse Shunts bestimmt (59–61).

Der Anstieg des hydrostatischen Drucks in den Mesenterialvenen führt zur Zunahme des kapillären Filtrats bei relativer Impermeabilität für Albumin und damit zum Anstieg des transmikrovaskulären osmotischen Druckgradienten (62–65). Die Zunahme der interstitiellen Flüssigkeit (gastrointestinales Ödem) erhöht den Gewebsdruck und neutralisiert über einen weiten Bereich die Auswirkungen des Anstiegs des kapillären hydrostatischen Drucks (62–64). Erst wenn diese der Aszitesbildung entgegenwirkenden Faktoren überspielt werden, trägt der intestinale Bereich durch Transsudation von Flüssigkeit niedriger Proteinkonzentration zur Aszitesbildung bei (62–65).

Experimentell und klinisch wird dieses Konzept durch folgende Befunde gestützt: Durch experimentelle Konstriktion der V. cava inferior proximal der Einmündung der Lebervenen kann Aszites erzeugt werden, während selbst eine vollständige Obstruktion der Pfortader hierfür nicht ausreicht (66). Auch beim Menschen gibt es keine quantitativen Beziehungen zwischen portaler Hypertension und der Ausbildung von Aszites. Portale Hypertension kann mit oder ohne Aszites vorkommen. Wesentlich scheint die Höhe des kolloidosmotischen Drucks bei portaler Hypertension zu sein. So trat z. B. bei Patienten mit extrahepatisch bedingter portaler Hypertension erst dann Aszites auf, als der Plasmaproteinspiegel abfiel (67).

Bei Patienten mit Leberzirrhose sind Albuminspiegel und kolloidosmotischer Druck im Plasma reduziert (68). Dies beruht einerseits auf Dilution, andererseits auf Einschränkung der Albuminsynthese (69, 70). Dies bedeutet, daß bei Hypoproteinämie der osmotische Druckgradient im Splanchnikusbereich erst nach Transsudation einer relativ großen Flüssigkeitsmenge ansteigt (71). Hinzu kommt, daß neusynthetisiertes Albumin in die Aszitesflüssigkeit gelangt, ohne die systemische Zirkulation zu durchlaufen (72). Diese zusätzliche Proteinzufuhr erhöht den osmotischen Druck des Aszites mit daraus resultierender Zunahme der intraperitonealen Flüssigkeitsmenge.

Ein weiterer Faktor ist die häufig hyperdyname Splanchnikusdurchblutung, die durch den Verlust der Autoregulationsfähigkeit charakterisiert ist (13, 73, 74).

9.7.3.2 Rolle des Lymphsystems.

Da eine effektive Barriere zwischen dem Interstitium der Leber und dem Intraperitonealraum fehlt (78, 79), führt jede Druckerhöhung im Bereich der Sinusoide zur Exsudation von Lymphflüssigkeit in den Intraperitonealraum (79). Dieser Anteil der hepatischen Lymphe wird kontinuierlich über diaphragmale Lymphwege abgeführt oder über Kapillaren im Splanchnikusbereich absorbiert (80, 81).[5] Erst wenn die Kapazität der gesamten lymphatischen Clearance überschritten wird, kommt es zur Akkumulation von Flüssigkeit in der Bauchhöhle (82).

Bei Patienten mit Leberzirrhose und Aszites sind die hepatischen Lymphwege deutlich erweitert (83) und zeigen eine quantitative Zunahme im

---

[4] Die Permeabilität der Sinusoide für Albumin nimmt bei Patienten mit fortgeschrittener Zirrhose aufgrund struktureller Veränderungen ab (75, 76). Tierexperimentelle Befunde zeigten neben der zunehmenden Kollagenisierung des Extravasalraumes eine qualitative Veränderung der Gefäßwände, die Diffusion und Permeabilität vermindern (77).

[5] Fibrotische Veränderungen können die transperitoneale resorptive Kapazität wesentlich einschränken (89).

subkapsulären und hilären Bereich (84). Der hepatische Lymphfluß kann Werte zwischen 8 und 20 l pro Tag erreichen (Normbereich bei ca. 800 bis 1000 ml) (51). Der limitierende Faktor scheint der Widerstand am Ostium des Ductus thoracicus zu sein (85). Tierexperimentell konnte gezeigt werden, daß sich nach Anastomosierung des Ductus thoracicus mit der V. azygos oder mit dem Ösophagus selbst ausgeprägter Aszites rasch zurückbildete (86, 87). Auch führte bei Patienten mit sonst therapierefraktärem Aszites die Anastomosierung des Ductus thoracicus mit der V. subclavia zur Teilmobilisierung des Aszites (88).

9.7.3.3 Nierenfunktion.
Die Nierenfunktion bei Patienten mit Zirrhose und Aszites ist gekennzeichnet durch ausgeprägte Natriumretention und durch Verminderung der Fähigkeit, freies Wasser auszuscheiden (90, 91). Die Natriumexkretion liegt häufig unter 15 mmol/l. Die glomeruläre Filtrationsrate ist meist weniger eingeschränkt als die renale Perfusion (92–97). Da jedoch nicht nur die proximal tubuläre (98, 99), sondern auch die distal tubuläre (100) Natriumresorption gesteigert ist, kann die Zunahme des postkapillären osmotischen Drucks die Natriumretention allein nicht erklären. Bei Patienten mit dekompensierter Leberzirrhose liegt eine ausgeprägte kortikale Vasokonstriktion (94) bzw. eine Umverteilung des renalen Plasmaflusses zugunsten juxtamedullärer Nephrone vor (96, 101). Arterielle Widerstandserhöhung (102, 103) und Eröffnung intrarenaler Shunts sind hierbei von Bedeutung (103). Die Umverteilung der renalen Durchblutung begünstigt die tiefergelegenen marknahen Nephrone, die eine wesentlich geringere Natriumexkretionskapazität haben als kortikale Nephrone (104). Dieses Phänomen wird durch unterschiedliche Permeabilitäts- und Sekretionscharakteristika der korrespondierenden tubulären Segmente oberflächlicher und tiefer gelegener Nephrone erklärt (105, 106).

Unabhängig vom Ausmaß der Natriumretention ist bei Patienten mit Leberzirrhose und Aszites die Kapazität reduziert, freies Wasser auszuscheiden (107–110). Das antidiuretische Hormon und intrarenal wirksame „non-ADH"-Faktoren (107, 110, 111) scheinen wesentlich für die Steigerung der Wasserreabsorption zu sein. Der Zusammenhang zwischen Leberparenchymschädigung und Nierenfunktionseinschränkung wurde in unterschiedlichen Stadien des zirrhotischen Umbaus dokumentiert (112–114). Tierexperimentell konnte belegt werden, daß die Natriumretention der Aszitesbildung vorangehen kann (115). Dementsprechend weisen Störungen des Natrium- und Wasserhaushaltes bereits bei Patienten mit kompensierter Zirrhose auf eine Alteration der Nierenfunktion hin (113, 114, 116). Das austauschbare Natrium ist deutlich erhöht (117), die Natriumbilanz wird unter Salzbelastung positiv (118), und die renale Perfusion ist häufig signifikant reduziert (114). Mit zunehmender Leberparenchymschädigung tritt eine progrediente Nierenfunktionsstörung auf (119), die im Terminalstadium zum hepatorenalen Syndrom führen kann.

Histologische Untersuchungen des Nierenparenchyms von Zirrhosepatienten ergaben weder an glomerulären noch an tubulären Strukturen pathologische Befunde, die das Ausmaß der Nierenfunktionseinschränkung erklären könnten (119–123).

Eine spezifische Störung der tubulären Funktion bei erhaltener Konzentrationsfähigkeit kann nicht direkt für die exzessive Natrium- und Wasserreabsorption verantwortlich sein. Die fraktionierte Reabsorption hängt von zahlreichen extrarenalen („extrinsic") Einflüssen ab. Bei einer primär tubulären Störung oder dem Fehlen regulierender extrarenaler Signale wäre renaler Salz- und Flüssigkeitsverlust, nicht Natriumretention zu erwarten (106, 124).

Erfolgreiche Transplantationen von Nieren, deren Donoren im hepatorenalen Syndrom verstorben waren (125), und die Verbesserung der renalen Funktionen bei chronisch Leberkranken nach Lebertransplantationen (126) sprechen für eine vorwiegend funktionell bedingte und damit potentiell reversible Störung der Nierentätigkeit.

Neben hämodynamischen Faktoren müssen hormonal oder humoral vermittelte Wirkungen als entscheidend für die Pathogenese der gesteigerten Natrium- und Wasserreabsorption angesehen werden.

Die sogenannte „klassische Theorie" (Abb. 9.23a) besagt, daß durch Sequestration von Flüssigkeit in den Mesenterialgefäßen und im Intraperitonealraum sowie durch portokavale Kollateralen und durch Eröffnung arteriovenöser Shunts das für die Nierenperfusion zur Verfügung stehende „effekte" Plasmavolumen ver-

Pathophysiologie

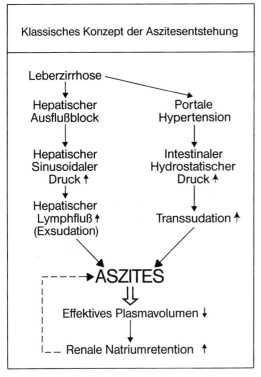

Abb. 9.23a: Klassisches Konzept der Aszitesentstehung.

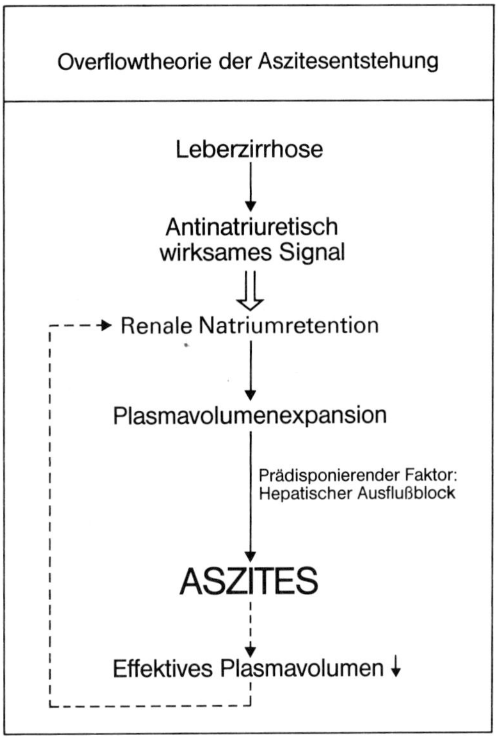

Abb. 9.23b: „Overflowtheorie" der Aszitesentstehung.

mindert wird. Hiernach kommen dem hepatischen Ausflußblock, der Erhöhung des portalvenösen Drucks, der Abnahme des kolloidosmotischen Drucks (71, 127) und der Imbalanz zwischen Zunahme der hepatischen Exsudation und der Reabsorption der Lymphflüssigkeit (82) ursächliche Bedeutung für die Aszitesentstehung zu. Veränderungen der Aktivität endokriner Systeme sind nur als indirekter Kompensationsmechanismus bei relativem Volumenmangel zu verstehen. Entscheidend hierbei ist, daß Aszites ein spätes Symptom der erheblichen Volumenverschiebungen sein kann und somit auch eine Reduktion des verfügbaren effektiven Plasmavolumens ohne nachweisbare intraperitoneale Flüssigkeit vorliegen kann (13, 128).

Liebermann stellte dem ein alternatives Konzept gegenüber (91, 129, 130). Die sogenannte „Overflowtheorie" (Abb. 9.23b) geht davon aus, daß bereits initial eine Verminderung der Natriumausscheidung vorliegt, die zur Volumenexpansion führt. Die Natriumretention wäre demnach das primäre pathogenetische Prinzip. Die portale Hypertension würde dann nur die intraperitoneale Lokalisation der akkumulierten Flüssigkeit begünstigen. Die Theorie von Liebermann führte zu dem Postulat, daß bei fortschreitender Leberzirrhose ein antinatriuretisch wirksamer Einfluß („salt retaining signal") auf den renalen Tubulus einwirkt. Für dieses Konzept spricht, daß bei spontan einsetzender Diurese weder das Plasmavolumen noch der Grad der portalen Hypertension wesentliche Veränderungen zeigen. Auch gibt es keine Beziehung zwischen dem Ausmaß der Expansion des Plasmavolumens und der renalen Natriumretention (91, 129, 130). Weiterhin läßt sich bei Patienten mit vorher kompensierter Zirrhose durch Salzbelastung oder durch Gabe von Mineralcorticoiden Aszites erzeugen (118, 131). Auch können nach Anlage eines portokavalen Shunts mit entsprechender Reduktion des Pfortaderdrucks trotz zunehmender Mobilisation des Aszites periphere Ödeme auftreten (68, 132). Ein wesentlicher Aspekt ist, daß bei einem Teil der Patienten nach Anlage eines portokavalen oder peritoneovenösen Shunts trotz wesentlicher Verbesserung der renalen Perfusion sich keine effektive Steigerung der renalen Natriumausscheidung erreichen läßt (132–138).

Wenn sich Aszites ausgebildet hat, können sich aber auch nach der „Overflowtheorie" sekundäre Phänomene überlagern, die dann zur Verminderung des effektiven Plasmavolumens führen und die Abhängigkeit der Aszitesbildung von den primär ursächlichen Faktoren aufheben (57, 98, 114, 128, 139).

9.7.3.4 Endokrine Faktoren (Tab. 9.31). Die Bedeutung humoraler und hormonaler Faktoren für die Pathophysiologie der renalen Natriumretention bei Lebererkrankungen läßt sich trotz einer nicht mehr überschaubaren Zahl von Untersuchungsbefunden bis heute nicht eindeutig definieren. Die vielfältigen und nur teilweise bekannten Interaktionen zwischen den einzelnen Regulationssystemen erfordern eine kollektive Betrachtung, der die Messung von Einzelparametern nicht gerecht werden kann (140, 141). Das Ausmaß der interindividuellen Unterschiede erklärt die oft kontroversen Ergebnisse.

Renin-Angiotensin-Aldosteron-System. Bei vielen Patienten mit Leberzirrhose und Aszites zeigen die verschiedenen Komponenten des Renin-Angiotensin-Aldosteron-Systems erhebliche Abweichungen gegenüber der Norm (142–146). Die vorliegenden Befunde verlangen eine sehr differenzierte Bewertung. Heute erscheint es wahrscheinlich, daß bei einem erheblichen Teil der Zirrhosepatienten ein Hyperaldosteronismus vorliegt (143). Keinesfalls kann aber von einem a priori obligaten hepatogenen Hyperaldosteronismus ausgegangen werden (142, 146). Streng zu trennen hiervon ist der medikamentös induzierte Hyperaldosteronismus bei diuretisch behandelten Patienten. Die Analyse der Urinmetabolite des Aldosterons (143, 144, 147, 148) und die Messung der Plasmaaldosteronwerte (135, 149–155) ergaben sehr widersprüchliche Befunde, die sich nur z. T. durch unterschiedliche Untersuchungsbedingungen (Elektrolytaufnahme!) erklären lassen. Zumindest in einer gut kontrollierten Studie zeigten sich bei einer Natriumaufnahme von 120 bis 150 mmol pro Tag ohne diuretische Therapie keine statistisch auswertbaren Unterschiede zwischen Kontrollpersonen, Patienten mit kompensierter Zirrhose und Patienten mit Aszites (152). Auffallend bei diesen Untersuchungen ist jedoch die enorme Schwankungsbreite der ermittelten Werte bei Patienten mit Aszites.

Zwischen Plasmareninaktivität und Plasmaaldosteronspiegel liegt auch bei Patienten mit Leberzirrhose eine enge Korrelation vor (151–154). Die Plasmareninaktivitäten und Plasmareninkonzentrationen variieren hierbei unabhängig vom Ausprägungsgrad des Aszites (150, 152, 156). Die hochsignifikant erniedrigten Werte des Reninsubstrates (Angiotensinogen) bei Patienten mit dekompensierter Zirrhose haben sich bestätigt (157–159). Dem Angiotensin II kommt eine wesentliche Rolle bei der Regulation der renalen Durchblutung und der glomerulären Filtration zu (144). Bei Natriumrestriktion ließ sich durch Angiotensinantagonisten renaler Plasmafluß und glomeruläre Filtrationsrate um mehr als 30 % steigern (160, 161) und ein Anstieg der Plasmareninaktivität und eine Abnahme der Plasmaaldosteronkonzentration induzieren (162).

Obwohl die Mehrzahl der vorliegenden Befunde für eine Dissoziation zwischen Plasmaaldosteronkonzentration und Natriumexkretion sprechen (114) und sich keine Beziehung zwischen renaler Hämodynamik und Plasmareninaktivität feststellen ließ (96, 163), muß heute davon ausgegangen werden, daß zumindest bei einem Teil der Patienten mit Aszites dem Renin-Angiotensin-Aldosteron-System eine Schlüsselrolle bei der Genese der renalen Natriumretention zukommt. Die Koinzidenz der Abnahme der Plasmaaldosteronwerte und dem Einsetzen sponta-

---

Tab. 9.31: Endokrine Faktoren bei Patienten mit dekompensierter Zirrhose

Renin	(↑)
Angiotensin II	↑
Aldosteron	(↑)
Katecholamine	↑
ADH	↑
Renale Prostaglandine	↓↑
Kinine	↓
Natriuretisches Hormon	↓ ?

ner Diurese bei Zirrhosepatienten (135) und die ausgeprägte Natriurese nach Adrenalektomie (164) stützen diese Einschätzung.
Weiterhin konnte durch Immersionsexperimente gezeigt werden, daß die mit einer Suppression des Plasmaaldosteronspiegels verbundene Expansion des zentralen Blutvolumens die Natriumretention bei Patienten mit dekompensierter Leberzirrhose weitgehend beseitigt (165).

Sympathoadrenales System. Erhöhte Aktivität der renalen sympathischen Innervation oder hohe Konzentrationen zirkulierender Katecholamine stimulieren natrium- und wasserretinierende Mechanismen (94, 124, 166–173).
Epstein et al. (90) konnten durch intrarenale Infusion von Phentolamin zeigen, daß bei Zirrhosekranken adrenerge Aktivität und renaler Gefäßtonus erhöht sind. Dementsprechend liegen bei Patienten mit Aszites und bei Patienten mit kompensierter Zirrhose hohe Adrenalin- und Noradrenalinspiegel vor (174–184). Aber auch unabhängig von systemischer Stimulation des sympathoadrenalen Systems kann der intrarenale adrenerge Tonus bei diesen Patienten zunehmen (174).

Antidiuretisches Hormon. Messungen der ADH-Spiegel im Plasma von Patienten mit Leberzirrhose und Aszites ergaben meist deutlich erhöhte Werte (107, 109, 183, 185, 186). Die fehlende Korrelation zwischen Serumnatrium- und ADH-Werten spricht für eine nichtosmotisch bedingte ADH-Stimulation (171, 187–193).
Nach Bichet et al. (109) gibt es hinsichtlich der Supprimierbarkeit der ADH-Sekretion 2 Gruppen von Zirrhosekranken. Eine Gruppe (Exkretoren) unterdrückte nach standardisierter Wasserbelastung adäquat die ADH-Sekretion und schied das zugeführte Wasser normal aus. Die andere Gruppe (Nonexkretoren) zeigte keine Beeinflussung des ADH-Spiegels und retinierte das zugeführte Wasser. Kompliziert wird die Interpretation dieser Daten durch die Einflüsse anderer Faktoren. So konnten Reznick et al. (110) nach Anlage eines peritoneovenösen Shunts keine Änderung der Plasma ADH-Konzentrationen feststellen, obwohl die Urinosmolalität von 622 auf 251 mosmol/kg H_2O fiel. Die proximal tubuläre Natriumreabsorption kann so ausgeprägt sein, daß kein „freies" Wasser mehr gebildet wird (194). Selbst bei supranormaler glomerulärer Filtrationsrate würde dann die Verminderung des distal tubulären Filtrates den maximalen Urinfluß und die Bildung von freiem Wasser begrenzen, was sich auch klinisch belegen ließ (193, 195–197).

Prostaglandinsystem. Prostaglandine modulieren die glomeruläre Funktion (198), beeinflussen den renalen Gefäßwiderstand und können natriuretisch und diuretisch wirken. Darüber hinaus zeigen sie Interaktionen mit dem Renin-Angiotensin-System, den Kininen, dem antidiuretischen Hormon und dem sympathoadrenalen System (182, 199–208).
Bei Patienten mit fortgeschrittener Leberzirrhose[6] führt die Hemmung der Prostaglandinbiosynthese (durch z. B. Acetylsalicylsäure oder Indomethacin) zu weiterer Abnahme der Natriumausscheidung und des Harnvolumens (209–211) sowie zur Abschwächung der Wirkung von Diuretika (212–214). Die Empfindlichkeit der Niere gegenüber Zyklooxygenaseinhibitoren[7] nimmt dabei mit der Schwere der Nierenfunktionsstörung zu (209, 215). Die potentielle Bedeutung der Einschränkung der biliären Elimination von nichtsteroidalen Antiphlogistika (z. B. Indomethacin) muß hierbei berücksichtigt werden (216).
Bei diesen Patienten hängt die Aufrechterhaltung der glomerulären Filtration und des renalen Blutflusses zumindest partiell von der Synthese vasodilatatorisch wirksamer Prostaglandine ab, die neurale und hormonale vasokonstriktorische Effekte antagonisieren können (199, 200, 204, 217–223).
Untersuchungen der Serumphospholipide bei Zirrhosekranken ergaben eine deutliche Verminderung des relativen Gehalts an mehrfach ungesättigten Fettsäuren, wobei insbesondere der Arachidonsäureanteil reduziert war (224).
Bei Patienten mit ausgeprägter Einschränkung der Natriumexkretion oder bei Patienten mit funktionellem Nierenversagen zeigte sich, daß die renale Synthese des wichtigsten vasodilatatorischen Prostaglandins (PGE_2) stark vermindert ist (113, 182, 225–227). Darüber hinaus konnte in diesen Fällen eine Zunahme der Synthese des

---
[6] Im Gegensatz zu Patienten mit normaler renaler Hämodynamik (204, 221).
[7] Hemmstoffe des Schlüsselenzyms der Prostaglandinsynthese.

vasokonstriktorisch wirksamen Thromboxans dokumentiert werden (225), wobei infiltrierten monozytären Zellen eine wesentliche Rolle zuzukommen scheint (228). Weiterhin zeigte sich, daß bei Patienten mit funktionell bedingter Einschränkung der Nierenfunktion eine systemisch erhöhte Syntheserate des vasodilatorisch wirksamen Prostacyclins vorliegt (226).

Bei Patienten mit Aszites ist die Prostaglandinsynthese von einer Vielzahl wenig charakterisierter Faktoren abhängig, so daß erhöhte, normale oder erniedrigte Werte der renalen PGE$_2$-Synthese vorliegen können (113, 209, 227, 229–233). Der einzelne Patient kann somit in sehr unterschiedlichem und im klinischen Einzelfall nicht vorhersehbaren Ausmaß einer Modulation der Nierenfunktion durch Prostaglandine unterworfen sein. Die potentielle Gefährdung dieser Patienten durch nichtsteroidale antiinflammatorische Substanzen hat jedoch große klinische Bedeutung (200, 233, detaillierte Übersicht in 234).

Kallikrein-Kinin-System[8]. Das vasodilatatorisch wirksame Plasma-Kallikrein-System (235) ist bei Patienten mit Leberzirrhose und Aszites durch erniedrigte Präkallikrein- und Bradykininspiegel gekennzeichnet (236, 237). Auch die renale Kallikreinaktivität (238–240) zeigt deutlich unter der Norm liegende Werte (182, 241, 242), die mit der Abnahme der glomerulären Filtrationsrate korrelieren (182). Die Abnahme der Kallikreinausscheidung ist assoziiert mit erhöhten Plasmaaldosteronkonzentrationen und mit signifikanten Änderungen der Prostaglandinsynthese der Niere (182, 241, 242, 251).

Natriuretisches Hormon (Grundlagen in 106, 252–256). In Plasma und Urin von gesunden Probanden lassen sich nach akuter Volumenbelastung noch nicht eindeutig charakterisierte natriuretisch wirksame Substanzen nachweisen, nicht jedoch bei Patienten mit Leberzirrhose und Aszites (257). Auch bei Patienten mit kompensierter Zirrhose zeigte sich nach massiver Salzbelastung neben einer deutlichen Einschränkung der natriuretischen Kapazität ein nahezu vollständiges Fehlen dieser natriuretischen Faktoren (258). Dies könnte bedeuten, daß ein Defekt der Synthese oder der Freisetzung dieses „natriuretischen Hormons" bereits eine frühe Folge chronischer Lebererkrankung sein kann (90).

9.7.3.5 Endotoxine (Grundlagen in 259–264). Bei Patienten mit akuten und chronischen Lebererkrankungen konnten Endotoxinämien unterschiedlichen Ausmaßes festgestellt werden (259). Die Autoren postulierten, daß hierfür eine Einschränkung der hepatischen Endotoxin-Clearance verantwortlich sei. Das Ausmaß der Endotoxinämie korrelierte mit dem Grad der Nierenfunktionseinschränkung (265–268) und der Abnahme des renalen Blutflusses (269). Auch konnten im Tierexperiment Antikörper gegen Endotoxine gegen nahezu alle klinischen Manifestationen der Endotoxinämie schützen (270, 271). Durch Gabe von Polymyxin B und Neomycin ließ sich parallel zur Abnahme der Endotoxinämie die Inzidenz der schweren Nierenfunktionsstörungen senken (272) bzw. Natriurese und Diurese steigern (272, 273).

Im Hinblick auf die Toxizität der verwendeten Substanzen und im Hinblick auf die Vielzahl der Berichte, die keinen therapeutischen Erfolg dokumentieren konnten (258), kann jedoch bisher nicht von einem erfolgversprechenden Behandlungskonzept gesprochen werden.

9.7.3.6 Zusammenfassung der Pathophysiologie. Die Pathophysiologie der Aszitesentstehung ist überaus komplex. Verminderung des effektiven Plasmavolumens mit sekundärer Aktivierung von humoralen und hormonalen Faktoren oder eine primär endokrin bedingte Nierenfunktionsstörung führen zu Salz- und Wasserretention. Erhöhung des sinusoidalen und portalen hydrostatischen und Abnahme des kolloidosmotischen Drucks sind von wesentlicher Bedeutung für die Akkumulation von intraperitonealer Flüssigkeit (274). Die Rolle einzelner endokriner Systeme, des Lymphsystems, des intraperitonealen Drucks oder struktureller Veränderungen an peritonealen Membranen oder am hepatischen Sinusoid läßt sich am Einzelfall nicht abschätzen. Auch ist die Bedeutung der natriuretisch wirksamen und vasoaktiven atrialen Peptide (275–281), die summarisch als atrialer natriuretischer Faktor oder als Auriculin bezeichnet werden, ebenso unklar wie der Einfluß intrathorakaler (atrialer) Mechanorezeptoren (282).

---

[8] Bradykinin und Kallikrein zeigen ausgeprägte diuretische und natriuretische Wirksamkeit (243–250).

9.7.4 Hyponatriämie

Bei Patienten mit dekompensierter Leberzirrhose ist der Serum-Natriumspiegel häufig deutlich erniedrigt (114, 182, 283). Im terminalen Leberversagen können Werte unter 110 mmol/l vorliegen. Die hierdurch bedingten zentralnervösen Störungen lassen sich weder klinisch noch im EEG von der hepatischen Enzephalopathie unterscheiden (284).

Die zunächst paradox erscheinende Hyponatriämie spiegelt ein vergrößertes extrazelluläres Volumen bei gleichzeitig erhöhtem Gesamtkörpernatriumbestand wider (114, 144, 193). Eine toxinbedingte Schädigung der Na^+/K^+-Pumpe mit konsekutivem Anstieg des intrazellulären Natriumgehalts konnte nur bei Patienten mit fulminanter Hepatitis, nicht jedoch bei Zirrhosepatienten festgestellt werden (285–287).

Patienten mit dekompensierter Leberzirrhose zeigen eine ausgeprägte proximal- und distal-tubuläre Natriumreabsorption bei gleichzeitiger Einschränkung, freies Wasser auszuscheiden. Dieser Dilutionseffekt wird häufig iatrogen verstärkt. Eine nicht exakt durchgeführte Wasser- *und* Natriumbilanzierung führt zu inadäquater Zufuhr von freiem Wasser bei gleichzeitiger Beschränkung der Natriumzufuhr. Auch kann die Gabe von Diuretika zur effektiven Kontraktion des intravasalen Volumens führen mit folgender, nicht osmotisch bedingter Stimulation des antidiuretischen Hormons. Eine wichtige Rolle kommt der nahezu regelmäßig zu beobachtenden Kaliumdepletion zu. Kaliumverlust führt zu intrazellulärer Hypoosmolalität mit entsprechender Zunahme des extrazellulären Volumens. So kann in vielen Fällen allein durch Gabe von Kaliumchlorid eine wesentliche Besserung der Hyponatriämie erreicht werden (288). Nur in seltenen Fällen könnte bei langanhaltender exzessiver Diuretikatherapie eine effektive Natriumdepletion zu diskutieren sein.

Bei Werten unter 125 mmol/l wird eine Beschränkung der Zufuhr von freiem Wasser notwendig. Die Zufuhr von Kochsalz führt regelmäßig zu weiterer Zunahme der Aszitesmenge, da eine notwendige gleichzeitige Flüssigkeitsrestriktion an der nicht mehr aufrechtzuhaltenden Motivation der Patienten scheitert. Nur bei zentralnervöser Symptomatik ist die Gabe von hypertoner Kochsalzlösung zu rechtfertigen, wenn die Aszitestherapie selbst als sekundär angesehen werden muß. Eine mäßige Hyponatriämie ist keine Kontraindikation für eine diuretische Therapie (289). Wenn die Serum-Natriumwerte kontinuierlich sinken, wird entweder die Flüssigkeitsrestriktion nicht eingehalten oder es liegt eine effektive intravasale Volumendepletion mit Einschränkung der Nierenfunktion und nichtosmotischer ADH-Stimulation vor (290). Bei akut notwendiger Intervention sind intravenöse Gaben hoher Dosen von Furosemid (283, 291) oder die Durchführung einer Peritonealdialyse zu diskutieren (292).

Neue therapeutische Ansätze könnten sich aus der Entwicklung von ADH-Antagonisten ergeben (293–295).

9.7.5 Hypokaliämie

Die Hypokaliämie bei Zirrhosepatienten zeigt meist eine Verminderung des Gesamtkörperkaliums an (296). Hierbei sind Diätfehler, Diarrhö, Erbrechen und fortgesetzte diuretische Therapie von Bedeutung. Neben dem totalen austauschbaren Kalium sind auch die intrazellulären Kaliumspiegel vermindert (287, 296). Bei Schädigung der Ionentransportmechanismen können trotz effektiver Kaliumdepletion normale Serum-Kaliumspiegel vorliegen (297). Eine sich rasch ausbildende Hypokaliämie kann somit die Erholung zellulärer Funktionen anzeigen (297).

Kaliumdepletion begünstigt die Entstehung der hepatischen Enzephalopathie durch Steigerung der renalen Ammoniaksynthese (298) und durch konsekutive metabolische Alkalose (299). Bei forgeschrittener Zirrhose sind Hyperaldosteronismus, beta-adrenerge Stimulation, Hypophosphatämie und Hypomagnesiämie weitere zu Kaliumdepletion führende Faktoren (300–305).

Eine Korrektur der Hypokaliämie ist im Hinblick auf die drohende hepatische Enzephalopathie und zur Besserung der Hyponatriämie stets anzustreben.

9.7.6 Therapie

Im Vordergrund muß zunächst die differentialdiagnostische Abklärung der Ursache der Aszitesbildung stehen. Liegen infektiöse oder maligne Prozesse zugrunde, so sind antibiotische oder chemotherapeutische Maßnahmen vordringlich.

Bei Patienten mit chronischen Lebererkrankungen zwingt die Unkenntnis der im Einzelfall im Vordergrund stehenden pathophysiologischen Mechanismen zu weitgehend empirisch begründetem Vorgehen. Auf einen äußerst wichtigen Aspekt bei Zirrhosepatienten wiesen Shear et al. (306) bereits 1970 hin: Bei Patienten mit Leberzirrhose stellt Aszites ein abgegrenztes und nur schwer mobilisierbares Kompartiment der extrazellulären Flüssigkeit dar. Bei spontan einsetzender Diurese vermindert sich die intraperitoneale Flüssigkeitsmenge um maximal 300 ml/Tag. Unter medikamentöser Therapie ergaben sich Werte um 500 ml/Tag. Wenn zusätzlich periphere Ödeme vorlagen, konnten maximal 930 ml Aszites mobilisiert werden (306). Um eine Kontraktion des intravaskulären Volumens mit dann zwangsläufiger Verschlechterung der Nierenfunktion zu vermeiden, sollte bei Patienten mit Leberzirrhose und Aszites die Gewichtsreduktion nicht über 0,5 kg und bei zusätzlich vorliegenden Ödemen nicht über 1,0 kg pro Tag liegen (283, 307–311).

Im Hinblick auf die Bedeutung der Wiederherstellung der Mobilität der Patienten und auf die potentielle Gefährdung durch bakterielle Peritonitis und Hernienbildung muß die Indikation zur Aszitestherapie weit gestellt werden.

Absolute Indikationen sind Dyspnoe, abdominelle Schmerzen und Hernien bei prallgespanntem Abdomen. Komplikationen der Aszitestherapie sind schwere Elektrolytentgleisung, Störungen im Säure-Basen-Haushalt, hepatische Enzephalopathie und Nierenversagen.

9.7.6.1 Bettruhe.
Bei Bettruhe kommt es bei Patienten mit Aszites häufig zu rascher klinischer Besserung und zu spontaner Zunahme der renalen Perfusion, der Diurese und Natriurese (283, 310). Hierbei scheint der Abnahme des sympathischen Tonus (312) und dem Rückgang der von der Leber zu verstoffwechselnden Metabolite eine wesentliche Bedeutung zuzukommen.

9.7.6.2 Natrium- und Flüssigkeitsrestriktion, Kaliumsubstitution.
Bei Patienten mit Leberzirrhose und Aszites liegt die renale Natriumausscheidung häufig unter 0,3 g/Tag. Extrarenale Verluste haben die Größenordnung von ca. 0,5 g. Beträgt die tägliche Natriumaufnahme mehr als 0,8 g, kann bereits Aszites in diesen Fällen auftreten. Soll die Aszitesmenge vermindert werden, dürften somit nicht mehr als ca. 0,5 g Natrium pro Tag zugeführt werden (313). Zur quantitativen Abschätzung ist es wichtig, daß jedes Gramm Natrium etwa 200 ml Wasser retinieren kann. Durch diätetische Beratung läßt sich die tägliche Natriumzufuhr nur auf 1,5 bis 3 g beschränken. Dies erklärt die meist notwendige zusätzliche Gabe von Diuretika und die erforderliche Erhöhung der Diuretikadosen nach Entlassung aus klinischer Betreuung. Natriumreiche Medikamente (z. B. bestimmte Antazida und Antibiotika) sind zu vermeiden. Regelmäßig muß eine Natriumbilanz erstellt werden, wenn sich die Aszitesmenge nicht vermindern läßt. So konnte in einer randomisierten klinischen Studie gezeigt werden, daß sich Aszites bei Zirrhosepatienten mit einer täglichen Natriumaufnahme von 21 mmol Natrium pro Tag wesentlich schneller und mit deutlich niedrigeren Diuretikadosen mobilisieren ließ als bei vergleichbaren Patienten mit unbeschränkter Natriumzufuhr (314).

Eine gleichzeitig durchgeführte Beschränkung der Flüssigkeitszufuhr auf 1,2 bis 2,0 l pro Tag läßt sich in schweren Fällen nicht umgehen. Der Versuch, die Trinkmenge zu beschränken, ohne eine adäquate Verminderung der Natriumzufuhr sicherzustellen, führt rasch zur Demotivation des Patienten, die verordnete Flüssigkeitsbeschränkung tatsächlich einzuhalten. Selbst hohe Diuretikadosen können dann oft nicht zur Reduktion des scheinbar therapierefraktär gewordenen Aszites führen. Insbesondere bei Hyponatriämie kommen der Flüssigkeitsrestriktion und der Kaliumsubstitution entscheidende Bedeutung zu. Nur bei zentralnervösen Störungen oder effektiver Volumendepletion (z. B. bei akuter Hämorrhagie) ist die Gabe von Natriumchlorid indiziert.

9.7.6.3 Parazentese.
Die Verminderung der intraabdominellen Flüssigkeitsmenge und des intraperitonealen Drucks greift in ein kompliziertes und oft labiles dynamisches Gleichgewicht ein (315–317). Ein wesentlicher Aspekt ist, daß nach Parazentese der kolloidosmotische Druckgradient zwischen Sinusoiden und dem Insterstitium ansteigt und daß die Extravasation von Albumin dementsprechend zunimmt (318). Dies erklärt den nur sehr kurzfristigen Effekt der Aszitespunktion (10, 319–321), der sich auch

durch gleichzeitige Albumingabe nicht wesentlich verlängern läßt (319) und zudem mit erheblichen Risiken belastet ist (10, 320).
Eine Aszitespunktion wird häufig unter der Vorstellung durchgeführt, daß sich hierdurch die systemische Hämodynamik verbessern und der portalvenöse Druck reduzieren ließe (317, 322). Bei Patienten mit Aszites nichtzirrhotischer Genese führt selbst rasch durchgeführte Drainage erheblicher Volumina aus dem Bauchraum zu keiner Beeinflussung hämodynamischer Parameter (320, 323, 324). Bei Patienten mit Zirrhose und Aszites wurde einerseits über eine wesentliche Verbesserung des Herzminutenvolumens berichtet (325), andererseits aber eine nur sehr kurzfristige Zunahme oder sogar eine Reduktion des Herzminutenvolumens festgestellt (326, 327). Hierbei scheint eine Abhängigkeit von der Menge der entfernten Aszitesflüssigkeit zu bestehen (326). Obwohl nach Parazentese der portalvenöse Druck absolut gesehen sinkt, nehmen Splanchnikusdurchblutung und der Fluß in den Kollateralkreisläufen zu (328). Zumindest kann somit nicht von einer Verminderung des Risikos von Ösophagusvarizenblutungen ausgegangen werden (317).
Neuere Berichte (319, 329, 330), die hinsichtlich Therapieerfolg, Therapiedauer und Komplikationsrate keine Nachteile gegenüber rein medikamentöser Therapie feststellten, bedürfen der Überprüfung.
Akute Dyspnoe und abdominelle Schmerzen sind die einzigen bisher anerkannten Indikationen für die Durchführung einer Parazentese (317). Die drainierten Volumina sollten auch dann nicht 1 bis 2 l übersteigen (317).

9.7.6.4 Medikamentöse Therapie.
Wirkort und Wirkungsweise der einzelnen diuretisch wirksamen Substanzen (Tab. 9.32) sind oft sehr unterschiedlich.

Aminophylline und Glukocorticoide. Filtrationsdiuretika wie Aminophylline und Glukocorticoide werden in der Aszitestherapie nur äußerst selten eingesetzt. Langfristig positive Resultate liegen nicht vor. Bei Patienten mit Leberzirrhose wurde nach Gabe von Angiotensin, Dopamin oder Metaraminol eine Zunahme der glomerulären Filtrationsrate beobachtet, wobei jedoch keine eindeutige diuretische Effektivität dokumentiert werden konnte (331–333).

Tab. 9.32: Diuretisch wirksame Substanzen

Substanz	Wirkort
Aminophylline Glukocorticoide	Filtrationsdiuretika
Acetazolamid (Diamox®) Osmodiuretika	wirksam im proximalen Tubulus
Furosemid (z. B. Lasix®) Ethacrynsäure	wirksam im aufsteigenden Teil der Henleschen Schleife
Benzothiazide	wirksam im proximalen Teil des distalen Tubulus
Spironolacton (z. B. Aldactone®) Triamteren (Jatropur®) Amilorid (Amuril®)	wirksam im distalen Tubulus
Demeclocyclin (Ledermycin®) Lithium	wirksam im Bereich der Sammelrohre
Captopril (Lopirin®, Tensobon®)	ACE-Hemmer
Saralasin (Sarenin®)	AT II-Antagonist

Osmodiuretika und Karboanhydraseinhibitoren. Diuretika mit besonderer Wirksamkeit im proximal tubulären Bereich umfassen osmotische Diuretika (z. B. Mannitol®) und Karboanhydraseinhibitoren. Bei Zirrhosepatienten mit im Vordergrund stehender proximal tubulärer Natriumreabsorption kann durch Gabe von Osmodiuretika eine Zunahme der Natriurese und Diurese bewirkt werden, die durch andere Diuretika nicht induzierbar ist. Sorbit sollte wegen der möglichen Begünstigung der Laktatazidose nicht gegeben werden (334–337). Acetazolamid wird wegen der Gefahr der Enzephalopathie bei Patienten mit hepatischer Dysfunktion vermieden (338–340).

Furosemid und Ethacrynsäure. Die Schleifendiuretika Furosemid und Ethacrynsäure sind die stärksten zur Verfügung stehenden Diuretika. Der diuretische Effekt kann bis zu 25 % der Filtrationsmenge betragen. Furosemid wird in das renale tubuläre Lumen über einen aktiven Transportmechanismus sezerniert. Erst wenn Furosemid die luminale Seite der Henleschen Schleife erreicht hat, kommt es zur Hemmung des Chloridtransports (341–343). Bei Patienten mit Nierenversagen steigt die Halbwertszeit von ca. 100 Minuten auf 10 bis 12 Stunden, entsprechend der hepatischen Metabolisierungsrate. Eine Dosiserhöhung wird notwendig, um die Kompetition der organischen Säuren um den gleichen proximal tubulären Transportmechanismus auszugleichen (310). Unter diesem Aspekt ist zu erwarten, daß auch bei Patienten mit hepatischer Dysfunktion und Niereninsuffizienz die Verordnung hoher Furosemiddosen sinnvoll sein kann.[9]

Fortgesetzte Gabe von Furosemid kann zu Volumendepletion und daraus resultierender verstärkter proximal tubulärer Natriumreabsorption führen. Damit wird die Natrium- und Flüssigkeitsmenge begrenzt, die den distalen Tubulus erreicht und eine nichtosmotische Stimulation der ADH-Sekretion sowie eine Aktivierung des sympathoadrenalen Systems bewirkt. Furosemid führt daher bei Reduktion des Intravasalvolumens zu Hyponatriämie, wobei einer Natriumdepletion nur sehr geringe Bedeutung zukommt.
Ein wichtiger Aspekt ist jedoch, daß die tubuläre Natriumchloridreabsorption im aufsteigenden Teil der Henleschen Schleife die maximale renale Dilutionskapazität begrenzt und Furosemid somit ohne Volumendepletion zu Hyponatriämie führen kann (310).
Schrier et al. (291) konnten zeigen, daß bei hyponatriämischen Patienten mit Leberzirrhose und Aszites die hochdosierte intravenöse Gabe von Furosemid (1 mg/kg Körpergewicht) zur Zunahme der Ausscheidung von freiem Wasser führt und die Urinosmolalität erheblich abnimmt. Da diese diuretikainduzierte Wasserdiurese nicht durch exogene Gabe von Vasopressin beeinflußt werden kann, deutet dies darauf hin, daß Furosemid die ADH-Wirkung an den Sammelrohren bei hoher Dosierung blockiert, oder aber, daß keine osmotische Equilibration mit dem Interstitium der Sammelrohre möglich ist (291, 344). Akute intravenöse Gabe von Furosemid kann daher der Wasserretention bei Patienten mit Zirrhose entgegenwirken (283).
Ethacrynsäure hemmt wie Furosemid den Chloridtransport im aufsteigenden Teil der Henleschen Schleife. Der Wirkungsmechanismus ist jedoch prinzipiell unterschiedlich und wird über zelluläre Rezeptoren vermittelt (345). Die gelegentlich beschriebene Effizienz von Ethacrynsäure in Furosemid-resistenten Fällen konnte durch eine kontrollierte klinische Studie nicht bestätigt werden (346). Ethacrynsäure sollte wegen der vielfältigen Nebenwirkungen vermieden werden.

Benzothiazide. Die Benzothiazide wirken ebenso wie die sogenannten „kaliumsparenden" Diuretika im distal tubulären Bereich. Sie hemmen nur die Dilutionskapazität der Nieren und beeinflussen nicht die Konzentrationsfähigkeit. Dies liegt darin begründet, daß sie nur die Natriumreabsorption im kortikalen, nicht jedoch im medullären Segment des aufsteigenden Teils der Henleschen Schleife vermindern. Ebenso wie bei den Schleifendiuretika wird die Flüssigkeitsmenge im distalen Tubulus erhöht mit daraus resultierender Zunahme der Kaliumsekretion. Bei hyponatriämischen Zirrhosepatienten können Thiazide (im Gegensatz zu Furosemid) die renale Wasserausscheidung weiter vermindern, was sich aus der Einschränkung der Dilutionskapazität erklärt (347).
Auch unter Thiazidmedikation können interstitielle Nephritiden auftreten (346). Auch können Thiazide potentiell zu renaler Vasokonstriktion führen (344).

Spironolacton. Spironolacton ist ein direkter Aldosteronantagonist und damit besonders effektiv bei Krankheitszuständen, die mit hohen Aldosteronspiegeln assoziiert sind. Da der Filtratanteil, der die distalen Tubuli erreicht, relativ klein ist, läßt sich nur ein mäßiggradiger diuretischer und natriuretischer Effekt erzielen. Spironolacton wird rasch zu Canrenone metabolisiert, das auch starke aldosteronhemmende Aktivität zeigt (348). Da bei Patienten mit Zirrhose und Aszites sehr hohe Aldosteronspiegel vorliegen können, sind gelegentlich hohe Spironolactondosen notwendig, um einen natriuretischen Effekt induzieren zu können. Bei der Beurteilung der diuretischen Wirksamkeit muß die im Einzelfall unterschiedliche Latenz berücksichtigt werden. Die häufig zu beobachtende Gynäkomastie zwingt oft zu Dosisreduktion und vermindert die Akzeptanz bei vielen Patienten. Als weitere Nebenwirkungen sind Hyperkaliämie und metabolische Azidose in Betracht zu ziehen (349, 350).

Triamteren und Amilorid. Diese kaliumsparenden und auch im distalen Tubulus wirksamen Diuretika werden selten bei Patienten mit schwerer Lebererkrankung verwendet, da oft in nicht vorhersehbarer Weise die Plasma-Clearance abnimmt. Mit der Zunahme der Bioverfügbarkeit steigt dann die Wahrscheinlichkeit toxischer Effekte (351, 352).

Demeclocyclin und Lithium. Demeclocyclin und Lithium antagonisieren den hydroosmotischen Effekt des antidiuretischen Hormons auf die Sammelrohre (353). Trotz der nachgewiesenen Wirksamkeit bei Patienten mit Aszites und Hyponatriämie (354) sollte Demeclocyclin nur in besonderen Ausnahmefällen verwendet werden, da bei diesen Patienten (d.h. bei Hyponatriämie) dieses Medikament erhebliche Nephrotoxizität zeigt (355, 356).
Lithium sollte wegen der zentraldämpfenden Eigenschaften vermieden werden (357).
Da in Einzelfällen durch die Gabe von Vasopressinanalogen bei Patienten mit dekompensierter Leberzirrhose die Nierenfunktion verbessert werden konnte (358), sollte auch bei der Verwendung neuerer ADH-Antagonisten (293–295) die Überprüfung der Nierenfunktionsparameter sehr engmaschig erfolgen (183).

Angiotensin-II-Antagonisten. Bei Patienten mit dekompensierter Leberzirrhose führt die intravenöse Gabe von kompetitiven Angiotensin-II-Antagonisten

---

[9] Da Schleifendiuretika zur renalen Vasodilatation führen, ist auch eine Verbesserung der Nierenhämodynamik wahrscheinlich (344).

(z. B. Saralasin) zur Zunahme der Natriumexkretion und der Diurese (359–361). Das Ausmaß der Natriuresesteigerung variiert jedoch erheblich und kann unvorhersehbar zu gefährlicher Hypotonie führen (362, 363). Erschwert wird die Verwendung auch durch die sehr kurze Halbwertszeit der verfügbaren Präparate (unter 10 Minuten!) (364, 365). Zur Zeit muß der therapeutische Einsatz dieser Substanzen noch als experimentell angesehen werden (359).

Captopril. Captopril hemmt das Angiotensin-I-Converting-Enzym und die (identische) Kininase II. Somit wird nicht nur die Konversion von Angiotensin I zu Angiotensin II inhibiert, sondern auch der Bradykininabbau verlangsamt (250, 366–370). Auch einer Zunahme der Prostaglandin-E_2-Synthese scheint wesentliche Bedeutung zuzukommen (371). Die Hemmung vasokonstriktorischer und die Förderung vasodilatatorischer Komponenten könnte somit zu einer Verbesserung der renalen Perfusion führen. Saruta et al. (359) konnten zeigen, daß bei Aszitespatienten nach Gabe von 3×25 mg Captopril die renale Natriumausscheidung nach 3 bis 4 Tagen deutlich ansteigt. Trotz geringfügiger Abnahme des systolischen Blutdrucks stieg die glomeruläre Filtrationsrate. Die Kombination mit Furosemid zeigte additive Effekte und beschleunigte die Mobilisation von Aszites und Ödemen (359). Die Wirksamkeit von Captopril scheint von der Höhe der vor Behandlungsbeginn bestehenden Angiotensin-II-Spiegel abzuhängen (368, 372). Dies könnte erklären, warum Captopril bei gesunden Kontrollpersonen zu positiver Natriumbilanz führt und auch durch Furosemid induzierte Diurese nicht verstärkt (373). Saruta et al. (359) mußten bei keinem Patienten die Behandlung wegen eines kritischen Blutdruckabfalls abbrechen. Andere Autoren berichteten jedoch über ausgeprägte arterielle Hypotension und konnten keine Verbesserung der glomerulären Filtration oder der Natriurese bei Zirrhosepatienten mit Ascites feststellen (374–377), so daß eine therapeutische Anwendung von Captopril nur nach äußerst kritischer Indikationsstellung möglich erscheint (378–380). Captopril kann zu irreversibler Nierenfunktionseinschränkung führen, wenn die Hemmung der Angiotensin-II-Synthese die renale Autoregulation bei schon niedrigen Perfusionsdruck weiter verschlechtert (381). Hierfür sprechen Berichte über funktionelles Nierenversagen nach Captoprilmedikation (382–389) sowie die Beobachtung, daß sich bei Zirrhosepatienten in manchen Fällen durch Infusion von Angiotensin II die Natriurese steigern läßt (390).
Die therapeutische Anwendung von Captopril bei Patienten mit hepatogenem Aszites ist zum jetzigen Zeitpunkt nur im Rahmen kontrollierter Studien vertretbar. Die Medikation sollte unter strenger klinischer Überwachung einschleichend erfolgen (ca. 3×3 mg/Tag), um eine kritische Hypotension sofort zu erkennen. Angiotensin II als Antidot sollte bereitgestellt werden, wenn Captopril bei Patienten mit schwerer hepatischer Dysfunktion eingesetzt wird. Die möglichen schweren Nebenwirkungen wie Agranulozytose, Leukopenie, Proteinurie, makulopapuläre Hautveränderungen und Fieber müssen bei der Indikationsstellung berücksichtigt werden (391).

Ob neue Renininhibitoren (392–395) oder die parenterale Gabe des atrialen natriuretischen Peptids (396, 397) weitere therapeutische Möglichkeiten eröffnen, bleibt abzuwarten.

Therapeutischer Einsatz von Diuretika. Im Gegensatz zu einer Vielzahl von Berichten über die Effektivität einzelner Diuretika bei der Behandlung von Aszitespatienten liegen nur wenige kontrollierte vergleichende Studien vor (319, 398, 399). Perez-Ayuso et al. (398) verglichen Spironolacton mit Furosemid. Spironolacton (150 bis 300 mg/Tag) führte bei 18 von 19 Patienten zu einer effektiven Diurese, während Furosemid (80 bis 160 mg/Tag) nur bei 11 von 21 Patienten wirksam war. Neun der 10 Patienten, die keine Diuresesteigerung auf Furosemid zeigten, ließen sich erfolgreich mit Spironolacton behandeln (398). Die Effektivität von Spironolacton (300 bis 600 mg pro Tag) liegt auch nach anderen Angaben zwischen 60 und 90 % (308, 399–401). Trotz Natriumrestriktion und Spironolactongabe (bis zu 400 mg pro Tag) muß nach initial gutem Erfolg in 25 bis 50 % der Fälle zusätzlich Furosemid gegeben werden, um eine ausreichende Diurese zu unterhalten (308, 398, 399). Bei alleiniger Gabe von Furosemid hingegen wird nur bei ca. 50 % der Patienten eine ausreichende Natriurese und Diurese erzielt (402). Auch zeigte sich, daß nach initial erfolgreicher Furosemidgabe immer höhere Furosemiddosen notwendig wurden, um eine weitere Reduktion der Aszitesmenge zu erreichen (in der Studie von Fogel et al. bis zu 400 mg täglich!) (399).
Auch neuere Schleifendiuretika wie Bumetanid (Fordiuran®) und Piretanid (Arelix®) sind bei entsprechender Monotherapie in nahezu jedem 2. Fall langfristig unzureichend (403–405). Andererseits führte die Gabe von Furosemid oder Bumetanid zu deutlicher Diuresesteigerung in Fällen, die gegenüber Spironolacton oder Thiaziden weitgehend refraktär waren (406).
Die renale Clearance von Furosemid ist bei Patienten mit Leberzirrhose nicht vermindert (407, 408). Wenn jedoch im distalen Nephron eine

aldosteroninduzierte Zunahme der Natriumreabsorption und eine entsprechend gesteigerte Kaliumsekretion vorliegen, kann eine Natriurese ausbleiben (402). Tatsächlich wurde eine solche Dissoziation zwischen natriuretischem und kaliuretischem Effekt der Schleifendiuretika bei nur geringer Diurese nach Furosemidgabe dokumentiert (398, 409). Bei diesen Patienten ist davon auszugehen, daß ein relevanter Hyperaldosteronismus besteht.

Die Effektivität von Spironolacton setzt voraus, daß eine ausreichende Salz- und Flüssigkeitsmenge das distale Nephron erreicht. Bei fehlender Wirksamkeit von Aldosteronantagonisten und von Furosemid sollte versucht werden, durch Osmodiuretika die gesteigerte proximal tubuläre Natriumresorption zu senken.

Bei Patienten, die weder auf hohe Dosen von Spironolacton noch auf Schleifendiuretika angesprochen hatten, konnte durch kombinierten Einsatz von Furosemid und von Thiaziden (sog. „distale Blockade") eine ausgeprägte Diurese und Natriurese erzeugt werden (410, 411). Die kombinierte Gabe von Thiaziden und von Schleifendiuretika demaskiert antidiuretische Effekte im proximalen Tubulus (412) und erhöht neben dem distal tubulären Salzangebot die luminale Flußrate in den Sammelrohren (402).

Bei Hyponatriämie ist die intravenöse Gabe von Furosemid der oralen Gabe eindeutig vorzuziehen, da ADH-Wirkungen zumindest teilweise antagonisiert werden (283, 291, 344). Thiazide sollten in diesen Fällen vermieden werden. Die Verwendung von Captopril, Saralasin, Lithium, Demeclocyclin oder des atrialen natriuretischen Faktors sollte bestimmten Zentren vorbehalten bleiben und im Rahmen prospektiver kontrollierter Studien durchgeführt werden (Übersicht in 413).

Praktische Schlußfolgerungen. Natrium- und Flüssigkeitsrestriktionen sowie Kaliumsubstitution sind Basis jeder Aszitestherapie. Die vielfach dokumentierte hohe Effektivität von Aldosteronantagonisten macht Spironolacton zum Diuretikum der Wahl. Die alleinige Verwendung von Schleifendiuretika sollte im Hinblick auf die hohe Inzidenz der hierdurch iatrogen bewirkten Hypokaliämie und metabolischen Alkalose vermieden werden (402, 414). Wenn die Kombination von Spironolacton (200 bis 600 mg) und von Furosemid (40 bis 240 mg pro Tag) keinen Erfolg hat, sollte die zusätzliche Gabe eines Thiazids erwogen werden. Gegebenenfalls sollte auch ein zeitlich limitierter Versuch mit einem Osmodiuretikum diskutiert werden.

Die Gewichtsabnahme sollte bei ca. 0,5 kg/Tag liegen, wenn keine Ödeme vorhanden sind, sonst bei ca. 1,0 kg/Tag.

Als therapeutisches Ziel sollte die Wiederherstellung der Mobilität des Patienten gesehen werden. Eine vollständige „Ausschwemmung" des Aszites ist wegen der Gefahr der effektiven Volumendepletion mit eventuell irreversibler Nierenfunktionsstörung kaum zu rechtfertigen. Eine strenge Überwachung der Therapie ist zu fordern; hierzu gehört neben der Flüssigkeits- auch die Natriumbilanz und regelmäßige Kontrollen des Säure-Basen-Status.

Außerhalb der Klinik sollten zumindest eine tägliche Gewichtskontrolle sowie regelmäßige Elektrolytbestimmungen sichergestellt sein (402, 415–418).

9.7.6.5 Therapierefraktärer Aszites.

Durch Natriumrestriktion und Diuretika läßt sich bei der überwiegenden Mehrheit der Patienten eine ausreichende Diurese mit adäquater Verminderung der Aszitesmenge erreichen. Nur etwa 4 bis 5 % der Aszitespatienten sprechen auf intensive diätetische und medikamentöse Maßnahmen nicht an (419).

Die häufigste Ursache ist eine inkonsequent durchgeführte Natrium- und Volumenrestriktion. Bevor nicht eine Natriumbilanz erstellt wurde, sollte der Begriff „therapierefraktär" vermieden werden.

Die Möglichkeit, daß ein von der primären Lebererkrankung unabhängiger Prozeß die Niere schädigt, muß bei Diuretikaresistenz stets geprüft werden. Neben Harnwegsinfektionen sind prärenales Nierenversagen nach gastrointestinaler Blutung und nephrotoxische Medikamente sowie bakterielle Peritonitis die häufigsten Ursachen.

Lebrec et al. (74) haben Zirrhosepatienten verglichen, die sich hinsichtlich der Mobilisierbarkeit des Aszites unterschieden. Signifikant unterschiedlich waren Herzminutenvolumen, peripherer Gefäßwiderstand und das Ausmaß des portosystemischen Shuntvolumens (refraktär/ mobilisierbar, 6,3/8,0 l/min, 1146/842 dyn · s · cm^{-5}, 35/75%). Wie auch andere Untersuchungen bestätigten, sind Patienten mit schwer oder nicht mobilisierbarem Aszites durch ein geringeres Herzminutenvolumen und durch ein kleines portosystemisches Shuntvolumen gekennzeichnet (73). Dies könnte die in diesen Fällen oft erfolgreiche Therapie durch portosystemische und peritoneovenöse Shunts erklären.

Die Durchführung einer Hämodialyse führt zu keiner Verbesserung der Prognose bei diesen Patienten; eine Indikation ergibt sich somit nur bei noch unsicherer Diagnose der Grundkrankheit.

9.7.6.6 Aszitesretransfusion und extrakorporale Aszitesdialyse. Verschiedene Varianten der Aszitesretransfusion wurden in den letzten Jahren entwickelt (420–428). Entweder wird Aszites direkt retransfundiert oder aber ein Ultrafiltrat hoher Proteinkonzentration (4- bis 6fach erhöht gegenüber den entsprechenden Werten im Aszites) reinfundiert (319, 420–428). Auf diese Weise konnten in Kombination mit Diuretika bis zu 13 Liter Aszites innerhalb von 24 Stunden entfernt werden (420–422). Neben der effektiven Reduktion der intraperitonealen Flüssigkeitsmenge kommt der Verbesserung des renalen Blutflusses und der damit verbundenen verstärkten Diuretikawirkung entscheidende Bedeutung zu.

In einer vergleichenden Studie konnte hinsichtlich Effektivität und Komplikationsrate kein Unterschied nach unmodifizierter direkter Retransfusion bzw. nach vorheriger Ultrafiltration festgestellt werden (319).

Die Frage der Indikation zur Retransfusion kann nicht mit Sicherheit beantwortet werden. Zu diskutieren wäre diese Maßnahme bei therapierefraktärem Aszites und Inoperabilität des Patienten. Da ein peritoneovenöser Shunt auch in Lokalanästhesie implantiert werden kann, kommen hierfür nur sehr wenige Fälle in Betracht; insbesondere im Hinblick auf die nicht geringe Komplikationsrate (420–428).

Eine noch wenig erprobte Methode ist die extrakorporale Dialyse der Aszitesflüssigkeit (429–432). Ein möglicher therapeutischer Nutzen könnte bei kombiniertem Leber- und Nierenversagen in der Überbrückung einer prinzipiell reversiblen Krise zu sehen sein (z. B. akutes Nierenversagen, fulminante Hepatitis, medikamenteninduzierte Nephritis) (429, 432).

9.7.6.7 Peritoneovenöser Shunt[10]. Prinzip und operativ-technische Details des peritoneovenösen Shunts wurden vielfach beschrieben (435–439). Ein als Asziteskollektor dienender Silikonschlauch wird in die Bauchhöhle implantiert und über ein druckgesteuertes Ventil mit einem subkutan implantierten Infusionskatheter verbunden, dessen Spitze über V. subclavia oder V. jugularis in die obere Hohlvene eingeführt wird. Das extraperitoneal, aber unterhalb der abdominellen Muskulatur lokalisierte Druckventil ist normalerweise geschlossen und öffnet sich erst, wenn der Gradient zwischen intraabdominellem und zentralvenösem Druck über ca. 3 cm H_2O ansteigt. Postoperativ ist von besonderer Bedeutung, daß der Druckgradient erhalten bleibt, da Patienten mit chronischem Aszites muskelschwache Bauchwände oder große Umbilikalhernien aufweisen. Hierzu dienen Bauchbinden und Atemgymnastik, die zur Zunahme des intraabdominellen und zur Abnahme des intrathorakalen Drucks führen sollen (440). Da dieser Shunt-Typ (Le-Veen-Shunt) häufig durch Okklusion funktionsunfähig wird, wurden Druckventile mit vom Patienten selbst manuell zu bedienenden Pumpen kombiniert (Cordis-Hakim-Ventil, Denver-Shunt, Agishi-Shunt) (441, 442). Pro Hub können ca. 4 bis 6 ml Aszites „gefördert" werden. Klinische Untersuchungen konnten jedoch bisher keine sicheren Vorteile dieser Shunt-Modifikationen gegenüber dem LeVeen-Shunt nachweisen (443).

Obwohl allein zwischen 1974 und 1980 mehr als 5000 Le-Veen-Shunts angelegt wurden (440), ist es bis heute nicht möglich, Nutzen und Risiken eindeutig abzuwägen.

Dokumentiert wurden nach Shuntimplantation Zunahme der Natriurese, der Diurese, der glomerulären Filtrationsrate, des Herzminutenvolumens sowie Abnahme der Plasmaaldosteronspiegel und des peripheren Gefäßwiderstands (110, 138, 419, 437–439, 444–447). Die Anlage eines p.v.-Shunts per se ist jedoch meist insuffizient, eine ausreichende Diurese langfristig zu

---

[10] Hohe intraoperative Mortalität (433) und hohe Inzidenz postoperativer neuropsychiatrischer Symptome (434) lassen eine portokavale Anastomose zur Aszitesbehandlung nur selten indiziert erscheinen, seitdem der peritoneovenöse Shunt zur Verfügung steht.

unterhalten. Natriumrestriktion und Verordnung von Diuretika werden in der überwiegenden Zahl der Fälle notwendig (440).
Die Indikation sollte im Hinblick auf die hohe operative und postoperative Mortalität (bis zu 25 %) sehr streng gestellt werden (439, 448, 449). Unter der Voraussetzung, daß Aszites auch durch optimale medikamentöse Therapie nicht zu beeinflussen war und eine ausreichende Mitarbeit des Patienten gewährleistet erscheint (Diuretika, Atemtechnik, Bauchbinden, Alkoholabstinenz), kann die Indikation zum peritoneovenösen Shunt gestellt werden (440). Ein-Jahres-Überlebensraten bis 67 und 2-Jahres-Überlebensraten bis 43 % (449–452) bei weitgehender Aszitesreduktion bei 80 bzw. 50 % der behandelten Patienten wurden dokumentiert (449–452). Trotz der vielfältigen positiven Berichte (133, 449–463) muß die hohe Inzidenz von gefährlichen Komplikationen berücksichtigt werden. Sepsis, disseminierte intravasale Gerinnung, Shunt-Okklusion, Aszitesleckage, Darmobstruktion, Luftembolie, Lungenembolie, Pneumothorax, Endokarditis und Obstruktion der V. cava superior wurden nach Shuntimplantation beobachtet (449, 464–471). Die Tendenz, auch prinzipiell konservativ behandelbaren Aszites durch Implantation eines p.v.-Shunts zu therapieren, muß auf der Grundlage dieser Daten abgelehnt werden (440).
Erfolgreiche Therapie des hepatorenalen Syndroms durch p.v.-Shunt wurde wiederholt dokumentiert (437, 438, 472–476). In nahezu allen Studien wurde jedoch versäumt, ein prärenales Nierenversagen auszuschließen, so daß diese Berichte nur bedingt zu werten sind.
Die Implantation eines p.v.-Shunts bei malignem Aszites muß als experimentelle Therapie mit ungesicherter Effektivität und hoher Komplikationsrate angesehen werden (477–483).

9.7.7 Prognose

Die Prognose bei Aszitespatienten hängt von Stadium und Art der Erkrankung ab. Bei Zirrhosepatienten ist sie als sehr ernst zu bewerten. Auch heute noch, trotz medikamentöser Therapie und diätetischer Beratung, liegt die 2-Jahres-Überlebensrate nur bei ca. 50 % (451, 484, 485).

9.7.8 Hepatorenales Syndrom

Schon bei Patienten mit kompensierter Zirrhose weisen Einschränkung der Natrium- und Wasserausscheidung auf eine Alteration der Nierenfunktion hin. Mit zunehmender Leberparenchymschädigung zeigt sich eine Progredienz der Nierenfunktionseinschränkung, die bei Patienten mit dekompensierter Leberzirrhose zum führenden klinischen Symptom werden kann. Unter dem hepatorenalen Syndrom versteht man heute ein funktionelles und damit im Prinzip reversibles Nierenversagen bei fortgeschrittener Leberinsuffizienz (98, 119, 231).
Klinisch stehen zunehmende Azotämie, Natriumretention, Oligurie und Hyponatriämie im Vordergrund bei fehlenden klinischen, laborchemischen oder histologischen Befunden (119), die für eine Nierenfunktionsstörung anderer Ursache sprechen können. Der pathophysiologische Mechanismus ist noch nicht geklärt. Charakteristisch ist neben der corticalen Vasokonstriktion und Umverteilung der renalen Durchblutung zugunsten medullärer Bereiche eine Imbalanz der hormonal/humoral wirksamen Faktoren.
Das hepatorenale Syndrom kommt insbesondere bei Zirrhosepatienten vor, wird aber auch bei fulminanter Hepatitis, nach Hemihepatektomie und bei Lebertumoren beobachtet (119, 486–489). Die Häufigkeit des hepatorenalen Syndroms wird bei Patienten mit terminaler Leberzirrhose mit ca. 75 % angegeben (119). Die Prognose ist infaust, die Letalität liegt weit über 90 %. Spontane Besserung ist sehr selten und stets verbunden mit wesentlicher Zunahme der Leberfunktionen (119).
Typischerweise kommt es meist erst während des klinischen Aufenthaltes zur Entwicklung eines hepatorenalen Syndroms, was immer wieder die Frage nach einem möglichen Zusammenhang mit therapeutischen Maßnahmen aufwirft. Forcierte diuretische Therapie, Parazentese und gastrointestinale Blutungen gehen der Entwicklung eines hepatorenalen Syndroms oft voraus (119). Differentialdiagnostische Bedeutung kommt dem Urinbefund zu: Charakteristischerweise liegt die Urinosmolalität über der des Plasmas und die Natriumausscheidung unter 10 mval pro Liter. In seltenen Fällen kann jedoch ein hepatorenales Syndrom auch ohne ausgeprägte Natriumretention vorliegen (490). Eine Abgrenzung

gegen ein prärenales Nierenversagen ist nur durch differentialtherapeutische Maßnahmen möglich. Ein zeitlich begrenzter Versuch, durch Volumenexpansion bei nicht sicher auszuschließendem prärenalem Nierenversagen eine Diurese hervorzurufen, ist stets indiziert (491). Auszuschließen sind auch unabhängig von der Lebererkrankung zu sehende Nierenaffektionen (Infektion, nephrotoxische Medikamente, interstitielle Nephritis, Kollagenosen, Obstruktion der Harnwege). Bei noch unklarer Situation kann die Indikation zur Dialyse gestellt werden, um Zeit für die Diagnostik zu gewinnen. Beim manifesten hepatorenalen Syndrom hat diese Maßnahme aber enttäuscht. Bei eingetretenem hepatorenalen Syndrom gibt es keine kausale Therapie. Volumengabe und die Anwendung verschiedenster vasoaktiver Substanzen haben sich als wirkungslos erwiesen (119). Neue Möglichkeiten könnten in der Implantation eines peritoneovenösen Shunts liegen, der zumindest einigen dieser Patienten eine geringe therapeutische Chance bietet (463).

Literatur

(1) *Arroyo, V., Rodes, J.:* A rational approach to the treatment of ascites. Postgrad. Med. J. 51: 558, 1975
(2) *Sherlock, S. et al.:* Compliaction of diuretic therapy in hepatic cirrhosis. Lancet I: 1049, 1964
(3) *Berner, C. et al.:* Diagnostic probabilities in patients with conspicuous ascites. Arch. Intern. Med. 113; 687, 1964
(4) *Cabot, R. C.:* The causes of ascites: a study of five thousand cases. Am. J. Med. Sci. 143: 1, 1912
(5) *Roca Martínez, F. J., Linhart, P.:* Sonographie der Leber, in: Roca Martínez, F. J., Linhart, P. (Hrsg.): Sonographie des Abdomens, S. 51. Schattauer Verlag, Stuttgart 1982
(6) *Baker L. et al.:* Estimation of ascitic fluid volumes. J. Lab. Clin. Med. 39: 30, 1952
(7) *Johnston, R. F., Loo, R. V.:* Hepatic hydrothorax: studies to determine the source of the fluid – a report of 13 cases. Ann. Intern. Med. 61: 385, 1964
(8) *Lieberman, F. L. et al.:* Pathogenesis and treatment of hydrothorax complicating cirrhosis with ascites. Ann. Intern. Med. 64: 341, 1966
(9) *Karsenti, P. et al.:* Evacuation complète d'une ascite cirrhotique par drainage pleural. Nouv. Presse Méd. 10: 2993, 1981
(10) *Summerskill, W. H. J., Baldus, W. P.:* Ascites, in: Schiff, L. (Hrsg.): Diseases of the Liver, 4. Aufl., S. 424. Lippincott, Philadelphia 1975
(11) *Scobie, B. A.:* Pressure changes of the esophagus and gastroesophageal junction with cirrhosis and varices. Gastroenterology 49: 67, 1965
(12) *Falchuk, K. R. et al.:* Tetracycline-induced pleural symphysis for recurrent hydrothorax complicating cirrhosis. Gastroenterology 72: 319, 1977
(13) *Granger, D. N., Barrowman, J. A.:* Gastrointestinal and liver edema, in: Staub, N. C., Taylor, A. E. (Hrsg.): Edema, S. 615. Raven Press, New York 1984
(14) *Bar-Meir, S. et al.:* Analysis of ascitic fluid in cirrhosis. Dig. Dis. Sci. 24: 136, 1979
(15) *Boyer, T. D. et al.:* Diagnostic value of ascitic fluid lactic dehydrogenase, protein and WBC levels. Arch. Intern. Med. 138: 1103, 1978
(16) *Rovelstad, R. A. et al.:* Helpful laboratory procedures in the differential diagnosis of ascites. Proc. Staff. Mayo Clin. 34: 656, 1959
(17) *Sampliner, R. E., Iber, F. L.:* High protein ascites in patient with uncomplicated hepatic cirrhosis. Am. J. Med. Sci. 267: 275, 1974
(18) *Paddock, F. K.:* The diagnostic significance of serous fluids in disease. N. Engl. J. Med. 223: 1010, 1940
(19) *Hoefs, J. C.:* The mechanism of ascitic fluid protein concentration increase during diuresis in patients with chronic liver disease. Am. J. Gastroenterol. 76: 423, 1981
(20) *Hoefs, J. C.:* Serum protein concentration and portal pressure determine the ascitic fluid protein concentration in patients with chronic liver disease. J. Lab. Clin. Med. 102: 260, 1983
(21) *Paré, P. et al.:* Serum-ascites albumin concentration gradient: a physiologic approach to the differential diagnosis of ascites. Gastroenterology 85: 240, 1983
(22) *Nystrom, J. S. et al.:* Carcinoembryonic antigen titers of effusion fluid. Arch. Intern. Med. 137: 875, 1978
(23) *Loewenstein, M. S. et al.:* Carcinoembryonic antigen assay and detection of malignancy. Ann. Intern. Med. 88: 635, 1978
(24) *Johnston, W. D.:* The cytological diagnosis of cancer in serous effusions. Acta Cytol. 10: 161, 1966
(25) *Konikov, N. et al.:* Prognostic significance of cytologic diagnosis of effusions. Acta Cytol. 10: 335, 1966
(26) *Benedict, W. F., Porter, I. H.:* The cytogenetic diagnosis of malignancy in effusions. Acta Cytol. 16: 304, 1972
(27) *Nix, J. T. et al.:* Chylothorax and chylous ascites. A study of 302 selected cases. Am. J. Gastroenterol. 28: 40, 1957

(28) *Vasko, J. S., Tapper, R. I.:* The surgical significance of chylous ascites. Arch. Surg. 95: 355, 1967

(29) *Conn, H. O.:* Spontaneous bacterial peritonitis. Multiple revisitation. Gastroenterology 70: 455, 1976

(30) *Conn, H., Fessel, J. M.:* Spontaneous bacterial peritonitis in cirrhosis: variations on a theme. Medicine 50: 161, 1971

(31) *Curry, N. et al.:* Spontaneous peritonitis in cirrhotic ascites. A decade of experience. Am. J. Dig. Dis. 19: 685, 1974

(32) *Conn, H. O.:* Spontaneous peritonitis and bacteremia in Laennec's cirrhosis caused by enteric organisms. Ann. Intern. Med. 60: 196, 1964

(33) *Bar-Meir, S., Conn, H. O.:* Spontaneous bacterial peritonitis induced by intra-arterial vasopressin therapy. Gastroenterology 70: 418, 1976

(34) *Fromkes, J. J. et al.:* Antimicrobial activity of human ascitic fluid. Gastroenterology 73: 668, 1977

(35) *Runyon, B. A., Hoefs, J. C.:* Ascitic fluid analysis in the differentiation of spontaneous bacterial peritonitis from gastrointestinal tract perforation into ascitic fluid. Hepatology 4: 447, 1984

(36) *Hoefs, J. C. et al.:* Spontaneous bacterial peritonitis. Hepatology 2: 399, 1982

(37) *Simberkoff, M. et al.:* Bacterial and opsonic activity of cirrhotic ascites and nonascitic peritoneal fluid. J. Lab. Clin. Med. 91: 831, 1978

(38) *Akalin, H. E. et al.:* Bactericidal and opsonic activity of ascitic fluid from cirrhotic and non-cirrhotic patients. J. Infect. Dis. 147: 1011, 1983

(39) *Holdstock, G. et al.:* Studies on lymphocyte hyporesponsiveness in cirrhosis: the role of increased monocyte suppressor cell activity. Gastroenterology 82: 206, 1982

(40) *Reynolds, T. B.:* Rapid presumptive diagnosis of spontaneous bacterial peritonitis. Gastroenterology 90: 1294, 1986

(41) *Runyon, B. A., Hoefs, J. C.:* Ascitic fluid chemical analysis before, during and after spontaneous bacterial peritonitis. Hepatology 5: 257, 1985

(42) *Scemma-Clergue, J. et al.:* Ascitic fluid pH in alcoholic cirrhosis: a reevaluation of its use in the diagnosis of spontaneous bacterial peritonitis. Gut 26: 332, 1985

(43) *Pinzello, G. et al.:* Is the acidity of ascitic fluid a reliable index in making the presumptive diagnosis of spontaneous bacterial peritonitis? Hepatology 6: 244, 1986

(44) *Attali, P. et al.:* pH of ascitic Fluid: diagnostic and prognostic value in cirrhotic and noncirrhotic patients. Gastroenterology 90: 1255, 1986

(45) *Stassen, W. N. et al.:* Immediate diagnostic criteria for bacterial infection of ascitic fluid. Gastroenterology 90: 1247, 1986

(46) *Sachdev, Y., Hall, R.:* Effusions into body cavities in hypothyroidism. Lancet I: 564, 1975

(47) *Liechty, R. D. et al.:* Myxoedema causing a dynamic ileus, serous effusions and inappropriate secretion of antidiuretic hormone. Surg. Clin. North. Am. 50: 1087, 1970

(48) *Baker, A. et al.:* Central congestive fibrosis of the liver in myxedema ascites. Ann. Intern. Med. 77: 927, 1972

(49) *Knox, G. E.:* Antihistaminic blockade of the ovarian hyperstimulation syndrome. Am. J. Obstet. Gynecol. 118: 992, 1974

(50) *Polishud, W. Z., Schenker, J. G.:* Ovarian hyperstimulation syndrome. Fertil. Steril. 20: 443, 1969

(51) *Witte, M. H. et al.:* Progress in liver disease. Physiological factors involved in the causation of cirrhotic ascites. Gastroenterology 61: 742, 1971

(52) *Witte, M. H.:* Ascitic, thy lymph runneth over. Gastroenterology 76: 1066, 1979

(53) *Witte, C. L. et al.:* Lymph protein in hepatic cirrhosis and experimental hepatic and portal venous hypertension. Ann. Surg. 168: 567, 1968

(54) *Witte, M. H. et al.:* Estimated net transcapillary water and protein flux in the liver and intestine of patients with portal hypertension from hepatic cirrhosis. Gastroenterology 80: 265, 1981

(55) *Dumont, A. E. et al.:* Protein content of liver lymph in patients with portal hypertension secondary to hepatic cirrhosis. Lymphology 8: 111, 1975

(56) *Laine, G. A. et al.:* Transsinusoidal fluid dynamics in canine liver during venous hypertension. Circ. Res. 45: 317, 1979

(57) *Levy, M.:* Pathophysiology of ascites formation, in: Epstein, M. (Hrsg.): The Kidney in Liver Disease, 2. Aufl., S. 245. Elsevier, New York 1983

(58) *Warren, W. D. et al.:* Spontaneous reversal of portal venous blood flow in cirrhosis. Surg. Gyn. Obstet. 126: 315, 1968

(59) *Reynolds, W. D. et al.:* Portal hypertension, in: Schiff, L. (Hrsg.): Diseases of the Liver. Lippincott, Philadelphia 1975

(60) *Groszmann, R. J.:* Intrahepatic arteriovenous shunting in cirrhosis of the liver. Gastroenterology 73: 201, 1977

(61) *Cohn, E. M.:* Ascites: Pathogenesis and differential diagnosis, in: Bockus, M. (Hrsg.): Gastroenterology. Saunders, Philadelphia 1976

(62) *Johnson, P. C.:* Effect of venous pressure on mean capillary pressure and vascular resistance in the intestine. Circ. Res. 16: 294, 1965

(63) *Johnson, P. C., Hanson, K. M.:* Capillary filtration in the small intestine of the dog. Circ. Res. 19: 766, 1966

(64) *Johnson, P. C., Hanson, K. M.:* Relation be-

tween venous pressure and blood volume in the intestine. Am. J. Physiol. 204: 31, 1963

(65) *Wallentin, I.:* Importance of tissue pressure for the fluid equilibrium between the vascular and intestinal compartments in the small intestine. Acta Physiol. Scand. 68: 304, 1966

(66) *Bolton, C.:* The pathological changes in the liver resulting from passive venous congestion experimentally produced. J. Path. Bact. 19: 258, 1959

(67) *Webb, L., Sherlock, S.:* Extra-hepatic portal venous obstruction. Q. J. Med. 48: 627, 1979

(68) *Cherrick, G. R. et al.:* Colloid osmotic pressure and hydrostatic pressure relationships in the formation of ascites in hepatic cirrhosis. Clin. Sci. 19: 361, 1960

(69) *Tovill, A. S. et al.:* The measurement of the synthesis rate of albumin in man. Clin. Sci. 34: 1, 1968

(70) *Levy, M.:* The kidney in liver disease, in: Brenner, B., Stein, J. H. (Hrsg.): Sodium and Water Homeostasis. Churchill Livingstone, New York 1978

(71) *Henriksen, J. H.:* Colloid osmotic pressure in decompensated cirrhosis. Scand. J. Gastroenterol. 20: 170, 1985

(72) *Zimmon, D. S. et al.:* Albumin to ascites. Demonstration of a direct pathway bypassing the systemic circulation. J. Clin. Invest. 48: 2074, 1969

(73) *Kotelanski, B. et al.:* Circulation times in the splanchnic and hepatic bed in alcoholic liver disease. Gastroenterology 63: 102, 1972

(74) *Lebrec, D. et al.:* Splanchnic hemodynamic factors in cirrhosis with refractory ascites. J. Lab. Clin. Med. 93: 301, 1979

(75) *Schaffner, F. A., Popper, H.:* Capillarization of the hepatic sinusoids in man. Gastroenterology 44: 239, 1963

(76) *Huet, P. M. et al.:* Cirrhosis of the liver: functionally a two-barrier system. 31st Ann. Meeting Am. Assoc. Study Liver Dis., S. 25C, Chicago 1980

(77) *Varin, F., Huet, P. M.:* Hepatic microcirculation in the perfused cirrhotic rat liver. J. Clin. Invest. 76: 1904, 1985

(78) *Granger, D. N. et al.:* Permselectivity of cat liver blood-lymph barrier to endogenous macromolecules. Gastroenterology 77: 103, 1979

(79) *Granger, H. J., Laine, G. A.:* Consecutive barriers to movement of water and solutes across the liver sinusoids. Physiologist 23: 83, 1980

(80) *Raybuck, H. E.:* Lymphatics in genesis of ascites in the rat. Am. J. Physiol. 198: 1207, 1960

(81) *Barrowman, J. A.:* Physiology of the gastrointestinal lymphatic system. Cambridge University Press, S. 229, 1978

(82) *Witte, C. L. et al.:* Lymph imbalance in the genesis and perpetuation of the ascitic syndrome in hepatic cirrhosis. Gastroenterology 78: 1059, 1980

(83) *Baggenstoss, A. H., Cain, J.:* Further studies on the lymphatic vessels at the hilus of the liver of man: their relation to ascites. Proc. Staff Meetings Mayo Clin. 32: 615, 1957

(84) *Baggenstoss, A. H., Cain, J.:* The hepatic hilar lymphatics of man. N. Engl. J. Med. 256: 531, 1957

(85) *Dumont, A. E.:* The flow capacity of the thoracic duct-venous junction. Am. J. Med. Sci. 269: 292, 1975

(86) *Dumont, A. E., Mulholland, J. H.:* Effect of thoracic duct to esophagus shunt in dogs with vena caval obstruction. Am. J. Physiol. 204: 289, 1963

(87) *Zotti, E. et al.:* Prevention and treatment of experimentally induced ascites in dogs by thoracic duct to vein shunt. Surgery 60: 28, 1966

(88) *Coodley, E. L., Matsumoto, T.:* Thoracic duct – subclavian vein anastomosis in management of cirrhotic ascites. Am. J. Med. Sci. 279: 163, 1980

(89) *Buhac, J., Jarmolych, J.:* Histology of the intestinal peritoneum in patients with cirrhosis of the liver and ascites. Am. J. Dig. Dis. 5: 417, 1978

(90) *Epstein, M.:* Deranged sodium homeostasis in cirrhosis. Gastroenterology 76: 622, 1979

(91) *Liebermann, F. L. et al.:* The relationship between plasma volume, portal hypertension, ascites, and renal sodium retention in cirrhosis. Ann. N.Y. Acad. Sci. 170: 202, 1970

(92) *Summerskill, W. H. J.:* Hepatic failure and the kidney. Gastroenterology 51: 94, 1966

(93) *Eknoyan, G.:* Glomerular abnormalities in liver disease, in: Epstein, M. (Hrsg.): The Kidney in Liver Disease, S. 119. Elsevier, New York 1983

(94) *Epstein, M. et al.:* Renal failure in the patient with cirrhosis. The role of active vasoconstriction. Am. J. Med. 49: 175, 1970

(95) *Klinger, E. L. et al.:* Renal function changes in cirrhosis of the liver: a prospective study. Arch. Intern. Med. 125: 1010, 1970

(96) *Wilkinson, S. P. et al.:* Intrarenal distribution of plasma flow in cirrhosis as measured by transit renography: relationship with plasma renin activity, and sodium and water excretion. Med. Sci. Mol. Med. 52: 469, 1977

(97) *Vaamonde, C. A., Papper, S.:* The kidney in liver disease, in: Strauss und Welt (Hrsg.): Diseases of the Kidney, 3. Aufl., S. 1289. Little Brown, Boston 1979

(98) *Kipnowski, J. et al.:* Hepatorenales Syndrom. Klin. Wochenschrift 59: 415, 1981

(99) *Schedl, H. P., Bartter, F. C.:* An explanation for and experimental correction of the abnormal

water diuresis in cirrhosis. J. Clin. Invest. 39: 248, 1960
(100) *Wilkinson, S. P. et al.:* Renal sodium retention in cirrhosis: relation to aldosterone and nephron site. Clin. Sci. 56: 169, 1979
(101) *Merkel, C. et al.:* Intrarenal blood flow, circulation time, and cortical vascular volume in patients with cirrhosis. Scand. J. Gastroenterol. 16: 775, 1981
(102) *Baldus, W. P. et al.:* Renal circulation in cirrhosis: observations based on catheterization of the renal vein. J. Clin. Invest. 43: 1090, 1964
(103) *Schmidt, P.:* Nierenbeteiligung bei Lebererkrankungen. Pathophysiologie und Klinik. Klin. Wochenschrift 61: 1039, 1983
(104) *Jamison, R. L.:* Intrarenal heterogenity. The case for two functionally dissimilar populations of nephrons in the mammalian kidney. Am. J. Med. 54: 281, 1973
(105) *Jacobson, H. R., Seldin, D. W.:* Proximal tubular reabsorption and its regulation. Ann. Rev. Pharmacol. Toxicol. 17: 623, 1977
(106) *Navar, G. L.:* Renal regulation of body fluid balance, in: Staub, N. C., Taylor, A. E. (Hrsg.): Edema, S. 319. Raven Press, New York 1984
(107) *Bichet, D.:* Role of vasopressin on abnormal water excretion in cirrhotic patients. Ann. Intern. Med. 96: 413, 1982
(108) *Vlahevic, Z. R. et al.:* Renal effects of acute expansion of plasma volume in cirrhosis. N. Engl. J. Med. 272: 387, 1965
(109) *Bichet, D. et al.:* Effect of enhanced central hemodynamics to improve water excretion by suppression of plasma arginine vasopressin in hyponatremic cirrhotic patients. Kidney Int. 21: 145, 1982
(110) *Reznick, R. K. et al.:* Hyponatriemia and arginine vasopressin in hyponatriemic cirrhotic patients. Kidney Int. 21: 145, 1983
(111) *Linas, S. L. et al.:* Role of vasopressin in impaired water excretion in conscious rats with experimental cirrhosis. Kidney Int. 20: 173, 1981
(112) *Levy, M., Wexler, M. Y.:* Renal sodium retention and ascites formation in dogs with experimental cirrhosis but without portal hypertension or increased splanchnic vascular capacity. J. Lab. Clin. Med. 91: 520, 1978
(113) *Wernze, H. et al.:* Relationship between urinary prostaglandin and sodium excretion in various stages of chronic liver disease. Adv. Prostagl. Thromb. Res. 7: 1089, 1980
(114) *Epstein, M.:* Renal sodium handling in cirrhosis, in: Epstein, M. (Hrsg.): The Kidney in Liver Disease, 2. Aufl., S. 25. Elsevier, New York 1983
(115) *Madden, J. W. et al.:* Dimethylnitrosamine induced hepatic cirrhosis: a new canine model of an ancient human disease. Surgery 68: 260, 1970

(116) *Sellars, L. et al.:* Sodium status and the reninangiotensin-aldosterone system in compensated liver disease. Eur. J. Clin. Invest. 11: 299, 1981
(117) *Roberti, A. et al.:* Etude du Na et du K échangeables et des liquides extracellulaires dans les cirrhosis éthyliques. Sem. Hôp. Paris 42: 1714, 1966
(118) *Papper, S., Rosenbaum, J. D.:* Abnormalities in the excretion of water and sodium in "compensated" cirrhosis of the liver. J. Lab. Clin. Med. 40: 534, 1952
(119) *Papper, S.:* Hepatorenal syndrome, in: Epstein, M. (Hrsg.): The Kidney in Liver Disease, 2. Aufl., S. 87. Elsevier, New York 1983
(120) *Salomon, M. et al.:* Renal lesions in hepatic diseases. Arch. Int. Med. 115: 704, 1965
(121) *Wilkinson, S. P. et al.:* Spectrum of renal tubular damage in renal failure secondary to cirrhosis and fulminant hepatic failure. J. Clin. Pathol. 31: 101, 1978
(122) *Mandal, A. K. et al.:* Acute tubular necrosis in hepatorenal syndrome: an electron microscopy study. Am. J. Kidney. Dis. 2: 363, 1982
(123) *Kanel, G. C., Peters, R. L.:* Glomerular tubular reflux – a morphologic renal lesion associated with the hepatorenal syndrome. Hepatology 4: 242, 1984
(124) *Reid, J. A.:* Endocrine regulation of body fluid balance, in: Staub, N. C., Taylor, A. E. (Hrsg.): Edema, S. 353. Raven Press, New York 1984
(125) *Koppel, M. H. et al.:* Transplantation of cadaveric kidneys from patients with hepatorenal syndrome: evidence for functional nature of renal failure in advanced liver disease. N. Engl. J. Med. 280: 1367, 1969
(126) *Iwatsuki, S. et al.:* Recovery from hepatorenal syndrome after orthoptic liver transplantation. N. Engl. J. Med. 289: 1155, 1973
(127) *Atkinson, M., Losokowski, M. S. et al.:* Plasma colloid osmotic pressure in relation to the formation of ascites and edema in liver disease. Clin. Sci. 22: 383, 1962
(128) *Henriksen, J. H.:* The overflow theory of ascites formation: a fading concept? Scand. J. Gastroenterol. 18: 833, 1983
(129) *Lieberman, F. L., Reynolds, T. B.:* Plasma volume in cirrhosis of the liver: its relation to portal hypertension, ascites, and renal failure. J. Clin. Invest. 46: 1297, 1967
(130) *Lieberman, F. L. et al.:* Effective plasma volume in cirrhosis and ascites. Evidence that a decreased value of does not account for renal sodium retention, a spontaneous reduction in glomerular filtration rate (GFR), and a fall in GFR during drug-induced diuresis. J. Clin. Invest. 48: 975, 1969
(131) *Denison, E. K. et al.:* 9-alpha-fluorohydro-

cortisone induced ascites in alcoholic liver disease. Gastroenterology 61: 497, 1971
(132) *Bergstrand, I. et al.:* Inferior vena caval obstruction in hepatic cirrhosis. Acta Rad. 2: 1, 1964
(133) *Baehr, R. et al.:* Die Behandlung des medikamentös-therapierefraktären Ascites durch den peritoneovenösen Shunt. Chirurg 54: 493, 1983
(134) *Orloff, M. J.:* Effect of side-to-side portacaval shunt on intractable ascites, sodium excretion, and aldosterone metabolism in man. Am. J. Surg. 112: 287, 1966
(135) *Rosoff, L. et al.:* Studies on renin and aldosterone in cirrhotic patients with ascites. Gastroenterology 69: 698, 1975
(136) *Witte, M. H. et al.:* Peritoneovenous shunt: control of renin-aldosterone system in cirrhotic ascites. J. A. M. A. 239: 31, 1978
(137) *Ansley, J. D. et al.:* Effect of peritoneovenous shunting in ascites with the LeVeen valve on ascites, renal function, and coagulation in six patients with intractable ascites. Surgery 83: 181, 1978
(138) *Greig, P. D. et al.:* Renal and hemodynamic effects of the peritoneovenous shunt. II. Long term effects. Gastroenterology 80: 119, 1981
(139) *Epstein, M.:* Underfilling versus overflow in hepatic ascites. N. Engl. J. Med. 307: 1577, 1982
(140) *McGiff, J. C.:* Interactions of prostaglandins with kallikrein-kinin and renin-angiotensin systems. Clin. Sci. 59 (Suppl. 6): 105, 1980
(141) *Nasjletti, A., Malik, K. U.:* Renal kinin-prostaglandin relationship: implications for renal function. Kidney Int. 19: 860, 1981
(142) *Epstein, M.:* The renin-angiotensin system in liver disease, in: Epstein, M. (Hrsg.): The Kidney in Liver Disease, 2. Aufl., S. 353. Elsevier, New York 1983
(143) *Epstein, M.:* Aldosterone in liver disease. Wie Ref. 133, S. 377
(144) *Hollenberg, N. K.:* Renin, angiotensin, and the kidney: assessment by pharmacological interruption of the renin-angiotensin system. Wie Ref. 133, S. 395
(145) *Epstein, M. et al.:* Renin-aldosterone responsiveness in decompensated cirrhosis. Wie Ref. 133, S. 413
(146) *Bosch, J. et al.:* Hepatic and systemic hemodynamics and the renin-angiotensin-aldosterone-system. Wie Ref. 133, S. 423
(147) *Saruta, T. et al.:* Regulation of aldosterone in cirrhosis of the liver, in: Epstein, M. (Hrsg.): The Kidney in Liver Disease, 2. Aufl., S. 271. Elsevier, New York 1978
(148) *Ross, E. J.:* Biosynthesis and metabolism, in: Aldosterone and Aldosteronism, S. 10. Lloyd Luke, London 1975
(149) *Epstein, M. et al.:* Comparison of the suppressive effects of water immersion and saline administration on renin-aldosterone in normal man. J. Clin. Endocrinol. Metab. 41: 618, 1979
(150) *Epstein, M. et al.:* Characterization of the renin-aldosterone system in decompensated cirrhosis. Circ. Res. 41: 818, 1979
(151) *Chonko, A. M. et al.:* The role of renin and aldosterone in the salt retention of edema. Am. J. Med. 63: 881, 1977
(152) *Wernze, H. et al.:* Studies on the activity of the renin-angiotensin-aldosterone system in patients with cirrhosis of the liver. Klin. Wochenschrift 56: 389, 1978
(153) *Arroyo, V. et al.:* Renin-aldosterone, and renal hemodynamics in cirrhosis with ascites. Eur. J. Clin. Invest. 9: 69, 1979
(154) *Mitch, W. E. et al.:* Plasma levels and hepatic extraction of renin and aldosterone in alcoholic liver disease. Am. J. Med. 66: 804, 1979
(155) *Cugini, P. et al.:* Time-qualified levels of plasma renin and aldosterone are not correlated in ascitic liver cirrhosis. Ital. J. Gastroenterol. 17: 121, 1985
(156) *Wilkinson, S. P. et al.:* Changes in plasma renin activity in cirrhosis – a reappraisal based on studies in 67 patients and "low renin" cirrhosis. Hypertension 1: 125, 1979
(157) *Horisawa, M., Reynolds, T. B.:* Exchange transfusion in hepatorenal syndrome with liver disease. Arch. Intern. Med. 136: 1135, 1976
(158) *Berkowitz, H. D.:* Renin substrate in the hepatorenal syndrome, in: Epstein, M. (Hrsg.): The Kidney in Liver Disease, 1. Aufl., S. 251. Elsevier, New York 1978
(159) *Berkowitz, H. D. et al.:* Significance of altered renin substrate in the hepatorenal syndrome. Surg. Forum 23: 342, 1972
(160) *Kimbrough, H. M. et al.:* Effect of intrarenal angiotensin II blockade on renal function in conscious dogs. Circ. Res. 40: 174, 1977
(161) *Hall, J. E. et al.:* Intrarenal control of electrolyte excretion by angiotensin II. Am. J. Physiol. 323: F538, 1977
(162) *Schroeder, E. T. et al.:* Effects of angiotensin II blockade with Saralasin in patients with cirrhosis and ascites. Kidney Int. 9: 511, 1976
(163) *Bosch, J. et al.:* Hepatic hemodynamics and the renin-angiotensin-aldosterone system in cirrhosis. Gastroenterology 78: 92, 1980
(164) *Giuseffi, J. et al.:* Effect of bilateral adrenalectomy in a patient with massive ascites and postnecrotic cirrhosis. N. Engl. J. Med. 257: 795, 1957
(165) *Nicholls, K. M. et al.:* Sodium excretion in advanced cirrhosis: effect of expansion of central blood volume and suppression of plasma aldosterone. Hepatology 6: 235, 1986

(166) *Ring-Larsen, H. et al.:* Renal blood flow and plasma noradrenaline in posture changes in cirrhosis. 14th Meeting EASL, S. 1049, Düsseldorf 1979
(167) *Di Bona, G. F.:* Neural control of renal tubular sodium reabsorption in the dog. Fed. Proc. 37: 1214, 1978
(168) *Esler, M. et al.:* Plasma noradrenaline kinetics in humans. J. Autonom. Nerv. Syst. 11: 125, 1984
(169) *Zambraski, E. J. et al.:* Effect of sympathetic blocking agents on the antinatriuresis of reflex renal nerve stimulation. J. Pharmacol. Exp. Ther. 198: 464, 1976
(170) *Wilkinson, S. P. et al.:* Effect of beta adrenergic blocking drugs on the renin-aldosterone system, sodium excretion and renal hemodynamics in cirrhosis with ascites. Gastroenterology 73: 659, 1977
(171) *Schrier, R. W. et al.:* Nonosmolar control of renal water excretion, in: Andreoli, T. E., Grantham, J. J., Rector, F. C. (Hrsg.): Disturbances in Body Fluid Osmolality, S. 149. Am. Physiol. Soc., Bethesda 1977
(172) *Barajas, L.:* Innervation of the renal cortex. Fed. Proc. 37: 1192, 1978
(173) *Kon. V. et al.:* Role of renal sympathetic nerves in mediating hypoperfusion of renal cortical microcirculation in experimental congestive heart failure and acute extracellular fluid volume depletion. J. Clin. Invest. 76: 1913, 1985
(174) *Wernze, H. et al.:* Enhanced noradrenaline release from the kidney in early and late stages of chronic liver disease. 4. Int. Kongreß "Attualità in Gastroenterologia", Bologna, Italien, 18.–20. Jan. 1984
(175) *Henriksen, J. H. et al.:* Noradrenaline and adrenaline concentrations in various vascular beds in patients with cirrhosis. Relation to hemodynamics. Clin. Physiol. 1: 293, 1981
(176) *Ring-Larsen, H. et al.:* Sympathetic nervous activity and renal and systemic hemodynamics in cirrhosis. Plasma norepinephrine concentration, hepatic extraction, and renal release. Hepatology 2: 304, 1982
(177) *Arroyo, V. et al.:* Sympathetic nervous activity, renin-angiotensin system and renal excretion of prostaglandin E_2 in cirrhosis. Relationship to functional renal failure and sodium and water excretion. Eur. J. Clin. Invest. 13: 274, 1983
(178) *Bichet, D. G. et al.:* Potential role of increased sympathetic activity in impaired sodium and water excretion in cirrhosis. N. Engl. J. Med. 307: 1552, 1982
(179) *Bernardi, M. et al.:* Plasma norepinephrine, weak neurotransmitters, and renin activity during active tilting in liver cirrhosis: relationship with cardiovascular homeostasis and renal function. Hepatology 3: 56, 1983
(180) *Krakoff, L. R.:* The sympathoadrenal system in liver disease, in: Epstein, M. (Hrsg.): The Kidney in Liver Disease, 2. Aufl., S. 501. Elsevier, New York 1983
(181) *Levy, M.:* Increased sympathetic activity in cirrhosis. N. Engl. J. Med. 308: 1031, 1983
(182) *Pérez-Ayuso, R. M. et al.:* Renal kallikrein excretion in cirrhotics with ascites: relation to renal hemodynamics. Hepatology 4: 247, 1984
(183) *Epstein, M. et al.:* Relationship between plasma arginine vasopressin and renal handling in decompensated cirrhosis. Mineral Electrolyte Metab. 10: 155, 1984
(184) *Willet, J. et al.:* Total and renal sympathetic nervous system activity in alcoholic cirrhosis. J. Hepatology 1: 639, 1985
(185) *Padfield, P. L., Morton, J. J.:* Application of a sensitive radioimmunoassay for plasma arginine vasopressin to pathological conditions in man. Clin. Sci. Mol. Med. 47: 16P, 1974
(186) *Beardwell, C. G. et al.:* Radioimmunoassay of plasma vasopressin in physiological and pathological states in man. J. Endocr. 67: 189, 1975
(187) *Rector, F. C.:* Renal concentrating mechanisms, in: Andreoli, T. E., Grantham, J. J., Rector, F. C. (Hrsg.): Disturbances in Body Fluid Osmolality, S. 179. Am. Physiol. Soc., Bethesda 1977
(188) *Young, D. B. et al.:* Control of extracellular sodium concentration by the antidiuretic hormone-thirst feedback mechanism. Am. J. Physiol. 322: 145, 1977
(189) *Robertson, G. L. et al.:* The osmoregulation of vasopressin. Kidney Int. 10: 25, 1976
(190) *Share, L.:* Control of ADH titer in hemorrhage: role of atrial and arterial receptors. Am. J. Physiol. 215: 1384, 1968
(191) *Share, L.:* Interrelations between vasopressin and the renin-angiotensin system. Fed. Proc. 38: 2267, 1979
(192) *Bonjour, J. P., Malvin, R. L.:* Stimulation of ADH release by the renin-angiotensin system. Am. J. Physiol. 218: 1555, 1979
(193) *Vaamonde, C. A.:* Renal water handling in liver disease, in: Epstein, M. (Hrsg.): The Kidney in Liver Disease, S. 55. Elsevier, New York 1983
(194) *Van Giesen, G. et al.:* The characteristics of renal hypoperfusion in dogs with acute and chronic reduction in glomerular filtration rate as disclosed by the pattern of water and solute excretion after hypotonic saline infusions. J. Clin. Invest. 43: 416, 1964
(195) *Epstein, M.:* Determinants of deranged sodium and water homeostasis in decompensated cirrhosis. J. Lab. Clin. Med. 87: 822, 1976

(196) *Epstein, M. et al.:* Role of ADH as a determinant of impaired water excretion in patients with decompensated cirrhosis. Clin. Res. 30: 539A, 1982

(197) *Epstein, M.:* Cardiovascular and renal effects of head-out water immersion in man. Application of the model in the assessment of volume homeostasis. Circ. Res. 39: 619, 1976

(198) *Scharschmidt, L. A. et al.:* Arachidonate metabolites and the control of glomerular function. Fed. Proc. 42: 3058, 1983

(199) *Currie, M. G., Needleman, P.:* Renal arachidonic acid metabolism. Ann. Rev. Physiol. 46: 327, 1984

(200) *Levine, S. D.:* Renal prostaglandins in cirrhosis. Hepatology 3: 457, 1983

(201) *Lifschitz, M. D.:* Prostaglandins in liver disease, in: Epstein, M. (Hrsg.): The Kidney in Liver Disease, S. 453. Elsevier, New York 1983

(202) *Stokes, J. B.:* Integrated actions of renal medullary prostaglandins in the control of water excretion. Am. J. Physiol. 240: F471, 1981

(203) *Kirschenbaum, M. A. et al.:* Regulation of vasopressin action by prostaglandins. Evidence for prostaglandin synthesis in the rabbit cortical collecting tubule. J. Clin. Invest. 70: 1193, 1982

(204) *Dunn, M. J.:* Nonsteroidal antiinflammatory drugs and renal function. Ann. Rev. Med. 35: 411, 1984

(205) *Yared, A. et al.:* Mechanism of preservation of glomerular perfusion and filtration during acute extracecullular fluid volume depletion. J. Clin. Invest. 75: 1477, 1985

(206) *Colina-Chourio, J. A. et al.:* Urinary excretion of prostaglandins and kallikrein in acute glomerulonephritis. Clin. Nephrol. 20: 217, 1983

(207) *Lefkowith, J. B., Needleman, P.:* Arachidonate metabolism in renal injury. Adv. Prostagl. Thrombox. Leukot. Res. 13: 121, 1985

(208) *Brazy, P. C. et al.:* Bradykinin stimulation of oxidative metabolism in renal cortical tubules from rabbit. Possible role of arachidonic acid. J. Clin. Invest. 76: 1812, 1985

(209) *Zipser, R. D. et al.:* Prostaglandins: modulators of renal function and pressure resistance in chronic liver disease. J. Clin. Endocrinol. Metab. 48: 894, 1979

(210) *Boyer, T., Reynolds, T.:* Prostaglandin insufficiency: a role in the hepatorenal syndrome? Gastroenterology 72: A6–899, 1976

(211) *Boyer, T. et al.:* Effect of indomethacin and prostaglandin A_1 on renal function and plasma renin activity in alcoholic liver disease. Gastroenterology 77: 215, 1979

(212) *Planas, R. et al.:* Acetylsalicylic acid suppresses the renal hemodynamic effect and reduces the diuretic action of furosemide in cirrhosis with ascites. Gastroenterology 84: 247, 1983

(213) *Mirouze, D. et al.:* Effect of inhibitors of prostaglandin synthesis on induced diuresis in cirrhosis. Hepatology 3: 50, 1983

(214) *Dunn, M. J., Zambraski, E. J.:* Renal effects of drugs that inhibit prostaglandin synthesis. Kidney Int. 18: 609, 1980

(215) *Epstein, M., Lifschitz, M. D.:* Volume status as a determinant of the influence of renal PGE on renal function. Nephron 25: 157, 1980

(216) *Terhaag, B., Hermann, U.:* Biliary elimination of indomethacin in man. Eur. J. Clin. Pharm. 29: 691, 1986

(217) *Galler, M. et al.:* Reversible acute renal insufficiency and hyperkalemia following indomethacin therapy. J. Am. Med. Assoc. 246: 154, 1981

(218) *Kimberly, R. P., Plotz, P. H.:* Aspirin induced depression of renal function. N. Engl. J. Med. 296: 418, 1977

(219) *Epstein, M.:* Renal prostaglandins and the control of renal function in liver disease. Am. J. Med. 80 (suppl. 1A): 46, 1986

(220) *DiBona, G. F.:* Prostaglandins and nonsteroidal anti-inflammatory drugs. Am. J. Med. 80 (suppl. 1A): 12, 1986

(221) *Clive, D. M., Stoff, J. S.:* Renal syndromes associated with antiinflammatory drugs. N. Engl. J. Med. 314: 563, 1984

(222) *Kirchner, K. A.:* Prostaglandin inhibitors alter loop segment chloride uptake during furosemide diuresis. Am. J. Physiol. 248: F698, 1985

(223) *Sacerdoti, D. et al.:* Redistribution of renal blood flow in patients with liver cirrhosis. J. Hepatol. 2: 253, 1986

(224) *Johnson, S. B. et al.:* Abnormal polyunsaturated fatty acid patterns of serum lipids in alcoholism and cirrhosis: Arachidonic acid deficiency in cirrhosis. Proc. Natl. Acad. Sci. USA 82: 1815, 1985

(225) *Zipser, R. D. et al.:* Urinary thromboxane B_2 and prostaglandin E_2 in the hepatorenal syndrome: evidence for increased vasoconstrictor and decreased vasodilator factors. Gastroenterology 84: 697, 1983

(226) *Guarner, F. et al.:* Increased synthesis of systemic prostacyclin in cirrhotic patients. Gastroenterology 90: 687, 1986

(227) *Roche, J. et al.:* Rôle des prostaglandines PGE_2 dans l'insuffisance rénale fonctionnelle de la cirrhose. Nouv. Presse Méd. 9: 2259, 1980

(228) *Jonas, P. E. et al.:* Cellular interactions and exaggerated arachidonic acid metabolism in rabbit renal injury. J. Leukocyte Biol. 35: 55, 1984

(229) *Epstein, M. et al.:* Augmentation of renal prostaglandin E in decompensated cirrhosis. Kidney Int. 16: 920, 1979

(230) *Zipser, R. et al.:* Evidence for a critical role of prostaglandins in renin release, vascular reactivity, and renal function in liver disease. Clin. Res. 25: 305A, 1977
(231) *Kramer, H. J.:* Humoral and hormonal factors in the pathogenesis of sodium retention in liver cirrhosis and the hepatorenal syndrome, in: Bartoli, E., Chandiussi, L. (Hrsg.): Hepatorenal syndrome, S. 325. Piccin Medical Books, Padua 1978
(232) *Laffi, G. et al.:* Altered renal and platelet arachidonic acid metabolism in cirrhosis. Gastroenterology 90: 274, 1986
(233) *Uemura, M. et al.:* Urinary prostaglandins and renal function in chronic liver diseases. Scand. J. Gastroenterol. 21: 75, 1986
(234) *Dunn, M. J.:* Role of eicosanoids in the control of renal function in severe hepatic disease. Gastroenterology 87: 1392, 1984
(235) *Colman, R. W.:* Formation of human plasma kinin. N. Engl. J. Med. 291: 509, 1974
(236) *Wong, P. Y. et al.:* Kallikrein-bradykinin system in chronic alcoholic liver disease. Ann. Intern. Med. 77: 205, 1972
(237) *Wong, P. Y. et al.:* Kallikrein-kinin and renin-angiotensin system in functional renal failure in cirrhosis of the liver. Gastroenterology 73: 1114, 1977
(238) *Levinski, N. G.:* The renal kallikrein-kinin system. Circ. Res. 44: 441, 1979
(239) *Carretero, O. A., Scicli, A. G.:* The renal kallikrein-kinin system. Am. J. Physiol. 238: F247, 1980
(240) *Carretero, O. A., Scicli, A. G.:* The renal kallikrein-kinin system in human and in experimental hypertension. Klin. Wochenschrift 56 (Suppl. I): 113, 1978
(241) *Zipser, R. D. et al.:* Renal kallikrein excretion in alcoholic cirrhosis: relation to other vasoactive systems. Am. J. Gastroenterol. 75: 183, 1980
(242) *Hattori, K. et al.:* Role of renal kallikrein in the derangement of sodium and water excretion in cirrhotic patients. Scand. J. Gastroenterol. 19: 844, 1984
(243) *Stein, J. H. et al:* The effect of bradykinin on proximal tubular sodium reabsorption in the dog: evidence for functional nephron heterogenity. J. Clin. Invest. 51: 1709, 1972
(244) *Thomas, C. E. et al.:* Influence of bradykinin and papaverine on renal and glomerular hemodynamics in dogs. Renal Physiol. 5: 197, 1982
(245) *Baylis, C. et al.:* Effects of some vasodilator drugs on transcapillary fluid exchange in renal cortex. Am. J. Physiol. 230: 1148, 1976
(246) *Willis, L. R. et al.:* Mechanism of natriuretic action of bradykinin. Am. J. Physiol. 217: 1, 1969
(247) *Webster, M. E., Gilmore, J. P.:* Influence of kallidin-10 on renal function. Am. J. Physiol. 206: 714, 1964
(248) *Scicli, A. G. et al.:* Site of formation of kinins in the dog nephron. Am. J. Physiol. 234: 36, 1978
(249) *Mills, I. H. et al.:* The renal kallikrein-kinin system and the regulation of salt and water excretion. Fed. Proc. 35: 181, 1976
(250) *O'Connor, D. T., Stone, R. A.:* The renal kallikrein-kinin system. Description and relationship to liver disease, in: Epstein, M. (Hrsg.): The Kidney in Liver Disease, S. 469. Elsevier, New York 1983
(251) *Hattori, K. et al.:* Role of renal kallikrein in the derangement of sodium and water excretion in cirrhotic patients. Scand. J. Gastroenterol. 19: 844, 1984
(252) *DeWardener, H. E.:* The control of sodium excretion, in: Orloff, J., Berliner, R. W. (Hrsg.): Handbook of Physiology, S. 677. Am. Physiol. Soc., Washington 1973
(253) *DeWardener, H. E. et al.:* Natriuretic hormone. Clin. Sci. Mol. Med. 53: 1, 1977
(254) *DeWardener, H. E. et al.:* Studies of the efferent mechanism of the sodium diuresis which follows the administration of intravenous saline in the dog. Clin. Sci. 21: 249, 1961
(255) *Levinski, N. S., Lalone, R. C.:* The mechanism of sodium diuresis after saline infusion in the dog. J. Clin. Invest. 42: 1261, 1963
(256) *Buckalew, V. M., Gruber, K. A.:* Natriuretic hormone, in: Epstein, M. (Hrsg.): The Kidney in Liver Disease, S. 479. Elsevier, New York 1983
(257) *Kramer, J. H.:* Natriuretic hormone – its possible role in fluid and electrolyte disturbances in chronic liver disease. Postgrad. Med. J. 51: 532, 1975
(258) *Naccarator, R. et al.:* Renal handling of sodium and water in early chronic liver disease. Gastroenterology 81: 205, 1981
(259) *Liehr, H., Jacob, A. I.:* Endotoxin and renal failure in liver disease, in: Epstein, M. (Hrsg.): The Kidney in Liver Disease, 2. Aufl., S. 535. Elsevier, New York 1983
(260) *Jacob, A. I. et al.:* Endotoxin and bacteria in portal blood. Gastroenterology 72: 1268, 1977
(261) *Triger, D. R. et al.:* Portal and systemic bacteremia and endotoxemia in liver disease. Gut 19: 935, 1978
(262) *Pryth, H. et al.:* Portal venous and systemic endotoxemia in patients with cirrhosis. Scand. J. Gastroenterol. 11: 857, 1976
(263) *Nolan, J. P. et al.:* In vitro studies of intestinal endotoxin absorption. I. Kinetics of absorption in the isolated everted gut sac. Gastroenterology 72: 434, 1977
(264) *Levy, M. et al.:* Renal blood flow in normal dogs with experimental liver cirrhosis following

the acute continuous infusion of endotoxin. Can. J. Physiol. Pharmacol. 61: 1396, 1983

(265) *Wilkinson, S. P. et al.:* Relation of renal impairment and hemorrhagic diathesis to endotoxemia in fulminant hepatic failure. Lancet I: 521, 1974

(266) *Wilkinson, S. P. et al.:* Endotoxemia and renal failure in cirrhosis and obstructive jaundice. Br. Med. J. 2: 1415, 1976

(267) *Clemente, C. et al.:* Functional renal failure and hemorrhagic gastritis associated with endotoxemia in cirrhosis. Gut 18: 556, 1977

(268) *Tarao, K. et al.:* Relationship between endotoxemia and protein concentration of ascites in cirrhotic patients. Gut 20: 205, 1979

(269) *Iwasaki, M. et al.:* On the effect of polymyxin B in endotoxemia, in: Oda, T., Yamamoto, H., Mori, W. (Hrsg.): Endotoxemia, Basic and Clinical Aspects, S. 149. Yoshosha, Tokio 1980

(270) *McCabe, W. R.:* Immunization with R mutants of S. Minnesota. I. Protection against challenge with heterologous gram-negative bacilli. J. Immunol. 108: 601, 1972

(271) *Zinner, S. H. et al.:* Effects of IgG and IgM antibody in patients with bacteremia due to gram-negative bacilli. J. Infect. Dis. 133: 37, 1970

(272) *Sautter, T. et al.:* Die Behandlung der Endotoxinämie bei Lebercirrhose mit Polymyxin B. Verh. Dtsch. Ges. Inn. Med. 83: 1148, 1977

(273) *Liehr, H. et al.:* Endotoxemia in liver cirrhosis. Treatment with polymyxin B. Lancet I: 810, 1975

(274) *Epstein, M.:* The sodium retention of cirrhosis: a reappraisal. Hepatology 6: 312, 1986

(275) *Kramer, H. J., Lichardus, B.:* Atrial natriuretic hormones - thirty years after the discovery of atrial volume receptors. Klin. Wochenschrift 64: 719, 1986

(276) *Cantin, M., Genest, J.:* The heart and the atrial natriuretic factor. Endocrine Rev. 6: 107, 1985

(277) *Needleman, P. et al.:* Atriopeptins as cardiac hormones. Hypertension 7: 469, 1985

(278) *Atlas, S. A. et al.:* Purification, sequencing and synthesis of natriuretic and vasoactive rat atrial peptides. Nature 309: 717, 1984

(279) *Currie, M. G. et al.:* Purifications and sequence analysis of bioactive atrial peptides (atriopeptins). Science 223: 67, 1984

(280) *Camargo, M. J. F. et al.:* Ca-dependent hemodynamic and natriuretic effects of atrial extract in isolated rat kidney. Am. J. Physiol. 246: F447, 1984

(281) *Atarashi, K. et al.:* Effect of atrial peptides on aldosterone production. J. Clin. Invest. 76: 1807, 1985

(282) *Gauer, O. H.:* Mechanoreceptors in the intrathoracic circulation and plasma volume control, in: Epstein, M. (Hrsg.): The Kidney in Liver Disease, 1. Aufl., S. 3. Elsevier Biomedical, New York 1978

(283) *Linas, S. L. et al.:* The rational use of diuretics in cirrhosis, in: Epstein, M. (Hrsg.): The Kidney in Liver Disease, 2. Aufl., S. 555. Elsevier, New York 1983

(284) *Pampligione, G.:* The effect of metabolic disorders on brain activity. J. Royal Coll. Phys. London 7: 347, 1973

(285) *Alam, A. N. et al.:* Intracellular electrolyte abnormalities in fulminant hepatic failure. Gastroenterology 72: 914, 1977

(286) *Alam, A. N. et al.:* A study in vitro of the sodium pump in fulminant hepatic failure. Clin. Sci. Mol. Med. 55: 355, 1978

(287) *Alam, A. N. et al.:* Changes in the electrolyte content of leukocytes at different clinical stages of cirrhosis. Gut 19: 650, 1978

(288) *Laragh, J. H.:* The effect of potassium chloride on hyponatraemia. J. Clin. Invest. 33: 807, 1954

(289) *Arroyo, V. et al.:* Prognostic value of spontaneous hyponatremia in cirrhosis with ascites. Am. J. Dig. Dis. 21: 249, 1976

(290) *Myers, B. D. and Moran, S. M.:* Hemodynamically mediated acute renal failure. N. Engl. J. Med. 314: 97, 1986

(291) *Schrier, R. W. et al.:* Effect of furosemide on free water excretion in edematous patients with hyponatremia. Kidney Int. 3: 30, 1973

(292) *Ring-Larsen, H. et al.:* Peritoneal dialysis in hyponatremia due to liver failure. Scan. J. Gastroenterol. 8: 33, 1972

(293) *Schrier, R. W.:* Treatment of hyponatremia. N. Engl. J. Med.: 312: 1121, 1985

(294) *Manning, M. and Sawyer, W. H.:* Development of selective agonists and antagonists of vasopressin and oxytocin, in: Schrier, R. W. (Hrsg.): Vasopressin, S. 131. Raven Press, New York 1985

(295) *Kinter, L. B. et al.:* Potential role of vasopressin antagonists in the treatment of water-retaining disorders, in: Schrier, R. W. (Hrsg.): Vasopressin, S. 553. Raven Press, New York 1985

(296) *Casey, T. H. et al.:* Body and serum potassium in liver disease. I. Relationship to hepatic function and associated factors. Gastroenterology 48: 198, 1965

(297) *Knochel, J. P.:* Derangements of phosphate, magnesium, and calcium homeostasis in chronic alcoholism, in: Epstein, M. (Hrsg.): The Kidney in Liver Disease, 2. Aufl., S. 203. Elsevier, New York 1983

(298) *Gabuzda, G. J., Hall, P. W.:* Relation of potassium depletion to renal ammonium metabolism and hepatic coma. Medicine 45: 481, 1966

(299) *Warren, K. S. et al.:* The effect of alterations in blood pH on the distribution of ammonia from blood to cerebrospinal fluid in patients with hepatic coma. J. Lab. Clin. Med. 56: 687, 1960

(300) *Mendelson, J. H.:* Biologic concomitants of alcoholism. N. Engl. J. Med. 283: 71, 1970

(301) *Clausen, T., Flatman, J. A.:* The effect of catecholamines on Na/K-transport and membrane potential in rat soleus muscle. J. Physiol. 270: 383, 1977

(302) *Clausen, T., Flatman, J. A.:* Beta-2-adrenoreceptors mediate the stimulating effect of adrenaline on active electrogenic Na-K-transport in rat soleus muscle. Br. J. Pharmacol. 68: 749, 1980

(303) *Marco, J. et al.:* Elevated plasma glucagon levels in cirrhosis of the liver. N. Engl. J. Med. 289: 1107, 1973

(304) *Whang, R. et al.:* The influence of continuing magnesium deficiency on muscle potassium depletion. J. Lab. Clin. Med. 70: 895, 1967

(305) *Perez, G. O., Oster, J. R.:* Altered potassium metabolism in liver disease, in: Epstein, M. (Hrsg.): The Kidney in Liver Disease, 2. Aufl., S. 183. Elsevier, New York 1983

(306) *Shear, L. et al.:* Compartmentalization of ascites and edema in patients with hepatic cirrhosis. N. Engl. J. Med. 282: 1391, 1970

(307) *Sherlock, S. et al.:* Complications of diuretic therapy in hepatic cirrhosis. Lancet I: 1049, 1966

(308) *Gregory, P. et al.:* Complications of diuresis in the alcoholic patient with ascites: a controlled trial. Gastroenterology 73: 534, 1977

(309) *Sherlock, S.:* Ascites formation in cirrhosis and its management. Scand. J. Gastroenterol. 7 (Suppl.): 9, 1970

(310) *Gerber, J. G.:* Antihypertensive agents and diuretics, in: Anderson, R. J., Schrier, R. W. (Hrsg.): Clinical Use of Drugs in Patients With Kidney and Liver Disease, S. 211. W. B. Saunders, Philadelphia 1981

(311) *Schölmerich, J. und Gerok, W.:* Diuretikatherapie bei Leberzirrhose mit Aszites. Therapiewoche 35: 2185, 1985

(312) *Bernardi, M. et al.:* Renal function impairment induced by change in posture in patients with cirrhosis and ascites. Gut 26: 629, 1985

(313) *Shen, F. H.:* The "supply side" economics of sodium metabolism. J. A. M. A. 246: 1311, 1981

(314) *Gauthier, A. et al.:* Salt or no salt in the treatment of cirrhotic ascites: a randomised study. GUT 27: 705, 1986

(315) *Henriksen, J. H. et al.:* Intraperitoneal pressure, ascitic fluid, and splanchnic vascular pressures, and their role in prevention and formation of ascites. Scand. J. Clin. Lab. Invest. 40: 493, 1980

(316) *Zinc, J., Greenway, C. V.:* Control of ascites absorption in anaesthetized cats; effects of intraperitoneal pressure, protein, and furosemide diuresis. Gastroenterology 73: 1119, 1977

(317) *Bredfeld, J. E.; Groszmann, R. J.:* Hemodynamic aspects of portal hypertension, in: Epstein, M. (Hrsg.): The Kidney in Liver Disease, 2. Aufl., S. 281. Elsevier, New York 1983

(318) *Henriksen, J. H. et al.:* The effect of ascitic fluid hydrostatic pressure on albumin extravasation rate in patients with cirrhosis of the liver. Scand. J. Clin. Lab. Invest. 41: 601, 1981

(319) *Descos, L. et al.:* Comparison of six treatments of ascites in patients with liver cirrhosis. A clinical trial. Hepatogastroenterology 30: 15, 1983

(320) *Sherlock, S.:* Ascites, in: Sherlock, S. (Hrsg.): Diseases of the Liver and Biliary Tract, 5. Aufl., S. 122. Blackwell Scientific, Oxford, England 1975

(321) *King, R. W.:* Abdominal paracentesis. Aust. Fam. Physician 12: 120, 1983

(322) *Materson, B. J.:* Hemodynamic implications of ascites and abdominal paracentesis, in: Epstein, M. (Hrsg.): The Kidney in Liver Disease, 1. Aufl., S. 337. Elsevier, New York 1978

(323) *Halpin, T. F., McCann, T. O.:* Dynamics of body fluids following the rapid removal of large volumes of ascites. Am. J. Obstet. Gynecol. 110: 103, 1971

(324) *Cruikshank, D. P., Buchsbaum, H. J.:* Effects of rapid paracentesis. J. A. M. A. 225: 1361, 1973

(325) *Guazzi, M. et al.:* Negative influences of ascites on the cardiac function of cirrhotic patients. Am. J. Med. 59: 165, 1975

(326) *Knauer, C. M., Lowe, H. M.:* Hemodynamics in the cirrhotic patient during paracentesis. N. Engl. J. Med. 276: 491, 1967

(327) *Kowalski, H. J. et al.:* The cardiac output in patients with cirrhosis of the liver and tense ascites with observations on the effect of paracentesis. J. Clin. Invest. 33: 768, 1954

(328) *Iwatsuki, S., Reynolds, T. B.:* Effect of increased intra-abdominal pressure on hepatic hemodynamics in patients with chronic liver disease and portal hypertension. Gastroenterology 65: 294, 1973

(329) *Quintero, E. et al.:* Paracentesis versus diuretics in the treatment of ascites. Preliminary results of a randomized controlled trial. EASL J. Hepatol. Suppl. 1, S. 115 (Abstrakt 229), 1985

(330) *Quintero, E. et al.:* Paracentesis versus diuretics in the treatment with tense ascites. Lancet 611, 1985

(331) *Laragh, J. H. et al.:* Angiotensin II, norepinephrine, and renal transport of electrolytes and water in normal man and in cirrhosis with ascites. J. Clin. Invest. 42: 1170, 1963

(332) *Bennett, W. M. et al.:* Response to dopamine hydrochloride in the hepatorenal syndrome. Arch. Intern. Med. 135: 964, 1974

(333) *Lanceestremere, R. G. et al.:* Simultaneous determination of cardiac output and renal function in patients with Laennec's cirrhosis during the administration of the pressor amine metaraminol. J. Lab. Clin. Med. 61: 820, 1963

(334) *Alberti, K. G., Nattrass, M.:* Lactic acidosis. Lancet II: 25, 1977

(335) *Park, R., Arieff, A. I.:* Lactic acidosis. Adv. Intern. Med. 25: 33, 1980

(336) *Kreisberg, R. A.:* Lactate homeostasis and lactic acidosis. Ann. Intern. Med. 92: 227, 1980

(337) *Oster, J. R.:* Acid-base homeostasis and liver disease, in: Epstein, M. (Hrsg.): The Kidney in Liver Disease, 2. Aufl., S. 147. Elsevier, New York 1983

(338) *Owen, E. E. et al.:* The kidney as a source of blood ammonia in patients with liver disease. The effect of acetazolamide. J. Clin. Invest. 39: 288, 1960

(339) *Dawson, A. M. et al.:* The effects of Diamox on ammonia metabolism in liver disease. Clin. Sci. 16: 413, 1957

(340) *Webster, L. T., Davidson, C. S.:* Production of impending hepatic coma by carbonic anhydrase inhibitor Diamox. Proc. Soc. Exp. Biol. Med. 91: 27, 1956

(341) *Bing, M. et al.:* Furosemide effect on isolated perfused tubules. Am. J. Physiol. 225: 119, 1973

(342) *Branch, R. A. et al.:* Determinants of response to furosemide in normal subjects. Br. J. Clin. Pharmacol. 4: 121, 1977

(343) *Odlind, B., Beermann, B.:* Renal tubular secretion and effects of furosemide. Clin. Pharmacol. Ther. 27: 784, 1980

(344) *Patak, R. V. et al.:* Diuretic-induced changes in renal blood flow and prostaglandin excretion in the dog. Am. J. Physiol. 236: F494, 1979

(345) *Nigrovic, V. et al.:* Renal interaction between ethacrynic acid and mercurial diuretics. J. Pharmacol. Exp. Ther. 186: 331, 1973

(346) *Fuller, T. J. et al.:* Diuretic-induced interstitial nephritis. J. A. M. A. 235: 1998, 1976

(347) *Szatalowicz, F. L. et al.:* Effects of diuretics on renal water excretion in edematous disorders. Clin. Res. 27: 238A, 1979

(348) *Karim, A. et al.:* Spironolactone. I. Disposition and metabolism. Clin. Pharmacol. Ther. 19: 158, 1976

(349) *Greenblatt, D. J. et al.:* Adverse reaction to spironolactone. J. A. M. A. 225: 40, 1973

(350) *Gabow, P. A. et al.:* Spironolactone-induced hyperchloremic acidosis. Ann. Intern. Med. 90: 338, 1979

(351) *Lieberman, F. L., Bateman, J. R.:* Megaloblastic anemia possibly induced by triamterene in patients with alcoholic cirrhosis. Ann. Intern. Med. 68: 168, 1968

(352) *Pruitt, A. W. et al.:* Variations in the fate of triamterene. Clin. Pharmacol. Ther. 21: 610, 1977

(353) *Singer, I., Forrest, J. N.:* Drug-induced states of nephrogenic diabetes insipidus. Kidney Int. 10: 82, 1976

(354) *Martin, J. et al.:* Traitement des ascites cirrhotiques avec hyponatrémie par déméthylchlortétracycline. Nouv. Presse Méd. 6: 4066, 1977

(355) *Miller, P. D. et al.:* Plasma demeclocycline levels and nephrotoxicity. J. A. M. A. 243: 2513, 1980

(356) *Pérez-Ayuso, R. M. et al.:* Effect of demeclocycline on renal function and urinary prostaglandin E_2 and kallikrein in hyponatremic cirrhotics. Nephron 26: 30, 1984

(357) *Gambertoglio, J. G., Lauer, R. M.:* Use of neuropsychiatric drugs, in: Anderson, R. J., Schrier, R. W. (Hrsg.): Clinical Use of Drugs in Patients With Kidney and Liver Disease, S. 276. W. B. Saunders, Philadelphia 1981

(358) *Lenz, K. et al.:* Enhancement of renal function with ornipressin in a patient with decompensated cirrhosis. Gut 26: 1385, 1985

(359) *Saruta, T. et al.:* Angiotensin antagonists in liver disease, in: Epstein, M. (Hrsg.): The Kidney in Liver Disease, 2. Aufl., S. 441. Elsevier, New York 1983

(360) *Schroeder, E. T. et al.:* Effect of blockade of angiotensin II on blood pressure, renin, and aldosterone in cirrhosis. Kidney Int. 9: 511, 1976

(361) *Yamamoto, T. et al.:* Clinical application of an angiotensin II analogue. Folia Endocrinol. Jpn. 52: 619, 1976

(362) *Arroyo, V. et al.:* Effect of angiotensin II blokkade on systemic and hepatic hemodynamics and on the renin-angiotensin system in cirrhosis with ascites. Eur. J. Clin. Invest. 11: 221, 1981

(363) *Tuma, J.:* Effect of saralasin on blood pressure and on hemodynamics in patients with terminal renal failure. Schweiz. Med. Wochenschrift 107: 704, 1977

(364) *Johnsson, G., Regardh, C. G.:* Clinical pharmokinetics of beta-adreno-receptor blocking drugs. Clin. Pharmacol. 1: 233, 1976

(365) *Pettinger, W. A., Mitchell, H. C.:* Clinical pharmacology of angiotensin antagonists. Fed. Proc. 35: 2521, 1976

(366) *Ondetti, M. A. et al.:* Design of specific inhibitors of angiotensin-converting enzyme: new class of orally active antihypertensive agents. Science 196: 441, 1977

(367) *Ferguson, R. K. et al.:* A specific orally active inhibitor of angiotensin-converting enzyme in man. Lancet I: 775, 1977

(368) *Brunner, H. R. et al.:* Oral angiotensin-converting enzyme inhibitor in long-term treatment of hypertensive patients. Ann. Intern. Med. 90: 19, 1979

(369) *Olsen, U. B., Arrigoni-Martelli, E.:* The effects of kininase II inhibition by SQ 14225 on kidney kallikrein-kinin and prostaglandin systems in conscious dogs. Eur. J. Pharmacol. 54: 229, 1979

(370) *Gavras, H. et al.:* Antihypertensive effect of the oral angiotensin converting-enzyme inhibitor SQ 14225 in man. N. Engl. J. Med. 298: 991, 1978

(371) *Goldstone, R. et al.:* Evidence for a dual action of converting enzyme inhibitors on blood pressure in normal man. Prostaglandins 22: 587, 1981

(372) *Case, D. B. et al.:* Clinical experience with blockade of the renin-angiotensin-aldosterone system by an oral converting-enzyme inhibitor in hypertensive patients. Prog. Cardiovasc. Dis. 21: 195, 1978

(373) *Kelly, R. A. et al.:* Response of the kidney to furosemide. II. Effect of captopril on sodium balance. Kidney Int. 24: 233, 1983

(374) *Pariente, E. A. et al.:* Acute effects of captopril on systemic and renal hemodynamics and on renal function in cirrhotic patients with ascites. Gastroenterology 88: 1255, 1985

(375) *Cobden, I. et al.:* Captopril in the hepatorenal syndrome. J. Clin. Gastroenterol. 7: 354, 1985

(376) *Mimram, A. et al.:* Effet aigu et chronique d'un inhibiteur de l'enzyme de conversion chez le cirrhotique alcoolique avec l'ascite refractaire. Gastroenterol. Clin. Biol. 6: 7A, 1982

(377) *Schlienger, J. L. et al.:* Traitement de l'ascite cirrhotique. Absence d'effet favorable du captopril. Nouv. Presse Med. 11: 1570, 1982

(378) *Shepherd, A. N. et al.:* Captopril and resistant ascites. Lancet I: 1301, 1983

(379) *Ring, R.:* Captopril and resistanc ascites: a word of caution. Lancet II: 165, 1983

(380) *Jørgenson, F. et al.:* Captopril and resistant ascites. Lancet II: 405, 1983

(381) *Blythe, W. B.:* Captopril and renal autoregulation. N. Engl. J. Med. 308: 390, 1983

(382) *Farrow, P. R., Wilkinson, R.:* Reversible renal failure during treatment with captopril. Br. Med. J. 1: 1680, 1977

(383) *Curtis, J. J. et al.:* Inhibition of angiotensin-converting enzyme in renal transplant recipients with hypertension. N. Engl. J. Med. 308: 377, 1983

(384) *Hricik, D. E. et al.:* Captopril-induced functional renal insufficiency in patients with bilateral renal artery stenoses or renal artery stenosis in a solitary kidney. N. Engl. J. Med. 308: 373, 1983

(385) *Silas, J. H. et al.:* Captopril induced reversible renal failure: a marker of renal artery stenosis affecting a solitary kidney. Br. Med. J. 286: 1702, 1983

(386) *Watson, M. L. et al.:* Captopril/diuretic combination in severe renovascular disease: a cautionary note. Lancet II: 404, 1983

(387) *Luderer, J. R. et al.:* Acute renal failure, hemolytic anemia, and skin rash associated with captopril therapy. Am. J. Med. 71: 493, 1981

(388) *Verbeelen, D. L. und deBoel, S.:* Reversible acute on chronic renal failure during captopril treatment. Br. Med. J. 298: 20, 1984

(389) *Wenting, G. J. et al.:* Split renal function after captopril in unilateral renal artery stenosis. Br. Med. J. 288: 886, 1984

(390) *Lianos, E. A. et al.:* Angiotensin-induced sodium excretion patterns in cirrhosis with ascites: role of renal prostaglandins. Kidney Int. 21: 70, 1982

(391) Captopril: benefits and risk in severe hypertension, Lancet III: 129, 1980

(392) *Rotmensch, H. H. et al.:* Resolution of captopril-induced rash after substitution of endapril. Pharmacotherapy 3: 131, 1983

(393) *Boger, J. et al.:* Novel renin inhibitors containing the amino acid statine. Nature 303: 81, 1983

(394) *Szelke, M. et al.:* Potent new inhibitors of human renin. Nature 299: 555, 1982

(395) *Haber, E.:* Renin inhibitors. N. Engl. J. Med. 311: 1631, 1984

(396) *Obana, K. et al.:* Synthetic rat atrial natriuretic factor inhibits in vitro and in vivo renin secretion in rats. Endocrinology 117: 1282, 1985

(397) *Fyhrquist, F. et al.:* Infusion of atrial natriuretic peptide in liver cirrhosis with ascites. Lancet II, No. 8469/70: 1431, 1985

(398) *Pérez-Ayuso, R. M. et al.:* Randomized comparative study of efficacy of furosemide versus spironolactone in nonazotemic cirrhosis with ascites. Gastroenterology 84: 978, 1983

(399) *Fogel, M. R. et al.:* Diuresis in the ascitic patient: a randomized controlled trial of three regimens. J. Clin. Gastroenterol. 3 (Suppl. 1): 73, 1981

(400) *Eggert, R.:* Spironolactone diuresis in patients with cirrhosis and ascites. Br. Med. J. 4: 401, 1970

(401) *Campra, J. L., Reynolds, T. B.:* Effectiveness of high-dose spironolactone therapy in patients with chronic liver disease and relatively refractory ascites. Dig. Dis. Sci. 23: 1025, 1978

(402) *Boyer, T. D., Warnock, D. G.:* Use of diuretics in the treatment of cirrhotic ascites. Gastroenterology 84: 1051, 1983

(403) *Iber, F. L., Baum, R. A.:* Bumetanide in refractory ascites of cirrhosis of the liver: a comparison

with furosemide. J. Clin. Pharmacol. 21: 697, 1981
(404) *Arroyo, V. et al.:* Use of piretanide, a new loop diuretic, in cirrhosis with ascites. Gut 21: 855, 1980
(405) *Moult, P. J. A. et al.:* Use of bumetanide in the treatment of ascites due to liver disease. Gut 15: 988, 1974
(406) *Koff, R. S.:* The effects of a single, intravenous dose of bumetanide versus furosemide in patients with ascites and edema due to alcoholic liver disease. J. Clin. Pharmacol. 21: 706, 1981
(407) *Verbreck, R. et al.:* Furosemide disposition in cirrhosis. Clin. Pharmacol. Ther. 31: 719, 1982
(408) *Sawhney, V. K. et al.:* Furosemide disposition in cirrhotic patients. Gastroenterology 81: 1012, 1981
(409) *Lowenthal, D. T., Shear, L.:* Use of a new diuretic agent (metolazone) in patients with edema and ascites. Arch. Intern. Med. 132: 38, 1973
(410) *Epstein, M. et al.:* Potentiation of furosemide by metolazone in refractory edema. Curr. Ther. Res. 21: 656, 1977
(411) *Wollam, G. L. et al.:* Diuretic potency of combined hydrochlorthiazide and furosemide therapy in patients with azotemia. Am. J. Med. 72: 929, 1982
(412) *Warnock, D. G.:* Diuretics, in: Katzunz, B. J. (Hrsg.): Basic and Clinical Pharmacology, S. 155. Lange Medical Publications, Los Altos 1982
(413) *Stassen, W. N. and McCullough, A. J.:* Management of ascites. Sem. Liver Dis. 5: 291, 1985
(414) *Lieberman, F. L., Reynolds, T. B.:* The use of ethacrynic acid in patients with cirrhosis and ascites. Gastroenterology 49: 531, 1965
(415) *Perez-Stable, E. C., Caralis, P. V.:* The management of ascites. Comp. Ther. 8: 69, 1982
(416) *Barthel, J. S., Butt, J. H.:* Ascites. Am. Fam. Physician 27: 248, 1983
(417) *Arroyo, V. et al.:* Treatment of ascites in patients with cirrhosis of the liver. J. Hepatol. 2: 504, 1986
(418) *Kauf, H., Gerok, W.:* Therapie mit Diuretika bei dekompensierter Leberzirrhose, Therapiewoche 34: 3965, 1984
(419) *Greenlee, H. B. et al.:* Intractable ascites treated with peritoneovenous shunts: a 24- to 64-month follow up of results in 52 alcoholic cirrhotics. Arch. Surg. 116: 518, 1981
(420) *Moult, P. A. et al.:* Clinical experience with the Rhône-Poulenc ascites reinfusion apparatus. Postgrad. Med. J. 51: 574, 1975
(421) *Parbhoo, S. P. et al.:* Treatment of ascites by continuous ultrafiltration and reinfusion of protein concentrate. Lancet I: 949, 1974
(422) *Villeneuve, J. P. et al.:* Treatment of resistant ascites by continuous infiltration-reinfusion of ascitic fluid. Can. Med. Assoc. J. 117: 1296, 1977
(423) *Meyrier, A. et al.:* Traitement des ascites par hémofiltration avec compensation volémique par le liquide d'ascite. Nouv. Presse Méd. 12: 362, 1983
(424) *Sivahanmugam, R. et al.:* Autogenous ascitic fluid infusion for cirrhotic ascites. J. Ind. Med. Assoc. 78: 66, 1982
(425) *Lee, W. M.:* Management of massive ascites utilizing ascites reinfusion. J. Clin. Gastroenterol. 4: 87, 1982
(426) *Yamahiro, H. S., Reynolds, T. B.:* Effects of ascitic fluid infusion on sodium excretion, blood volume, and creatinine clearance in cirrhosis. Gastroenterology 40: 497, 1961
(427) *Levy, V. G. et al.:* Treatment of ascites by reinfusion of concentrated peritoneal fluid – Review of 318 procedures in 210 patients. Postgrad. Med. J. 51: 564, 1975
(428) *Wilkinson, S. P. et al.:* Ascites reinfusion using the Rhadiascit apparatus – Clinical experience and coagulation abnormalities. Postgrad. Med. J. 51: 583, 1975
(429) *Feldman, J. et al.:* Extracorporeal recirculating ascites dialysis (EAD) in combined hepatic and renal failure. Trans. Am. Soc. Artif. Intern. Organs 27: 563, 1981
(430) *Hariprasad, M. K. et al.:* Extracorporeal dialysis of ascites. A new technique. Arch. Intern. Med. 141: 1550, 1981
(431) *Hwang, E. R. et al.:* Dialytic ascites ultrafiltration in refractory ascites. Am. J. Gastroenterol. 77: 652, 1982
(432) *Adler, A. J. et al.:* Use of extracorporeal ascites dialysis in combined hepatic and renal failure. Nephron 30: 31, 1982
(433) *Welch, H. F. et al.:* Prognosis after surgical treatment of ascites: results of side-to-side shunt in 40 patients. Surgery 56: 75, 1964
(434) *Franco, D.:* Traitement de l'ascite irréductible du cirrhotique par la dérivation portale. Gastroenterol. Clin. Biol. 7: 533, 1983
(435) *LeVeen, H. H. et al.:* Further experience with peritoneovenous shunt for ascites. Ann. Surg. 184: 574, 1976
(436) *LeVeen, H. H., Wapnick, S.:* Operative details for continuous peritoneovenous shunts for ascites. Bull. Soc. Int. Chir. 33: 579, 1975
(437) *LeVeen, H. H. et al.:* Surgical treatment of ascites. Adv. Surg. 14: 107, 1980
(438) *LeVeen, H. H. et al.:* Ascites: Its correction by peritoneovenous shunting. Curr. Probl. Surg. 16: 1, 1979
(439) *Greig, P. D. et al.:* Complications after peritoneovenous shunting for ascites. Am. J. Surg. 139: 125, 1980
(440) *Epstein, M.:* Role of the peritoneovenous shunt

in the management of ascites and the hepatorenal syndrome, in: Epstein, M. (Hrsg.): The Kidney in Liver Disease, 2. Aufl., S. 583. Elsevier, New York 1983
(441) *Lund, R. H., Newkirk, J. B.:* Peritoneo-venous shunting system for surgical management of ascites. Contemp. Surg. 14: 31, 1979
(442) *Patino, J. F. et al.:* El uso del "shunt" peritoneovenoso de Hakim en el tratamiento de la ascitis. Rev. Argentina Cir. 37: 304, 1979
(443) *Fulenwider, J. T. et al.:* LeVeen vs Denver peritoneovenous shunts for intractable ascites of cirrhosis. Arch. Surg. 121: 351, 1986
(444) *Stanley, M. M.:* Treatment of intractable ascites in patients with alcoholic cirrhosis by peritoneovenous shunting. Med. Clin. North Am. 63: 523, 1979
(445) *Blendis, L. M. et al.:* The renal and hemodynamic effects of the peritoneovenous shunt for intractable hepatic ascites. Gastroenterology 77: 250, 1979
(446) *Reinhardt, G. F., Stanley, M. M.:* Peritoneovenous shunting for ascites. Surg. Gynecol. Ostet. 145: 419, 1977
(447) *Berkowitz, H. D. et al.:* Improved renal function and inhibition of renin and aldosterone secretion following peritoneovenous shunt. Surgery 84: 120, 1978
(448) *Fry, P. D. et al.:* Current status of the peritoneovenous shunt for the management of intractable ascites. Can. J. Surg. 22: 557, 1979
(449) *Bernhoft, R. A. et al.:* Peritoneovenous shunt for refractory ascites: operative complications and long-term results. Arch. Surg. 117: 631, 1982
(450) *Grischkan, D. M. et al.:* Failure of LeVeen shunting in refractory ascites – a view from the other side. Surgery 89: 304, 1981
(451) *Wapnick, S. et al.:* Randomized prospective matched pair study comparing peritoneovenous shunt and conventional therapy in massive ascites. Br. J. Surg. 66: 667, 1979
(452) *Epstein, M.:* Peritoneovenous shunting for ascites. N. Engl. J. Med. 303: 461, 1980
(453) *Epstein, M.:* The LeVeen shunt for ascites and hepatorenal syndrome. N. Engl. J. Med. 302: 628, 1980
(454) *Hyde, G. L. et al.:* Peritoneal venous shunting for ascites: a 15-year perspective. Am. Surg. 48: 123, 1982
(455) *Schumann, D.:* Correction of ascites with peritoneovenous shunting: a study of clinical management. Heart Lung 12: 248, 1983
(456) *Gullstrand, P. et al.:* Peritoneovenous shunting for intractable ascites. Scand. J. Gastroenterol. 17: 1009, 1982
(457) *Gonvers, J. J. et al.:* Le traitement de l'ascite réfractaire par le shunt de LeVeen. Schweiz. Med. Wochenschrift 111: 220, 1981
(458) *Turner, W. W., Pate, R. M.:* The Denver peritoneovenous shunt: relationship between hepatic reserve and successful treatment of ascites. Am. J. Surg. 144: 619, 1982
(459) *Epstein, M.:* Peritoneovenous shunt in the management of ascites and the hepatorenal syndrome. Gastroenterology 82: 790, 1982
(460) *Tyden, G. et al.:* Peritoneovenous shunting for intractable ascites. Acta Chir. Scand. 148: 597, 1982
(461) *Salem, G. et al.:* Zur Behandlung des therapieresistenten Aszites mit dem peritoneovenösen Shunt nach LeVeen. Helv. Chir. Acta 49: 805, 1983
(462) *Bismuth, H., Franco, D.:* La dérivation péritonéojugulaire dans l'ascite irréductible du cirrhotique. Nouv. Presse Méd. 10: 1707, 1981
(463) *Kearns, P. J. et al.:* Hepatorenal syndrome managed with hemodialysis, then reversed by peritoneovenous shunting. J. Clin. Gastroenterol. 7: 341, 1985
(464) *Eckhauser, F. E. et al.:* Bizarre complications of peritoneovenous shunts. Ann. Surg. 193: 180, 1981
(465) *Unger, P., Moram, R. M.:* Ascitic pseudocyst obstructing superior vena cava as a complication of a peritoneovenous shunt. Gastroenterology 81: 1137, 1981
(466) *Ragni, M. V. et al.:* Ascites-induced LeVeen shunt coagulopathy. Ann. Surg. 198: 91, 1983
(467) *Greenlee, H. B. et al.:* Small bowel obstruction from compression and kinking of intestine by thickened peritoneum in cirrhotics with ascites treated with LeVeen shunt. Gastroenterology 76: 1282A, 1979
(468) *Wormser, G. P., Hubbard, R. C.:* Peritonitis in cirrhotic patients with LeVeen shunts. Am. J. Med. 71: 358, 1981
(469) *Markey, W. et al.:* Hemorrhage from esophageal varices after placement of the LeVeen shunt. Gastroenterology 77: 341, 1980
(470) *Puig, J. G. et al.:* Peritoneovenous shunt and bacterial endotoxin. Mayo Clin. Proc. 54: 133, 1979
(471) *Schwartz, M. L. et al.:* Coagulopathy following peritoneovenous shunting. Surgery 85: 671, 1979
(472) *Kinney, M. et al.:* The "hepatorenal" syndrome and refractory ascites: Successful therapy with the LeVeen-type peritoneal-venous shunt in valve. Nephron 23: 228, 1984
(473) *Grosberg, J. S., Wapnick, S.:* A retrospective comparison of functional renal failure in cirrhosis treated by conventional therapy or the peritoneovenous shunt. Am. J. Med. Sci. 276: 287, 1978

(474) *Fullen, W. D.:* Hepatorenal syndrome. Reversal by peritoneovenous shunt. Surgery 82: 337, 1977
(475) *Schwartz, M. L., Vogel, S. B.:* Treatment of hepatorenal syndrome. Am. J. Surg. 139: 370, 1980
(476) *Lerut, J. P. et al.:* Peritoneovenous drainage and hepatorenal syndrome. Acta Gastroenterol. Belg. 45: 189, 1982
(477) *Gough, I. R.:* Peritoneovenous shunts for malignant ascites. Aust. N. Z. J. Surg. 52: 47, 1982
(478) *Souter, R. G. et al.:* Peritoneovenous shunts in the management of malignant ascites. Br. J. Surg. 70: 478, 1983
(479) *Battaglia, G. B. et al.:* Preliminary experience in the treatment of rebel ascites from ovarian cancer with the peritoneovenous shunt of Le-Veen. Eur. J. Gynaecol. Oncol. 3: 88, 1982
(480) *Cheung, D. K., Raaf, J. H.:* Selection of patients with malignant ascites for a peritoneovenous shunt. Cancer 50: 1204, 1982
(481) *Ruff, S. et al.:* Superior vena caval thrombosis as a complication of peritoneovenous shunt in malignancy. Am. Surg. 47: 415, 1981
(482) *Vo, N. M. et al.:* Complications of peritoneovenous shunting for malignant ascites. A collective review. Conn. Med. 45: 1, 1981
(483) *Smith, R. R. et al.:* Fatal pulmonary tumor embolization following peritoneovenous shunting for malignant ascites. J. Surg. Oncol. 16: 27, 1981
(484) *Powell, W. J., Klatskin, G.:* Duration of survival in patients with Laennec's cirrhosis. Am. J. Med. 44: 406, 1968
(485) *Capone, R. R. et al.:* Resistant ascites in alcoholic liver cirrhosis. Course and prognosis. Dig. Dis. 23: 867, 1978
(486) *Lazinik, G. H.:* Das hepatorenale Syndrom bei Virushepatitis. Med. Welt 31: 1596, 1980
(487) *Epstein, M. et al.:* Hepatorenal syndrome following hemihepatectomy. Clin. Nephrol. 5: 128, 1976
(488) *Mas, A. et al.:* Ascites and renal failure in primary liver cell carcinoma. Br. Med. J. 3: 629, 1975
(489) *Rosanski, S. J., Mullens, C. C.:* The hepatorenal syndrome associated with metastatic angiosarcoma of the gallbladder. Ann. Intern. Med. 96: 191, 1982
(490) *Dudley, F. J. et al.:* Hepatorenal syndrome without avid sodium retention. Hepatology 6: 248, 1986
(491) *Gentilini, P. et al.:* Systemic hemodynamics and renal function in cirrhotic patients during plasma volume expansion. Digestion 27: 138, 1983

9.8 Hepatische Enzephalopathie

von *Bernd Limberg*

Unter dem Begriff der hepatischen Enzephalopathie werden zentralnervöse Störungen zusammengefaßt, die Folge einer schweren Lebererkrankung sind. Die klinische Symptomatik reicht von leichten, oft nur mit Hilfe von psychometrischen Tests zu erfassenden Veränderungen der intellektuellen Leistungsfähigkeit bis zu stuporösen und schließlich komatösen Zuständen.

9.8.1 Diagnostik

Die hepatische Enzephalopathie wird in 4 Schweregrade unterteilt (**Tab. 9.33**) (1). Erste klinische Zeichen für das Vorliegen einer hepatischen Enzephalopathie sind rasche Ermüdbarkeit, Konzentrationsstörungen und eine Verlangsamung der Reaktionszeit *(Stadium I)*. Zur Früherfassung einer beginnenden hepatischen Enzephalopathie haben sich psychometrische Tests bewährt. Ein auch in der Klinik etabliertes Verfahren ist die Durchführung des Reitan-Tests (number connection test). Bei diesem Test müssen 25 Ziffern, die unregelmäßig über ein Blatt Papier verteilt aufgetragen sind, in ihrer Reihenfolge durch Striche miteinander verbunden werden (2). Zur Beurteilung werden dabei die Zahl der Fehler und die benötigte Zeit als Maß für die hepatische Enzephalopathie herangezogen. Ebenso läßt sich durch einfache Additions- bzw. Subtraktionsaufgaben die Einschränkung der intellektuellen Leistungsfähigkeit mit geringem Aufwand auch am Krankenbett feststellen. Bei einer weitergehenden Einschränkung der zentralnervösen Leistungsfähigkeit treten auch motorische Störungen auf *(Stadium II)*. Diese äußern sich zunächst in Störungen im extrapyramidalen Bereich. Die Feinmotorik ist gestört, es tritt ein Flappingtremor (Asterixis) auf, in späteren Stadien ist eine Rigidität und Spastizität der Extremitäten zu beobachten. Als Folge der gestörten Feinmotorik wird die Schrift verzittert und fahrig. Durch die Schriftprobe läßt sich frühzeitig eine Änderung der Feinmotorik nachweisen und somit auch gleichzeitig der Krankheitsverlauf dokumentieren. Neben diesen motorischen Störungen ist im Stadium II der hepatischen Enzephalopathie noch eine Zunahme der Schläfrigkeit und der Apathie festzustellen.

Im *Stadium III* stehen die Veränderungen der Vigilanz im Vordergrund des klinischen Bildes. Der Patient schläft fast stets, die Sprache ist verwaschen, der Sinnzusammenhang gestört, der Flappingtremor ist noch nachweisbar. Der Patient ist jedoch durch äußere Reize aus diesem stuporösen Zustand noch stets erweckbar.

Im *Stadium IV* ist der Patient komatös und reagiert nicht mehr auf Schmerzreize, der Kornealreflex ist erloschen; häufig besteht ein deutlicher Foetor hepaticus.

Zur Objektivierung der zentralnervösen Veränderungen kann neben den psychometrischen Tests die Ableitung des EEG und der visuell evozierten Potentiale dienen. Das EEG zeigt eine Frequenzabnahme des Alpha-Rhythmus von 8–13 Wellen auf einen Delta-Rhythmus von ca. 4 Wellen (3). Bei Patienten, die sich im Leberkoma befinden, treten schließlich triphasische langsame Komplexe auf, die man wegen ihrer Ähnlichkeit mit Krampfpotentialen auch als „Pseudoparoxysmen" bezeichnet hat. Die genannten

Tab. 9.33: Schweregrade der hepatischen Enzephalopathie

Stadium	
I	Rasche Ermüdbarkeit, Konzentrationsstörungen, pathologische psychometrische Tests, keine EEG-Veränderungen, Verlangsamung der Reaktionszeit
II	Zunahme der Schläfrigkeit und Apathie, Flappingtremor, pathologische Schriftprobe, Verminderung der intelektuellen Leistungsfähigkeit, pathologisches EEG
III	Stuporöser Zustand, Reaktion auf äußere Reize noch erhalten, unzusammenhängende Sprache, Verwirrtheits- und Erregungszustände, Rigidität und Spastizität der Extremitäten, Foetor hepaticus
IV	Koma, keine Reaktion auf Schmerzreize, Kornealreflex erloschen, pathologisches EEG

EEG-Veränderungen sind jedoch nicht nur bei der hepatischen Enzephalopathie nachweisbar, sondern können auch bei anderen Stoffwechselerkrankungen (z. B. Urämie) auftreten. Für die Klinik ist es jedoch wichtig, daß durch das EEG zwischen der Wirkung von Sedativa und dem Vorliegen einer hepatischen Enzephalopathie differenziert werden kann. Sedativa, die klinisch das Bild einer hepatischen Enzephalopathie imitieren können, verursachen ein schnelles Beta-EEG.

Eine neuere, jedoch aufwendigere Methode zur Diagnostik der hepatischen Enzephalopathie stellt die Ableitung der visuell evozierten Potentiale dar (4, 5). Die als EEG ableitbaren Potentialschwankungen repräsentieren die spontane elektrische Hirnaktivität, die bei weitgehender Entspannung und Ausschaltung aller äußeren Reize registriert wird. Diese spontane Hirnaktivität wird durch einlaufende Sinneserregungen modifiziert. Als Folge einer Sinneserregung entsteht ein evoziertes Potential über dem entsprechenden sinnesspezifischen Anteil des Gehirns. Unter den visuell evozierten Potentialen (VEP) versteht man äußerlich registrierte Ströme der Hirnaktivität, die durch einen afferenten visuellen Stimulus induziert werden. Diese VEP stellen exzitatorische postsynaptische, inhibitorische postsynaptische Potentiale oder eine Mischung von beiden dar. Durch einen optischen Stimulator werden wiederholt Lichtblitze in einer festen Frequenz und Lichtstärke produziert. In der abgeleiteten EEG-Kurve, in der die VEP verborgen sind, werden durch einen Computer nur die Signale verstärkt, die zeitlich mit dem optischen Stimulus verbunden sind. Eine normale VEP-Antwort dauert ca. 1 Sekunde; sie besteht aus einem negativen Peak und 2 kleineren positiven Peaks. Pathologische VEP sind durch Änderungen der Latenz dieser Peaks und eine unterschiedliche Amplitudenhöhe gekennzeichnet. Im Coma hepaticum lassen sich typische VEP-Kurven ableiten, die bei anderen Stoffwechselentgleisungen nicht auftreten.

Diese Spezifität der VEP hat auch dazu geführt, zu untersuchen, inwieweit das Koma, das tierexperimentell durch verschiedene neurotoxische Substanzen hervorgerufen wird, mit dem Coma hepaticum verglichen werden kann (6, 7).

Als ein weiteres klinisches Symptom der hepatischen Enzephalopathie ist der oft nachweisbare Foetor hepaticus anzusehen. Der Foetor hepaticus erinnert nur bei akutem Leberversagen an den Geruch frischer Leber, beim chronischen Leberversagen ist der Geruch eher fruchtig, aromatisch oder erdig.

Mit dem Auftreten einer zunehmenden hepatischen Enzephalopathie ist oft eine ausgeprägte Hyperventilation verbunden. Im Präkoma bzw. Coma hepaticum kann diese Hyperventilation zur respiratorischen und metabolischen Alkalose führen. Als Erklärung für die Hyperventilation wird eine Veränderung der pulmonalen Durchblutung mit Ausbildung intrapulmonaler A-V-Shunts und konsekutiver Hypoxämie herangezogen. Inwieweit für die Hyperventilation eine zusätzliche Störung der zentralen Atmungsregulation eine Rolle spielt, ist noch nicht vollständig geklärt.

Aufgrund der unterschiedlichen Ätiologie, Prognose und der zum Teil differenten biochemischen Befunde wird das Leberkoma in das endogene und exogene Leberkoma unterteilt.

9.8.2 Endogenes Leberkoma

Das endogene Leberkoma ist Folge einer massiven Leberzellnekrose, die durch verschiedene Ursachen hervorgerufen werden kann (Tab. 9.34). Als häufigste Ursache ist eine Virusinfektion der Leber anzusehen. Die fulminante Hepatitis B oder Non-A-non-B-Hepatitis führt am häufigsten zu einem akuten Leberversagen, in sehr seltenen Fällen kann auch eine Hepatitis A für ein fulminantes Leberversagen verantwortlich sein. Die Letalität der fulminanten Hepatitis be-

Tab. 9.34: Ätiologie des akuten Leberversagens

- Virusinfektionen (Hepatitis A, B, Non-A-Non-B, Marburg-, Adeno-, Reo-, Herpes simplex-, Coxsackie-Viren)
- Alkoholhepatitis
- Vergiftungen (Knollenblätterpilz, Paracetamol, Tetrachlorkohlenstoff, Chloroform)
- Arzneimittelschäden
- Anästhetika (z. B. Halothan)
- akute Schwangerschaftsfettleber
- Rey-Syndrom
- akute Lebervenenthrombose
- septische Cholangitis
- Stoffwechselstörungen (z. B. Morbus Wilson)

trägt im Stadium IV ca. 80 %, die Gesamtletalität der viralen Hepatitis beträgt jedoch nur ca. 0,3 % (8–10). Neben den Virusinfektionen stellt der alkoholinduzierte Leberschaden, die alkoholische Hepatitis, die häufigste Ursache für die Entwicklung eines Leberkomas dar. Die Letalität der schweren alkoholischen Hepatitis wird mit ca. 20 % angegeben. Eine weitere, wenn auch seltenere Ursache ist die saisonale, vorwiegend im Herbst auftretende Vergiftung durch den Knollenblätterpilz (Amanita phalloides). Neben dem Phalloidin ist vorwiegend das Alpha-Amanitin für die Leberzellnekrose verantwortlich. Alpha-Amanitin hemmt die RNA-Polymerase und führt über eine Hemmung der Proteinbiosynthese zur Entwicklung einer Leberzellnekrose. Die typischen Symptome einer Intoxikation mit Amanita phalloides treten erst 14 bis 18 Stunden nach Einnahme des Pilzes auf. Ein Anstieg der Transaminasen als Ausdruck der beginnenden Leberzellnekrose ist erst 30 bis 36 Stunden nach Verzehr des Pilzes nachweisbar. Die Letalität der Erkrankung hängt von der Menge des aufgenommenen Alpha-Amanitin ab. Da es bisher keine zuverlässigen Methoden gibt, um die aufgenommene Menge an Alpha-Amanitin in der Klinik rasch zu bestimmen, kann eine prognostische Aussage über die Schwere des Verlaufs nicht gemacht werden.

Eine akute Leberzellnekrose nach Einnahme von Paracetamol tritt in der Regel nur auf, wenn extrem hohe Dosen (mehr als 5 g) eingenommen werden. Diese Dosierungen erfolgen meistens in suizidaler Absicht. Seltenere Ursachen für die Entwicklung eines endogenen Leberkomas sind Intoxikationen mit Tetrachlorkohlenstoff, Chloroform oder Arzneimitteln, wie z. B. Tetracyclin, Rifampicin oder Halothan. Die akute Schwangerschaftsleber, das Rey-Syndrom, die akute Lebervenenthrombose (Budd-Chiari-Syndrom), die septische Cholangitis mit Abszedierungen und Stoffwechselstörungen (z. B. Morbus Wilson) sind seltene Ursachen für die Entwicklung eines endogenen Leberkomas.

Im Rahmen einer akuten Lebererkrankung weist das Auftreten einer hepatischen Enzephalopathie auf einen schweren Verlauf der Erkrankung hin und ist ein prognostisch ungünstiges Zeichen. Unter den biochemischen Parametern korreliert die Höhe der Transaminasen im Serum mit der Zahl der nekrotisch gewordenen Zellen. Ein Abfall der Transaminasenhöhe (Transaminasensturz) im Zusammenhang mit der Entwicklung einer hepatischen Enzephalopathie ist jedoch nicht Ausdruck einer Besserung der Erkrankung, sondern weist darauf hin, daß bereits ein großer Teil der Leber zerstört ist. Klinisch ist diese Entwicklung durch ein Kleinerwerden der Leber, wie es durch Palpation oder Sonographie festgestellt werden kann, charakterisiert. Der Anstieg des Bilirubins, der alkalischen Phosphatase oder der Gamma-GT läßt keine Rückschlüsse auf die Leberfunktion und die Prognose zu. Prognostisch wesentlich zuverlässiger sind die biochemischen Befunde, die die Syntheseleistung der Leber widerspiegeln. Hier sind in erster Linie die Gerinnungsfaktoren und das Albumin zu nennen. Diese Proteine werden fast ausschließlich in der Leber synthetisiert und spiegeln deshalb die Syntheseleistung des Organs gut wider. Aufgrund der kurzen Halbwertszeit von 2 Stunden ist der Faktor VII ein besonders sensibler Indikator für eine Verschlechterung der Leberfunktion. Erst später tritt im Verlauf der Erkrankung auch ein Abfall von Faktor V auf. Mit Hilfe des Quicktestes sind diese Syntheseverminderungen der Gerinnungsfaktoren auch im Routinelabor leicht erfaßbar. Ein Abfall des Quickwertes unter 20 % ist ein prognostisch ungünstiges Zeichen. Der Abfall der Konzentration der Gerinnungsfaktoren ist jedoch nicht allein durch die verminderte Syntheseleistung der Leber zu erklären, sondern ist zum Teil auch durch eine Verbrauchskoagulopathie bedingt, die sich bei 50 % der Patienten mit akutem Leberversagen nachweisen läßt. Als Folge der ausgeprägten Gerinnungsstörung entwickelt sich bei diesen Patienten in ca. 30 % der Fälle eine verstärkte Blutungsneigung.

Aufgrund der längeren Halbwertszeit sinkt die Albuminkonzentration im Blut erst zu einem späteren Zeitpunkt ab. Die Abnahme der Konzentration der Cholesterinester weist ebenfalls auf die verminderte Syntheseleistung der Leber hin. Ein weiterer typischer Befund bei einem fulminanten Leberversagen ist ein Anstieg der Konzentration fast aller Aminosäuren im Plasma. Dieser Konzentrationsanstieg ist durch die Freisetzung der Aminosäuren aus den nekrotischen Zellen, zum Teil jedoch auch durch eine verminderte metabolische Clearance-Rate bedingt; letzteres trifft insbesondere für die aromatischen Aminosäuren Phenylalanin, Tyrosin und Tryptophan zu. Aus dem Metabolismus der aromatischen Aminosäuren entstehen die Phenole, die bei schweren Lebererkrankungen in erhöhter Konzentration im Blut vorhanden sind. Von klinischer Bedeutung ist ferner, daß die Methioninkonzentration im Serum in der Regel vermehrt ist; die aus dem Methioninstoffwechsel herrührenden Mercaptane werden für das Auftreten des Foetor hepaticus verantwortlich gemacht.

9.8.3 Exogenes Leberkoma

Das exogene Leberkoma entwickelt sich fast immer auf dem Boden einer Leberzirrhose; in seltenen Fällen kann es auch bei Patienten mit einem prähepatischen Block und Vorliegen eines ausgeprägten Kollateralkreislaufes als Folge einer portalen Hypertension auftreten. Das Leberausfallskoma ist eine Stoffwechselstörung, die sich im Gegensatz zum endogenen Leberkoma erst langsam entwickelt. Als prädisponierende Faktoren sind zu nennen: Diätfehler (zu hohe Proteinzufuhr), gastrointestinale Blutungen, Elektrolytstörungen als Folge einer Diuretikamedikation, Sepsis, Einnahme von Sedativa, Azotämie, dystrophischer Schub einer Leberzirrhose. Bei Patienten mit Leberzirrhose kann das weitere Trinken von Alkohol eine erneute Verschlechterung der Lebererkrankung und eine Verstärkung der hepatischen Enzephalopathie hervorrufen. Schreitet die Lebererkrankung weiter fort, so bilden sich aufgrund der portalen Hypertension spontane Kollateralkreisläufe (portokavale Anastomosen) aus. Die aus dem Darm unter Umgehung der Leber direkt in das Blut gelangenden toxischen Metaboliten, insbesondere des Eiweißstoffwechsels, werden für die sich dann entwickelnde portosystemische Enzephalopathie verantwortlich gemacht.

9.8.4 Pathogenese

Untersuchungen zur Pathogenese der hepatischen Enzephalopathie sind bisher fast ausschließlich bei Patienten mit schwerer Leberzirrhose und portokavalen Anastomosen durchgeführt worden; die tierexperimentellen Befunde dagegen sind vorwiegend am Modell der akuten Leberschädigung (z. B. „Galaktosamin-Hepatitis") erhoben worden. Die Ergebnisse dieser Untersuchungen dürfen wahrscheinlich nicht zu einem generellen Prinzip der hepatischen Enzephalopathie zusammengefaßt werden; sie geben dennoch wichtige Einblicke in die Beziehung zwischen Leber- und Gehirnfunktion.

Die exakte Pathogenese der hepatischen Enzephalopathie ist unbekannt. Vier wesentliche Hypothesen versuchen jedoch, die Entwicklung der hepatischen Enzephalopathie zu erklären:

9.8.4.1 Ammoniakinduzierte Neurotoxizität.

Erhöhte Ammoniakkonzentrationen sind bei 90% aller Patienten mit einer hepatischen Enzephalopathie nachweisbar (11). Sie wurden als ursächlich für die Entwicklung der hepatischen Enzephalopathie (HE) angesehen. Einige Punkte sprechen für die Beteiligung erhöhter Ammoniakkonzentrationen. Bei Patienten mit HE ist die Ammoniakkonzentration erhöht, und im Tierexperiment führt die Infusion von Ammoniak zur Ausbildung eines Komas (12). Bei Kindern mit angeborenen Stoffwechselstörungen des Harnstoffzyklus entwickelt sich ebenfalls eine Enzephalopathie (13). Der genaue Mechanismus, über den eine Erhöhung der Ammoniakkonzentration zur Ausbildung einer hepatischen Enzephalopathie führt, ist jedoch noch nicht bekannt. Verschiedene Hypothesen sind in den vergangenen Jahren dazu entwickelt worden.

Aus Isotopenstudien ist bekannt, daß Ammoniak bei einer experimentellen Leberschädigung vermehrt in das Gehirn aufgenommen wird. Im ZNS kann Ammoniak unter Verbrauch von ATP mit Glutaminsäure unter Bildung von Glutamin reagieren. Eine weitere Möglichkeit ist, daß Ammoniak mit α-Ketoglutarat zu Glutaminsäure umgesetzt wird (**Abb. 9.24**). Als Folge dieser Reaktion würden wichtige Intermediärprodukte dem Citratzyklus entzogen und dadurch die Synthese energiereicher Phosphate vermindert. Gegen diese Hypothese spricht jedoch der Befund, daß zumindest im Tierexperiment nach der Gabe von Ammoniak die Konzentrationen von α-Ketoglutarat und anderen Intermediärprodukten des Citratzyklus nicht vermindert sind (14). Neben diesen metabolischen Effekten sind auch direkte Membraneffekte des Ammoniaks diskutiert worden. So konnte gezeigt werden, daß Ammoniak die Na-K-abhängige ATPase der neuronalen Membran stimuliert und über eine Hemmung des Chlorideffluxes das Membranpo-

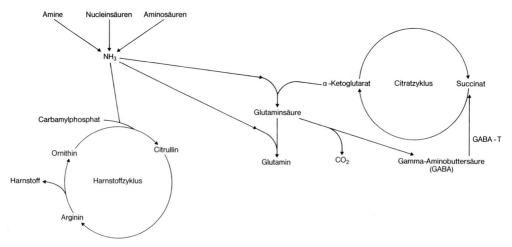

Abb. 9.24: Schematische Darstellung von wichtigen Reaktionen des Ammoniakstoffwechsels (GABA-T: GABA-Transaminase).

tential beeinflußt (15). Inwieweit diese Veränderungen auch klinisch eine Rolle spielen, ist jedoch bisher unklar. Neben diesen direkten Effekten des Ammoniaks werden noch 2 weitere Hypothesen diskutiert, um den Einfluß von Ammoniak auf die Entwicklung der HE zu erklären. Einmal wird angenommen, daß Ammoniak nur im Zusammenhang mit anderen neurotoxischen Substanzen synergistisch an der Entwicklung der HE beteiligt ist (16), und zum anderen werden die erhöhten zerebralen Konzentrationen an Ammoniak und Glutamin in Zusammenhang mit einem veränderten Aminosäureaustausch an der Blut-Hirn-Schranke gebracht (17).

An der Bildung von Ammoniak sind im Körper verschiedene Organe beteiligt; neben der Niere und dem Muskel ist der Darm für den größten Teil des gebildeten Ammoniaks verantwortlich; Ammoniak wird von den Darmbakterien im Kolon und durch die Spaltung von Glutamin im Dünndarm gebildet (18). Unter physiologischen Bedingungen wird der Ammoniak in den Harnstoffzyklus eingeschleust, das Reaktionsprodukt ist der Harnstoff, der nicht toxisch ist und über die Niere ausgeschieden werden kann. Bei Patienten mit fulminanter Hepatitis oder schwerer Leberzirrhose ist die Harnstoffsynthese deutlich reduziert; die Aktivität der am Harnstoffzyklus beteiligten Enzyme, insbesondere der beiden geschwindigkeitsbestimmenden Enzyme (Carbamoylphosphatsynthetase, Arginosuccinatsynthetase) ist deutlich vermindert (19). Die erhöhten Ammoniakkonzentrationen im Blut bei Patienten mit HE spiegeln somit die verminderte metabolische Leistungsfähigkeit der Leber wider. Hinweis für die reduzierte Harnstoffsyntheseleistung und die bedeutende Rolle der intestinalen Ammoniakproduktion ist die Beobachtung, daß bei Patienten mit Leberzirrhose und oberer gastrointestinaler Blutung die Ammoniakkonzentrationen im Blut deutlich ansteigen. Dieser Anstieg ist durch einen vermehrten Abbau der Blutproteine im Darmlumen bedingt. Es gibt jedoch auch Untersuchungen, die diesen strengen postulierten Zusammenhang zwischen erhöhten Ammoniakkonzentrationen und der hepatischen Enzephalopathie in Frage stellen. So korreliert die Schwere der HE nicht mit den Ammoniakspiegeln im Blut (20); die ableitbaren, visuell evozierten Potentiale bei ammoniakinduziertem Koma beim Tier entsprechen nicht denen, wie sie bei der HE gefunden werden (7).

9.8.4.2 Synergistische neurotoxische Wechselwirkung zwischen Ammoniak, Merkaptanen und freien Fettsäuren. Methantiol, Ethantiol und Dimethylsulfid sind die Merkaptane, die aus dem Metabolismus des Methionin resultieren (16).

Die erhöht nachweisbare Konzentration dieser Merkaptane bei Patienten mit HE oder bei Tieren mit experimentell induziertem Leberversagen haben die Vermutung nahegelegt, daß diese Substanzen mit an der Entwicklung der HE beteiligt sind. Gegen die alleinige Rolle der Merkaptane als pathogenetische Faktoren bei der HE spricht jedoch der Befund, daß die erforderlichen Konzentrationen, die benötigt werden, um tierexperimentell ein Koma zu erzeugen, wesentlich höher sind, als sie bei Patienten mit HE gefunden werden (21).

Auf eine mögliche Bedeutung der freien Fettsäuren als Ursache für die Entstehung der HE weisen Befunde hin, daß die Injektion von freien Fettsäuren beim Tier zu einer HE führt, auch hier liegen jedoch die erforderlichen Konzentrationen über den bei Patienten mit HE nachweisbaren Spiegeln (16). Es wurde jedoch angenommen, daß die freien Fettsäuren die Neurotoxizität von Tryptophan steigern könnten; Tryptophan wird durch die Fettsäuren aus seiner Bindung an Albumin verdrängt, dadurch erhöhen sich die Konzentrationen an freiem, nicht gebundenem Tryptophan im Serum (22). Erhöhte Tryptophankonzentrationen lassen sich im experimentellen Leberversagen im ZNS und im Blut nachweisen. Tryptophan ist der Precursor für die Synthese von Serotonin im ZNS. Infolge des erhöhten Tryptophanspiegels wird vermehrt Serotonin synthetisiert; Serotonin stellt im ZNS einen hemmenden Neurotransmitter dar. Ein kausaler Zusammenhang zwischen erhöhten Tryptophankonzentrationen und der Entwicklung der hepatischen Enzephalopathie konnte bisher jedoch noch nicht sicher nachgewiesen werden.

Gegen die alleinige Rolle von Ammoniak, Merkaptanen oder freien Fettsäuren als Ursache für die HE sprechen auch neurophysiologische Untersuchungen. Hier hat die Ableitung der visuell evozierten Potentiale eine weitere Klärung gebracht. Bei alleiniger Gabe dieser Substanzen sind entweder keine Veränderungen der VEP festzustellen bzw. die beobachteten Änderungen entsprechen nicht denen, wie sie bei Patienten mit hepatischer Enzephalopathie gefunden werden (7). Zur Erklärung der beschriebenen Befunde ist deshalb das Konzept der synergistischen Neurotoxizität dieser Substanzen entwickelt worden (23). Die Konzentrationen von Merkaptanen, Ammoniak und freien Fettsäuren, die allein keinen Einfluß auf die zentralnervösen Funktionen haben, führen jedoch bei gleichzeitiger Gabe zur Entwicklung eines Leberkomas. Die dabei erzielten Blutspiegel sind mit denen, wie sie beim fulminanten Leberversagen gefunden werden, vergleichbar; die ableitbaren VEP entsprechen unter diesen Bedingungen auch mehr den VEP, wie sie bei der HE gefunden werden.

9.8.4.3 Plasmaaminosäureveränderungen.
Veränderungen des Plasmaaminosäuremusters sind bei Patienten mit Leberzirrhose ein konstant nachweisbarer Befund (24). Das Aminosäuremuster ist dabei in typischer Weise verändert; die Konzentrationen der verzweigtkettigen Aminosäuren Valin, Leucin und Isoleucin sind erniedrigt, während die Konzentrationen der aromatischen Aminosäuren Phenylalanin und Tyrosin erhöht sind. Als Folge dieser Veränderungen ist der Aminosäurequotient, der aus dem molaren Verhältnis der verzweigtkettigen zu den aromatischen Aminosäuren (Valin + Leucin + Isoleucin/Phenylalanin + Tyrosin) gebildet wird, erniedrigt. 1971 wurde von Fischer et al. (25) eine Hypothese entwickelt, die diese Veränderungen des Aminosäuremusters als entscheidenden Faktor bei der Entwicklung der hepatischen Enzephalopathie ansieht **(Abb. 9.25)**. Bei Patienten mit Leberzirrhose sind die Insulin- und Glukagonkonzentrationen im Blut deutlich erhöht. Nach Fischer besteht ein kausaler Zusammenhang zwischen diesen erhöhten Hormonkonzentrationen und dem veränderten Plasmaaminosäuremuster. Danach stimulieren die erhöhten Glukagonkonzentrationen den Proteinkatabolismus; als Folge des erhöhten Proteinstoffwechsels werden vermehrt aromatische Aminosäuren freigesetzt. Da diese Aminosäuren ausschließlich in der Leber metabolisiert werden, bei der Leberzirrhose der Abbau jedoch vermindert ist, steigt die Konzentration dieser Aminosäuren im Plasma an. Ursache für den verminderten Abbau ist die verminderte Aktivität der geschwindigkeitsbestimmenden Enzyme des Aminosäurestoffwechsels (26). Der Metabolismus der verzweigtkettigen Aminosäuren dagegen erfolgt überwiegend im Muskel und Fettgewebe und wird durch Insulin stimuliert. Es wurde deshalb von Fischer angenommen, daß bei Patienten mit Leberzirrhose die erhöhten Plasma-Insulinkonzentrationen einen vermehrten Einstrom und Metabolismus dieser Aminosäuren im Fett und Muskelgewebe und dadurch eine

Hepatische Enzephalopathie

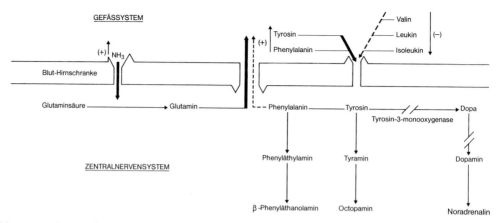

Abb. 9.25: Schematische Darstellung der Entstehung falscher Neurotransmitter als Ursache der hepatischen Enzephalopathie (n. Fischer et al.).
(+) ↑ = erhöhte Konzentrationen.
(−) ↓ = erniedrigte Konzentrationen.

Verminderung ihrer Konzentration im Plasma bewirken. An der Blut-Hirn-Schranke konkurrieren aromatische und verzweigtkettige Aminosäuren bei ihrem Eintritt in das Zentralnervensystem um ein gemeinsames Transportsystem. Da die Konzentration der verzweigtkettigen Aminosäuren vermindert und die der aromatischen Aminosäuren erhöht ist, werden vermehrt aromatische Aminosäuren in das Gehirn aufgenommen. Folge der reduzierten metabolischen Leistungsfähigkeit der zirrhotischen Leber ist außerdem eine verminderte Harnstoffsynthese, es steigen deshalb sowohl die Konzentrationen an Ammoniak im Blut als auch im ZNS an; im ZNS ist deshalb die Glutaminbildung gesteigert. Ein verstärkter Austausch von intrazerebral gebildetem Glutamin gegen aromatische Aminosäuren an der Blut-Hirn-Schranke führt zu einer weiteren Erhöhung der intrazerebralen Konzentrationen an aromatischen Aminosäuren.
Die erhöhten zerebralen Konzentrationen der aromatischen Aminosäuren hemmen die Tyrosin-3-Monooxygenase, so daß der Syntheseweg zu den normalen Neurotransmittern Dopamin und Noradrenalin blockiert ist. Als Folge davon wird die Synthese sogenannter falscher Neurotransmitter (Octopamin, Phenyläthanolamin) gesteigert, deren neurotransmittorische Fähig-

keiten nur $1/10$ der von Dopamin und Noradrenalin betragen und die schließlich über eine Hemmung der Übertragung in den Synapsen zur Entwicklung der hepatischen Enzephalopathie führen.
Gegen diese Hypothese von Fischer gibt es jedoch gewichtige Einwände. So führt die intrathekale Injektion von Octopamin im Tierexperiment nicht zur Entwicklung eines Komas (27), ebenso korreliert der Aminosäurequotient nicht mit dem Grad der hepatischen Enzephalopathie, sondern eher mit dem histologisch nachweisbaren Schweregrad der Leberschädigung (28), und schließlich lassen sich bei Patienten, die im Leberkoma verstarben, im Vergleich zu Kontrollen unveränderte Konzentrationen von Dopamin und Noradrenalin nachweisen (29). Der von Fischer postulierte strenge kausale Zusammenhang zwischen Aminosäureimbalance und erhöhten Insulin- und Glukagonkonzentrationen ist durch andere Untersuchungen zum Teil in Frage gestellt worden (30, 31).

9.8.4.4 Gammaaminobuttersäure (GABA).

In letzter Zeit hat sich das Interesse bei der Aufklärung der pathophysiologischen Veränderungen der hepatischen Enzephalopathie der Gammaaminobuttersäure zugewandt. Die Gammaaminobuttersäure (GABA) ist der wichtigste hemmende Neurotransmitter im Zentralnervensystem. GABA wird in den präsynaptischen Neuronen aus Glutaminsäure durch oxidative Decarboxylierung gebildet. GABA wird in Vesikeln der präsynaptischen Neuronen gespeichert, nach Freisetzung infolge eines Impulses bindet GABA an spezifische postsynaptische Rezeptoren. Diese Bindung bewirkt eine erhöhte Permeabilität der Membran für Chloridionen und infolgedessen eine Hyperpolarisation der postsynaptischen Membran; es bildet sich ein sogenanntes „hemmendes postsynaptisches Potential" aus (32). GABA wird sehr rasch aus dem synaptischen Spalt wieder entfernt und entweder abgebaut oder erneut in den präsynaptischen Vesikeln gespeichert. Der postsynaptische GABA-Rezeptor besteht aus einem hochmolekularen Komplex, der neben der Bindungsseite für GABA weitere Bindungsseiten für andere synergistisch wirkende Effektoren aufweist; zu diesen gehören die Benzodiazepine und die Barbiturate. Die Bindung dieser Substanzen an den GABA-Rezeptor potenziert die Wirkungen von GABA. Die Barbiturate verlängern die Öffnungsdauer der Chlorid-Transportkanäle, und die Benzodiazepine führen zu einer Zunahme der Frequenz der Öffnung dieser Kanäle und verstärken auf diese Weise die physiologischen GABA-Wirkungen (33).

Die zentrale Rolle von GABA als hemmender Neurotransmitter konnte durch tierexperimentelle Studien belegt werden. So führt die intrathekale Injektion von GABA zur Ausbildung eines Komas (34). Die dabei ableitbaren, visuell evozierten Potentiale entsprechen denen, wie sie bei Patienten mit hepatischer Enzephalopathie gefunden werden (5).

Neben der Synthese von GABA im ZNS erfolgt ein großer Teil der de-novo-Synthese von GABA im Organismus im Darm und hier insbesondere durch die Darmbakterien; es konnte gezeigt werden, daß E. coli und Bacteroides fragilis GABA in großen Mengen synthetisieren können (35). In der V. portae sind die Plasmakonzentrationen an GABA doppelt so hoch wie in der Aorta, dieser Konzentrationsgradient weist darauf hin, daß die Leber für den Abbau von GABA eine entscheidende Rolle spielt. Die Leber enthält ca. 80% der Gesamtaktivität des Körpers an GABA-Transaminase (GABA-T), jenes Enzym, das für den Metabolismus von GABA verantwortlich ist. Bei einer tierexperimentellen Leberschädigung sind deshalb die Clearance-Rate für GABA vermindert und die Serumkonzentrationen erhöht. Auch bei Patienten mit Leberzirrhose sind die Serumkonzentrationen von GABA erhöht, bei einer gastrointestinalen Blutung steigen die GABA-Konzentrationen im Blut weiter an (30). Neben der verminderten Clearance-Rate für GABA wird dieser Konzentrationsanstieg auf eine vermehrte GABA-Produktion aus den Blutproteinen durch die Darmbakterien zurückgeführt. Der Befund einer erhöhten GABA-Konzentration im Blut allein reicht jedoch noch nicht zur Erklärung des Leberkomas als Folge der erhöhten GABA-Konzentrationen aus. GABA wird unter physiologischen Bedingungen nur sehr langsam in das Zentralnervensystem transportiert, und die intravenöse Injektion führt im Gegensatz zur intrathekalen Injektion erst bei sehr hoher Konzentration zur Ausbildung eines Komas. Bei einem experimentellen Leberversagen konnte jedoch zusätzlich noch ein erhöhter Transport von GABA in das ZNS nachgewiesen werden; dieser gesteigerte Transport wird auf eine Änderung der Permeabilität der Blut-Hirn-Schranke im akuten Leberversagen zurückgeführt (37). Neben diesen Veränderungen der Blut-Hirn-Schranke konnte zumindest im Tierexperiment eine Zunahme der GABA-Rezeptoren um bis zu 40% nachgewiesen werden (38). Diese Zunahme der GABA-Rezeptoren ist gleichzeitig von einer Abnahme der Konzentration der Rezeptoren für die exzitatorischen Neurotransmitter wie Glutaminsäure und Asparaginsäure begleitet; dadurch wird das Gleichgewicht weiter zugunsten der inhibitorischen Neurotransmitter verschoben (39). Die außerdem festgestellte Zunahme der Bindungsseiten für die Benzodiazepine erklärt die hohe Empfindlichkeit von Patienten mit schweren Lebererkrankungen für die sedierende Wirkung dieser Substanzen. Die Ursache für die Änderung des Neurotransmitterstatus ist jedoch bisher noch unbekannt.

Diese beschriebenen Veränderungen werden in der Hypothese von Jones (40) als ursächlich für die Entstehung der hepatischen Enzephalopathie angesehen (**Abb. 9.26**).

9.8.5 Therapie

Grundlage für die medikamentöse Therapie der hepatischen Enzephalopathie sind die beschrie-

Hepatische Enzephalopathie

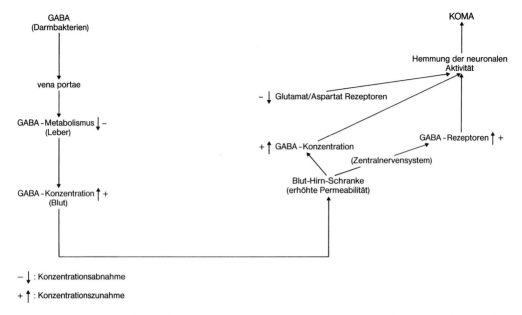

Abb. 9.26: Die Bedeutung des Metabolismus der Gammaaminobuttersäure (GABA) für die Entstehung der hepatischen Enzephalopathie (40).

benen pathophysiologischen Vorstellungen. Das Ziel der Therapie ist es, die biochemischen Veränderungen bei Patienten mit fortgeschrittener Leberzirrhose zu korrigieren.

9.8.5.1 Darmreinigung. Die Produktion von toxischen Metaboliten im Darmlumen (z.B. Ammoniak, Gammaaminobuttersäure) wird mit als ursächlich für die Entwicklung der hepatischen Enzephalopathie angesehen. Bedingt durch Obstipation, massive gastrointestinale Blutung oder Diätfehler (zu hohe Proteinzufuhr) kann es zur Auslösung bzw. Verschlechterung der hepatischen Enzephalopathie kommen. Die Reinigung des Dick- und Dünndarms stellt deshalb eine sinnvolle Maßnahme dar. Praktisch bewährt hat sich, insbesondere nach einer akuten oberen gastrointestinalen Blutung, die orale Gabe von 500 bis 1000 ml einer 10%-Mannitlösung in einem Zeitraum von 30 bis 60 Minuten. Durch die Gabe von Mannit wird eine osmotische Diarrhö erzeugt, die innerhalb von 3 bis 4 Stunden zu einer fast vollständigen Reinigung des Dünn- und Dickdarms führt. Zusätzlich können noch initial Rektaleinläufe durchgeführt werden.

Die Darmreinigung hat jedoch nur eine therapeutische Wirksamkeit bei einer sich rasch entwickelnden Enzephalopathie, wie sie z.B. im Rahmen von oberen gastrointestinalen Blutungen auftritt. Zur Therapie der chronischen Enzephalopathie ist dieses Verfahren jedoch nicht geeignet.

9.8.5.2 Lactulose. Die medikamentöse Therapie mit Lactulose, einem synthetischen Disaccharid, hat sich als effektiv zur Behandlung sowohl der akuten (41) als auch der chronischen (42) Enzephalopathie erwiesen. Die Wirksamkeit der Substanz beruht darauf, daß Lactulose praktisch kaum im Dünndarm resorbiert wird, so daß der größte Teil der oral aufgenommenen Menge in das Kolon gelangt, wo es durch die Darmbakterien gespalten wird. Durch die Gabe von Lactulose lassen sich die erhöhten Ammoniakspiegel im Serum von Patienten mit Leberzirrhose senken. Als Erklärung für diesen Effekt wird angenommen, daß durch eine Verschiebung des pH-Wertes in den sauren Bereich der Ammoniak in der geladenen NH_4^+-Form vorliegt und deshalb in der ionischen Form schlechter resorbiert wird. Zum anderen wird diskutiert, daß durch Verschiebung des pH-Wertes nach der Gabe von Lactulose sich die Bakterienflora im Dickdarm ändert und eine Population von Bakterien vorliegt, die weniger ammoniakproduzierend ist (43). Als ein weiterer Mechanismus für die verminderte Ammoniakproduktion ist eine Beeinflussung des Intermediärstoffwechsels der Bakterien im Kolon anzusehen. In In-vitro-Studien (44) konnte gezeigt werden, daß bei Mikroorganismen Lactulose oder auch andere Kohlehydrate zu einer Reduktion der Ammoniakproduktion führen. Als Folge der Bereitstellung der notwendigen Energieträger in Form von Kohlehydraten wird die Energiegewinnung der Bakterien aus dem Metabolismus von Aminosäuren und die damit anfallende Ammoniakproduktion supprimiert. Der Befund, daß ein Großteil des fäkalen Stickstoffs sich in der Bakterienfraktion des Stuhls befindet, ist mit diesen Erklärungsmöglichkeiten vereinbar.

Die übliche Dosierung für Lactulose (67% Lösung) besteht in der Gabe von 2- bis 3mal täglich 30 ml. Diese Dosierung muß individuell angepaßt werden, da eine zu große Dosis zu Durchfällen führen kann. Die Lactulosedosis ist so zu wählen, daß der Patient etwa 1 bis 2 Stühle pro Tag absetzt. Neben der oralen Gabe von Lactulose ist insbesondere beim komatösen Patienten die Durchführung von Einläufen mit Lactulose (200 g/l) empfohlen worden (45).

9.8.5.3 Antibiotika.
Neomycin, ein schwer resorbierbares Antibiotikum, erwies sich in klinischen Studien als ebenso wirksam wie eine Behandlung mit Lactulose (46). Als Erklärung für den Effekt der Substanz wird ebenso wie für Lactulose eine verminderte Ammoniakproduktion, bedingt durch die Verminderung der Kolonflora, angesehen. Nach oraler Gabe werden zwar nur 0,6% der applizierten Dosis resorbiert, diese geringen Mengen werden jedoch für die Nebenwirkungen einer Neomycinmedikation wie Nephro- und Ototoxizität verantwortlich gemacht. Aufgrund dieser Nebenwirkungen kann Neomycin für die Langzeittherapie heute nicht mehr empfohlen werden. Kürzlich konnte gezeigt werden, daß eine Behandlung der hepatischen Enzephalopathie mit dem gegen gramnegative Bakterien wirksamen Metronidazol genauso effektiv war wie eine Behandlung mit Neomycin (47).

9.8.5.4 Proteinrestriktion.
Klinisch ist als prädisponierender Faktor für die Verschlechterung bzw. Auslösung einer hepatischen Enzephalopathie eine erhöhte orale Proteinzufuhr schon seit langem bekannt. Es ist deshalb sinnvoll, bei Patienten mit schwerer hepatischer Enzephalopathie eine Proteinrestriktion durchzuführen. Unter der Voraussetzung, daß Patienten mit stabiler Zirrhose kalorisch ausreichend ernährt werden, ist bei ausgeglichener Stickstoffbilanz eine Proteinrestriktion bis zu etwa 0,5 g/kg möglich. Unter dieser Proteinrestriktion kann eine adäquate Kalorienzufuhr durch die Gabe von Kohlehydraten erfolgen. Bei Patienten mit akuter hepatischer Enzephalopathie sollte jedoch die Proteinzufuhr zunächst auf ca. 20 g/die beschränkt und erst nach klinischer Besserung allmählich die Proteinrestriktion gelockert werden. Auch nach Besserung der hepatischen Enzephalopathie ist es erforderlich, die Proteinrestriktion auf etwa 0,5 bis 0,75 g/kg Körpergewicht beizubehalten, da nach erhöhter Proteinzufuhr mit einer erneuten Verschlechterung der hepatischen Enzephalopathie zu rechnen ist.

Einen günstigen Einfluß auf die Enzephalopathie hat das pflanzliche Eiweiß, wie in mehreren Studien gezeigt werden konnte (48, 49). Dieser günstige Effekt wird auf den niedrigeren Anteil an ammoniogenen und aromatischen Aminosäuren des Pflanzeneiweißes zurückgeführt (50).

9.8.5.5 Amino- und Ketosäuren.
Aufgrund der von Fischer aufgestellten Hypothese zur Entwicklung der hepatischen Enzephalopathie ist der Versuch gemacht worden, durch die Infusion von sogenannten adaptierten Aminosäurelösungen die beschriebenen Veränderungen der Aminosäurekonzentrationen im Serum zu korrigieren. Diese adaptierten Aminosäurelösungen unterscheiden sich von konventionellen Aminosäurelösungen, wie sie zur parenteralen Ernährung verwendet werden, dadurch, daß sie reich an verzweigtkettigen Aminosäuren (Valin, Leukin, Isoleukin) und arm an aromatischen Aminosäuren (Phenylalanin, Tyrosin, Tryptophan) sind. Ziel der Therapie mit diesen Aminosäurelösungen ist es, den veränderten Aminosäurequotienten durch die Gabe von hohen Konzentrationen an verzweigtkettigen Aminosäuren zu korrigieren bzw. zu normalisieren. Über die Wirksamkeit der intravenösen Therapie mit adaptierten Aminosäurelösungen liegen bisher 4

kontrollierte Studien vor, die einen positiven Effekt dieser Behandlung beschreiben (51–54). Diesen Studien mit eindeutig positivem Ergebnis stehen jedoch 2 Studien gegenüber, bei denen kein gesicherter Effekt der Aminosäuretherapie auf die hepatische Enzephalopathie festgestellt werden konnte (55, 56). Über die orale Behandlung mit verzweigtkettigen Aminosäuren liegen ebenfalls 3 kontrollierte Studien vor (57–59); in 2 Studien konnte bei den behandelten Patienten eine Besserung der hepatischen Enzephalopathie nachgewiesen werden, während 1 Studie keinen Effekt zeigte. Diese Untersuchungen wurden jedoch bei Patienten mit nur gering ausgeprägter hepatischer Enzephalopathie (Grad I–II) durchgeführt. Für die Wirksamkeit oral zugeführter Ketoanaloga gibt es bisher jedoch noch keine Studie, die eindeutig eine Wirksamkeit belegt.

Die zum größten Teil positiven Ergebnisse bei der Therapie der hepatischen Enzephalopathie mit verzweigtkettigen Aminosäuren sind als Beweis für die Richtigkeit der Hypothese von Fischer angesehen worden. Es erscheint jedoch sehr unwahrscheinlich, daß adaptierte Aminosäuregemische über eine Normalisierung des Aminosäurequotienten im Serum und eine Beeinflussung des Neurotransmitterstatus die hepatische Enzephalopathie günstig beeinflussen; denn es besteht einerseits keine enge Korrelation zwischen der Imbalance der Plasmaaminosäuren und dem Grad der hepatischen Enzephalopathie (28), andererseits besteht kein enger zeitlicher Zusammenhang zwischen der Korrektur der Aminosäureimbalance und der Besserung der hepatischen Enzephalopathie. Nach Beendigung der Aminosäureninfusion kommt es zu einem raschen Abfall der Konzentration der verzweigtkettigen Aminosäuren im Blut trotz anhaltender Besserung der hepatischen Enzephalopathie, und schließlich konnte unter der Infusion von adaptierten Aminosäurelösungen eine Änderung der Neurotransmitterkonzentration im Liquor nicht nachgewiesen werden (60). Der beschriebene günstige Effekt der verzweigtkettigen Aminosäuren wird deshalb eher auf eine Veränderung des Stoffwechsels in der Muskulatur und eine Beeinflussung der Stickstoffbilanz zurückgeführt. Bei Patienten mit Leberzirrhose besteht ein erhöhter Katabolismus von Muskelproteinen; ein Maß dafür ist die erhöhte Ausscheidung von 3-Methylhistidin (61). Verzweigtkettige Aminosäuren, insbesondere Leucin, bewirken in der Skelettmuskulatur eine Zunahme der Proteinsynthese und eine Verminderung des Proteinkatabolismus. Die Stickstoffbilanz wird unter dem Einfluß einer Therapie mit verzweigtkettigen Aminosäuren positiv. Als Zeichen des verminderten Abbaus von Muskelprotein sinkt die Ausscheidung von 3-Methylhistidin ab (62). Die anabole Stoffwechselsituation führt zu einem geringeren Anfall von Abbauprodukten aus dem Proteinstoffwechsel, insbesondere von aromatischen Aminosäuren und von Ammoniak, und könnte deshalb für den beschriebenen positiven Effekt der verzweigtkettigen Aminosäuren verantwortlich sein.

9.8.5.6 L-Dopa und Bromocriptin. L-Dopa ist ein Precursor für die Biosynthese von Norepinephrin und Dopamin; Bromocriptin ist ein Dopaminagonist. Da bei der Entwicklung der hepatischen Enzephalopathie eine Veränderung des Neurotransmitterstatus als mitverursachend diskutiert worden ist, ist eine Therapie mit diesen Substanzen bei der hepatischen Enzephalopathie vorgeschlagen worden. Nur in einer Studie konnte ein positiver Effekt von Bromocriptin nachgewiesen werden (63), der aber durch andere kontrollierte Studien nicht bestätigt werden konnte (64, 65). Eine Therapie mit diesen Substanzen kann deshalb nicht empfohlen werden.

9.8.5.7 Dexamethason, Mannit. Bei den meisten Patienten, die im Leberkoma verstarben, konnte ein Hirnödem nachgewiesen werden (66); dieses wurde als eigentliche Todesursache angesehen. Diese Befunde wurden durch eine Untersuchung von Cannalese (67) bestätigt. Bei kontinuierlicher Messung des intrakraniellen Drucks konnte bei einer Verschlechterung der hepatischen Enzephalopathie eine Zunahme des intrakraniellen Drucks festgestellt werden. Die Gabe von Dexamethason hatte keinen Einfluß auf den intrakraniellen Druck und die Überlebensrate, durch die Infusion von Mannit (1 g/kg Körpergewicht) konnte nicht nur der erhöhte intrakranielle Druck signifikant gesenkt werden, sondern die Überlebensrate stieg auch deutlich an.

9.8.5.8 Hämoperfusion, Hämofiltration. Unter der Vorstellung, daß sich im Blut von Patienten mit hepatischer Enzephalopathie Toxine anhäufen, die zur Entwicklung einer hepatischen

Enzephalopathie beitragen, ist bei Patienten mit fulminantem Leberversagen eine „Entgiftung" mit Hilfe der Hämoperfusion oder Hämofiltration versucht worden. Wenn auch in einzelnen unkontrollierten Studien ein positiver Effekt beschrieben worden ist, so stehen jedoch noch kontrollierte Studien aus, um die Wirksamkeit dieses Verfahrens zweifelsfrei zu erweisen. Ebenso stellt der Versuch, durch trägergebundene Enzyme, die an der Entgiftungsfunktion der Leber beteiligt sind, eine Detoxifizierung zu erreichen (69), ein interessantes theoretisches Konzept dar, dessen klinische Wirksamkeit jedoch noch nicht bewiesen ist.

Literatur

(1) *Trey, C., Burns, D. G., Saunders, S. J.:* Treatment of hepatic coma by exchange transfusions. N. Engl. J. Med. 274: 473–481, 1966
(2) *Conn, H. O.:* The trailmaking and number connection tests in assessing mental state in portal systemic encephalopathy. Am. J. Dig. Dis. 22: 541–550, 1977
(3) *Laidlaw, J., Read, A. E.:* The EEG in hepatic encephalopathy. Clinical Science 24: 109–120, 1963
(4) *Schafer, D. F., Brody, L. E., Jones, E. A.:* Visual evoked potentials: an objective measurement of hepatic encephalopathy in the rabbit. Gastroenterology 77: 38, 1979
(5) *Schafer, D. F., Pappas, S. C., Brody, L. E. et al.:* Visual evoked potentials in a rabbit model of hepatic encephalopathy. Sequential changes and comparisons with drug induced comas. Gastroenterology 86: 540, 1984
(6) *Zeneroli, M. L., Penne, A., Parrinello, G. et al.:* Comparative evaluation of visual evoked potentials in experimental hepatic encephalopathy and in pharmacologically induced coma-like states in rat. Life Sci. 28: 1507, 1981
(7) *Zeneroli, M. L., Ventura, E., Baraldi, M. et al.:* Visual evoked potentials in encephalopathy induced by galactosamine, ammonia, dimethyldisulfide and octanoic acid. Hepatology 2: 532, 1982
(8) *Rakela, J., Redeker, A. G., Edwards, V. M. et al.:* Hepatitis A virus infection in fulminant hepatitis and chronic active hepatitis. Gastroenterology 72: 879, 1978
(9) *Rowland, A. J., Skone, J. F.:* Epidemiology of infectious hepatitis. Brit. med. Bull. 28: 149, 1972
(10) *Kommerell, B.:* Akute Hepatitis – fulminante Verlaufsform, in: Bartelheimer, H., Classen, M., Ossenberg, F.-W. (Hrsg.): Die entzündete Leber, S. 41–47. Verlag G. Witzstrock, Baden-Baden – Köln – New York 1979
(11) *Conn, H. O., Lieberthal, M. M.:* The hepatic coma syndromes and lactulose. William & Wilkins, Baltimore, Maryland 1979
(12) *Zieve, L.:* Coma production with NH_4^+-synergistic factors. Gastroenterology 78: 327, 1980
(13) *Flannery, D. B., Hsia, Y. E., Wolf, B.:* Current status of hyperammonemic syndromes. Hepatology 2: 495, 1982
(14) *Hindfeldt, B., Plum, F., Duffy, T. E.:* Effect of acute ammonia intoxication on cerebral metabolism in rats with portocaval shunts. J. Clin. Invest. 59: 386, 1977
(15) *Raabe, W., Gumnit, R. J.:* Disinhibition in cat motor cortex by ammonia. J. Neurophysiol. 38: 347, 1975
(16) *Zieve, L., Doizaki, W. M., Zieve, F. J.:* Synergism between mercaptans and ammonia or fatty acids in the production of coma: possible role for mercaptans in the pathogenesis of hepatic coma. J. Laboratory and Clinical Medicine 83: 16, 1974
(17) *Cangiano, C., Cardelli-Cangiano, P., James, J. H. et al.:* Brain microvessels take up large neutral amino acids in exchange for glutamine. J. Biol. Chem. 258: 8949, 1983
(18) *Weber, F. L., Veach, G. L.:* The importance of the small intestine in gut ammonium production in the fasting dog. Gastroenterology 77: 235, 1979
(19) *Maier, K. P.:* Amino acid metabolism and urea synthesis in chronic liver disease, in: Bianchi, L., Landmann, L., Sickinger, K., Stalder, G. A. (Hrsg.): Liver in metabolic diseases, S. 155–163. MTP-Press, Lancaster 1983
(20) *Stahl, J.:* Studies of the blood ammonia in liver disease. Its diagnostic, prognostic, and therapeutic significance. Annals of Internal Medicine 58: 1, 1963
(21) *Zieve, L., Doizaki, W. M.:* Brain and blood methantiol and ammonia concentrations in experimental hepatic coma and coma due to injections of various combinations of these substances. Gastroenterology 79: 1070, 1980
(22) *Ono, J., Hutson, D. G., Dombro, R. S. et al.:* Tryptophan and hepatic coma. Gastroenterology 74: 196, 1978
(23) *Zieve, L.:* The mechanism of hepatic coma. Hepatology 1: 360, 1981
(24) *Bernardini, P., Fischer, J. E.:* Amino acid imbalance and hepatic encephalopathy. Ann. Rev. Nutr. 2: 419, 1982
(25) *Soeters, P. B., Fischer, J. E.:* Insulin, Glucagon, amino acid imbalance and hepatic encephalopathy. Lancet II: 880, 1976
(26) *Heberer, M., Talke, H., Maier, K. P., Gerok, W.:*

Metabolism of phenylalanine in liver diseases. Klin. Wschr. 58: 1189, 1980
(27) *Zieve, L., Olsen, R. L.:* Can hepatic coma be caused by a reduction of brain noradrenaline or dopamine? Gut 18: 688, 1977
(28) *Morgan, M. Y., Milsom, J. P., Sherlock, S.:* Plasma ratio of valine, leucine and isoleucine to phenylalanine and tyrosine in liver disease. Gut 19: 1068, 1978
(29) *Cuilleret, G., Pomier-Layrargues, G., Pons, F. et al.:* Changes in brain catecholamine levels in human cirrhotic hepatic encephalopathy. Gut 21: 565, 1980
(30) *Gerok, W.:* Hepatische Enzephalopathie. Therapiewoche 34: 49, 1984
(31) *Limberg, B., Kommerell, B.:* Correction of altered plasma amino acid pattern in cirrhosis of the liver by somatostatin. Gut 25: 1291, 1984
(32) *Krogsgaard-Larsen, P., Scheel-Kruger, J., Kofod, H.:* GABA-neurotransmitters. Academic Press, New Yok 1979
(33) *Paul, S. M., Marangos, P. J., Skolnick, P.:* The benzodiazepine-GABA-chloride ionophore receptor complex: common site of minor tranquilizer action. Biol. Psychiatry 16: 213, 1981
(34) *Smialowski, A.:* The effect of intra-hippocampal administration of GABA, in: Fonnum, F. (Hrsg.): Amino acids as chemical transmitters. Plenum Press, New York 1977 (1978)
(35) *Schafer, D. F., Fowler, J. M., Jones, E. A.:* Colonic bacteria: a source of γ-aminobutyric acid in blood. Proc. Soc. Exp. Biol. Med. 167: 301, 1981
(36) *Ferenci, P., Schafer, D. F., Kleinberger, G.:* Serum levels of gamma-aminobutyric-acid-like activity in acute and chronic hepatocellular disease. Lancet II: 811, 1983
(37) *Zaki, E. O., Roland, J. E., Davis, M., Williams, R.:* Experimental studies of blood brain barrier permeability in acute hepatic failure. Hepatology 4: 359, 1984
(39) *Schafer, D. F., Fowler, J. M., Munson, P. J. et al.:* Gamma-aminobutyric acid and benzodiazepine receptors in an animal model of fulminant hepatic failure. J. Lab. Clin. Med. 102: 870, 1983
(39) *Ferenci, P., Pappas, S. C., Munson, P. J. et al.:* Changes in the status of neurotransmitter receptors in a rabbit model of hepatic encephalopathy. Hepatology 4: 186, 1984
(40) *Jones, E. A., Schafer, D. F., Ferenci, P., Pappas, S. C.:* The neurobiology of hepatic encephalopathy. Hepatology 4: 1235, 1984
(41) *Atterbury, C. E., Maddrey, W. C., Conn, H. O.:* Neomycin-sorbitol and lactulose in the treatment of acute portal-systemic encephalopathy. A controlled double-blind clinical trial. Am. J. Dig. Dis. 23: 398, 1978
(42) *Bircher, J., Müller, J., Guggenheim, P., Haemmerli, U. P.:* Treatment of chronic portal systemic encephalopathy with lactulose. Lancet I: 890, 1966
(43) *Vince, A. J., Burridge, S. M.:* Ammonia production by intestinal bacteria: the effects of lactose, lactulose and glucose. J. Med. Microbiol. 13: 177, 1980
(44) *Paigen, K., Williams, B.:* Catabolite repression and other control mechanisms in carbohydrate utilization. Adv. in Microbial Physiology 4: 251, 1970
(45) *Uribe, M., Berthier, J. M., Lewis, H., Mata, J. M. et al.:* Lactose enemas plus placebo tablets vs. neomycin tablets plus starch enemas in acute portal systemic encephalopathy. A double-blind controlled study. Gastroenterology 81: 101, 1981
(46) *Conn, H. O., Leevy, C. M., Vlahcevic, Z. R. et al.:* Comparisons of lactulose and neomycin in the treatment of chronic-portal-systemic encephalopathy. A double blind controlled trial. Gastroenterology 72: 573, 1977
(47) *Morgan, M. H., Read, A. E., Speller, D. E. C.:* Treatment of hepatic encephalopathy with metronidazole. Gut 23: 1, 1982
(48) *Greenberger, N. J., Carley, J., Schenker, S. et al.:* Effect of vegetable and animal protein diets in chronic hepatic encephalopathy. Am. J. Dig. Dis. 22: 845, 1977
(49) *Uribe, M., Marquez, M. A., Mata, J. et al.:* Treatment of chronic portal systemic encephalopathy with vegetable protein diet. Gastroenterology 79: 1128, 1980
(50) *De Brujn, K. M., Blendis, L. M., Zilm, D. et al.:* Effect of dietary protein manipulation in subclinical portal-systemic encephalopathy. Gut 24: 53, 1983
(51) *Egberts, E. H., Hamster, W., Jürgens, P., Schumacher, H. et al.:* Effect of branched chain amino acids on latent portal-systemic encephalopathy, in: Walser, M., Williamson, J. R. (Hrsg.): Metabolism and clinical implications of branched chain amino and ketoacids, S. 453. Elsevier, Amsterdam 1981
(52) *Cerra, F. B., McMillan, M., Angelico, R. et al.:* Cirrhosis, encephalopathy, and improved results with metabolic support. Surgery 94: 612, 1983
(53) *Rossi-Fanelli, F., Riggio, O., Cascino, A. et al.:* Branched chain amino acids vs. lactulose in the treatment of hepatic coma. A controlled study. Dig. Dis. Sci. 27: 929, 1982
(54) *Fiaccadori, F., Ghinelli, F.:* Branched chain amino acid enriched solutions in hepatic encephalopathy. A controlled trial, in: Bianchi, L., Gerok, W., Landmann, L., Sickinger, K., Stalder, G. A. (Hrsg.): Liver in metabolic diseases, S. 184. MTP Press, Lancaster 1983
(55) *Wahren, J., Denis, J., Desurmont, P. et al.:* Is in-

travenous administration of branched chain amino acids effective in the treatment of hepatic encephalopathy? A multicenter study. Hepatology 3: 475, 1983

(56) *Michel, H., Pomier-Layragues, G., Duhamel, O. et al.:* Intravenous infusion of ordinary and modified aminoacid solutions in the management of hepatic encephalopathy. Gastroenterology 79: 1038, 1980

(57) *Horst, D., Grace, N., Conn, H. O. et al.:* A double blind randomised comparisons of dietary protein and oral branched chain amino acid (BCAA) supplement in cirrhotic patients with portal systemic encephalopathy. Hepatology 1: 518, 1981

(58) *Egberts, E. H., Hamster, W., Schomerus, H., Jürgens, P.:* Beeinflussung der latenten PSE durch orale Zufuhr verzweigtkettiger Aminosäuren. Eine Doppelblind-Crossover-Studie. Verh. Dtsch. Ges. Inn. Med. 88: 1043, 1982

(59) *Eriksson, L. S., Persson, A., Wahren, J.:* Branched chain amino acids in the treatment of chronic hepatic encephalopathy. Gut 23: 801, 1982

(60) *Rössle, M., Herz, R., Lehrmann, G. et al.:* Therapie der hepatischen Enzephalopathie. Änderungen der Liquorkonzentrationen von Katecholamin-Neurotransmittern, Ammoniak und Aminosäuren im Verlaufe einer Infusionsbehandlung mit verzweigtkettigen Aminosäuren. Infusionsther. Klin. Ernährung 9: 256, 1982

(61) *Zoli, M., Marchesini, G., Dondi, C. et al.:* Myofibrillar protein catabolic rates in cirrhotic patients with and without muscle wasting. Clin. Science 62: 683, 1982

(62) *Marchesini, G., Zoli, M., Dondi, C. et al.:* Anticatabolic effect of branched chain amino acid enriched solutions in patients with liver cirrhosis. Hepatology 2: 420, 1982

(63) *Morgan, M. Y., Jakobovits, A. M., James, J. M. et al.:* Successful use of bromocriptine in the treatment of chronic hepatic encephalopathy. Gastroenterology 78: 663, 1980

(64) *Uribe, M., Farca, A., Marquez, M. A., García-Ramos, G. et al.:* Treatment of chronic portal systemic encephalopathy with bromocriptine. A double-blind controlled trial. Gastroenterology 76: 1347, 1979

(65) *Michel, H., Solere, M., Granier, P. et al.:* Treatment of cirrhotic hepatic encephalopathy with L-Dopa. A controlled trial. Gastroenterology 79: 207, 1980

(66) *Ware, A. J., D'Agostino, A. N., Combes, B.:* Cerebral edema: a major complication of massive hepatic necrosis. Gastroenterology 61: 877, 1971

(67) *Canalese, J., Gimson, A. E. S., Davis, C. et al.:* Controlled trial of dexamethasone and mannitol for the cerebral edema of fulminant hepatic failure. Gut 23: 625, 1982

(68) *Gimson, A. E. S., Braude, S., Mellon, P. J., Canalese, J. et al.:* Earlier charcoal haemoperfusion in fulminant hepatic failure. Lancet II: 681, 1982

(69) *E. Anhalt, Holloway, C. J., Brunner, G., Trautschold, I.:* Detoxification of phenols by sulphate conjugation: an alternative to glucuronidation in an enzymatic liver support system, in: Brunner, G., Schmidt, F. W.: Artificial liver support, S. 208. Springer-Verlag, Berlin – Heidelberg – New York 1981

9.9 Die primäre biliäre Zirrhose

von *Ulrich Gärtner* und *Andreas Sieg*

9.9.1 Definition

Die primäre biliäre Zirrhose (PBC) ist eine chronische, cholestatische Lebererkrankung unbekannter Ätiologie. Das Frühstadium ist charakterisiert durch entzündliche Veränderungen der intrahepatischen Gallengänge mit einem Durchmesser von 45 bis 100 µm. Im Verlauf der Erkrankung entwickelt sich eine Leberzirrhose. Die ersten Beschreibungen der PBC erfolgten 1851 und 1876 (1, 2). Obwohl die korrekte Bezeichnung „chronisch destruierende nicht-eitrige Cholangitis" (3) lauten müßte, wurde „primäre biliäre Zirrhose" (4), kennzeichnend nur für das letzte Krankheitsstadium, beibehalten.

9.9.2 Häufigkeit und Epidemiologie

Nach britischen Untersuchungen hatten 0,6 bis 2% aller an einer Leberzirrhose verstorbenen Patienten eine PBC (5). Man schätzt in Großbritannien 40 bis 54 PBC-Patienten auf 1 Million Einwohner (6, 7). Es erkranken Menschen aller Rassen (8). Über 90% der Patienten sind Frauen, meist über 40 Jahre (9). Vereinzelt sind mehrere PBC-Patienten in einer Familie bekannt (10). Auch eine regionale Häufung von PBC-Fällen wurde beobachtet (6), was aber in anderen geographischen Bereichen nicht bestätigt werden konnte (11). Assoziationen mit bestimmten Blutgruppen, dem Rhesussystem oder den Histokompatibilitätsantigenen bei PBC-Patienten sind gegenüber Kontrollkollektiven nicht nachweisbar (12, 13). Antikörper, z. B. gegen Mitochondrien, glatte Muskelzellen und Zellkerne kommen bei Verwandten der PBC-Patienten gehäuft vor (14).

9.9.3 Ätiologie und Pathophysiologie

Exogene Ursachen. Ätiologie und Pathophysiologie der PBC sind unbekannt. Die Häufung von PBC-Erkrankungen in einem bestimmten Stadtgebiet von Sheffield (88% der 34 PBC-Patienten in der ganzen Stadt) wurde, da in diesem Stadtteil eine gemeinsame Wasserversorgung vorlag, als Hinweis auf einen krankheitsinduzierenden Trinkwasserbestandteil gedeutet (6). Bisher gelang es nicht, diesen zu isolieren. Das Auftreten der Krankheit bei der Mutter und einer Freundin einer PBC-Patientin könnte auf eine „Ansteckung" hindeuten. Beide hatten die an PBC erkrankte Frau jahrelang gepflegt (15).
Berg und Mitarbeiter diskutieren bezüglich der Pathogenese der PBC eine Infektion mit bestimmten Mikroorganismen (z. B. Neurospora), da Seren von PBC-Patienten mit den Mitochondrien dieser Mikroben reagieren. Die bei der PBC meist nachweisbaren antimitochondrialen Antikörper würden demnach durch sogenannte Kreuzreaktion entstehen (16). Weitere Untersuchungen sprechen für eine Infektion durch Viren bzw. andere Erreger (17, 18).

Immundefekterkrankung? Bei der PBC liegen viele immunologische Besonderheiten vor, wie z. B. eine Anergie bei Hauttestungen, das Auftreten von Granulomen in der Leber, möglicherweise zirkulierende Immunkomplexe, eine Komplementaktivierung sowie eine Verminderung an funktionstüchtigen Regulatorsuppressorzellen (19). Es ist unklar, ob diese Phänomene im Krankheitsverlauf der PBC primärer oder sekundärer Natur sind.
Da die Immunphänomene zumeist auch bei der chronischen Transplantat-gegen-Wirt-Erkrankung (GVH = *Graft-versus-host disease*: Reaktion der T-Lymphozyten eines Transplantates gegen die Gewebsantigene des Empfängers) (20, 21) anzutreffen sind, wurde die Hypothese aufgestellt, daß bei der Pathophysiologie der PBC das *zelluläre Immunsystem* eine Rolle spielt. Hepatobiliäre Antigene, wie die in hoher Konzentration auf den Gallengangsepithelien zu findenden Histokompatibilitätsantigene, könnten z. B. durch einen „exogenen Faktor" (s. o.) verändert werden. Dadurch würden sie als körperfremd eingestuft, und die Folge wäre eine Schädigung des Gallengangsepithels unter Beteiligung

spezifischer antigenreaktiver T-Lymphozyten (17).
Eine Schädigung des Gallengangsepithels wäre andererseits durch eine *Modulation* des zellulären Immunsystems denkbar. In diesem Falle würden veränderte T-Lymphozyten mit unveränderten körpereigenen Antigenen reagieren.
Auch eine gestörte *humorale Immunabwehr* wird bei der Pathogenese der PBC diskutiert. Eine Reaktion von Antikörpern aus dem Portalvenenblut oder den Plasmazellen in den Periportalbezirken mit „pathologischen Antigenen" führt möglicherweise zur Bildung von Immunkomplexen mit nachfolgender Komplementaktivierung, Gewebsschädigung und Granulombildung. In den Kreislauf gelangende Immunkomplexe könnten für die extrahepatischen Begleiterscheinungen bei der PBC verantwortlich sein (17, 22). Immunkomplexe wurden seit 1977 bei der PBC beschrieben, obwohl eine Identifizierung der entsprechenden Antigene und Antikörper bisher nicht gelang (22–24). Aufgrund neuerer Untersuchungen wurde das Vorkommen von Immunkomplexen bei der PBC in Frage gestellt (24, 25). Wahrscheinlich wurden früher Substanzen wie z. B. Immunglobulin M, das in PBC-Seren eine besondere Immunreaktivität und Fähigkeit, Komplement zu aktivieren, aufweist, fälschlicherweise als Immunkomplexe angesehen (26–28).

9.9.4 Klinik

Schaffner und Popper unterteilten den Verlauf der primären biliären Zirrhose in 5 Stadien (19):
(1) Im *präsymptomatischen Stadium* der PBC weisen nur pathologische Laborwerte und bei Entnahme von Lebergewebe ein pathologischer Histologiebefund auf das Vorliegen einer cholestatischen Lebererkrankung hin. Etwa 50 % der Patienten sind heute bei Diagnose der PBC in diesem Stadium (29). Bis vor 10 Jahren, als weniger Routinelaborbestimmungen durchgeführt wurden, wurde die Diagnose nur bei 8 % der Patienten so frühzeitig gestellt (30). Viele Patienten in diesem Krankheitsstadium klagen über Symptome, die nicht mit der beginnenden Lebererkrankung, sondern mit Autoimmunphänomenen zusammenhängen, die gehäuft mit der PBC assoziiert sind (31).
(2) Im *oligosymptomatischen Stadium* tritt milder Juckreiz auf, weswegen ein großer Anteil der PBC-Erkrankungen in diesem Stadium vom Hautarzt diagnostiziert wird (30). Zunächst wurden in der Haut abgelagerte Gallensäuren als Ursache für den Pruritus angenommen (32, 33). Nach einer neueren Untersuchung korrelieren jedoch erhöhte Gallensäurehautkonzentrationen nicht mit dem Pruritus der Patienten (34). Die Laborwerte im oligosymptomatischen Stadium deuten auf eine cholestatische Lebererkrankung hin. Histologisch sind immer entzündliche Veränderungen, seltener Fibrose oder sogar Zirrhose nachweisbar.
(3) Im *symptomatischen, anikterischen Stadium* häufen sich die Symptome. Es tritt z. B. neben Pruritus oft allgemeine körperliche Schwäche auf. Xanthelasmen (Hypercholesterinämie) und die extrahepatischen Begleiterscheinungen sind häufiger. In diesem Stadium besteht eine besondere Medikamentenempfindlichkeit. Zum Beispiel wird durch Phenothiazine, Kontrazeptiva und Anabolika regelmäßig ein Ikterus ausgelöst (35–37). Auch bei der Schwangerschaft in diesem Stadium ist Ikterus häufig. Histologisch liegt bereits bei vielen Patienten eine Zirrhose vor.
(4) Im *ikterischen Stadium*, in dem die meisten Patienten eine Leberzirrhose haben, ist die Lebensqualität stark eingeschränkt. Neben Pruritus, Ikterus und körperlicher Schwäche tritt bei manchen Patienten eine schmerzhafte, xanthomatöse Neuropathie auf. Relativ häufig findet sich ein Malabsorptionssyndrom, je nach Schweregrad mit Steatorrhoe, sowie eine wahrscheinlich damit in Zusammenhang stehende „intestinale Osteopathie" mit Knochenschmerzen und pathologischen Frakturen. Die Pathogenese der „intestinalen Osteopathie" ist bisher nicht geklärt. In Knochenbiopsien findet sich meist eine Osteoporose mit begleitender Osteomalazie (38, 39). Der bei den meisten symptomatischen Patienten erniedrigte 25-OH-Vitamin-D-Spiegel fördert die Entwicklung der Osteomalazie (40). Zusätzlich könnte das erniedrigte 25-OH-

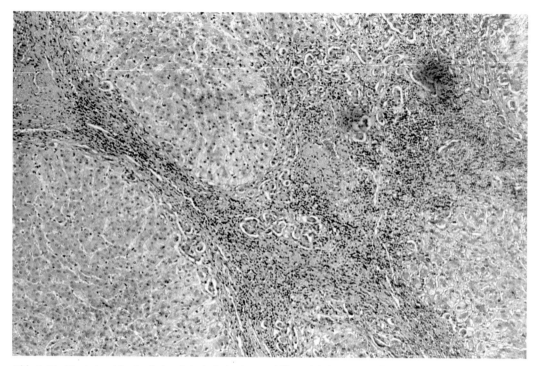

Abb. 9.27: Typischer histologischer Schnitt bei primärer biliärer Zirrhose (57 Jahre, weiblich, Sektionsfall): Mikronodulärer Umbau des Leberparenchymes, Ausbildung schmaler bindegewebiger Septen mit teils dicht gepackten, teils gänzlich fehlenden Gallengangsproliferaten. Ausgeprägte toxische Reaktion der Hepatozyten, dichte, überwiegend läppchenperiphere Rundzellinfiltrate (HE, ca. 60 ×).

Vitamin D die intestinale Kalziumresorption, die bereits durch Kalziumseifenbildung bei Fettmalabsorption gestört ist, negativ beeinflussen und somit einer Osteoporose Vorschub leisten. Die niedrige Konzentration des 25-OH-Vitamin D entsteht durch mangelhafte intestinale Vitamin-D-Aufnahme (Störung der Resorption fettlöslicher Vitamine bei Malabsorption), durch eine vitaminarme Ernährung, durch eine geringe endogene Vitamin-D-Synthese bei wenig Sonnenexposition (41, 42) und durch eine vermehrte renale Ausscheidung von Vitamin-D-Metaboliten (43). Die Hypothese einer verminderten 25-Hydroxylierung von Vitamin D_3 in der Leber (44) wurde, abgesehen vom finalen Krankheitsstadium, der PBC (9), widerlegt (41, 43, 45).

(5) Am Ende der Erkrankung, im *Stadium des Leberversagens*, steigt das Serum-Bilirubin meist innerhalb weniger Monate stark an. Die Komplikationen der portalen Hypertension (Ösophagusvarizenblutung, Aszites, hepatische Enzephalopathie, „Hypersplenismus": Anämie, Leukopenie, Thrombopenie) treten in den Vordergrund. Außer durch das Endstadium der Leberzirrhose tritt der Tod gelegentlich durch Herzinfarkt (Hypercholesterinämie), Leberzellkarzinom und maligne Erkrankung außerhalb der Leber (19) ein. Bei der Autopsie findet man eine vergrößerte, grüne Leber mit den Zeichen der Leberzirrhose. Bei 30% der Patienten finden sich autoptisch Gallensteine (meist Pigmentsteine), die auch bei anderen Formen der Zirrhose gehäuft auftreten. Im Vergleich hierzu werden nur bei 12% eines Normalkollektivs Gallensteine (90% Cholesteringallensteine) gefunden (46, 47).

Diagnostik

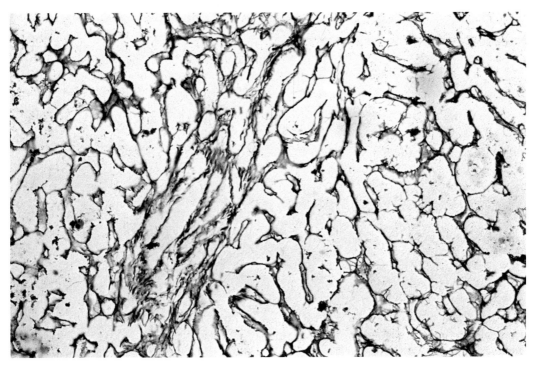

Abb. 9.28: Gleicher Fall wie bei Abb. 9.27: In der Versilberung wird deutlich, daß das gesamte sinusoidale Bett kapillarisiert ist – der Umbau ist komplett, klinisch bestand eine portale Hypertension (ca. 120 ×).

9.9.4.1 Begleiterkrankungen. Viele Patienten mit primärer biliärer Zirrhose haben extrahepatische Begleiterkrankungen (29, 31). Culp und Mitarbeiter fanden bei 84% von 113 Patienten präklinische bzw. klinisch manifeste Autoimmunerkrankungen. Diese sowie einige andere Erkrankungen, die bei Patienten mit primärer biliärer Zirrhose vorkommen können, sind in **Tab. 9.35** aufgeführt. Das häufige Auftreten von Autoimmunerkrankungen bei der PBC stärkt die Hypothese, daß ein immunologisches Geschehen vorliegt.

9.9.5 Diagnostik

9.9.5.1 Anamnese. Bei der Erhebung der Vorgeschichte haben Patienten mit PBC entweder keine Beschwerden (Routineuntersuchung), oder sie klagen über „körperliche Schwäche", Gewichtsverlust, Gelenkbeschwerden o. ä. bzw. über die Symptome einer Lebererkrankung (Ikterus, Pruritus, Aszites). Insbesondere bei Frauen zwischen 35 und 60 Jahren muß bei der Angabe von Juckreiz an die PBC gedacht werden. Für die Abgrenzung zu anderen cholestatischen Lebererkrankungen ist die Frage nach Gallensteinen, nach Schwangerschaft sowie eine genaue Medikamentenanamnese nützlich.

9.9.5.2 Körperliche Untersuchung. Die Befunde bei der ersten Untersuchung von PBC-Patienten sind abhängig vom klinischen Stadium der Erkrankung. Bei der Auswertung des Krankheitsverlaufes von 20 sogenannten präsymptomatischen Patienten hatten 5 eine vergrößerte Leber und 2 außerdem eine vergrößerte Milz (48). Bei den übrigen 13 Patienten wurde der Verdacht wegen pathologischer Leberwerte

Die primäre biliäre Zirrhose

Tab. 9.35: Begleiterkrankungen

Erkrankungen	Häufigkeit
Sjögren-Syndrom	Keratokonjunktivitis sicca und/oder Xerostomie bei mehr als 70 % (bei gezielter Diagnostik)
Polyarthritis (z. B. Rheumatoide Arthritis)	Angaben zwischen 4 und 42 %
Sklerodermie	etwa bei 18 % (2 bis 6 % CREST) *)
Schilddrüsenaffektionen (z. B. Hashimotothyreoiditis, Hypothyreose)	Angaben zwischen 6 und 19 %

*) CREST-Syndrom: Calcinosis cutis, Raynaud-Syndrom, Ösophagus-Motilitätsstörung, Sklerodaktylie, Teleangiektasie.

Sonstige Begleiterkrankungen: Renale tubuläre Azidose, Hautaffektionen (z. B. Lichen ruber planus), perniziöse Anämie, hämolytische Anämie, systemischer Lupus erythematodes, Polymyositis, pulmonale Fibrose, Polyneuropathie.

Tab. 9.36: Häufige Befunde bei der Erstuntersuchung von PCB-Patienten

Befundlokalisierung	Befunde
Haut	Ikterus (auch Skleren) Spider naevi Kratzspuren Hyperpigmentation Xanthelasmen
Abdomen	Hepatomegalie Splenomegalie Aszites
Extremitäten	Ödeme

(alkalische Phosphatase, antimitochondriale Antikörper) auf die PBC gelenkt. Bei symptomatischen Patienten finden sich die bei cholestatischen Lebererkrankungen typischen Befunde (Tab. 9. 36).

9.9.5.3 Laboruntersuchungen. Nahezu bei allen PBC-Patienten liegt eine erhöhte alkalische Phosphatase vor. Typisch ist eine über Jahre kontinuierlich ansteigende Serumkonzentration dieses Laborwertes. Ein Rückgang der alkalischen Phosphatase in den Normbereich ist äußerst selten (49). Neben der alkalischen Phosphatase ist meist die Gamma-Glutamyltransferase erhöht.

Die antimitochondrialen Antikörper (AMA), die 1965 erstmals beschrieben wurden (50), sind bei mehr als 90 % der Patienten nachweisbar. Sie sind jedoch auch bei 6 bis 31 % der Patienten mit chronisch aktiver Hepatitis bzw. kryptogener Zirrhose, 6 bis 9 % der Patienten mit Kollagenosen (z. B. Lupus erythematodes disseminatus), 2 bis 3 % der Patienten mit autoimmunen, nichthepatischen Erkrankungen (z. B. Thyreotoxikose), bei Patienten mit Pseudo-Lupus erythematodes und falsch positiven Reaktionen auf Syphilis nachweisbar. Hingegen weisen nur 0,8 % der Patienten mit Obstruktion der extrahepatischen Gallengänge sowie 0,5 % der Patienten aus einem Kontrollkollektiv antimitochondriale Antikörper auf (9, 17, 51, 52). Heute sind mehrere Subspezies von AMA bekannt. Als spezifisch für die PBC gilt der ausschließliche Nachweis von Antikörpern, die mit einem Antigen auf der inneren Mitochondrienmembran („M_2") reagieren (53, 54). Antikörper gegen das „M_2"-Antigen werden aber auch bei einer kleinen Gruppe von Patienten mit chronisch aktiver Hepatitis (Mischformtyp) nachgewiesen, dann immer in Kombination mit dem Nachweis von Antikörpern gegen mitochondriale Antigene auf der äußeren Mitochondrienmembran („M_4") (16, 55).

Vor kurzem wurde von Manns und Mitarbeitern ein Radioimmunoassay entwickelt, mit dem gegen das „M_2"-Antigen gerichtete Antikörper nachweisbar sind. Dieser ermöglicht eine Abgrenzung der PBC zu Erkrankungen, bei denen die unspezifischen AMA positiv sein können (s. o.), sowie zu anderen Lebererkrankungen, mit Ausnahme der chronisch aktiven Hepatitis (8, 56).

Das Immunglobulin M ist bei etwa 90 % der Patienten erhöht (49). Im Gegensatz zur chronisch aktiven Hepatitis mit Immunphänomenen („lupoide Formen") werden erhöhte Immunglobulin-G-Werte bei der primären biliären Zirrhose selten beobachtet.

Histologie

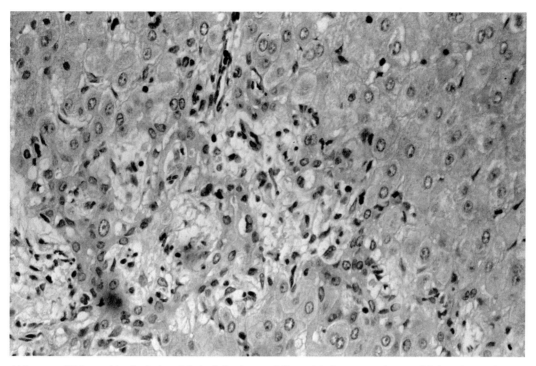

Abb. 9.29: Weiterer histologischer Schnitt bei primärer biliärer Zirrhose (37 Jahre, weiblich, Leberpunktion): Randpartie eines Glisson'schen Feldes. Die hellen Bezirke entsprechen ödematös aufgequollenem Bindegewebe bei komplettem Verlust (der andernortes proliferierten) Gallengänge. Geringe Rundzellinfiltration, deutliche mesenchymale Proliferation. Toxische Reaktion des Leberparenchymes mit vermehrtem Kernglykogen (klinisch kein Diabetes mellitus).

9.9.5.4 Sonstige klinische Untersuchungen.

EKG und Röntgen-Thorax erbringen keine Hinweise auf eine PBC. Bei der Sonographie kann ein Leberparenchymschaden vorliegen. Der Ductus choledochus ist bei der PBC unauffällig, was für die Abgrenzung zur extrahepatischen Cholestase wichtig ist. Eventuell ist eine endoskopische retrograde Cholangio- und Pankreatikographie zur Untersuchung des Gallengangssystems indiziert (Choledocholithiasis?, primäre sklerosierende Cholangitis?). Die intravenöse Cholangiographie ist ungeeignet, da bei Cholestase (auch ohne Ikterus) die Kontrastmittelanreicherung im Gallengangssystem ungenügend ist. Eine extrahepatische Cholestase muß auch nach Sicherung der Diagnose PBC in Betracht gezogen werden, da Gallensteine bei PBC-Patienten gehäuft auftreten (46, 47).

9.9.6 Histologie

Um Lebergewebe zur histologischen Untersuchung zu erhalten, ist die Punktion bei der Laparoskopie der Leberblindpunktion sowie auch der Entnahme eines Keilexzisates bei einer Laparotomie vorzuziehen. Bei der Laparoskopie kann man im Gegensatz zur Leberblindpunktion auch mehrmals gezielt punktieren und gegebenenfalls eine Blutstillung vornehmen. Das Risiko der Laparoskopie ist geringer als das der Laparotomie (57). Wegen der relativ kleinen Gewebsmenge bei den Punktionsverfahren sind allerdings die in Keilexzisaten auffindbaren, für die PBC beweisenden histologischen Veränderungen (z. B. „floride Gallengangsläsionen", duktuläre Proliferation, Granulome) häufig nicht mehr nachweisbar. Dadurch kann heute mit der

Histologie die Diagnose einer PBC meist nur „unterstützt" werden (49, 57), und die Anwendung der histologischen Stadien nach Scheuer und Mitarbeitern sowie Schaffner und Popper **(Tab. 9.37)** wurde problematisch (49, 58, 59). Als Alternative wurden von Dickson vier histologische Stadien mit Kriterien definiert, die der Charakterisierung der chronisch aggressiven Hepatitis entliehen sind **(Tab. 9.37)**. Diese sollen auch bei Verwendung der heutigen Leberpunktionstechniken eine Einordnung der PBC-Patienten in Krankheitsstadien und damit eine Verlaufskontrolle (Therapieeffekt?) ermöglichen (49). Die Diskussion über den praktischen Nutzen der beiden Stadieneinteilungen ist derzeit noch nicht abgeschlossen (57).

9.9.7 Differentialdiagnose

Meist können die differentialdiagnostischen Probleme durch die Laborbestimmungen (besonders AMA) gelöst werden. Sie sind abhängig vom klinischen Stadium der Erkrankung. Wenn bei einer Routineuntersuchung (präsymptomatisches Stadium) eine erhöhte alkalische Phosphatase festgestellt wird, sollte auch an einen M. Paget gedacht werden (normale Gamma-GT). Bei der typischen Laborwertkonstellation einer Cholestase (erhöhte alkalische Phosphatase, erhöhte Gamma-GT, möglicherweise erhöhtes Bilirubin) müssen andere Formen der intra- und extrahepatischen Cholestase ausgeschlossen werden. Bei der intrahepatischen Cholestase, z. B. bei Chlorpromazineinnahme (Anamnese), setzt der Ikterus meist 3 bis 5 Wochen nach Einnahmebeginn ein. Der Beginn der Erkrankung ist abrupt, der Ikterus nimmt schnell zu (9, 19). Extrahepatische Cholestaseformen werden durch Sonogramm und endoskopische retrograde Cholangio- und Pankreatikographie ausgeschlossen. Wenn der Patient über Pruritus klagt, muß außer an cholestatische Lebererkrankungen unter anderem an Dermatosen, Parasitosen, an Diabetes mellitus, Gicht, Niereninsuffizienz, Leukämie, M. Basedow und Hypovitaminosen gedacht werden. Granulome in der Leber sind auch bei der Sarkoidose nachweisbar (AMA negativ).

Das schwierigste differentialdiagnostische Problem ist die Abgrenzung der PBC von cholestatischen Verlaufsformen der chronisch aktiven Hepatitis und kryptogenen Zirrhose. Die Bestimmung von Subspezies der AMA sowie eventuell der histologische Nachweis von Granulomen, die nur bei der PBC beschrieben wurden, sind dabei hilfreich. Bei einigen Patienten in bestimmten Krankheitsstadien wird jedoch keine eindeutige Diagnose möglich sein (55, 57), z. T. führt erst der Verlauf der Krankheit (z. B. stetig ansteigende alkalische Phosphatase) zur richtigen Diagnose.

9.9.8 Therapie

Eine kausale Therapie der PBC existiert bisher nicht. Im Vordergrund der Behandlung stehen symptomatische Maßnahmen. Über den Einsatz von Medikamenten wie D-Penicillamin sowie anderen Maßnahmen liegen kontroverse Ansichten vor.

9.9.8.1 Symptomatische Behandlung. Der Pruritus läßt sich in den Anfangsstadien der Erkrankung gut mit Isoprenalin (Ingelan®) behandeln. Später verbessert Colestyramin (Quanta-

Tab. 9.37: Histologische Stadieneinteilungen (58, 59, 95, 96)

Stadien	Scheuer u. Mitarbeiter, Popper u. Mitarbeiter	Ludwig u. Mitarbeiter
I	Floride Gallengangsläsion **(Scheuer)**, nichteitrige destruierende Cholangitis **(Popper)**	Portale Hepatitis
II	Duktuläre Proliferation	Periportale Hepatitis
III	Fibrosierung	Septale Fibrose und/oder Bridging-Nekrose
IV	Zirrhose	Zirrhose

lan®) in der Regel den Pruritus (60). Colestyramin ist ein Ionenaustauscher, der u. a. Gallensäuren im Darm bindet. Auch Nitroglycerin wurde in hoher Dosierung gegen den Pruritus eingesetzt (61). Bei manchen Patienten ist eine Milderung des Juckreizes durch eine Ganzkörper-UV-Bestrahlung zu erreichen (62); bei ansonsten therapieresistentem Pruritus ist die Plasmapheresebehandlung wirksam (63). Die fettlöslichen Vitamine sollten parenteral substituiert werden, sobald die Krankheit diagnostiziert wurde. Bei niedrigem 25-OH-Vitamin D ist die Gabe von 25-OH-Vitamin D oder auch 1,25-Dihydroxy-Vitamin D empfehlenswert. Beide Substanzen bessern die Osteomalazie (64). Auch eine orale und/oder intravenöse Kalziumsubstitution kann erforderlich sein (65).

Bei einer Steatorrhö sollte der Fettgehalt der Nahrung 40 g/die nicht überschreiten. Mittelkettige Triglyceride (MCT), die ohne Spaltung im Dünndarm resorbiert werden, sind empfehlenswert (66).

Liegt eine Neuropathie im Zusammenhang mit Hypercholesterinämie und Xanthomen vor, kann die Plasmapheresebehandlung die Symptome bessern (67).

Die Komplikationen der portalen Hypertension werden wie bei anderen Formen der Leberzirrhose behandelt. Die Frage eines portocavalen Shunts wird unterschiedlich beurteilt (19, 68–70).

9.9.8.2 Sonstige Therapiemöglichkeiten.

Medikamente. Bereits vor 30 Jahren wurden immunsuppressive Medikamente eingesetzt. Corticosteroide wurden viele Jahre lang gegeben; es liegen jedoch keine kontrollierten Studien vor. Aufgrund der jahrzehntelangen Erfahrung ist eine wesentliche Beeinflussung des Krankheitsverlaufes durch Cortisonpräparate nicht zu erwarten. Außerdem wird die Tendenz zur Osteoporose bei den PBC-Patienten erheblich verstärkt (8, 19, 71).

Azathioprin wurde in 2 Doppelblindstudien eingesetzt. Ein langfristig positiver Effekt auf den Verlauf der PBC ergab sich nicht (72, 73).

Seit 1974 wurden PBC-Patienten mit D-Penicillamin (Metalcaptase®, Trolovol®) behandelt (74, 75). Man versprach sich über eine Senkung des Leberkupfergehaltes eine Beeinflussung der Entzündungsreaktionen sowie der Fibrosierung in der Leber. Eine signifikante Senkung der hepatischen Kupferkonzentration ließ sich nachweisen (76, 77), die Entzündungsreaktionen wurden teilweise vermindert, eine Besserung der Fibrosierung ergab sich jedoch nicht (77). D-Penicillamin verbessert manche Laborparameter wie z. B. die Bilirubinkonzentration (49, 76). Auch die Konzentration der Immunkomplexe im Serum wird gesenkt (76).

Es wurden erhebliche Nebenwirkungen von D-Penicillamin bei der Behandlung der PBC beschrieben: Verdauungsstörungen, Übelkeit und Erbrechen, Geschmacksverlust, schwere Hautaffektionen, Proteinurie, Thrombozytopenie und Leukopenie, auch Agranulozytose (selten) sowie verschiedene Autoimmunerkrankungen (Myasthenie, Myositis, Lupus erythematodes-like syndrome). In einer Studie (77) traten bei 29 % der Patienten Nebenwirkungen auf.

Patienten, die mit D-Penicillamin behandelt werden, muß man Schwermetallionen, die (außer Kupfer) durch das Präparat eliminiert werden, substituieren. Die Inhibition der Pyridoxalabhängigen Enzyme durch D-Penicillamin kann durch Vitamin-B_6-Gabe aufgehoben werden. Über den Zeitpunkt, wann D-Penicillamin eingesetzt werden soll, besteht keine Einigkeit. Wegen der Nebenwirkungen wird die Therapie in der letzten Phase der Erkrankung bei Ansteigen des Serum-Bilirubins empfohlen (8). Andererseits ist fraglich, ob das Medikament den Verlauf der PBC dann noch beeinflussen kann (70). Andere Medikamente wie Colchizin und Ciclosporin A (Sandimmun®) sind in Erprobung (19, 78).

Plasmapherese. Durch diese aufwendige Methode läßt sich der Pruritus sowie die xanthomatöse Neuropathie (63, 67, 79–81) der PBC-Patienten bessern. Auch wenn als Komplikation einer D-Penicillamin-Behandlung eine Autoimmunerkrankung auftritt, kann die Plasmapherese von Nutzen sein. Sie wurde außerdem bei der PBC unter der Vorstellung eingesetzt, daß krankheitsauslösende bzw. unterhaltende Substanzen beseitigt würden. Wertet man die bisher vorliegenden Berichte aus, konnten durch Plasmapheresen keine langfristigen Verbesserungen von Laborparametern erzielt werden (82, 83). Bei der Behandlung von Patienten mit erheblicher Leberparenchymdekompensation gelingt möglicherweise eine Verbesserung des Allgemeinzustandes (81). Den Nutzen der Plasmapherese bei der PBC muß eine größere Anzahl von behandelten Patienten bzw. eine kontrollierte Studie klären.

Lebertransplantation. Die Einjahresüberlebensquote nach Lebertransplantation (84) betrug bis zur Einführung der immunsuppressiven Therapie mit Ciclosporin A (1980) bei Erwachsenen 34 bis 35% (85, 86). Seither ist eine wesentliche Verbesserung der Überlebensquote (auf ca. 70%) eingetreten (85). Bei länger überlebenden Patienten – Verläufe von 3 bis 5 Jahren bei Erwachsenen wurden beschrieben – waren die antimitochondrialen Antikörper nur vorübergehend negativ. Es entwickelte sich eine Krankheit, die der primären biliären Zirrhose zumindest ähnlich ist (87). Dabei kann es sich um eine chronische Abstoßungsreaktion der implantierten Leber gegen den Wirtsorganismus (Graft-versus-host-Erkrankung) oder um das erneute Auftreten der primären biliären Zirrhose handeln, womit die Krankheitsursache wahrscheinlich außerhalb der Leber lokalisiert wäre (87, 88). Eine Lebertransplantation soll innerhalb eines Jahres nach Anstieg des Serumbilirubinwertes über 6 mg% bei Patienten unter 55 Jahren erwogen werden (89).

9.9.9 Verlauf und Prognose

Die PBC ist eine chronische Erkrankung, die verschiedene klinische Krankheitsstadien durchläuft. Eine Spontanremission ist bisher nicht bekannt. Die Lebenserwartung der PBC-Patienten ist extrem variabel (90). Während bei älteren, asymptomatischen Patienten eine normale Lebenserwartung vorliegen kann, wird die Überlebenszeit bei symptomatischen Patienten durchschnittlich mit 11,9 Jahren angegeben (gerechnet vom Beginn der Symptome) (91, 92). Vierling gibt die Dauer der Krankheitsphase, in der die Leberwerte noch normal sind, mit „mindestens 2 bis 5 Jahren", die Phase, in der noch keine Symptome vorliegen, jedoch pathologische Laborwerte, mit 2 bis 20 Jahren, die symptomatische Phase mit 3 bis 11 Jahren und die Finalphase mit 0 bis 2 Jahren an (17). Patienten mit Granulomen in der Leberhistologie sollen eine bessere Prognose haben (8).

Die Überlebenszeit korreliert mit dem Serum-Bilirubin. Wenn 2 aufeinanderfolgende Bilirubinwerte im Abstand von 6 Monaten über 2 mg% liegen, hat der Patient eine Spätphase der Krankheit erreicht. Die Lebenserwartung beträgt dann zwischen 2,5 und 6 Jahren (90, 93).

9.9.9.1 Therapieeffekte.
In Einzelfällen kann durch die symptomatische Therapie wahrscheinlich eine Verbesserung der Lebenserwartung erzielt werden, z. B. durch Sklerosierung von Ösophagusvarizen. Ob durch D-Penicillamin die Lebenserwartung der PBC-Patienten verbessert werden kann, wird noch diskutiert. Die Studie am Royal Free Hospital in London, bei der 87 Patienten 600 mg D-Penicillamin bzw. Plazebo erhielten, zeigt eine signifikante Verlängerung der Überlebenszeit bei den mit D-Penicillamin behandelten Patienten. Die Studie in Boston, bei der 52 Patienten 1000 mg D-Penicillamin bzw. Plazebo erhielten, erbrachte keine positiven Ergebnisse. Es laufen derzeit noch weitere kontrollierte Studien in Europa und den USA (Dosen: 250 bis 1600 mg), um die Wirksamkeit von D-Penicillamin zu klären (77, 94). Zur Abschätzung des Nutzens der Plasmapherese liegen derzeit noch zu wenige Untersuchungen vor, vor allem keine kontrollierten Studien (79, 81, 82).

Es kann noch nicht als erwiesen gelten, daß sich durch die Lebertransplantation die Lebenserwartung der Patienten bessert. Allerdings verbessert sich die Lebensqualität nach einer gelungenen Operation erheblich.

Literatur

(1) *Addison, T., Gull, W.*: On a certain affection of the skin vitiligoidea α plana, β tuberosa. Guys Hosp. Rep. 7: 265–276, 1851 (second series)
(2) *Hanot, V.*: Etude sur une forme de cirrhose hypertrophique du foie. Paris, Baillière 1876
(3) *Rubin, E., Schaffner, F., Popper, H.*: Primary biliary cirrhosis. Chronic non-suppurative destructive cholangitis. Am. J. Pathol. 46: 387–407, 1965
(4) *Ahrens, E. H., Payne, M. A. Jr., Kunkel, H. G., Eisenmenger, W. J., Blondheim, S. H.*: Primary biliary cirrhosis. Medicine 29: 299–364, 1950
(5) *Hamlyn, A. N., Sherlock, S.*: The epidemiology of primary biliary cirrhosis: a survey of mortality in England and Wales. Gut 15: 473–479, 1974
(6) *Triger, D. R.*: Primary biliary cirrhosis: an epidemiological study. Br. Med. J. 281: 772–775, 1980
(7) *Hislop, W. S.*: Primary biliary cirrhosis. An epidemiological study. Br. Med. J. 281: 1069–1070, 1980

(8) *Sherlock, S.:* Primary biliary cirrhosis: critical evaluation and treatment policies. Scand. J. Gastroenterol. Suppl. 77: 63–74, 1982
(9) *Sherlock, S.:* Primary biliary cirrhosis, in: Schiff, L., Schiff, E. R. (Hrsg.): Diseases of the liver, S. 979–1002. J. B. Lippincott Comp., Philadelphia 1982
(10) *Jaup, B. H., Zettergren, L. S. W.:* Familial occurrence of primary biliary cirrhosis associated with hypergammaglobulinaemia in descendants: a familial study. Gastroenterology 78: 549–555, 1980
(11) *Hamlyn, A. N., Macklon, A. F., James, O.:* Primary biliary cirrhosis: geographical clustering and symptomatic onset seasonality. Gut 24: 940–945, 1983
(12) *Hamlyn, A. N., Morris, J. S., Sherlock, S.:* ABO blood groups, Rhesus negativity and primary biliary cirrhosis. Gut 15: 473–479, 1974
(13) *Galbraith, R. M., Eddleston, A. L. W. F., Smith, M. G. M. et al.:* Histocompatibility antigens in active chronic hepatitis and primary biliary cirrhosis. Br. Med. J. 3: 604–605, 1974
(14) *Galbraith, R. M., Smith, M. G. M., MacKenzie, R. M.:* High prevalence of seroimmunologic abnormalities in relatives of patients with active chronic hepatitis or primary biliary cirrhosis. N. Engl. J. Med. 290: 63–69, 1974
(15) *Douglas, J. G., Finlayson, N. D. C.:* Are increased individual susceptibility and environmental factors both necessary for the development of primary biliary cirrhosis? Br. Med. J. 2: 419–420, 1979
(16) *Berg, P. A., Baum, H.:* Serology of primary biliary cirrhosis. Springer Semin. Immunopath. 3: 355–373, 1980
(17) *Vierling, J. M.:* Primary biliary cirrhosis, in: Zakim, D., Boyer, T. D. (Hrsg.): Hepatology, S. 825–862. W. B. Saunders Comp., Philadelphia 1982
(18) *Riggione, O., Stokes, R. P., Thompson, R. A.:* Predominance of IgG 3 subclass in primary biliary cirrhosis. Br. Med. J. 286: 1015–1016, 1983
(19) *Schaffner, F., Popper, H.:* Clinical-pathologic relations in primary biliary cirrhosis, in: Popper, H., Schaffner, F. (Hrsg.): Progress in liver disease VII, S. 529–554. Grune & Stratton, New York 1982
(20) *Shulman, H. M., Sullivan, K. M., Weiden, P. L. et al.:* Chronic graft-versus-host syndrome in man – a long term clinico pathologic study of 20 Seattle patients. Am. J. Med. 69: 204–217, 1980
(21) *Epstein, O., Thomas, H. C., Sherlock, S.:* Hypothesis: primary biliary cirrhosis is a dry gland syndrome with features of chronic graft-versus-host disease. Lancet I: 1166–1168, 1980
(22) *Thomas, H. C., Potter, B. J., Sherlock, S.:* Is primary biliary cirrhosis an immune complex disease? Lancet II: 1261–1263, 1977
(23) *Wands, J. R., Dienstag, J. L., Bhan, A. T., Feller, E. R., Isselbacher, K. S.:* Circulating immune complexes and complement activation in primary biliary cirrhosis. N. Engl. J. Med. 298: 233–237, 1978
(24) *Goldberg, M. J., Kaplan, M. M., Mitamura, T., Anderson, L. L., Matloff, D. S., Pinn, V. W., Agnello, V.:* Evidence against immune complex pathogenesis of primary biliary cirrhosis. Gastroenterology 83: 677–683, 1982
(25) *James, S. P., Hoofnagel, J. H., Strober, W., Jones, A.:* Primary biliary cirrhosis: a model autoimmune disease. Ann. Intern. Med. 99: 500–512, 1983
(26) *Lindgren, S., Eriksson, S.:* IgM in primary biliary cirrhosis. Physico-chemical and complement activating properties. J. Lab. Clin. Med. 99: 636–645, 1982
(27) *Jones, E. A., James, S. P.:* Circulating immune complexes and the pathogenesis of primary biliary cirrhosis. Gastroenterology 83: 709–711, 1982
(28) *Soltis, R. P., Wilson, J. D.:* Immune complexes and the treatment of biliary cirrhosis (letter to the editor). N. Engl. J. Med. 300: 1487, 1979
(29) *James, O., Macklon, A. F., Watson, A. J.:* Primary biliary cirrhosis: a revised clinical spectrum. Lancet I: 1278–1281, 1981
(30) *Sherlock, S., Scheuer, P. J.:* The presentation and diagnosis of 100 patients with primary biliary cirrhosis. N. Engl. J. Med. 289: 674–678, 1973
(31) *Culp, K. S., Fleming, C. R., Duffy, J., Baldus, W. P., Dickson, E. R.:* Autoimmune associations in primary biliary cirrhosis. Mayo Clinic Proc. 57: 365–370, 1982
(32) *Stiehl, A.:* Bile acids and bile acid sulfates in the skin of patients with cholestasis and pruritus. Z. Gastroenterol. 12: 121–124, 1974
(33) *Schoenfield, L. J., Sjovall, J., Permann, E.:* Bile acids on the skin of patients with pruritic hepato biliary disease. Nature 213: 93–94, 1967
(34) *Ghent, C. N., Bloomer, J. R., Klatkin, G.:* Evaluation in skin tissue levels of bile acids in human cholestasis: relation to serum levels and to pruritus. Gastroenterology 73: 1125–1130, 1977
(35) *Globes, G. A., Wilkerson, J. A.:* Biliary cirrhosis following the administration of methyl testosterone. J. A. M. A. 204: 170–173, 1968
(36) *Read, A. E., Harrison, C. V., Sherlock, S.:* Chronic chlorpromazine jaundice: With particular reference to its relationship to primary biliary cirrhosis. Am. J. Med. 31: 249–258, 1961
(37) *Ishak, K. C., Irey, N. S.:* Hepatic injury associated with the phenothiazines: Clinicopathologic and follow-up study of 36 patients. Arch. Pathol. 93: 283–304, 1972
(38) *Matloff, D. S., Kaplan, M. M., Neer, R. M., Gold-*

berg, M. J., Bitman, W., Wolfe, H. J.: Osteoporosis in primary biliary cirrhosis: effect of 25-OH-Vitamin D_3 treatment. Gastroenterology 83: 97–102, 1982

(39) Herlong, H. F., Recker, R. R., Maddrey, W. C.: Bone disease in primary biliary cirrhosis: histologic features and response to 25-OH-Vitamin D. Gastroenterology 83: 103–108, 1982

(40) Reed, J. S., Meredith, S. C., Nemchausky, B. A., Rosenberg, I. H., Boyer, J. L.: Bone disease in primary biliary cirrhosis: reversal of osteomalacia with oral 25-Hydroxy vitamin D. Gastroenterology 78: 512–517, 1980

(41) Long, R. G.: Hepatic osteodystrophy: outlook good but some problems unsolved. Gastroenterology 78: 644–647, 1980

(42) Long, R. G., Sherlock, S.: Vitamin D in chronic liver disease, in: Popper, H., Schaffner, F. (Hrsg.): Progress in liver disease VI, S. 539–555. Grune & Stratton, New York 1979

(43) Krawitt, E. L., Grundmann, M. J., Mawer, E. B.: Absorption, hydroxylation and excretion of Vitamin D_3 in primary biliary cirrhosis. Lancet II: 1246–1249, 1977

(44) Wagonfeld, J. B., Nemchausky, B. A., Bolt, M., Horst, J. V., Boyer, J. L., Rosenberg, I. H.: Comparison of Vit D and 25-Hydroxy Vit D in the therapy of primary biliary cirrhosis. Lancet II: 391–394, 1976

(45) Dibble, J. B., Lorowsky, M. S.: Osteomalacia in chronic liver disease. Br. Med. J. 285: 157–158, 1982

(46) Summerfield, J. A., Elias, E., Hungerford, G. D., Nikapota, V. L. R., Dick, R., Sherlock, S.: The biliary system in primary biliary cirrhosis. Gastroenterology 70: 240–243, 1976

(47) Bouchier, I. A. D.: Postmortem study of the frequency of gall stones in patients with cirrhosis of the liver. Gut 10: 705–710, 1969

(48) Long, R. G., Scheuer, P. J., Sherlock, S.: Presentation and course of asymptomatic primary biliary cirrhosis. Gastroenterology 72: 1204–1207, 1977

(49) Dickson, E. R., Fleming, C. R., Ludwig, J.: Primary biliary cirrhosis, in: Popper, H., Schaffner, F.: Progress in liver diseases VI, S. 487–502, Grune & Stratton, New York 1979

(50) Walker, J. G., Doniach, D., Roitt, I. M., Sherlock, S.: Serological tests in the diagnosis of primary biliary cirrhosis. Lancet I: 827–831, 1965

(51) Meyer zum Büschenfelde, K. H., Bandilla, K.: Autoantikörper, Rheumafaktoren, HLA-B 27, Synovialflüssigkeit, in: Thomas, L. (Hrsg.): Labor und Diagnose, S. 663–707. Medizinische Verlagsgesellschaft, Marburg 1978

(52) Richer, G., Viallet, A.: Mitochondrial antibodies in extrahepatic biliary obstruction. Am. J. Dig. Dis. 19: 740, 1974

(53) Berg, P. A., Roitt, I. M., Doniach, D., Horne, R. W.: Mitochondrial antibodies in primary biliary cirrhosis. III. Characteriziation of the inner-membrane complement fixing antigen. Clin. exp. Immunol. 4: 511–525, 1969

(54) Berg, P. A., Wiedmann, K. H., Sayers, T., Klöppel, G., Linder, H.: Serological classification of chronic cholestatic liver disease by the use of two different types of antimitochondrial antibodies. Lancet II: 1329–1332, 1980

(55) Goebel, H., Ziem, M., Keller, P.: Abgrenzung der primär biliären Zirrhose von der chronisch aktiven Hepatitis. Med. Klinik 77: 497–500, 1982

(56) Manns, M., Meyer z. Büschenfelde, K. H.: A mitochondrial antigen-antibody system in cholestatic liver disease detected by radioimmunoassay. Hepatology 2: 1–7, 1982

(57) Popper, H.: The Problem of histologic evaluation of primary biliary cirrhosis, Virchows Arch. A Path. Anat. Histol. 379: 99–102, 1978

(58) Scheuer, P. J.: Liver Biopsy Interpretation, S. 33–38. Williams & Wilkins, Baltimore 1973

(59) Popper, H., Schaffner, F.: Non-suppurative destructive chronic cholangitis and chronic hepatitis, in: Popper, H., Schaffner, F. (Hrsg.): Progress in liver diseases III, S. 336–354. Grune & Stratton, New York 1970

(60) Datta, D. V., Sherlock, S.: Colestyramin for long term relief of the pruritus complicating intrahepatic cholestasis. Gastroenterology 50: 323–332, 1966

(61) Tittor, W.: Therapie der primär biliären Zirrhose. Dtsch. Med. Wschr. 105: 322–323, 1980

(62) Hanid, M. A., Levi, A. J.: Phototherapy for pruritus in primary biliary cirrhosis. Lancet II: 530, 1980

(63) Keeling, P. W. W., Kingston, P., Bull, J., Thompson, R. P. H.: Plasma exchange in primary biliary cirrhosis. Postgraduate Med. J. 57: 433–435, 1981

(64) Arnaud, S. B.: 25-OH-Vitamin D_3 treatment of bone disease in primary biliary cirrhosis. Gastroenterology 83: 137–139, 1982

(65) Ajdukiewicz, A. B., Agnew, J. E., Byers, P. D., Wills, M. R., Sherlock, S.: The relief of bone pain in primary biliary cirrhosis with calcium infusions. Gut 15: 788–793, 1974

(66) Kehayoglou, K., Hadziyannis, S., Kostemis, P., Malamos, B.: The effect of medium chain triglyceride on ^{47}Calcium absorption in patients with primary biliary cirrhosis. Gut 14: 653–656, 1973

(67) Turnberg, L. A., Mathoney, M. P., Gleeson, M. H., Freeman, C. B., Gowenlock, A. H.: Plasmaphoresis and plasmaexchange in the treatment of hyperlipaemia and xanthomatous neuropathy in patients with primary biliary cirrhosis. Gut 13: 976–981, 1972

(68) Spinsi, R., Smith-Laing, G., Epstein, O., Sher-

lock, S.: Results of portal decompression in patients with primary biliary cirrhosis. Gut 22: 345–349, 1981

(69) *Bauer, J., Gelernt, J., Kreel, I.:* Portal systemic shunting in primary biliary cirrhosis. Ann. Surg. 183: 324–328, 1976

(70) *Triger, D. R.:* Primary biliary cirrhosis. Br. Med. J. 284 (6333): 1898–1900, 1982

(71) *Howat, H. T., Ralston, A. J., Varley, H.:* The late results of long term treatment of primary biliary cirrhosis by corticosteroids. Rev. Int. Hepatol. 16: 227, 1966

(72) *Crowe, J., Christensen, E., Smith, M., Cochrane, M., Rane, K. L., Watkinson, G., Doniach, D., Popper, H., Tygstrup, N., Williams, R.:* Azathioprine in primary cirrhosis: a preliminary report of an international trial. Gastroenterology 78: 1005–1010, 1980

(73) *Heathcote, J., Ross, A., Sherlock, S.:* A prospective controlled trial of azathioprine in primary biliary cirrhosis. Gastroenterology 70: 656–660, 1976

(74) *Jain, S., Scheuer, P. J., Samourian, S., McGee, J. D., Sherlock, S.:* A controlled trial of D-Penicillamin therapy in primary biliary cirrhosis. Lancet I: 831–834, 1977

(75) *Deering, T. B., Dickson, E. R., Flemming, C. R., Geall, G., McCall, J., Baggenstoss, A. H.:* Effects of D-Penicillamin on copper retention in patients with primary biliary cirrhosis. Gastroenterology 72: 1208–1212, 1977

(76) *Epstein, D., De Villiers, D., Jain, S., Potter, B. J., Thomas, H. C., Sherlock, S.:* Reduction of immune complexes and immunoglobulins induced by D-Penicillamin in primary biliary cirrhosis. N. Engl. J. Med. 300: 274–278, 1979

(77) *Epstein, O., Jain, S., Lee, R. G., Cook, D. G., Boss, A. M., Scheuer, P. J., Sherlock, S.:* D-Penicillamin treatment improves survival in primary biliary cirrhosis. Lancet I: 1275–1277, 1981

(78) *Routhier, G., Epstein, O., Janossy, G., Thomas, H. C., Sherlock, S.:* Effect of Cyclosporin A on suppressor and inducer T lymphocytes in primary biliary cirrhosis. Lancet II: 1223–1226, 1980

(79) *Graubner, M., Loesgen, H., Schmidt, F. W.:* Therapeutische Umfrage: Liegen Erfahrungen vor mit der Plasmapheresebehandlung bei Patienten mit destruierender Cholangitis/primärer biliärer Leberzirrhose? Med. Welt 34: 588–589, 1983

(80) *Matloff, D. S., Kaplan, M. M.:* D-Penicillamine-induced Goodpasture's like syndrome in primary biliary cirrhosis – successful treatment with plasmapheresis and immuno suppressives. Gastroenterology 78: 1046–1049, 1980

(81) *Theilmann, L., Gärtner, U., Czygan, P., Thies, F. K., Kommerell, B.:* Behandlung der primär biliären Zirrhose durch Plasmapherese. Inn. Med. 11: 22–26, 1984

(82) *Erikson, S., Lindgren, S.:* Plasma exchange in primary biliary cirrhosis. N. Engl. J. Med. 302: 809, 1980

(83) *Loesgen, H., Schmidt, F. W.:* Plasmaaustauschbehandlung bei hepatobiliären Erkrankungen. Internist. 24: 47–50, 1983

(84) *Pichelmayr, R., Brölsch, Ch., Neuhaus, P., Wonigeit, K.:* Indikation und Ergebnisse der Lebertransplantation. Z. Gastroenterologie 21: 70–74, 1983

(85) *Starzl, T. E., Iwatsuki, S., van Thiel, D. H., Gartner, J. C., Zitelli, B. J., Malatack, J. J., Shade, R. R., Shaw, B. W., Hakala, T. R., Rosenthal, T., Porter, K. A.:* Evolution of liver transplantation. Hepatology 2: 614–636, 1982

(86) *Calne, R. Y.:* Liver transplantation for liver cancer. World J. Surg. 6: 76–80, 1982

(87) *Jones, E. A.:* Primary biliary cirrhosis and liver transplantation. N. Engl. J. Med. 306: 41–42, 1982

(88) *Neuberger, J., Portmann, B., MacDougall, B. R. D., Calne, R. Y., Williams, R.:* Recurrence of primary biliary cirrhosis after liver transplantation. N. Engl. J. Med. 306: 1–4, 1982

(89) *Epstein, O., Fruga, E. G., Keynon, A., Sherlock, S.:* When should patients with primary biliary cirrhosis be referred for liver transplantation. Abstract, Europ. Assoc. Study liver, Southampton 1983

(90) *Christensen, E., Crowe, J., Doniach, D., Popper, H., Ranek, L., Rodes, J., Tygstrup, N., Williams, R.:* Clinical pattern and course of disease in primary biliary cirrhosis based on analysis of 236 patients. Gastroenterology 78: 236–246, 1980

(91) *Roll, J., Boyer, J. L., Barry, D., Klatskin, G.:* The prognostic importance of clinical and histologic features in asymptomatic and symptomatic primary biliary cirrhosis. N. Engl. J. Med. 308: 1–7, 1983

(92) *Klöppel, G., Kirchhof, M., Berg, P. A.:* Natural course of primary biliary cirrhosis. A morphological, clinical and serological analysis of 103 cases. Liver 2: 141–151, 1982

(93) *Shapiro, J. M., Smith, H., Schaffner, F.:* Serum bilirubin: a prognostic factor in primary biliary cirrhosis. Gut 20: 137–140, 1979

(94) *Malthoff, D. S., Alpert, E., Resnick, R. H., Kaplan, M. M.:* A prospective trial of D-Penicillamin in primary biliary cirrhosis. N. Engl. J. Med. 306: 319–326, 1982

(95) *Ludwig, J., Dickson, E. R., McDonald, G. S. A.:* Staging of chronic non-suppurative destructive cholangitis. Virchows Arch. (Pathol. Anat.) 379: 103–112, 1978

(96) *Popper, H., Sherlock, S., Leevy, C. M., Harris, M. I.:* Nomenclature, diagnostic criteria, and diagnostic methodology for diseases of the liver and biliary tract. Fogarty International Center Proc. 22, 1974

9.10 Wilsonsche Erkrankung

von *Burkhard Kommerell*

9.10.1 Definition

Die Wilsonsche Erkrankung ist eine autosomal rezessive Erbkrankheit, die zu einer Kupferüberladung in der Leber, später auch zu einer solchen im ZNS, in den Augen, den Nieren und anderen Organen führt (5, 13, 36, 53, 54). Aus der ubiquitären Kupferablagerung ergibt sich die Mannigfaltigkeit der klinischen Symptomatik, wobei die Leber am häufigsten und schwerwiegendsten betroffen ist. Es ist erwiesen, daß die primäre Störung des Kupferstoffwechsels in der Leberzelle lokalisiert ist (5, 52). Obwohl die Kupferstoffwechselstörung von Geburt an besteht, dauert das asymptomatische Stadium 4 bis 6 Jahre, so daß klinische Symptome erst nach dem 6. Lebensjahr bzw. in späteren Altersstufen auftreten (13, 14, 44, 51). Wesentliche biochemische Befunde sind eine erhöhte Kupferkonzentration in Urin und Leber sowie eine Verminderung des Coeruloplasmins. Das Vorkommen des Morbus Wilson ist weltweit, und die Zahl der erkrankten Homozygoten liegt bei 1:200 000, die der Heterozygotenträger bei 1:200.

Kupferstoffwechsel: Die tägliche Kupfereinnahme beträgt 2 bis 5 mg, und etwa die gleiche Menge wird vorwiegend über die Galle (80%), in den Stuhl und weniger im Urin (25 bis 50 μm/24 Std.) ausgeschieden. Das Kupfer wird im Magen bzw. im oberen Dünndarm resorbiert, nach dem Übertritt ins Blut an Albumin gebunden und in der Leber bis zu 90% in das Coeruloplasmin eingebaut (11, 22, 53). Das Coeruloplasmin verhindert normalerweise eine Kupferüberladung des Organismus. Etwa 2 bis 3% des Kupfers werden im Körper als Katalysator, beim Energiestoffwechsel, bei der Erythropoese und der Synthese von Kollagen, Elastan und anderem verbraucht. Freies oder locker an Eiweiß gebundenes Kupfer wird durch die Niere ausgeschieden (5).

9.10.2 Pathogenese und Ätiologie

Bei Patienten mit Wilsonscher Erkrankung besteht eine sehr hohe Kupferkonzentration in der Leber und im Gewebe. Da die Kupferresorption im Darm bei diesen Patienten normal ist (47), wird als wesentliche Ursache für die Kupfererhöhung eine verminderte Kupferausscheidung in die Galle angesehen (15, 18, 48). Wahrscheinlich beruht dies auf einem Defekt in den periportalen Lysosomen der Leber, da im späteren Stadium das Kupfer vorwiegend in den Lysosomen abgelagert ist (48, 55). Gleichzeitig besteht auch ein Mangel an Coeruloplasmin (17, 34, 58), der möglicherweise durch eine Synthesestörung bedingt ist (29). Die Frage eines pathologischen Coeruloplasmins ist häufig aufgeworfen, aber noch nie nachgewiesen worden. Transportstörungen aus den Hepatozyten ins Blut sowie eine gestörte Kupfereinlagerung in das Coeruloplasmin werden diskutiert. Bei ca. 5% homozygoten Wilson-Patienten liegt der Coeruloplasminspiegel im Normbereich (5, 32). In solchen Fällen wird ein Zustrom von sogenanntem Speichercoeruloplasmin aus den zugrunde gehenden Hepatozyten angenommen (5, 35). Bei Heterozygotenträgern ist der Coeruloplasminspiegel in 20% der Fälle vermindert (17). Daher sind nur eindeutig verminderte Coeruloplasmin- und Kupferwerte im Blut und ein erhöhter Kupferspiegel im Urin, bei entsprechendem klinischen Bild, für die Diagnose eines Morbus Wilson verwertbar. Auch bei anderen Lebererkrankungen wie Cholestase, primär biliärer Zirrhose und schwerer Leberinsuffizienz kann der Coeruloplasminspiegel vermindert sein, jedoch ist in diesen Fällen oft das Serum-Kupfer normal oder erhöht (2, 8, 17, 27, 45, 46).

9.10.3 Leberveränderungen

In früh- bzw. asymptomatischen Phasen finden sich mitochondriale Veränderungen in der Leber, Verfettung und Lochkerne (33, 56). Das Kupfer ist in diesem Stadium diffus im Zytoplasma der Hepatozyten verteilt. Finden sich außerdem noch Mallory-Körperchen, so ist bei einem erhöhten Leberkupfergehalt (über 250 μg Lebertrockengewicht) die Diagnose eines Morbus Wilson gesichert (5). Im weiteren Verlauf der Erkrankung ähneln sich die Leberveränderungen und auch die biochemischen Befunde denen einer chronisch-aktiven Hepatitis bzw. Fibrose oder Zirrhose. Im Gegensatz zur Frühphase mit diffuser Kupferverteilung ist dann das Kupfer in den Lysosomen abgelagert (48, 55), und die Gesamtmenge des Leberkupfers nimmt ab, ohne aber Normalwerte zu erreichen (51). Es sollte daher bei allen Wilson-Verdächtigen und bei Jugendlichen mit unklarer Leberschädigung der bioptisch gewonnene Leberzylinder auf den Kupfergehalt untersucht werden. In besonderen Fällen kann es infolge des Überschreitens der Kupferkapazität in der Leber zu schweren Lebernekrosen mit dem klinischen Bild einer fulminanten Hepatitis kommen (13, 20, 27, 31, 41). Durch das massiv ins Blut ausgeschwemmte Kupfer entwickelt sich eine schwere Hämolyse. Die Konzentration des Coeruloplasmins im Blut kann dann ansteigen und sich teilweise vorübergehend normalisieren (27, 28, 31, 41).

9.10.4 Klinik

Vor dem 6. Lebensjahr sind bei Patienten mit Morbus Wilson keine Symptome zu erwarten, sie treten aber bei fast 50 % der Fälle vor dem 15. Lebensjahr auf, können sich aber auch im 4. oder 5. Lebensjahrzehnt manifestieren (13, 14, 44, 51). Bei Kindern und jugendlichen Patienten sind Leberschäden häufig, während neurologische und psychische Störungen mehr im adoleszenten Alter auftreten. Weitere Symptome, wie Kupferablagerungen in der Kornea (Kayser-Fleischer-Kornealring), Hämolyse, Nieren- und Skelettveränderungen, vervollständigen das klinische Bild (52, 54, 60).

9.10.4.1 Leberschädigung.
Die Leberschädigung beginnt oft unbemerkt und wird nicht selten erst im Stadium einer chronischen Hepatitis bzw. Zirrhose an den pathologischen Leberfunktionsproben bzw. den klinischen Zeichen einer Zirrhose erkannt. Beim Morbus Wilson sind alle Stadien einer akuten bzw. chronischen Lebererkrankung möglich. Die pathologischen Leberbefunde sind für den Morbus Wilson nicht spezifisch, daher sollten ungeklärte akute bzw. chronische Leberschädigungen bei Kindern und Jugendlichen immer Anlaß für eine differenzierte Diagnostik in Richtung eines Morbus Wilson sein. Die Symptome der chronischen Hepatitis bzw. Zirrhose entsprechen denen anderer Ätiologien; so finden sich bei der Zirrhose ebenfalls ein portaler Hochdruck, Milzvergrößerung und eventuell Aszites. Gelegentlich sind die neurologischen Störungen bzw. der Kayser-Fleischer-Ring so diskret, daß sie übersehen werden können bzw. diese Symptome fehlen völlig (13, 24, 26, 37, 42, 43, 55).

Bei einigen Patienten kann der Morbus Wilson unter dem Bild einer foudroyanten, akuten Hepatitis verlaufen. Dabei können Serum-Kupferspiegel ansteigen, ganz besonders ist in diesen Fällen auch die Kupferausscheidung im Urin stark erhöht (13, 41, 50). Die Hämolyse ist in diesen Fällen sehr ausgeprägt; sie kann manchmal anfänglich sogar führendes Symptom sein oder auch bei der Schwere der Leberinsuffizienz in den Hintergrund treten. Die Hämolyse ist limitiert, endet von selbst und hat keine prognostische Bedeutung (9, 20, 23, 28, 65). Die Letalität bei solchen akuten Schüben ist hoch, da sie nicht selten im Rahmen einer Zirrhose auftreten und die therapeutischen Möglichkeiten sehr beschränkt sind (1, 42). In Einzelfällen wurde über eine erfolgreiche Lebertransplantation berichtet (12).

9.10.4.2 Hämolytische Anämie.
Hämolytische Episoden beim Morbus Wilson können erstes klinisches Zeichen sein, ohne daß andere klinische Symptome oder eine Leberschädigung vorliegen (23). In der Regel ist die Hämolyse leicht; bei schweren Hämolysen, insbesondere im Zusammenhang mit Leberinsuffizienz, können lebensbedrohliche Zustände eintreten. Die hämolytische Anämie kann die schwere Lebererkrankung noch zusätzlich belasten, obwohl die Hämolyse per se kein entscheidender prognostischer Faktor ist (28, 41, 49). Sie ist selbstausheilend und entsteht durch die plötzliche Freisetzung von Kupfer, das die Erythrozytenmembranen bzw. Enzyme schädigt und die Zelle hämolysiert (21, 28, 31, 65).

9.10.4.3 Beteiligung des ZNS.
Über 40 % der Patienten mit Morbus Wilson haben als erstes klinisches Zeichen neurologische Veränderungen, die zwischen dem 1. und 4. Lebensjahrzehnt auftreten können (10, 38, 60). Diese neurologischen Störungen sind auf das motorische System beschränkt, während die sensorische Funktion und meistens auch die Reflexe ungestört sind.

Zuerst sind die Störungen mild, werden aber später ausgeprägter. Koordinationsstörungen, Ruhe- und Bewegungstremor sowie Speichelfluß sind oft die ersten Symptome. Später vervollständigen Mikrophagie, Anämie, Schluckstörungen, Akinesien, Schwenken des Kopfes, Rigidität und Kontrakturen das Vollbild der neurologischen Störungen.

9.10.4.4 Psychische Veränderungen.
Viele Patienten zeigen Verhaltensanomalien mit Konzentrations- und Leistungsstörungen, gelegentlich bizarre Wesensveränderungen mit Affektausbrüchen, Euphorie, katatonen Psychosen und Depressionen, die in ihrer Gesamtheit letztlich das Bild einer Demenz aufweisen (51).

9.10.4.5 Augenbeteiligung.
Prominentestes Symptom ist der Kayser-Fleischer-Kornealring, der bei allen Patienten mit neurologischen Symptomen und oft (aber nicht immer) bei Patienten mit Leberschäden zu finden ist (39). Zuerst sind die grünbraunen Kupfergranula am oberen und später auch am unteren Limbus erkennbar, bis schließlich ein geschlossener grünbrauner Ring entsteht. Oft sind diese Veränderungen nur mit der Spaltlampe zu erkennen. Selten lagert sich Kupfer in der vorderen Linsenkapsel als eine zentrale grüne Scheibe ab, der sogenannte Sonnenblumenkatarakt (6).

9.10.4.6 Nierenbeteiligung.
Klinische Symptome einer Nierenschädigung sind gewöhnlich geringfügig und werden oft erst bei schon bekannter Diagnose festgestellt. Dabei handelt es sich um eine Folge der Kupferstoffwechselstörung. Die Kupferkonzentration in der Niere korreliert gut mit den anatomischen Veränderungen. Am häufigsten sind die Nierentubuli betroffen, und es besteht eine vermehrte Ausscheidung von Eiweiß, Glukose, Phosphat, Urat, Kalzium, Bikarbonat und Aminosäuren. Im Rahmen einer Leberinsuffizienz kann die Niereninsuffizienz eine häufige Todesursache sein. Gelegentlich finden sich auch Nierensteine und eine Nephrokalzinose (16, 30, 63, 66).

9.10.5 Laboruntersuchungen

9.10.5.1 Kupfer.
Das Serum-Kupfer ist vermindert (*Norm:* 80 bis 120 µg/dl). Die Kupferausscheidung im Urin ist um das 4fache und mehr erhöht (*Norm:* 25 bis 50 µg/24 Std.) In der Leber ist die Kupferkonzentration stark erhöht (über 250 µg Lebertrockengewicht) und typisch für den Morbus Wilson (5, 47, 53, 54). Allerdings ist bei der Annahme eines Morbus Wilson gleichzeitig eine Verminderung des Serum-Coeruloplasmins zu fordern, da bei anderen Lebererkrankungen der Kupfergehalt in der Leber und die Kupferausscheidung im Urin erhöht sein können (z.B. Cholestase, primäre biliäre Zirrhose u.a.), obwohl in diesen Fällen meistens das Coeruloplasmin nicht vermindert ist (8, 15, 49).

9.10.5.2 Coeruloplasmin.
Bei 95% aller Wilson-Erkrankungen und bei 10 bis 20% der gesunden Träger ist das Coeruloplasmin im Serum deutlich unter der Norm (20 bis 45 mg/dl). Bei manchen selteneren Krankheiten kann der Coeruloplasminspiegel ebenfalls vermindert sein (Marasmus, nephrotisches Syndrom, schwere Leberinsuffizienz, eiweißverlierende Enteropathie, Sprue u.a.) (50). Östrogene, Schwangerschaft, Alkohol und verschiedene enzyminduzierende Medikamente können beim Morbus Wilson vorübergehend den Coeruloplasminspiegel erhöhen. Trotzdem ist die Coeruloplasminbestimmung im Serum der wichtigste Routinetest (51). Bei Verdacht auf Morbus Wilson oder Unsicherheit der Diagnose ist diese durch den Radiokupfertest zu klären.

9.10.5.3 Radiokupfertest.
Mit diesem Test wird nach Verabreichung von radioaktivem Kupfer der Einbau des Kupfers in das Coeruloplasmin und damit die Syntheserate des Coeruloplasmins gemessen. Die Effizienz und Geschwindigkeit der Coeruloplasminbildung erfolgt durch Messung von zu verschiedenen Zeiten abgenommenen Serumproben (5, 46, 50, 62, 65). Da mit diesem Test eine vollwertige Coeruloplasminsynthese erfaßt werden kann, ist dieses Verfahren besonders geeignet, homozygote Kranke im asymptomatischen Stadium bzw. heterozygote Träger mit niedrigem Coeruloplasminspiegel zu unterscheiden (5, 50).

9.10.6 Diagnose

Bei Verdacht auf Morbus Wilson ist mit der Spaltlampe nach dem Kayser-Fleischer-Kornealring zu suchen. Immer ist neben der Kupferbestimmung im Serum (*pathologisch:* unter 80 µg/dl) und im Urin (*pathologisch:* über 100 µg/24 Std.) auch das Coeruloplasmin zu erfassen, da niedrige Kupferwerte bzw. erhöhte Kupferurinausscheidungen auch bei anderen Erkrankungen vorkommen können. Bei einem Serum-Coeruloplasminspiegel weniger als 20 mg/dl sollte eine Leberbiopsie zur histologischen Untersuchung und quantitativen Kupferbestimmung vorgenommen werden. Ein Kupfergehalt von über 250 µg Trockengewicht in der Leber bestätigt die Diagnose, wenn gleichzeitig ein Coeruloplasminmangel vorliegt. Auch bei anderen Lebererkrankungen (s. o.) kann die Kupferkonzentration in der Leber erhöht sein, wobei dann das Coeruloplasmin meist normal ist. Wenn eine Leberbiopsie nicht möglich oder der Coeruloplasminspiegel normal ist, muß durch den Radiokupfertest die Diagnose geklärt werden. Bei gesicherter Diagnose sind die entsprechenden Verwandten der Kranken eingehend auf Wilson-Merkmale zu untersuchen (Coeruloplasmin, Transaminasen etc.).

9.10.7 Therapie

Die Therapie der Wahl beim Morbus Wilson und seine Prophylaxe ist das D-Penicillamin (7, 9, 25, 35, 40, 59). Sofort nach Diagnosesicherung sollte das Medikament (Metalcaptase®, Trolovol®) verabreicht werden, auch wenn die Patienten asymptomatisch sind. Jahrzehntelange Erfahrungen zeigen, daß die beste Prognose bei einer frühzeitigen Behandlung besteht, da dann die Patienten asymptomatisch bleiben. Mit zunehmendem Alter und Fortschreiten der Symptome wird die Prognose eher schlechter (52). Die Dosierung liegt bei täglich 1,5 g (0,75 bis 2,0 g), auf 3 bis 4 Einzeldosen verteilt. Das Medikament sollte wegen der besseren Bioverfügbarkeit *unbedingt nüchtern* eingenommen werden (3). Die Urinkupferausscheidung steigt unter der Behandlung erheblich an und fällt nach längerer Behandlungsdauer auf normale Werte ab. Die Normalisierung von Kupfer und Coeruloplasmin im Serum zeigt den Erfolg der Behandlung an, und sie sollte auch nach einer Remission halbjährlich kontrolliert werden. Die klinischen Symptome und auch die Leberschädigung bilden sich unter der Therapie zurück. Die Fibrose, der portale Hochdruck und der Hypersplenismus werden jedoch nicht wesentlich beeinflußt. Eine sehr disziplinierte Compliance ist Voraussetzung für den Erfolg der Behandlung. Es ist außerordentlich wichtig, die Patienten auf die lebenslange Einnahme des Medikaments hinzuweisen. Manchmal können sich zu Beginn der Behandlung die neurologischen Symptome verschlechtern. Unter Umständen muß die Behandlung vorübergehend unterbrochen werden (40). Nach Remission der Erkrankung soll die tägliche Dosierung auf 1,0 g oder weniger reduziert werden. Wegen der möglichen Antipyridoxinwirkung des Medikaments wird die Gabe von Vitamin B_6-Präparaten empfohlen. Die Nebenwirkungen von D-Penicillamin können schwer sein, sind aber nicht zu häufig. Bei Übelkeit und Erbrechen ist eine Dosisreduktion unvermeidbar. Akute Reaktionen wie Fieber, Hautrötung, Leukopenie, Eosinophilie und Thrombozytopenie sowie ein nephrotisches Syndrom erfordern den Abbruch der Behandlung. Das Medikament sollte dann unter Glukocorticoiden (20 bis 30 mg pro Tag) langsam einschleichend wieder verabreicht werden. Meist lassen sich so die Nebenwirkungen vermeiden (vgl. zu Therapie mit Penicillamin Kapitel 9.5).

Wenn wegen Unverträglichkeit bzw. ernster Nebenwirkungen die D-Penicillamin-Behandlung abgebrochen werden muß, kann das 2,3-Dimercapto-1-Propanol (BAL – British Anti-Lewisite) intermittierend intramuskulär verabreicht werden. Es ist für eine lebenslange Therapie des Morbus Wilson keine sehr praktikable Behandlung, aber Erfolge wurden beschrieben. Das Präparat ist nicht untoxisch. Möglicherweise ist das in Erprobung befindliche Triäthylentetramindyhydrochlorid (Trien, TETA) in einer Dosierung von 1,0 bis 1,5 g pro Tag ein Ersatz für das D-Penicillamin, da gute klinische Erfolge beobachtet wurden (21, 61). Nach neuesten Untersuchungen kann unter oraler Zinktherapie beim Morbus Wilson eine negative bzw. neutrale Kupferbilanz erzeugt werden. Ein erster Therapieversuch bei einem Patienten mit Morbus Wilson ergab ermutigende Ergebnisse, und der Patient konnte unter 145 mg Zinksulfat/Tag wesentlich gebessert werden (29a).

Diät: Eine besondere Diät ist unter der D-Penicillamintherapie nicht notwendig. Kupfer ist ubiquitär in der Nahrung, so daß eine Elimination aus der Nahrung nur schwer praktikabel ist.

Dagegen sollte man Nahrungsmittel meiden, die besonders viel Kupfer enthalten, wie zum Beispiel Schellfisch, Trockenfrüchte, Nüsse, Rosinen, Schokolade, Kakao, Pilze und Leber. Wenig Kupfer enthalten Milchprodukte, Mehl, frisches Obst und Gemüse.

9.10.8 Prognose

Ohne Therapie verschlechtert sich der Morbus Wilson unaufhörlich. Die D-Penicillamin-Therapie stoppt diese Entwicklung, und je nach Zeitpunkt des Therapiebeginns heilen die klinischen Erscheinungen häufig aus oder bessern sich wesentlich. Die Veränderungen einer Zirrhose bleiben bestehen, portale Hypertension bzw. Leberkoma können sich entwickeln. Eine fulminante Hepatitis mit Hämolyse ist oft tödlich und erfordert die ganze Palette einer modernen Intensivtherapie. Die psychiatrischen Symptome sind nur mäßig rückbildungsfähig. Oligo- und asymptomatische Patienten werden bzw. bleiben gesund, wenn sie lebenslang die medikamentöse Behandlung durchführen. Es ist daher entscheidend, die Erkrankung sehr frühzeitig zu diagnostizieren und alle Verwandten, die an dieser Erkrankung leiden (nicht heterozygote Träger), frühzeitig zu behandeln.

Literatur

(1) *Arima, M., Takeshita, K., Yoshino, K., Kitahara, T., Suzuki, Y.:* Prognosis of Wilson's disease in childhood. Europ. J. Pediat. 126: 147, 1977
(2) *Benson, G. D.:* Hepatic copper accumulation in primary biliary cirrhosis. Yale, J. Biol. Med. 52: 83, 1979
(3) *Bergstrom, R. F., Kay, D. R., Harkcom, T. M., Wagner, J. G.:* Penicillinamin kinetics in normal subjects. Clin. Pharmacol. Therapeut. 30: 404, 1981
(4) *Bickel, H.:* Neuere Erkenntnisse zur hepatocerebralen Degeneration (Wilson'sche Krankheit). Mod. Probl. Paediat. 3: 215, 1957
(5) *Bickel, H., Feist, D., Wesch, H.:* Fortschritte in der Diagnostik der Wilson'schen Krankheit, in: Kommerell, B., Hahn, P., Kübler, W., Mörl, H., Weber, E. (Hrsg.): Fortschritte in der Inneren Medizin, S. 205. Springer Verlag, Heidelberg – New York 1982
(6) *Cairns, J. E., Williams, H. P., Walche, J. M.:* "Sunflower cataract" in Wilson's disease. Brit. Med. J. 3: 95, 1969
(7) *Danks, D. M.:* Penicillamine in Wilson's disease. Lancet II: 435, 1982
(8) *Deering, T. B., Dickson, E. R., Fleming, C. R., Geall, M. G., McCall, J. T., Baggenstoss, A. H.:* Effect of D-Penicillamine on copper retention in patients with primary biliary cirrhosis. Gastroenterology 72: 1208, 1977
(9) *Deiss, A., Lynch, R. E., Lee, G. R., Cartwright, G. E.:* Long term therapy of Wilson's disease. Ann. Int. Med. 75: 57, 1971
(10) *Dobyns, W. B., Goldstein, N. P., Gordon, H.:* Clinical spectrum of Wilson's disease (hepatolenticular degeneration). Mayo Clin. Proc. 54: 35, 1979
(11) *Dowdy, R. P.:* Copper metabolism. Am. J. Clin. Nuts 22: 887, 1969
(12) *Du Bois, R. S., Giles, G., Rodgerson, D. O., Lilly, I., Martineau, G., Halgrimson, C. G., Shroter, G., Starze, T. E.:* Orthotopic liver transplantation for Wilson's disease. Lancet I: 505, 1971
(13) *Feist, D., Wesch, H., Schmid-Rüter, E.:* Frühdiagnose des Morbus Wilson im Kindesalter. Mschr. Kinderheilkd. 126: 371, 1978
(14) *Fitzgerald, M. A., Gross, J. B., Goldstein, N. P., Wahner, H. W., McCall, J. T.:* Wilson's disease (hepatolenticular degeneration) of late onset. Mayo Clinic Proc. 50: 438, 1975
(15) *Frommer, D. J.:* Defective biliary excretion of copper in Wilson's disease. Gut 15: 125, 1974
(16) *Fulop, M., Sternlieb, I., Scheinberg, I. H.:* Defective urinary acidification in Wilson's disease. Ann. Int. Med. 68: 770, 1968
(17) *Gibbs, K., Walshe, J. M.:* A study of the ceruloplasmin concentrations found in 75 patients with Wilson's disease, their kinships and various control groups. Quart. J. Med. 48: 447, 1979
(18) *Gibbs, K., Walshe, J. M.:* Biliary excretion of copper in Wilson's disease. Lancet II: 538, 1980
(19) *Graul, R. S., Epstein, O., Sherlock, S., Scheurer, J. P.:* Immuncytochemical identification of ceruloplasmin in hepatocytes of patients with Wilson disease. Liver 2: 207, 1982
(20) *Hamlyn, A. N., Gollan, J. L., Douglas, A. P., Sherlock, S.:* Fulminant Wilson's disease with haemolysis and renal failure. Copper studies and assessment of dialysis regiments. Brit. Med. J. 2: 660, 1977
(21) *Hayes, A. H. Jr.:* Triethylene dihydrochloride for treatment of penicillinamine intolerant patients with Wilson's disease. Invitation to submit new drug application. Fed. Reg. 47 (186): 42175, 1982
(22) *Horst, W.:* Transport und Bindung im Serum. Untersucht mit Papierelektrophorese und radioaktiven Indikatoren. Klin. Wschr. 32: 961, 1954

(23) *Iser, I. H., Stevens, B. I., Stening, G. F., Hurley, T. H., Smallwood, R. A.:* Haemolytic anemia of Wilson's disease. Gastroenterology 67: 290, 1974
(24) *Johnson, R. C., Deford, J. W., Gebhart, R. J.:* Chronic active hepatitis and cirrhosis in Wilson's disease. South. Med. J. 70: 753, 1977
(25) *Lange, J.:* Die Langzeitbehandlung des Morbus Wilson mit D-Penicillamin. Dtsch. Med. Wschr. 92: 1657, 1967
(26) *Lössner, J., Bachmann, H., Biesold, D., Ruchholtz, U., Storch, W.:* Untersuchungen zur Wilson'schen Erkrankung in der DDR. Z. Ges. Inn. Med. 35: 136, 1980
(27) *McCullough, A. J., Fleming, C. R., Thistle, J. L., Baldus, W. P., Ludwig, J., McCall, J. T., Dickson, E. R.:* Diagnosis of Wilson's disease presenting as fulminant hepatic failure. Gastroenterology 84: 161, 1983
(28) *Meyer, R. I., Zalusky, R.:* The mechanism of haemolysis in Wilson's disease. Study of a case and review of the literature. Mount Sinai J. Med. 44: 530, 1977
(29) *Neifakh, S. A., Vasiletz, I. M., Shavlovsky, M. M.:* Molecular pathology of ceruloplasmin. Biochem. Genet. 6: 231m, 1972
(29a) *Ramadori, G., Keidl, E., Hütteroth, Th., Dormeyer, H. H., Manns, M., Meyer zum Büschenfelde, K. H.:* Orale Zinktherapie bei Morbus Wilson — eine Alternative zu D-Penicillamin. Z. Gastroenterol. 23: 25, 1985
(30) *Randall, R. V., Goldstein, N. P., Gross, J. B., Rosevear, J. B.:* Hypercalciuria in hepatolenticular degeneration (Wilson's disease). Am. J. Med. Sci. 252: 715, 1966
(31) *Roche-Sicot, I., Benhamon, I. P.:* Acute intravascular haemolysis and acute liver failure associated as a first manifestation of Wilson disease. Ann. int. Med. 58: 301, 1977
(32) *Sass-Kortsak, A., Cherniak, M., Geige, D. W., Slater, R. J.:* Observations on ceruloplasmin in Wilson's disease. J. Clin. Invest. 38: 1672, 1959
(33) *Schaffner, F., Sternlieb, I., Barka, T., Popper, H.:* Hepatocellular changes in Wilson's disease. Am. J. Path. 41: 315, 1962
(34) *Scheinberg, I. H., Gitlin, D.:* Deficiency of ceruloplasmin in patients with hepatolenticular degeneration. Science 116: 484, 1952
(35) *Scheinberg, I. H., Sternlieb, I.:* Wilson's disease. Ann. Rev. Med. 16: 119, 1965
(36) *Scheinberg, I. H., Sternlieb, I.:* Wilson's disease. Major problems in international Medicine, XXIII, S. 9. W. B. Saunders Company, Philadelphia – London – Toronto 1984
(37) *Scheinberg, I. H., Sternlieb, I.:* Wilson's disease. Major problems in international Medicine, XXIII, S. 70. W. B. Saunders Company, Philadelphia – London – Toronto 1984
(38) *Scheinberg, I. H., Sternlieb, I.:* Wilson's disease. Major problems in international Medicine, XXIII, S. 78. W. B. Saunders Company, Philadelphia – London – Toronto 1984
(39) *Scheinberg, I. H., Sternlieb, I.:* Wilson's disease. Major problems in international Medicine, XXIII, S. 93. W. B. Saunders Company, Philadelphia – London – Toronto 1984
(40) *Scheinberg, I. H., Sternlieb, I.:* Wilson's disease. Major problems in international Medicine, XXIII, S. 126. W. B. Saunders Company, Philadelphia – London – Toronto 1984
(41) *Schmidt, H., Bartels, O., Stömmer, P., Wagner-Thiessen, E.:* Akutes Leberversagen bei abdominellem M. Wilson im frühen Erwachsenenalter. Deutsch. Med. Wschr. 108: 614, 1983
(42) *Scott, J., Gollan, J. L., Samourian, S., Sherlock, S.:* Wilson's disease presenting as chronic active hepatitis. Gastroenterology 74: 645, 1978
(43) *Shearman, D. J. C., Finlayson, N. D. C.:* Metabolic disease of the liver, in: Shearman, D. J. C., Finlayson, N. D. C. (Hrsg.): Disease of the Gastrointestinal tract and liver, S. 657. Churchill Livingstone, Edinburgh – London – Melbourne – New York 1982
(44) *Slovis, T. L., Dubois, R. S., Rodgerson, D. O., Silverman, A.:* The varied manifestations of Wilson's disease. J. Paediatr. 78: 578, 1971
(45) *Spechler, S. J., Koff, R. S.:* Wilson's disease. Diagnostic difficulties in the patient with chronic hepatitis and hypoceruloplasminemia. Gastroenterology 78: 803, 1980
(46) *Sternlieb, I., Scheinberg, I. H.:* Ceruloplasmin in health and disease. Ann. N.Y. Acad. Sci. 94: 71, 1961
(47) *Sternlieb, I., Scheinberg, I. H.:* Radiocopper in diagnosing liver disease. Sem. Nucl. Med. 2: 176, 1972
(48) *Sternlieb, I., van den Hamer, C. J. A., Morell, A. G., Alpert, A., Gregoriadis, G., Scheinberg, I. H.:* Lysosomal defect of hepatic copper excretion in Wilson's disease. Gastroenterology 64: 99, 1973
(49) *Sternlieb, I.:* Diagnosis of Wilson's disease. Gastroenterology 74: 787, 1978
(50) *Sternlieb, I., Scheinberg, I. H.:* The role of radiocopper in the diagnosis of Wilson's disease. Gastroenterology 77: 138, 1979
(51) *Sternlieb, I.:* Morbus Wilson (Hepatolentikuläre Degeneration), in: Kühn, H. A., Wernze, H. (Hrsg.): Klinische Hepatologie, 6: 382. Thieme Verlag, Stuttgart 1979
(52) *Sternlieb, I., Scheinberg, I. H.:* Wilson's disease, in: Wright, R., Alberti, K. G. M. M., Karran, S., Millward-Sadler, G. H. (Hrsg.): Liver and Biliary Disease, S. 774. W. B. Saunders Company, London – Philadelphia – Toronto 1979

(53) *Sternlieb, I.:* Copper and the liver. Gastroenterology 78: 1615, 1980
(54) *Stremmel, W., Strohmeyer, G.:* Wilson'sche Krankheit. Dtsch. Ärzteblatt 45: 2125, 1981
(55) *Strohmeyer, F. W., Ishak, K. G.:* Histology of the liver in Wilson's disease. A study of 34 cases. Am. J. Clin. Pathol. 73: 12, 1980
(56) *Thaler, H.:* Leberkrankheiten. Springer, Berlin – Heidelberg – New York 1982, S. 243
(57) *van Berge Henegouwen, G. P., Tangedahl, T. N., Hoffman, A. F., Northfield, T. C., La Russo, N. F., McCall, J. T.:* Biliary secretion of copper in healthy man. Gastroenterology 72: 1228, 1977
(58) *Walshe, J. M., Briggs, J.:* Ceruloplasmin in liver disease: a diagnostic pitfall. Lancet II: 263, 1962
(59) *Walshe, J. M.:* Copper chelation in patients with Wilson's disease. Quart. J. Med. 42: 441, 1973
(60) *Walshe, J. M.:* Wilson's disease (hepatolenticular degeneration), in: Vinken, P. J., Bruyn, G. W., Klawans, H. L. (Hrsg.): Handbook of Clinical Neurology, S. 379. American Elsevier, New York 1976
(61) *Walshe, J. M.:* Treatment of Wilson's disease with trientine (triethylene tetramine) dihydrochloride. Lancet I: 643, 1982
(62) *Wesch, H., Przuntek, H., Feist, D.:* Morbus Wilson. Rasche Diagnose und Differenzierung heterozygoter und homozygoter Anlageträger mit $^{64}CuCl_2$. Dtsch. Med. Wschr. 105: 483, 1980
(63) *Wiebers, D. O., Wilson, D. M., McLeod, R. A., Goldstein, N. P.:* Renal stones in Wilson's disease. Am. J. Med. 67: 249, 1979
(64) *Willvonseder, R., Goldstein, N. P., Tauxe, W. N.:* Kinetik des radioaktiven Kupfers bei Morbus Wilson. Wien. Z. Inn. Med. 54: 226, 1973
(65) *Willms, B., Blume, K. G., Löhr, G. W.:* Hämolytische Anämie bei Morbus Wilson. Klin. Wschr. 50: 995, 1972
(66) *Wilson, D. M., Goldstein, N. P.:* Bicarbonate excretion in Wilson's disease. Mayo Clin. Proc. 49: 394, 1974

9.11 Hämochromatose

von *Christine Männer*

9.11.1 Definition

Hämochromatosen sind Erkrankungen, bei denen die Eisenspeicher des Körpers zunehmend größer werden und eine exzessive Ablagerung von Eisen in die Parenchymzellen von Leber, Herz, Pankreas und Endokrinium (1 % Trockengewicht und mehr) zu einer morphologischen und funktionellen Schädigung dieser Organe führt (40, 41). Die Einteilung erfolgt in eine primäre idiopathische Form (IHC) und sekundäre erworbene Formen.
Bei der primären Form läßt sich keine Ursache der erhöhten Eisenresorption finden; bei den sekundären Formen sind Ursachen erkennbar, die zu einer Eisenüberladung der Leber führen, z. B. Hämolyse, Anämie, erhöhte Eisenzufuhr etc. Dabei muß im Gegensatz zu der primären Form der Gesamteisengehalt des Körpers nicht erhöht sein, sondern die Hämosiderose kann allein die Leber betreffen, wie beispielsweise bei der alkoholischen Leberschädigung. Das Eisen wird hier überwiegend in den Zellen des RES gespeichert, so daß Parenchymzellen nicht geschädigt werden.
Die primäre idiopathische Hämochromatose wird autosomal rezessiv vererbt und ist dabei gehäuft an die Histokompatibilitätsantigene HLA-A 3, HLA-B 14 und HLA-B 7 assoziiert (10, 13, 43–45). Die Zahl der manifest Erkrankten wird in Europa auf 1:4000 bis 1:10 000, in neueren Untersuchungen sogar auf 1:500 geschätzt, die Zahl der heterozygoten Merkmalsträger auf 1:20.
Familienstudien erlauben Homozygote und Heterozygote zu unterscheiden (5). Die heterozygoten Merkmalsträger zeigen in mehr als 25 % der Fälle erhöhte Konzentrationen von Ferritin, Serum- und Lebereisen, ohne daß sie eine biochemische oder klinische Leberschädigung aufweisen.
Das Verhältnis Mann zu Frau liegt bei 5:1, da Frauen bereits physiologischerweise durch Menstruation und Schwangerschaft Eisen verlieren. Bevorzugtes Manifestationsalter sind die 4. und 5. Dekade (21).

Eisenstoffwechsel: Der menschliche Körper enthält normalerweise 4 bis 5 Gramm Eisen. 50 % entfallen auf das Hämoglobin, 15 % auf die Skelettmuskulatur und der Rest auf die eisenspeichernden Organe, d. h. in erster Linie auf die Leber, das Knochenmark und die Milz.
Der Eisengehalt der Nahrung liegt zwischen 10 und 11 mg pro Tag, wovon beim Gesunden täglich 0,5 bis 2 mg, im Eisenmangelzustand täglich 2 bis 4 mg resorbiert werden.
Die Resorption findet hauptsächlich im Duodenum und proximalen Jejunum statt. Die Regulation der Eisenresorption ist noch nicht völlig geklärt. Wahrscheinlich wird das Eisen an spezifische Rezeptoren im Bürstensaum gebunden und durch einen aktiven Carrier-Mechanismus zum Zytoplasma transportiert. Die Hauptrolle für diesen Transport spielen mit großer Wahrscheinlichkeit die intestinalen Mukosazellen selbst, wobei ein mukosales Carrier-Protein vermutet wird (24, 42). Andere Faktoren wie Magensäure, Ascorbinsäure, chronischer Alkoholkonsum und Aminosäuren beeinflussen die Eisenresorption zwar auch, haben aber bei der Regulation der Eisenaufnahme nur eine geringe Bedeutung. Der Transport des Eisens im Plasma erfolgt überwiegend durch ein Trägerprotein, das Transferrin (Normalwert: 2 bis 4 γ/l), einen geringen Anteil übernehmen Haptoglobin und Hemopexin. Transferrin transportiert das Eisen vom Darm zu den Erythrozytenvorstufen und den Eisenspeichern.
Die Regulation der Eisenresorption erfolgt durch die Größe der Eisenspeicher und die Erythropoese. Verminderung der Speicher und erhöhte Erythropoese führen zu einer erhöhten Resorption und umgekehrt.
Die Speicherung des Eisens erfolgt in Form von Ferritin (Parenchymzellen) und Hämosiderin (Zellen des RES); Ferritin ist auch im Serum nachweisbar und korreliert hier mit dem Gesamteisengehalt des Körpers (22).
Der tägliche Eisenverlust variiert nur wenig und kann auch nicht wesentlich gesteigert werden; er beträgt beim erwachsenen Mann 1,0 mg/Tag, wobei das Eisen überwiegend über den Stuhl, weniger über Haut und Urin (0,1 mg/Tag) ausgeschieden wird. Durch die Menstruation verliert die Frau zusätzlich 0,5 bis 1,5 mg/Tag (51, 53).

9.11.2 Ätiologie und Pathogenese

Der primäre Stoffwechseldefekt, der der IHC zugrunde liegt, ist bis heute nicht bekannt.

Gesichert ist, daß bei Patienten mit IHC die Eisenresorption unabhängig von der jeweiligen Höhe des Eisenspeichers bis auf das 3fache der Norm gesteigert ist. Cox und Peters (14) vermuten, daß dies durch eine erhöhte Affinität des mukosalen Carrier-Proteins zu ionisiertem Eisen bedingt ist.

Batley und Mitarbeiter (6) nehmen an, daß die gesteigerte intestinale Eisenresorption Folge einer vermehrten Eisenaufnahme in die Leber ist. Sie fanden bei Patienten mit IHC einen gesteigerten Transfer des Serum-Eisens vom Transferrin in die Leber und vermuten, wie Cox und Peters, das Vorhandensein eines Akzeptorproteins mit enorm gesteigerter Affinität zu Eisen in der Leber.

Eine weitere Ursache der IHC ist wahrscheinlich die verminderte Fähigkeit der Zellen des RES, Eisen aufzunehmen und zu speichern. So wird das vermehrt zirkulierende, an Transferrin gebundene Eisen in die Parenchymzellen der eisenspeichernden Organe aufgenommen und führt hier zu einer Zellschädigung (20).

Als mögliche Mitursachen der IHC werden auch folgende intraluminale Faktoren diskutiert:

(1) *Erhöhter Eisengehalt der Nahrung:* Das bekannteste Beispiel einer enteralen Eisenüberladung ist die Bantu-Siderose. Allerdings spielt bei ihrer Entstehung nicht nur der hohe Eisengehalt der Nahrung eine Rolle; Bothwell und Mitarbeiter (12) konnten zeigen, daß die Resorption des Nahrungseisens nach Zusatz des selbstgebrauten fermentierten Biers 10mal so hoch ist wie bei alleiniger Nahrungsaufnahme. Sie vermuten, daß das Bier zur Bildung löslicher eisenhaltiger Komplexe führt, die verstärkt resorbiert werden können. Im Gegensatz zur IHC wird das Eisen bei der Bantu-Siderose im wesentlichen in den Zellen des RES gespeichert.

Eine enterale Eisenüberladung ist in unseren Breiten meist iatrogen bedingt.

(2) *Alkohol:* Alkohol führt über eine vermehrte Magensäureproduktion zu einer erhöhten Löslichkeit der 3wertigen Eisensalze, so daß Eisen leichter resorbiert werden kann. Eine Eisenüberladung kommt nur bei gleichzeitig erhöhter enteraler Eisenzufuhr zustande.

(3) *Verfügbarkeit des Nahrungseisens:* Komplex- und chelatbildende Stoffe sowie eisenreduzierende Substanzen beeinflussen die Eisenresorption. So können lösliche Komplexe mit Ascorbinsäure oder Magensäure die Resorption steigern, während Komplexe mit Bikarbonat sie vermindert. Während die Verfügbarkeit des Eisens bei der Entstehung von Eisenmangelzuständen eine wesentliche Bedeutung hat, scheint sie bei der Eisenüberladung keine wesentliche Rolle zu spielen.

(4) *Pankreasfunktion:* Über den Einfluß der Pankreasfunktion auf die Eisenresorption bestehen unterschiedliche Meinungen und Ergebnisse. Einige Autoren fanden bei eingeschränkter exokriner Pankreasfunktion eine verstärkte Eisenresorption, andere berichteten über Patienten mit chronischer Pankreatitis, die eine normale Eisenresorption aufwiesen.

9.11.3 Pathologie

Bei der voll ausgeprägten IHC liegt der Gesamteisengehalt des Körpers zwischen 20 und 40 Gramm. Die Eisenkonzentrationen in Leber und Pankreas, die am meisten betroffen sind, betragen das 50- bis 100fache der Norm. Das überschüssige Eisen wird in Form von Ferritin und Hämosiderin in den Lysosomen der Parenchymzellen gespeichert. Folgende intrazelluläre Schädigungsmechanismen bei chronischer Eisenüberladung werden diskutiert:

(1) Der hohe Eisengehalt in den Lysosomen führt zu einer mechanischen Zerreißung der lysosomalen Membranen mit anschließender Zellschädigung durch austretende lysosomale Enzyme. Tatsächlich konnten bei Patienten mit IHC hohe Aktivitäten von lysosomalen Enzymen gemessen werden (35).

(2) Eisen ist an vielen Redoxreaktionen beteiligt. Die Verschiebung von Elektronen zwischen den Eisenionen Fe^{++}/Fe^{+++} kann zur Bildung freier Radikale führen. Diese führen ihrerseits über eine Lipidperoxidation zur Zerstörung lysosomaler Membranen mit Austritt lysosomaler Enzyme und nachfolgender Zellschädigung.

(3) Durch die beschriebene Schädigung der Parenchymzellen kommt es zur Stimulation der Kollagensynthese. Dieser Mechanismus könnte die Ausbildung der Leberfibrose erklären, die bei der IHC der Leberzirrhose längere Zeit vorausgeht.

9.11.4 Klinik

Die IHC beginnt latent. Das Serum-Eisen und die Eisenspeicher des Körpers nehmen allmählich zu, ohne daß klinische Symptome auftreten. Der Zeitpunkt der Manifestation ist abhängig vom Geschlecht, von der Höhe der enteralen Eisenzufuhr und der gleichzeitigen Anwesenheit hepatotoxischer Substanzen wie z. B. Alkohol. Homozygote Merkmalsträger erkranken früher als heterozygote. Männer sind 5- bis 10fach häufiger betroffen als Frauen, da Frauen schon physiologischerweise Eisen verlieren und weniger Eisen aufnehmen. Hauptmanifestationsalter sind die 4. und 5. Dekade.

Die Symptome können zunächst unspezifisch sein. Die Patienten klagen über Abgeschlagenheit, Schwächegefühl, Libidoverlust, Impotenz, Oberbauchbeschwerden, Gewichtsverlust und Gelenkschmerzen.

Das Vollbild der IHC ist gekennzeichnet durch Hyperpigmentation der Haut, Hepatomegalie mit Leberfunktionsstörung und Diabetes mellitus, weiterhin durch Kardiomyopathie, Arthropathie und Endokrinopathie.

9.11.4.1 Lebererkrankung.

Eine Hepatomegalie findet sich bei 75 bis 95% der Patienten, wobei bei 50% die Leberfunktion trotz Vergrößerung der Leber zunächst normal ist. Im Spätstadium der IHC treten zusammen mit der Leberzirrhose Ikterus (10%), Leberhautzeichen (36%) und Zeichen der portalen Hypertension mit Ösophagusvarizen, Aszites und Splenomegalie (47 bis 50%) auf. In 15 bis 30% der Fälle entwickelt sich ein hepatozelluläres Karzinom. Histologisch lassen sich initial eine massive Eisenablagerung in den periportalen Hepatozyten sowie eine Fibrose der Leber nachweisen; später finden sich die Eisenablagerungen in allen Hepatozyten, den Kupfferschen Sternzellen und den Gallengangsepithelien, und es entsteht das Bild einer kleinknotigen Zirrhose (38, 39).

9.11.4.2 Hauterscheinungen.

Die charakteristische „Bronzepigmentierung" der Haut findet sich bei 73 bis 90% der Patienten mit IHC und ist am stärksten an lichtexponierten Stellen wie an Gesicht, Handrücken und unteren Extremitäten ausgeprägt, findet sich aber auch an Narben sowie Gaumen, Mundschleimhaut, Zunge und Lippen. Die braune Pigmentierung kommt zunächst durch einen erhöhten Melaningehalt der Melanozyten zustande. Erst im Spätstadium der IHC führt die Eisenablagerung in die Basalzellen der Epidermis zu einer zusätzlichen grauen Verfärbung.

Auch die Hautanhangsorgane sind betroffen. Eine der frühesten Krankheitserscheinungen ist der Verlust der Kopf-, Achsel- und Schambehaarung, weiterhin können eine Ichthyose und Nagelveränderungen auftreten.

9.11.4.3 Diabetes mellitus.

Ein Diabetes mellitus findet sich im Mittel bei 60 bis 80% der Patienten mit IHC, die Angaben in der Literatur liegen zwischen 14 und 80% (17, 47). Drei Faktoren scheinen bei der Pathogenese des Diabetes mellitus im Rahmen der IHC eine Rolle zu spielen:

(1) *Die genetische Disposition:* Bei etwa 25% der an IHC Erkrankten mit Diabetes mellitus findet sich ein deutlich erhöhtes familiäres Diabetesvorkommen.

(2) *Der schwere Leberparenchymschaden:* 50 bis 75% der Patienten mit Leberzirrhose zeigen eine verminderte Glukosetoleranz; der Diabetes mellitus ist bei ihnen 2- bis 4mal häufiger als bei der Normalbevölkerung (17, 47, 48). Offenbar führt die eingeschränkte Leberzellenfunktion durch eine verminderte Aufnahme von Insulin und Glukose in die Leber zu einer Hyperinsulinämie mit folgender Insulinresistenz; gleichzeitig können Insulin und Glukose durch portosystemische Shunts direkt aus dem Portalblut in den großen Kreislauf übertreten und wirken so gleichsinnig. Weiterhin sind bei der Leberzirrhose erhöhte Glukagon- und STH-Konzentrationen nachweisbar.

(3) *Die direkte Schädigung der Betazellen des Pankreas durch Ablagerung von Eisen:* Dafür würde sprechen, daß es bei konsequenter Aderlaßtherapie bei einem Teil der Patienten zu einer Besserung der Glukosetoleranz kommt (47, 48). Allerdings ist zu sagen, daß die Eisenablagerung im Pankreas bei Patienten mit IHC ohne Diabetes mellitus genauso ausgeprägt ist wie bei solchen mit Diabetes mellitus.

Die Behandlung des Diabetes mellitus bei Patienten mit IHC unterscheidet sich nicht von der üblichen Diabetestherapie; 50 bis 75% der Patienten sind insulinpflichtig.

Die Spätfolgen sind wie die des genuinen Diabetes mellitus die Mikro- und Makroangiopathie.

9.11.4.4 Endokrine Störungen. Bei 20 bis 70 % der Patienten mit IHC finden sich – häufig als Frühsymptome – Libido- und Potenzverlust, Amenorrhö, Hodenatrophie, Ausfall der Sekundärbehaarung und Gynäkomastie.

Als Ursache dieser endokrinen Störungen wird heute die direkte Schädigung der Zellen des Hypophysenvorderlappens durch exzessive Eisenablagerung mit konsekutiver Mindersekretion von Gonadotropinen angesehen, d. h. es handelt sich um einen sekundären Hypogonadismus. Dieser kann durch eine Störung des Gleichgewichts zwischen Östrogenen und Androgenen im Stadium der Leberzirrhose noch verstärkt werden. Eine direkte Schädigung der Leydigschen Zellen durch Eisenablagerung scheint nur von geringer Bedeutung zu sein (8, 46). Auch die Sekretion anderer hypophysärer Hormone, wie z. B. des TSH und des ACTH, ist vermindert nachgewiesen worden, allerdings selten in einem Ausmaß von klinischer Bedeutung.

Die endokrinen Störungen bei IHC sind durch die Aderlaßtherapie in der Regel nicht zu verbessern.

9.11.4.5 Kardiologische Störungen. Bei 15 % der Patienten mit IHC findet sich eine Mitbeteiligung des Herzens, im wesentlichen in Form einer dilatativen Kardiomyopathie mit generalisierter Herzinsuffizienz oder in Form von Herzrhythmusstörungen, die vor allem den AV-Knoten betreffen. Etwa 50 % der Patienten weisen pathologische EKG-Veränderungen auf (11, 18, 29).

Nach Finch (21) stellen kardiale Komplikationen die dritthäufigste Todesursache bei Patienten mit IHC dar. Die Aderlaßtherapie ist bei der Herzinsuffizienz im Rahmen der IHC der konventionellen Therapie weit überlegen und kann insgesamt die Häufigkeit kardialer Komplikationen reduzieren (18).

9.11.4.6 Arthropathie. Eine Gelenkbeteiligung wird bei 20 bis 50 % der Patienten mit IHC beobachtet (1, 16, 26, 27). Hauptmanifestationsorte sind entweder
(1) die Metacarpophalangealgelenke II und III sowie die übrigen kleinen Gelenke der Hand mit zystischen und sklerotischen subchondralen Veränderungen sowie im fortgeschrittenen Stadium auch mit Knorpeldefekten und Gelenkspaltverschmälerungen oder
(2) die großen Gelenke wie Hüft- und Kniegelenke mit Knorpeldefekten und Ausbildung einer Chondrokalzinose durch Ablagerung von Kalziumpyrophosphat.

Die Arthropathie kann sowohl in der Früh- wie in der Spätphase der IHC auftreten und äußert sich klinisch in Schwellung, Steifheit, Schmerzen und Bewegungseinschränkungen der betroffenen Gelenke. Die Therapie erfolgt mit nichtsteroidalen Antirheumatika, die Aderlaßtherapie ist unwirksam.

9.11.5 Diagnose

Neben den klassischen klinischen Symptomen spielen folgende Laboruntersuchungen die wichtigste Rolle bei der Diagnose der IHC (19, 23, 34):

(1) *Serum-Eisen und freie Eisenbindungskapazität:* Das Serum-Eisen (*Normalwert:* 60 bis 160 µg%) ist bei 80 bis 100 % der manifest an IHC Erkrankten stark erhöht; in gleichem Maß nimmt die freie Eisenbindungskapazität (*Normalwert:* 140 bis 250 µg%) ab, d. h. die Transferrinsättigung (*Normalwert:* 30 bis 50 µg%) steigt an. Die Aussagekraft beider Bestimmungen ist durch einen relativ hohen Anteil an falsch pathologischen Befunden eingeschränkt; etwa 5 bis 10 % der Normalpersonen können erhöhte Werte aufweisen. Auch korreliert das Ausmaß der Sättigung der Eisenbindungskapazität im Serum nicht mit der Größe des Eisendepots. Differentialdiagnostisch sind eine Hämolyse, eine ineffektive Erythropoese, eine sekundäre Eisenüberladung und ein Leberparenchymschaden anderer Genese auszuschließen.

(2) *Serum-Ferritin:* Das Serum-Ferritin ist ein hochmolekulares Eisenspeicherprotein, das in der Leber und in anderen Organen in Form spezifischer Isoferritine vorkommt, wahrscheinlich aktiv von Zellen des RES sezerniert wird und gut mit dem Eisengehalt der Leber und dem Gesamteisengehalt des Körpers korreliert (32). Die Bestimmung des Serum-Ferritins (*Normalwert:* bei

Frauen bis 200, bei Männern bis 300 ng/ml) gilt heute als empfindlichster Screening-Test bei der Diagnose der IHC (4, 7, 25, 30, 33). Bei beinahe 100% der Erkrankten liegt es über 1000 ng/ml und kann Werte bis zu 10 000 ng/ml erreichen. Mit Hilfe der Serum-Ferritinbestimmung können latent erkrankte Angehörige von IHC-Patienten mit erhöhtem Gesamtkörpereisengehalt festgestellt werden; allerdings finden sich bei etwa 3% der Untersuchten falsche, negative Befunde.

Die Serum-Ferritinbestimmung dient außerdem der Beurteilung der Effektivität einer Aderlaßtherapie.

Differentialdiagnostisch sind bei erhöhtem Serum-Ferritin akute und chronische Lebererkrankungen mit hepatozellulären Nekrosen, Lymphome, Leukämien, andere Malignome, rheumatoide Arthritis, Hyperthyreose und Urämie auszuschließen.

(3) *Desferaltest:* Desferal® (= Desferrioxamin) ist ein für Eisen hochspezifischer Chelatbildner. Nach i.m.-Gabe von 0,5 Gramm Desferal® liegt die Eisenausscheidung im 24-Stunden-Urin beim Gesunden bei weniger als 1,5 mg, bei Patienten mit IHC jedoch meist über 8 mg, mindestens aber über 3 mg. Ähnlich wie Desferal wird die weniger spezifische DTPA (= Diethylentriamin-pentaacetic-acid) verwendet.

Die Aussagekraft des Desferaltests ist nicht größer als die der Serum-Ferritinbestimmung, seine Durchführung dagegen wesentlich aufwendiger. Es wird daher nur noch in Grenzfällen bei schwieriger differentialdiagnostischer Abgrenzung, z.B. zu sekundären Hämochromatosen, durchgeführt.

(4) *Kobalttest:* Die Resorption und Exkretion von Kobalt steht in quantitativer Relation zur Eisenresorption und -exkretion. Patienten mit IHC, denen oral radioaktiv markiertes Kobalt verabreicht wird, weisen eine erhöhte Kobaltresorption und -exkretion auf (19). Wie der Desferaltest wird auch der Kobalttest nur noch in Sonderfällen durchgeführt, da auch er die Aussagekraft der Serum-Ferritinbestimmung nicht übertrifft.

(5) *Leberbiopsie:* Die quantitative bzw. semiquantitative Bestimmung des Lebereisens ist die sicherste Methode bei der Diagnostik der IHC; am genauesten, aber auch am aufwendigsten ist die Messung des Eisens durch Atomabsorptionsspektrometrie (3, 19).

Während der Eisengehalt beim Gesunden 7 bis 100 µg/100 mg Lebertrockengewicht beträgt, kann er bei Patienten mit IHC über 1000 µg/100 mg Lebertrockengewicht ansteigen. Die semiquantitative Bestimmung erfolgt histochemisch mit Hilfe der Preußischblaufärbung, wobei von Grad 0 bis 4 unterschieden wird und Grad 4 eine schwere Eisenüberladung der Leber darstellt.

Histopathologisch ist die IHC durch eine vermehrte Eisenablagerung in den Parenchymzellen, im Bindegewebe und in den Gallengangsepithelien sowie durch eine Fibrose bzw. Zirrhose charakterisiert (31). Differentialdiagnostisch sind eine alkoholische Leberzirrhose und eine Porphyria cutanea tarda auszuschließen, die beide mit einer vermehrten hepatischen Eisenablagerung einhergehen, wobei das Gesamtkörpereisen jedoch normal oder aber weniger stark erhöht ist als bei der IHC.

(6) *Computertomographie der Leber:* Eisen, das ein hohes Atomgewicht besitzt, erhöht den mittleren linearen Abschwächungskoeffizienten des CT der Leber des Erwachsenen von 25 bis 30 (normal) auf 33 bis 65 Old-Hounsfield-Einheiten (IHC). Zusammen mit einem erhöhten Serum-Ferritinspiegel würde die vermehrte Dichte des hepatischen CT eine relativ genaue Voraussage über einen vermehrten hepatischen Eisengehalt möglich machen (28).

(7) *HLA-Antigene:* Die primäre IHC wird autosomal rezessiv mit inkompletter phänotypischer Expressivität vererbt. Das IHC-Gen ist wahrscheinlich auf dem Chromosom 6 lokalisiert; die genetische Kodierung ist mit dem HLA-Genkomplex assoziiert, und zwar mit den Merkmalen HLA-A 3 und je nach geographischer Lage B 7 oder B 14.

Für die Diagnose der IHC hat die HLA-Typisierung nur begrenzten Wert, weil natürlich auch Menschen mit einem anderen Haplotyp an IHC erkranken können. Die Bedeutung der HLA-Typisierung liegt vielmehr darin, in der Familie eines an IHC Erkrankten homo- und heterozygote Merkmalsträger zu erkennen und entsprechende vorbeugenden Maßnahmen zu treffen.

(8) Nicht mehr gebräuchliche Tests zum Nachweis eines vermehrten Gesamtspeichereisens sind aufgrund der ihnen anhaftenden Ungenauigkeit: die Sternalpunktion, die Hautbiopsie, der Fischbachsche Hauttest und die Schleimhautbiopsien des Magens.

9.11.6 Therapie

Wichtigstes Ziel der therapeutischen Maßnahmen ist die Verminderung des Gesamtkörpereisens (49).

(1) *Diät:* Patienten mit IHC sollten stark eisenhaltige Nahrungsmittel wie Innereien und vergorene Obstsäfte sowie Alkohol meiden und keine eisenhaltigen Bratpfannen und Kochgeschirre verwenden. Günstig ist das Trinken von stark tanninhaltigem Tee zu den Mahlzeiten, der über eine Komplexbildung mit Nichthämeisen die intestinale Eisenresorption vermindert (15). Insgesamt spielen die diätetischen Maßnahmen aber nur eine geringe Rolle bei der Therapie der IHC.

(2) *Aderlaßtherapie:* Die Aderlaßtherapie ist die wirksamste Maßnahme zum Eisenentzug; sie wurde erstmals von Balfour 1942 (2) in der Therapie der IHC eingesetzt. Initial werden wöchentlich 2 Aderlässe à 500 ml durchgeführt, was einem Eisenentzug von etwa 500 mg/Woche entspricht. Diese Therapie wird etwa 1 Jahr fortgeführt, entsprechend einem Eisenentzug von 20 bis 25 Gramm, wobei das Hämoglobin nicht unter 12 g% und das Gesamteiweiß nicht unter 6 g% absinken dürfen. Die Effektivität der Aderlaßtherapie wird am einfachsten und besten durch die Bestimmung des Serum-Ferritins überprüft. Ist der Gesamteisengehalt des Körpers deutlich zurückgegangen, kann die Zahl der Aderlässe auf 1 bis 3/Monat reduziert werden. Auch nach vollständiger Normalisierung des Eisengehalts der Leber und des Gesamteisengehalts des Körpers muß die Aderlaßtherapie aufgrund der genetisch bedingt gesteigerten Eisenresorption fortgeführt werden, wofür in der Regel 4 bis 8 Aderlässe/Jahr ausreichen (9, 37). Bei frühzeitiger Diagnosestellung im präzirrhotischen Stadium verhindert die konsequent durchgeführte Aderlaßtherapie irreversible organische Schäden und verringert wahrscheinlich auch das Risiko des hepatozellulären Karzinoms. Ein bestehender Diabetes mellitus bessert sich in bis zu 28% der Fälle, die Leberfunktion wird in 50% der Fälle positiv beeinflußt. Arthropathie, Hypogonadismus und Leberzirrhose werden nicht gebessert.

(3) *Desferal®*: Die Therapie mit dem Eisenchelatbildner Desferal® ist im Vergleich zur Aderlaßtherapie nur wenig wirksam und wird bei der IHC nur durchgeführt, wenn die Aderlaßtherapie nicht möglich ist, z. B. bei schwerster kardialer Dekompensation oder bestehender Anämie. Dabei wird einmal pro Woche 1 Gramm Desferal® in 500 ml 5%iger Glukose oder 0,9%igem NaCl als Kurzinfusion verabreicht, was zu einer Eisenausscheidung von 1 Gramm innerhalb von 2 bis 3 Tagen führt. Alternativ kann Desferal® auch täglich in einer Dosierung von 500 mg intramuskulär gegeben werden, der Eisenentzug beträgt dann 15–20 mg pro Tag. Die orale Gabe hat sich nicht bewährt. DPTA wird wegen seiner Toxizität nicht verwendet (36, 52).

9.11.7 Prognose

Während 1935 die mittlere Überlebenszeit eines an IHC erkrankten Patienten nach Diagnosestellung 4,4 Jahre betrug (21), hat sich die Prognose der IHC bei den heute bestehenden Möglichkeiten der Früherkennung und adäquaten Therapie deutlich gebessert, so daß die Lebenserwartung heute fast normal ist. Von größter Bedeutung ist die konsequente Untersuchung der Familie des an IHC erkrankten Patienten. Nur so können Frühformen der Erkrankung entdeckt und irreversible Organschäden verhindert werden.

Literatur

(1) *Atkins, C. J., McIvor, J., Smith, P. M., Hamilton, E., Williams, R.:* Chondrocalcinosis and arthropathy: Studies in hemochromatosis and in idiopathic chondrocalcinosis. Q. J. Med. 39: 71–82, 1970

(2) *Balfour, W. M., Hahn, P. F., Bale, W. F.:* Radioactive iron absorption in clinical conditions, normal, pregnancy, anemia and hemochromatosis. J. Exp. Med. 76: 15, 1942

(3) *Barry, M., Sherlock, S.:* Measurement of liver-

Literatur

iron concentration in needle biopsy specimens. Lancet I: 100, 1971
(4) *Basset, M. L., Halliday, J. W., Powell, L. W., Doran, T., Bashir, H.:* Early detection of idiopathic hemochromatosis: relative value of serum ferritin and HLA typing. Lancet II: 4–7, 1979
(5) *Basset, L. M., Halliday, J. W., Powell, L. W.:* HLA typing in idiopathic hemochromatosis: distinction between homozygotes and heterozygotes with biochemical expression. Hepatology 1: 120, 1981
(6) *Batley, R. G., Pettit, J. E., Nicholas, A. W., Sherlock, S., v. Hoffbrand, A.:* Hepatic iron dearance from serum in treated hemochromatosis. Gastroenterology 75: 856, 1978
(7) *Beaumont, S. M., Simon, P. M., Smith, P. M., Morwood, M.:* Hepatic and serum ferritin concentrations in patients with idiopathic hemochromatosis. Gastroenterology 79: 877–883, 1980
(8) *Bezwoda, W. R. et al.:* An investigation into gonadal dysfunction in patients with idiopathic hemochromatosis. Clin. Endocrinol. 6: 377, 1977
(9) *Bomford, A., Williams, R.:* Long term results of venesection therapy in idiopathic hemochromatosis. Q. J. Med. 45: 611, 1976
(10) *Bomford, A., Eddleston, A. L. W. F., Kennedy, L. A., Batchelor, J. R., Williams, R.:* Histocompatibility antigens as marker of abnormal iron metabolism in patients with idiopathic hemochromatosis and their relatives. Lancet II: 327, 1977
(11) *Bothwell, T. H., Alper, T.:* The cardiac complications of hemochromatosis. S. Afr. J. Clin. Sci. 2: 226, 1951
(12) *Bothwell, T. H., Seftel, H., Jacobs, P., Torrance, I. D., Baumslag, N.:* Iron overload in Bantu subjects. Studies on the availability of iron in Bantu Beer. Am. J. Clin. Nutr. 14: 47, 1964
(13) *Cartwright, G. E., Edwards, C. Q., Kravitz, K., Skolnick, M., Amos, D. B.:* Hereditary hemochromatosis: Phenotypic expression of the disease. N. Engl. J. Med. 301: 175–179, 1979
(14) *Cox, T. M., Peters, F. J.:* Uptake of iron by duodenal biopsy specimens from patienty with iron-deficiency anaemia and primary hemochromatosis. Lancet II: 1431, 1966
(15) *Disler, P. B. et al.:* The effect of tea on iron absorption. Gut 16: 193, 1975
(16) *Dymock, J. W., Hamilton, E. B. D., Laws, J. W.:* Arthropathy of hemochromatosis: Clinical and radiological analysis of 73 patients with iron overload. Ann. Rheum. Dis. 29: 469, 1970
(17) *Dymock, J. W. et al.:* Observations on the pathogenesis, complications and treatment of diabetes in 115 cases of hemochromatosis. Am. J. Med. 52: 203, 1972
(18) *Easley, R. M. et al.:* Reversible cardiomyopathy associated with hemochromatosis. N. Engl. J. Med. 287: 866, 1972
(19) *Fehr, J.:* Diagnostische Maßnahmen bei Hämochromatose. Dtsch. Med. Wschr. 105: 978–979, 1980
(20) *Fillet, G., Marsaglia, G.:* Idiopathic hemochromatosis. Abnormality in RBC transport of iron by the reticuloendothelial system. Blood 46: 1007, 1975
(21) *Finch, S. C., Finch, C. A.:* Idiopathic hemochromatosis, an iron storage disease. A. Iron metabolism in hemochromatosis. Medicine 34: 381–430, 1955
(22) *Finch, C. A., Huebers, H.:* Perspectives in iron metabolism. N. Engl. J. Med. 306: 1520–1528, 1982
(23) *Gollan, J. L.:* Diagnosis of hemochromatosis. Gastroenterology 84: 418, 1983
(24) *Halliday, J. W., Powell, L. W., Mack, U.:* Iron absorption in the rat: the search for possible intestinal mucosal carriers. Br. J. Haematol. 34: 237, 1976
(25) *Halliday, J. W., Cowlishaw, J. L., Russo, A. M., Powell, L. W.:* Serum ferritin in diagnosis of hemochromatosis. Lancet II: 621–623, 1977
(26) *Hamilton, E., Williams, R., Barlow, K. A., Smith, P. M.:* The arthropathy of idiopathic hemochromatosis. Q. J. Med. n. s. 37: 171, 1968
(27) *Hirsch, J. H.:* The arthropathy of hemochromatosis. Radiology 118: 591, 1976
(28) *Howard, J. M., Ghent, C. N., Carey, L. S.:* Diagnostic efficacy of hepatic computed tomography in the detection of body iron overload. Gastroenterology 84: 209–215, 1983
(29) *Jachuk, S. J., Rai, G. S., Fossard, C.:* Cardiac involvement in idiopathic hemochromatosis and the effect of venesection. Postgrad. Med. J. 50: 276, 1974
(30) *Jacobs, A., Worwood, M.:* Ferritin in serum: clinical and biological implications. N. Engl. J. Med. 292: 951, 1975
(31) *Kent, G., Popper, H.:* Liver biopsy in diagnosis of hemochromatosis. Am. J. Med. 44: 837, 1968
(32) *Lipschitz, D. A., Cook, J. D., Finch, C. A.:* A clinical evaluation of serum ferritin as an index of iron stores. N. Engl. J. Med. 290: 1213–1216, 1974
(33) *Munro, H. N., Lindner, M. C.:* Ferritin: structure, biosynthesis and role in iron metabolism. Physiol. ref. 292: 951, 1978
(34) *Niederau, C., Strohmeyer, G.:* Diagnose von Eisenüberladung und Hämochromatose. Leber Magen Darm 11, Nr. 2: 56–62, 1981
(35) *Peters, T. J., Seymour, C. A.:* Acid hydrolase activities and lysosomal integrity in liver biopsies from patients with iron overload. Clin. Sci. Mol. Med. 50: 75–78, 1976
(36) *Pitz, C. G.:* The selection and evaluation of new

chelating agents for the treatment of iron overload. J. Pharmacol. Exp. Thera. 208: 12, 1979
(37) *Powell, L. W., Kerrn, J. F. R.:* Reversal of cirrhosis in idiopathic hemochromatosis following long-term intensive venesection therapy. Austr. Ann. Med. 1: 54, 1970
(38) *Powell, L. W., Mortimer, R., Harris, O. D.:* Cirrhosis of the liver: a comparative study of the four major aetiological groups. Med. J. Australia 1: 941, 1971
(39) *Powell, L. W., Kerr, J. F. R.:* The pathology of the liver in hemochromatosis, in: Joachim, H. L. (Hrsg.): Pathobiology Annual, S. 317. Appleton-Century-Crofts, New York 1975
(40) *Powell, L. W.:* Hemochromatosis and related iron storage diseases, in: Wright, R., Alberti, K. G. M. M., Karran, S., Millward-Sadler, G. H. (Hrsg.): Liver and Biliary Disease, S. 788. Saun-ders Company Ltd., 1979
(41) *Powell, L. W., Basset, M. L., Halliday, J. W.:* Hemochromatosis: 1980 Update. Gastroenterology 78: 374–381, 1980
(42) *Sheehan, R. G., Frankel, E. P.:* The control of iron absorption by the gastrointestinal mucosal cell. J. Clin. Invest. 51: 224, 1972
(43) *Simon, M., Bourel, M., Genetet, B., Fauchet, R.:* Idiopathic hemochromatosis: demonstration of recessive transmission and early detection by family HLA typing.
(44) *Simon, M., Bourel, M., Genetet, B.:* Idiopathic hemochromatosis and iron overload in alcoholic liver disease: differentiation by HLA phenotype. Gastroenterology 73: 655, 1977

(45) *Simon, M., Fauchet, R., Hespel, J. P., Beaumont, C., Brissot, P., Hery, B., Hita de Nercy, Y., Genetet, B., Bourel, M.:* Idiopathic hemochromatosis: A study of biochemical expression in 247 heterocygous members of 63 families: Evidence for a single major HLA-linked gene. Gastroenterology 78: 703, 1980
(46) *Stocks, A. E., Powell, L. W.:* Pituitary function in hemochromatosis and cirrhosis of the liver. Lancet II: 298, 1972
(47) *Stocks, A. E., Powell, L. W.:* Carbohydrate intolerance in idiopathic hemochromatosis and cirrhosis of the liver. Q. Ann. Med. 42: 733, 1973
(48) *Strohmeyer, G., Gottesbüren, C., Sauer, H.:* Diabetes mellitus bei idiopathischer Hämochromatose. Dtsch. Med. Wschr. 101: 1055–1060, 1976
(49) *Strohmeyer, G. et al.:* Behandlung der Hämochromatose. Verh. Dtsch. Ges. Inn. Med. 84: 89–95, 1978
(50) *Strohmeyer, G., Stremmel, W.:* Hämochromatose und Hämosiderosen. Dtsch. Ärztebl. 38: 1775–1780, 1981
(51) *Trump, B. F., Valigorski, J. M., Arstila, A. U.:* The relationship of intracellular pathways of iron metabolism to cellular iron overload and the iron storage diseases. Am. J. Pathol. 72: 295, 1973
(52) *Young, N., Henry, W., Nienhuis, A. W.:* Treatment of primary hemochromatosis with deferoxamine. J. A. M. A. 241: 1152–1154, 1979
(53) *Young, S. P., Aisen, P.:* The liver and iron. The Liver Biology and Pathobiology, 393–404, 1982

9.12 Leberbeteiligung bei Alpha$_1$-Antitrypsinmangel

von *Bertram Wiedenmann*
und *Marianne Huntsberry-Dörner*

9.12.1 Alpha$_1$-Antitrypsin

Bereits Ende des letzten Jahrhunderts stellte man erstmals im menschlichen Serum eine hemmende Wirkung auf die proteolytische Aktivität von Trypsin fest (1). Das hierfür verantwortliche Molekül im Serum wurde von Schultze et al. (2) als ein Alpha$_1$-3,5-Glykoprotein identifiziert und Alpha$_1$-Antitrypsin (Alpha$_1$-AT) genannt (3), da dieses Glykoprotein mit der Alpha$_1$-Globulinfraktion in der Elektrophorese komigriert und die oben beschriebene Trypsinhemmung ausübt. Bisherige Untersuchungen zeigen, daß die physiologische Bedeutung von Alpha$_1$-AT in der Hemmung bzw. Neutralisation von Serumproteasen (Trypsin, Chymotrypsin, Elastase, Kollagenase, Plasmin, Urokinase und Kallikrein) liegt, welche aus Granulozyten, Leber und Pankreas freigesetzt werden. Das klinische Interesse an Alpha$_1$-AT beruht weniger auf pathologisch erhöhten Serumwerten als „Akutphaseprotein" (Entzündung, Neoplasie, Schwangerschaft usw.) als vielmehr auf seltenen genetisch bedingten Mangelzuständen.

9.12.1.1 Struktur und Synthese.
Alpha$_1$-AT hat ein Molekulargewicht von 54 000 Dalton. Im nativen Zustand besteht Alpha$_1$-AT aus einer einzigen Polypeptidkette von 394 Aminosäuren. Der Kohlenhydratanteil, bestehend aus Galaktose, Mannose, N-Azetylglukosamin und Sialinsäure, beträgt 12 % des gesamten Moleküls. Die Synthese von Alpha$_1$-AT erfolgt in der Leber. Zunächst entsteht bei der Synthese als größeres Vorläuferpeptid das Prä-Alpha$_1$-AT. Durch Abspaltung von 24 N-terminalen Aminosäuren sowie Kohlenhydratanlagerung entsteht Alpha$_1$-AT als Endprodukt, welches täglich in Mengen von 38,8 ± 6,3 (SEM) mg/kg Körpergewicht von der Leber ins Serum sezerniert wird (4). Die Halbwertzeit von Alpha$_1$-AT beträgt ca. 4 bis 7 Tage (4, 5).

9.12.1.2 Bestimmung der Alpha$_1$-AT-Konzentration im Serum und Typisierung der Mangelkonstellation.
Ein ml Serum enthält ca. 2 mg Alpha$_1$-AT. Werte, die um 40 % unter dem Normbereich von 1,9 bis 3,5 g/l liegen, weisen auf einen Alpha$_1$-AT-Mangel hin. Läßt sich qualitativ ein Alpha$_1$-AT-Mangel feststellen, ist eine Bestimmung des jeweiligen Phänotyps indiziert. Mittels elektrophoretischer Auftrennung wurden bisher 30 Varianten von Alpha$_1$-AT identifiziert (6). Zwei autosomal kodominant vererbte Allele kodieren den Serumspiegel von Alpha$_1$-AT, welches auch einfach als Protease-Inhibitor (P$_I$) bezeichnet wird. Zehn Allele bewirken eine normale Serumkonzentration. Diese normalen Allele werden mit B, D, E, F, G, I, L, M, V und X bezeichnet. Die Mangelallele P, W, S und Z hingegen kodieren eine verminderte Serumkonzentration von Alpha$_1$-AT. Ein klinisch ausgeprägter Alpha$_1$-AT-Mangel wird nur bei homozygoten Allelen bemerkt, während bei heterozygoten Allelen nur mäßiggradig erniedrigte Serumspiegel bemerkt werden. Das häufigste Mangelallel ist das Allel Z, das in den meisten Bevölkerungen mit einer Frequenz von 0,02 oder weniger vorkommt. Die Serumkonzentration bei homozygoter Allelkonstellation von Alpha$_1$-AT ist dabei ca. 10 bis 15 % der normalen Serumkonzentration (7, 8). Interessanterweise kann bei Kindern mit homozygoter Allelkonstellation, die eine hepatische Beteiligung von Alpha$_1$-AT-Mangel aufweisen, der Serumspiegel bis auf 50 % des Normwertes ansteigen (9).

9.12.2 Klinik

Nur wenige Allelvarianten des Alpha$_1$-AT prädisponieren zu einer Leberbeteiligung. Am häufigsten ist hierfür das homozygote Allel Z verantwortlich. Lebererkrankungen bei Alpa$_1$-AT-Mangel finden sich in 2 Altersgruppen.

9.12.2.1 Morbidität und Prognose im Kindesalter.

Sveger (10) fand bei einer Untersuchung von 200 000 Neugeborenen 120 Neugeborene (1 von 1660) mit einem Phänotyp P_iZZ. 11 % dieser Neugeborenen (14 von 120) zeigten einen Icterus prolongatus und weitere 6 % (6 von 120) verschiedene klinische Zeichen einer Hepatopathie. Ca. 50 % dieser 120 Neugeborenen hatten laborchemische Veränderungen, die auf eine Hepatopathie hinwiesen. Nach einer Beobachtungszeit von 2 Jahren hatten 3 % dieser 120 Neugeborenen klinische Zeichen einer Leberzirrhose. In einer Zusammenstellung von Literaturfällen einer Hepatopathie im Kindesalter stellten Roth et al. (11) in ca. 40 % der berichteten Fälle eine Leberzirrhose am Ende des 2. Lebensjahres fest. O'Brian (12) stellte in einer Untersuchung mit 107 000 Neugeborenen bei 21 Patienten (1 von 5100) homozygote Z-Allele fest. Innerhalb von 3,5 Jahren hatte 1/3 dieser Neugeborenen klinisch-chemische Hinweise für eine Hepatopathie. Roth et al. (11) fanden bei 10 % der Kinder eine pulmonale Symptomatik, und zwar in der Regel gleichzeitig mit der neonatalen Hepatitis. Der Verlauf des Alpha$_1$-AT-Mangels im Kindesalter läßt sich in 3 Phasen unterscheiden:

(1) *Neonatale Hepatitis:* Symptome: Minderwuchs (45 %) und Icterus prolongatus (90 %). Zeichen: Hepatosplenomegalie, Erhöhung des direkten Bilirubins, der alkalischen Phosphatase, der Transaminasen, des Cholesterins und der Triglyzeride.

(2) *Symptomarmer Zeitraum:* Rückbildung des Krankheitsbildes möglich

(3) *Leberzirrhose* mit Zeichen der portalen Hypertension bei ca. 10 % der Patienten mit Phänotyp P_iZZ. Die mittlere Lebenserwartung liegt nach Roth et al. (11) bei ca. 3,5 Jahren.

9.12.2.2 Hepatopathie im Erwachsenenalter.

Die Mehrzahl der erwachsenen Patienten, besonders mit schwerer Lungenerkrankung und homozygotem Alpha$_1$-AT-Mangel, besitzen hepatozelluläre Einschlußkörperchen, ohne daß sich jedoch der Nachweis für eine Leberzirrhose ergibt. Nach Larsson (13) entwickeln nur ca. 20 % der P_iZZ-Patienten eine Leberzirrhose. Dieses Krankheitsbild ist von der Leberzirrhose im Kindesalter abzugrenzen. Anamnestisch ist bei diesen Patienten ein Icterus prolongatus im Kindesalter nicht nachweisbar. Das Lungenemphysem tritt nach Roth et al. (11) etwa 7 Jahre vor dem Beginn der Leberzirrhose auf. Das mittlere Manifestationsalter der Leberzirrhose liegt bei 54 Jahren. Die mittlere Lebenserwartung beträgt 56 Jahre. Cholangio- und hepatozelluläre Karzinome bei P_iZZ-Individuen (14) wurden sowohl in zirrhotisch veränderter als auch in normaler Leber (15) festgestellt. Eine Beziehung zwischen Alpha$_1$-AT-Mangel und Tumorentstehung ist jedoch umstritten, ebenso ungeklärt ist die Rolle der häufig bei Tumoren gefundenen intrazellulären Alpha$_1$-AT-Einschlußkörperchen.

9.12.3 Diagnostik

(1) *Proteinelektrophorese mit Zellulose-Azetat:* Bei schwerem Alpha$_1$-AT-Mangel findet sich eine Abflachung des Gipfels im Alpha$_1$-Globulinbereich; dies ist nicht zuverlässig bei heterozygotem Alpha$_1$-AT-Mangel. Bei Verdacht ist eine Bestimmung der Phänotypen durchzuführen

(2) *Radiale Immundiffusion:* immunchemische quantitative Bestimmung des Alpha$_1$-AT

(3) *Trypsininhibitorkapazität des Serums:* Messung der funktionellen Aktivität des Alpha$_1$-AT, d. h. derjenigen Trypsinmenge, deren proteolytische Wirkung auf bestimmte Substrate durch das Testserum gehemmt wird. Hierbei läßt sich eine gute Übereinstimmung mit der radialen Immundiffusion feststellen, da ca. 90 % der Trypsininhibitorkapazität durch Trypsin selbst bedingt ist

(4) *Stärke-Gel-Elektrophorese:* Alpha$_1$-AT wandert zur Anode und trennt sich in mehrere Banden, seine jeweiligen Phänotypen, auf. Die daran angeschlossene Immunelektrophorese in der 2. Dimension ermöglicht eine exaktere Identifizierung dieser Banden

(5) *Isoelektrische Fokussierung:* großes Auflösungsvermögen im pH-Gradienten. Genaue Bestimmung der Allele möglich

(6) *Lichtmikroskopische und histochemische Bestimmung von hepatozellulären Einschlußkörperchen:* 1 bis 40 große hepatozelluläre Einschlußkörperchen sind ein wichtiges charakteristisches morphologisches Merkmal, sichtbar ab dem 3. Lebensmonat (16). Hauptsächliche Färbemethode mit PAS (Perjodsäure Schiff) nach Diastasevorbehandlung zur Entfernung von Glykogen

(7) *Immunhistochemischer Nachweis von hepatozellulären Einschlußkörperchen:* hierzu wird entweder die direkte Immunfluoreszenz oder die Immunoperoxidasetechnik mittels eines Antikörpers gegen Alpha$_1$-Antitrypsin verwendet.

9.12.4 Therapie

Die bisherige symptomatische Therapie ist unbefriedigend, und eine kurative Therapie ist bisher nicht bekannt. Wegen der hohen Morbiditätsrate bei bestimmten Genkombinationen sollte auf die Möglichkeit einer genetischen Beratung einschließlich pränataler Diagnostik zur Erkennung der belasteten Phänotypen hingewiesen werden. Zur Besserung der Prognose eines Lungenemphysems oder einer Leberzirrhose gilt das Rauch- und Alkoholverbot. Eine Substitutionstherapie mit Alpha$_1$-AT erfordert infolge seiner geringen Halbwertzeit häufige parenterale Verabreichung. Die in jüngster Zeit vorgeschlagene wöchentliche Infusionstherapie sollte so dosiert werden, daß sie den Serumspiegel auf 35% der Normalspiegel anhebt. Die kritische Beurteilung eines eventuell positiven Einflusses dieser Therapie von bereits teilweise oder schwer geschädigten Organen kann erst nach mehrjähriger Verwendung erfolgen und ist daher heute noch nicht möglich.

Literatur

(1) *Camus, L., Gley, E.:* Action du sérum sanguin sur quelques ferments digestifs. CR Soc. Biol. (Paris) 49: 825, 1897
(2) *Schultze, H. E., Göllner, I., Heide, K., Schönenberger, M., Schwick, G.:* Zur Kenntnis der Alphaglobuline des menschlichen Normalserums. Z. Naturforsch. 10: 463–472, 1955
(3) *Schultze, H. E., Heide, K., Haupt, H.:* Alpha$_1$-Antitrypsin aus Humanserum. Klin. Wschr. 40: 427–429, 1962
(4) *Jones, E. A., Vergalla, J., Steer, C. J.:* Metabolism of intact and desialylated alpha$_1$-Antitrypsin. Clin. Sci. Mol. Med. 55: 139–148, 1978
(5) *Laurell, C. B., Nosslin, B., Jeppsson, J. O.:* Catabolic rate of Alpha$_1$-antitrypsin of P$_I$ type M and Z in man. Clin. Sci. Mol. Med. 52: 457–461, 1977
(6) *Fagerhol, M. K., Gedde-Dahl, T., Jr.:* Genetics of P$_I$ serum types. Hum. Hered. 19: 3–8, 1969
(7) *Fagerhol, M. K., Laurell, C. B.:* The P$_I$ system – inherited variants of serum alpha$_1$-antitrypsin, in: Steinberg, A., Bearn, A. (Hrsg.): Progress in Medical Genetics, Bd. VII: 96–111. Grune & Stratton, New York 1979
(8) *Kueppers, F.:* Inherited differences in alpha$_1$-antitrypsin, in: Lenfant, C. (Hrsg.): Lung Biology in Health and Disease, Bd. 13, S. 23–74; Liturin, S. D. (Hrsg.): Genetic Determinants of Pulmonary Disease. Marcel Decker, New York 1981
(9) *Moroz, S. P., Cutz, E., Cox, D. W., Sass-Kortsak, A.:* Liver disease associated with alpha$_1$-antitrypsin deficiency in childhood. J. Pediat. 88: 19–25, 1976
(10) *Sveger, T.:* Liver disease in alpha$_1$-antitrypsin deficiency detected by screening of 200 000 infants. N. Engl. J. Med. 294: 1316–1321, 1976
(11) *Roth, S. L., Martini, G. A., Havemann, K., Adler, G.:* Hepatopathie im Kindes- und Erwachsenenalter bei alpha$_1$-Antitrypsin-Mangel. Inn. Med. Kinderheilkd. 46: 37–73, 1981
(12) *O'Brian, M. L., Buist, N. R. M., Murphey, W. H.:* Neonatal screening for alpha$_1$-antitrypsin-deficiency. J. Pediatr. 92: 1006, 1978
(13) *Larsson, C.:* Natural history and life expectancy in severe alpha$_1$-antitrypsin deficiency, P$_I$Z. Acta Med. Scand. 204: 345–351, 1978
(14) *Eriksson, S., Hagerstrand, J.:* Cirrhosis and malignant hepatoma in alpha$_1$-antitrypsin deficiency. Acta Med. Scand. 195: 451–458, 1974
(15) *Schleissner, L. A., Cohen, A. H.:* alpha$_1$-antitrypsin deficiency and hepatic carcinoma. Ann. Rev. Resp. Dis. 111: 863–868, 1975
(16) *Talbot, I. C., Mowat, A. P.:* Liver disease in infancy: histological features and relationship to alpha$_1$-antitrypsin phenotype. J. Clin. Pathol. 28: 559, 1975

9.13 Venen und Arterien der Leber

von *Ulrich Räth*

9.13.1 Lebervenen

9.13.1.1 Anatomie

Topographisch-anatomisch unterscheidet man beim Menschen 2 Gruppen von Lebervenen. Die mehr kranial in die Vena cava einmündenden Venen bestehen in der Regel aus den 3 großen venösen Hauptstämmen, die den linken und große Anteile des rechten Lappens drainieren. Weiter kaudal finden sich aus Teilen des rechten Lappens sowie aus dem Lobus caudatus und quadratus einmündende kleinere und in ihrer Zahl variable Lebervenenäste. Die Einmündung in die Veva cava inferior erfolgt unmittelbar unterhalb des Zwerchfells im Bereich der pars affixa der Leber.

Grundsätzlich kann entweder das gesamte venöse System der Leber von der Zentralvene bis zu den großen Lebervenen oder auch nur einzelne Lebervenenäste von thrombotischen Verschlüssen befallen sein. Das Budd-Chiari-Syndrom beschreibt die Gesamtheit der durch einen solchen partiellen oder totalen venösen Ausflußblock verursachten pathophysiologischen Vorgänge und klinischen Veränderungen. Was das klinische Bild anbetrifft, besteht dabei kein Unterschied zu venösen Abflußbehinderungen bei Rechtsherzversagen, konstriktiver Perikarditis oder durch seltene Tumoren des rechten Vorhofs des Herzens (1).

9.13.1.2 Ätiologie

In der Regel läßt sich in 70% bis 80% der Fälle von Budd-Chiari-Syndrom eine Grunderkrankung als auslösende Ursache ermitteln **(Tab. 9.38)**. War früher das Verhältnis der männlichen zu weiblichen Erkrankten 1:1, so erkranken heute Frauen doppelt so häufig wie Männer (2-4).

Eine ätiologische Sondergruppe stellt die membranöse Obstruktion der Vena cava dar. Sie wird in den westlichen Ländern selten gesehen, ist jedoch relativ häufig in Japan, Indien und in Südafrika (24). Die Ätiologie der Membranen ist unklar, wahrscheinlich kongenital. Andere sekundär erworbene Ursachen werden diskutiert (25).

Die Lokalisation, Größe und Dicke der Membran variiert stark (26). Bis auf die akzessorischen den Lobus caudatus drainierenden Venen können alle anderen in die Vena cava inferior einmündenden Lebervenenäste mit betroffen sein. Die durch die membranöse Obstruktion verursachte Symptomatik unterscheidet sich nicht vom Budd-Chiari-Syndrom anderer Ätiologie. Eine Koinzidenz zwischen der membranösen Obstruktion der Vena cava und dem hepatozellulären Karzinom besteht nicht (34).

9.13.1.3 Klinik

Je nach dem Ausmaß der venösen Obstruktion kann die klinische Symptomatik beim Budd-Chiari-Syndrom akut auftreten, oder die Erkrankung beginnt schleichend über Wochen und Monate. Im Vordergrund steht die klassische Symptomtrias Oberbauchschmerz, Hepatomegalie und Aszites. Je nach Dauer des Krankheits-

---

Tab 9.38: Ätiologie des Budd-Chiari-Syndroms (nach Häufigkeit geordnet).

- **Hämatologische Erkrankungen:** Polycytaemia rubra vera, Paroxsmale nächtliche Hämaturie (PNH), myeloproliferative Syndrome (2, 3, 5-11)
- **Hommonelle Faktoren:** Orale Kontrazeptiva (Östrogen-Progesteron-Typ), Schwangerschaft, postpartale Periode (3, 4, 12-17)
- **Tumoren:**
  (a) **direkte Tumorinvasion der Lebervenen:** Hepatozelluläres Karzinom, Nierenkarzinom, Nebennierentumoren, Tumoren des rechten Vorhofs, Leiomyosarkom der Vena cava
  (b) **Paraneoplasien:** maligne Tumoren des Magens, Pankreas und Lunge
- **Infektionen der Leber:** Amöbenabszesse, Echinococcus, Aspergillose
- **Andere Ursachen:** Antineoplastische Therapie mit DTIC, abdominelle Traumen, membranöse Obstruktion (2-4, 18-25).

bildes treten Diarrhöen, Gewichtsverlust, Beinödeme, Splenomegalie und die klinischen Zeichen einer chronischen Lebererkrankung auf.
Oberbauchbeschwerden werden in ca. 50% bis 60% der Fälle von den Patienten angegeben; sie können sowohl durch die rasch progrediente Hepatomegalie als auch durch rasch zunehmende Aszitesmengen bedingt sein.
Aszites tritt in 80% bis 100% der Fälle mit Budd-Chiari-Syndrom auf und stellt zusammen mit der Hepatomegalie, welche bei 70% bis 80% der Patienten vorkommt, den häufigsten klinischen Befund dar.
Beinödeme werden häufiger bei akuten, durch eine zusätzliche Thrombosierung der Vena cava inferior komplizierten als bei protrahierten Verläufen beobachtet. Obere gastrointestinale Blutung aus Ösophagusvarizen, Diarrhö, Gewichtsverlust, portale Hypertension mit Splenomegalie, gestaute Abdominalvenen sind Zeichen einer chronischen Lebererkrankung und damit Folgen protrahierter Verlaufsformen (2–5, 18, 27).

9.13.1.4 Labordiagnostik

Routinemäßig bestimmte Laborparameter wie GOT, GPT, AP, Bilirubin, Quick-Wert, Prothrombin-Zeit und Serumalbumin sind beim Budd-Chiari-Syndrom lediglich unspezifisch pathologisch verändert. Ihr diagnostischer Aussagewert ist gering. In der Regel übersteigen die Werte nicht das 4- bis 5fache des Normbereichs; prognostische Schlüsse über den Krankheitsverlauf können aus den Laborparametern nicht gezogen werden (4, 5, 6, 18). Der Proteingehalt der Aszitesflüssigkeit variiert ausgesprochen stark. Werte über 3 g/dl werden beschrieben (3, 5, 18).

9.13.1.5 Bildgebende Diagnostik

Eine große Rolle bei der diagnostischen und in begrenztem Maße auch ätiologischen Abklärung des Budd-Chiari-Syndroms spielen die neuen nichtinvasiven bildgebenden Verfahren Ultraschall und CT.

Ultraschall. Die Ultraschalluntersuchung in Realtime-Technik sollte am Beginn der diagnostischen Bemühungen stehen. Die ultraschallgemessene Lebergröße kann als Verlaufsparameter herangezogen werden. Das Parenchymechomuster der Leber ist inhomogen mit zahlreichen echoarmen flächigen Bezirken. Die befallenen Lebervenen sind entweder nicht mehr abgrenzbar oder stellen sich als kleine geschlängelt verlaufende duktuläre Strukturen in typischer Lage dar. Die Lobus caudatus-Hypertrophie und die dadurch bedingte sanduhrförmige Einengung der Vena cava inferior sind sonographisch gut darstellbar. Bei einer sonographischen Untersuchung des Patienten mit Budd-Chiari-Syndrom sollte grundsätzlich in der gesamten Vena cava, einschließlich des rechten Vorhofs sowie in der in 10% bis 20% der Fälle mitbetroffenen Pfortader, nach zusätzlichen thrombotischen Verschlüssen gesucht werden (6, 19). Aszitesmenge und Milzgröße ist zu beschreiben. Als ätiologisch wichtige Faktoren sollten das primäre Leberkarzinom sowie Tumoren von Niere und Nebenniere sowie des Pankreas ausgeschlossen werden (4, 28, 29).

Computertomographie. Die computertomographische Untersuchung der Leber bei Verdacht auf Budd-Chiari-Syndrom sollte immer in Angio-CT-Technik durchgeführt werden. Durch intrahepatische hämodynamische Veränderungen kommt es zur Stagnation sowie zu verändertem Ein- und Ausflußverhalten des Kontrastmittels, was in einem inhomogenen fleckigen Parenchym-Enhancement resultiert. Thrombosierte Lebervenen entziehen sich der Darstellung. Kaliberveränderung oder eine Thrombosierung der Vena cava stellen sich ebenso dar wie Lobus caudatus-Hypertrophie, Aszites, Splenomegalie und ätiologisch wichtige extrahepatische Ursachen wie Nieren- und Nebennierentumoren (30, 32).

Cavographie, retrograde Darstellung der Lebervenen. Dem cavographischen Ausschluß von Obstruktionen sollte immer der Versuch einer retrograden Injektion von Kontrastmittel in die Ostien der Lebervenen angeschlossen werden. Bei Teilthrombosen gelingt hier oft die Darstellung von als Kollateralen gedeuteter intrahepatischer, als „spider web networks" bezeichneter, Strukturen. Sie gelten als typisch für das Budd-Chiari-Syndrom, obwohl ähnliche Bilder auch bei zirrhotischen Lebern vorkommen (7, 19, 33, 34).

Arteriographie. Beim Vollbild des Budd-Chiari-Syndroms findet man bei der selektiven Arteriographie des Truncus coeliacus gestreckte, im Bogen verlaufende intrahepatische Leberarterienäste wie bei gefäßarmen intrahepatischen Raumforderungen. In der Parenchymphase zeigt sich eine flächige, inhomogene Kontrastierung. Gelegentlich kommt es zur Persistenz kleiner „Kontrastmittelseen" über die gesamte venöse Phase hinweg. Da in 20% der Fälle von Budd-Chiari-Syndrom Pfortaderthrombosen auftreten, sollten diese durch eine Mesenterikographie ausgeschlossen werden.

Wie bei Zirrhosen kann es auch beim Budd-Chiari-Syndrom zur Flußumkehr in der Pfortader kommen. Beweisend dafür ist eine Kontrastierung der Pfortader bei der selektiven Arteriographie des Truncus coeliacus und eine fehlende Darstellung der intrahepatischen Vena portae bei der Mesenterikographie (27, 30, 35).

Leberbiopsie. Sofern es der Gerinnungsstatus zuläßt, sollte bei Verdacht auf Budd-Chiari-Syndrom unbedingt eine histologische Abklärung erfolgen. Das pathologisch-histologische Bild ist das einer venösen Abflußblockierung aus der Leber mit ausgeprägter zentrilobulärer Stauung, Zellatrophien und Nekrosen. Gelegentlich sieht man frische oder organisierte Thromben in den Zentralvenen. Bei länger bestehender Symptomatik können beginnende Umbauvorgänge bis zum Vollbild der Zirrhose beobachtet werden (3, 4, 36).

9.13.1.6 Therapie. Bei der akut verlaufenden Form des Budd-Chiari-Syndroms mit komplettem Verschluß aller Lebervenen sind die therapeutischen Möglichkeiten begrenzt, und die Patienten sterben gewöhnlich im Coma hepaticum. Die Prognose der Erkrankung wird allein durch das Ausmaß und die Geschwindigkeit der Thrombosierung sowie durch ätiologische Faktoren bestimmt (2, 3, 5, 18, 35).

Grundlage jeder Behandlung des Budd-Chiari-Syndroms ist die Dekompression der Stauungsleber, die Beherrschung der oft großen Aszitesmengen und die Limitierung des thrombosierenden Prozesses.

Im allgemeinen ist der Aszites durch natriumarme Diät und Diuretika kontrollierbar. In Einzelfällen können jedoch eingreifende Maßnahmen wie der peritoneoatriale Le Veen Shunt erforderlich werden (3, 4, 18, 37). Über erfolgreich verlaufende Lysetherapie mit Streptokinase beziehungsweise Urokinase (3, 38) wird in der Literatur berichtet. Die Antikoagulantientherapie ist lediglich zur Verhütung weiterer Thrombosen sinnvoll.

Ist eine intrakavale Membran der auslösende Faktor für ein Budd-Chiari-Syndrom, muß ein gefäßchirurgischer Eingriff meist in Form einer transatrialen Membranotomie erwogen werden (24). Bei entsprechender Lage und Konfiguration der Membran ist eine Therapie mittels PTA möglich (39). Vereinzelt wird über erfolgreiche chirurgische Rekonstruktionen von Lebervenen und Vena cava berichtet. Die Rekonstruktion „physiologischer" Abflußbedingungen aus der Leber kann durch die posterokraniale Leberresektion in Verbindung mit einer direkten hepatoatrialen Anastomose erzielt werden (3, 40).

Die am häufigsten durchgeführte Form der chirurgischen Therapie besteht in der Anlage portosystemischer Shunts, um durch eine Flußumkehr im Portalsystem dem Blut eine Abflußmöglichkeit aus der gestauten Leber zu schaffen. Ein weiteres Ziel ist die Senkung der portalen Druckwerte und die Besserung der Leberfunktion. Der portokavale Seit- zu Seit-Shunt in verschiedensten Varianten wird am häufigsten angewandt (3, 4, 18). Bei gleichzeitig vorliegender Thrombosierung der Vena cava inferior, der Pfortader und der Mesenterialvene sind mit wechselndem Erfolg mesoatriale Shuntoperationen durchgeführt worden (41). Aus Japan wird über gute therapeutische Erfolge nach Anlage sogenannter porto-pulmonaler Shunts mit Transposition der Milz in den Pleuralraum berichtet (42).

Von der Sondergruppe der Patienten mit Cavamembranen abgesehen, stellt die orthotope Lebertransplantation die letztlich einzige potentiell kurative Therapieform dar. Sie sollte möglichst zu einem frühen Zeitpunkt der Erkrankung durchgeführt werden, bevor es zum Auftreten einer ausgeprägten portalen Hypertension kommt (43). Die bis jetzt von wenigen Transplantationszentren an geringen Patientenzahlen erzielten Ergebnisse sind jedoch ermutigend, so daß diese Therapieform sicher in der Zukunft an Bedeutung gewinnen wird (4, 44).

9.13.1.7 Veno-occlusive-Disease (VOD)

9.13.1.7.1 Epidemiologie. Veno-occlusive-disease als Folge einer toxischen Läsion der kleinen und kleinsten Lebervenenäste durch Pyrrolizidin-Alkaloide wurde erstmals auf Jamaika und den übrigen Westindischen Inseln beschrieben, wo die Erkrankung vor allem unter Kindern endemisch auftritt. Berichte aus Südafrika, Zentralindien, Afghanistan, Irak, Lateinamerika, Arizona, Israel und Ägypten sprechen für eine weltweite Verbreitung (45, 46, 47).

9.13.1.7.2 Ätiologie. Die Pyrrolizidin-Alkaloide, die in Pflanzenspezies der Genera Senecio, Crotalaria, Heliotropum und Cynoglossum enthalten sind, werden als Heiltees oder als Verunreinigungen von Hülsenfrüchten und Getreide aufgenommen. Sie sind relativ untoxisch, werden jedoch in der Leber durch Dehydrogenierung in aktive alkylisierende Pyrrolderivate umgewandelt, die mit Hepatozyten und den Endothelzellen der kleinen und mittleren Lebervenen reagieren (47).
VOD ist außerdem in Verbindung mit der Bestrahlung der Leber, bei Thorotrastose, bei Lupus erythematodes, nach Chemotherapeutika wie Azathioprin, 6-Thioguanid, Cytosin-Arabinosid, Busulfan, BCNU, Mitomycin C und der Kombination Carmustin/TBI Cyclophosphamid sowie im Rahmen des Graft versus Host-Disease (GVHD) bei allogener Knochenmarkstransplantation beschrieben (48, 49, 50, 51). Ähnliche Läsionen der Zentralvenen treten auch bei der akuten alkoholischen Hepatitis als sklerosierende hyaline Nekrose auf (52).

9.13.1.7.3 Klinik. Die klinische Symptomatik des VOD wird wie beim Budd-Chiari-Syndrom bestimmt durch die Verlegung der hepatischen Ausflußbahnen und ihre Folgen. In der akuten Phase stehen Oberbauchbeschwerden, Hepatomegalie und Aszites im Vordergrund. Die Erkrankung kann spontan in etwa 4 bis 6 Wochen wieder abklingen, zum Leberversagen fortschreiten oder in das subakute Stadium mit rezidivierendem Aszites und Hepatomegalie übergehen. Das chronische Stadium steht ganz im Zeichen der durch die Leberzirrhose bedingten Spätfolgen (5, 18, 45, 46).

9.13.1.7.4 Labordiagnostik. Wie beim Budd-Chiari-Syndrom existiert für das VOD kein charakteristisches pathologisches Enzymmuster. GOT, GPT, alkalische Phosphatase und Bilirubin sowie die Gerinnungsparameter sind gering bis mittelgradig pathologisch verändert. Obwohl es sich um einen exudativen Aszites handelt und ein hoher Eiweißgehalt zu erwarten wäre, variiert die Proteinkonzentration der Aszitesflüssigkeit stark (4, 5, 18, 45, 46).
Cavographie und retrograde Darstellung der Lebervenen ergeben meistens einen Normalbefund, da sich das pathologische Geschehen in den Zentralvenen bzw. sublobulären Venen abspielt. Bei der retrograden Injektion von Kontrastmittel über einen wedged Katheter kommt es jedoch nicht zu der üblichen retrograden Füllung der Sinusoide und Anteilen des Portalsystems. Der wedged und frei gemessene Druck in den Lebervenen ist erhöht (47).

9.13.1.7.5 Histologie. Die exakte Diagnose kann nur histologisch gestellt werden. Die primäre hepatische Läsion besteht in einer sinusoidalen Endothelschädigung mit extravasaler Akkumulation von Erythrozyten in den Disseschen Räumen, in Verbindung mit einem durch ein subendotheliales Ödem und Zellinfiltrate verursachten Verschluß der Lebersinusoide am Übergang zu den Lebervenen. Man sieht atrophische und nekrotische Leberzellen. Die Abflußbehinderung wird im Gegensatz zum Budd-Chiari-Syndrom nicht primär durch eine intravasale Thrombenbildung verursacht. In der Folge kommt es zur Kollagenisierung der betroffenen Gefäßabschnitte mit zentrizonaler Fibrose. Im chronischen Stadium besteht das Vollbild einer Zirrhose (5, 18, 36, 45, 46, 47, 50, 53).

9.13.1.7.6 Therapie. Die Behandlung des VOD ist rein symptomatisch. Der Aszites sollte mittels üblicher Maßnahmen wie natriumarmer Kost und Diuretika kontrolliert werden. Portosystemische Shunts haben das Ziel einer Verminderung der intrahepatischen Stauung und damit der hepatozellulären Schädigung (5, 18, 45, 46).

Venen und Arterien der Leber

Literatur (zu 9.13.1)

(1) *Feingold, M. L., Litwak, R. L., Geller, S. S. et al.:* Budd Chiari Syndrome caused by a right atrial tumor. Arch. Intern. Med. 127: 292, 1971
(2) *Parker, R. G. F.:* Occlusion of the hepatic veins in man. Medicine 38: 369, 1959
(3) *Mitchell, M. C., Boitnott, J. K., Kaufmann, S.:* Budd Chiari Syndrome: Etiology, diagnosis and management. Medicine 61: Bd. 4, 199, 1982
(4) *Powell-Jackson, P. R., Melia, W., Canalese, J. et al.:* Budd Chiari Syndrome: Clinical patterns and therapy. Quarterly Journal of Medicine, New Series LI, 201: 79, 1982
(5) *Reynolds, T. B., Pilus, R. L.:* Budd Chiari Syndrome, in: Schiff, L. (Hrsg.): Diseases of the Liver, 5.Aufl., J. B. Lippincott, Philadelphia 1982
(6) *Tavill, A. S., Wood, E. J., Kreel, L. et al.:* The Budd Chiari Syndrome: Correlation between hepatic scintigraphy and the clinical, radiological and pathological findings in nineteen cases of hepatic venous outflow obstruction. Gastroenterology 68: 509, 1975
(7) *Kreel, L., Freston, J. W., Clain, D.:* Vascular radiology in the Budd Chiari Syndrome. Br. J. Radiol. 40: 755, 1967
(8) *Noble, J. A.:* Hepatic vein thrombosis complicating polycythemia vera: Successful treatment with a portacaval shunt. Arch. Int. Med. 120: 105, 1967
(9) *Berliner, S., Schönfeld, Y., Shaklay, M. et al.:* Conservative treatment of Budd Chiari Syndrome in polycythemia vera. Haematologica 66: 2, 220, 1981
(10) *Grossmann, J. A., McDermott, W. V.:* Paroxysmal nocturnal hemoglobinuria associated with hepatic and portal vein thrombosis. Am. J. Surg. 127: 733, 1974
(11) *Peytremann, R., Thodes, R. S., Hartmann, R. C.:* Thromboses in paroxysmal nocturnal hemoglobinuria (PNH) with particular reference to progressive diffuse hepatic vein thrombosis. Sem. Haematol. 5: 115, 1972
(12) *Schmid, M.:* Contraceptica und Leber. Leber, Magen, Darm 11: Nr. 5, 216, 1981
(13) *Kent, D. R., Nissen, E., Goldstein, A. I.:* Oral contraceptives and hepatic vein thrombosis. The Journal of Reproductive Medicine, Bd. 26: 23, 1981
(14) *Saint-marc Girardin, M. F., Zafrani, E. S., Prigent, A. et al.:* Unilobal small hepatic vein obstruction: possible role of progestogen given as oral contraceptive. Gastroenterology 84: 630, 1983
(15) *Gatell Artigas, J. M., Sala Estabanez, J., Faure, A.:* Pregnancy and the Budd Chiari Syndrome. Diagestive Diseases and Sciences 27: 89, 1982
(16) *Steven, M. M.:* Pregnancy and liver disease. GUT 22: 592, 1982
(17) *Khuroo, M. S., Datta, D. V.:* Budd Chiari Syndrome following pregnancy. Report of 16 cases, with roentgenologic, hemodynamic and histologic studies of the hepatic outflow tract. Am. J. Med. 68: 113, 1980
(18) *Sherlock, S.:* Diseases of the liver and biliary system. 6. Aufl., Blackwell Scientific Publications, 1981
(19) *Cho, K. J., Geisinger, K. R., Shields, J. J. et al.:* Colateral channels and histopathology in hepatic vein occlusion. A. J. R. 139: 703, 1982
(20) *Young, R. W.:* The Budd Chiari Syndrome caused by aspergillus. Arch. Intern. Med. 124: 754, 1969
(21) *Cox, J. St., Seymour, A. E., Clarkson, A. R.:* Hydatide disease of the liver associated with a Budd Chiari Syndrome. Aust. N. Z. J. Surg. 35: 291, 1966
(22) *Feaux de Lacroix, W., Runne, U., Hauk, H. et al.:* Acute liver dystrophby with thrombosis of hepatic veins: A fatal complication of dacarbazine treatment. Cancer Treatment Reports 67: 779, 1983
(23) *Redel, D., Fehske, W., Kirchhoff, P. G.:* Budd Chiari Syndrome in a child with post traumatic obstruction of the inferior vena cava. Radiology 139: 151, 1981
(24) *Okuda, K., Ostrow, J. D.:* Clinical conference: membranous type of Budd Chiari Syndrome. J. Clin. Gastroenterol. 6: 81, 1984
(25) *Simson, I. W.:* Membranous obstruction of the inferior vena cava and hepatocellular carcinoma in South Africa. Gastroenterology 82: 171, 1982
(26) *Hirooka, M.:* Membranous obstruction of the inferior vena cava at the hepatic portion. Hypothetical etiology based on developmental abnormality. Acta Hepatol. Jpn. 10: 566, 1969
(27) *Clain, D., Freston, J., Kreel, L. et al.:* Clinical diagnosis of the Budd Chiari Syndrome. Am. J. Med. 43: 544, 1967
(28) *Braun, B., Rückel, E., Rückel, A. et al.:* Sonographische Diagnose eines Budd Chiari Syndroms. Dtsch. Med. Wschr. 108: 700, 1983
(29) *Cooper, R. H., Picker, R. H., Fulton, A. J. et al.:* The ultrasonic appearance of the liver in hepatic vein outflow obstruction (Budd Chiari Syndrome). J. Clin. Ultrasound 10: 35, 1982
(30) *Rossi, P., Sposito, M., Simunati, G. et al.:* CT diagnosis of Budd Chiari Syndrome. J. Comput. Assist. Tomogr. 5: 366, 1981
(31) *Blickman, J. G., McArdel, C. R.:* Budd Chiari Syndrome. J. Comput. Assist. Tomogr. 5: 409, 1981
(32) *Nakamura, H., Tanaka, T., Shinichi, H. et al.:* Partial Budd Chiari Syndrome. J. Comput. Assist. Tomogr. 6: 833, 1982
(33) *Takeuchi, J., Takada, A., Hassumura, Y. et al.:*

Budd Chiari Syndrome associated with obstruction of the inferior vena cava: a report of 7 cases. Am. J. Med. 51: 11, 1971
(34) *Maguire, R., Doppman, J.:* Angiographic abnormalities in partial Budd Chiari Syndrome. Radiology 122: 629, 1977
(35) *Dittman, W.:* Hepatic angiography. Semin. Liver Dis. 2: 41, 1982
(36) *Scheuer, P. J.:* Liver biopsy interpretation (3. Aufl.). London, Baillière Tindall, 1980
(37) *LeVeen, H. H., Wapnick, S., Grosberg, S. et al.:* Further experience with peritoneo-venous shunt for ascites. Ann. Surg. 184: 574, 1976
(38) *Greenwood, L. H., Yrizzarri, J. M., Hallett, J. W. et al.:* Urocinase treatment of Budd Chiari Syndrome. A. J. R. 141: 1057, 1983
(39) *Meier, W. L., Waller, R. M., Sones, P. J.:* Budd Chiari web treated by percutaneous transluminal angioplasty. A. J. R. 137: 1257, 1981
(40) *Bransky, G., Ernest, C., Zolliko, C. H. et al.:* Treatment of Budd Chiari Syndrome by posterocranial liver resection and direct hepatoatrial anastomosis: Report of 6 cases. Journal of Hepatology Beil. 1: 10, 1985
(41) *Cameron, J. L., Maddrey, W. C.:* Mesoatrial shunt. A new treatment for the Budd Chiari Syndrome. Ann. Surg. 187: 402, 1978
(42) *Akita, H., Sakoda, K.:* Portopulmonary shunt by splenopneumopexy as a surgical treatment of Budd Chiari Syndrome. Surgery 87: 85, 1980
(43) *Starzl, T. E., Koep, L., Porter, K. A. et al.:* Decline in survival after liver transplantation. Arch. Surg. 115: 815, 1980
(44) *MacDougall, B. R. D., McMaster, P., Calne, R. Y. et al.:* Survival and rehabilitation after orthotopic liver transplantation. Lancet 1: 1326, 1980
(45) *Stewart, K. L., Bras, G.:* Venoocclusive disease of the liver. Q. J. Med. 26: 291, 1957
(46) *Ghanem, J., Hershko, C. H.:* Venoocclusive disease in primary hepatic vein thrombosis in Israely Arabs. Israel J. Med. Sci. 17: 339, 1981
(47) *Stillman, A. E., Huxtable, R., Consroe, P. et al.:* Hepatic venoocclusive disease due to pyrrolizidine (senecio) poisoning in Arrizona. Gastroenterology 73: 349, 1977
(48) *Dejgaard, A., Krogsgaard, K., Jakobsen, M.:* Venoocclusive disease and peliosis of the liver after Thorotrast administration. Virch. Arch. Pathol. Anat. 403: 87, 1984
(49) *Pappas, S. C., Malone, D. G., Rabin, L. et al.:* Hepatic venoocclusive disease in a patient with systemic lupus erethymatodes. Arthritis and Rheumatism, 27: 104, 1984
(50) *Gottfried, M. R., Sudilovsky, O.:* Hepatic venoocclusive disease after high dose Mytomycin C and autologous bone marrow transplantation therapy. Hum. Pathol. 13: 646, 1982
(51) *Berk, P. D., Popper, H., Krüger, G. R. F. et al.:* Venoocclusive disease of the liver after allogenic bone marrow transplantation: possible association with graft versus host disease. Ann. Intern. Med. 90: 158, 1979
(52) *Goodman, Z. D., Ishak, K. G.:* Occlusive venous lesions in alcoholic liver disease. Gastroenterology 83: 786, 1982
(53) *Brooks, S. E. H., Miller, C. G., McKinzie, K. et al.:* Acute venoocclusive disease of the liver. Fine structure in Jamaican children. Arch. Path. 89: 507, 1970

9.13.2 Erkrankungen der Arteria hepatica

Die A. hepatica propria ist eine Aufzweigung der A. hepatica communis, einem Ast des Truncus coeliacus. Die Blutversorgung der Leber wird jedoch zusätzlich über arterielle Kollateralkreisläufe gesichert: es besteht ein Zufluß via A. mesenterica superior, A. pancreaticoduodenalis inferior und A. supraduodenalis superior zur A. gastroduodenalis und zur A. hepatica propria (1, 2).

9.13.2.1 Verschluß der Arteria hepatica

Das die Leber perfundierende Blut entstammt zu 20 % bis 30 % aus der Arteria hepatica und deckt den Sauerstoffbedarf des Organs zu 50 %. Die restliche Blut- und O_2-Zufuhr erfolgt über die Vena porta.
Ein Verschluß der Leberarterie proximal des Abgangs der Arteria gastroduodenalis wird sich wegen der oben dargelegten Kollateralen auf den Zufluß arteriellen Blutes zur Leber nicht auswirken. Bei der Okklusion der A. hepatica propria hingegen hängt das hepatozelluläre Überleben von der Gegenwart aberranter Gefäße, der Ausbildung zusätzlicher Kollateralen und der Möglichkeit einer vermehrten O_2-Extraktion aus dem Portalvenenblut ab.
Etwa 45 % aller Individuen verfügen über bereits existente Kollateralen. Darüber hinaus kommt es selbst bei totaler Unterbrechung des arteriellen

Zuflusses innerhalb von 96 Stunden zum Aufbau eines Kollateralnetzes via Zwerchfell- und Intercostalarterien und dem Ligamentum falciforme. Gleichzeitig steigen portales Flußvolumen und die Sauerstoffsättigung des Portalvenenblutes über arteriovenöse Verbindungen im Splanchnicusgebiet und die hepatozelluläre O_2-Extraktion auf dem Pfortaderblut nimmt zu. Kommt es beim Sistieren des arteriellen Zuflusses der Leber gleichzeitig zu einer Minderperfusion der Pfortader oder über eine Herabsetzung der arteriellen Sauerstoffspannung zu einer Verminderung der Sauerstoffspannung des Portalblutes, kann dies zu ausgedehnten Leberinfarkten oder nicht mehr mit dem Leben vereinbarenden hypoxischen Organschäden führen. Die Prognose beim gleichzeitigen Auftreten eines Pfortaderverschlusses ist aus naheliegenden Gründen meist infaust (3–7).

9.13.2.1.1 Ätiologie

Verschlüsse der A. hepatica sind selten. Sie treten nach iatrogener Ligierung des Gefäßes im Rahmen von Oberbauchoperationen, insbesondere der Gallenwege, als Folge einer Kathetersondierung im Rahmen einer selektiven Arteriographie und bei Verweilkathetern zur locoregionalen Krebstherapie auf. Als weitere Ursachen sind embolische Verschlüsse bei bakterieller Endocarditis, unter Einnahme oraler Kontrazeptiva, bei generalisierten Gefäßerkrankungen wie Periartheriitis nodosa, der fibromuskulären Hyperplasie sowie nach abdominellen Traumen und als idiopathische Leberarterienthrombose beschrieben. Leberinfarkte ohne Verschluß der A. hepatica können auch in Folge eines Herzkreislaufversagens oder beim ketoazidotischen diabetischen Koma auftreten (5, 7, 8–14).

9.13.2.1.2 Diagnostische Maßnahmen

Die Laborwerte zeigen in Abhängigkeit vom Grad der Hypoxie Veränderungen im Sinne einer hepatozellulären Läsion mit Erhöhungen von GOT, GPT, alkalischer Phosphatase und Bilirubin sowie einer Prothrombinzeitverlängerung. Das Blutbild zeigt eine ausgeprägte Leukozytose (5, 7, 14).
Im Akutstadium sind von der Ultraschalluntersuchung der Leber, bis auf unspezifische Befunde, wie z.B. eine Hepatomegalie und einem ge-

ringgradig inhomogenen Parenchymechomuster keine weiteren diagnostischen Aufschlüsse zu erwarten (14).
Im Nativ-CT findet man bei Leberinfarkten neben einer Hepatomegalie einen bis mehrere scharf abgegrenzte zum Teil konfluierende hypodense Bezirke, die kein Kontrastmittel aufnehmen. Verlaufsuntersuchungen zeigen Rückgang dieser Veränderungen bis zum Normalbefund. Im akuten Stadium kann die Differentialdiagnose zur hypodensen intrahepatischen Raumforderungen schwierig sein (11, 14).
Der angiographisch nachgewiesene Verschluß der Arteria hepatica ist diagnostisch.

9.13.2.1.3 Therapie

Die Behandlung unterscheidet sich nicht von der des akuten Leberversagens. Wenn möglich, sollte das den Leberarterienverschluß bedingende Grundleiden behandelt werden.

9.13.2.1.4 Klinik

Die Diagnose wird relativ selten in vivo gestellt. Als Leitsymptome gelten der akut einsetzende Oberbauchschmerz mit Schocksymptomatik. Die Palpation der Leber ist extrem schmerzhaft. Rasch entwickeln sich Icterus, Fieber, Aszites, eine Verschlechterung der Leberfunktion bei ausgeprägter Blutungsneigung sowie Ileus und Nierenversagen. Kann die O_2-Versorgung der Leber nicht über obig beschriebene Mechanismen aufrechterhalten werden, kommt es zum rasch progredienten Coma hepaticum (5, 7, 8, 15).

9.13.2.2 Aneurysmen der Arteria hepatica

Aneurysmen der Arteria hepatica sind selten. In der Weltliteratur wird etwa über 300 Fälle berichtet, wobei etwa 20% erfolgreich behandelt wurden. Das Aneurysma der Leberarterie macht etwa ein Fünftel aller viszeralen Aneurysmen aus und ist nach dem der Milzarterie das zweithäufigste (5–7).
Die Aneurysmen liegen zu 80% extra- und zu 20% intrahepatisch. Die A. hepatica communis ist in 63%, die rechte A. hepatica in 28%, die linke A. hepatica in 5% und beide intrahepatischen Leberarterienäste in 4% betroffen. Intrahepatisch handelt es sich gewöhnlich um sog. falsche Aneurysmen nach Traumen, extrahepatisch fin-

det man sowohl falsche als auch echte Aneurysmen (6, 16).

9.13.2.2.1 Klinik

Die in der Literatur beschriebene klassische Symptomtrias Abdominalschmerzen, Hämobilie und Ikterus durch Verlegung der ableitenden Gallenwege tritt in dieser Form nur in 33 % der Fälle auf. 80 % der Patienten haben Abdominalschmerzen, eine Hämobilie wird in 40 % bis 60 % aller Fälle und ein Ikterus in 50 % gesehen. Meist ist die Obstruktion durch Kompression der Gallengänge durch das Aneurysma selbst oder durch Blutungen in die Gallenwege bedingt. Der klinische Untersuchungsbefund ist beim nicht rupturierten Aneurysma selten auffällig; lediglich über großen, als Oberbauchtumoren imponierenden Aneurysmen hört man gelegentlich ein Strömungsgeräusch. Mehr als zwei Drittel aller Patienten werden erst bei der Ruptur des Aneurysmas mit Schmerzen und Blutungen symptomatisch. Das Aneurysma rupturiert gleichhäufig in die Peritonealhöhle oder in die Gallenwege. Rupturen in den Portaltrakt mit Entwicklung einer portalen Hypertension und Ösophagusvarizen sind beschrieben (5–7, 17, 18).

9.13.2.2.2 Diagnostik

Veränderungen der Laborparameter sind häufig geprägt durch die Cholestase mit hohen Bilirubin- und alkalischen Phosphatasewerten sowie einem HB-Abfall im Falle einer Blutung. Ist das Aneurysma verkalkt, sieht man bei Abdomenübersichtsaufnahmen eine ringförmige Verdichtungsfigur im Aneurysmabereich.
Bei entsprechender Größe der Läsion läßt sich das Aneurysma im Ultraschall darstellen. Meist gelingt jedoch die Zuordnung zu den einzelnen Abschnitten der Arteria hepatica nicht.
Die CT-Untersuchung sollte im Angio-CT-Verfahren durchgeführt werden. Frische Blutungen zeigen sich im CT als hyperdense Herde. Auch hier ist die topographische Zuordnung oft schwierig.
Zur Sicherung der Diagnose und zur genauen Lokalisation des Aneurysmas ist eine angiographische Untersuchung unerläßlich (5–7, 19, 20).

9.13.2.2.3 Ätiologie

Echte Aneurysmen der Arteria hepatica treten in Verbindung mit atheromatösen Gefäßwandveränderungen, Leberabszessen, Systemmykosen, bakterieller Endokarditis, Malaria, Syphilis, Tuberkulose, Poliartheritis nodosa, Marfan-Syndrom und der zystischen Medianekrose auf. Die falschen, meist intrahepatisch gelegenen Aneurysmen sind meist Folge abdomineller Traumen wie Prell- und Messerstichverletzungen, aber auch von Nadelbiopsien der Leber und chirurgischen Eingriffen an Gallenblase und Gallengängen (5–7, 20, 21–23).

9.13.2.2.4 Therapie

Ist die Diagnose gesichert, sollte unverzüglich eine chirurgische Therapie eingeleitet werden, da der natürliche Verlauf der Erkrankung gewöhnlich zur Ruptur führt.
Prognostisch sind Aneurysmen proximal des Abgangs der A. gastroduodenalis am günstigsten. Die Behandlung besteht gewöhnlich in der Ligatur mit oder ohne Exzision des Prozesses. Aneurysmen distal des Abgangs der A. gastroduodenalis können jedoch den Durchfluß erhaltende Operationstechniken wie z. B. die rekonstruktive Endoaneurysmorhaphie oder Gefäßprothesen erforderlich machen. Sind angiographisch Kollateralkreisläufe dargestellt und besteht ein ungehinderter Pfortaderfluß, kann auch distal der A. gastroduodenalis ligiert werden. Eine weitere Therapiemöglichkeit stellt die selektive perkutane angiographische Embolisation mit Gel-Foam-Partikeln dar (6, 16, 17, 21, 24).

Literatur (zu 9.13.2)

(1) *Rohen, J. W.:* Topographische Anatomie. 5. Auflage, Stuttgart, F. K. Schattauer Verlag, 1975
(2) *Düx, A., Bücheler, E., Thurn, P.:* Der arterielle Kollateralkreislauf der Leber. Fortschr. Röntgenstr. 105, 1; 1966
(3) *Madding, G. F., Kennedy, R. H.:* Hepatic artery ligation. Surg. North. Am. 52, 719; 1972
(4) *Lautt, W. W.:* Hepatic vasculature: A conceptual review. Gastroenterology 73, 1163; 1977
(5) *Sherlock, F.:* Diseases of the liver and biliary system. (6th ed.) Oxford, Blackwell Scientific Publications, 1981

(6) *Countryman, D., Norwood, S., Register, D. et al.:* Hepatic artery aneurysm. The American Surgeon 49, 51; 1983

(7) *Schiff, L.:* Diseases of the liver (5th ed.) Philadelphia, J. B. Lippincott, 1982

(8) *Grundmann, R.:* Der Verschluß der Arteria hepatica. Dtsch. Med. Wschr. 104, 848; 1979

(9) *Cady, B.:* Hepatic arterial patency and complications after catherization for infusion chemotherapy. Ann. Surg. 178, 156; 1973

(10) *Parker, R. G. F.:* Arterial infarction of the liver in man. J. Pathol. Bacteriol. 70, 521; 1955

(11) *Peterson, I. M., Neumann, Ch. H.:* Focal hepatic infarction with bile lake formation. A. J. R. 142, 1155; 1984

(12) *Krole, T. H., Robinson, J., Bekeris, L. et al.:* Hairy cell leucemia and a fatal periateriitis nodosa-like syndrome. Arch. Pathol. Lap. Med. 107, 583; 1983

(13) *Claiborne, T. S.:* Fibromascular hyperplasia. Report of a case with involvement of multiple arteries. Am. J. Med. 49, 103; 1970

(14) *Dammann, H. G., Hagemann, J., Runge, M. et al.:* In vivo diagnosis of massive hepatic infarction by computed tomography. Diagestive Diseases and Sciences 27, 73; 1982

(15) *Kanter, D. M.:* Hepatic infarction. Arch. Intern. Med. 15, 479; 1965

(16) *Schwartz, S. J.:* Principles of Surgery (4th ed.) New York, McGraw Hill, 1983

(17) *Iseki, J., Jusuke, T., Tatsuo, W. et al.:* Hepatic artery aneurysm. Gastroenterologia Japonica 18, 84; 1983

(18) *Bussuttil, R. W., Brin, B. J.:* The diagnosis and management of visceral artery aneurysms. Surgery 88, 619; 1980

(19) *Thomas, W. E.G., May, R. E.:* Hepatic artery aneurysm following cholecystectomy. Postgraduate Medical Journal 57, 393; 1981

(20) *Bookman, A. A. M., Goode, E., McLoughlin, M. J. et al.:* Polyartheritis nodosa complicated by a ruptured intrahepatic aneurysm. Arthritis and Rheumatisms, 26, 106; 1983

(21) *Abraham, R. A., Stone, J., Conn, J. H. et al.:* Hepatic artery aneurysm – diagnosis and successful treatment. Angiology 22, 134; 1971

(22) *Santiago-Delpin, E. A., Marquez, E., Rodriquez, O. L. et al.:* Perforated hepatic artery aneurysm and multiple aneurysms in incomplete Marfan-syndrome. Ann. Surg. 176, 772, 1972

(23) *Payne, J. E., Kemmerer, W. T.:* Hepatic artery aneurysm with rupture into general peritoneal cavity. J. Trauma. 7, 793; 1967

(24) *Medding, G. F., Kennedy, R. A.:* Hepatic artery ligation. Surg. North. Am. 52, 719; 1972

9.14 Lebertumoren

von *Lorenz Theilmann* und *Karl Gmelin*

Pathoanatomisch kann man die Lebertumoren nach der Dignität und dem Ursprungsgewebe einteilen (1) **(Tab. 9.39)**.

9.14.1 Maligne Lebertumoren

9.14.1.1 Primäres Leberzellkarzinom

Das primäre Leberzellkarzinom (PLC) ist ein in der westlichen Welt vergleichsweise seltener Tumor mit einer Inzidenz von 1 bis 7 pro 100 000 Einwohner pro Jahr (2–4). Neuere Untersuchungen haben aber gezeigt, daß das PLC in westlichen Ländern zunimmt (5, 6).

Im südlichen Afrika, in Südostasien, Japan, Griechenland und Italien ist dieser Tumor häufig (2). Die höchste Inzidenz findet sich in Moçambique (96 pro 100 000 Einwohner pro Jahr). – Hier entfallen 65 % aller Malignome bei Männern und 31 % aller Malignome bei Frauen auf diese Erkrankung (7). 50 % dieser Patienten sind jünger als 30 Jahre (8). Der Erkrankungsgipfel liegt in den Ländern mit hoher Inzidenz zwischen 30 und 40 Jahren, wobei Männer hier bis zu 8mal häufiger betroffen sind (9). In Westeuropa und den USA beträgt dieses Verhältnis ungefähr 2,5:1, und das Erkrankungsalter liegt zwischen 50 und 60 Jahren (10).

Wenn Personen aus einem Gebiet mit hoher Inzidenz in ein Gebiet mit niedriger Inzidenz umziehen, tritt bei ihnen ein PLC weniger häufig auf als bei entsprechenden Gruppen in ihrem Ursprungsland (11). Dies läßt vermuten, daß Umweltfaktoren bei der Pathogenese dieser Erkrankung eine große Rolle spielen.

9.14.1.1.1 Ätiologie und Pathogenese

Infektionskrankheiten. *Hepatitis-B Virus.* In den meisten Ländern geht die Inzidenz des PLC parallel mit der Durchseuchung der Bevölkerung mit dem Hepatitis-B-Virus (HBV), gemessen an der Zahl der HBsAg-Träger und dem Nachweis von anti-HBc im Blut (12–14).

In einer prospektiven Studie aus Taiwan haben männliche HBsAg-Träger ein 233fach höheres Risiko, an einem PLC zu erkranken, als HBsAg-negative Kontrollpersonen (15). Zellinien, die aus primären Leberzellkarzinomen entwickelt wurden und HBsAg sezernieren, haben das HBV-Genom in das Genom des Wirtes integriert (16, 17). In Biopsie- und Autopsiematerial von Lebern mit PLC konnte diese Integration ebenfalls gezeigt werden (18–20). Brechot et al. fanden integrierte HBV-DNA auch in PLC von Patienten, die keine HBV-Marker aufwiesen (21).

All dies deutet darauf hin, daß der HBV-Infektion bei der Karzinogenese eine Bedeutung zukommt. Co-Karzinogene sind vermutlich notwendig, damit es zu einer Entwicklung eines PLC kommt.

Hepatitis A, Hepatitis non-A, non-B. Eine Assoziation zwischen Hepatitis-A-Virus und PLC scheint nicht zu bestehen (22). Über eine Bedeu-

---

Tab. 9.39: Einteilung der Lebertumoren

Epitheliale Tumoren
  Benigne
  Leberadenom
  Fokal-noduläre Hyperplasie
  Gallengangsadenom
  Maligne
  Leberzellkarzinom
  Cholangiokarzinom
  Zystadenokarzinom
  Hepatoblastom

Nichtepitheliale Tumoren
  Benigne
  Hämangiom
  Hamartome, Teratome
  Maligne
  Hämangiosarkom
  Leiomyosarkom
  Fibrosarkom
  Malignes Mesenchymom
  Embryonales Sarkom

tung der Non-A-non-B-Viren in der Pathogenese des PLC kann derzeit keine Aussage gemacht werden.

Andere Infektionskrankheiten. Es liegen Berichte vor, denen zufolge nach langdauernden Infektionen mit Clonorchis sinensis und Schistosoma mansoni ein gehäuftes Auftreten eines PLC beobachtet werden konnte (24, 25).

Chemische Substanzen. *Aflatoxine.* Aflatoxine sind Substanzen, die von Aspergillus flavus produziert werden und in Tierversuchen Lebertumoren auslösen (26). Sie finden sich vor allem in Erdnüssen, Weizen, Reis, Mais und Sojabohnen. Die Menge von Aflatoxin, die in bestimmten Populationen eingenommen wird, korreliert mit der Inzidenz des PLC (27, 28). Die Aflatoxine können als Co-Karzinogene wirken oder, nach einer anderen Theorie, die zelluläre Immunantwort unterdrücken und damit die Trägerrate für HBsAg erhöhen und letztlich so die Entwicklung eines PLC fördern (9).

Andere Substanzen. Eine Vielzahl von Substanzen wie Nitrosamine, Pyrrolizidin-Alkaloide und t-Dimethyl-Amino-Azobenzol (Buttergelb) können in bestimmten Konzentrationen im Tierversuch Lebertumoren verursachen (29). Bis jetzt steht jedoch noch nicht fest, ob auch im Menschen hierdurch ein PLC hervorgerufen werden kann.
Vereinzelte Veröffentlichungen berichten darüber, daß es nach längerer Einnahme von Kontrazeptiva zur Entwicklung von PLC in Leberadenomen kommen kann (30). Eine eindeutige Aussage über eine Assoziation zwischen langjährigem Gebrauch von oralen Kontrazeptiva und dem Entstehen eines PLC kann derzeit aber noch nicht gemacht werden. In einigen Fällen wurde das Entstehen von PLC auch nach langjähriger Einnahme von Androgenen bei Fanconi-Anämie beschrieben (31).
Berichte über Entstehung von PLC noch Jahre nach Verabreichung von Thoriumdioxid (Thorotrast) in der Röntgendiagnostik liegen ebenfalls vor (32).

Assoziation mit anderen Erkrankungen. Des weiteren berichten einige Autoren über ein gehäuftes Auftreten eines PLC bei Alpha-1-Antitrypsinmangel, bei der Hämochromatose und nach Behandlung mit Methotrexat (33–35). Ein vermehrtes Vorkommen bei Morbus Wilson oder bei der chronisch-aggressiven autoimmunen Hepatitis ist nicht bekannt.
In den westlichen Ländern entsteht das PLC oft auf dem Boden einer langjährigen Leberzirrhose. Da in diesen Ländern Alkoholismus sehr verbreitet ist und zur Entwicklung einer mikronodulären Zirrhose führt, kann er als Risikofaktor für die Entwicklung eines primären Leberzellkarzinoms angesehen werden (36). Der Häufigkeitsgipfel des PLC liegt in diesen Ländern 10 Jahre später als bei Patienten in tropischen Ländern, bei denen das PLC auf dem Boden einer posthepatitischen makronodulären Zirrhose entsteht, wobei bei Patienten aus diesen Ländern sich das PLC oft auch schon auf dem Boden einer noch nicht zirrhotisch umgewandelten Leber entwickelt (37).

9.14.1.1.1.2 Pathologie. Drei Typen des PLC werden unterschieden: nodulär, massiv und diffus (38). Der noduläre Typ ist mit 75% der häufigste und besteht aus zahlreichen irregulären Knötchen. Der massive Typ ist die häufigste Art von hepatozellulärem Karzinom bei der nichtzirrhotischen Leber und imponiert als massiver Tumor, oft mit kleinen Absiedlungen in der Leber. Der diffus infiltrierende Typ ist vergleichsweise selten. Die Leber erscheint hier mit kleinen Tumorknötchen diffus infiltriert (39). Mikroskopisch kann man das hepatozelluläre Karzinom unterteilen in gut differenzierte, mäßig differenzierte und anaplastische Formen. Die gut differenzierten Formen können weiter unterteilt werden in die trabekuläre und pseudoglanduläre Form. Bei der trabekulären Form können die Trabekel ein- und mehrschichtig sein und werden durch Sinusoide voneinander getrennt (38). Bei der pseudoglandulären Form sind die Gallenkapillaren stark ausgeweitet, oft gefüllt von Zerfallsprodukten, Galle und kolloidähnlichem Material. Bei beiden Formen sind die Hepatozyten polygonal mit granulärem Zytoplasma, das jedoch weniger eosinophil erscheint als in normalen Hepatozyten. Das mäßig differenzierte Karzinom imponiert entweder als solide oder zirrhöse Form. Die Tumorzellen sind klein und wachsen ohne Ausbildung von Gewebsstrukturen. Bei der zirrhösen Form sind die Tumorzellen durch Bindegewebe getrennt. Das undifferenzierte Karzinom zeigt spindelförmige Zellen

ähnlich wie beim Sarkom, die Zellen sind pleomorph.
Das PLC metastasiert in die regionären Lymphknoten und hämatogen in erster Linie in die Lunge.

9.14.1.1.3 Symptome. Die Patienten klagen oft über leichten Druck im Epigastrium und im rechten Oberbauch. Gelegentlich bestehen subfebrile Temperaturen; Gewichtsabnahme und Appetitlosigkeit sind häufig. Viele Autoren weisen darauf hin, daß in bis zu 29% der Fälle bei den Patienten über der Leber ein Geräusch infolge der starken Vaskularisierung des Tumors gehört werden kann (40, 41). Oft sind Ösophagusvarizen, Blutungen oder dekompensierte Leberzirrhose mit Aszites oder Hämoperitoneum der Grund für die stationäre Aufnahme. Ikterus tritt oft erst im späteren Verlauf der Erkrankung auf, wenn der Tumor in die Gallengänge einwächst (42). Eine Vielzahl von paraneoplastischen Manifestationen können beim PLC auftreten **(Tab. 9.40)** (39, 43). Häufig sind Hyperkalzämie und Hypoglykämie. Letztere stellt eine große Gefahr für den Patienten dar. Sie wird in bis zu 27% der Fälle beobachtet (39). Verminderte Phosphorylaseaktivität wird als Ursache angesehen (44). Produktion von insulinähnlichen Substanzen und enorme Glukoseaufnahme des Tumorgewebes waren früher als Ursache für die Hypoglykämie betrachtet worden; diese Vermutungen ließen sich jedoch nicht halten.

Tab. 9.40: Paraneoplastische Manifestationen beim Leberzellkarzinom

---

Hyperkalzämie
Hypoglykämie
Hypercholesterinämie
Hypertriglyzerinämie
Erythrozytose
Pubertas praecox
Gynäkomastie
Alpha-1-Fetoprotein
Erhöhtes CEA
Dysfibrinogenämie
Isoferritine
Thyroxinbindende Globuline
Vitamin B_{12}-bindende Proteine
Veränderte alkalische Phosphatase

Alpha-1-Fetoprotein: Alpha-1-Fetoprotein ist ein onkofetales Protein mit einem Molekulargewicht zwischen 64 000 und 74 000 Dalton (45). Seine Bestimmung in der Klinik geschieht durch Radioimmunoassay. Normalerweise ist dieses Protein nur während der fetalen Entwicklung im ersten Trimester nachweisbar und fällt nach der Geburt schnell auf den Wert, den man beim Erwachsenen findet, ab. Während der Schwangerschaft ist dieses Protein unter bestimmten Bedingungen sowohl im Fruchtwasser als auch im Blut der Mutter erhöht. Hierzu zählen vor allem Defekte der Neuralleiste (46).
Beim Erwachsenen ist dieses Protein erhöht bei: PLC, Embryonalzellkarzinom des Ovars und der Hoden und beim embryonalen Hepatoblastom (45, 46). Das Protein ist ebenfalls erhöht bei akuter und chronischer Hepatitis sowie bei Leberzirrhose, jedoch nur mäßig. Berichte liegen vor über kurzfristige Serumspiegel von bis zu 4000 ng/ml in jungen Patienten mit fulminanter Hepatitis B (47). Im allgemeinen sind Werte über 200 ng/ml verdächtig auf das Vorliegen eines PLC. In einer multizentrischen Studie waren in 70% der Fälle die Serumspiegel des Alpha-1-Fetoproteins über 200 ng/ml erhöht (48). Eine Studie in Los Angeles zeigte, daß eine Erhöhung des Alpha-1-Fetoproteins vor allem bei den PLC zu finden war, die sich nach einer Hepatitis-B-Virusinfektion entwickelt hatten (43). In 20% der Fälle von Patienten mit cholangiozellulärem Karzinom wurden ebenfalls erhöhte Spiegel gemessen und ganz vereinzelt bei Lebermetastasen von Magen- und Pankreaskarzinomen (49, 50). Es sei aber betont, daß nicht alle PLC Alpha-1-Fetoprotein produzieren.
Eine Korrelation zwischen Serumkonzentration, Tumorgröße, Ausdehnung oder Prognose besteht nicht. Bei Chemotherapie oder nach Resektion kann das Alpha-1-Fetoprotein für die Verlaufsbeobachtung herangezogen werden (51).
Eine Studie aus Südafrika zeigte, daß bei 39% der Patienten mit PLC das karzinoembryonale Antigen (CEA) mäßig erhöht ist, aber für die Diagnose keine Bedeutung hat (52). Andere Proteine, die im Serum von Patienten mit PLC gefunden werden können, wie Isoferritine oder eine Variante der alkalischen Phosphatase, haben derzeit in der Diagnostik des PLC noch keine allgemeine klinische Anwendung gefunden (53, 54). Erhöhte Konzentrationen von Vit-

Lebertumoren

amin-B_{12}-bindenden Proteinen wurden im Serum von Patienten mit PLC gefunden. Die Mehrzahl dieser Patienten war jünger als 20 Jahre, und alle hatten keine erhöhten Serumspiegel von Alpha-1-Fetoprotein (55).

9.14.1.1.4 Diagnostik. Anamnestisch ergibt sich oft der Hinweis auf eine chronische Lebererkrankung bei positiven Hepatitis-B-Markern im Serum. Palpatorisch ist die Leber verhärtet, und teilweise ist eine Resistenz im Bereich der Leber tastbar. Häufig besteht Aszites. Manchmal stellt sich das PLC als Weichteiltumor oder verkalkender Tumor in der Abdomenleeraufnahme dar (56). Die Sonographie zeigt echodichte Strukturen einer oft irregulären, schlecht abgrenzbaren Raumforderung der Leber.
Durch die diagnostische Ultraschalluntersuchung kann insbesondere über die Art der Raumforderung (zystisch, solide, Abszeß) eine Aussage gemacht werden (57). Weitere Möglichkeiten stellen das Sequenzcomputertomogramm und die Zöliakographie dar (58, 59).
Mit der ultraschallgezielten Feinnadelbiopsie und der Biopsie während Laparaskopie kann die Diagnose histologisch gesichert werden.

9.14.1.1.5 Verlauf und Prognose. Die Patienten mit PLC sterben an Tumorkachexie, Ösophagusvarizenblutungen bei bestehender Leberzirrhose, Leberausfallkoma oder an einer Ruptur des Tumors mit Blutung (60). Die Angaben über die Überlebenszeit nach Diagnosestellung schwanken stark. In Südafrika wird diese mit 6 Wochen angegeben oder 12 Wochen nach Beginn der ersten Symptome (39). Andere Autoren geben diese Zeit mit 7 Monaten an, wobei in einzelnen Fällen eine Dauer von bis zu 3 Jahren beobachtet wurde (61).

9.14.1.1.6 Therapie. Zur Zeit stellt die Leberresektion die einzige Heilungsmöglichkeit dar. Studien in Afrika haben gezeigt, daß oft nur in 5% der Fälle eine Resektion möglich ist – aufgrund des Allgemeinzustandes des Patienten oder wegen fortgeschrittener Tumorinvasion (62). Die Angaben für westliche Länder schwanken zwischen 9 und 37% (63). In einigen Fällen, in denen eine Resektion nicht möglich war und keine Anzeichen für eine Metastasierung vorlagen, wurden Lebertransplantationen durchgeführt (64). Unterbindung der Arteria hepatica und Ligierung der sich dann bildenden Kollateralen wurde vereinzelt vorgenommen, wodurch die Überlebenszeit verlängert werden konnte (65). Dies ist jedoch nur bei einer nichtzirrhotischen Leber möglich. Berichte über arterielle Embolisierung der den Tumor versorgenden Gefäße mit Schaum liegen vor (66). Über die Effektivität dieser Versuche kann derzeit keine Aussage gemacht werden. Bestrahlung hat sich als nicht erfolgreich gezeigt (67).

Chemotherapie: Chemotherapie mit einer Kombination von 5-Fluoruracil, Cyclophosphamid (68), Methotrexat und Vincristin haben zu einer Zunahme der Überlebenszeit geführt. Eine englische Studie berichtete über eine Remissionsrate von 31% mit Daunorubicin (69). In anderen Studien wurden Zytostatika (5-Fluoruracil, Mitomycin C, Adriblastin) direkt in die Arteria hepatica über einen Verweilkatheter oder eine Pumpe verabreicht, wobei bessere Ansprechraten erzielt wurden (70, 71). Insgesamt liegen aber noch nicht genügend Erfahrungen vor, um diese Methoden generell zu empfehlen; dies gilt auch für Therapieversuche mit ^{131}J-anti-Ferritin.

9.14.1.2 Cholangiokarzinom

Cholangioläre Tumoren sind Tumoren, die vom Gallengangssystem ausgehen. Die intrahepatischen Cholangiokarzinome werden unterteilt in *periphere* Cholangiokarzinome, da sie von den kleinen Gallengängen innerhalb der Leber ausgehen, und *hiläre* Cholangiokarzinome, die von den beiden Hauptästen der Gallengänge ihren Ausgangspunkt nehmen. Beide Arten unterscheiden sich in den Symptomen, die sie bereiten.

9.14.1.2.1 Peripheres Cholangiokarzinom. Bei einer Untersuchung von Edmondson wurde in 0,05% aller Autopsien PCC gefunden (43). Der Anteil an den primär malignen Lebertumoren beträgt 11%. Das mittlere Alter der Patienten liegt bei 63,6 Jahren, und die Erkrankung tritt bei Männern 1,7mal häufiger auf als bei Frauen. Eine Häufung der Erkrankung wird beobachtet bei Gallengangsanomalie, chronischer Cholangitis, in Asien vor allem nach Befall mit Clonorchis sinensis, bei Patienten mit Colitis ulcerosa, bei Hämochromatose und nach Verabreichung von Thorotrast (72–76). Makroskopisch zeigen sich die Cholangiokarzinome als graue, derbe Tumoren mit infiltrativem Wachstum. Mikroskopisch zeigen sich Gallengangsstrukturen in verschiedener Differenzierung. Gelegentlich weist der Tumor drüsenähnliche Strukturen auf, die gut differenziert sind und Gänge und dichtes fibröses Stroma ausbilden. Einige Karzinome haben Ähnlichkeit mit dem PLC; sie werden daher auch als gemischte hepatozelluläre Cholangiokarzinome bezeichnet. In einer Studie in Los Angeles lagen bei 25% der Patienten mit Cholangiokarzinom keine Metastasen vor. In 69% der Fälle waren die portalen Lymphknoten befallen; bei 8% hatte der Tumor zu einer Pfortaderthrombose geführt (43).

9.14.1.2.2 Hiläres Cholangiokarzinom.
Das hiläre Cholangiokarzinom entsteht aus dem Ductus hepaticus oder nahe an der Bifurkation. Edmondson fand diesen Tumor in 0,01% aller Autopsien und bei 2,7% aller Lebertumoren. Das Durchschnittsalter der Patienten war 62,8 Jahre, wobei das Verhältnis weiblich:männlich 2:1 betrug (43). Im Gegensatz zum peripheren Cholangiokarzinom konnte bei hilärem Cholangiokarzinom keine Häufung beobachtet werden bei Hämochromatose oder infolge von Verabreichung von Thorotrast. Während das periphere Cholangiokarzinom ähnliche Symptome verursacht wie das PLC, äußert sich das hiläre Cholangiokarzinom durch zunehmenden Ikterus. Eine Frühdiagnose wird bei beiden Tumoren fast nie erzielt. Die Prognose des peripheren Cholangiokarzinoms entspricht in etwa der des PLC. Das hiläre Cholangiokarzinom weist ein langsameres Wachstum auf (77). Als einzige erfolgversprechende Therapieform hat sich die Leberresektion erwiesen, die jedoch in den seltensten Fällen möglich ist. Palliativ kommt eine interne Radiotherapie mit ^{192}-Ir-Drähten in Frage (78).

9.14.1.3 Hämangiosarkom (Angiosarkom, malignes Hämangioendotheliom, Kupfferzellsarkom)

Das Hämangiosarkom ist der häufigste maligne mesenchymale Tumor der Leber, aber äußerst selten (79). Es wird geschätzt, daß dieser Tumor 1- bis 2mal pro Jahr in einem Land wie Großbritannien auftritt (80). Das Erkrankungsalter liegt zwischen 50 und 60 Jahren, und Männer werden 4mal häufiger betroffen als Frauen (81). Gehäuftes Auftreten dieses Tumors wurde beobachtet nach der Gabe von Thorotrast, bei Weingärtnern, die Arsen als Insektizide verwendet hatten, bei Arbeitern, die Vinylchlorid verarbeitet hatten (82–84). Letzteres konnte experimentell an Ratten nachvollzogen werden (85). Ein erhöhtes Auftreten von Hämangiosarkomen wurde außerdem bei Patienten mit Hämochromatose beobachtet (86).
Hämangiosarkome sind meistens multizentrisch und befallen beide Leberlappen. Mikroskopisch zeigen sie sich als neugebildete vaskuläre Kanäle, begrenzt von malignen Endothelzellen mit schwach eosinophilem Plasma und hyperchromen Zellkernen. Die Metastasierung ist ähnlich wie beim primären Leberkarzinom (43). Initialsymptome sind Schmerzen und Schwellung im rechten Oberbauch, Gewichtsverlust und Übelkeit. Die Erkrankung dauert von wenigen Wochen bis zu 6 Monaten. In Ausnahmefällen wurden Überlebenszeiten bis zu 2 Jahren beobachtet (39). Erhöhung der GammaGT, GOT und Bilirubin sind oft zu sehen, begleitet von verlängerter Prothrombinzeit, Thrombozytopenie und teilweise auch disseminierter intravaskulärer Koagulation (DIC) (43, 87). Bei einer Biopsie des Tumors sollte die erhöhte Blutungsgefahr in Betracht gezogen werden. Diagnostisches Mittel der Wahl ist die Angiographie (88). Hier zeigen sich Hypervaskularisierung des Tumors, arteriovenöse Shunts und vorzeitige venöse Füllung. Als erfolgversprechende Therapie kommt nur die Resektion in Frage.

9.14.1.4 Leiomyosarkom

Diese Tumoren treten bei Männern mittleren Alters auf. Sie wachsen meist solitär, und mikroskopisch zeigen sie Bündel von spindelförmigen Zellen mit ovalen Zellkernen. Beim Patienten imponiert eine ausgeprägte Hepatomegalie. Die Tumoren wachsen langsam, und chirurgisches Vorgehen wird auch bei bereits vorliegender Metastasierung empfohlen (89). Bis jetzt sind aber nur weniger als 20 Fälle von Leiomyosarkomen beschrieben (43).

9.14.1.5 Fibrosarkom

Von diesem Tumor sind 16 Fälle bekannt (43). Diese Tumoren zeigen oft eine zentrale Nekrose mit Einblutungen. Die Metastasierung erfolgt in die abdominellen Lymphknoten. Mikroskopisch zeigen sich fischgrätenartig angeordnete mesenchymale Zellen.

Rhabdomyosarkom, Plattenepithelkarzinom, embryonales Sarkom, Karzinosarkom und malignes Mesenchymom sind äußerst seltene Tumoren, die hier nur der Vollständigkeit wegen aufgeführt werden (79, 90–94).

9.14.1.6 Hepatoblastom

Das Hepatoblastom ist der häufigste Lebertumor bei Kindern (95, 96). Es tritt in den ersten 3 Lebensjahren auf und ist im Erwachsenenalter äußerst selten (97). Jungen sind doppelt so häufig befallen wie Mädchen (39). Bei den Patienten ist oft eine Resistenz im Abdomen tastbar. Sie klagen über Appetitlosigkeit, Übelkeit und verlieren an Gewicht. In einigen Fällen wurde vermehrte Sekretion von HCG und als Folge hiervon Pubertas praecox beobachtet (98). Alpha-1-Fetoprotein kann in 2/3 dieser Fälle in erhöhter Konzentration im Serum festgestellt werden (99). Histologisch unterscheidet man Hepatoblastome vom epithelialen und vom gemischt epithelialen mesenchymalen Typ (100). Oft sind die Tumoren von einer Kapsel umgeben. Der Durchmesser schwankt zwischen 5 und 25 cm. Die Tumoren enthalten Blutgefäße und Gallengangsstrukturen umgeben von Epithelialzellen, die fetalen Hepatozyten ähneln. Das Wachstum des Tumors ist sehr rasch. Resektion ist die einzige effektive Therapie (101). Für eine Tumorverkleinerung – um dann eine Resektion zu ermöglichen – erwies sich eine Kombination mit Cyclophosphamid, Vincristin, 5-Fluoruracil und Adriamycin als erfolgreich (102).

9.14.2 Gutartige Lebertumoren

9.14.2.1 Leberadenom.
Bevor orale Kontrazeptiva erhältlich waren, war das Leberzelladenom eine äußerst seltene Erkrankung. Edmondson berichtet über 2 Adenome in 50 000 Autopsien in Los Angeles (79). Nach der zunehmenden Einnahme von oralen Kontrazeptiva häufen sich die Berichte über das Auftreten von Leberzelladenomen bei Frauen (103, 104). Es besteht ein Zusammenhang zwischen der Einnahmedauer oraler Kontrazeptiva und dem Risiko, ein Leberzelladenom zu entwickeln. So steigt das Risiko auf das 25fache, wenn eine Einnahme über länger als 9 Jahre besteht (103). Das Ergebnis einer großen Studie läßt vermuten, daß eine genetische Disposition bestehen muß, damit es zur Entwicklung eines Leberzelladenoms kommt (105). Der Östrogenanteil in den Kontrazeptiva soll für die Entstehung des Adenoms verantwortlich sein. Rückgang des Tumors nach Beendigung der Einnahme von oralen Kontrazeptiva und Zunahme des Tumors während der Schwangerschaft wurden beobachtet (106, 107). Oft wird der Tumor zufällig bei der körperlichen Untersuchung entdeckt, oder die Patientinnen klagen über leichten Druck im rechten Oberbauch, manchmal begleitet von Übelkeit, Erbrechen und Fieber. In einigen Fällen kommt es infolge einer Ruptur zur Entwicklung eines akuten Abdomens mit Blutungsschock. Diese Ruptur wurde häufig während der Menstruation beobachtet (103). Die Gefahr der Ruptur ist weniger durch die Größe des Adenoms bedingt als vielmehr durch seine Lage an der Oberfläche der Leber (39). Die Leberwerte sind bis auf leichte Erhöhung der alkalischen Phosphatase und der Transaminasen meist normal. Die Diagnostik geschieht durch Ultraschall, wobei eine Raumforderung unterschiedlicher Echodichte gesehen wird. Weitere Möglichkeiten zur Diagnosestellung bieten das Angio-CT sowie neuere nuklearmedizinische Verfahren wie Choleszintigraphie, Erythrozytenszintigraphie, ^{99m}Tc-Scan in ECT-Technik und die Angiographie.
Als aussagekräftigste Methode wird derzeit die Angiographie angesehen (108). Ungefähr die Hälfte der Adenome sind hypovaskularisiert, während die andere Hälfte sich hypervaskulär darstellt. Makroskopisch zeigen sich die Leberzelladenome als gut abgrenzbarer weicher Tumor. Seltener sind mehrere Tumoren nachweisbar (103). Die Größe schwankt zwischen 1 und 30 cm, und der Tumor findet sich häufiger im rechten Leberlappen. Mikroskopisch ähnelt der Tumor normalem Lebergewebe mit leicht atypischen Hepatozyten ohne Ausbildung von Portalfeldern oder Zentralvenen (103). Die Anzahl der Kupfferzellen ist vermindert. Das Zytoplasma zeigt Vakuolen, die Zellkerne sind wenig verändert. Das Zentrum des Tumors kann Nekrosen, Fibrosen und Einblutungen zeigen. Wegen der Gefahr der Ruptur wird, wenn möglich, eine Resektion empfohlen (39). Wenn eine Ruptur be-

reits stattgefunden hat, ist eine Notoperation unumgänglich. In allen Fällen ist eine Beendigung der Einnahme von oralen Kontrazeptiva notwendig. Teilweise wurden auch Rückbildungen des Tumors nach Absetzen der Kontrazeptiva beobachtet (110). In 3 Fällen wurde der Verdacht geäußert, daß das Leberzelladenom in ein hepatozelluläres Karzinom übergegangen ist (30, 109, 111).

9.14.2.2 Fokal-noduläre Hyperplasie. Die fokal-noduläre Hyperplasie kommt häufiger vor als das Leberzelladenom. In der oben erwähnten Studie von Edmondson fanden sich unter 50 000 Autopsien 14 Fälle mit fokal-nodulärer Hyperplasie (FNH) (79). Befallen werden vor allem Frauen zwischen 20 und 40 Jahren, aber auch bei Männern kommt diese Erkrankung vereinzelt vor (42). Wie beim Leberzelladenom wird beim FNH ein gehäuftes Auftreten bei der Einnahme von oralen Kontrazeptiva beobachtet (108). In den meisten Fällen wird die FNH zufällig während einer Bauchoperation oder Autopsie festgestellt. In anderen Fällen, vor allem bei Frauen, die orale Kontrazeptiva einnehmen, treten Symptome wie rechtsseitige Oberbauchbeschwerden aufgrund von Tumorwachstum auf, und in seltenen Fällen kommt es zu Blutungen. Diagnostisch von Nutzen sind Ultraschalluntersuchungen und Computertomographie. In der Choleszintigraphie zeigt sich bei der FNH eine homogene Anreicherung der gesamten Leber im Gegensatz zum Leberzelladenom, das bei dieser Untersuchung als Raumforderung imponiert. Die Leberwerte sind meist unauffällig. Von großer Bedeutung ist die Angiographie. Bei der FNH besteht ein zentrifugaler, bei Leberzelladenomen ein zentripedaler Blutfluß (113). Nach Meinung anderer Autoren ist es aber meist nicht möglich, anhand der Angiographie zwischen FNH und Leberzelladenom zu unterscheiden (39). Makroskopisch zeigt sich die FNH als grobknotiger Tumor mit sternförmig verlaufenden bindegewebigen Septen (108). In seltenen Fällen ist der Tumor gestielt, meist liegt er subkapsulär. Eine maligne Entartung wurde nicht beobachtet. Mikroskopisch zeigt sich oft das Bild einer inaktiven Zirrhose (108). Zentral findet sich Bindegewebe, das Blutgefäße und Teile von Gallengangsstrukturen aufweist, umgeben von Hepatozyten, die denen der normalen Leber gleichen. Als Therapie wird von einigen Autoren die Resektion empfohlen, wogegen andere eine abwartende Haltung einnehmen (39, 114). Die Einnahme von oralen Kontrazeptiva sollte auf alle Fälle nicht fortgesetzt werden.

9.14.2.3 Adenomatöse Hyperplasie. Adenomatöse Hyperplasie wird in Patienten gefunden, bei denen Lebernekrosen unterschiedlicher Genese aufgetreten sind. Sie stellen grobknotige regenerierende Leber dar und werden durch Leberscan oder bei der Angiographie sowie bei der Ultraschalluntersuchung diagnostiziert (115).

9.14.2.4 Kavernöses Hämangiom. Das kavernöse Hämangiom ist der häufigste benigne Lebertumor. Seine Inzidenz bei Autopsien wird mit 0,4 bis 7,4 % angegeben (79, 116). Frauen werden 6mal häufiger betroffen als Männer. Bei Frauen wird dieser Tumor oft in jüngeren Jahren gefunden als bei Männern, er ist meist größer und führt auch eher zu klinischen Symptomen. Schwangerschaft und Östrogene bewirken häufig ein verstärktes Wachstum (117). Meistens wird der Tumor zufällig bei der Ultraschalluntersuchung oder bei Autopsien entdeckt. Treten Symptome auf, so klagen die Patientinnen über Gewichtsabnahme und Übelkeit. Oft sind die Tumoren aber so groß, daß sie Symptome durch Verdrängung anderer Bauchorgane verursachen (116). Thrombosierung und Rupturen sind beschrieben worden (118). Gelegentlich ist ein Strömungsgeräusch über der Leber zu hören. Die Leberwerte sind meist weniger aufschlußreich, zur Diagnosesicherung werden Ultraschall, Angio-CT, Erythrozytenszintigraphie und die Angiographie herangezogen (119). Bei der Angiographie zeigen sich Verdrängungen der Äste der Arteria hepatica und Anfärbung von seeartigen Gebilden. Bei kleinen Tumoren zeigen sich avaskuläre Zentren aufgrund fibröser Verschlüsse. Makroskopisch präsentiert sich das kavernöse Hämangiom vielfältig solitär oder multipel mit wenigen Millimetern bis mehreren Zentimetern (117). In 10 % der Fälle ist der Tumor multipel. Er erscheint als blau-rötliche Masse. In einigen Fällen sind mehrere Organe betroffen (120). Mikroskopisch zeigen sich Gefäßkanäle, ausgekleidet von flachen Endothelzellen mit fibrösen Septen. Es wird empfohlen, große kavernöse Hämangiome, insbesondere wenn sie Symptome verursachen, zu resezieren (121). Ist eine Resektion nicht möglich, kann eine Besserung der Symptome durch Bestrahlung erreicht werden (122).

9.14.2.5 Infantiles Hämangioendotheliom.
Dieser Tumor tritt in den ersten beiden Lebensjahren auf (123, 124). Häufig besteht eine Assoziation zwischen Hämangiomen in anderen Organen. Die Hauptbedeutung liegt in der Bildung von arteriovenösen Shunts mit nachfolgender Herzinsuffizienz (125). Thrombozytopenie und hämolytische Anämie sind beschrieben (126). Die Thrombozytopenie wird verursacht durch eine vermehrte Sequestration (Kasabach-Merritt-Syndrom). Die Diagnose wird durch Angiographie gesichert (127). Eine Biopsie ist kontraindiziert. Makroskopisch zeigen sich meist dunkelrote, multizentrische Knoten, bestehend aus neugebildeten Gefäßen, die von einer oder mehreren Schichten von Endothelzellen begrenzt werden. Die Tumoren bilden sich oft allmählich zurück (125). Deswegen kann eine abwartende Haltung eingenommen werden, sofern keine Komplikationen wie Herzinsuffizienz oder in seltenen Fällen Ruptur auftreten. Macht der Tumor aufgrund der zunehmenden Symptome eine Therapie erforderlich, so kommt eine Behandlung mit Cortison, eine Resektion oder eine Ligatur der Arteria hepatica in Frage (128, 129). Bestrahlung hat sich als nicht sehr erfolgreich erwiesen (125).

9.14.2.6 Gallengangsadenom.
Dieser gutartige Tumor, der selten größer als 10 cm wird, wurde in 4 Fällen bei 50 000 Autopsien gefunden (79). Makroskopisch zeigen sich normal aussehende Gallengänge mit Zylinderepithel.

9.14.2.7 Biliäres Zystadenom.
Biliäre Zystadenome und Zystadenokarzinome sind seltene Tumoren, die im Erwachsenenalter vor allem bei Frauen auftreten (79). Die Zysten erscheinen mikroskopisch ausgekleidet von einem Gallengangsepithel mit fibrösem Bindegewebe. Darunter liegen Blutgefäße, Nervengewebe und Gallengangsstrukturen. Häufig finden sich Makrophagen. Beim Zystadenokarzinom zeigt sich ein vielschichtiges Epithel. Die Zellen sind pleomorph und infiltrieren die Basalmembran. Die Behandlung besteht sowohl beim biliären Zystadenom wie auch beim biliären Zystadenokarzinom in der Resektion (130). Maligne Entartungen von Zystadenomen sind beschrieben (131). Die Prognose des Zystadenokarzinoms ist besser als beim Cholangiokarzinom (39).

9.14.2.8 Mesenchymale Hamartome.
Mesenchymale Hamartome sind äußerst selten (132). Sie stellen zystenähnliche Strukturen dar, durch deren exzessives Wachstum die Respiration beeinträchtigt werden kann. Befallen werden Kinder unter 2 Jahren. Nur 1 Fall bei einem Erwachsenen wurde bisher beschrieben (133). Mesenchymale Hamartome sind im allgemeinen solitär und oft gestielt. Makroskopisch zeigen sie sich als bindegewebige Septen in Gallengängen, Blutgefäßen und Hepatozyten, die interstitielle Ödeme aufweisen. Als Therapie kommt nur die Resektion in Frage (95).

9.14.2.9 Teratome.
Bisher wurde in der Literatur nur über 3 Fälle berichtet. Alle 3 Patienten waren weiblich und jünger als 3 Jahre (39).

Literatur

(1) *Gibson, J. B., Sobin, L. H.:* Histological typing of tumours of the liver, biliary tract and pancreas, S. 111. World Health Organization, Geneva 1978 (International Histological Classification of Tumours, No. 20)

(2) *Dunham, L. J., Bailar, J. C.:* World maps of cancer mortality rates and frequency rates. J. Natl. Cancer Inst. 41: 155, 1968

(3) *Doll, R., Muir, C., Waterhouse, J.:* Cancer incidence in five continents. Acta Un. Int. Contra Cancrum 2: 1, 1970

(4) *Maupas, P., Melnick, J. L.:* Hepatitis B infection and primary liver cancer. Prog. med. Virol. 27: 1, 1981

(5) *Purtillo, D. T., Gottlieb, L. S.:* Cirrhosis and hepatoma occurring at Boston city hospital (1919–1968). Cancer 32: 458, 1973

(6) *Tuyns, A. J., Obradovic, M.:* Unexpected high incidence of primary liver cancer in Geneva, Switzerland. J. Natl. Cancer Inst. 54: 61, 1975

(7) *Prates, M. D., Torres, F. O.:* A cancer survey in Lourenço Marques. Portuguese East Africa. J. Natl. Cancer Inst. 35: 729, 1965

(8) *Kew, M. C., Marcus, R., Geddes, E. W.:* Some characteristics of Mozambican Shangaans with primary hepatocellular cancer. S. Afr. Med. J. 51: 306, 1977

(9) *Lutwick, L. J.:* Relation between aflatoxin, hepatitis B virus and hepatocellular carcinoma. Lancet I: 755, 1979

(10) *Ihde, D. C., Sherlock, S., Winawer, S. J. et al.:* Clinical manifestations of hepatoma. Am. J. Med. 56: 83, 1974

(11) *Higginson, J.:* The geographical pathology of primary liver cancer. Cancer Res. 23: 1624, 1963

(12) *Kew, M. C.:* Hepatoma and the HBV, in: Vyas, G. N., Cohen, S. N., Schmid, R. (Hrsg.): Viral hepatitis, S. 439. Franklin Institute Press, Philadelphia 1978

(13) *Kew, M. C., Desmyter, J., De Groote, G. et al.:* Hepatocellular cancer in Southern African Blacks: HBeAg, anti-HBe, IgM-anti-HBc and other markers of hepatitis B. Progr. Med. Virol. 27: 41, 1981

(14) *Szmuness, W.:* Hepatocellular carcinoma and the hepatitis B virus. Evidence for a causal association. Progr. Med. Virol. 24: 40, 1978

(15) *Beasley, R. P., Hwang, L. Y., Lin, C. C., Chien, C. S.:* Hepatocellular carcinoma and hepatitis B virus. Lancet II: 1129, 1981

(16) *Edman, J. C., Gray, P., Valenzuela, P., Rall, L. B., Rutter, W. J.:* Integration of hepatitis B virus DNA sequences in cellular DNA of human hepatocellular carcinoma. Nature 286: 535, 1980

(17) *Chakraborty, P. R., Ruiz-Opazo, N., Shouval, D., Shafritz, D. A.:* Identification of integrated hepatitis B virus DNA and expression of viral RNA in an HBsAg-producing human hepatocellular carcinoma cell line. Nature 286: 531, 1980

(18) *Shafritz, D. A., Kew, M. C.:* Identification of integrated hepatitis B virus DNA sequences in human hepatocellular carcinomas. Hepatology 1: 1, 1981

(19) *Shafritz, D. A., Shouval, D., Sherman, H. J. et al.:* Integration of hepatitis B virus DNA into the genome of liver cell in chronic liver disease and hepatocellular carcinoma. N. Engl. J. Med. 305: 1067, 1981

(20) *Brechot, C., Hadchouel, M., Scotto, J. et al.:* State of hepatitis B virus DNA in hepatocytes of patients with hepatitis B surface antigen-positive and -negative liver disease. Proc. Natl. Acad. Sci. U.S.A. 78: 3906, 1981

(21) *Brechot, C., Nalpes, B., Courouce, A. M. et al.:* Tiollais, P., Berthelot, P.: Evidence that hepatitis B virus has a role in liver-cell carcinoma in alcoholic liver disease. N. Engl. J. Med. 306: 1384, 1981

(22) *Szmuness, W., Dienstag, J. L., Purcell, R. H. et al.:* The prevalence of antibody of hepatitis A antigen in various parts of the world; a pilot study. Am. J. Epidemiol. 106: 392, 1977

(23) *Dienstag, J. L., Szmuness, W., Stevens, C. E. et al.:* Hepatitis A virus infections: new insights from seroepidemiology. J. Infect. Dis. 137: 328, 1978

(24) *Nakashima, T., Sakamotok, K., Okuda, K.:* A minute hepatocellular carcinoma found in a liver with clonorchis sinensis infection. Report of two cases. Cancer 39: 1306, 1977

(25) *Nakashima, T., Okuda, K., Kojiro, M. et al.:* Primary liver cancer coincident with schistosomiasis japonica. A study of 24 necropsies. Cancer 36: 1483, 1975

(26) *Wogan, G. N., Newberne, P. M.:* Dose response characteristics of aflatoxin B_1 carcinogenesis in the rat. Cancer Res. 27: 2370, 1967

(27) *Alpert, M. E., Hutt, M. S. R., Wogan, G. N. et al.:* Association between aflatoxin content of food and hepatoma frequency in Uganda. Cancer 28: 253, 1971

(28) *Keen, P., Martin, P.:* Is aflatoxine carcinogenic in man? The evidence in Swaziland. Top. Geogr. Med. 23: 44, 1973

(29) *Wogan, G. N.:* The induction of liver cancer by chemicals, in: Cameron, H. M., Linsell, D. A., Warwick, G. P. (Hrsg.): Liver Cell Cancer, S. 121. Elsevier, Amsterdam 1976

(30) *Neuberger, J., Portmann, B., Numerley, H. B. et al.:* Oral-contraceptive associated liver tumors: Occurrence of malignancy and difficulties in diagnosis. Lancet I: 273, 1980

(31) *Kew, M. C., van Coller, B., Prowse, C. M. et al.:* Occurrence of primary hepatocellular cancer and peliosis hepatis after treatment with androgenic steroids. S. Afr. Med. J. 50: 1233, 1976

(32) *Battifora, H. A.:* Thorotrast and tumors of the liver, in: Okuda, K., Peters, R. L. (Hrsg.): Hepatocellular Carcinoma, S. 6. John Wiley & Sons, New York 1976

(33) *Govindarajan, S., Ashcavai, M., Peters, R. L.:* Alpha-1-antitrypsin phenotypes in hepatocellular carcinoma (abstr). Gastroenterology 79: 1022A, 1980

(34) *Niederau, C., Fischer, R., Sonnenberg, A. et al.:* Survival and causes of death in cirrhotic and in noncirrhotic patients with primary hemochromatosis. N. Engl. J. Med. 313: 1256, 1985

(35) *Ruymann, F. B., Mosijczuk, A. D., Sayers, R. J.:* Hepatoma in a child with methotrexate-induced hepatic fibrosis. J. A. M. A. 238: 2631, 1977

(36) *Lee, F. I.:* Cirrhosis and hepatoma in alcoholics. Gut 7: 77, 1966

(37) *Shikata, T.:* Primary liver carcinoma and liver cirrhosis, in: Okuda, K., Peters, R. L. (Hrsg.): Hepatocellular Carcinoma, S. 53. John Wiley & Sons, New York 1976

(38) *Peters, R. L.:* Pathology of hepatocellular carcinoma, in: Okuda, K., Peters, R. L. (Hrsg.): Hepatocellular Carcinoma, S. 107. John Wiley & Sons, New York 1976

(39) *Kew, M. C.:* Tumors of the liver, in: Zakim, D., Boyer, T. D.: Hepatology. A textbook of

liver diseases, S. 1048. W. B. Saunders Comp., Philadelphia 1982
(40) *Kew, M. C., Dos Santos, H. A., Sherlock, S.:* Diagnosis of primary cancer of the liver. Br. Med. J. 4: 408, 1971
(41) *Clain, D., Wartnaby, K., Sherlock, S.:* Abdominal arterial murmurs in liver disease. Lancet II: 516, 1966
(42) *Afroudakis, A., Bhuta, S. M., Ranganath, K. A. et al.:* Obstructive jaundice caused by hepatocellular carcinoma. Report of three cases. Am. J. Dig. Dis. 23: 609, 1978
(43) *Edmondson, H. A., Peters, R. L.:* Neoplasms of the liver, in: Schiff, L., Schiff, E. R. (Hrsg.): Diseases of the liver, 5. Aufl., S. 1101. J. B. Lippincott Comp., Philadelphia 1982
(44) *Landau, B. R., Wills, N., Craig, J. W. et al.:* The mechanism of hepatoma-induced hypoglycemia. Cancer 15: 1188, 1962
(45) *Abelev, G. I.:* Alpha-fetoprotein in ontogenesis and its association with malignant tumors. Adv. Cancer Res. 14: 295, 1971
(46) *Lange, P. H., Hakala, T. R., Fraley, E. E.:* Serum alpha-fetoprotein and beta-human chorionic gonadotropin levels in patients with nonseminomatous germ-cell testicular cancer. Minn. Med. 58: 813, 1975
(47) *Karvountzis, G., Redeker, A. G.:* Relations of alpha-fetoprotein in acute hepatitis to severity and prognosis. Ann. Intern. Med. 80: 156, 1974
(48) *Okuda, K.* und *The Liver Cancer Study Group of Japan:* Primary liver cancers in Japan. Cancer 45: 2663, 1980
(49) *Okuda, K., Kubo, Y., Okazaki, N. et al.:* Clinical aspects of intrahepatic bile duct carcinoma including hilar carcinoma. Cancer 39: 232, 1977
(50) *Todorov, V., Ivanov, T., Tzingilev, D. et al.:* Alpha-fetoprotein in the serum of patients with neoplasms of the gastrointestinal tract. Neoplasma 23: 179, 1976
(51) *Alpert, E.:* Human alpha-1-fetoprotein, in: Okuda, K., Peters, R. L. (Hrsg.): Hepatocellular carcinoma, S. 353. John Wiley & Sons, New York 1976
(52) *Macnab, G. M., Urbanowicz, J. M., Kew, M. C.:* Carcinoembryonic antigen in hepatocellular carcinoma. Br. J. Cancer 38: 51, 1978
(53) *Kew, M. C., Torrance, J. D., Derman, D. et al.:* Serum and tumor ferritins in primary liver cancer. Gut 19: 294, 1978
(54) *Warnock, M. L., Reisman, R.:* Variant alkaline phosphatases in human hepatocellular cancers. Clin. Chim. Acta 24: 5, 1969
(55) *Waxman, S., Liu, C.-K., Schreiber, C. et al.:* The clinical and physiological implications of hepatoma B_{12} binding proteins. Cancer Res. 37: 1908, 1977
(56) *Okuda, K.:* Clinical aspects of hepatocellular carcinoma – analysis of 134 cases, in: Okuda, K., Peters, R. L. (Hrsg.): Hepatocellular Carcinoma, S. 38. John Wiley & Sons, New York 1976
(57) *Räth, U., Johnson, P. J., Williams, R.:* Sonographische Diagnostik bei primären Karzinomen der Leber. Radiologie 23: 108, 1983
(58) *Kober, B., Gamroth, A., Hermann, H. J. et al.:* Angio-CT: Eine Erweiterung der Diagnostik maligner Leberprozesse. Fortschr. Röntgenstr. 139: 260, 1983
(59) *Okuda, K., Obata, H., Jinnouchi, S. et al.:* Angiographic assessment of gross anatomy of hepatocellular carcinoma: comparisons of celiac angiograms and liver pathology in 100 cases. Radiology 123: 21, 1977
(60) *Anthony, P. P.:* Primary carcinoma of the liver: a study of 282 cases in Ugandan Africans. J. Pathol. 110: 37, 1973
(61) *Sherlock, S.:* Hepatic Tumors, in: Sherlock, S. (Hrsg.): Diseases of the liver and biliary system, 6. Aufl., S. 456. Blackwell Scientific Publications, London 1981
(62) *Harrison, N. W., Dhru, D., Primack, A. et al.:* The surgical management of primary hepatocellular carcinoma in Uganda. Br. J. Surg. 60: 565, 1973
(63) *Foster, J. A., Berman, M. M.:* Solid liver tumors. Maj. Probl. Clin. Surg. 22: 1, 1977
(64) *Calne, R. Y., Williams, R.:* Orthotopic liver transplantation: experience with the first 60 patients treated. Br. Med. J. 1: 471, 1977
(65) *Balasegaram, M.:* Management of primary liver cancer. Am. J. Surg. 130: 33, 1975
(66) *Wheeler, P. G., Melia, W., Dubbins, P. et al.:* Non-operative arterial embolisation in primary liver tumours. Br. Med. J. 2: 242, 1979
(67) *Falkson, G.:* The treatment of liver cell cancer, in: Cameron, H. M., Linsell, D. A., Warwick, G. P. (Hrsg.): Liver cell cancer, S. 81. Elsevier, Amsterdam 1976
(68) *Cochrane, A. M. G., Murray-Lyon, I. M., Brinkley, D. M. et al.:* Quadruple chemotherapy versus radiotherapy in treatment of primary hepatocellular carcinoma. Cancer 40: 609, 1977
(69) *Johnson, P. J., Williams, R., Thomas H. et al.:* Induction of remission of hepatocellular carcinoma with doxorubicin. Lancet I: 1006, 1978
(70) *Bern, M. M., McDermott, W., Cady, B. et al.:* Intra-arterial hepatic infusion and intravenous adriamycin for treatment of hepatocellular carcinoma. Cancer 42: 399, 1978
(71) *Wellwood, J. M., Cady, B., Oberfield, R. A.:* Treatment of primary liver cancer: response to regional chemotherapy. Clin. Oncol. 5: 25, 1979
(72) *Kagawa, Y., Kashihara, S., Kuramoto, S. et al.:* Carcinoma arising in a congenitally dilated bi-

(73) *Sanes, S., MacCallum, J. D.:* Primary carcinoma of the liver. Cholangioma in hepatolithiasis. Am. J. Pathol. 18: 675, 1942
(74) *Belmaric, J.:* Intrahepatic bile ducts carcinoma and C. Sinensis infection in Hong Kong. Cancer 31 (2): 468, 1973
(75) *Morowitz, D. A., Glagov, S., Dordal, E. et al.:* Carcinoma of the biliary tract complicating chronic ulcerative colitis. Cancer 27 (2): 356, 1971
(76) *Batifora, H. A.:* Thorotrast in tumors of the liver, in: Okuda, K., Peters, R. L. (Hrsg.): Hepatocellular Carcinoma. John Wiley & Sons, New York, 1976
(77) *Meyerowitz, B. R., Aird, I.:* Carcinoma of the hepatic ducts within the liver. Br. J. Surg. 50: 178, 1962
(78) *Fletcher, M. S., Dawson, J. L., Wheeler, P. G. et al.:* Treatment of high bileduct carcinoma by internal radiotherapy with iridium-192 wire. Lancet 8239: 172, 1981
(79) *Edmondson, H. A.:* Atlas of Tumor Pathology: Tumors of the Liver and Intrahepatic Bile Ducts. Section VII, Fascicle 25. Armed Forces Institute of Pathology, Washington, D.C. 1958
(80) *Baxter, P. J., Anthony, P. P., MacSween, R. M. N. et al.:* Angiosarcoma of the liver in Great Britain, 1963–73. Br. Med. J. 4: 919, 1977
(81) *Locker, G. Y., Doroshaw, J. H., Zwelling, L. A. et al.:* The clinical features of hepatic angiosarcoma: a report of four cases and a review of the English literature. Medicine (Balt.) 58: 48, 1979
(82) *Selinger, M., Koff, R. S.:* Thorotrast and the liver: A reminder. Gastroenterology 68: 799, 1975
(83) *Roth, F.:* Arsen-Leber-Tumoren (Hemangioendotheliom). Z. Krebsforsch. 61: 468, 1957
(84) *Popper, H., Thomas, L. B., Telles, N. C. et al.:* Development of hepatic angiosarcoma in man induced by vinyl-chloride, thorotrast and arsenic. Am. J. Pathol. 92: 349, 1978
(85) *Maltoni, C., Lefemine, G.:* Carcinogenicity bioassays of vinyl chloride. Environ. Res. 7: 387, 1974
(86) *Sussman, E. B., Nydick, J., Gray, G.:* Hemangioendothelial sarcoma of the liver and hemochromatosis. Arch. Pathol. 97: 39, 1974
(87) *Truell, J. E., Peck, S. D., Reiguam, C. W.:* Hemangiosarcoma of the liver complicated by disseminated intravascular coagulation. Gastroenterology 65: 936, 1973
(88) *Whelan, J. G., Creech, J. L., Tamburro, C. H.:* Angiographic and radionuclide characteristics of hepatic angiosarcoma found in vinyl chloride workers. Radiology 118: 549, 1976
(89) *Masur, H., Sussman, E. B., Molander, D. W.:* Primary hepatic leiomyosarcoma. Gastroenterology 69: 994, 1975
(90) *Mori, H., Matsuhara, N., Fujii, M. et al.:* Alpha-fetoprotein producing rhabdomyosarcoma of the adult liver. Acta Pathol. Jp. 29: 485, 1979
(91) *Matilla, S., Keskitalo, E., Mäkinen, J.:* Primary non-differentiated sarcoma of the liver. Acta Chir. Scand. 140: 303, 1974
(92) *Donnelly, W. H., Talbert, J. L., Miole, T.:* Malignant undifferentiated stromal tumor of liver (mesenchymoma): An ultrastructural study. Lab. Invest. 38: 385, 1978
(93) *Stout, A. P.:* Mesenchymoma: The mixed tumor of mesenchymal derivatives. Ann. Surg. 127: 278, 1948
(94) *Bloustein, P. A., Silverberg, S. G.:* Squamous cell carcinoma originating in an hepatic cyst. Cancer 38: 2002, 1976
(95) *Keeling, J. W.:* Liver tumours in infancy and childhood. J. Pathol. 103: 69, 1971
(96) *Exelby, P. R., Filler, R. M., Grosfield, J. L.:* Liver tumors in children with particular reference to hepatoblastoma and hepatocellular carcinoma: American Academy of Pediatrics, Surgical Section Survey. J. Pediatr. Surg. 10: 329, 1975
(97) *Carter, R.:* Hepatoblastoma in the adult. Cancer 23: 191, 1969
(98) *McArthur, J. W., Toll, G. D., Russfield, A. B. et al.:* Sexual precocity attributable to ectopic gonadotropin secretion by hepatoblastoma. Am. J. Med. 54: 390, 1973
(99) *Hasegawa, H., Mukojima, T., Hattori, N. et al.:* Embryonal carcinoma and alpha-fetoprotein. Gann Monogr. Cancer Res. 14: 129, 1973
(100) *Ishak, K. G., Glunz, P. R.:* Hepatoblastoma and hepatocarcinoma in infancy and childhood. Cancer 20: 396, 1967
(101) *Landing, B. H.:* Tumors of the liver in childhood, in: Okuda, K., Peters, R. L. (Hrsg.): Hepatocellular Carcinoma, S. 212. John Wiley & Sons, New York 1976
(102) *Ikeda, K., Suita, S., Nakagawara, A. et al:* Preoperative chemotherapy for initially irresectable hepatoblastoma in children. Arch. Surg. 114: 203, 1979
(103) *Edmondson, H. A., Henderson, B., Benton, B.:* Liver cell adenomas associated with the use of oral contraceptives. N. Engl. J. Med. 294: 470, 1976
(104) *Vana, J., Murphy, G. P., Aronoff, B. L. et al.:* Primary liver tumors and oral contraceptives. J. A. M. A. 238: 2154, 1977
(105) *Vessey, M. P., Kay, C. R., Baldwin, J. A. et al.:* Oral contraceptives and benign liver tumours. Br. Med. J. 1: 164, 1977
(106) *Malt, R. A., Hershberg, R. A., Miller, W. L.:* Experience with benign tumors of the liver. Surg. Gynecol. Obstet. 130: 285, 1970

(107) *Edmondson, H. A., Reynolds, T. B., Henderson, B. et al.:* Regression of liver cell adenomas associated with oral contraceptives. Ann. Intern. Med. 86: 180, 1977

(108) *Knowles, D. M., Casarella, W. J., Johnson, P. M. et al.:* The clinical, radiologic and pathologic characterization of benign hepatic neoplasms. Alleged association with oral contraceptives. Medicine 57: 223, 1978

(109) *Klatskin, G.:* Hepatic tumors: possible relation to use of oral contraceptives. Gastroenterology 73: 386, 1977

(110) *Rooks, J. B., Ory, H. W., Ishak, G. W. et al.:* Epidemiology of oral contraceptive use. J. A. M. A. 242: 644, 1979

(111) *Davis, M., Portmann, B., Searle, M. et al.:* Histological evidence of carcinoma in a hepatic tumour associated with oral contraceptives. Br. Med. J. 4: 496, 1975

(112) *Aungst, C. W.:* Benign liver tumors and oral contraceptives. N.Y. State J. Med. 78: 1933, 1978

(113) *Fechner, R. E., Roehm, J. O. F., Jr.:* Angiographic and pathologic correlations of hepatic focal nodular hyperplasia. Am. J. Surg. Pathol. 1 (3): 217, 1977

(114) *Sherlock, S.:* Drugs and the Liver, in: Sherlock, S. (Hrsg.): Diseases of the liver and biliary system, 6. Aufl., S. 295. Blackwell Scientific Publications, London 1981

(115) *Rabinowitz, J. F., Kinkabwala, M., Ulreich, S.:* Macroregenerating nodules in the cirrhotic liver. Radiologic features and differential diagnosis. Am. J. Roentgenol. Radiat. Ther. Nucl. Med. 121: 401, 1974

(116) *Ishak, K. G.:* Mesenchymal tumors of the liver, in: Okuda, K., Peters, R. L. (Hrsg.): Hepatocellular Carcinoma, S. 286. John Wiley & Sons, New York 1976

(117) *Baggenstoss, A. H.:* The pathology of tumors of the liver in infany and childhood, in: Pack, G. T., Islami, A. H. (Hrsg.): Tumours of the Liver, S. 249. William Heinemann, London 1970

(118) *Schumacker, H. B.:* Hemangioma of the liver. Discussion of symptomatology and report of patient treated by operation. Surgery 11: 209, 1942

(119) *Freeny, P. C., Vimant, T. R., Barnett, D. C.:* Cavernous hemangioma of the liver: ultrasonography, arteriography and computed tomography. Radiology 132: 143, 1979

(120) *Kane, R. C., Newman, A. B.:* Diffuse skeletal hepatic hemangiomatosis. Calif. Med. 118 (3): 41, 1973

(121) *Henson, S. W., Gray, H. K., Dockerty, M. B.:* Benign tumors of the liver. II. Hemangiomas. Surg. Gynecol. Obstet. 103: 327, 1956

(122) *Park, W. C., Phillips, R.:* The role of radiation therapy in the management of hemangiomas of the liver. J. A. M. A. 212: 1496, 1970

(123) *Dehner, L. P., Ishak, K. G.:* Vascular tumors of the liver in infants and children. Arch. Pathol. 92: 101, 1971

(124) *Edmondson, H. A.:* Differential diagnosis of tumors and tumor-like lesions of the liver in infancy and childhood. Am. J. Dis. Child. 91: 168, 1956

(125) *McLean, R. H., Moller, J. H., Warwick, J. et al.:* Multinodular hemangiomatosis of the liver in infancy. Pediatrics 49: 563, 1972

(126) *Dehner, L. P., Ishak, K. G.:* Vascular tumors of the liver in infants and young children. Arch. Pathol. 92: 101, 1971

(127) *Mortensson, W., Petersson, H.:* Infantile hemangioendothelioma. Angiographic considerations. Acta Radiol. Diag. 20: 161, 1979

(128) *Touloukian, R. J.:* Hepatic hemangioendothelioma during infancy: pathology, diagnosis and treatment with prednisone. Pediatrics 45 (1): 71, 1970

(129) *Rake, M. O., Liberman, M. M., Dawson, J. L.:* Legation of the hepatic artery in the treatment of heart failure due to hepatic hemangiomatosis. Gut 11: 512, 1970

(130) *Ishak, K. G., Willis, G. W., Cummins, S. D. et al.:* Biliary cystadenoma and cystadenocarcinoma. Cancer 39: 322, 1977

(131) *Cruickshank, A. H., Sparshott, S. M.:* Malignancy in natural and experimental hepatic cysts. Experiments with aflatoxin in rats and the malignant transformation of cysts in human livers. J. Pathol. 104: 185, 1971

(132) *Srouji, M. N., Chattan, J., Schulman, W. M. et al.:* Mesenchymal hamartomas of liver in infants. Cancer 42: 2483, 1978

(133) *Grases, P. J., Matos-Villalobos, M., Garcia-Romero, F. et al.:* Mesenchymal hamartomas of the liver. Gastroenterology 76: 1466, 1979

9.15 Leberzysten

von *Lorenz Theilmann*

Eine Zyste kann definiert werden als Hohlraum, der von Gewebe umgeben und in seiner Größe oder Lokalisation ungewöhnlich ist (1). Die Leberzysten lassen sich unterteilen in *angeborene* und *erworbene*.

9.15.1 Angeborene Leberzysten

9.15.1.1 Solitäre Leberzysten.
Solitäre Leberzysten sind sehr selten. Sie sind nicht erblich. In einer Studie der Mayo Clinic wurden in 47 Jahren nur 38 Fälle mit Solitärzysten beobachtet (2). Sie kamen in allen Altersgruppen vor (3). In den meisten Fällen verursachten sie keine Symptome. Beim Auftreten von Symptomen waren die Patienten zwischen 30 und 50 Jahre alt, wobei Frauen 4mal häufiger betroffen sind als Männer (4). Von einer Solitärzyste kann nur gesprochen werden, wenn eine polyzystische Erkrankung ausgeschlossen wurde.

Symptomatik. Oft werden die Solitärzysten zufällig bei der körperlichen Untersuchung und bei der Sonographie entdeckt. Verursachen die Zysten Symptome, so klagen die Patienten über Druckgefühl im rechten Oberbauch, Völlegefühl und Übelkeit. Bei plötzlich auftretendem stechendem Schmerz muß an eine Einblutung gedacht werden (2).
Die Laborwerte sind im allgemeinen nicht pathologisch verändert. Im Ultraschall zeigt sich die Zyste deutlich. Im Röntgenbild imponiert oft ein Zwerchfellhochstand rechts. Verkalkungen der Zyste sind selten (2). Angiographisch zeigt sich eine zystische Raumforderung, wobei der Zystenrand vaskularisiert sein kann (5). Der Durchmesser schwankt zwischen wenigen Millimetern und einigen Zentimetern (1, 2). Die Zysten sind meist im rechten Leberlappen lokalisiert. Größere Zysten sind oft mit einer schleimigen Flüssigkeit gefüllt (6).
Differentialdiagnostisch ist der Ausschluß einer Echinokokkuszyste wichtig. Die Zysten erscheinen histologisch von kubischem und flachem Gallengangsepithel ausgekleidet (6).

Die Prognose für die Patienten mit solitärer Leberzyste ist sehr gut. Eine Therapie ist nur indiziert bei Symptomen bei strenger Indikationsstellung (1). In Frage kommen Exzision oder, falls dies nicht möglich ist, Leberteilresektion (7, 8).

9.15.1.2 Multiple Leberzysten.
Die Leber weist hier mehrere Zysten auf. Es wird vermutet, daß es sich um eine kongenitale Entwicklungsstörung im Bereich der intrahepatischen Gallengänge handelt (6, 9). Mitbetroffen sind Nieren und Pankreas. Die polyzystische Nierenerkrankung kommt mit einer Häufigkeit von 1:5000 in der Bevölkerung vor (10). Bei ungefähr 29% der Fälle liegt eine Mitbeteiligung der Leber vor (11); außerdem bestehen oft zusätzlich zerebrovaskuläre Aneurysmen (12).
Im angelsächsischen Sprachraum wird die Erkrankung als „Adult polycystic disease" (APCD) bezeichnet. Sie wird autosomal dominant vererbt. Im Gegensatz hierzu sind die polyzystischen Erkrankungen des Säuglingsalters rezessiv vererbt und verursachen in den ersten 6 Lebensmonaten Symptome (1).
Die Zysten können wenige Millimeter bis mehrere Zentimeter Durchmesser haben, gehen von den Gallengängen aus und können miteinander in Verbindung stehen. Im allgemeinen sind sie jedoch nicht größer als 8 bis 10 cm.
Sie sind von einer bindegewebigen Kapsel umgeben und von kubischem Epithel gesäumt (6, 9). Nur bei wenigen Patienten treten Symptome auf, meist zwischen dem 30. und 40. Lebensjahr. Die Symptome gleichen denen der solitären Leberzysten. Die diagnostischen Methoden sind die gleichen wie bei den Solitärzysten. Eine Therapie ist hier ebenfalls nur bei ausgeprägter Symptomatik und nach Infizierung oder Einblutung indiziert. Sie besteht bei großen Zysten in der Exzision und, falls diese nicht möglich ist, in der Teilresektion.
Die Prognose der Erkrankung hängt in erster Linie vom Ausmaß der Nierenbeteiligung ab (1, 9).

9.15.1.3 Segmentale Dilatation intrahepatischer Gallengänge (Carolische Krankheit).
Die Erkrankung ist nach Caroli benannt, der 1958 eine Gruppe von Patienten beschrieb, die segmentale Dilatation der intrahepatischen Gallengänge aufwiesen (13). Diese Patienten sind prädisponiert für Cholangitiden, Gallengangssteine und Leberabszesse (1, 14). Gehäuftes Auftreten von Gallengangskarzinomen wird beschrieben (15).
Die Erkrankung ist oft mit der kongenitalen hepatischen Fibrose assoziiert (13). Die Symptome treten im Kindesalter und bei jungen Erwachsenen auf, meist in Form einer Cholangitis. Oft ist nur ein Leberlappen betroffen. Im Ultraschall zeigen sich erweiterte Gallengänge, in der ERCP sackförmige Erweiterungen der Gallengänge. Das intravenöse Cholangiogramm ist oft unergiebig (9). Die Therapie besteht in der Behandlung der Komplikationen wie Cholangitis und Gallengangssteinen. Eine kausale Therapie ist nicht möglich und die Prognose aufgrund der rezidivierenden Cholangitiden schlecht.

9.15.1.4 Choledochuszysten.
Choledochuszysten entstehen in der Embryonalentwicklung und sind sackförmige Erweiterungen des Ductus choledochus. Ihr Durchmesser beträgt im allgemeinen 2 bis 3 cm. In 30% der Fälle bestehen bei den Patienten Erweiterungen der intrahepatischen Gallengänge (16). Frauen sind häufiger betroffen als Männer. In einigen Fällen wurde eine Assoziation mit der kongenitalen hepatischen Fibrose (17) sowie maligne Entartungen beschrieben (18).
Als Symptome treten Ikterus, Cholangitis, Choledochussteine und rezidivierende Pankreatitiden auf (19, 20).
Die Diagnose wird durch die PTC oder ERCP gestellt.
Als Therapie der Wahl gilt die Choledochojejunostomie (21).

9.15.1.5 Peliosis hepatis.
Als Peliosis hepatis bezeichnet man eine zystische Dilatation der hepatischen Sinusoide. Das Krankheitsbild ist sehr selten und wird oft zufällig bei der Autopsie entdeckt (22). Im allgemeinen wird die Erkrankung im Erwachsenenalter diagnostiziert. Die Ätiologie ist unklar, jedoch wurde ein gehäuftes Auftreten bei fortgeschrittener Lungentuberkulose und nach Verabreichung von Anabolika und Androgenen beobachtet (1, 23, 24).

Makroskopisch weist die Leber zahlreiche dunkelblaue Flecken infolge von diffusen Angiektasien oder kleiner zystischer Läsionen auf.
Mikroskopisch zeigen sich dilatierte, teilweise konfluierende Sinusoide. In wenigen Fällen wurde Ruptur mit Blutungen beschrieben (23); im allgemeinen ist die Lebenserwartung nicht beeinträchtigt.

9.15.2 Erworbene Leberzysten

9.15.2.1 Traumatische Zysten.
Traumatische Zysten sind die Folge von intrahepatischen Blutungen nach Verletzungen. Nach Resorption des Blutes sickert Galle ein (25).
Als Symptome treten Druckgefühl im rechten Oberbauch und in einigen Fällen Ikterus auf. Gelegentlich kommt es zu einer Infektion der Zysten. Die Anamnese ergibt wichtige Hinweise. Bei der körperlichen Untersuchung ist eine Resistenz tastbar. Ultraschall und Computertomographie sichern die Diagnose. Als Therapie wird in den meisten Fällen die Drainage empfohlen (25).

9.15.2.2 Echinokokkuszysten

9.15.2.2.1 Echinococcus granulosus.
Die häufigste Echinokokkose des Menschen wird durch den E. granulosus verursacht, der beim Zwischenwirt Zysten bildet und deshalb auch als E. cysticus bezeichnet wird (26).
Der E. granulosus kommt überall auf der Erde vor. Häufungen wurden für Deutschland im früheren Ostpreußen und Pommern beobachtet. Generell wurde gehäuftes Auftreten dort beschrieben, wo Schafzucht betrieben wird. Schaf und Rind sind der natürliche Zwischenwirt (27).
Die häufigsten Endwirte sind Hunde, Wölfe, Füchse und auch Katzen. Der Wurm hat eine Länge von 3 bis 6 mm und lebt im Darm des Endwirtes. Die Eier haben einen Durchmesser von 30 bis 36 µm, werden über den Darm ausgeschieden (27) und vom Zwischenwirt oral aufgenommen. Im Magen wird die Hülle des Eies verdaut, und die Larve durchdringt die Darmschleimhaut und gelangt über das Pfortadersystem in die Leber. 70% aller Echinokokkuszysten sind in der Leber lokalisiert, vor allem im rechten Leberlappen (28). 10% der Larven gelangen in die Lunge und nur wenige in den großen Kreislauf, wo

dann alle Organe befallen werden können. Um die Finne entwickelt sich die Echinokokkusblase (Hydatide) (27). Die Blase besteht aus 3 Schichten: (1) einer äußeren, bindegewebigen Kapsel, die vom Wirt gebildet wird, (2) einer mittleren, chitinartigen Schicht und (3) einer inneren Keimschicht. Letztere bildet Hydatidenflüssigkeit, die Antigeneigenschaften aufweist. Nach mehreren Monaten entstehen in der Keimschicht Knospen, die Solices (Bandwurmköpfe) enthalten. Rupturieren diese Knospen, so entleeren sich die Solices frei in die Zyste. Es entsteht so der genannte Hydatidensand (27). Am häufigsten rupturiert die Zyste in die Gallengänge mit nachfolgendem Verschlußikterus (29). Bei Ruptur in die Bauchhöhle kommt es entweder zum Absterben der Solices oder aber – als gefürchtete Komplikation – zur Implantation in das Peritoneum mit nachfolgendem Wachstum (30). Die Mortalität bei Ruptur wird mit bis zu 30% angegeben (28, 29).

Das Wachstum der Zyste liegt bei ungefähr 1 cm pro Jahr. Dies erklärt, warum bei Kindern weniger häufig große Zysten auftreten als bei Erwachsenen (31).

Symptome: Die klinische Symptomatik entsteht durch Wachstum der Zyste, wobei umliegendes Gewebe verdrängt wird, und durch allergische Reaktionen durch Absorption der Zystenflüssigkeit. Urtikaria wird als häufiges Symptom beobachtet (28). Bei Ruptur in die Bauchhöhle wurde über anaphylaktischen Schock berichtet (29). Weitere Komplikationen sind sekundäre Infektion der Zyste, Rupturen in das Gallengangssystem, die als Gallenkolik mit Ikterus auftreten (29), und Rupturen durch das Zwerchfell in die Lunge (30, 33) und angrenzende Organe wie Duodenum, Kolon und Niere (32).

Diagnostik: Bei der körperlichen Untersuchung ist oft eine Resistenz tastbar. Die Zyste wird durch Ultraschall und Computertomographie diagnostiziert. Eine im Röntgenbild verkalkte Zyste legt den Verdacht auf eine Echinokokkose nahe. In der Angiographie zeigt sich eine vaskuläre Raumforderung, die jedoch auch bei anderen Zysten und bei Tumoren zu beobachten ist. Eine diagnostische Punktion wird wegen der Gefahr der Aussaat als Kunstfehler angesehen. Das Vorliegen von Zysten in anderen Organen muß ausgeschlossen werden. Eine Eosinophilie liegt nur in 25% der Fälle vor (34), bei einer Ruptur der Zyste ist sie dann jedoch häufig nachzuweisen. In unkomplizierten Fällen sind die Leberwerte nicht erhöht.

Der Casoni-Test, ein intradermaler Hauttest, ist in 87% der Fälle positiv (27, 32). Dieser Test fällt aber oft noch Jahre nach erfolgreicher Entfernung der Zyste positiv aus (28), ebenso nach vorausgegangenen intrakutanen Antigeninjektionen sowie bei Anwesenheit anderer Cestoden (27).

Als weitere Tests werden die Komplementbindungsreaktion, die in 82% der Fälle einen positiven Ausfall zeigt, und die indirekte Hämagglutination (IHA) verwendet. Liegen aber nur Lungenzysten vor, so fällt dieser Test negativ aus (32). Weitere Tests sind Immunfluoreszenz (IF), Immunelektrophorese (IE), Immundoppeldiffusion und ELISA. Empfohlen wird eine Kombination von indirektem Hämagglutinationstest, Immunfluoreszenztest und Immunelektrophorese (35).

Ein negativer Ausfall aller Tests kann vorliegen, wenn nie Zystenflüssigkeit in den menschlichen Organismus gelangt ist, die Zyste keine Solices enthält oder der Parasit tot ist (36).

Therapie: Wenn immer möglich, sollte die Zyste chirurgisch in toto entfernt werden. Unter allen Umständen muß vermieden werden, daß es während der Operation zu einer Aussaat der Solices mit nachfolgender Ausbildung neuer Zysten in der Leber kommt. Zur Abtötung der Parasiten wird deshalb als erstes 96% Alkohol oder 30% Kochsalzlösung in die Zyste injiziert, nachdem diese durch eine Nadel entleert wurde (28, 29). Eine andere Methode, wobei eine Vereisung der Zyste mit CO_2 erreicht wird, wurde von Saidi beschrieben (37).

9.15.2.2.2 Echinococcus alveolaris.

Echinococcus alveolaris oder auch E. multilocularis genannt, ist auf endemische Gebiete beschränkt. In Deutschland kommt er in der Schwäbischen Alb und Oberbayern vor, in Europa vor allem in der Schweiz und in einigen Gebieten von Österreich (27). Der Hund kann ebenfalls der Endwirt sein, in erster Linie ist es aber der Fuchs. Als Zwischenwirte dienen normalerweise Nagetiere. Die Übertragung auf den Menschen geschieht durch engen Kontakt mit Hunden oder durch die Aufnahme von mit Kot verunreinigten Waldbeeren.

Der Parasit entwickelt in der Leber keine echte Zyste, sondern wächst dort infiltrierend (37).
Die Symptome sind meist unspezifisch. Oberbauchbeschwerden und Gewichtsabnahme sind häufig.
Im Gegensatz zum E. granulosus tritt beim E. multilocularis häufig ein Ikterus auf (28).

Diagnostik: Die serologischen Reaktionen sind die gleichen wie beim E. granulosus. Eine Unterscheidung ist nicht möglich. CT, Sonographie und Angiographie ergeben oft keine eindeutige Diagnose (38). In vielen Fällen ähnelt das Krankheitsbild dem eines malignen Tumors (28). Bei negativem Ausfall der serologischen Reaktionen erbringt oft erst die Laparotomie die Diagnose.

Therapie: Kurativ ist nur die gesamte Entfernung des befallenen Gewebes, was in den meisten Fällen eine Lobektomie bedeutet (39, 40). Bei Patienten, bei denen eine Resektion nicht möglich war, wurde eine Therapie mit Mebendazol (Vermox®) (40 mg/kg) über mehr als 3 Jahre durchgeführt. Dabei kam es zu Stabilisierung der Erkrankung (41).

9.15.2.3 Zystizerkose.

Bei Aufnahme der Eier des Schweinebandwurmes (Taenia solium) kommt es zur Freisetzung von Larven, die nach Durchdringung der Mukosa in den Kreislauf gelangen. Dort bilden sie charakteristische zystische Strukturen aus. Mitbefallen werden vor allem Muskulatur, subkutanes Gewebe und das Gehirn.
Die Leber selbst ist nur selten befallen (42); es zeigen sich dann radiologisch Verkalkungen. Serologisch stehen ein indirekter Hämagglutinationstest und ein Immunfluoreszenztest zur Verfügung (43, 44).
Die Behandlung für umschriebene Läsionen in der Leber beim Bestehen von Symptomen ist chirurgisch (28). In frühen Stadien ist eine Therapie der Larven mit Mebendazol möglich (45).

Literatur

(1) *Witzleben, C. L.:* Cystic Diseases of the liver, in: Zakim, D., Boyer, T. D.: A textbook of liver diseases, S. 1193. W. B. Saunders Comp., Philadelphia 1982

(2) *Henson, S. W. Jr., Gray, H. K., Dockerty, M. B.:* Benign tumors of the liver. III. Solitary cysts. Surg. Gynecol. Obstet. 103: 607, 1956

(3) *Flagg, R. S., Robinson, D. W.:* Solitary nonparasitic hepatic cysts. Arch. Surg. 95: 964, 1967

(4) *Caplan, L. H., Simon, M.:* Nonparasitic cysts of the liver. Am. J. Roentgenol. 96: 421, 1966

(5) *Rösch, J., Mayer, B. S., Campbell, J. R. et al.:* "Vascular" benign liver cyst in children: report of two cases. Radiology 126: 747, 1978

(6) *Thaler, H.:* Gewebliche Mißbildungen, in: Thaler, H. (Hrsg.): Leberkrankheiten, S. 403. Springer, Berlin 1982

(7) *Hadad, A. R., Westbrook, K. C., Grimsley, G. G. et al.:* Symptomatic nonparasitic liver cysts. Am. J. Surg. 134: 739, 1977

(8) *Wellwood, J. M., Madara, J. L., Cady, B. et al.:* Large intrahepatic cysts and pseudocysts. Pitfalls in diagnosis and treatment. Am. J. Surg. 135: 57, 1978

(9) *Sherlock, S.:* Cysts and congenital biliary abnormalitites, in: Sherlock, S. (Hrsg.): Diseases of the liver and biliary system, 6. Aufl., S. 406. Blackwell Scientific Publications, London 1981

(10) *Kissane, J. M.:* Adult polycystic disease, in: Hamburger, J., Crosnier, J. (Hrsg.): Nephrology, S. 887. H.-P. Grunfeld, New York 1979

(11) *Milutinovc, J., Failkow, P. J., Rudd, T. G. et al.:* Liver cysts in patients with autosomal dominant polycystic kidney disease. Am. J. Med. 68: 741, 1980

(12) *Brown, R. A. P.:* Polycystic disease of the kidneys and intracranial aneurysms. Glasgow Med. J. 32: 333, 1951

(13) *Caroli, J., Soupault, R., Kossakowski, J. et al.:* La dilatation polykystique congénitale des voies biliaires intra-hépatiques: essai de classification. Sem. Hôp. Paris 14: 496, 1958

(14) *Hermansen, M. C., Storshak, R. J., Werlin, S. L.:* Caroli disease: the diagnostic approach. J. Pediatrics 94: 879, 1979

(15) *Bloustein, P. A.:* Association of carcinoma with congenital cystic conditions of the liver and bile ducts. Am. J. Gastroenterol. 67: 40, 1977

(16) *Todani, T., Narusue, M., Watanabe, Y. et al.:* Management of congenital choledochal cyst with intrahepatic involvement. Ann. Surg. 187: 272, 1978

(17) *Murray-Lyon, I. M., Shilkin, K. B., Laws, J. W. et al.:* Non-obstructive dilatation of the intrahepatic biliary tree with cholangitis. Q. J. Med. 41: 477, 1972

(18) *Flanigan, D. P.:* Biliary cysts. Ann. Surg. 182: 635, 1975

(19) *Goldberg, P. B., Long, W. B., Oleaga, J. A. et al.:* Choledochocele as a cause of recurrent pancreatitis. Gastroenterology 78: 1041, 1980

(20) *Kagawa, Y., Kashira, S., Kuramoto, S. et al.:* Carcinoma arising in a congenitally dilated biliary tract. Gastroenterology 74: 1286, 1978

(21) *Lilly, J. R.:* The surgical treatment of choledochal cyst. Surg. Gynecol. Obstet. 149: 36, 1979

(22) *Schoenlank, F.:* Ein Fall von Peliosis Hepatis. Virchows Arch. (Pathol. Anat.) 22: 358, 1916

(23) *Nadell, J., Kosek, J.:* Peliosis hepatis: twelve cases associated with oral androgen therapy. Arch. Pathol. Lab. Med. 101: 405, 1977

(24) *Bagheri, S. A., Boyer, J. L.:* Peliosis hepatis associated with androgenic-anabolic steroid therapy. A severe form of hepatic injury. Ann. Intern. Med. 81: 610, 1974

(25) *Henson, S. W. Jr., Hallenbeck, G. A., Gray, H. K. et al.:* Benign tumors of the liver. V. Traumatic cysts. Surg. Gynecol. Obstet. 104: 302, 1957

(26) *Poole, J. B., Marcial-Rojas, R. A.:* Echinococcosis, in: Marcial-Rojas, R. A. (Hrsg.): Pathology of protozoal and helminthic diseases with clinical correlation, S. 635. Williams & Wilkins, Baltimore 1971

(27) *Piekarski, G.:* Spezielle Parasitologie, in: Piekarski, G.: Lehrbuch der Parasitologie, S. 342. Springer, Berlin 1954

(28) *DeBakey, M. E., Jordan, G. L.:* Surgery of the liver, in: Schiff, L., Schiff, E. R.: Diseases of the liver, S. 1199. J. B. Lippincott, Philadelphia 1982

(29) *Harris, J. D.:* Rupture of hydatid cysts of the liver into the biliary tracts. Br. J. Surg. 52: 210, 1965

(30) *Schiller, C. F.:* Complications of echinococcus cyst rupture. J. A. M. A. 195: 220, 1966

(31) *Lewis, J. W. Jr., Koss, N., Kerstein, M. D.:* A review of echinococcal disease. Ann. Surg. 181: 390, 1975

(32) *Marcial-Rojas, R. A., Ramirez-Ronda, C. H.:* Parasitic diseases of the liver, in: Schiff, L., Schiff, E. R.: Diseases of the liver, S. 1165. J. B. Lippincott, Philadelphia 1982

(33) *Nicks, R.:* Intrapleural rupture of hydratid cysts. Med. J. Aust. 1: 352, 1965

(34) *Rakower, J.:* Echinococcus; a survey of 100 cases. Harefuah (Jerusalem) (abstr.). Trop. Dis. Bull. 58: 344, 1961

(35) *Kagan, I. G.:* Evaluation of intradermal and serologic tests for the diagnosis of hydatid disease. Am. J. Trop. Med. 15: 172, 1966

(36) *Sherlock, S.:* The liver in infections, in: Sherlock, S. (Hrsg.): Diseases of the liver and biliary system, S. 427. Blackwell Scientific Publications, London 1981

(37) *Saidi, F.:* Surgery of Hydatid Disease. W. B. Saunders, Philadelphia 1976

(38) *Brandborg, L. L.:* Parasitic diseases of the liver, in: Zakim, D., Boyer, T. D. (Hrsg.): Hepatology. A textbook of liver disease, S. 1010. W. B. Saunders, Philadelphia 1982

(39) *West, J. T., Hillman, F. J., Rausch, R. L.:* Alveolar hydatid disease of the liver: Rationale and technics of surgical treatment. Ann. Surg. 157: 548, 1963

(40) *Quattlebaum, J. K., Quattlebaum, J. K. Jr.:* Technic of hepatic lobectomy. Ann. Surg. 149: 648, 1959

(41) *Wilson, J. F., Davidson, M., Rausch, R. L.:* A clinical trial of mebendazole in the treatment of alveolar hydatid disease. Am. Rev. Resp. Dis. 118: 747, 1978

(42) *Marquez-Monter, H.:* Cysticercosis, in: Marcial-Rojas, A. R. (Hrsg.): Pathology of Protozoal and Helminthic Diseases, S. 592. Williams & Wilkins, Baltimore 1971

(43) *Mahajan, R. C. et al.:* Comparative evaluation of indirect hemagglutination and complement fixation test in serodiagnosis of cysticercosis. Indian J. Med. Res. 63: 121, 1975

(44) *Rydzewski, A. K., Chisholm, E. S., Kagan, I. G.:* Comparison of serologic test for human cysticercosis by indirect hemagglutination, indirect fluorescent antibody and agar gel precipitin test. J. Parasitol. 61: 154, 1975

(45) *Campbell, W. C., Blair, L. S.:* Prevention and cure of hepatic cysticercosis in mice. J. Parasitol. 60: 1049, 1974

9.16 Arzneimittel und Lebererkrankungen

von *Ingeborg Walter-Sack*
und *Ellen Weber*

9.16.1 Einleitung

Fremdstoffe, die in den Körper aufgenommen werden, können nutritiven Charakter haben, also für die Aufrechterhaltung physiologischer Prozesse erforderlich sein; sie können jedoch auch die Funktion einzelner Organe stören, d. h. schädigend wirken, oder zur Wiederherstellung einer normalen Organfunktion beitragen, also therapeutisch wirksam sein. Der Einfluß der einzelnen Stoffe auf den menschlichen Organismus kann dabei entweder an die jeweilige Ausgangssubstanz gebunden sein oder erst durch die Umwandlung des aufgenommenen Produktes in aktive Metabolite in vivo entstehen. Zahlreiche Fremdstoffe werden – je nach ihren physiko-chemischen Eigenschaften – im Körper „abgebaut"; insbesondere werden lipophile Substanzen in besser wasserlösliche Stoffe umgewandelt. Dabei sind 2 Typen einer Metabolisierung von Fremdstoffen zu unterscheiden:
— Als erster Schritt erfolgt eine Änderung der Molekülstruktur des aufgenommenen Stoffes, z. B. eine Oxidation, Reduktion, Abspaltung von Seitenketten oder Ringöffnung; diese Prozesse werden als „*Biotransformation*" oder „*Phase-I-Reaktionen*" bezeichnet.
— Sind die bei der Biotransformation entstehenden Produkte nicht ausreichend wasserlöslich, so können sie in einem zweiten Schritt, der „*Phase-II-Reaktion*", mit einer körpereigenen Substanz gekoppelt, z. B. mit Glukuronsäure, Sulfat oder Cystein konjugiert werden. Nur bei wenigen Arzneimitteln erfolgt eine Konjugation ohne vorherige Änderung der Molekülstruktur.

Das *Hauptorgan* für diesen „Stoffwechsel" von Fremdstoffen ist die *Leber*. Infolge ihrer hohen metabolischen Kapazität hat sie auch beim Abbau von Arzneimitteln eine gewisse Sonderstellung:
— Die hohe Fremdstoffexposition führt zu einer besonderen Gefährdung des Organs durch toxische Produkte, sei es das verabreichte Arzneimittel selbst oder seine Metabolite
— Bei einer Einschränkung der Leberfunktion ist der Abbau von Arzneimitteln gestört, so daß Substanzen, die in üblichen Dosen gut vertragen werden, im Körper retiniert werden und Überdosierungserscheinungen verursachen können.

Bei Patienten mit einer Erkrankung der Leber stellen sich dem behandelnden Arzt daher im wesentlichen 3 Fragen:
— Ist die Schädigung der Leber arzneimittelbedingt (im Gegensatz zu infektiösen oder mechanisch bedingten Störungen)?
— Welche Maßnahmen sind in diesem Fall zur Erhaltung der Leberfunktion möglich oder erforderlich?
— Welche Risiken sind zu erwarten, wenn trotz einer Leberschädigung (unabhängig von deren Genese) eine Behandlung von Begleitkrankheiten erforderlich ist?

Die folgenden Ausführungen befassen sich zunächst mit den Merkmalen arzneimittelinduzierter Leberschäden und geben einige Hinweise auf therapeutische Maßnahmen. Im Anschluß daran werden die wichtigsten Richtlinien zur Einschätzung des Risikos einer Arzneimittelüberdosierung bei bestimmten Veränderungen der Leber dargestellt.

9.16.2 Arzneimittelbedingte Leberschäden

Arzneimittel können akute und/oder chronische Formen einer Leberzellschädigung oder Cholestase auslösen, vaskuläre Störungen und Neoplasien der Leber verursachen sowie zur Manifestation einer vorbestehenden Leberfunktionsstörung führen (hepatische Porphyrien). Der Entstehung solcher Störungen können verschiedene Reaktionsmuster zugrunde liegen. Im allgemeinen werden – in Abhängigkeit vom Entstehungsmechanismus – die „vorhersehbaren" toxischen Leberschäden, sogenannte „Typ-I-

Reaktionen", den „nicht vorhersehbaren, idiosynkratischen" Typ-II-Reaktionen gegenübergestellt (14, 49, 56, 59, 78, 91). Die sog. metabolischen Idiosynkrasien werden dabei zu den Typ-II-Reaktionen gerechnet. Diese Einteilung ist jedoch insofern irreführend, als es sich bei den metabolischen Idiosynkrasien um *toxische* Schäden handelt und nicht um einen besonderen Wirkungsmechanismus. Daher ist eine Einteilung arzneimittelbedingter Leberschäden in „toxische" und „allergische" Formen gegenüber der konventionellen Einteilung vorzuziehen. Im folgenden Kapitel wird jedoch zunächst die übliche Zuordnung beibehalten, um Vergleichsmöglichkeiten mit anderen Literaturdarstellungen zu erhalten.

9.16.2.1 Entstehungsmechanismen

Typ-I-Reaktionen. *Toxische* Leberschäden werden durch Substanzen mit einer strukturimmanenten bekannten Hepatotoxizität hervorgerufen. Die toxischen Wirkungen gehören dabei zum *spezifischen Wirkungsprofil* einer Substanz. Daher werden diese Reaktionen mit einer gewissen Regelmäßigkeit beobachtet. Sie sind durch folgende *Merkmale* charakterisiert:
— Alle oder zumindest die meisten exponierten Personen entwickeln (bei entsprechender Dosierung) eine Leberschädigung
— Kinder sind gefährdeter als Erwachsene
— Der Grad der Leberschädigung ist dosisabhängig
— Es besteht ein enger zeitlicher Zusammenhang zwischen Therapiebeginn und der Manifestation der Leberschädigung
— Die Art der Leberschädigung ist relativ typisch für eine Substanz oder eine bestimmte Substanzgruppe
— Die Leberschädigung tritt auch bei Tieren auf, läßt sich also anhand von Tiermodellen reproduzieren oder schon vor der Anwendung beim Menschen erkennen.

Bei Substanzen mit einer bekannten Hepatotoxizität kann man eine direkte und eine indirekte Toxizität unterscheiden. *Direkt toxische Substanzen* bewirken eine unmittelbare morphologische Veränderung, d.h. eine Zerstörung von Leberzellen oder Zellorganellen. Die Mehrzahl der modernen Arzneimittel gehört zur Gruppe der Stoffe mit einer *indirekten Toxizität*, die primär nur mit einzelnen Funktionen der Zelle interferieren, z. B. der Sekretion von VLDL, ohne daß daraus immer irreversible morphologische Veränderungen der Leberzelle entstehen.

Obwohl Stoffe mit einer bekannten Hepatotoxizität bei den meisten exponierten Personen eine Leberschädigung hervorrufen, ist die Wahrscheinlichkeit einer solchen Schädigung interindividuell verschieden. Als Ursache der unterschiedlichen Empfindlichkeit kommen vor allem Unterschiede des Arzneimittelstoffwechsels in Frage, insbesondere bei Substanzen, die erst durch den Abbau zu reaktiven Metaboliten eine leberschädigende Wirkung entfalten. „Metabolische" Unterschiede können genetisch bedingt (11, 20, 40, 88) oder erworben sein, z. B. durch besondere Ernährungsbedingungen (32, 38, 86), eine Vorbehandlung mit Arzneimitteln, die eine Veränderung der Aktivität fremdstoffabbauender Enzyme der Leber verursachen, oder durch eine spezifische Bevorzugung bestimmter Stoffwechselwege in Abhängigkeit vom Sauerstoffangebot an die Leber (49). Wird aus den genannten Gründen die Bildung toxischer Metabolite gefördert oder ihr weiterer Abbau gehemmt, so kann als Nettoeffekt eine Leberschädigung auftreten, obwohl die verwendeten Arzneimitteldosen bei einer normalen, d.h. durchschnittlichen Stoffwechselaktivität der Leber nicht oder weniger toxisch wirken.

Genetische Unterschiede des Arzneimittelstoffwechsels werden als Risikofaktor für das Auftreten einer Leberschädigung durch *Perhexilin* (Pexid®) (45) sowie einer Hepatitis durch *INH* diskutiert. Ursprünglich wurde angenommen, daß das Risiko einer INH-bedingten Hepatitis bei raschen Azetylierern infolge einer vermehrten Bildung toxischer Metabolite höher sei als bei langsamen Azetylierern. Die epidemiologischen Daten sprechen jedoch für ein ebenso hohes oder eher höheres Risiko bei langsamen Azetylierern (11, 43, 88). Zusätzliche Risiken sind zunehmendes Lebensalter (bei Kindern sind schwere INH-bedingte Leberschäden sehr selten), chronischer Alkoholabusus, ein vorbestehender Leberschaden und wahrscheinlich eine gleichzeitige Behandlung mit *Rifampicin* (43). Die zuletzt genannte Interaktion tritt möglicherweise bevorzugt in den ersten Wochen einer Chemotherapie auf (46). Darüber hinaus trägt Rifampicin nicht wesentlich zur Hepatotoxizität dieser Arzneimittelkombination bei (41).

Paracetamol wird vor allem durch eine Konjugation mit Glukuronsäure und Sulfat inaktiviert. Ein kleiner Teil wird jedoch auch oxidativ über das mikrosomale mischfunktionelle Oxidasensystem abgebaut. Dabei entsteht ein hochreaktiver Metabolit, der normalerweise rasch durch eine Konjugation mit Glutathion inaktiviert wird. Bei einer Zufuhr hoher Paracetamoldosen werden die Gewebespeicher an Glutathion erschöpft, so daß der im Überschuß vorhandene toxische Metabolit sich kovalent an Makromoleküle der Leberzelle bindet und zur Nekrose führt. Eine Enzyminduktion durch Arzneimittel oder chronische Alkoholzufuhr kann im Tierexperiment die toxische Wirkung von Paracetamol infolge einer gesteigerten Bildung toxischer Metabolite verstärken. Die Relevanz dieser Daten wird durch Beobachtungen beim Menschen bisher zwar nur beschränkt bestätigt; es ist allerdings möglich, daß selbst therapeutische Paracetamoldosen bei chronischen Alkoholikern toxisch wirken (34a), während bei einer akuten Alkoholintoxikation die Toxizität von Paracetamol vermindert sein kann (25, 60). Auch *Cimetidin* hemmt die hepatischen mischfunktionellen Oxidasen in den Mikrosomen und beeinflußt dadurch die Bildung des toxischen Paracetamolmetaboliten (82).

Tierexperimentelle Untersuchungen haben gezeigt, daß *Halothan* in Abhängigkeit vom Sauerstoffangebot an die Leber (sowie in Abhängigkeit von einer Vorbehandlung mit verschiedenen enzyminduzierenden Substanzen) über unterschiedliche Stoffwechselwege abgebaut wird (49). Unter hypoxischen Bedingungen entstehen bevorzugt reduktive Metabolite, bei einem hohen Sauerstoffangebot erfolgt vorwiegend eine oxidative Biotransformation. Eine direkte dosisabhängige Hepatotoxizität von Halothan läßt sich im Tierversuch (nur) produzieren, wenn infolge Sauerstoffmangels der reduktive Abbau überwiegt, so daß reaktive Metabolite entstehen. Eine verminderte Inaktivierung dieser Metabolite infolge eines genetisch bedingten Enzymdefektes wird als Ursache der *toxischen* Leberschädigung durch Halothan beim Menschen diskutiert (22a). Bei vorwiegend oxidativem Abbau kann dagegen im Tierexperiment durch Halothan eine antigen wirksame Veränderung der Hepatozytenplasmamembran induziert werden, die auch bei Patienten mit einer schweren Halothanhepatitis nachweisbar ist und daher mit einer autoimmunologischen Reaktion in Verbindung gebracht wird. Während die reduktiven Halothanmetabolite über eine kovalente Bindung an Makromoleküle der Leber zur Zellnekrose führen, also eine toxische dosisabhängige Reaktion auslösen, werden die oxidativen Metabolite als Ursache einer allergischen Leberschädigung diskutiert (49). Dieses Beispiel zeigt bereits, daß eine einzelne Substanz in mehrfacher Weise zu einer Schädigung der Leber führen kann.

Typ-II-Reaktionen. Den toxischen Leberschäden werden in der Literatur meist die sog. idiosynkratischen Reaktionen gegenübergestellt. Sie können als isolierte Organschäden auftreten oder als Mitbeteiligung der Leber bei einer systemischen Reaktion erscheinen. Sie werden im allgemeinen durch folgende *Merkmale* gekennzeichnet:

— Sie treten sehr selten auf (bei weniger als 1% der exponierten Personen) und werden daher häufig erst nach ihrer Anwendung bei einer großen Zahl von Personen erkennbar
— Kinder sind im allgemeinen nicht betroffen
— Der Grad der Leberschädigung ist (oder erscheint) unabhängig von der verabreichten Dosis
— Das Zeitintervall zwischen dem Beginn der Therapie und dem Auftreten der Unverträglichkeitsreaktion ist variabel
— Bei einem Teil der Patienten bestehen gleichzeitig systemische Zeichen einer Überempfindlichkeitsreaktion wie Fieber, Exanthem, Eosinophilie und Arthralgien
— Die Leberschädigung ist bei Tieren nicht reproduzierbar, d. h. auch durch umfangreiche toxikologische Untersuchungen bei Tieren nicht vor der Anwendung des Arzneimittels beim Menschen erkennbar.

Bei den Ursachen der idiosynkratischen Leberschäden werden teilweise, wie bei Typ-I-Reaktionen, quantitative und/oder qualitative Abweichungen des Arzneimittelstoffwechsels diskutiert. Diese Reaktionen werden unter dem Begriff der „*metabolischen*" Idiosynkrasien zusammengefaßt. Diese „metabolischen Idiosynkrasien" sind jedoch in Wirklichkeit Typ-I-Reaktionen; denn die beobachteten toxischen Wirkungen gehören zum spezifischen Wirkprofil des Arzneimittels, sie sind also nicht Ausdruck pharmakodynamischer, sondern pharmako*kinetischer* Besonderheiten, d. h. sie sind Zeichen einer *relativen* Überdosierung des Arzneimittels (gemessen an der Metabolisierungskapazität der Leber des betreffenden Individuums). Sie sind daher auch im Tierversuch reproduzierbar. Der Begriff der metabolischen Idiosynkrasie sollte deshalb vermieden und die betreffende Reaktion als *toxische, zum Wirkprofil des Arzneimittels gehörende Reaktion* klassifiziert werden. In anderen Fällen weist das klinische Bild bei idiosynkratischen Reaktionen auf eine immunologische Ursache der Leberschädigung hin. Man spricht hier von *immunologischen* Idiosynkrasien. Die exaktere Bezeichnung „allergische Schädigung" ist in diesem Fall vorzuziehen, da sie den Entstehungsmechanismus der Schädigung beinhaltet. Insgesamt sollten daher die Begriffe „vorhersehbar" sowie „nicht vorhersehbar, idiosynkratisch" nach Möglichkeit durch die exakteren Definitionen „toxisch, im Rahmen des spezifischen Wirkprofils einer Substanz liegend" sowie „allergisch" ersetzt werden. Nicht sicher klassifizierbare Reaktionen können durch zusätzliche Angaben (z. B. Wahrscheinlichkeitsangaben) einer der beiden Gruppen zugeordnet werden (zur weiteren Differenzierung der Definitionen s. 12, 67).

Eine frühzeitige Erfassung von Personen, die zu ungewöhnlichen Reaktionen auf Arzneimittel neigen, ist bisher nicht möglich. Als *allgemeine Regel* gilt jedoch, daß insbesondere die Gefahr einer Allergie bei Atopikern höher ist als bei anderen Personen und daß das Risiko bei wiederholter Exposition steigt.

Kombination von toxischen und allergischen Reaktionen. Einzelne Arzneimittel können beide Typen von Leberschäden verursachen. Sie wirken bei vielen Personen zytotoxisch und führen daher relativ häufig zu geringen Transaminasenanstiegen, bei prädisponierten Personen auch zu schweren toxischen Lebernekrosen; darüber hinaus können sie in seltenen Fällen jedoch auch eine allergische Leberschädigung auslösen. Eine solche Kombination wird z. B. bei Halothan (49) oder Ticrynafen (94) beobachtet.

9.16.2.2 Klinische Formen arzneimittelbedingter Leberveränderungen (14, 21, 22, 57, 78, 91). Arzneimittel können das Leberparenchym sowohl akut als auch chronisch schädigen, das Gefäßsystem der Leber verändern sowie benigne und maligne Tumoren der Leber verursachen. Das klinische Bild erlaubt nicht in jedem Fall eine Zuordnung zum Entstehungsmechanismus (toxisch oder allergisch). Daher enthält die folgende Darstellung (nach 78) keine entsprechenden Hinweise. Neben den morphologisch faßbaren Leberschäden kann auch die Manifestation einer vorbestehenden Störung der Leberfunktion arzneimittelbedingt sein (hepatische Porphyrien).

Akute Schädigung der Leber. Den überwiegend *zytotoxischen* Formen können Leberzellnekrosen unterschiedlichen Ausmaßes, eine Leberzellverfettung sowie granulomatöse Veränderungen zugrunde liegen. Die Schwere des klinischen Bildes ist abhängig vom Ausmaß der Schädigung. Klinisch-chemisch steht eine Erhöhung der Transaminasen im Vordergrund.
Bei den überwiegend *cholestatischen* Formen ist eine reine Cholestase zu unterscheiden von der cholestatischen Hepatitis, die sowohl unter Betonung der Cholestase als auch unter Betonung der entzündlichen Veränderungen verlaufen kann (Mischform). Die Rückbildung der Veränderungen erfolgt gelegentlich erst nach mehreren Monaten. Die klinisch-chemischen Veränderungen bestehen vor allem in einem Anstieg von alkalischer Phosphatase, Bilirubin und Gamma-GT, während die Transaminasen nur gering erhöht sind.

Chronische Schädigung. Die überwiegend *zytotoxischen* Formen können sowohl als Steatose und Fibrose als auch als chronisch entzündliche Formen (chronisch persistierende bzw. chronisch aktive Hepatitis) verlaufen und insbesondere bei Fortführung der Arzneimitteltherapie in einer Zirrhose enden. Bei der Steatose und Fibrose können sowohl die Transaminasen als auch die alkalische Phosphatase und die Gamma-GT erhöht sein. Sie sind häufig mit Störungen des Fettstoffwechsels, der Regulation der Blutglukose und des Purinstoffwechsels verbunden (Hyperlipoproteinämie, Hypoglykämien, Hyperurikämie). Bei chronisch entzündlichen Formen sind die Transaminasen in der Regel erhöht. Darüber hinaus können die IgG-Globuline vermehrt sein und Antikörper gegen glatte Muskulatur vorliegen.
Chronisch zytotoxische Einflüsse können auch zu einer *Lipidspeicherkrankheit* der Leber mit ei-

ner bevorzugten Speicherung von Phospholipiden in den Hepatozyten, Kupfferzellen, Endothelien und im Gallengangsepithel sowie in extrahepatischen Geweben (Nervenzellen, Lunge) führen. Im fortgeschrittenen Stadium ist ein Übergang in eine Fibrose und Zirrhose möglich. Klinisch-chemische Veränderungen treten erst nach langfristiger Arzneimitteltherapie auf und sind dann Ausdruck einer schweren Leberschädigung. Frühzeichen einer Phospholipidose der Leber sind eine Hypertriglyzeridämie und eine Erhöhung der Konzentration der freien Fettsäuren im Serum.

Die überwiegend *cholestatischen* Formen können auf eine reine intrahepatische Cholestase beschränkt sein oder sich als biliäre Zirrhose manifestieren. Klinisch stehen wie bei den akuten Formen Ikterus und Juckreiz im Vordergrund. Darüber hinaus entwickeln sich bei der biliären Zirrhose auch Xanthome. Klinisch-chemisch imponiert vor allem die hohe alkalische Phosphatase, während Bilirubin und Transaminasen nur mäßig erhöht sind. Außerdem kann eine Vermehrung der IgM-Globuline und eine Hypercholesterinämie vorliegen.

Beispiele für Arzneimittel, die überwiegend zytotoxische oder cholestatische Formen der Leberschädigung verursachen, sind in **Tab. 9.41** zusammengefaßt. **Tab.** 9.42 enthält Arzneimittel, die häufig eine geringe intermittierende Transaminasenerhöhung verursachen (vor allem zu Beginn der Behandlung); darüber hinaus lösen diese Pharmaka in seltenen Fällen auch schwere Leberschäden aus.

Tab. 9.41: Arzneimittel, die überwiegend zytotoxische oder überwiegend cholestatische Formen der Leberschädigung hervorrufen (zusammengestellt nach 78; aufgenommen wurden Substanzen, deren leberschädigende Wirkung wahrscheinlich oder gesichert ist. Pharmaka, die beim Menschen nicht oder nicht mehr eingesetzt werden, sind nur in beschränktem Umfang berücksichtigt).

Überwiegend zytotoxisch wirkende Arzneimittel	Überwiegend cholestatisch wirkende Arzneimittel
Anästhetika	
Enfluran	Thiopental
Fluroxen	
Halothan	
Methoxyfluran	
Analgetika/Antiphlogistika	
Benorilat	Dextropropoxyphen
Salicylate	Kebuzon
Paracetamol	Phenylbutazon
Oxyphenbutazon	Benoxaprofen
Phenylbutazon	Carprofen
Niflumisäure	D-Penicillamin
Tolfenaminsäure	Pyritinol
Diclofenac	Sulindac
Fenbufen	Colchicin
Ibuprofen	
Clometacin	
Indometacin	
Piroxicam	
Sudoxicam	
Allopurinol	
Probenecid	
Antikonvulsiva	
Diphenylhydantoin	Carbamazepin
Carbamazepin	
Valproat	
Antihistaminika	
	Cyclizin

Arzneimittelbedingte Leberschäden

Überwiegend zytotoxisch wirkende Arzneimittel	Überwiegend cholestatisch wirkende Arzneimittel

Antihypertensiva
  Dihydralazin
  Hydralazin
  Guanoxan
  Captopril
  α-Methyl-Dopa
	Captopril

Lipidsenkende Arzneimittel
  Bezafibrat
  Clofibrat
  Fenofibrat	

Substanzen zur Auflösung von Gallensteinen Chenodesoxycholsäure	

Antiparkinsonmittel
  Bromocriptin
  Lergotril	

Gerinnungshemmende Substanzen
  Heparin
  Phenprocoumon
  Phenindion
  Streptokinase	

Arzneimittel zur Behandlung von Schilddrüsenfunktionsstörungen Propylthiouracil	Thiouracil Carbimazol Methimazol
Orale Antidiabetika (Sulfonylharnstoffe) Carbutamid	Chlorpropamid Glibenclamid Tolbutamid

Antiarrhythmika und andere herzwirksame Substanzen
  Amiodaron
  Prokainamid
  Verapamil
	Ajmalin
	Prajmalin
	Aprindin
	Disopyramid
	Chinidin
	Amrinon

Anthelmintika
  Levamisol
  Mebendazol
  Piperazin
	Tiabendazol

Antimikrobielle Substanzen
  Carbenecillin
  Flucloxacillin
  Oxacillin
  Ticarcillin
  Cefalexin
  Erythromycin
  Tetracyclin
  Novobiocin
  Griseofulvin
  Ketoconazol
  Flucytosin
	Cloxacillin
	Cefalexin
	Erythromycin
	Troleandomycin
	Chloramphenicol
	Saramycetin
	Fusidinsäure
	Clotrimazol
	Dapson
	PAS
	Nitrofurantoin

Arzneimittel und Lebererkrankungen

Überwiegend zytotoxisch wirkende Arzneimittel	Überwiegend cholestatisch wirkende Arzneimittel
Mepacrin Chinin Pentamidin Dapson Sulfonamide Salazosulfapyridin PAS Ethionamid INH Pyrazinamid Nitrofurantoin Phenazopyridin	Phenazopyrin
Kontrastmittel Iodipamid Iopansäure	
Immunsuppressiva und antineoplastisch wirksame Substanzen	
Cyclosporin A Chlorambucil Cyclophosphamid Estramustin Carmustin (BCNU) Dacarbazin (DTIC) Methotrexat Mercaptopurin Cytarabin Mithramycin Mitomycin L-Asparaginase Cisplatin Hydroxycarbamid	Azathioprin Mercaptopurin Tioguanin Aminoglutethimid
Diuretika Spironolacton Etacrynsäure Furosemid Tienilsäure Trometamol	
Steroidhormone	Synthetische Östrogene Synthetische Androgene
Hormonantagonisten Cyclofenil	Tamoxifen
Dermatologika Etretinat Isotretinoin Methoxsalen Tanninsäure	
Gastrointestinal wirksame Substanzen Dantron Oxiphenisatin Povidon Cimetidin Ranitidin	

Überwiegend zytotoxisch wirkende Arzneimittel	Überwiegend cholestatisch wirkende Arzneimittel
Psychopharmaka	
Alprazolam	Chlorpromazin
Diazepam	Fluphenazin
Methylphenobarbital	Prochlorperazin
Phenobarbital	Promazin
Iproclozid	Thioridazin
Iproniazid	Trifluoperazin
Nialamid	Haloperidol
Phenipracin	Diazepam
Tranylcypromin	Barbital
Amitriptylin	Methyprylon
Nomifensin	Amineptin
Zimelidin	Imipramin
Methylphenidat	Iprindol
Pemolin	Mianserin
	Trazodon
Vasodilatantien	
Nikotinsäure (und Derivate)	Nifedipin
Papaverin	
Perhexilin	
Suloctidil	
Muskelrelaxantien	
Zoxazolamin	
Dantrolen	
Vitamine	
Nikotinamid	
Vitamin A	
Verschiedenes	
Disulfiram	
Isaxonin-Phosphat	
Pflanzenextrakt aus Mistel	
Kräutertee (71)	
Zuckeraustauschstoffe (parenteral hochdosiert (33))	

Arzneimittel und Lebererkrankungen

Tab. 9.42: Beispiele für Arzneimittel, die u. a. eine intermittierende Transaminasenerhöhung verursachen (nach 78; s. a. die zusätzlich genannten Literaturstellen)

Aminoglutethimid
Amiodaron (3)
Cytarabin
Dacarbazin
Diphenylhydantoin
Halothan (13)
Heparin
INH
Ketoconazol
Valproat

Vaskuläre Störungen der Leber. Ein *Verschluß* der *großen* Lebervenen oder der Vena cava inferior infolge arzneimittelbedingter Veränderungen der Blutgerinnung führt zu Stauungszeichen und Nekrosen sowie in chronischen Fällen zu Fibrosierung. Die Veränderungen können rasch progredient über wenige Monate oder langsam über mehrere Jahre verlaufen.

Das Stuart-Bras-Syndrom (Synonym mit „Veno-occlusive disease of the liver") entsteht durch eine toxische Schädigung der Wand und nachfolgenden Verschluß der *kleinsten* Lebervenen. Die großen Venen sind dabei nicht betroffen. Die klinische Manifestation ist gekennzeichnet durch einen plötzlichen Beginn mit abdominellen Schmerzen, Hepatomegalie, teilweise verbunden mit Kreislaufkollaps. Sofern die Arzneimittelgabe nicht fortgesetzt wird, kann mit einem günstigen Verlauf gerechnet werden. Die klinische Symptomatik ist begleitet von einem Anstieg der Leberenzyme und des Bilirubins, der abhängig ist vom Ausmaß der Schädigung und der Zahl der betroffenen Venen.

Die *Peliosis hepatis* ist gekennzeichnet durch eine Erweiterung der Sinusoide, die entweder isoliert oder (bevorzugt) als Begleiterscheinung bei Leberadenomen auftreten kann. Die klinische Symptomatik wird von den begleitenden Leberveränderungen bestimmt.

Die *idiopathische portale Hypertension* entwickelt sich infolge einer fibrösen Verdickung der Portalvenen und/oder einer perisinusoidalen Fibrose. Ein zirrhotischer Umbau der Leber liegt dabei nicht vor. Eine lange bestehende portale Hypertension kann jedoch zur Splenomegalie und Ausbildung eines Kollateralkreislaufs führen. Ein Anstieg der Leberenzyme fehlt oder ist nur gering. Eine hohe Gewebekonzentration des auslösenden Agens (z. B. Vitamin A) sowie die extrahepatische Manifestation einer Intoxikation können die Diagnosestellung erleichtern (**Tab. 9.43**).

Tumoren der Leber. *Leberadenome* sind die wichtigsten benignen raumfordernden Prozesse der Leber, die mit Arzneimitteln in Verbindung gebracht werden. Dabei handelt es sich um stark vaskularisierte Tumoren mit weiten, dünnwandigen Gefäßen. Das Risiko einer Tumorruptur mit einer Blutung in die Bauchhöhle ist hoch. Bei 1/4 bis 1/3 der Patienten wird die Diagnose anläßlich einer Tumorruptur gestellt. Auch die fokal noduläre Hyperplasie wird mit Pharmaka in Zusammenhang gebracht.

Unter den malignen Lebertumoren kommt am häufigsten das primäre *Leberkarzinom* vor, oft in Kombination mit einer Zirrhose. Neben allgemeinen Tumorzeichen ist daher auch auf Symptome einer portalen Hypertension zu achten. – Wesentlich seltener ist das *Cholangiokarzinom*,

Tab. 9.43: Beispiele für arzneimittelbedingte vaskuläre Störungen der Leber (nach 78; s. auch die zusätzlich genannten Literaturstellen)

Budd-Chiari-Syndrom
    orale Kontrazeptiva (18, 21)
Veno-occlusive Disease
    Azathioprin
    Carmustin (BCNU)
    DTIC
    Mitomycin
    Orale Kontrazeptiva
    Tiogyanin
    Thorotrast
    Pyrrolizidin-Alkaloide („Busch-Tee")
    Kräuterextrakt (23)
Peliosis hepatis
    Azathioprin
    Synthetische Steroide (Androgene, Oestrogene, Progestagene)
    Tamoxifen
    Thorotrast
Sinusoidale Dilatation
    Androgene
    Orale Kontrazeptiva

das in der Nachbarschaft der Gallengänge wächst und das klinische Bild eines obstruktiven Ikterus verursacht. – Als auffälligste Begleiterscheinung des *Angiosarkoms* werden neben einer progredienten Lebervergrößerung vor allem hämatologische Veränderungen beobachtet, insbesondere eine hämolytische Anämie, Panzytopenie sowie extramedulläre Blutbildung in der Leber (**Tab. 9.44**).

Tab. 9.44: Beispiele für Arzneimittel, die raumfordernde Prozesse der Leber verursachen (nach 78; s. a. die zusätzlich genannten Literaturstellen, insbesondere 19 u. 22)

Adenome
    Orale Kontrazeptiva (22, 26)
    Synthetische Androgene
Fokale noduläre Hyperplasie
    Orale Kontrazeptiva (22, 26)
    Synthetische Anabolica (2)
    Nitrofurantoin
Hepatozelluläres Karzinom
    Orale Kontrazeptiva
    Androgene
    Thorotrast
Cholangiokarzinom
    Thorotrast
Angiosarkom
    Thorotrast

Manifestation einer vorbestehenden Störung der Leberfunktion. Arzneimittel können zur Manifestation hepatischer Porphyrien führen. Diese werden in akute und chronische Formen eingeteilt und von sekundären Porphyrinurien abgegrenzt (15). Auch bei der erythrohepatischen Protoporphyrie liegt eine Leberbeteiligung vor (16).
Bei den arzneimittelsensiblen *akuten* Porphyrien lösen spezielle Arzneimittel eine akute metabolische Dekompensation aus. Eine international akzeptierte Zusammenstellung von Pharmaka, die zur Manifestation akuter hepatischer Porphyrien führen, sowie von Substanzen, die bei dieser Störung als ungefährlich gelten, wurde als eigener Abschnitt in die Rote Liste® aufgenommen (17). Die beiden Arzneimittellisten werden ergänzt durch Empfehlungen zur Anästhesie bei Patienten mit hereditären akuten Porphyrien.

Bei den *chronischen* hepatischen Porphyrien fehlen akute Stoffwechselentgleisungen. Sie sind klinisch ausschließlich durch Hautsymptome infolge einer Porphyrinakkumulation (Spätstadium) charakterisiert. Dabei sind hereditäre und erworbene Formen zu unterscheiden. Östrogene und orale Kontrazeptiva in Verbindung mit chronischem Alkoholkonsum und einem vorbestehenden Leberschaden können die Entstehung einer erworbenen chronischen hepatischen Porphyrie begünstigen. Andere Arzneimittel führen dagegen nicht zu einer klinischen Verschlechterung; insofern sind die chronischen hepatischen Porphyrien nicht in demselben Sinn „arzneimittelsensibel" wie die akuten hepatischen Porphyrien.

9.16.3 Maßnahmen bei arzneimittelbedingten Störungen der Leberfunktion und/oder -struktur

9.16.3.1 Allgemeine Maßnahmen. Beim Verdacht auf eine arzneimittelbedingte Schädigung der Leber muß zunächst die Frage beantwortet werden, ob eine Unterbrechung der Therapie erforderlich ist. Bei einer Reihe von Pharmaka, die zu Beginn der Behandlung intermittierend geringe Veränderungen der einschlägigen Laborwerte verursachen (vgl. **Tab. 9.42**), kann die Gabe des Arzneimittels zunächst fortgeführt werden. Kurzfristige Kontrollen der klinisch-chemischen Befunde sind jedoch erforderlich, um zu gewährleisten, daß eine Verschlechterung der Befunde rechtzeitig erfaßt wird. Eine isolierte Bestimmung der Gamma-GT erlaubt allerdings keinen sicheren Rückschluß auf eine mögliche toxische Wirkung eines Arzneimittels, da ein isolierter Anstieg der Gamma-GT sowohl Ausdruck einer Beeinträchtigung der Leberfunktion (Cholestase; 80) als auch ein Zeichen einer gesteigerten Aktivität bestimmter Leberenzyme (Enzyminduktion; 93) und damit ohne Krankheitswert sein kann. Bei der Differentialdiagnose erworbener Formen der intrahepatischen Cholestase kann u. a. die Bestimmung der Isomere des Koproporphyrins im Urin hilfreich sein (15): die sekundäre Koproporphyrinurie wird als besonders empfindlicher Indikator für eine intrahepatische Cholestase bei Alkohollebersyndromen sowie bei arzneimittelbedingten cholestatischen Leberschäden angesehen. Bei Cholestasesyndromen steigt der Anteil des Isomers I auf 35 bis 60% der Gesamtausscheidung an Koproporphyrin. Beim Anstieg der Transaminasen während einer Dauerbehandlung mit Arzneimitteln, die eine Fibrosierung oder Zirrhose der Leber verursachen können (**Tab. 9.45**), empfiehlt sich eine Messung des Prokollagen-Typ-III-Peptids. Die Serumkonzentrationen dieses Peptids erlauben eine Unterscheidung zwischen dem Fortschreiten eines fibrosierenden Prozesses und einer nicht fibrosierenden Erkrankung der Leber (63). Bei einem Anstieg des P-III-P im Serum während der Behandlung mit einem fibroseauslösenden Arzneimittel sollte eine Therapieunterbrechung erwogen werden. Zu beachten ist jedoch, daß P-III-P auch bei einer extrahepatischen Cholestase infolge Cholelithiasis ohne vorbestehende Lebererkrankung ansteigen kann (62).

Werden die klinischen Symptome oder die klinisch-chemischen Parameter bei Verdacht auf eine arzneimittelbedingte Leberschädigung als bedenklich angesehen, so wird zunächst die Gabe desjenigen Arzneimittels unterbrochen, das mit der größten Wahrscheinlichkeit als Ursache der Störung gelten kann. Ist keine Besserung der klinischen Symptomatik und/oder der Laborwerte erkennbar, so wird im weiteren Verlauf ein Arzneimittel nach dem anderen abgesetzt. Bei Verdacht auf eine fulminante Lebernekrose muß allerdings sofort die gesamte vorangegangene Medikation unterbrochen werden. Nach der Rekompensation der Leberfunktion können einzelne Medikamente schrittweise wieder eingeführt werden, sofern eine erneute Behandlung erforderlich ist.

Die Mehrzahl der arzneimittelbedingten Leberschäden klingt ohne Gabe eines Antidots ab. Eine therapeutische Wirkung sogenannter Leberschutzstoffe ist bisher nicht durch kontrollierte klinische Studien belegt (64). Steroide haben keinen gesicherten Effekt auf die Rückbildung arzneimittelinduzierter Leberschäden, es sei denn, es handelt sich um eine Leberbeteiligung im Rahmen einer allergischen Reaktion. In diesem Fall gelten alle üblichen Regeln zur Behandlung solcher Reaktionen. Die Therapie eines arzneimittelbedingten Coma hepaticum folgt – neben dem Absetzen der gesamten vorangegangenen Medikation – den allgemein geltenden Richtlinien zur Behandlung eines Leberkomas. Dabei ist wie üblich zu berücksichtigen, daß Zirrhosepatienten eine erhöhte Empfindlichkeit gegenüber zentral wirksamen Substanzen aufweisen. Bei Arzneimitteln, die in der Leber abgebaut werden, muß eine der Leberfunktion entsprechende Anpassung der Dosis bzw. des Dosierungsintervalls erfolgen (vgl. 9.16.4). Pharmaka mit einer bekannten Hepatotoxizität vom zytotoxischen Typ sollten nur mit größter Vorsicht eingesetzt werden, da bei einer vorbestehenden Leberschädigung z. T. mit einer Verschlechterung der Leberfunktion oder besonders schweren Verlaufsformen der Lebererkrankung gerechnet werden muß. Dagegen bestehen weniger Bedenken gegen den Einsatz von Substanzen, die gelegentlich eine unkomplizierte intrahepatische Cholestase verursachen (14). Wird bei starkem Juckreiz infolge Cholestase eine medikamentöse Behandlung erforderlich, so ist Colestyramin (Quantalan®) das Mittel der Wahl. Alkoholkarenz sollte gesichert sein. Darüber hinaus ist jedoch keine spezifische Ernährungstherapie arzneimittelbedingter Leberfunktionsstörungen möglich. Bei einer Störung der Resorption von Fetten und fettlöslichen Vitaminen infolge einer lange bestehenden Cholestase ist eine entsprechende Substitution angezeigt.

Tab. 9.45: Besondere Verlaufsformen arzneimittelbedingter Leberschäden (nach 78)

Fibrose und Zirrhose
    Amiodaron
    Coralgil
    Iproniazid
    Methotrexat
    Oxiphenisatin
    Perhexilin
    Triacethyldiphenolisatin

Phospholipidose
    Amiodaron
    Coralgil
    Perhexilin
    Vitamin A

Perisinusoidale Fibrose und portale Hypertension (ohne Zirrhose)
    Vitamin A

Störung des Bilirubintransportes
    Novobiocin
    Rifampicin

Hemmung der Bilirubinglukuronidierung
    Novobiocin

Ist eine akute, als arzneimittelbedingt angesehene Leberschädigung abgeklungen, so erhebt sich die Frage nach einer „*Reexposition*". Da die erneute Gabe eines potentiell toxischen Arzneimittels nicht bei allen Patienten den sicheren Beweis für einen ursächlichen Zusammenhang zwischen der Gabe eines Arzneimittels und einer Leberschädigung erbringt, aber die Gefahr einer erneuten und möglicherweise schwerer verlaufenden Leberschädigung besteht, muß von einer Reexposition dringend abgeraten werden (wird sie ausnahmsweise erwogen, s. zur Durchführung 14). Als In-vitro-Methoden für den Nachweis eines pharmakogenen Leberschadens werden der Leukozytenstimulationstest und der Makrophageninhibitionstest empfohlen. Ihre Aussagekraft wird jedoch nicht einheitlich beurteilt. Wegen zahlreicher Schwierigkeiten bei der Interpretation, mangelnder Reproduzierbarkeit und teilweise fehlender Korrelation mit In-vivo-Befunden haben diese Untersuchungsmethoden keine allgemeine Verbreitung gefunden (91).

Eine besondere Situation besteht bei der Anwendung von Arzneimitteln bei eng verwandten Personen, von denen ein Teil bereits eine schwere, möglicherweise arzneimittelbedingte Leberschädigung erlitten hat. In diesem Fall kann eine *familiäre Häufung* ungewöhnlicher Störungen nicht ausgeschlossen werden. So wurde bei 3 Paaren eng verwandter Frauen eine schwere Halothanhepatitis beobachtet (31). Dabei wird als Ursache sowohl eine familiäre Abweichung des Arzneimittelstoffwechsels als auch eine Häufung ungewöhnlicher immunologischer Reaktionen diskutiert. Weitere Untersuchungen von Patienten mit einer Halothan-Hepatitis und von gesunden Angehörigen sprechen für eine familiäre Häufung eines genetischen Defektes (22a). – Bei Epileptikern im Kindes- oder Jugendalter kann während einer Behandlung mit Valproinsäure ein tödliches Leberversagen auftreten. Ist in einer Familie ein epileptisches Kind während einer Behandlung mit Valproinsäure aus ungeklärter Ursache verstorben, so besteht möglicherweise ein familiär erhöhtes Risiko eines Valproat-assoziierten Leberversagens. Daher wird vor einer Therapie mit Valproinsäure bei Jugendlichen gewarnt, wenn in der betreffenden Familie bereits unklare Todesfälle mit Leberversagen bei gleichfalls epileptischen Geschwistern aufgetreten sind (75).

9.16.3.2 Spezielle Maßnahmen.

Akute Paracetamolintoxikation. Neben allgemeinen Maßnahmen sollte unter bestimmten Voraussetzungen eine spezifische Behandlung mit Acetylcystein (Fluimucil®, Dosierung s. **Tab. 9.46**) durchgeführt werden. Sie ist wirksamer als die Gabe von Cysteamin und Methionin und relativ arm an unerwünschten Wirkungen (60, 61). Darüber hinaus wird eine Enzymhemmung mit Cimetidin diskutiert (82).
Die intravenöse Applikation von Acetylcystein erhöht die metabolische Kapazität der Leber und bietet fast vollständigen Schutz gegen eine schwere Leberschädigung sowie gegen eine begleitende Nierenschädigung, wenn die Behandlung innerhalb der ersten 8 Stunden nach Aufnahme toxischer Paracetamoldosen begonnen wird. Während der folgenden 7 Stunden nimmt die Wirksamkeit progredient ab. Beginnt die Therapie später als 15 Stunden nach der Ingestion von Paracetamol, so ist praktisch keine Schutzwirkung mehr zu erwarten. Daher ist bei Patienten, bei denen eine Aufnahme hoher Dosen (mehr als 7,5 g Paracetamol) zwischen 8 und 15 Stunden zurückliegt, ein sofortiger Therapiebeginn wichtig. Darüber hinaus ist Acetylcystein bei Patienten indiziert, deren Paracetamolplasmakonzentrationen 4 Stunden nach Aufnahme des Arzneimittels oberhalb der kritischen Grenze von 150 bis 200 µg/l oder aber 15 Stunden nach Aufnahme des Arzneimittels noch oberhalb von 25 bis 30 µ/l liegen. Die pauschale Ablehnung der Gabe eines Antidots bei Kindern wegen möglicher Nebenwirkungen (82) erscheint problematisch.

Akute Intoxikation mit halogenierten aliphatischen Kohlenwasserstoffen. Eine Reihe zentral wirksamer Substanzen, z. B. Halothan und Chloroform, sind chemisch der Gruppe der halogenierten aliphatischen Kohlenwasserstoffe zuzuordnen. Solche Stoffe werden in bedeutendem Umfang pulmonal (!) eliminiert. Durch eine CO_2-induzierte therapeutische Hyperventilation kann eine ausgeprägte Beschleunigung dieser Elimination erreicht werden, so daß bei einer Intoxikation schwere Leberschäden und ein letaler Verlauf weitgehend verhindert werden können (79). Darüber hinaus wird der hochdosierten intravenösen Behandlung mit Kohlenhydraten (400 g Glukose i. v./die) eine große Bedeutung

Tab. 9.46: Behandlung der Paracetamolintoxikation (60, 61)

1. **Symptomatische Maßnahmen**
1.1. Magenspülung, wenn die Einweisung des Patienten innerhalb der ersten 4 Std. nach Aufnahme von Paracetamol erfolgt oder der Patient komatös ist
1.2. Intravenöse Flüssigkeitszufuhr
1.3. Gegebenenfalls Antiemetika
1.4. Bei beginnendem Leberversagen Behandlung nach den üblichen Richtlinien
1.5. Bei der kombinierten Aufnahme von Paracetamol und stark wirksamen Analgetika (Opiate) Verabreichung von Naloxon als Antidot
1.6. Künstliche Beatmung bei komatösen Patienten mit Atemdepression
1.7. Hämodialyse (nur bei Nierenversagen).
2. **Spezifische Therapie mit intravenöser Gabe von Acetylcystein (Fluimucil®):**
   0—15 min   150 mg/kg, gelöst in 200 ml 5 %iger Glukose
   nachfolgende 4 Std. 50 mg/kg, gelöst in 500 ml 5 %iger Glukose
   nachfolgende 16 Std. 100 mg/kg, gelöst in 1000 ml 5 %iger Glukose
   Behandlungsdauer 20 h 15 min, Gesamtdosis von N-A-C 300 mg/kg, Gesamtvolumen 1,7 l 5 %ige Glukose

---

beigemessen. Unter experimentellen Bedingungen vermindern Kohlenhydrate den hepatischen Abbau halogenierter aliphatischer Kohlenwasserstoffe und können dadurch die toxische Schädigung der Leber sehr stark reduzieren. Dasselbe gilt für den H_2-Rezeptor-Antagonisten Cimetidin (Einzelheiten zu den aktuellen Therapieempfehlungen, s. 79).

Benigne raumfordernde Prozesse der Leber (Adenome). Leberadenome sind sehr gefäßreiche Tumoren und neigen zur Spontanruptur mit anschließender Blutung in die freie Bauchhöhle. Eine konservative Verlaufsbeobachtung nach Absetzen der Medikation ist daher nur bei sehr kleinen Tumoren vertretbar. Bei größeren Tumoren ist wegen der Gefahr der Spontanruptur eine Resektion erforderlich (22).

Hepatische Porphyrien. *Akute hepatische Porphyrien:* Entscheidend für den Verlauf des akuten Syndroms ist neben dem Absetzen der auslösenden Pharmaka die hochdosierte intravenöse Gabe von Kohlenhydraten, z. B. 2 l 20 %ige Glukoselösung pro Tag (15). Diese Behandlung ist als eine kausale Therapie anzusehen, da Glukose die Synthese der δ-Aminolaevulinsäuresynthetase reprimiert. Hämatin wirkt ähnlich, steht aber nicht als Handelspräparat zur Verfügung. Neben der Therapie mit Kohlenhydraten werden in Abhängigkeit vom klinischen Bild symptomatische Maßnahmen eingesetzt: als Analgetika eignen sich Acetylsalicylsäure oder Morphinderivate, bei Unruhe oder Brechreiz kann Chlorpromazin (Megaphen®) gegeben werden. Bei einer Erhöhung der Herzfrequenz oder des Blutdrucks wird Propranolol in üblichen Dosen verabreicht. Ein Therapieversuch mit Steroiden ist vertretbar, wenn andere Maßnahmen nicht ausreichen. Ein therapeutischer Effekt ist jedoch nicht immer eindeutig. Gegebenenfalls müssen eine künstliche Beatmung und andere intensivmedizinische Maßnahmen erwogen werden.

Chronische hepatische Porphyrien: Für eine erfolgreiche Behandlung dieser Porphyrien ist eine konsequente Ausschaltung von Alkohol und Östrogenen bzw. oralen Kontrazeptiva unerläßlich. Das Ziel der Therapie ist eine Ausschwemmung von Porphyrinen aus der Leber. Dies kann bei den subklinischen Formen (A, B und C) durch eine metabolische Alkalisierung erreicht werden (15). Sie wird am einfachsten mit Uralyt U® durchgeführt. Die Tagesdosis beträgt bis zu 8 g und soll so gewählt werden, daß der Urin-pH bei sofortiger Messung im Spontanurin zwischen 7,0 und 7,4 liegt. Die tägliche Trinkmenge darf nicht unter 1,5 l liegen; die Flüssigkeitszufuhr sollte sich jedoch insgesamt vorrangig am Harnvolumen orientieren (Wasserverlust über Haut und Lunge!). Diese Behandlung soll so lange durchgeführt werden, bis die tägliche Porphyrinausscheidung im Urin 0,2 mg/24 Std. unterschreitet. Bei der klinisch manifesten Form der chronischen hepatischen Porphyrie (Typ D) wird die porphyrineliminierende Wirkung von Chloroquin (Resochin®) genützt (15). Das Dosierungschema ist abhängig von der Leberfunktion; die hochdosierte Therapie sollte Patienten mit einer normalen Leberfunktion vorbehalten bleiben sowie stationär eingeleitet werden. Die Dosierung beträgt dabei 500 mg Chloroquin/Tag, 7 Tage lang. Zu Beginn dieser Behandlung kommt es infolge einer toxischen Belastung der Leber zu einem vorübergehenden Anstieg der Transaminasen, die sich innerhalb einiger Wochen nach der Chloroquingabe wieder normalisieren. Kontraindikationen für diese Dosierung sind eine fortgeschrittene Zirrhose mit einer portalen Hypertension sowie eine entzündliche Lebererkrankung.

Bei der niedrig dosierten Chloroquintherapie werden 25 mg Chloroquin 2mal pro Woche über 6 bis 20 Monate verabreicht. Wird diese Behandlung mit einer metabolischen Alkalisierung kombiniert, so kann die Therapiedauer wahrscheinlich abgekürzt werden. In jedem Fall sollte sich an eine Chloroquinbehandlung eine metabolische Alkalisierung anschließen (15).

Erythrohepatische Protoporphyrie: Auch bei dieser Form der Porphyrie müssen Östrogene bzw. orale Kontrazeptiva gemieden werden, da sie zu den Faktoren gehören, die die Freisetzung von Protoporphyrin und damit sein Angebot an die Leber erhöhen bzw. seine biliäre Ausscheidung beeinträchtigen. Eine Arzneimitteltherapie dieser Form der Porphyrie ist offenbar nur im Frühstadium möglich. Ziel der Behandlung ist eine Ausschwemmung des in der Leber abgelagerten Protoporphyrins und damit eine metabolische Entlastung der Leber. Dies kann entweder durch eine Unterbrechung des enterohepatischen Kreislaufs des Protoporphyrins oder durch eine Verminderung der Synthese von Protoporphyrin erreicht werden. Ein klinischer Erfolg wurde bei einer Behandlung mit Colestyramin sowie neuerdings durch Chenodeoxicholsäure beobachtet (16).

9.16.4 Metabolische Elimination von Arzneimitteln durch fremdstoffabbauende Enzymsysteme der Leber

9.16.4.1 Die Bedeutung der gesunden Leber für den Arzneimittelstoffwechsel.
Die Kapazität der Leber, Arzneimittel abzubauen, ist einerseits von der Aktivität der beteiligten Enzymsysteme, andererseits von der Leberdurchblutung abhängig. Dabei kann der Weg der Arzneimittelzufuhr eine Rolle spielen. *Oral* aufgenommene Stoffe gelangen zunächst über die *Pfortader* in die Leber. Bei dieser ersten Leberpassage wird bereits ein Teil der zugeführten Dosis abgebaut, es findet eine *„präsystemische Elimination"* statt. Bei den meisten Pharmaka ist das Ausmaß der präsystemischen Elimination unbedeutend. Praktisch die gesame Substanzmenge, die über die Pfortader in die Leber gelangt, wird unverändert in den systemischen Kreislauf weitertransportiert: Das *„Ausmaß der systemischen Verfügbarkeit"* ist hoch (zur Definition der systemischen Verfügbarkeit vgl. 86). Es handelt sich bei diesen Arzneimitteln um Substanzen, deren Abbau durch die enzymatische Kapazität der Leber bestimmt wird, sogenannte *kapazitäts*limitierte Pharmaka. Dagegen werden Stoffe, deren Abbau durch die Leberdurchblutung bestimmt wird, sogenannte *fluß*limitierte Pharmaka, schon beim ersten Durchgang durch die Leber in erheblichem Umfang eliminiert. Dadurch erreicht nur ein sehr kleiner Teil der verabreichten Dosis unverändert den systemischen Kreislauf: Das Ausmaß der systemischen Verfügbarkeit ist gering (Pharmaka mit einem hohen First-pass-Metabolismus). Der Anteil einer Arzneimitteldosis, der die Leber unverändert verläßt, kehrt über die Arteria hepatica in die Leber zurück und wird bei jeder erneuten Rezirkulation weiter abgebaut. Da die Substanz in diesem Fall über den systemischen Kreislauf in die Leber gelangt, spricht man von der *„systemischen Clearance"* (im Gegensatz zur *präsystemischen Elimination*). Bei einer *parenteralen* Fremdstoffaufnahme entfällt der *präsystemische* Abbau; in diesem Fall ist die „metabolische Elimination" eines Arzneimittels auf die systemische Clearance beschränkt. Das Spektrum der Metabolite kann je nach Applikationsweise (oral oder parenteral) unterschiedlich sein (z. B. Propranolol, 70). Aus der Kenntnis der Elimination beim Gesunden – kapazitätslimitiert, Bevorzugung von Phase I- oder Phase II-Reaktionen, oder aber flußlimitiert – ergeben sich wichtige Hinweise für die Anwendung eines Arzneimittels bei leberkranken Patienten.

Sowohl die enzymatische Kapazität der Leber als auch die Leberdurchblutung schwanken in Abhängigkeit von physiologischen Faktoren. Die Aktivität arzneimittelabbauender Enzymsysteme wird bestimmt durch die genetische Disposition

(11, 20, 40, 88), die Ernährung und andere Umwelteinflüsse und bei polymorbiden Patienten unter Umständen auch durch eine Vorbehandlung mit bestimmten Arzneimitteln (32, 38, 86). Eine Beeinflussung der Enzymaktivität erfolgt entweder im Sinn einer Steigerung (Enzyminduktion) oder im Sinn einer Abnahme (Enzymhemmung). Eine akute und eine chronische Exposition gegenüber exogenen Einflüssen kann dabei gegensätzliche Effekte haben: So bewirkt die *akute* Zufuhr großer Mengen Alkohol eine ausgeprägte Hemmung hepatischer Enzymsysteme, eine *längerfristige* regelmäßige Aufnahme entsprechender Mengen dagegen eine Enzyminduktion (32, 38). Infolgedessen kann z. B. eine akute Alkoholintoxikation bei antikoagulierten Patienten über eine Hemmung des Antikoagulantienabbaus in der Leber zu einer Blutungsneigung führen, während chronischer Alkoholkonsum über einen gesteigerten Abbau der Antikoagulantien deren Effekt vermindert. – Die Leberdurchblutung schwankt in Abhängigkeit von der körperlichen Aktivität, steigt nach einer Mahlzeit, besonders bei einer hohen Proteinzufuhr (86), und kann auch bei einer Enzyminduktion zunehmen (52); sie sinkt dagegen bei einer pathologischen Verminderung des Herzzeitvolumens (55).

9.16.4.2 Die Bedeutung von Leberkrankheiten für den hepatischen Abbau von Arzneimitteln (7, 29, 54, 95).

Neben den extrahepatischen Einflüssen können Erkrankungen der Leber sowohl ihre enzymatische Kapazität als auch die Leberdurchblutung verändern. Die Kapazität der mikrosomalen Enzyme, die für *Phase-I-Reaktionen* des Arzneimittelabbaus verantwortlich sind, ist bei chronischen Lebererkrankungen häufig vermindert, kann aber auch bei akuten Leberkrankheiten frühzeitig eingeschränkt sein. Nicht alle oxidativen Abbauwege sind dabei gleichermaßen betroffen (81). Die Aktivität arzneimittelabbauender Enzyme wird jedoch auch bei Lebererkrankungen nicht ausschließlich durch den Krankheitsprozeß bestimmt. So bleiben die mikrosomalen Enzyme (mischfunktionelle Oxidasen) bei den chronischen Lebererkrankungen weiterhin induzierbar und hemmbar (32). Eine Aktivitätsänderung, z. B. infolge einer Enzymhemmung mit Cimetidin, kann dabei sowohl stärker als auch geringer ausgeprägt sein als bei Lebergesunden und hängt vom Ausgangszustand ab (48, 68).

Im Gegensatz zu den Phase-I-Reaktionen bleiben Enzymsysteme, die für Konjugationsreaktionen *(Phase-II-Reaktionen)* verantwortlich sind, auch bei Lebererkrankungen häufig in derselben Aktivität erhalten wie bei Gesunden (36, 37). Arzneimittel, die ausschließlich über die Kopplung mit körpereigenen Substanzen inaktiviert werden, können daher häufig auch bei chronischen Lebererkrankungen in denselben Dosierungen verabreicht werden wie bei Gesunden. Infolgedessen sind solche Stoffe für die Anwendung bei leberkranken Patienten geeigneter als Arzneimittel, die über Phase-I-Reaktionen abgebaut werden. So sollten bei Patienten mit Erkrankungen der Leber unter den Benzodiazepinen nur diejenigen verwendet werden, die fast ausschließlich über eine Konjugationsreaktion inaktiviert werden, z. B. Oxazepam (Adumbran®). Dagegen sind Benzodiazepine ungeeignet, die bevorzugt über Phase-I-Reaktionen eliminiert werden, z. B. Diazepam (Valium®).

Liegen bei Patienten mit Erkrankungen der Leber Begleitkrankheiten vor, die eine Arzneimitteltherapie erfordern, so ist es grundsätzlich wünschenswert, das Ausmaß der Funktionseinschränkung der Leber festzustellen. Hierfür steht eine Reihe von *Untersuchungsmethoden* zur Verfügung (6, 8, 34, 36, 37, 53, 65, 73, 87). Die einzelnen Techniken erfassen jedoch nur Partialfunktionen der Leber und sind auch aus Gründen der Verträglichkeit nicht beliebig wiederholbar. Möglicherweise ist durch die Entwicklung von Untersuchungstechniken mit sehr gut verträglichen Stoffen, z. B. Coffein (34, 65, 66, 87), in Zukunft eine einfachere Überprüfung einzelner Leberfunktionen möglich. Mit der oralen Zinkbelastung steht auch eine praktikable Methode zur Bestimmung des Shuntvolumens bei extra- oder intrahepatischer Shuntbildung zur Verfügung (74, 90). Inwieweit die Bestimmung des Shuntvolumens für die Dosierung bestimmter Arzneimittel bei Patienten mit einer Leberzirrhose Bedeutung erlangt, ist bisher aber noch offen.

9.16.4.3 Richtlinien für eine Anpassung der Arzneimitteldosierung.

Unabhängig von den technischen Möglichkeiten muß bei vielen Patienten die Arzneimitteltherapie *rasch* eingeleitet werden, so daß eine Funktionsprüfung der Leber aus zeitlichen Gründen nicht möglich ist.

Daher muß es anhand allgemeiner Richtlinien für die Dosierung von Arzneimitteln möglich sein, das Risiko einer Überdosierung bestimmter Pharmaka bei einer Funktionseinschränkung der Leber näherungsweise abzuschätzen. Die Gefahr einer Überdosierung ist abhängig von der Verminderung der Enzymkapazität, der Abnahme der Leberdurchblutung und vom portokavalen Shuntvolumen (29). Unter Berücksichtigung dieser 3 Faktoren ergibt sich eine sinnvolle Risikotypisierung aus der Zuordnung einer Substanz zur Gruppe der kapazitätslimitierten oder der flußlimitierten Arzneimittel (7, 95). Bezüglich des Risikos einer Überdosierung lassen sich demnach 3 Gruppen von Substanzen unterscheiden:
— Arzneimittel mit einem *hohen* Risiko bereits bei der ersten Dosis
— Arzneimittel mit einem *beschränkten* Risiko, bevorzugt bei repetitiver Gabe
— Arzneimittel mit einem *geringen* Risiko.

Aus dieser Einteilung folgen klinisch praktikable Richtlinien für die Arzneimitteldosierung bei Leberkrankheiten. Dennoch stellt auch eine derartige Risikoklassifikation keinen Ersatz für eine sorgfältige Beobachtung jedes einzelnen Patienten dar. Da die Funktionseinschränkung der Leber individuell verschieden und nicht immer in vollem Umfang erkennbar ist, muß sich die Anpassung der Arzneimitteldosis und des Dosierungsintervalls immer auch an den individuellen Gegebenheiten orientieren. Bei Arzneimitteln, deren Wirkung gut an Einzeleffekten ablesbar ist, z.B. Clomethiazol (Distraneurin®) (Herzfrequenz, Atemfrequenz, Bewußtseinszustand), sollte sich die Arzneimitteldosierung ohnehin unmittelbar nach der Wirkung richten.

Hohes Risiko der Überdosierung. Zu den Arzneimitteln mit einem *hohen Risiko einer Überdosierung* gehören Substanzen, deren Elimination vor allem von der Leberdurchblutung abhängt, sogenannte flußlimitierte Pharmaka **(Tab. 9.47)**. Bei chronischen Strukturveränderungen der Leber, die mit der Bildung portokavaler Shunts und/oder der Abnahme der arteriellen Leberdurchblutung einhergehen, führt schon eine *orale* Einzeldosis solcher Substanzen zu deutlich überhöhten Plasmakonzentrationen (Maximalkonzentrationen). Dies hat mehrere Gründe: Das Ausmaß der systemischen Verfügbarkeit solcher Arzneistoffe ist bei gesunden Personen in-

Tab. 9.47: Arzneimittel mit einem hohen Risiko einer Überdosierung bei Lebererkrankungen (nach 7 und 95; s. a. 29, 54, 58)

Chlomethiazol
Ergotamin-Tartrat
Glyceryltrinitrat
Labetalol
Lidocain
Lorcainid
Meperidin
Metoprolol
Niridazol
Pentazozin
Pethidin
D-Propoxyphen
Propranolol
Salicylamid
Triamteren (83)
Verapamil

folge eines hohen First-pass-Metabolismus gering. Bei einer Shuntbildung entgeht dagegen ein Teil der Dosis dem präsystemischen Abbau, da das Pfortaderblut partiell an der Leber vorbeigeleitet wird und direkt in den systemischen Kreislauf einfließt. Dadurch werden von vornherein höhere systemische Arzneimittelkonzentrationen erreicht als bei lebergesunden Personen. Dies trägt wesentlich zum Anstieg der systemischen Verfügbarkeit solcher Substanzen bei einer Leberzirrhose bei; sie beträgt bei Clomethiazol (Distraneurin®) etwa das 10fache, bei Pentazocin (Fortral®) das 4fache, bei Propranolol (Dociton®) das 2fache und bei Verapamil (Isoptin®) etwa das 2,5fache (29) der Vergleichswerte bei Gesunden. Bei Patienten mit einer Leberzirrhose muß daher bereits jede orale Einzeldosis sehr sorgfältig angepaßt werden. Bei Verapamil liegt wegen des stereoselektiven Abbaus eine besondere Situation vor, so daß eine überproportionale Dosisreduktion auf 20% angezeigt ist (77) (vgl. Ende dieses Abschnitts).

Stoffe, deren Abbau in der Leber flußlimitiert erfolgt, sind nicht nur durch eine hohe *präsystemische* Elimination gekennzeichnet; ihre *systemische* Clearance (die Elimination des Anteils einer Dosis, der über den systemischen Kreislauf in die Leber rezirkuliert) ist abhängig von der arteriellen Leberdurchblutung. Bei chronischen Strukturveränderungen der Leber, die mit einer Abnahme der Leberdurchblutung einhergehen, werden solche Arzneimittel daher bei jeder Leberpassage in geringerem Ausmaß eliminiert als bei Lebergesunden. Infolgedessen fallen die Plasmakonzentrationen des Arzneimittels langsamer ab als bei einer normalen Leberdurchblutung: Die Eliminationshalbwertzeit ist verlängert. Bei *repetitiver* Gabe ist daher neben der Reduktion der Dosis – insbesondere bei Substanzen mit einer geringen therapeutischen Breite – auch eine Verlängerung des Dosierungsintervalls angezeigt. Liegt neben der Änderung der Leberdurchblutung auch eine wesentliche Einschränkung der enzymatischen Kapazität der Leber vor, so addiert sich deren Auswirkung auf den Arzneimittelabbau zum Effekt der verminderten Leberdurchblutung.

Bei akuten und chronischen Lebererkrankungen, die nicht von einer Störung der Leberdurchblutung begleitet sind, ist keine entsprechende Überhöhung der *initialen* Arzneimittelplasmakonzentrationen zu erwarten (z. B. Verapamilkonzentrationen bei akuter Hepatitis, 28). Eine Anpassung der Dosierung ist daher, sofern überhaupt, nur aufgrund einer eingeschränkten enzymatischen Kapazität notwendig. Eine Dosisreduktion ist dann nur bei repetitiver Gabe des Arzneimittels und meist nur in geringerem Umfang erforderlich als bei einem zirrhotischen Umbau der Leber.

Bei *intravenöser* Verabreichung flußlimitierter Pharmaka wirken sich die Unterschiede der *präsystemischen* Elimination zwischen Gesunden und Patienten mit einer Leberzirrhose nicht aus. Daher entsprechen die *initialen* Arzneimittelplasmakonzentrationen dieser Patienten denen gesunder Personen. Die Gefahr einer Arzneimittelüberdosierung ist daher bei intravenöser Gabe nicht in vergleichbarem Ausmaß gegeben wie bei oraler Arzneimittelapplikation. Die *nachfolgenden* Arzneimitteldosen müssen jedoch verringert und/oder das Dosierungsintervall verlängert werden, da die Plasmakonzentrationen infolge der verminderten *systemischen* Clearance nur verzögert abfallen.

Eine besondere Situation ist bei Pharmaka gegeben, die üblicherweise als Razemat aus 2 verschiedenen optischen Isomeren verabreicht werden. Beim hepatischen Abbau solcher Substanzen kann ein Isomer bevorzugt werden, es liegt ein stereoselektiver Metabolismus vor, z. B. bei Metoprolol (40) und Verapamil (84). Die Elimination von Verapamil erfolgt zwar bei Gesunden stereoselektiv; es wird bevorzugt das wirksamere L-Isomer abgebaut, dessen Wirkung auf die av-Überleitung die Wirkung des D-Isomers um etwa das 10fache übertrifft. Bei Patienten mit einer Leberzirrhose geht die Stereoselektivität des hepatischen Abbaus jedoch verloren (85). Es werden daher (infolge des oben beschriebenen Bypass-Effekts der portokavalen Shunts) nicht nur höhere Plasmakonzentrationen erreicht; darüber hinaus liegt im Plasma ein höherer Anteil des pharmakologisch wirksameren L-Isomers vor. Dies steht im Einklang mit der Beobachtung, daß bei Patienten mit einer Leberzirrhose die Wirkung von Verapamil gesteigert und verlängert ist (77). Die Reduktion der Verapamildosis bei Patienten mit einer Leberzirrhose darf sich daher nicht nur an den Plasmakonzentrationen orientieren, sondern muß vorrangig die Arzneimittelwirkung berücksichtigen. Daher wird bei oraler Gabe von Verapamil bei Patienten mit einer Zirrhose eine Verminderung der Dosis auf (!) 20 % im Vergleich zu Gesunden empfohlen (77). – Ob die Stereoselektivität des Arzneimittelabbaus auch bei anderen Pharmaka infolge eines zirrhotischen Leberumbaus verlorengeht, ist bisher nicht untersucht. Es ist jedoch nicht ausgeschlossen, daß infolge vergleichbarer Vorgänge auch bei anderen Substanzen mit einer verstärkten Arzneimittelwirkung gerechnet werden muß.

Beschränktes Risiko der Überdosierung. Zu den Arzneimitteln mit einem *beschränkten* Risiko einer Überdosierung bei Lebererkrankungen gehören Substanzen, deren Elimination kapazitätslimitiert erfolgt, d. h. überwiegend von der Aktivität der arzneimittelabbauenden Enzyme abhängt. Entscheidend sind dabei Enzyme oder Enzymgruppen, die Phase-I-Reaktionen katalysieren. Sie sind sowohl bei akuten als auch bei chronischen Leberkrankheiten häufig vermindert. Nach oraler Aufnahme kapazitätslimitierter Stoffe sind die *initialen* Arzneimittel-Plasmakonzentrationen auch bei Patienten mit einer Zirrhose nicht überhöht. Da bei dieser Stoffgruppe keine nennenswerte *präsystemische* Elimination in der Leber stattfindet, ist der Bypasseffekt portokavaler Shunts bedeutungslos. Infolgedessen ist bei kapazitätslimitierten Pharmaka *initial* keine Abweichung der Wirk*stärke* zu erwarten. Durch die Abnahme der Enzymkapazität ist erst der Abbau der in die Leber rezirkulierenden Substanz, die systemische Clearance, vermindert. Dadurch erfolgt die Elimination des Arzneimittels aus dem Blut verzögert, die Halbwertzeit der Elimination ist verlängert – die Wirk*dauer* nimmt zu. Dies führt nicht zu einer Gefährdung eines Patienten, sofern keine zeitliche Begrenzung der Arzneimitteleffekte erforderlich ist und die Applikation auf eine Einzeldosis beschränkt bleibt. Wird jedoch bei repetitiver Gabe die nächste Dosis nicht reduziert oder das Dosierungsintervall nicht verlängert, so ist eine Kumulation unvermeidbar. Bei dieser Gruppe von Pharmaka ist also das Risiko einer Überdosierung nur insofern beschränkt, als eine Einzeldosis zwar mit einer verlängerten, jedoch nicht mit einer verstärkten Wirkung einhergeht. Erst die fehlende Dosisanpassung bei wiederholter Gabe hat eine Überhöhung der Arzneimittelplasmakonzentrationen und damit auch eine Wirkungssteigerung zur Folge. Eine große Zahl gebräuchlicher Pharmaka gehört zur Gruppe der kapazitätslimitierten Wirkstoffe, so daß bei Lebererkrankungen häufig auf eine Anpassung der Arzneimitteldosierung geachtet werden muß **(Tab. 9.48)**. Zu berücksichtigen ist dabei, daß die Enzymaktivität sowohl im Verlauf der Lebererkrankung als auch unter dem Einfluß exogener Faktoren schwanken kann. Diese Beeinflußbarkeit kann bei chronischen Lebererkrankungen im Vergleich zu Gesunden sowohl vermindert als auch gesteigert sein (48, 68).

Ohne wesentliches Risiko der Überdosierung.

Die Gruppe der Arzneimittel, die auch bei fortgeschrittenen Leberkrankheiten *ohne wesentliches* Risiko einer Überdosierung eingesetzt werden können, umfaßt Substanzen mit sehr heterogenen Eigenschaften. In diese Gruppe gehören vor allem Pharmaka, die praktisch unverändert über die Nieren ausgeschieden werden. Auch Stoffe, die ausschließlich über eine Konjugation eliminiert werden, bleiben häufig bei fortgeschrittenen Leberkrankheiten in ihrer Kinetik unverändert. Soweit solche Substanzen zur Verfügung stehen, sollten sie bei Patienten mit Lebererkrankungen den Vorzug vor anderen Pharmaka erhalten. Bei den Benzodiazepinen eignen sich bevorzugt zwei Derivate, nämlich Oxazepam (Adumbran®) und Lorazepam (Tavor®), unter den Antibiotika Penicillin und Carbenicillin (Carindapen®) und bei den kardiovaskulär wirksamen Substanzen Digoxin (z. B. Lanicor®, Lenoxin®) (7, 29).

9.16.4.4 Einfluß einer Cholestase auf die Elimination von Arzneimitteln.

Die genannte Risikoklassifikation baut auf der Tatsache auf, daß die Elimination der meisten Arzneimittel überwiegend durch die enzymatische Kapazität oder die Durchblutung der Leber bestimmt wird. In welchem Umfang dabei auch eine Cholestase eine Rolle spielt, ist bisher kaum bekannt (69). Eine vergleichende Untersuchung bei Patienten mit verschiedenen Cholestaseformen (37) zeigte keine Störung der Glukuronidierung von Pharmaka (Phase-II-Reaktionen) und der biliären Ausscheidung der konjugierten Arzneimittelmetabolite. In derselben Studie waren dagegen Phase-I-Reaktionen (Abbau von Theophyllin) und die Elimination von Indocyanin-Grün verzögert. Solche Befunde weisen darauf hin, daß Arzneimittel, die über Phase-I-Reaktionen abgebaut werden, bei Patienten mit einer Cholestase in geringeren Dosen verabreicht werden sollten als bei Gesunden. Dasselbe gilt auch für Substanzen, die rein biliär ausgeschieden werden. In der genannten Untersuchung wurde außerdem bei allen Patienten ein bisher unbekannter Metabolit der Modellsubstanz 4-Methylumbelliferon nachgewiesen, der bei gesunden Personen nicht

Tab. 9.48: Arzneimittel mit einem beschränkten Risiko einer Überdosierung bei Lebererkrankungen (nach 7 und 95; s. a. die zusätzlich genannten Literaturstellen, insbesondere 29 und 54)

Azapropazon
Chlordiazepoxid
Chloamphenicol
Cefoperazon
Clindamycin
Diazepam
Etozolin (44)
Glibenclamid (30)
Hexobarbital
Koffein
β-Methyldigoxin
Paracetamol (5, 25)
Pentobarbital
Phenobarbital
Rifampicin
Theophyllin

auftritt. Es ist daher nicht auszuschließen, daß bei einer Cholestase ungewöhnliche Stoffwechselwege an Bedeutung gewinnen. Dies könnte z. B. Folgen für die Toxikologie einer Substanz haben (vgl. 9.16.2). Bei einer intrahepatischen Cholestase ist die biliäre Ausscheidung von Spironolacton vermindert (1). Neben therapeutisch wirksamen Substanzen werden jedoch auch Diagnostika, z. B. Ioglycaminsäure (Biligram®), bei ikterischen Patienten verzögert ausgeschieden (4). Tierexperimentelle Befunde weisen darauf hin, daß eine extrahepatische Cholestase infolge einer Ligatur des Ductus choledochus zu einer Störung der Aufnahme von Fremdsubstanzen in die Leberzelle führen kann (92).

9.16.4.5 Beeinflussung der Verteilung von Arzneimitteln durch schwere Lebererkrankungen.

Veränderung der Proteinbindung. Bei fortgeschrittenen Stadien von Lebererkrankungen, die mit einer Hypoproteinämie infolge einer Störung der Eiweißsynthese einhergehen, muß mit einer Änderung der Arzneimittelkinetik aufgrund einer veränderten Eiweißbindung gerechnet werden. Bei Pharmaka mit einer hohen Eiweißbindung (mehr als 90% des im Plasma vorliegenden Arzneimittels sind an Proteine gebunden) kann der Abbau in der Leber auf den freien Anteil des Arzneimittels begrenzt sein; es handelt sich dabei um sog. kapazitätslimitierte bindungsabhängige Pharmaka (54; s. auch 9.16.4.1). Bei solchen Substanzen bewirkt eine Abnahme des gebundenen Anteils vorübergehend eine erhebliche Steigerung der wirksamen (freien) Arzneimittelkonzentration. Diese Veränderung wird jedoch in der Regel spontan ausgeglichen, so daß eine Dosisanpassung nicht obligat ist. Unter solchen Bedingungen sind die Gesamtkonzentrationen des Arzneimittels im Plasma im Vergleich zu Lebergesunden vermindert. Dagegen wird bei Pharmaka mit einer geringen bis mittleren Proteinbindung, sog. kapazitätslimitierten bindungs*un*abhängigen Substanzen (54), ein Anstieg des freien Anteils nicht durch eine entsprechende Steigerung der Elimination kompensiert. Daher ist – bei unveränderten Gesamtkonzentrationen des Arzneimittels im Plasma – mit einer verstärkten Arzneimittelwirkung zu rechnen. Deshalb ist bei diesen Substanzen im allgemeinen eine Dosisverminderung angezeigt, wenn eine Hypoproteinämie vorliegt (42). Möglicherweise liegt bei Patienten mit einem Aszites eine wesentlich komplexere Störung der Proteinbindung vor, die sich nach Ausschwemmen des Aszites partiell normalisiert (27).

Veränderung der physikalischen Eigenschaften extrahepatischer Gewebe. Die Eigenschaften von extrahepatischen Geweben, die für die Kinetik von Pharmaka bedeutsam sind, können möglicherweise durch schwere Leberkrankheiten beeinflußt werden: Bei Patienten mit einer ausgeprägten Leberschädigung wurde beobachtet, daß die Liquorkonzentrationen von Cimetidin wesentlich höher waren als bei gesunden Personen. In diesem Fall wurde auch eine höhere ZNS-Toxizität als bei Lebergesunden gefunden (72). Da die ZNS-Toxizität von Cimetidin dosisabhängig ist, d. h. von der Substanzmenge abhängt, die das Gehirn erreicht, ist die verstärkte ZNS-Toxizität bei schweren Leberschäden durch die höheren Liquorkonzentrationen, also pharmako*kinetisch* erklärbar.

9.16.5 Veränderte Ansprechbarkeit von Zielorganen bei Erkrankungen der Leber

9.16.5.1 Extrahepatische Gewebe. Bei Patienten mit einer Leberzirrhose ist das ZNS gegen zentral wirksame Substanzen besonders empfindlich (32). Bei einer hepatischen Enzephalopathie besteht eine ausgeprägte Störung der interneuronalen Dynamik (35). Es ist anzunehmen, daß solche Veränderungen auch die Effekte zentral wirksamer Substanzen beeinflussen.
Diuretika sind bei Patienten mit einer Leberzirrhose und Aszites vermindert wirksam. Als Ursache wird im allgemeinen eine verminderte Ansprechbarkeit der Niere auf natriuretisch wirksame Substanzen angenommen. Bei Patienten mit einem Aszites bei Leberzirrhose liegt jedoch darüber hinaus offenbar eine Verteilungsstörung von Arzneimitteln infolge einer veränderten Proteinbindung vor. Dadurch wird das Angebot an wirksamer Substanz an die Niere verringert. Die mangelnde Wirksamkeit von Furosemid bei Patienten mit einem Aszites kann daher partiell auf eine Verteilungsstörung, d. h. eine pharma-

ko*kinetische* Ursache zurückgeführt werden. Nach der Rückbildung des Aszites ist diese Störung nicht mehr nachweisbar (27); es besteht also keine strenge Korrelation zur Proteinsynthese in der Leber.

Bei Patienten mit einer Leberzirrhose wird auch eine verminderte Wirksamkeit von Betarezeptorenblockern im Pfortaderbereich diskutiert (7). Zur Senkung des Pfortaderdrucks werden dieselben Dosen von Propanolol und Metoprolol verordnet, die auch bei Patienten ohne Zirrhose für eine adäquate Betarezeptorenblockade erforderlich sind (39, 89). Das Ausmaß der systemischen Verfügbarkeit dieser beiden Pharmaka ist infolge der Shuntbildung bei einer Zirrhose höher als bei anderen Personen. Daher sollte für die Senkung des Pfortaderdrucks eine geringere Dosis ausreichen. Die „relative Überdosierung" von Propranolol und Metoprolol bei Patienten mit einer Zirrhose könnte ein Hinweis auf eine verminderte Wirksamkeit dieser Substanzen sein (7).

9.16.5.2 Die Leber als Zielorgan.

Bei vielen Patienten mit chronischen Leberkrankheiten wird eine verminderte Kohlenhydrattoleranz beobachtet (51). Dies wird zum Teil auf eine Insulinresistenz extrahepatischer Gewebe, möglicherweise infolge einer Abnahme der Zahl der Insulinrezeptoren in Verbindung mit einem Postrezeptordefekt, zurückgeführt (9); darüber hinaus kann jedoch ein Defekt der hepatischen Insulinrezeptoren vorliegen (51). Die zirkulierenden Insulinkonzentrationen sind häufig überhöht. Als Ursache wird dabei vor allem eine geringere Aufnahme und ein verminderter Abbau von Insulin in der Leber diskutiert (50, 51). Die geringere Aufnahme von Insulin in die Leber dürfte bei Patienten mit einer Zirrhose partiell darauf zurückzuführen sein, daß infolge einer spontanen (10) oder operativen (76) Shuntbildung ein Teil des Pfortaderblutes die Leber umgeht, und Insulin direkt in den systemischen Kreislauf einfließt (dieser Mechanismus wird analog auch bei der Verminderung der präsystemischen Elimination flußlimitierter Arzneimittel bei Patienten mit einer Leberzirrhose beobachtet). Ein hepatischer Rezeptordefekt kann zusätzlich eine Abbaustörung des Insulins bewirken (51). Die verminderte Insulinwirkung betrifft nicht nur den Kohlenhydrat-, sondern auch den Proteinstoffwechsel. Der Bedarf an exogen zugeführtem Insulin für eine Normalisierung der Plasmaaminosäuren kann höher sein als für eine Normalisierung der Blutglukose (24).

Die Elimination oraler Antidiabetika, z. B. Glibenclamid (Euglucon®), kann bei Patienten mit einer Leberzirrhose eingeschränkt sein (30). Sofern gleichzeitig eine Insulinresistenz vorliegt, führt die verlangsamte Elimination des Sulfonylharnstoffs nicht zwangsläufig zu einer gesteigerten Arzneimittelwirkung. Auch hier muß sich die Dosierung daher vorrangig am erwünschten Effekt orientieren.

9.16.6 Einschränkung der Beurteilung von Arzneimittelplasmakonzentrationen

Bei Patienten mit einer Leberzirrhose kann eine digoxinähnliche Substanz gebildet werden, die zu einer Verfälschung (Überhöhung) der Digoxinplasmakonzentrationen führt (47). Der Verlust der Stereoselektivität des Verapamilabbaus bei einer Leberzirrhose schränkt die Aussagekraft der Verapamilplasmakonzentration ein, da im Vergleich zu Gesunden ein höherer Anteil des pharmakologisch wirksameren L-Isomers vorliegt (85).

Literatur

(1) *Abshagen, U., v. Grodzicki, U., Hirschberger, U., Rennekamp, H.*: Effect of enterohepatic circulation on the pharmacokinetics of spironolactone in man. Naunyn-Schmiedeberg's Arch. Pharmacol. 300: 281–287, 1977

(2) *Alberti-Flor, J. J., Iskandarani, M., Jeffers, L., Zeppa, R., Schiff, E. R.*: Focal nodular hyperplasia associated with the use of a synthetic anabolic androgen. Am. J. Gastroenterol. 79: 150–151, 1984

(3) *Aronson, J. K.*: Cardiac glycosides and drugs used in dysrhythmias, in: Dukes, M. N. G. (Hrsg.): Meyler's Side Effects of Drugs, 10. Aufl., S. 299–316. Elsevier Sci. Publ. BV, Amsterdam 1984

(4) *Bell, G. D., McMullin, J., Doran, J., Oliver, J., McAllister, J., Ins, F., Monks, A., Richens, A.*: Ioglycamide (Biligram) studies in man – plasma binding, renal and biliary excretion studies in jaundiced and anicteric patients. Br. J. Radiol. 51: 251–256, 1978

(5) *Benson, G. D.*: Acetaminophen in chronic liver disease. Clin. Pharmacol. Ther. 33: 95–101, 1983

(6) *Bircher, J.:* Non-invasive methods for the assessment of hepatic drug disposition. Int. J. Clin. Pharm. Res. 3: 415–419, 1983

(7) *Bircher, J.:* Altered drug metabolism in liver disease – therapeutic implications, in: Thomas, H. C., MacSween, R. N. M. (Hrsg.): Recent advances in hepatology I, S. 101–113. Churchill Livingstone, Edinburgh 1983

(8) *Breen, K. J., Bury, R. W., Calder, I. V., Desmond, P. V., Peters, M., Mashford, M. L.:* A (^{14}C) Phenacetin breath test to measure hepatic function in man. Hepatology 4: 47–52, 1984

(9) *Blei, A. T., Robbins, D. C., Drobny, E., Baumann, G., Rubenstein, A.:* Insulin resistance and insulin receptors in hepatic cirrhosis. Gastroenterology 83: 1191–1199, 1982

(10) *Bosch, J., Gomis, R., Kravetz, D., Casamitjana, R., Terés, J., Rivera, F., Rodés, J.:* Role of spontaneous portal-systemic shunting in hyperinsulinism of cirrhosis. Am. J. Physiol. 247: G206–G212, 1984

(11) *Clark, D. W. J.:* Genetically determined variability in acetylation and oxidation. Therapeutic implications. Drugs 29: 342–375, 1985

(12) *Czechanowski, B., Weber, E.:* Pathogenese und Klassifikation der unerwünschten Arzneimittelwirkungen, in: Dölle, W., Müller-Oerlinghausen, B., Schwabe, U. (Hrsg.): Grundlagen der Arzneimitteltherapie, S. 270–280. Bibliographisches Institut Mannheim 1986

(13) *Descotes, J.:* General anesthetics and therapeutic gases, in: Dukes, M. N. G. (Hrsg.): Meyler's Side Effects of Drugs, 10. Aufl., S. 183–196. Elsevier Sci. Publ. BV, Amsterdam 1984

(14) *Dölle, W., Martini, G.-A.:* Leber, in: Rahn, K. H. (Hrsg.): Erkrankungen durch Arzneimittel, 3. Aufl., S. 371–409. Georg Thieme Verlag, Stuttgart 1984

(15) *Doss, M.:* Hepatische Porphyrien: Diagnose und Therapie, in: Tittor, W., Schwalbach, G. (Hrsg.): Leberdurchblutung und Kreislauf, S. 127–137. Georg Thieme Verlag, Stuttgart 1981

(16) *Doss, M.:* Erythrohepatische Protoporphyrie. Internist 26: 411–419, 1985

(17) *Doss, M., Wetterberg, L., Sixel-Dietrich, F.:* Arzneimittel bei akuten hepatischen Porphyrien und Empfehlungen zur Anästhesie, in: Bundesverband der Pharmazeutischen Industrie (Hrsg.): Rote Liste, S. 95–97. Editio Cantor, Aulendorf 1986

(18) *Dukes, M. N. G.:* Hormonal contraceptives, in: Dukes, M. N. G. (Hrsg.): Meyler's Side Effects of Drugs, 10. Aufl., S. 744–763. Elsevier Sci. Publ. BV, Amsterdam 1984

(19) *Dukes, M. N. G.:* Sex hormons, in: Dukes, M. N. G. (Hrsg.): Meyler's Side Effects of Drugs, 10. Aufl., S. 764–781. Elsevier Sci. Publ. BV, Amsterdam 1984

(20) *Eichelbaum, M.:* Genetische Polymorphismen des oxidativen Arzneimittelstoffwechsels. Therapeutische und toxikologische Implikationen. Internist 24: 117–127, 1983

(21) *Eisenburg, J.:* Leber und „Pille", Teil 1: Störungen der Gallesekretion und Gefäßveränderungen. Fortschr. Med. 99: 1479–1483, 1981

(22) *Eisenburg, J.:* Leber und „Pille", Teil 2: Lebertumoren. Fortschr. Med. 99: 1527–1532, 1981

(22a) *Farrell, G., Prendergast, D., Murray, M.:* Halothane hepatitis. Detection of a constitutional susceptibility factor. N. Engl. J. Med. 313: 1310–1314, 1985

(23) *Feigen, M.:* Fatal veno-occlusive disease of the liver associated with herbal tea consumption and radiation. Austr. NZ J. Med. 14: 61–62, 1984

(24) *Ferenci, P., Bratusch-Marrain, P., Waldhäusl, W. K., Nowotny, P., Korn, A.:* Impaired plasma amino-acid clearance in patients with cirrhosis of the liver and portocaval shunt – its relation to insulin resistance. Eur. J. Clin. Invest. 14: 255–261, 1984

(25) *Forrest, J. A. H., Clements, J. A., Prescott, L. F.:* Clinical pharmacokinetics of paracetamol. Clin. Pharmacokinetics 7: 93–107, 1982

(26) *Friedman, L. S., Gang, D. L., Hedberg, S. E., Isselbacher, K. J.:* Simultaneous occurrence of hepatic adenoma and focal nodular hyperplasia: Report of a case and review of the literature. Hepatology 4: 536–540, 1984

(27) *Fuller, R., Hoppel, C., Ingalls, St.:* Furosemid kinetics in patients with hepatic cirrhosis with ascites. Clin. Pharmacol. Ther. 30: 461–467, 1981

(28) *Gallenkamp, H., Heusler, H., Richter, E.:* Verapamildosierung bei Hepatitis. Fortschr. Med. 103: 43–46, 1985

(29) *Gugler, R., Eichelbaum, M.:* Dosisanpassung von Medikamenten bei chronischen Lebererkrankungen. Leber Magen Darm 11: 81–87, 1981

(30) *Hellstern, A., Hellenbrecht, D., Saller, R., Wiest, K., Hellstern, C.:* Pilotstudie zur Pharmakokinetik und -dynamik von Glibenclamid bei Patienten mit Leberzirrhose. Klin. Wschr. 63, Suppl. IV: 134, 1985

(31) *Hoft, R. H., Bunker, J. P., Goodman, H. J., Gregory, P. B.:* Halothane hepatitis in three pairs of closely related women. N. Engl. J. Med. 304: 1023–1024, 1981

(32) *Hoyumpa, A. M. Jr., Schenker, S.:* Major drug interactions: Effect of liver disease, alcohol and malnutrition. Ann. Rev. Med. 33: 113–149, 1982

(33) *Hütteroth, T. H., Wagner, R., Knolle, J.:* Schwere toxische Leberschädigung nach Überdosierung von parenteral verabreichten Kohlenhydraten. Med. Klin. 72: 703–707, 1977

(34) *Joeres, R., Klinker, H., Heusler, H., Drost, D., Zilly, W., Richter, E.:* Hexobarbital (Cyt P 450)- und

Coffein (Cyt P 448)-Elimination. – Eine Untersuchung zur quantitativen Leberfunktion an 102 Patienten. Z. Gastroenterol. 22: 490, 1984

(34a) *Kaysen, G. A., Pond, S. M., Roper, M. H., Menke, D. J., Marrama, M. A.:* Combined hepatic and renal injury in alcoholics during therapeutic use of acetaminophen. Arch. Intern. Med. 145: 2019–2023, 1985

(35) *Kienzl, E., Riederer, P., Brücke, T., Kleinberger, G., Jellinger, K.:* Veränderungen und Modulation der Rezeptoraktivität bei hepatischer Enzephalopathie. Infusionstherapie 12: 32–45, 1985

(36) *Kuntz, H. D., Femfert, U., May, B.:* Die Beurteilung der Glukuronidierungskapazität der Leber mit 4-Methylumbelliferon. Z. Gastroenterol. 22: 488, 1984

(37) *Kuntz, H. D., Femfert, U., Rebischke, B.:* Fremdstoffmetabolismus bei Patienten mit verschiedenen Cholestaseformen. Klin. Wschr. 63, Suppl. IV: 164, 1985

(38) *Kurz, H.:* Interaktionen von Arzneimitteln und Alkohol. Dtsch. Ärztebl. 79, Ausg. C: 29–35, 1982

(39) *Lebrec, D., Poynard, T., Hillon, P., Benhamou, J.-P.:* Propranolol for prevention of recurrent gastrointestinal bleeding in patients with cirrhosis. N. Engl. J. Med. 305: 1371–1374, 1981

(40) *Lennard, M. S., Tucker, G. T., Silas, M. D., Freestone, S., Ramsay, L. E., Woods, H. F.:* Differential stereoselective metabolism of metroprolol in extensive and poor debrisoquine metabolizers. Clin. Pharmacol. Ther. 34: 732–737, 1983

(41) *Linhart, P., Junker, D., Scholz, E., Kommerell, B.:* Untersuchungen zur Hepatotoxizität von Rifampicin. Inn. Med. 3: 13–18, 1976

(42) *MacKichan, J. J.:* Pharmacokinetic consequences of drug displacement from blood and tissue proteins. Clin. Pharmacokinetics 9, Suppl. 1: 32–41, 1984

(43) *Meyer, H., Hoigné, R.:* Drugs used in tuberculosis and leprosy, in: Dukes, M. N. G. (Hrsg.): Meyler's Side Effects of Drugs, 10. Aufl., S. 572–590. Elsevier Sci. Publ. BV, Amsterdam 1984

(44) *Missmahl, M., Knauf, H., Schölmerich, J., Gerok, W.:* Störung der Biotransformationskinetik lipophiler Substanzen bei akuter Hepatitis und Leberzirrhose. Z. Gastroenterol. 22: 485, 1984

(45) *Morgan, M. Y., Reshef, R., Shah, R. R., Oates, N. S., Smith, R. L., Sherlock, S.:* Impaired oxidation of debrisoquine in patients with perhexiline liver injury. Gut 25: 1057–1064, 1984

(46) *Musch, E., Eichelbaum, M., Wang, J. K., v. Sassen, W., Castro-Parra, M., Dengler, H. J.:* Die Häufigkeit hepatotoxischer Nebenwirkungen der tuberkulostatischen Kombinationstherapie (INH, RMP, EMB) in Abhängigkeit vom Acetyliererphänotyp. Klin. Wschr. 60: 513–519, 1982

(47) *Nanji, A. A., Greenway, D. C.:* Falsely raised plasma digoxin concentrations in liver disease. Brit. Med. J. 290: 432–433, 1985

(48) *Nelson, D. C., Avant, G. R., Speeg, K. V., Hoyumpa, A. M. Jr., Schenker, S.:* The effect of cimetidine on hepatic drug elimination in cirrhosis. Hepatology 5: 305–309, 1985

(49) *Neuberger, J., Davis, M.:* Immune mechanisms in drug-induced liver injury, in: Thomas, H. C., MacSween, R. N. M. (Hrsg.): Recent advances in hepatology I, S. 89–100. Churchill Livingstone, Edinburgh 1983

(50) *Nygren, A., Adner, N., Sunblad, L., Wiechel, K.-L.:* Insulin uptake by the human alcoholic cirrhotic liver. Metabolism 34: 48–52, 1985

(51) *Oehler, G., Knecht, M., Bleyl, H., Matthes, K. J.:* Insulin und C-Peptid bei chronischen Leberkrankheiten während oraler Glukosebelastung. Dtsch. Med. Wschr. 109: 253–257, 1984

(52) *Ohnhaus, E. E., Noelpp, U. B., Ramos, M. R.:* Liver blood flow and enzyme induction in man. Hepato-Gastroenterol. 32: 61–64, 1985

(53) *Paumgartner, G.:* The handling of indocyanine green by the liver. Schweiz. Med. Wschr. 105, Suppl.: 1–30, 1975

(54) *Paumgartner, G.:* Der Einfluß von Lebererkrankungen auf die Bioverfügbarkeit und Clearance von Medikamenten. Internist 21: 718–723, 1980

(55) *Paumgartner, G.:* Der Einfluß von Herzinsuffizienz und kardiogenem Schock auf die Pharmakokinetik. Internist 23: 441–444, 1982

(56) *Paumgartner, G., Paumgartner, D.:* Schäden an Leber und Gallenwegen durch medikamentöse Langzeittherapie. Münch. Med. Wschr. 122: 1223–1226, 1980

(57) *Paumgartner, G., Paumgartner, D.:* Klinik arzneimittelbedingter Leberschäden, in: Grosdanoff, P., Hess, R., Schnieders, B., Ueberberg, H. (Hrsg.): Zur Problematik der arzneimittelbedingten Hepatotoxizität, S. 99–101. AMI-Berichte 1/1982. Dietrich Reimer Verlag, Berlin 1982

(58) *Pond, S. M., Tozer, T. N.:* First-pass elimination. Basic concepts and clinical consequences. Clin. Pharmacokinetics 9: 1–25, 1984

(59) *Popper, H.:* Einführung, in: Gerok, W., Sickinger, K. (Hrsg.): Arzneimittel und Leber, S. 261–262. F. K. Schattauer Verlag, Stuttgart 1975

(60) *Prescott, L. F.:* Paracetamol overdosage. Pharmacological considerations and clinical management. Drugs 25: 290–314, 1983

(61) *Prescott, L. F., Illingworth, R. N., Critchley, J. A. J. H., Stewart, M. J., Adam, R. D., Proudfoot, A. T.:* Intravenous N-acetylcysteine: The treatment of choice for paracetamol poisoning. Brit. Med. J. 2: 1097–1100, 1979

(62) *Raedsch, R., Stiehl, A., Sieg, A., Vaclavsky, J.,*

Kommerell, B.: Einfluß der extrahepatischen Cholestase auf die Serum-Prokollagen-Typ III-Peptid-Konzentrationen. Z. Gastroenterol. 22: 436, 1984

(63) Raedsch, R., Stiehl, A., Braun, M., Sieg, A., Kommerell, B.: Serum-Prokollagen-Typ-III-Peptid-Konzentrationen als Indikator einer Leberfibrosierung unter Amiodarone-Therapie. Klin. Wschr. 63, Suppl. IV: 262, 1985

(64) Remmer, H.: Die problematische Wirkung von Leberschutzstoffen. Dtsch. Ärztebl. 79: 42–46, 1982

(65) Renner, E., Wietholtz, H., Huguenin, P., Arnaud, M. J., Preisig, R.: Caffeine: A model compound for measuring liver function. Hepatology 4: 38–46, 1984

(66) Rietveld, E. C., Broekman, M. M. M., Houben, J. J. G., Eskes, T. K. A. B., van Rossum, J. M.: Rapid onset of an increase in caffeine residence time in young women due to oral contraceptive steroids. Eur. J. Clin. Pharmacol. 26: 371–373, 1984

(67) Ring, J.: Arzneimittelbedingte Unverträglichkeitsreaktionen. Probleme der Terminologie. Dtsch. Ärztebl. 79: 33–37, 1982

(68) Röllinghoff, W., Paumgartner, G.: Inhibition of drug metabolism by cimetidine in man: dependence on pretreatment microsomal liver function. Eur. J. Clin. Invest. 12: 429–432, 1982

(69) Rollins, D. E., Klaassen, C. D.: Biliary excretion of drugs in man. Clin. Pharmacokinetics 4: 368–379, 1979

(70) Routledge, P. A., Shand, D. G.: Clinical pharmacokinetics of propranolol. Clin. Pharmacokinetics 4: 73–90, 1979

(71) Sato, E., Maeta, H., Honda, K., Ito, T., Tsukioka, S., Shibasaki, K., Yoshimasu, H., Ichida, F.: A case report of herb medicine induced hepatic injury. Acta Hepatologica Japonica 25: 574–581, 1984

(72) Schentag, J. J., Cerra, F. B., Calleri, G. M., Leising, M. E., French, M. A., Bernhard, H.: Age, disease, and cimetidine disposition in healthy subjects and chronically ill patients. Clin. Pharmacol. Ther. 29: 737–743, 1981

(73) Schoeller, D. A., Kotake, A. N., Lambert, G. H., Krager, P. S., Baker, A. L.: Comparison of the phenacetin and aminopyrine breath tests: Effect of liver disease, inducers and cobaltous chloride. Hepatology 5: 276–281, 1985

(74) Schölmerich, J., Becher, M.-S., Köttgen, E., Rauch, N., Häusinger, D., Löhle, E., Vuilleumier, J. P., Gerok, W.: The influence of portosystemic shunting on zinc and vitamin A metabolism in liver cirrhosis. Hepato-Gastroenterology 30: 143–147, 1983

(75) Schmidt, D.: Zur Hepatotoxizität von Valproat, in: Grosdanoff, P., Hess, R., Schnieders, B., Ueberberg, H. (Hrsg.): Zur Problematik der arzneimittelbedingten Hepatotoxizität, S. 102–104.

AMI-Berichte 1/1982, Dietrich Reimer Verlag, Berlin 1982

(76) Shurberg, J. L., Resnick, R. H., Kopf, R. S., Ros, E., Baum, R. A., Pallotta, J. A.: Serum lipids, insulin and glucagon after portocaval shunt in cirrhosis. Gastroenterology 72: 301–304, 1977

(77) Somogyi, A., Albrecht, M., Kliems, G., Schäfer, K., Eichelbaum, M.: Pharmacokinetics, bioavailability and ECG response of verapamil in patients with liver cirrhosis. Br. J. Clin. Pharmacol. 12: 51–60, 1981

(78) Stricker, B. H. Ch., Spoelstra, P.: Drug-induced hepatic injury. Elsevier Sci. Publ. BV, Amsterdam 1985

(79) Teschke, R.: Vergiftungen durch organische Lösungsmittel. Dtsch. Ärztebl. 82: 2191–2196, 1985

(80) Teschke, R., Krukenberg, S., Nishimura, M., Stremmel, W., Strohmeyer, G.: Diskrete Cholestase nach chronischem Alkoholkonsum als Ursache für die Aktivitätssteigerung der gamma-Glutamyltransferase? Z. Gastroenterol. 22: 494, 1984

(81) Teunissen, M. W. E., Spoelstra, P., Koch, C. W., Weeda, B., van Duyn, W., Janssens, A. R., Breimer, D. D.: Antipyrine clearance and metabolite formation in patients with alcoholic cirrhosis. Br. J. Clin. Pharmacol. 18: 707–715, 1984

(82) Vaněček, J.: Antipyretic analgesics, in: Dukes, M. N. G. (Hrsg.): Meyler's Side Effects of Drugs, 10. Aufl., S. 135–150. Elsevier Sci. Publ. BV, Amsterdam 1984

(83) Villeneuve, J. P., Rocheleau, F., Raymond, G.: Triamterene kinetics and dynamics in cirrhosis. Clin. Pharmacol. Ther. 35: 831–837, 1984

(84) Vogelgesang, B., Echizen, H., Schmidt, E., Eichelbaum, M.: Stereoselective first-pass metabolism of highly cleared drugs: studies of the bioavailability of L- and D-verapamil examined with a stable isotope technique. Br. J. Clin. Pharmacol. 18: 733–740, 1984

(85) Vogelgesang, B., Echizen, H., Eichelbaum, M.: Stereoselektiver First-Pass-Metabolismus und pharmakodynamische Wirkung von D,L-Verapamil bei Patienten mit Leberzirrhose. Klin. Wschr. 63, Suppl. IV: 196, 1985

(86) Walter-Sack, I.: Einflüsse der Ernährung auf den Abbau und die renale Ausscheidung von Arzneimitteln beim Menschen. Dtsch. Ärztebl. 82: 2883–2887, 1985

(87) Wang, T., Kleber, G., Stellaard, F., Paumgartner, G.: Die Koffeinretention als quantitativer Test der Leberfunktion. Klin. Wschr. 63, Suppl. IV: 261–262, 1985

(88) Weber, W. W., Hein, D. W.: N-Acetylation pharmacogenetics. Pharmacol. Rev. 37: 25–79, 1985

(89) Westaby, D., Bihari, D. J., Gimson, A. E. S., Cross-

ley, I. R., Williams, R.: Selective and non-selective beta receptor blockade in the reduction of portal pressure in patients with cirrhosis and portal hypertension. Gut 25: 121–124, 1984

(90) *Wietholz, H., Schölmerich, J., Geiger, N., Köttgen, E., Gerok, W.:* Orale Zinkbelastung zum Nachweis eines funktionierenden portosystemischen Shunts. Klin. Wschr. 63, Suppl. IV: 261, 1985

(91) *Wood, L. J., Powell, L. W.:* Liver disease. When drugs may be the cause. Drugs 26: 550–553, 1983

(92) *Yam, J., Roberts, R. J.:* Hepatic uptake of foreign compounds: Influence of acute extrahepatic biliary obstruction. J. Pharmacol. exp. Ther. 200: 425–433, 1976

(93) *Zilly, W., Drost, D., Heusler, H., Richter, E.:* Gamma-GT-Erhöhung und Arzneimittelelimination. Z. Gastroenterol. 22: 489, 1984

(94) *Zimmermann, H. J., Lewis, J. H., Ishak, K. G., Maddrey, W. C.:* Ticrynafen-associated hepatic injury: Analysis of 340 cases. Hepatology 4: 315–323, 1984

(95) *Zysset, T., Bircher, J.:* Dosisanpassung von Medikamenten für Leberpatienten mit Hilfe einer einfachen Risikoklassifikation. Internist 24: 151–161, 1983

10. Gallenblase und Gallenwege

von *Richard Raedsch* und *Adolf Stiehl*

10.1 Physiologische Vorbemerkungen

Die Gallenwege setzen sich zusammen aus den intrahepatischen Gallengangsästen, welche in den rechten und linken Hepatikushauptstamm und schließlich den Ductus hepaticus übergehen. An der Einmündung des Ductus cysticus beginnt der Ductus choledochus, welcher an der Papilla Vateri in das Duodenum einmündet. Die Gallenblase ist als Reservoir der Gallenflüssigkeit zwischengeschaltet und mündet mit dem Ductus cysticus in den Ductus choledochus ein.

Die Gallenflüssigkeit stellt eine wäßrige Lösung organischer und anorganischer Bestandteile dar. Die wichtigsten organischen Bestandteile der Galle sind Gallensäuren, Phospholipide, Cholesterin und Gallenpigmente. Der Gallenfluß und die Zusammensetzung der Gallenflüssigkeit variieren in Abhängigkeit von der Tageszeit, der Nahrungsaufnahme, der Nahrungsbestandteile und anderer Faktoren.

10.1.1 Gallenproduktion

Die Hepatozyten bilden eine sogenannte „Primärgalle" (kanalikuläre Galle), deren Zusammensetzung dann in den Gallengängen durch Sekretions- und Resorptionsvorgänge modifiziert wird (1–3). Die vorliegenden Konzepte der Gallensekretion gehen davon aus, daß der aktive Transport von gelösten Teilchen aus den Hepatozyten und das hierdurch entstehende osmotische Gefälle die treibende Kraft für die Gallenproduktion darstellt (4–7). Die kanalikuläre Galle setzt sich aus 2 Fraktionen zusammen: einer gallensäureabhängigen und einer gallensäurenunabhängigen Fraktion.

Der gallensäureabhängige Fluß beruht auf dem aktiven, energieabhängigen Transport von Gallensäuren aus den Hepatozyten in die Gallencanaliculi. Dies führt zu einem osmotischen Gefälle in Richtung Gallengangscanaliculus mit nachfolgendem passiven Einstrom von Wasser und organischen Anionen (8–20).

Die Existenz einer gallensäurenunabhängigen Fraktion des Gallenflusses wurde postuliert, weil auch bei fast völligem Fehlen von Gallensäuren (z. B. in Studien mit der isoliert perfundierten Leber) noch Galle sezerniert wird. Die Kenntnisse über die Mechanismen der gallensäurenunabhängigen Gallensekretion sind noch unvollständig, jedoch scheint dem Natriumtransport durch die Natrium-Kalium-ATPase, einem Enzym, welches vorwiegend am basolateralen Anteil der hepatozellulären Plasmamembran lokalisiert ist, eine entscheidende Bedeutung zuzukommen (21–28). Neben dem aktiven Natriumtransport aus den Hepatozyten ist auch die kanalikuläre Sekretion von Bikarbonat am Aufbau eines osmotischen Gefälles in Richtung Gallencanaliculus und der Bildung der gallensäurenunabhängigen Fraktion des Gallenflusses beteiligt.

Neben diesen beiden den Gallenfluß erzeugenden Mechanismen, gallensäurenabhängige und gallensäurenunabhängige Gallensekretion, besitzen die Hepatozyten weitere Transportsysteme für die biliäre Ausscheidung von organischen Anionen (z. B. Bilirubin), organischen Kationen und neutralen Verbindungen (z. B. Medikamente). Vesikuläre Transportmechanismen und ein Transport durch Mikrotubuli und Mikrofilamente wurden nachgewiesen. Wenn jedoch die flußerzeugenden Mechanismen der gallensäurenabhängigen und gallensäurenunabhängigen Gallensekretion versagen, werden auch die letztgenannten Transportsysteme in Mitleidenschaft gezogen, da die in den Canaliculus gelangten Substanzen nicht weitergeleitet werden.

Die so gebildete kanalikuläre Galle („Primärgalle") wird in den Gallenductuli durch Sekretions-

und Resorptionsprozesse weiter modifiziert. So findet in den Ductuli eine Resorption von Wasser und anorganischen Elektrolyten und eine Sekretion von Bikarbonat und Wasser statt.

Die Gallensekretion wird auch durch humorale (Gastrin, Sekretin, Histamin) und neurogene (Nervus vagus, Nervus splanchnicus) Faktoren beeinflußt. Als Produkt dieser Mechanismen entsteht die Lebergalle. In der Gallenblase wird der größte Teil der Elektrolyte zusammen mit Wasser absorbiert. Hierdurch entsteht eine isotone, konzentrierte Galle mit hohem Gehalt an organischen Bestandteilen. Bei Nahrungsaufnahme wird Gallenflüssigkeit durch Kontraktion der Gallenblase bei gleichzeitiger Erschlaffung des Sphincter Oddi in das Duodenum sezerniert. Hierbei sind hormonale (Cholezystokinin) und nervale (Nervus vagus) Regulationsmechanismen beteiligt.

10.1.2 Gallenflüssigkeit

Die Gallenflüssigkeit hat zum einen eine exkretorische Funktion. Mit der Galle gelangen die Gallenpigmente, Cholesterin und andere Steroide, inaktivierte Hormone, Medikamente und zum Teil toxische Abbauprodukte in den Darm und können mit dem Stuhl ausgeschieden werden.

Zum anderen hat die Gallenflüssigkeit eine wichtige Funktion bei der Verdauung. Die physiologischen Aufgaben der Gallenflüssigkeit bestehen hierbei:
(1) in der Emulgierung von Fetten im Darm, welche ihre enzymatische Aufspaltung ermöglicht, und
(2) in der Aufnahme von Monoglyzeriden, Fettsäuren und fettlöslichen Vitaminen (A, D, E, K) in die Mizelle als Voraussetzung für deren enterale Resorption.

10.1.3 Enterohepatische Zirkulation der Gallensäuren (29)

Die Gallensäuren unterliegen einem enterohepatischen Kreislauf. Die primären Gallensäuren Cholsäure und Chenodeoxycholsäure werden in der Leberzelle aus Cholesterin synthetisiert, wobei das Enzym 7-alpha-Hydroxylase geschwindigkeitsbestimmend ist. Nach Konjugation mit Glyzin oder Taurin (Amidierung) werden die Gallensäuren mit der Gallenflüssigkeit in das Duodenum sezerniert. Durch Darmbakterien mit 7-alpha-Dehydroxylase-Aktivität werden aus den primären Gallensäuren die sekundären Gallensäuren Desoxycholsäure und Lithocholsäure gebildet. Im Jejunum werden die unkonjugierten und ein Teil der mit Glyzin konjugierten Gallensäuren passiv resorbiert. Im terminalen Ileum erfolgt eine Absorption der Gallensäuren durch aktive Transportmechanismen, und die Gallensäuren kehren mit dem Pfortaderblut zurück zur Leber, um erneut in die Galle ausgeschieden zu werden. Der größte Teil des Gallensäurenpools, welcher beim Menschen 3 bis 5 g beträgt, befindet sich in dieser enterohepatischen Zirkulation. Über 90 % der täglich in den Darm sezernierten Gallensäuren werden rückresorbiert, und nur etwa 0,5 g Gallensäuren werden täglich mit dem Stuhl ausgeschieden. Dieser Menge an mit dem Stuhl ausgeschiedenen Gallensäuren entspricht die Menge der täglich in der Leber neu synthetisierten Gallensäuren.

10.1.4 Störungen der enterohepatischen Zirkulation

Störungen der enterohepatischen Zirkulation von Gallensäuren können an verschiedenen Stellen angreifen. Eine Leberzellinsuffizienz führt zu einer verminderten Synthese von Gallensäuren und einer mangelhaften Aufnahme von Gallensäuren aus dem Pfortaderblut. Eine Galleabflußstörung (Cholestase) führt zu einem Rückstau von Gallensäuren in die Leber und zu einem Gallensäurenmangel im Darmlumen. Der Rückstau der Gallensäuren in die Leber führt über toxische Effekte der Gallensäuren zu einer Leberschädigung mit Erhöhung der Transaminasen bis hin zur Ausbildung einer sekundären biliären Leberzirrhose. Ein durch Galleabflußstörungen verursachter Mangel an Gallensäuren im Darmlumen führt zu einer verminderten Resorption von Lipiden und lipidlöslichen Vitaminen (A, D, E und K), wodurch Vitaminmangelerscheinungen auftreten können. Eine verminderte Rückresorption der Gallensäuren aus dem Darmlumen (z. B. Crohn-Befall des terminalen Ileums, Kurzdarmsyndrom) führt zu einer vermehrten Ausscheidung von Gallensäuren mit dem Stuhl und kann ebenfalls von dem oben beschriebenen Gallensäurenverlustsyndrom gefolgt sein. Die verminderte Rückresorption von Gallensäuren aus dem Dünndarm ist von einem vermehrten Übertritt der Gallensäuren in den Dickdarm gefolgt. Hier können die Gallensäuren einen vermehrten Wassereinstrom ins Darmlumen verursachen und induzieren somit eine sogenannte chologene Diarrhö.

10.2 Klinik der Gallenwegserkrankungen

Patienten mit Gallenwegserkrankungen klagen typischerweise über Beschwerden im rechten Oberbauch, die insbesondere postprandial auftreten. Hierbei kann es sich um einen Dauerschmerz, aber auch um kolikartig sich steigernde Schmerzen handeln, welche in den Rücken und zum rechten Schulterblatt hin ausstrahlen können. Diese Gallenkoliken werden durch einen Überdruck im Gallenwegssystem, beispielsweise bei Zystikusverschluß, ausgelöst. Oft klagen die Patienten über gleichzeitig bestehende Übelkeit und Erbrechen. Dyspeptische Beschwerden treten nicht nur bei Gallenwegserkrankungen, sondern mindestens ebenso häufig bei Gastritis, Ulkusleiden und Colon irritabile auf.

Bei der körperlichen Untersuchung findet sich bei entzündeter Gallenblase oder Gallenkolik ein Druckschmerz unter dem rechten Rippenbogen, eventuell mit Abwehrspannung im rechten Oberbauch. Die Gallenblase ist normalerweise auch bei vorliegender Cholelithiasis nicht tastbar. Liegt ein Abflußhindernis im Bereich der Gallenwege vor, z. B. Zystikusverschluß, kann die Gallenblase als praller Tumor im rechten Oberbauch getastet werden (Hydrops). Bei Vorliegen eines Abflußhindernisses kann die Gallenblase auch mit Eiter gefüllt sein (Empyem). Als sogenanntes Courvoisiersches Zeichen bezeichnet man eine prallelastisch tastbare Gallenblase bei Tumorverschluß der abführenden Gallenwege (z. B. Gallengangskarzinom, Papillenkarzinom, Pankreaskopfkarzinom). Hierbei besteht häufig ein gleichzeitiger Ikterus und Juckreiz. Bei Gallenwegserkrankungen mit einhergehender Cholestase durch Entzündung oder mechanischen Verschluß stellt der Hautikterus eines der auffälligsten Symptome dar. Ein gleichzeitig bestehender Juckreiz wird auf die vermehrte Ablagerung von Gallensäuren in der Haut bei gestörtem Gallefluß zurückgeführt. Bei ausgeprägter Cholestase wird der Stuhl der Patienten wegen einer verminderten Ausscheidung der Gallenpigmente lehmfarben (acholisch). Die vermehrte renale Ausscheidung von Gallenpigmenten bei diesen Erkrankungen führt zu einer dunkelbraunen Verfärbung des Urins.

10.2.1 Laborbefunde

Als allgemeine Entzündungszeichen finden sich bei einer Cholezystitis oder Cholangitis erhöhte Blutkörperchensenkungsgeschwindigkeit und Leukozytose. Je nach Ausmaß der vorliegenden Cholestase ist die Ausscheidung der gallenpflichtigen Substanzen gestört. Als Ausdruck der bestehenden Cholestase finden sich im Serum erhöhtes Bilirubin, alkalische Phosphatase, Gamma-GT, LAP und Gallensäuren. Eine länger anhaltende Cholestase führt zu einer Leberschädigung mit Anstieg von Serum-GPT und GOT. Wegen der anatomischen Verhältnisse mit gemeinsam an der Papilla Vateri mündendem Gallengang und Pankreasgang findet sich bei Gallenwegsentzündungen häufig auch eine Begleitpankreatitis mit entsprechender Erhöhung von Amylse und Lipase im Serum bzw. Urin.

10.2.2 Spezielle Diagnostik

10.2.2.1 Sonographie. Die Ultraschalldiagnostik sollte wegen der gefahrlosen Anwendung und guten Aussagekraft dieser Methode bei vermuteten Gallenwegserkrankungen als erste Untersuchungsmethode eingesetzt werden. Mit Hilfe der Oberbauchsonographie können Gallenblase und Gallengänge beurteilt werden. Die Sonographie ermöglicht eine Beurteilung von etwa vorliegenden Gallenblasenanomalien, Gallenblasensteinen, Polypen, Septen, Hydrops, Empyem, entzündlichen Wandveränderungen, einer Kontraktionsfähigkeit der Gallenblase nach Reiz und den Nachweis erweiterter Gallengänge. Eine Choledocholithiasis ist sonographisch häufig nur indirekt durch Nachweis der dilatierten Gallengänge zu vermuten, da der präpapilläre Bereich des Ductus choledochus wegen des darüberliegenden luftgefüllten Duodenums sonographisch schwer einzusehen ist. Ein sonographischer Nachweis von Gallenblasensteinen ist in etwa 90 bis 95 % der Fälle möglich. Eine sonographische Unterscheidung zwischen Cholesterinsteinen und Pigmentsteinen ist nicht möglich.

10.2.2.2 Röntgendiagnostik.

Röntgenleeraufnahme. Bereits ohne die Gabe von Kontrastmitteln stellen sich Kalkkonkremente in der Gallenblase oder im Verlauf der Gallenwege dar.

Orales Cholezystogramm. Nach oraler Verabreichung von Kontrastmitteln (z. B. Biloptin®), welches sich in der Gallenblase anreichert, kann die Gallenblase röntgenologisch dargestellt werden. Cholesteringallensteine sind hierbei als Kontrastmittelaussparungen zu diagnostizieren.

Intravenöse Cholegraphie. Die intravenöse Gabe von Kontrastmitteln ermöglicht die röntgenologische Darstellung von Gallengängen und Gallenblase. Voraussetzung sowohl der oralen als auch der intravenösen Kontrastmitteldarstellung ist eine ausreichende Funktion der Leber, um das Kontrastmittel aus dem Serum aufzunehmen und in die Galle auszuscheiden. Bei vorliegendem Ikterus (Bilirubin im Serum über 2 mg%) kann durch die orale oder intravenöse Kontrastmittelgabe keine ausreichende Darstellung des Gallenwegssystems erreicht werden.

10.2.2.3 Endoskopisch retrograde Cholangiopankreatikographie (ERCP).
Bei der endoskopischen retrograden Cholangiopankreatikographie wird ein flexibles Endoskop peroral bis ins Duodenum vorgeschoben, die Papilla Vateri sondiert und das Gallenwegssystem mit Kontrastmittel gefüllt. Hierdurch wird eine gute Kontrastierung des Gallenwegssystems auch bei vorliegendem Ikterus erreicht. Eine gleichzeitige Kontrastmittelfüllung des Pankreasganges ermöglicht eine Beurteilung auch dieses Organs.

10.2.2.4 Perkutane transhepatische Cholangiographie (PTC).
Bei Patienten, bei denen die Durchführung einer ERCP nicht gelingt (z. B. Duodenaldivertikel, Zustand nach B-II-Operation), kann bei schwerer Cholestase mit erweiterten Gallengängen (z. B. Tumorverschluß der Gallenwege) eine PTC durchgeführt werden. Hierbei wird unter Röntgenkontrolle eine dünne Nadel von der rechten lateralen Thoraxwand perkutan bis in die Leber vorgeschoben, ein Gallengangsast punktiert und Kontrastmittel in das Gallenwegssystem injiziert. Auch durch diese Untersuchungsmethode kann eine sehr gute Kontrastierung des Gallenwegssystems erreicht werden. Die Komplikationsrate der PTC liegt bei etwa 5 %.

10.2.2.5 Untersuchung der Gallenflüssigkeit.
Eine Duodenalsonde wird bis ins mittlere Duodenum etwa in Höhe der Mündung der Papilla Vateri vorgeschoben und nach Kontraktion der Gallenblase auf Reiz (z. B. Cholezystokinin, Lezithin oral) Gallenflüssigkeit aspiriert. Diese Methode dient zum Erregernachweis bei Verdacht auf Lamblien, Amöben oder Salmonellen.

10.2.2.6 Computertomographie.
Auch die Computertomographie kann zur Klärung von Gallenabflußstörungen eingesetzt werden (z. B. präpapilläres Choledochuskonkrement, Tumoren der Gallenblase oder Gallenwege, Tumor des Pankreaskopfes).

10.2.2.7 Leber-Gallen-Szintigraphie.
Die szintigraphischen Untersuchungsmethoden, welche in der Durchführung auf spezielle Zentren beschränkt sind, können eingesetzt werden, wenn durch die vorstehenden Untersuchungsmethoden keine Klärung des Krankheitsbildes erreicht werden kann.

10.2.2.8 Choledochusmanometrie, Choledochoskopie.
Eine Druckmessung im Bereich des Choledochus bzw. der Papille und eine Choledochoskopie wurden in den letzten Jahren intraoperativ bei Operationen an den Gallenwegen vorgenommen. Bestrebungen, diese Untersuchungen über ein Duodenoskop vorzunehmen, befinden sich noch im Stadium der Entwicklung und können derzeit nicht routinemäßig eingesetzt werden.

10.3 Cholezystolithiasis

10.3.1 Inzidenz

Die Cholezystolithiasis ist eine in Zivilisationsländern weit verbreitete Erkrankung. Nach Sektionsstatistiken aus dem europäischen Raum liegen bei etwa 50 % der Frauen und 35 % der Männer zum Zeitpunkt des Todes eine Cholezystolithiasis vor (30–32). Im europäischen Raum überwiegen mit etwa 90 % der Fälle vorwiegend cholesterinhaltige Gallensteine, während etwa 10 % der Gallensteine in diesem Raum vorwiegend aus Pigmentmaterial zusammengesetzt sind (33, 34).

10.3.2 Ätiologie und Pathogenese

Cholesterin ist praktisch wasserunlöslich und kann in der Gallenflüssigkeit nur durch die Vermittlung von Gallensäuren und Phospholipiden in sogenannten Mizellen in Lösung gehalten werden (35). Ein bestimmtes Verhältnis der Konzentrationen von Cholesterin, Gallensäuren und Phospholipiden in der Gallenflüssigkeit ist deshalb Voraussetzung der Cholesterinlösung in der Galle. Kommt es zum relativen Überwiegen des Cholesterins bzw. zu einer relativen Abnahme der Gallensäuren- und Phospholipidkonzentrationen in der Gallenflüssigkeit, wird die Galle cholesterinübersättigt, und es bilden sich Cholesterinkristalle, welche zu Cholesteringallensteinen aggregieren. Abgeschilferte Epithelien, Mukus und eventuell in der Galle vorhandene Bakterien können hierbei als Kristallisationskeime eine zusätzliche Rolle bei der Gallensteinbildung spielen. Cholesteringallensteine sind bei Frauen 2- bis 3mal häufiger anzutreffen als bei Männern; die Häufigkeit nimmt mit dem Alter zu. Des weiteren besteht eine Häufung des Cholesterinsteinleidens bei Übergewicht, Diabetes mellitus, Hyperlipidämie Typ IV, Einnahme östrogenhaltiger Medikamente oder bei der Verabreichung von Lipidsenkern vom Clofibrattyp.
Über die Entstehungsmechanismen der selteneren Pigmentsteine ist weniger bekannt. Diese Pigmentsteine bestehen vorwiegend aus Bilirubin und Bilirubinabbauprodukten. Das in der Leberzelle gebildete Bilirubin-Diglukuronid ist gut wasserlöslich, während Bilirubin-Monoglukuronid bzw. unkonjugiertes Bilirubin schlecht bzw. nicht wasserlöslich sind. Man nimmt an, daß ein vermehrter Abbau von Bilirubin-Diglukuronid in der Gallenflüssigkeit durch Bakterientätigkeit zu schlecht wasserlöslichem Bilirubin-Monoglukuronid die entscheidende Rolle bei der Bildung der Pigmentgallensteine spielt (36). Pigmentgallensteinträger finden sich gehäuft bei Galleabflußhindernissen mit nachfolgenden, chronisch rezidivierenden Gallenwegsentzündungen, bei Patienten mit gesteigerter Hämolyse und damit vermehrt anfallendem Bilirubin und bei Patienten mit Leberzirrhose.

10.3.3 Klinik

Etwa 50 % der Gallensteinträger haben zeitlebens keinerlei Beschwerden von seiten der Gallensteine (37). Nach Einführung der vielerorts routinemäßig angewendeten Oberbauchsonographie ist damit zu rechnen, daß die Anzahl dieser durch Zufall diagnostizierten, sogenannten „stummen Steine" sich noch vergrößern wird. Die vom Gallenstein verursachten Beschwerden können bestehen in leichten Oberbauchbeschwerden wie Schmerzen und Druckgefühl, insbesondere postprandial. Die häufigsten durch Gallensteine, insbesondere durch kleinere Steine, verursachten Beschwerden bestehen in Gallenkoliken, welche durch Einklemmung der Steine im Ductus cysticus mit nachfolgendem Überdruck in der Gallenblase hervorgerufen werden. Relativ seltene Komplikationen des Gallenblasensteinleidens sind Gallenblasenhydrops, Gallenblasenempyem, akute Cholezystitis oder Gallenblasenperforation in die freie Bauchhöhle oder in das angrenzende Darmlumen. Häufigere Komplikationen des Gallenblasensteinleidens bestehen in einem Zystikusverschluß oder einer Choledocholithiasis nach Wanderung des Gallenblasensteines in den Ductus choledochus.

10.3.4 Untersuchungsbefunde

Während einer Gallenkolik klagen die Patienten über einen sich akut steigernden Schmerz im rechten Oberbauch mit Ausstrahlung nach rechts in den Rücken, zum rechten Schulterblatt oder auch in das gesamte übrige Abdomen. Bei der körperlichen Untersuchung findet sich eine Druckdolenz unterhalb des rechten Rippenbogens und eventuell eine muskuläre Abwehrspannung des rechten Oberbauchs. Bei einer unkomplizierten Cholezystolithiasis fallen alle Laboruntersuchungen normal aus. Zur Diagnosestellung der Cholezystolithiasis eignet sich sehr gut die Oberbauchsonographie, mit der in über 90 % der Fälle eine Cholezystolithiasis erkannt werden kann. Die Durchführung einer Röntgenuntersuchung der Gallenblase nach oraler Kontrastmittelgabe gibt zusätzlich Informationen darüber, ob ein Zystikusverschluß vorliegt und ob es sich um einen (röntgennegativen) Cholesterin- oder um einen (röntgendichten) kalkhaltigen Pigmentstein handelt.

10.3.5 Differentialdiagnosen

Bei Beschwerden im rechten Oberbauch müssen differentialdiagnostisch eine Gastroduodenitis, eine Ulkuserkrankung im Magen oder Duodenum, entzündliche Darmerkrankungen und funktionelle Darmerkrankungen, wie z.B. das Colon irritabile, eine Pyelonephritis bzw. Nephrolithiasis rechts und Pankreatitis ausgeschlossen werden.

10.3.6 Therapie

Über das zu empfehlende therapeutische Vorgehen bei der Vielzahl von Patienten mit stummen, symptomlosen Gallensteinen besteht keine Einigkeit. Allgemein kommen 3 therapeutische Möglichkeiten bei bestehender Cholezystolithiasis in Betracht:
(1) Zu warten, bis Beschwerden von seiten der Cholezystolithiasis auftreten
(2) Cholezystektomie
(3) Medikamentöse Auflösung der Gallensteine, sofern es sich um Cholesterinsteine handelt.

Als Argumente für die frühzeitige Durchführung einer Cholezystektomie, auch bei stummen Gallensteinen, werden angeführt: die erhöhte Operationsletalität bei abwartender Haltung im dann höheren Lebensalter des Patienten und eine erhöhte Operationsletalität beim Auftreten von Komplikationen von seiten des Gallensteins. Gegen eine frühzeitige Cholezystektomie bei stummen Gallensteinen sprechen die Operationsletalität, welche je nach Lebensalter des Patienten zwischen 0,3 und 5 % beträgt, und die Tatsache, daß bis zu 30 % der cholezystektomierten Patienten postoperativ über Oberbauchbeschwerden klagen (Postcholezystektomiesyndrom). Außerdem wird von einigen Autoren über ein gehäuftes Auftreten von Karzinomen im Colon ascendens bei Patienten nach Cholezystektomie berichtet (38, 39).

10.3.6.1 Medikamentöse Auflösung von Cholesteringallensteinen.

Seit Anfang der 70er Jahre kann eine medikamentöse Therapie des Cholesteringallensteinleidens durchgeführt werden (40, 41). Hierbei wird Chenodesoxycholsäure in einer Dosierung von 15 mg pro kg Körpergewicht täglich oder Ursodesoxycholsäure in einer Dosierung von 8 bis 10 mg pro kg Körpergewicht täglich oral eingesetzt. Unter der Verabreichung dieser Gallensäuren kommt es zu einer Verbesserung der Löslichkeitsbedingungen des Cholesterins in der Gallenflüssigkeit und zu einer Normalisierung des sogenannten lithogenen Index der Galle. Die zugrundeliegenden Mechanismen beruhen auf einer Abnahme der Cholesterinsekretion in die Galle bzw. einer vermehrten Exkretion von Gallensäuren in die Galle. Unter dieser Therapie kann bei geeignetem Patientengut in etwa 70 % der Fälle bei einer Behandlungsdauer von 12 bis 18 Monaten mit einer vollständigen Auflösung der Cholesteringallensteine gerechnet werden. Wichtig für eine erfolgreiche Behandlung ist die richtige Auswahl der Patienten. Aufgelöst werden können nur nichtverkalkte Cholesteringallensteine, also im Röntgenbild nicht schattengebende Konkremente. Der Durchmesser der Gallensteine sollte nicht mehr als 1,5 bis 2 cm betragen. Die Gallenblase sollte zu weniger als 2/3 mit Gallensteinen angefüllt und noch kontraktionsfähig sein. Ein Zystikusverschluß darf nicht vorliegen, da gewährleistet sein muß, daß die Gallenblasensteine von Gallenflüssigkeit umspült werden können.

Diese konservative Therapiemöglichkeit sollte insbesondere bei Patienten mit stummen Gallensteinen, bei Patienten mit erhöhtem Operationsrisiko und Patienten, welche einer Cholezystektomie ablehnend gegenüberstehen, durchgeführt werden. Ausgeschlossen werden sollten Patienten mit häufigen manifesten Beschwerden von seiten der Gallensteine, z. B. häufigen Gallenkoliken oder Cholezystitiden.

Als Nebenwirkungen der medikamentösen Gallensteinauflösung sind unter der Verabreichung von Chenodesoxycholsäure bei 30 % der Patienten chologene Diarrhöen und bei weiteren 30 % der Patienten passagere Transaminasenerhöhungen aufgetreten. Aus diesem Grunde wird in den letzten Jahren vorwiegend Ursodesoxycholsäure zur Behandlung eingesetzt. Nebenwirkungen der Ursodesoxycholsäure sind bisher nicht bekannt.

Nach erfolgter medikamentöser Gallensteinauflösung können Steinrezidive auftreten. Eine Neubildung von Cholesteringallensteinen kann vermieden werden durch Maßnahmen, welche den lithogenen Index in der Gallenflüssigkeit günstig beeinflussen, z. B. Normalisierung eines eventuell bestehenden Übergewichts, Vermeidung von Östrogentherapie und Lipidsenkern vom Clofibrattyp.

10.3.6.2 Therapie der Gallenkolik. Gallenkoliken können durch die Verabreichung von Kombinationspräparaten mit analgetischer und spasmolytischer Wirkung gut beeinflußt werden. Anwendung finden hierbei insbesondere Präparate wie Baralgin®, Buscopan® compositum bzw. Spasmo-Cibalgin® als Suppositorien oder intravenös verabreicht. Bei schweren Koliken kann der Einsatz von stark wirksamen Analgetika (wie z. B. Fortral® oder Dolantin®) erforderlich werden. Opiate dürfen nicht eingesetzt werden, da sie einen Spasmus der glatten Muskulatur des Sphincter Oddi hervorrufen und somit den Gallenabfluß behindern.

10.4 Choledocholithiasis

10.4.1 Inzidenz

Bei bis zu 20 % der Patienten mit Cholezystolithiasis findet sich intraoperativ auch eine Choledocholithiasis. In etwa 4 % der Cholezystektomien finden sich postoperativ Gallengangssteine (42). Somit stellt der intraoperativ übersehene Gallengangsstein auch heute, trotz routinemäßiger Anwendung der intraoperativen Cholangiographie bzw. Choledochoskopie, das Hauptkontingent der Fälle von Choledocholithiasis.

10.4.2 Ätiologie und Pathogenese

Gallengangssteine können entweder aus der Gallenblase in das Gallenwegssystem ausgestoßen worden sein oder sich primär im Ductus hepato-choledochus bilden. Untersuchungen der letzten Jahre haben gezeigt, daß es sich bei gleichzeitig bestehender Cholezystolithiasis und Choledocholithiasis bzw. bei intraoperativ übersehenen Gallengangssteinen vorwiegend um Cholesterinsteine handelt (43, 44). Primär im Ductus hepato-choledochus gebildete Steine setzen sich vorwiegend aus Pigmentmaterial (Bilirubin und Bilirubinabbauprodukte) zusammen (45). Primäre Gallengangssteine finden sich gehäuft bei Patienten mit chronischer Hämolyse, Leberzirrhose, chronisch rezidivierenden Cholangitiden und entzündlichen oder kongenitalen Gallengangsanomalien. Bei Cholezystektomierten auftretende primäre Gallengangssteine sind häufig durch Narbenstenosen am Gallenwegssystem verursacht. In 30 % der Fälle primärer Gallengangssteine nach Cholezystektomie findet sich Nahtmaterial innerhalb des Gallengangssteines, welches als Kristallisationskeim ursächlich für die Steinbildung verantwortlich ist.

10.4.3 Klinik

Eine Choledocholithiasis kann asymptomatisch verlaufen. Häufiger sind jedoch symptomatische Verläufe mit rezidivierenden Koliken, rezidivierender Cholangitis, Verschlußikterus, Pankreatitis und selten auch dem Voranschreiten bis zur sekundären biliären Leberzirrhose.

10.4.4 Untersuchungsmethoden

Fieber, erhöhte BSG und Leukozytose mit Linksverschiebung im Blutbild sprechen für das gleichzeitige Vorliegen einer Cholangitis. Erhöhte Leberwerte (Bilirubin, alkalische Phosphatase, SGOT, SGPT und Gamma-GT) zeigen eine vorliegende Cholestase und entzündliche Begleitreaktion des Leberparenchyms an. Die Bestimmung von Serum-Amylase und -Lipase läßt eine Miterkrankung des Pankreas erkennen. Sonographisch können bei vorliegender Choledocholithiasis häufig erweiterte intra- oder extrahepatische Gallengänge nachgewiesen werden. Ein direkter Steinnachweis kann sonographisch, insbesondere wenn ein präpapilläres Konkrement vorliegt, oft nicht geführt werden. Falls kein Ikterus besteht, kann durch eine Infusionscholegraphie der Nachweis von Gallengangssteinen geführt werden.
Falls die Infusionscholegraphie keine gute Darstellung der Gallengänge erbringt, bzw. bei ikterischen Patienten, stellt die ERCP die Methode der Wahl zum Nachweis bzw. Ausschluß einer Choledocholithiasis dar **(Abb. 10.1)**.

Choledocholithiasis

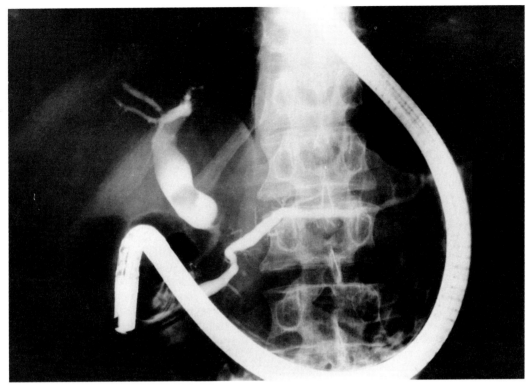

Abb. 10.1: Darstellung des Gallenwegsystems und des Ductus pancreaticus durch eine ERCP. Nachweis eines nicht schattengebenden Konkrementes in einem stark dilatierten Ductus hepato-choledochus.

Wenn eine ERCP nicht durchgeführt werden kann (z. B. Duodenaldivertikel, Zustand nach B-II-Operation), kann eine perkutane Konstrastmittelfüllung der Gallenwege (PTC) durchgeführt werden, welche jedoch mit einer höheren Komplikationsrate als die ERCP verbunden ist.
Häufig gelingt auch ein computertomographischer Nachweis einer vorliegenden Choledocholithiasis.

10.4.5 Differentialdiagnosen

Differentialdiagnostisch muß bei Verdacht auf Choledocholithiasis an Cholangitiden anderer Ursache, akute Cholezystitis oder Pankreatitis, entzündliche Veränderungen oder Narbenstrikturen an den Gallengängen oder einen Tumorverschluß der Gallengänge gedacht werden.

10.4.6 Therapie

Da eine Choledocholithiasis in einem hohen Prozentsatz ernsthafte Komplikationen wie Cholangitis, Verschlußikterus, Pankreatitis und Sepsis auslösen kann, muß immer eine Beseitigung der Steine angestrebt werden. Bei operationsfähigen Patienten mit gleichzeitiger Cholezystolithiasis stellt die Durchführung einer Cholezystektomie mit Choledochusrevision die Methode der Wahl dar. Eventuell kann zuvor eine endoskopische Papillotomie zur Verbesserung des Gallenabflusses vorangestellt werden, um das Operationsrisiko zu mindern.
Bei cholezystektomierten Patienten mit Choledocholithiasis kommen mehrere Therapiemöglichkeiten in Betracht. Bei eventuell postoperativ noch liegendem T-Drain im Gallengang kann eine mechanische Extraktion des Choledochus-

konkrements mit speziellen Kathetern versucht werden (46). Des weiteren kann entweder über ein liegendes T-Drain oder über eine endoskopisch eingeführte nasobiliäre Sonde eine Spülbehandlung eingeleitet werden (47–49). Hierbei wird versucht, durch Infusion von Kochsalzlösungen das Choledochuskonkrement in das Duodenum auszutreiben. Bei cholesterinhaltigen Steinen kann eine lokale Spülbehandlung zur Auflösung des Konkrements mit 100millimolaren Gallensäurenlösungen oder mit dem allerdings lokal toxischen Glycero-Monooktanoin durchgeführt werden. Bei Pigmentsteinen kann eine lokale Spülbehandlung mit EDTA-Lösungen zum Zwecke der Steinauflösung durchgeführt werden. Die Durchführung dieser lokalen Spülbehandlungen ist derzeit noch auf einige wenige Zentren beschränkt; eine endgültige Beurteilung der Erfolgsraten dieser Therapie ist noch nicht möglich.

Als Methode der Wahl bei cholezystektomierten Patienten gilt heute die Durchführung einer endoskopischen Papillotomie, eventuell mit mechanischer Lithotrypsie und Steinextraktion. Die Erfolgsrate der endoskopischen Papillotomie bei Choledocholithiasis liegt bei etwa 90 % mit einer Mortalität von 1 %.

Falls die endoskopische Papillotomie nicht zum Erfolg führt, muß ein operativer Eingriff mit Choledochotomie bzw. operativer Papillotomie durchgeführt werden. Die Mortalität bei diesem operativen Vorgehen beträgt bis zu 8 %.

10.4.7 Schallwellen-Lithotrypsie

Derzeit werden erste Versuche einer Zertrümmerung von Gallensteinen mit Hilfe von Schallwellen durchgeführt. Dieses Verfahren hat bei der Zertrümmerung von Nierensteinen bereits Eingang in die klinische Routine gefunden. Diese Schallwellen-Lithotrypsie könnte in der nahen Zukunft die Methode der Wahl sowohl zur Therapie der Gallenblasen- als auch der Choledochuskonkremente werden.

10.5 Akute Cholezystitis (50–52)

10.5.1 Inzidenz

Eine akute Entzündung der Gallenblasenwand findet sich in etwa 5 % der Cholezystektomie-operationen. Bei über 90 % aller Patienten mit akuter Cholezystitis liegen Gallenblasensteine vor.

10.5.2 Ätiologie und Pathogenese

Bei der Cholezystitis handelt es sich um eine meistens primär abakterielle Entzündung der Gallenblasenwand. Wahrscheinlich ist ein Zystikusverschluß durch eingeklemmten Stein die Hauptursache der Cholezystitis. Eine Dehnung der Gallenblasenwand nach Zystikusverschluß durch erhöhten Gallenblaseninnendruck, eine lokale mechanische Schädigung sowie Störungen der Mikrozirkulation der Mukosa werden als ursächliche Faktoren angesehen. Die Gallenblasenwand wird zusätzlich durch entstehendes Lysolezithin und freie Gallensäuren geschädigt. Eine akute Cholezystitis ist somit initial häufig nicht bakteriell bedingt, sondern es kommt sekundär zu einer Keimaszension aus dem Darm über die Gallen- oder Lymphwege. Bei der akuten Cholezystitis können in 50 bis 70 % der Fälle Bakterien nachgewiesen werden; diese Prozentzahl erhöht sich mit zunehmender Dauer der Erkrankung. Die nachgewiesenen Bakterienstämme entsprechen im wesentlichen der Darmflora. Häufig finden sich Infektionen mit E. coli, Klebsiellen, Enterokokken, seltener Proteus und Staphylokokken. In etwa 20 % der Fälle können anaerobe Keime (Clostridien, Bacteroides, B. fragilis) nachgewiesen werden. Sehr selten wird eine akute Cholezystitis nach Verbrennungen, Traumen, postoperativ oder bei parenteraler Ernährung beobachtet.

Im Frühstadium der akuten Cholezystitis ist die Gallenblasenwand ödematös verdickt und hyperämisch. Es findet sich ein Ödem der Subserosa zum Teil mit Hämorrhagien und Schleimhautnekrosen. Anschließend kommt es zu einer Infiltration der Gallenblasenwand mit Leukozyten, und es bilden sich Nekrosen und Mikroabszesse aus. Es kommt dann zur Resorption der Nekrosen und Ausbildung von Narben.

10.5.3 Klinik

Typisch für die akute Cholezystitis ist der ausgeprägte Spontan- und Druckschmerz unterhalb des rechten Rippenbogens infolge einer lokalen Peritonitis. Bei sehr ausgeprägter akuter Cholezystitis wird dieser Schmerz infolge der Ausbreitung der Peritonitis mehr diffus. An weiteren Symptomen finden sich Brechreiz, Fieber, Ikterus und eine tastbare Gallenblase (Gallenblasenhydrops, Gallenblasenempyem). Gefürchtete Komplikationen der akuten Cholezystitis sind die Perforation in Nachbarorgane, ein Verschlußikterus, Ileus oder Pankreatitis.

10.5.4 Untersuchungsmethoden

Bei der akuten Cholezystitis finden sich Fieber, eine erhöhte Blutsenkungsgeschwindigkeit und Leukozytose. Bei Beteiligung der Gallengänge, der Leber oder des Pankreas finden sich Erhöhungen der entsprechenden Laborwerte.
Die Oberbauchsonographie erlaubt den Nachweis vorhandener Gallenblasensteine, typischerweise findet sich eine entzündlich verdickte Gallenblasenwand und eventuell dilatierte Gallengänge. Falls eine sonographische Diagnosestellung nicht möglich ist, kann die i.v. Cholegraphie oder bei ikterischen Patienten die computertomographische Untersuchung angeschlossen werden. Bei Patienten mit schwerer akuter Cholezystitis sollte eine Röntgenabdomenübersichtsaufnahme angefertigt werden, welche zum Ausschluß einer Perforation und eines vorliegenden Ileus dient.
Die Durchführung einer ERCP zur Klärung des Krankheitsbildes dürfte bei Patienten mit akuter Cholezystitis nur in Ausnahmefällen erforderlich werden. Eine PTC sollte bei akuter Cholezystitis nicht durchgeführt werden, um eine Verschleppung der Bakterien durch die Nadel mit nachfolgenden Leberabszessen zu vermeiden.

10.5.5 Differentialdiagnosen

Differentialdiagnostisch müssen Gallenkoliken bei Cholelithiasis, Gastritis, Ulkuserkrankung im Magen und Duodenum, entzündliche Darmerkrankungen, Pankreatitis, Appendizitis und rechtsseitige Pyelonephritis bzw. Nephrolithiasis ausgeschlossen werden.

10.5.6 Therapie

Patienten mit akuter Cholezystitis sollten stationär in der Klinik behandelt werden. Sie erhalten eine Nulldiät mit parenteraler Zufuhr von Flüssigkeit und Kalorienträgern. Eine Schmerzbehandlung wird bei akuter Cholezystitis ebenso durchgeführt wie bei der Gallenkolik mit Kombinationspräparaten von Spasmolytika und Analgetika (z. B. Baralgin®, Buscopan® compositum, Spasmo-Cibalgin®). Bei starken Schmerzen müssen Fortral® oder auch Dolantin® eingesetzt werden. Opiate sind wegen Druckerhöhung des Sphincter Oddi kontraindiziert.
Eine antibiotische Behandlung muß ohne Austestung der Antibiotika eingeleitet werden, da die durch Duodenalsonde entnommene Galle mit Darmkeimen kontaminiert ist. Bei hohem Fieber (über 38,5 Grad Celsius) sollte jedoch eine Blutkultur entnommen werden. Die verabreichten Antibiotika erreichen die entzündete Gallenblase auf dem Blutwege bzw., wenn kein Zystikusverschluß vorliegt, über die Galle. Anwendung finden deshalb gut gallengängige Antibiotikakombinationen, welche gegen die hauptsächlich vorkommenden Bakterien (E. coli, Klebsiellen, Enterokokken, Proteus und anaerobe Keime) wirksam sind. Eingesetzt werden sollten vorwiegend Breitspektrumpenicilline wie Mezlocillin (Baypen®), Piperacillin (Pipril®) oder Cephalosporine (Cefotaxim, Lamoxactam, Cefoxitin, Cefuroxim) in Kombination mit Metronidazol.
Bei Entwicklung einer gramnegativen Sepsis sollten zusätzlich Aminoglykoside eingesetzt werden.
Tetracycline sollten bei Cholezystitis nicht mehr eingesetzt werden, da nach neueren Untersuchungen nur etwa 30 % der Keime bei Cholezystitis auf Tetracyclin empfindlich sind und außerdem die Wirksamkeit der Tetracycline in der Gallenflüssigkeit allgemein herabgesetzt ist.
Bei Patienten mit akuter Cholezystitis bei Cholezystolithiasis sollte eine Cholezystektomie vorgenommen werden. Während früher die Cholezystektomie im freien Intervall, also 2 bis 3 Wochen nach der akuten Cholezystitis vorgenommen wurde, bestehen die heutigen Richtlinien eher darin, eine Frühoperation, d. h. nach 24 bis 48 Stunden, anzustreben.

10.5.7 Verlauf und Prognose

Mögliche Komplikationen der akuten Cholezystitis sind das Gallenblasenempyem, Gangrän, Sepsis oder eine Perforation in die freie Bauchhöhle mit nachfolgender galliger Peritonitis. Eine gedeckte Perforation kann zu nachfolgender pericholitischer Abszedierung führen.

10.6 Chronische Cholezystitis

10.6.1 Einteilung

Eine chronische Cholezystitis entwickelt sich entweder als primär chronische Zystitis bei chronischer Reizung der Gallenblasenwand durch ein Gallenblasenkonkrement oder aber als sekundär chronische Cholezystitis nach akuten Cholezystitiden. Zu den chronischen Cholezystitiden können auch Infektionen mit Salmonellen oder Askariden bzw. Lamblienbefall der Gallenwege gerechnet werden.

10.6.2 Ätiologie und Pathogenese

In der Regel entwickelt sich eine chronische Cholezystitis als Folge von rezidivierenden Entzündungen bei Cholelithiasis. Es kommt zu chronisch-entzündlichen Infiltrationen der Gallenblasenwand mit bindegewebigem Umbau der Muskulatur. Hieraus resultiert nach Jahren eine funktionslose Gallenblase, welche sich auf Reizmahlzeit nicht mehr kontrahieren kann.

10.6.3 Klinik

Die Patienten mit chronischer Cholezystitis klagen über rezidivierende rechtsseitige Oberbauch- und Verdauungsbeschwerden, welche nach dem Verzehr von fetthaltigen Speisen und bei psychischer Belastung zunehmen.

10.6.4 Untersuchungsmethoden

Bei der körperlichen Untersuchung findet sich häufig ein Druckschmerz unter dem rechten Rippenbogen. Es lassen sich abendliche Temperaturanstiege feststellen. Bei den Laboruntersuchungen findet sich unter Umständen eine Beschleunigung der Blutsenkungsgeschwindigkeit und eine mäßige Leukozytose.
Bei der Oberbauchsonographie läßt sich das Gallenblasenkonkrement nachweisen. Bei chronischer Cholezystitis findet sich häufig sonographisch eine Wandverdickung der Gallenblase und eine geschrumpfte Gallenblase. Es findet sich gelegentlich auch eine sehr kleine, einen Stein umschließende Gallenblase ohne Nachweis von Gallenflüssigkeit innerhalb der Gallenblase.
Röntgenologisch findet sich nach Kontrastmittelgabe entweder eine steingefüllte, nicht kontraktionsfähige, geschrumpfte Gallenblase (Porzellangallenblase), oder aber bei vorliegendem Zystikusverschluß läßt sich die Gallenblase röntgenologisch überhaupt nicht nachweisen.

10.6.5 Therapie

Wenn die chronische Cholezystitis Beschwerden verursacht oder röntgenologisch ein Zystikusverschluß vorliegt, sollte eine Cholezystektomie durchgeführt werden.

10.6.6 Verlauf und Prognose

Entgegen früherer Auffassung kann eine chronische Cholezystitis nicht als gesicherte Präkanzerose angesehen werden. Ein kausaler Zusammenhang zwischen Cholelithiasis und der Entwicklung eines Gallenblasenkarzinoms konnte in prospektiven Untersuchungen nicht nachgewiesen werden. Bei Patienten mit Gallenblasenkarzinom finden sich zwar in der Regel Gallenblasensteine; diese Gallenblasensteine können jedoch nicht nur Ursache, sondern unter Umständen auch Folge des sich entwickelnden Gallenblasenkarzinoms sein.

10.7 Postcholezystektomiesyndrom

10.7.1 Definition

Unter dem Begriff des Postcholezystektomiesyndroms werden Oberbauchbeschwerden zusammengefaßt, welche nach Cholezystektomie auftreten und eine ganze Reihe unterschiedlicher Ursachen haben können. Nach größeren Statistiken klagen bis zu 30 % aller Patienten nach Cholezystektomie über Oberbauchbeschwerden irgendwelcher Art (53–55).

10.7.2 Ätiologie und Pathogenese

Unter der Bezeichnung des Postcholezystektomiesyndroms werden eine Reihe von Symptomen, wie z. B. dyspeptische Beschwerden, Oberbauchschmerzen, Koliken oder Obstipation, zusammengefaßt. Die Bezeichnung Postcholezystektomiesyndrom stammt aus einer Zeit, als mangels geeigneter Untersuchungsmethoden die Ursachen der nach Cholezystektomie auftretenden Beschwerden im dunkeln blieben. Oberbauchbeschwerden nach Cholezystektomie können auftreten aufgrund organischer Störungen im Bereich des Gallenwegssystems, des Pankreas, Magens, Dünndarms, Dickdarms oder der Nieren. Des weiteren fallen jedoch auch funktionelle Beschwerden, wie sie z. B. beim Colon irritabile auftreten, unter den Begriff des Postcholezystektomiesyndroms, falls sie bei Patienten nach Cholezystektomie auftreten. Mit der Einführung der modernen diagnostischen Verfahren, insbesondere der ERCP, ist es nun möglich, in etwa 70 % der Fälle von Postcholezystektomiesyndrom organische Ursachen dieser Beschwerden an den Gallenwegen oder am Pankreas nachzuweisen (56). Die häufigste Ursache bei organischen Störungen des Gallenwegssystems stellt die Choledocholithiasis dar. Weitere, seltenere Ursachen sind chronische Pankreatitis, Cholangitiden nach Choledochoduodenostomie, Tumoren im Bereich des Pankreas, des Gallenganges oder der Papilla Vateri, Narbenstenosen im Bereich des Gallenganges oder der Papille. Während man früher davon ausging, daß das Vorhandensein eines langen Zystikusstumpfes per se Beschwerden machen kann, haben neuere Untersuchungen gezeigt, daß dies nicht der Fall ist, wenngleich ein langer Zystikusstumpf jedoch zur Entwicklung einer Choledocholithiasis beitragen kann. Abgesehen von den Gallengängen können andere organische Erkrankungen des Pankreas, des Magen-Darm-Traktes oder der Niere zu Oberbauchbeschwerden führen.

10.7.3 Klinik

Bis zu 30 % der Patienten klagen nach durchgeführter Cholezystektomie über Oberbauchbeschwerden. Diese Beschwerden können bestehen in Dyspepsie, Koliken, Obstipation, jedoch auch Fieber und Ikterus.

10.7.4 Untersuchungsmethoden

Neben einer genauen Anamneseerhebung können Laboruntersuchungen mit Bestimmung der Leberwerte, des Blutbildes, der Pankreasenzyme und der Nierenwerte richtungweisende Befunde bei organischen Ursachen der Beschwerden geben. Durch die Oberbauchsonographie können pathologische Befunde im Bereich der Gallengänge, der Leber, des Pankreas und der Nieren abgeklärt werden. Die Röntgenuntersuchung der Gallenwege und insbesondere die ERCP können wesentliche Befunde zur Aufklärung der Beschwerdeursachen beitragen. Zum Ausschluß vorliegender Dickdarmerkrankungen kann die Koloskopie eingesetzt werden.

10.7.5 Differentialdiagnosen

Die differentialdiagnostischen Erwägungen müssen, wie bereits geschildert, neben der Abklärung des Gallenwegssystems Pankreaserkrankungen (Pankreatitis, Pankreasinsuffizienz), die Gastroduodenitis, die Geschwürkrankheit im Magen oder Duodenum, Nierenerkrankungen (entzündlich, Nephrolithiasis), Lebererkrankungen, aber auch entzündliche oder ulzeröse Erkrankungen des Dickdarms umfassen. Auch das Vorliegen eines Colon irritabile oder die habituelle Obstipation muß in die differentialdiagnostischen Erwägungen eingeschlossen werden.

10.7.6 Therapie

Die Behandlung des Postcholezystektomiesyndroms muß sich nach der zugrundeliegenden Ursache richten. Eine etwa vorliegende Gallenabflußbehinderung bei Choledocholithiasis oder Papillenstenose kann durch die endoskopische oder operative Papillotomie bzw. Choledocho-

mie beseitigt werden. Bei Nachweis einer Gastroduodenitis bzw. eines Ulkus im Magen oder Duodenum werden Antazida oder H-2-Rezeptorenblocker zur Therapie eingesetzt. Eine Substitution von Pankreasenzymen ist nur bei nachgewiesener Pankreasinsuffizienz angezeigt. Entzündliche oder ulzeröse Erkrankungen des Dünn- bzw. Dickdarms müssen mit Salazosulfapyridin bzw. Glukocorticoiden behandelt werden. Bei Vorliegen eines Colon irritabile bzw. chronischer Obstipation können Weizenkleie, Leinsamen und Laktulosepräparate mit Erfolg eingesetzt werden.

Ein wesentlicher therapeutischer Ansatz liegt jedoch auch im Vermeiden unnötiger Cholezystektomien. Vor Durchführung einer Cholezystektomie sollten unbedingt die Organsysteme, welche zu ähnlichen Symptomen wie die Cholezystolithiasis führen können, also Pankreas, Leber, Darm und Nieren, gründlich untersucht werden, um auszuschließen, daß Patienten mit stummen Gallensteinen und Beschwerden aus anderen organischen Ursachen cholezystektomiert werden.

10.8 Cholangitis

10.8.1 Definition

Die Cholangitiden sind meistens bakterielle Entzündungen der Gallenwege. Hierbei können die großen Gallenwege (Cholangitis) und die kleinen intrahepatischen Gallengänge (Cholangiolitis) betroffen sein. Der bakteriellen Cholangitis liegt ursächlich meist eine Gallenabflußstörung zugrunde. Seltenere Formen sind die nichtbakteriell bedingten Cholangitiden, denen wahrscheinlich immunologische Ursachen zugrunde liegen, wie die primär sklerosierende Cholangitis und die primär biliäre Zirrhose.

10.8.2 Ätiologie und Pathogenese

Häufigste Ursache der bakteriellen Cholangitiden stellt ein Galleabflußhindernis dar, welches zur Cholestase mit aufsteigender bakterieller Infektion führt. Auch nach operativ hergestellten breiten Verbindungen zwischen Darm und Gallenwegen (Hepatikoenterostomie, Choledochoenterostomie, Papillotomie) kommt es gehäuft zu aufsteigenden bakteriellen Infektionen der Gallenwege. Unter diesen anatomischen Verhältnissen kommt es zu einem Reflux von Darminhalt in die Gallenwege. In etwa 60% der Fälle läßt sich röntgenologisch Luft in den Gallenwegen nachweisen. Während es bei diesen postoperativen Zuständen zu einer direkten Aszension von Darmbakterien in die Gallenwege kommt, kann sich die bakterielle Entzündung bei Vorliegen eines Gallenabflußhindernisses kanalikulär, hämatogen oder lymphogen ausbreiten. In jedem dieser Fälle stellt die Gallenflüssigkeit einen idealen Nährboden für das Bakterienwachstum dar. Entsprechend dieses Pathomechanismus findet sich bei der bakteriellen Cholangitis das ganze Spektrum der Darmbakterien. Am häufigsten sind Infektionen mit E. coli, Klebsiellen, Enterokokken, seltener Proteus. Ebenso wie bei der Infektion der Gallenblase muß auch bei der Infektion der Gallenwege mit Anaerobiern (Clostridien, Bacteroides, B. fragilis) gerechnet werden. Bei bakterieller Infektion auch der intrahepatischen Gallenwege kommt es neben der Entzündung der Gallengangswand auch zu einer Mitbeteiligung des Leberparenchyms. Komplikationen der Cholangitiden sind Sepsis, Abszeßbildungen, chronische Leberparenchymschädigungen, in seltenen Fälle auch Entwicklung einer sekundären biliären Zirrhose.

10.8.3 Klinik

Häufigste Symptome bei der Cholangitis sind Fieber mit zum Teil septischen Temperaturen, Ikterus, Schmerzen im rechten Oberbauch, Hepatomegalie, eventuell bei ausgeprägter Cholestase Juckreiz, acholischer Stuhl und Fettintoleranz.

Während die bei Galleabflußstörung auftretenden Cholangitiden eher einen akuten Verlauf (eventuell mit Ausbildung einer Sepsis) nehmen, finden sich bei den postoperativen Zuständen häufig chronisch-rezidivierende Cholangitiden.

10.8.4 Untersuchungsmethoden

Bei den Laboruntersuchungen findet sich typischerweise eine Leukozytose mit Linksverschiebung. Bilirubin, alkalische Phosphatase, Gamma-GT, SGOT und SGPT sind als Zeichen der Mitbeteiligung des Leberparenchyms in der Regel erhöht. Bei Übergreifen der Entzündung auf den Pankreasgang und Abflußbehinderung des Pankreassekretes finden sich gleichzeitig erhöhte Serum-Amylase- und -Lipasewerte. Im Status febrilis sollten Blutkulturen angelegt werden, um eine Sepsis bzw. den entsprechenden Erreger nachzuweisen.

Die Oberbauchsonographie dient bei der Cholangitis zum Nachweis einer eventuell vorliegenden Cholelithiasis, von erweiterten Gallengängen als Zeichen der Galleabflußstörung und zum Ausschluß von Leberabszessen.

Die Infusionscholegraphie mit ausreichender Kontrastierung der Gallengänge gelingt bei Patienten mit Cholangitis wegen des in der Regel erhöhten Bilirubins und ungenügender Ausscheidung des Kontrastmittels oft nicht.

Die Durchführung einer ERCP ist bei Verdacht auf Cholangitis und den hierbei in der Regel zugrundeliegenden Galleabflußstörungen das Verfahren der Wahl. Durch die ERCP können eine Choledocholithiasis oder andere Ursachen einer Galleabflußstörung nachgewiesen werden.

Eine PTC sollte bei Patienten mit Verdacht auf Cholangitis wegen der Gefahr der Keimverschleppung nicht durchgeführt werden.

Die Computertomographie kann ebenfalls zum Nachweis einer Choledocholithiasis und vor allem zum Ausschluß subphrenischer oder retroperitonealer Abszesse dienen.

10.8.5 Differentialdiagnosen

Die Differentialdiagnose der Cholangitis umfaßt Cholezystitis, Gastroduodenitis, Geschwürskrankheiten im Magen oder Duodenum, Pankreatitis, Appendizitis, entzündliche Darmerkrankungen und rechtsseitige Pyelonephritis.

10.8.6 Therapie

Allgemeine therapeutische Maßnahmen bei Vorliegen einer Cholangitis bestehen in einer Schmerzbehandlung mit Kombinationspräparaten von Analgetika und Spasmolytika (z. B. Buscopan® comp.), Überwachung von Kreislauf, Nieren- und Darmfunktion, einer Infusionsbehandlung mit Kalorienzufuhr und bei Störungen der Gerinnungsfunktion bei schwerer Cholestase in einer parenteralen Zufuhr von Vitamin K. Bei Nachweis einer Galleabflußbehinderung ist das Hauptziel der Behandlung eine baldige Beseitigung dieses Abflußhindernisses. Liegt ein Steinverschluß des Ductus choledochus vor oder handelt es sich um kurzstreckige Stenosen im präpapillären oder papillären Bereich, kann durch eine endoskopische Papillotomie, eventuell mit Steinextraktion, rasche Abhilfe der Abflußbehinderung geschaffen werden. Gelingt die Steinextraktion nicht sofort, dann kann eine Verweilsonde in den Gallengang eingelegt und dadurch ein Galleabfluß erreicht werden. Kann ein vorliegendes Abflußhindernis endoskopisch nicht beseitigt werden, sollte bei akuter Cholangitis innerhalb von 24 bis 48 Stunden eine Operation angeschlossen werden. Eine operative Beseitigung des Galleabflußhindernisses muß durchgeführt werden bei langstreckigen Stenosen im Bereich der Gallengänge bzw. proximalen Stenosen des Ductus hepato-choledochus, welche durch endoskopische Maßnahmen nicht beseitigt werden können. Die endoskopische Papillotomie ist mit einem deutlich geringeren Risiko belastet als die chirurgische Papillotomie und sollte deshalb wenn möglich primär eingesetzt werden. Kann das Abflußhindernis, z. B. ein Choledochuskonkrement, endoskopisch beseitigt werden, dann sollte eine eventuell zusätzlich vorhandene Steingallenblase im Intervall etwa nach 2 bis 4 Wochen operativ entfernt werden.

Als *Mirizzi-Syndrom* wird das Vorliegen eines Steinverschlusses des Ductus cysticus mit auf den Ductus choledochus übergreifender Entzündung und nachfolgender narbiger Stenosierung des Ductus choledochus bezeichnet. Auch in diesem Falle ist in der Regel eine operative Beseitigung des Abflußhindernisses erforderlich.

10.8.6.1 Antibiotikatherapie. Eine antibiotische Behandlung der Cholangitis hat nur dann Aussicht auf dauerhaften Erfolg, wenn ein vorliegendes Galleabflußhindernis beseitigt wird. Bei gestörtem Galleabfluß kann sich trotz Antibiotikatherapie eine Sepsis entwickeln. Die antibakterielle Behandlung der Cholangitis muß mit gut gallegängigen Antibiotika durchgeführt werden (s. auch Kapitel Cholezystitis). Vorwiegend sollten Breitspektrumpenicilline wie Mezlocillin (Baypen®) oder Piperacillin (Pipril®) eingesetzt

Gallenblase und Gallenwege

werden. In weniger schweren Fällen können auch Cephalosporine (z. B. Cefotaxim, Lamoxactam, Cefoxitin oder Cefuroxim) oder Amoxicillin bzw. Ampicillin eingesetzt werden. Da in einem nicht geringen Prozentsatz der Fälle Anaerobierinfektionen der Gallenwege vorliegen, sollte zusätzlich mit Metronidazol behandelt werden. In schweren Fällen mit Verdacht auf gramnegative Sepsis müssen zusätzlich Aminoglykoside eingesetzt werden.

Besteht die Ursache der Cholangitis in einer breiten Verbindung zwischen Gallengang und Darmlumen, wie z. B. nach Choledochoduodenostomie, ist in der Regel eine Antibiotikabehandlung mit einem Breitspektrumpenicillin oder Cephalosporin erfolgreich. Bei rezidivierenden Cholangitiden nach Choledochoduodenostomie kann diese operativ in eine Choledochojenunostomie umgewandelt werden, da bei diesen Anastomosen die Häufigkeit von Cholangitiden weit geringer ist.

Zur Therapie der primär sklerosierenden Cholangitis und der primär biliären Zirrhose vergleiche die entsprechenden Kapitel in diesem Buch (Kapitel 11 bzw. Kapitel 9.5).

10.8.7 Verlauf und Prognose

Die Prognose der Cholangitis ist günstig, wenn es gelingt, ein vorliegendes Galleabflußhindernis zu beseitigen. In seltenen Fällen können jedoch die chronisch rezidivierenden Cholangitiden zur Entwicklung einer sekundären biliären Leberzirrhose führen.

10.9 Extrahepatische Cholestase

10.9.1 Definition

Einer extrahepatischen Cholestase liegt eine Abflußbehinderung im Bereich der Gallenwege zugrunde, welche als auffälligstem Symptom zu einem Haut- und Sklerenikterus des Patienten führen.

10.9.2 Ätiologie und Pathogenese

Bei der Cholestase können intra- und extrahepatische Ursachen unterschieden werden. Eine intrahepatische Cholestase kann durch Störung der hepatozellulären Gallenbildung mit den Zellfunktionen Aufnahme, intrazellulärer Transport und Exkretion bedingt sein oder auf einer parazellulären Regurgitation gallenpflichtiger Substanzen beruhen. Bei der extrahepatischen Cholestase besteht eine Abflußstörung im Bereich der ableitenden Gallenwege. Ursache dieser Ableitungsstörung ist häufig eine Choledocholithiasis, gefolgt von Narbenstrikturen im Bereich der Gallenwege (postoperativ, bei chronisch rezidivierenden Cholangitiden, *Mirizzi-Syndrom*), Pankreaskopfschwellung mit Kompression und Verschluß des Ductus hepatocholedochus und Tumoren im Bereich der Gallenwege und Gallenblase. Je nach Schweregrad der vorliegenden Abflußbehinderung führt die extrahepatische Cholestase zum Rückstau der gallenpflichtigen Substanzen in die Leber bzw. in das periphere Blut mit Auftreten eines Ikterus und eventuell Juckreiz. Der Juckreiz wird vermutlich durch eine vermehrte Ablagerung von Gallensäuren in der Haut bei gestörter Galleausscheidung hervorgerufen (57). Der Rückstau der gallenpflichtigen Substanzen in die Leber verursacht eine Schädigung der Leberzelle, welche bis zur Entwicklung einer biliären Leberzirrhose führen kann. Bei extrahepatischer Cholestase ist die enterohepatische Zirkulation der Gallensäuren gestört mit entsprechend verminderter Ausscheidung von Gallensäuren in das Darmlumen. Hierdurch wird die Lipidabsorption und die Absorption fettlöslicher Vitamine (A, D, E und K) gestört. Da die biliäre Ausscheidung von Cholesterin einen der Hauptwege der Cholesterinelimination aus dem Körper darstellt, kann eine extrahepatische Cholestase mit Verminderung der Cholesterinexkretion zur Xanthom- bzw. Xanthelasmenbildung führen.

10.9.3 Klinik

Hervorstechendes Symptom der extrahepatischen Cholestase ist der Haut- und Sklerenikterus mit Erhöhungen des Serum-Bilirubins oft über 10 mg%. Typischerweise bestehen Juckreiz, Fettintoleranz und Übelkeit. Es kann sich ein Druckschmerz unterhalb des rechten Rippenbogens finden. Je nach Ursache der extrahepatischen Cholestase, z. B. bei Choledocholithiasis, treten unter Umständen kolikartige Beschwerden auf. Der Nachweis eines *Courvoisierschen Zeichens* (s. Seite 494) spricht eher für einen Tumor als für einen Steinverschluß. Bei sekundärer Infektion der Gallenwege finden sich die Zeichen einer Cholangitis mit Fieberschüben bis zu septischen Temperaturen.

10.9.4 Untersuchungsmethoden

Bei den Laboruntersuchungen finden sich als Zeichen der Cholestase Erhöhung von Serum-Bilirubin, alkalische Phosphatase, Gamma-GT und eventuell bei sekundärer Leberschädigung auch der Serum-Transaminasen.

Im Oberbauchsonogramm finden sich, je nach Schweregrad der Cholestase, gestaute Gallengänge. Häufig kann bereits sonographisch die Ursache der Galleabflußstörung, wie z. B. Pankreaskopfschwellung, Choledocholithiasis oder Tumoren im Bereich des Pankreas oder der Gallenwege, nachgewiesen werden.

Die Röntgenleeraufnahme der Gallenblasenregion kann Kalkkonkremente sichtbar machen. Eine Kontrastierung der Gallenwege nach intravenöser Kontrastmittelgabe gelingt bei vorliegender Cholestase in der Regel nicht.

Die ERCP ermöglicht häufig die Diagnosestellung mit Nachweis der zugrundeliegenden Ursache der Galleabflußstörung. Bei Nichtgelingen der ERCP kann eine PTC durchgeführt werden.

Eine Magen-Darm-Passage, eventuell mit hypotoner Duodenographie (Röntgendarstellung des Duodenums nach Ruhigstellung des Darms mit Spasmolytika), kann einen raumfordernden Prozeß im Pankreaskopfbereich erkennen lassen.

Die Computertomographie eignet sich zum Nachweis von Tumoren im Bereich der Leber, Gallenwege oder des Pankreas, welche zum extrahepatischen Verschluß führen können.

Die Laparoskopie ermöglicht eine makroskopische Beurteilung der Leberoberfläche und der Gallenblase. Bei Gallenblasentumoren bzw. Metastasen an der Leberoberfläche erlaubt die unter laparoskopischer Sicht entnommene Biopsie auch eine histologische Differenzierung des Tumors.

10.9.5 Therapie

Die Behandlung der extrahepatischen Cholestase besteht in der endoskopischen oder chirurgischen Beseitigung des vorliegenden Abflußhindernisses.

Bei Steinverschluß des Ductus choledochus sollte möglichst den endoskopischen Verfahren der Vorzug gegeben werden, da die Komplikationsrate der endoskopischen Papillotomie geringer ist als die der chirurgischen Papillotomie. Die Indikation zu einer endoskopischen Papillotomie ergibt sich bei Vorliegen einer Choledocholithiasis und Zustand nach Cholezystektomie, bei Patienten mit erhöhtem Operationsrisiko bzw. älteren Patienten mit Choledocholithiasis auch ohne vorausgegangene Cholezystektomie, bei kurzstreckiger Papillenstenose und beim Papillentumor als Palliativmaßnahme.

Zur Spülbehandlung der Choledocholithiasis, siehe S. 500.

Wenn eine endoskopische Beseitigung des Abflußhindernisses nicht möglich ist, muß ein operativer Eingriff vorgenommen werden. Bei Patienten mit schwerer extrahepatischer Cholestase kann präoperativ zur Sicherstellung des Galleabflusses eine Verweilsonde endoskopisch in den Gallengang eingelegt werden. Hierdurch werden die Patienten in einen besseren präoperativen Zustand gebracht, und das Operationsrisiko nimmt ab.

Ebenso kann bei inoperablen Tumoren der Galleabfluß über biliäre Verweilsonden, die entweder in das Darmlumen oder perkutan nach außen gelegt werden, der Galleabfluß gewährleistet werden.

10.9.6 Verlauf und Prognose

Die Prognose einer extrahepatischen Cholestase hängt von dem zugrundeliegenden Leiden ab. Ein extrahepatischer Verschluß muß, wenn möglich, unverzüglich beseitigt werden, da unabhängig von der auslösenden Ursache eine länger als 4 bis 6 Wochen bestehende schwere Cholestase zu einer schweren Leberzellschädigung führt.

Gallenblase und Gallenwege

10.10 Tumoren

10.10.1 Inzidenz

Gutartige Tumoren der Gallenblase und Gallenwege sind Raritäten. Bei Tumoren der Gallenblase oder der Gallengänge handelt es sich am häufigsten um Adenokarzinome. Das Gallenblasen- und Gallengangskarzinom ist ein Tumor des höheren Lebensalters. Ältere Menschen entwickeln mit einer Wahrscheinlichkeit von 1 bis 1,5 % ein Gallenblasenkarzinom. Der Altersgipfel liegt bei 70 Jahren (30, 58, 59).

10.10.2 Ätiologie und Pathogenese

Ein kausaler Zusammenhang zwischen Cholelithiasis und Gallenblasenkarzinom ist nicht gesichert. 95 % der Patienten mit Gallenblasenkarzinom sind Steinträger. Es ist jedoch unklar, ob sich das Gallenblasenkarzinom auf dem Boden einer steinbedingten chronischen Cholezystitis entwickelt oder ob sich nicht vielmehr nach Entwicklung des Gallenblasenkarzinoms mit Abschilferung von Gewebsbestandteilen als Nukleationsfaktor sekundär Gallensteine bilden.

10.10.3 Klinik

Frühsymptome des Gallenblasen- bzw. Gallengangskarzinoms gibt es nicht. In der Regel ist der Ikterus das erste Symptom bei bereits fortgeschrittenen Tumoren. Das Courvoisiersche Zeichen ist Hinweis auf einen Tumorverschluß im Bereich des Ductus choledochus.

10.10.4 Untersuchungsmethoden

Bei den Laboruntersuchungen finden sich die Zeichen der mehr oder weniger stark ausgeprägten Cholestase, eventuell mit zusätzlicher Cholangitis. Das alpha-1-Fetoprotein findet sich beim primären Leberkarzinom erhöht und kann zur Abgrenzung von Gallengangskarzinomen und Lebertumoren dienen.
Sonographisch ist der Nachweis von dilatierten Gallengängen, eventuell auch des Tumors selbst, zu führen. Methode der Wahl ist auch hier die ERCP, welche eine diagnostische Abklärung der durch das Gallengangskarzinom entstehenden extrahepatischen Cholestase erlaubt. Bei einem totalen Verschluß des Ductus hepato-choledochus ermöglicht die PTC eine Darstellung auch der intrahepatischen Gallengangsäste. Computertomographisch kann die Ausdehnung des Tumors und ein mögliches Einwachsen in die Leberpforte oder Nachbarorgane erfaßt werden.

10.10.5 Differentialdiagnosen

Die differentialdiagnostischen Erwägungen bei Gallenwegstumoren umfassen sämtliche andere Ursachen einer extrahepatischen Cholestase.

10.10.6 Therapie

Die Therapie der Wahl bei Gallenblasen- bzw. Gallengangskarzinomen ist die Operation, unter Umständen auch als Palliativmaßnahme, um den Galleabfluß zu sichern. Behandlungsversuche mit Zytostatika sind bisher wenig erfolgreich. Bei inoperablen Patienten kann der Gallenabfluß durch Einlegen einer Verweilsonde in den Gallengang entweder in den Darm oder perkutan nach außen sichergestellt werden. Bei Tumoren der Papilla Vateri kann die endoskopische Spaltung der Papille als Palliativmaßnahme eingesetzt werden.

10.10.7 Verlauf und Prognose

Die mittlere Überlebenszeit der Patienten mit Gallenblasen- bzw. Gallengangskarzinomen liegt bei nur wenigen Monaten, da die Diagnose in der Regel erst bei fortgeschrittenen Tumoren gestellt werden kann.

Literatur

(1) *Wheeler, H. O.*: Secretion of bile, in: Schiff, L. (Hrsg.): Diseases of the Liver, S. 84–102. J. B. Lippincott Comp., Philadelphia – Toronto 1975
(2) *Paumgartner, G.*: Neue Erkenntnisse über die Gallensekretion und ihre Störungen. Falk Foundation. Hepatologie 2: XV–XIX, 1981
(3) *Reichen, J., Paumgartner, G.*: Excretory function of the liver, in: Javitt, N. B. (Hrsg.): Interna-

tional Review of Physiology, S. 103–150. University Park Press, Baltimore 1980
(4) *Sperber, I.:* Secretion of organic anions in the formation of urine and bile. Pharm. Rev. 11: 109, 1959
(5) *Sperber, I.:* Biliary excretion and choleresis, in: Proc. 1st Internatl. Pharm. Meeting, 4: 137, Stockholm 1961. Pergamon Press, Oxford 1963
(6) *Sperber, I.:* Biliary excretion of organic anions and its influence on bile flow, in: Taylor, W. (Hrsg.): The Biliary System, S. 457–467. Blackwell, Oxford 1965
(7) *Brauer, R. W., Leong, G. F., Holloway, R. J.:* The effect of perfusion pressure and temperature on bile flow and bile secretion pressure. Am. J. Physiol. 177: 103–112, 1954
(8) *Preisig, R., Cooper, H. L., Wheeler, H. O.:* The relationship between taurocholate secretion rate and bile production in the unanesthesized dog during cholinergic blockade and during secretion administration. J. Clin. Invest. 41: 1152, 1962
(9) *Thureborn, E.:* Human hepatic bile. Composition changes due to altered enterohepatic circulation. Acta Chir. Scand. Suppl. 303: 1–63, 1962
(10) *Cook, D. L., Beach, D. A., Bianchi, R. G., Hambourger, W. E., Green, D. M.:* Factors influencing bile flow in the dog and rat. Am. J. Physiol. 163: 688, 1950
(11) *Fritz, M. E., Brooks, F. P.:* Control of bile flow in the cholecystectomized dog. Am. J. Physiol. 204: 825, 1963
(12) *Jonson, G., Sundman, L., Thulin, L.:* The influence of chemically pure secretion on hepatic bile output. Acta Physiol. Scand. 62: 287, 1964
(13) *Wheeler, H. O., Ramos, O. L.:* Determinants of the flow and composition in the unaesthesized dog during constant infusion of sodium taurocholate. J. Clin. Invest. 39: 161, 1960
(14) *Zaterka, S., Grossman, M. I.:* The effect of gastrin and histamine on secretion of bile. Gastroenterology 50: 500, 1966
(15) *Scratcherd, T.:* Electrolyte composition and control of biliary secretion in the cat and rabbit, in: Taylor, W. (Hrsg.): The Biliary System, S. 515–529. Blackwell, Oxford 1965
(16) *Light, H. G., Witmer, C., Vars, H. M.:* Interruption of the enterohepatic circulation and its effect on rat bile. Am. J. Physiol. 197: 1330, 1959
(17) *Harrison, F. A.:* Bile secretion in the sheep. J. Physiol. (London) 162: 212, 1962
(18) *Wheeler, H. O., Ross, E. D., Bradley, S. E.:* Canalicular bile production in dogs. Am. J. Physiol. 214, 866–873, 1968
(19) *Schersten, T., Nilsson, S., Cahlin, E. et al.:* Relationship between the biliary excretion of bile acids and the excretion of water, lecithin and cholesterol in man. Eur. J. Clin. Invest. 1: 242–247, 1971
(20) *Linblad, L., Schersten, T.:* Influence of cholic and chenodeoxycholic acid on canalicular bile flow in man. Gastroenterology 70: 1121–1124, 1976
(21) *Layden, T. J., Boyer, J. L.:* The effect of thyroid hormone on bile salt independant bile flow and Na^+, K^+-ATPase activity in liver plasma membranes enriched in bile canaliculi. J. Clin. Invest. 57: 1009–1018, 1976
(22) *Reichen, J., Paumgartner, G.:* Relationship between bile flow and Na^+, K^+-adenosine triphosphatase in liver plasma membranes enriched in bile canaliculi. J. Clin. Invest. 60: 429–434, 1977
(23) *Simon, F. R., Sutherland, E., Accatino, L.:* Stimulation of hepatic (Na^+, K^+) ATPase activity by phenobarbital: its possible role in regulation of bile flow. J. Clin. Invest. 59: 849–861, 1977
(24) *Keeffe, E. B., Scharschmidt, B. F., Blankenship, N. M., Ockner, R. K.:* Studies of relationship among bile flow, liver plasma membrane Na^+, K^+-ATPase, and membrane microviscosity in the rat. J. Clin. Invest. 64, 1590–1598, 1979
(25) *Keeffe, E. B., Blankenship, N. M., Scharschmidt, B. F.:* Alteration of rat liver plasma membrane fluidity and ATPase activity by chlorpromazine hydrochloride and its metabolites. Gastroenterology 79: 222–231, 1980
(26) *Simon, F. R., Gonzales, M., Sutherland, E., Accatino, L., Davis, R. A.:* Reversal of ethinyl estradiol-induced bile secretory failure with Triton-WR-1339. J. Clin. Invest. 65: 851–860, 1980
(27) *Blitzer, B. L., Boyer, J. L.:* Cytochemical localisation of Na^+, K^+-ATPase in the rat hepatocyte. J. Clin. Invest. 62: 1104–1108, 1978
(28) *Latham, P. S., Kashgarian, M.:* The ultrastructural localisation of transport ATPase in the rat liver at non-bile canalicular plasma membranes. Gastroenterology 76: 988–996, 1979
(29) *Hofmann, A. F.:* The enterohepatic circulation of bile acids in man. Clin. Gastroenterol. 6 (1): 3–24, 1977
(30) *Lindström, C. G.:* Frequency of gallstone disease in a well defined Swedish population. A prospective necropsy study in Malmö. Scand. J. Gastroenterol. 12: 341–346, 1977
(31) *Massarat, S., Klingemann, H. G., Kappert, J., Jaspersen, D., Schmitz-Moormann:* Die Häufigkeit der Cholelithiasis im autoptischen Material und ambulanten Krankengut aus Deutschland. Z. Gastroenterol. 20: 341–345, 1982
(32) *Zahor, A., Sternby, N. H., Kagan, A., Kemwa, K., Vanecek, R., Vickert, A. M.:* Frequency of cholelithiasis in Prague and Malmö. An autopsy study. Scand. J. Gastroenterol. 9: 3–7, 1974
(33) *Sutor, D. J., Wolley, S. E.:* A statistical survey of the composition of gallstones in eight countries. Gut 12: 55, 1971

(34) *Wolpers, C.:* Morphologie der Gallensteine. Leber Magen Darm 4: 43, 1974
(35) *Admirand, W. H., Small, D. M.:* The physical-chemical basis of cholesterol gallstone formation in man. J. Clin. Invest. 47: 1043–1052, 1968
(36) *Maki, T.:* Pathogenesis of calcium bilirubinate gallstones: role of Escherichia coli, beta-glucuronidase and coagulation of inorganic ions, polyelectrolytes and agitation. Ann. Surg. 164: 90, 1966
(37) *Gracie, W. A., Ransohoff, D. F.:* The natural history of silent gallstones. The innocent gallstone is not a myth. N. Engl. J. Med. 307: 798–800, 1982
(38) *Vernick, J. L., Kuller, L. H., Lohsoonthorn, P., Rycheck, R. R., Redmond, C. K.:* Relationship between cholecystectomy and ascending colon cancer. Cancer 45: 392–395, 1980
(39) *Linos, D. A., O'Fallon, W. M., Beart, C. M., Dockerty, M. B., Kurland, L. T.:* Cholecystectomy and carcinoma of the colon. Lancet II: 379–391, 1981
(40) *Thistle, J. L., Hofmann, A. F.:* Efficacy and specifity of chenodeoxycholic acid therapy for dissolving gallstones. N. Engl. J. Med. 289: 655–659, 1973
(41) *Stiehl, A., Raedsch, R., Czygan, P., Götz, R., Männer, C., Walker, S., Kommerell, B.:* Effects of biliary bile acid composition on biliary cholesterol saturation in gallstone patients treated with chenodeoxy- and/or ursodeoxycholic acid. Gastroenterology 79: 1192–1198, 1980
(42) *Glenn, F.:* Retained calculi within the biliary ductal system. Ann. Surg. 179: 528–537, 1974
(43) *Brühl, W.:* Der Einfluß der Cholezystektomie auf die Lipidzusammensetzung der Lebergalle. Schweiz. Med. Wochenschr. 105: 494–496, 1975
(44) *Kaminski, D. L., Barner, H. B., Codd, J. E., Wolfe, B. M.:* Evaluation of the results of external choledocho-duodenostomy for retained, recurrent or primary common duct stones. Am. J. Surg. 137: 162–166, 1979
(45) *Trotman, B. W.:* Insight into pigment stone disease. J. Lab. Clin. Med. 93: 349–352, 1979
(46) *Burhenne, H. J.:* Complications of non operative extraction of retained common duct stones. Am. J. Surg. 131: 260–262, 1976
(47) *Way, L. W., Admirand, W. H., Dunphy, J. E.:* Management of choledocholithiasis. Am. J. Surg. 176: 347–359, 1972
(48) *Thistle, J. L., Carlson, G. I., Hofmann, A. F., La-Russo, N. F., MacCarty, R. L., Flynn, G. L., Higuchi, W. I., Babayan, V. K.:* Monooctanoin, a dissolution agent for cholesterol bile duct stones: physical properties and clinical application. Gastroenterology 78: 1016–1022, 1980
(49) *Leuschner, U., Wurbs, D., Baumgärtel, H., Helm, E. B., Classen, M.:* Alternating treatment of common bile duct stones with a modified glyceryl-1-monooctanoate preparation and a bile acid-EDTA solution by nasobiliary tube. Scand. J. Gastroenterol. 16: 497–503, 1981
(50) *Gagic, N., Frey, C. F., Gaines, R.:* Acute cholecystitis. Surg. Gynecol. Obstet. 140: 868–874, 1975
(51) *Karran, S., Lane, R. H. S.:* Calculous disease and cholecystitis, in: Wright, Alberti, Karran, Millward-Sandler (Hrsg.): Liver and Biliary Disease, S. 1191–1218. Saunders, London – Philadelphia – Toronto 1979
(52) *Sauerbruch, T.:* Akute Cholezystitis, Pathogenese, in: Siewert, Blum, Farthmann, Lankisch (Hrsg.): Notfalltherapie, S. 342–352. Springer Verlag, Berlin 1982
(53) *Bodvall, B.:* The postcholecystectomy syndromes. Clin. Gastroenterol. 2: 103–126, 1973
(54) *Bodvall, B.:* Computer analysis of postcholecystectomy biliary tract symptoms. Surg. Gynecol. Obstet. 124: 723–732, 1967
(55) *Hess, W.:* Erkrankungen der Gallenwege und des Pankreas. Thieme, Stuttgart 1961
(56) *Schwamberger, K., Troyer, E., Reissigl, H.:* Die ERCP beim Postcholezystektomie-Syndrom. Z. Allg. Med. 55: 442–444, 1979
(57) *Stiehl, A.:* Disturbances of bile acid metabolism in cholestasis. Clin. Gastroenterol. 6 (1): 45–68, 1977
(58) *Diehl, A. K.:* Epidemiology of gallbladder cancer: a synthesis of recent data. J. Ntl. Cancer Inst. 65: 1209–1214, 1980
(59) *Earnest, D. L.:* Manifestations and complications of gallstones. Pract. Gastroenterol. 5: 20–30, 1981

11. Primär sklerosierende Cholangitis

von *Richard Raedsch* und *Adolf Stiehl*

Die primär sklerosierende Cholangitis ist eine seltene Erkrankung. Das männliche Geschlecht ist mit einem Verhältnis von 2:1 bevorzugt betroffen. Der Haupterkrankungsgipfel liegt bei 20 bis 40 Jahren (1). Es handelt sich um eine progrediente Stenosierung der intra- und extrahepatischen Gallengänge mit Entwicklung einer biliären Zirrhose. Die primär sklerosierende Cholangitis tritt gehäuft in Verbindung mit der Colitis ulcerosa auf.

11.1 Ätiologie und Pathogenese

Die Ursache der primär sklerosierenden Cholangitis ist unbekannt. Die Beteiligung von prädisponierenden genetischen und auslösenden äußeren Ursachen werden diskutiert. Zu den äußeren Faktoren gehören Toxine, virale Entzündungen und ein veränderter Immunstatus (2–5). Eine erhöhte Kupferkonzentration im Lebergewebe könnte zumindest für das Fortschreiten der Lebererkrankung verantwortlich sein (6–8). Für eine Beteiligung des Immunsystems spricht das vermehrte Auftreten zirkulierender Immunkomplexe (4) und eine veränderte zelluläre Abwehr (5) bei Patienten mit primär sklerosierender Cholangitis.
Für eine genetische Prädisposition spricht ein signifikant häufigeres Vorliegen von HLA-B 8 bei Patienten mit primär sklerosierender Cholangitis im Vergleich mit einer Normalbevölkerung (9). Auch eine familiäre Häufung der primär sklerosierenden Cholangitis wurde beschrieben (10). So könnte das Zusammenspiel äußerer toxischer oder infektiöser Noxen mit einer entsprechenden genetischen Konstellation den entscheidenden Auslöser für die primär sklerosierende Cholangitis darstellen.
Eine ähnliche Kombination genetischer und äußerer Faktoren wird für die Ätiologie der Colitis ulcerosa diskutiert. Möglicherweise handelt es sich um unterschiedliche Organantworten auf eine gemeinsame Ursache, was auch das häufige Zusammentreffen der primär sklerosierenden Cholangitis mit der Colitis ulcerosa erklären könnte.
Im Leberbiopsiematerial läßt sich in der Regel bei allen Patienten mit primär sklerosierender Cholangitis ein pathologischer Befund erheben (7). Es werden histologisch 4 Stadien der primär sklerosierenden Cholangitis unterschieden. Typischerweise beginnt die Erkrankung mit einer Wandverdickung der Gallengänge und Proliferation der interlobulären Gallengänge *(Stadium 1)*. Über eine periportale Fibrose mit mäßiger zellulärer Infiltration *(Stadium 2)* finden sich dann im *Stadium 3* Bindegewebssepten und Brückennekrosen und schließlich die vollausgebildete biliäre Zirrhose *(Stadium 4)*. Die pathognomonischen Veränderungen finden sich im Frühstadium: die charakteristische fibrosierende-stenosierende Cholangitis mit Ersatz von Gallengangsabschnitten durch Bindegewebsstränge. Dieser Prozeß schreitet bis zum vollständigen Verlust der interlobulären und septalen Gallengänge voran. In den fortgeschrittenen Stadien der primär sklerosierenden Cholangitis ist die histologische Abgrenzung von der primär biliären Zirrhose, der chronisch aktiven Hepatitis und Leberzirrhosen anderer Genese oft nicht möglich.
Der sklerosierende Prozeß kann segmental intra- und extrahepatische Gallengänge und die Gallenblase befallen.
Der Kupfergehalt im Lebergewebe ist erhöht wie bei der primär biliären Zirrhose oder anderen langdauernden Cholestasezuständen.

Primär sklerosierende Cholangitis

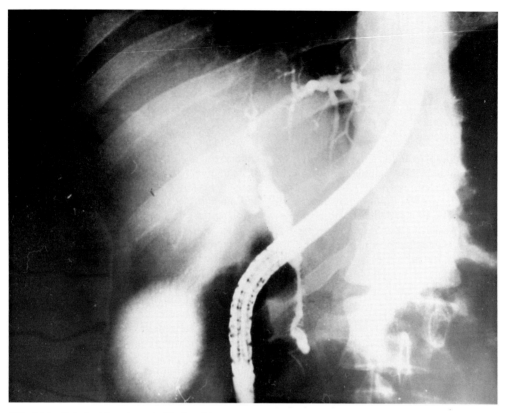

Abb. 11.1: Primär sklerosierende Cholangitis.

11.2 Klinik

Die klinische Symptomatik der primär sklerosierenden Cholangitis beginnt schleichend mit zunehmender Abgeschlagenheit, Gewichtsverlust, Juckreiz und schließlich Ikterus. Der körperliche Untersuchungsbefund kann normal sein. Häufig finden sich jedoch Ikterus und Hepato- und Splenomegalie.

Bei den Laboruntersuchungen fallen pathologisch erhöhte Cholestaseparameter auf. Die alkalische Phosphatase ist bei allen Patienten mit primär sklerosierender Cholangitis erhöht. Die Serum-Transaminasen sind meist leicht erhöht. Das Serum-Bilirubin kann je nach Stadium der Erkrankung noch normal sein oder extreme Anstiege aufweisen. Antimitochondriale Antikörper, Rheumafaktoren, Antikörper gegen glatte Muskulatur und DNS sind in über 90% der Fälle negativ.

Primär sklerosierende Cholangitis und entzündliche Darmerkrankungen: Die primär sklerosierende Cholangitis tritt gehäuft in Kombination mit der Colitis ulcerosa auf (11). Bis zu 70% der Patienten mit primär sklerosierender Cholangitis leiden an Colitis ulcerosa (12). Bei allen Patienten mit primär sklerosierender Cholangitis sollte deshalb auch ohne entsprechende klinische Symptomatik eine röntgenologische oder endoskopische Dickdarmuntersuchung durchgeführt werden. Umgekehrt leiden im Kollektiv der Colitis-ulcerosa-Patienten 4% an einer primär sklerosierenden Cholangitis (13). Die Kolitis geht der primär sklerosierenden Cholangitis in der Regel voraus. Der Verlauf der primär sklerosierenden Cholangitis ist unabhängig vom gleichzeitigen Vorhandensein einer Kolitis (14). Ein Zusammentreffen von primär sklerosierender Cholangitis und Morbus Crohn ist selten (15).

11.3 Diagnostik

Die Diagnose einer primär sklerosierenden Cholangitis ist im allgemeinen eindeutig zu sichern, wenn bei Patienten mit chronischer Cholestase die primär sklerosierende Cholangitis in die differentialdiagnostischen Überlegungen mit einbezogen wird. Insbesondere bei Männern mit chronischer Cholestase und entzündlicher Darmerkrankung muß an dieses Syndrom gedacht werden. Bei Frauen muß die Abgrenzung von der primär biliären Zirrhose erfolgen. Beträchtliche Überlappung kann zwischen den klinischen, biochemischen und histologischen Befunden der primär sklerosierenden Cholangitis und der primär biliären Zirrhose bestehen.
Entscheidende diagnostische Bedeutung kommt der direkten Kontrastmittelfüllung der intra- und extrahepatischen Gallengänge mittels der endoskopischen retrograden Cholangiographie (ERC) oder der perkutanen transhepatischen Cholangiographie (PTC) zu (**Abb. 11.1**). Hierbei stellen sich charakteristische kurzstreckige, zirkulär stenosierte und dazwischenliegende dilatierte Abschnitte der intra- und extrahepatischen Gallengänge dar (16). Im Frühstadium der primär sklerosierenden Cholangitis können diese Veränderungen gelegentlich auch auf die intrahepatischen Gallengänge beschränkt sein (15).
Die Laparoskopie kann zum Ausschluß maligner Lebererkrankungen beitragen.

11.4 Differentialdiagnosen

Differentialdiagnostisch müssen die primär biliäre Zirrhose, Leberzirrhosen anderer Genese, insbesondere sekundäre biliäre Zirrhosen, Lymphome, zystische Fehlbildungen der Gallengänge und das Gallengangskarzinom berücksichtigt werden.

11.5 Therapie

Es gibt keine gesicherte Therapie der primär sklerosierenden Cholangitis. Therapieversuche wurden mit Steroiden, Immunsuppressiva, gallensäurenbindenden Substanzen und D-Penicillamin durchgeführt (17). Bei Patienten mit vorwiegend extrahepatischen Gallengangsstenosen und schwerem Ikterus bzw. Juckreiz kann eine endoskopische Ballondilatation der stenosierten Gallengangsabschnitte versucht bzw. eine chirurgische hepato-biliäre Drainageoperation durchgeführt werden (18, 19). In fortgeschrittenen Fällen der primär sklerosierenden Cholangitis kann, wie bei anderen Fällen von Lebererkrankungen im Endstadium, eine Lebertransplantation erwogen werden (20). Bei Patienten mit gleichzeitig bestehender Colitis ulcerosa führt die Durchführung einer Kolektomie nicht zu einer Heilung der primär sklerosierenden Cholangitis (21).

11.6 Prognose

Die durchschnittliche Überlebenszeit der primär sklerosierenden Cholangitis nach Diagnosestellung liegt bei 6 Jahren (22). Asymptomatische Patienten ohne Ikterus und Juckreiz haben eine bessere Prognose. Von Überlebenszeiten bis 21 Jahre nach Diagnosestellung wurde berichtet (23). Die Patienten versterben in der Regel an Leberversagen.

Literatur

(1) *Chapmann, R. W. G.:* Sclerosing Cholangitis, in: Jewell, D. P., Selly, W. S. (Hrsg.): Topics in Gastroenterology 10. Blackvell 1982
(2) *Bangaru, B., Morecki, R., Glaser, J. H., Gartner, L. M., Horwitz, M. S.:* Comparative studies of biliary atresia in the human newborn and reovirus-induced cholangitis in weaning mice. Lab. Invest. 43: 456–462, 1980
(3) *Morecki, R., Glaser, J. H., Cho, S., Balistreri, W. F., Horwitz, M. S.:* Biliary atresia and reovirus type 3 infection. N. Engl. J. Med. 307: 481–484, 1982
(4) *Bodenheimer, H. C., LaRusso, N. F., Thayer, W. R., Charland, C., Staples, P., Ludwig, J.:* Elevated circulating immune complexes in primary sclerosing cholangitis. Hepatology 3: 150–154, 1983

(5) *McFarlaine, I. G., Wojcicka, B. M., Tsantoulas, D. C., Portmann, B. C., Eddleston, A. L., Williams, R.:* Leucocyte migration inhibition in response to biliary antigens in primary biliary cirrhosis, sclerosing cholangitis and other chronic liver diseases. Gastroenterology 76: 1333–1340, 1979

(6) *Wiesner, R. H., LaRusso, N. F.:* Clinicopathologic features of the syndrome of primary sclerosing cholangitis. Gastroenterology 79: 200–206, 1982

(7) *Ludwig, J., Barham, S. S., LaRusso, N. F., Elveback, L. R., Wiesner, R. H., McCall, J. T.:* Morphologic features of chronic hepatitis associated with primary sclerosing cholangitis or chronic ulcerative colitis. Hepatology 1: 632–640, 1981

(8) *Gross, J. B., Beaver, S. J., McCall, J. T., Ludwig, J., LaRusso, N. F.:* Abnormalities in tests of copper metabolism in primary sclerosing cholangitis: prognostic and diagnostic significance. Gastroenterology 84: 1176, 1983

(9) *Chapman, R. W., Varghese, Z., Gaul, R., Kokinon, N., Paul, G., Sherlock, S.:* Close association between HLA-B 8 and primary sclerosing cholangitis. Gut 22: A871, 1981

(10) *Quigley, E. M. M., LaRusso, N. F., Ludwig, J., MacSween, R. N., Birnie, G. G., Watkinson, G.:* Familial occurrence of primary sclerosing cholangitis and chronic ulcerative colitis. Gastroenterology 85: 1160–1165, 1983

(11) *Thorpe, M. E. C., Scheuer, P. J., Sherlock, S.:* Primary sclerosing cholangitis, the biliary tree and ulcerative colitis. 8: 435–438, 1967

(12) *Chapmann, R. W., Arborgh, B. A., Phodes, J. M., Summerfield, J. A., Dick, R., Scheuer, P. J., Sherlock, S.:* Primary sclerosing cholangitis: a review of its clinical features, cholangiography and hepatic histology. Gut 21: 870, 1980

(13) *Schrumpf, M., Fausa, O., Kalmannskog, F., Elgio, K., Ritland, S.:* Scand. J. Gastroenterol. 15: 689, 1980

(14) *Schrumpf, E., Fausa, O., Kolmanngskog, F., Elgio, K., Ritland, S.:* Sclerosing cholangitis in ulcerative colitis: a follow-up study. Scand. J. Gastroenterol. 17: 33–39, 1982

(15) *LaRusso, N. F., Wiesner, R. H., Ludwig, J., MacCarty, R. L.:* Primary sclerosing cholangitis. N. Engl. J. Med. 310: 899–903, 1984

(16) *MacCarty, R. L., LaRusso, N. F., Wiesner, R. H., Ludwig, J.:* Cholangiographic and pancreatographic features of primary sclerosing cholangitis. Radiology 149: 39–44, 1983

(17) *Schoenfield, L.:* Diseases of the gallbladder and biliary system, S. 330–335. John Wiley, New York 1977

(18) *Cameron, J. L., Maddrey, W. C.:* Sclerosing cholangitis: a new surgical approach. Hepatology 2: 744, 1982

(19) *Pitt, H. A., Thompson, H. H., Tompkins, R. K., Longmire, W. P.:* Primary sclerosing cholangitis: results of an aggressive surgical approach. Ann. Surg. 196: 259–268, 1982

(20) *Starzl, T. E., Iwatsuki, S., Van Thiel, D. H.:* Evolution of liver transplantation. Hepatology 2: 614–636, 1982

(21) *Cooperman, A. M., Judd, E. S.:* The role of colectomy in hepatic disease accompanying ulcerative and granulomatous colitis. Mayo Clin. Proc. 47: 36, 1972

(22) *Warren, K. W., Athanassiades, S., Monge, J. I.:* Primary sclerosing cholangitis: A study of forty-two cases. Am. J. Surg. 11: 23, 1966

(23) *Cutler, B., Donaldson, G. A.:* Primary sclerosing cholangitis and obliterative cholangitis. Am. J. Surg. 117: 502, 1969

12. Pankreaserkrankungen

von *Peter Czygan*

12.1 Akute Pankreatitis

12.1.1 Definition

Seit 1984 wird die Pankreatitis nach der revidierten Marseille-Klassifikation in eine akute und eine chronische Form unterteilt (73). Die akute Pankreatitis verursacht Störungen der exokrinen und endokrinen Pankreasfunktion, wobei über das Ausmaß und die Zeitdauer noch wenig bekannt ist. Nach Wegfall der auslösenden Noxe (n) und/oder Rückbildung aufgetretener Komplikationen heilt das Pankreas in der Regel funktionell und morphologisch aus. Die nach akuter Pankreatitis eventuell zu beobachtenden Pseudozysten oder Narben sind im Sinne einer Defektheilung zu sehen, ein Übergang einer akuten Pankreatitis in eine chronische Form ist äußerst selten.

12.1.2 Epidemiologie

Pro 100 000 Einwohner erkranken 15 bis 20 Personen an einer akuten Pankreatitis (37). Die Inzidenzrate der akuten Pankreatitis beträgt in klinischen Studien 0,35 % (44) und in Obduktionsstatistiken 1,1 %.
Die Alters- und Geschlechtsverteilung der akuten Pankreatitis hängt von den ätiologischen Faktoren ab. So überwiegen bei der biliären Pankreatitis die Frauen (3:1), entsprechend dem häufigeren Auftreten von Gallenwegserkrankungen beim weiblichen Geschlecht, während bei der alkoholinduzierten Pankreatitis die Männer überwiegen (3:1). Der Altersgipfel bei der biliären Pankreatitis liegt zwischen dem 5. und 6. Dezennium, bei der alkoholinduzierten Pankreatitis zwischen dem 2. und 4. Dezennium.

12.1.3 Ätiologie

In der Ätiologie der akuten Pankreatitis steht der Alkohol und das Gallensteinleiden ganz im Vordergrund. Nach einer Sammelstatistik von Ranson et al. (62) aus dem Jahre 1983 ist der Alkohol mit 55 % die häufigste Ursache. In 27 % der Fälle ist eine Choledocholithiasis auslösender Faktor; anderen Faktoren, wie Stoffwechselstörungen, Infektionen, Traumata und Medikamenten, kommt nur eine untergeordnete Bedeutung zu.

12.1.3.1 Alkohol. Bei 55 % der Patienten ist erhöhter Alkoholkonsum die Ursache der akuten Pankreatitis, wobei eine alkoholische Pankreatitis nur auf dem Boden eines jahrelangen Alkoholkonsums mit einer mittleren Alkoholzufuhr von mindestens 60 bis 80 g entsteht (4, 24, 50, 57, 66). Die ersten klinischen Symptome treten im Mittel nach einem Zeitintervall von 11 bis 18 Jahren auf (14), zu einem Zeitpunkt, wo eine Pankreasfibrose oder Kalzifikation im Pankreas nachweisbar sind.

12.1.3.2 Gallenwegserkrankungen. Da häufiger eine Cholelithiasis und selten eine Choledocholithiasis und nur in 3 bis 5 % der Fälle Gallenkonkremente im Bereich der Ampulla vateri gefunden werden (69), wurde ein ursächlicher Zusammenhang zwischen Gallengangskonkrementen und der akuten Pankreatitis lange in Frage gestellt (51). Daß den Gallengangskonkrementen eine wichtige Bedeutung in der Pathogenese der akuten Pankreatitis zukommt, zeigen folgende Untersuchungen: Werden Patienten mit einer akuten Pankreatitis innerhalb von 48 Stunden nach Auftreten der klinischen Symptome operiert, werden bei 75 % Gallenkonkremente in der Ampulla vateri gefunden (2). Weiterhin konnte gezeigt werden, daß in den Faeces, wenn sie sorgfältig auf Konkremente untersucht werden, bei Patienten mit akuter Pankreatitis in 84 bis 95 % Konkremente gefunden werden (1, 33).

12.1.3.3 Morphologische Veränderungen im Bereich der Papille und/oder des Duodenums.
Seltene auslösende Ursachen einer akuten Pankreatitis können ein penetrierendes Duodenalulkus, ein peripapilläres Divertikel und ein Papillen- und/oder Pankreaskarzinom sein. Der Verlauf und die Prognose hängen in erster Linie davon ab, ob und zu welchem Zeitpunkt die auslösende Grunderkrankung diagnostiziert wird.

12.1.3.4 Postoperativ.
Vor allem nach Operationen im Bereiche des Gallengangsystems und des Magens wird postoperativ eine akute Pankreatitis beobachtet. Die Inzidenz schwankt bei insgesamt 16 Studien an 20 886 Patienten (von 1921 bis 1965) zwischen 0,3 und 16 % (32). In einer neueren Studie von Eckert aus dem Jahre 1983 liegt die Inzidenz nur noch bei 0,24 % (15).

12.1.3.5 Traumata.
Beim Kind ist das abdominelle Trauma die häufigste Ursache der akuten Pankreatitis, die Inzidenz beträgt ca. 30 %. Beim Erwachsenen dagegen ist das Trauma als Ursache der akuten Pankreatitis von untergeordneter Bedeutung.

Endoskopisch-retrograde Pankreatikographie (ERP): In ca. 10 % der Fälle wird nach Durchführung einer ERP eine Hyperamylasämie ohne klinische Symptomatik beobachtet, die sich in 90 % der Fälle innerhalb von 12 bis 24 Stunden wieder normalisiert. Bei weniger als 1 % der Fälle kommt es infolge einer ERP zu einer klinisch manifesten akuten Pankreatitis. Diese Komplikationen der ERP können durch vorsichtiges Anfüllen des Pankreasgangsystems mit Kontrastmittel und durch Vermeidung einer Parenchymfärbung verringert werden.

12.1.3.6 Medikamente.
Eine akute Pankreatitis wird nach Einnahme verschiedener Medikamente (Tab. 12.1) beobachtet, wobei nicht immer sicher entschieden werden kann, ob die akute Pankreatitis durch das verdächtigte Medikament oder die damit behandelte Grunderkrankung (Lupus erythematodes, Panarteriitis nodosa, Sjögren-Syndrom [48], Leberzirrhose, Myelom, Nierentransplantationen) verursacht worden ist. Nach Nierentransplantationen wird über das Auftreten einer akuten Pankreatitis in 3 % der Fälle berichtet (22).

Tab. 12.1: Medikamenteninduzierte Pankreatitis (modifiziert nach 22,48)

Gesichert:	Wahrscheinlich:	Diskutiert:
Acethylsalicylsäure, Azathioprin, Chlorothiazid, Furosemid, L-Dopa, Östrogen, Salazosulfapyridin, Sulfonamid, Tetracyclin, Valproinsäure	L-Asparaginase, Chlortalidon, Steroide, Ethacrynsäure, Phenformin, Procainamid	Aminophenazon, Cimetidin, Dicumarol, Heparin, Indometacin, Isoniazid, Paracetamol, Pervitin, Rifampicin

Tab. 12.2: Infektionserkrankungen, bei denen eine „Begleitpankreatitis" beschrieben wurde (modifiziert nach 22)

Viral	Nichtviral
Coxsackie B, Enteroviren, Zytomegalie, Mononukleose, Morbilli, Ornithose, Parotitis epidemica, Pertussis, Rubeola, Variola, Virushepatitis, Varizellen	Aktinomykose, Ecchinokokkose, Leptospirose, Malaria, Morbus Bang, Mycoplasmainfektion, Salmonellose, Soormykose, Syphillis, Toxoplasmose

12.1.3.7 Infektionen.
Virale oder bakterielle Erkrankungen (Tab. 12.2) spielen in der Ätiologie der akuten Pankreatitis nur eine untergeordnete Rolle. Eine Ausnahme ist die Begleitpankreatitis bei Mumps, hier liegt die Inzidenz bei 2,4 % (22). Bei einigen bakteriellen Infektionserkrankungen, wie Typhus, Tuberkulose, M. Bang, bei Malaria und Pilzsepsis werden gelegentlich hämatogene Absiedelungen der Erreger in das Pankreas mit Abszeßbildung beobachtet.

12.1.3.8 Hyperparathyreoidismus.
Bei 7 bis 19 % der Patienten mit Hyperparathyreoidismus und bei 25 % der Patienten mit hyperpara-

thyreoter Krise tritt eine akute Pankreatitis auf (46, 52). Bei 25 bis 45% dieser Patienten werden eine Verkalkung des Pankreas oder Steine im Pankreasgang beobachtet. Als Ursache der akuten Pankreatitis werden ein Verschluß des Pankreasganges durch Steine (verursacht durch erhöhtes Serum-Kalzium), eine Aktivierung von Trypsinogen durch erhöhte Konzentration von Kalzium im Serum und im Pankreassekret sowie ein toxischer Effekt durch die erhöhte Parathormonkonzentration im Serum auf das Pankreas diskutiert.

12.1.3.9 Hyperlipoproteinämie. Bei Patienten mit familiärer Hyperlipoproteinämie Typ I und V nach Fredrickson werden in 30% bzw. 27 bis 41% der Fälle eine Pankreatitis beobachtet (8). Als Ursachen werden eine Embolisation der Pankreasgefäße durch aggregierte Fettpartikel, eine akute Infiltration der Azinuszelle mit Fett und eine erhöhte Freisetzung von freien Fettsäuren durch die erhöhte Konzentration von Lipasen im Pankreas angenommen.

Bei der alkoholinduzierten Pankreatitis ist ebenfalls bei bis zu 38% der Fälle eine Hyperlipoproteinämie zu beobachten, dieser kommt pathogenetisch wahrscheinlich jedoch keine Bedeutung zu.

12.1.3.10 Hereditäre Pankreatitis. Bei der hereditären Pankreatitis handelt es sich um eine autosomal dominante Erkrankung, die bisher bei 195 Familienmitgliedern aus 40 Familien beschrieben worden ist (20). Die Ursache ist unbekannt, in 50% der Fälle werden Steine im Ductus pancreaticus beobachtet. Außerdem besteht bei der hereditären Pankreatitis ein erhöhtes Risiko für Pankreaskarzinom.

12.1.4 Pathophysiologie

Die Autodigestion des Pankreas durch die eigenen Verdauungsenzyme stellt den zentralen Mechanismus in der Pathogenese der akuten Pankreatitis dar. Umstritten sind bisher die Mechanismen der Enzymaktivierung und die Bedeutung der einzelnen Enzyme für die Entstehung der akuten Pankreatitis. Bei der intrapankreatischen Aktivierung von Enzymen kommt dem Trypsin eine zentrale Stellung zu, über die Aktivierung von Trypsin selbst ist bisher wenig bekannt. Die jeweilige pankreatitisauslösende Noxe führt möglicherweise durch oder zusammen mit Sekretstau und lokaler Ischämie intrazellulär zur Aktivierung minimaler Mengen von Trypsin, das infolge einer Permeabilitätsstörung aus der Zelle austritt, in die Zellen der Umgebung eindringt und hier Kininogene zu gefäßaktiven Kininen aktiviert. Diese sind für pathologische Kreislaufreaktionen mit eventuellem Schock bei der akuten Pankreatitis verantwortlich. Gleichzeitig tritt Phospholipase A aus der Zelle aus und wandelt Lezithin der rückfließenden Galle zu Lysolezithin um, das dann wiederum einen irreversiblen Zelluntergang induziert.

Im Zentrum der akuten Pankreatitis steht die Entzündung des Pankreas mit ödematöser Durchtränkung des retroperitonealen Gewebes und Gefäßerosionen mit Blutungen und Nekrosen in einzelnen Teilen oder im gesamten Pankreas. Infolge der Sequestration, verursacht durch Pankreasnekrosen, kann bis zu 30% des Plasmavolumens verlorengehen und einen hypovolämischen Schock induzieren. Hierdurch und durch die Freisetzung vasoaktiver Kinine entwickeln sich Komplikationen, wie Nierenversagen, respiratorische Insuffizienz und Enzephalopathie. Der Verlust an zirkulierendem Volumen wird durch den hinzutretenden Ileus und Erbrechen noch verstärkt. Das Auftreten eines Diabetes mellitus und einer Hypokaliämie, deren Genese nicht endgültig geklärt ist, kann zu weiteren Komplikationen führen.

Für die respiratorische Insuffizienz werden sogenannte Shunt- und Totraumeffekte diskutiert (6). Mikrothromben in den Lungenkapillaren (vermehrt anflutendes Trypsin in der Lunge induziert Thrombozytenaggregate) und anhaltende Vasokonstriktion (verursacht durch biogene Amine) führen zu einer Endothelschädigung mit Steigerung der Permeabilität (interstitielles Ödem) und Nekrosen im Endothel der Endstrombahn. Shuntbildungen sind die Folge (**Abb. 12.1**).

Durch die Spaltung und Zerstörung des Surfactant (phospholipidhaltige Substanz in der Alveole, die für die Aufrechterhaltung der permanenten Oberflächenspannung in der Alveole notwendig ist) durch Lecithinase, die aus den Pankreasnekrosen freigesetzt wird, kollabieren die Alveolen. Durch Perfusion nicht mehr ventilierter Lungenabschnitte kommt es infolge mangel-

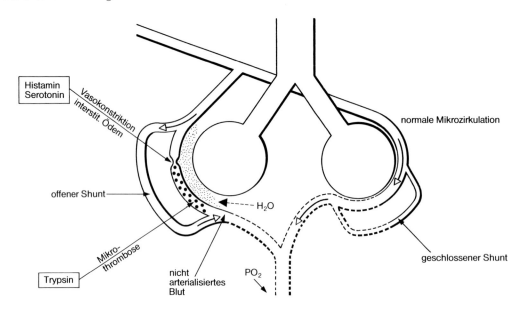

Abb. 12.1 Shunteffekt bei akuter Pankreatitis (nach 6)

hafter Sauerstoffaufnahme zur Hypoxämie (**Abb. 12.2**).

12.1.5 Morphologie

Das initiale pathogenetische Ereignis, das eine akute Pankreatitis auslösen kann, erfolgt durch Schädigung der Azinuszelle. Pathologisch-anatomisch wird die akute Pankreatitis in eine ödematöse und eine hämorrhagisch-nekrotisierende Form unterteilt. Die ödematöse Form, die gewöhnlich selbstlimitierend ist, ist durch die Größenzunahme des Pankreas bis auf das 2- bis 3fache charakterisiert. Pathologisch-anatomisch besteht eine Schwellung und Induration des Drüsengewebes ohne Nekrosen oder Blutaustritt. Bei der fulminant verlaufenden hämorrhagisch-nekrotisierenden Pankreatitis besteht das Pankreas aus einer Tumormasse, übersät von Nekrosen, die zum Teil in Abszesse oder Pseudozysten übergehen und aus ausgedehnten hämorrhagischen Bezirken. Daneben sind Fettnekrosen im umliegenden Gewebe und hämorrhagischer Aszites fast immer vorhanden.

12.1.6 Symptomatologie

Die Symptome der akuten Pankreatitis unterscheiden sich nicht wesentlich von dem akuten Schub einer chronischen Pankreatitis. Wichtig ist die Anamnese über Gallenwegserkrankungen, rezidivierende Oberbauchschmerzen in früheren Jahren, besonders nach opulenten Mahlzeiten und/oder Alkoholgenuß. Die wichtigsten klinischen Symptome der akuten Pankreatitis (26) sind in **Tab. 12.3** zusammengefaßt. Leitsymptom ist der meist 12 bis 48 Stunden nach einer opulenten Mahlzeit oder einem Alkoholexzeß

Tab. 12.3: Klinische Symptome bei der akuten Pankreatitis

Schmerzen	> 90 %
Übelkeit/Erbrechen	75–90 %
Meteorismus/Ileus	60–85 %
Fieber	60–80 %
Schock	35–60 %
Ikterus	10–25 %
Palpabler Tumor im Abdomen	5–20 %

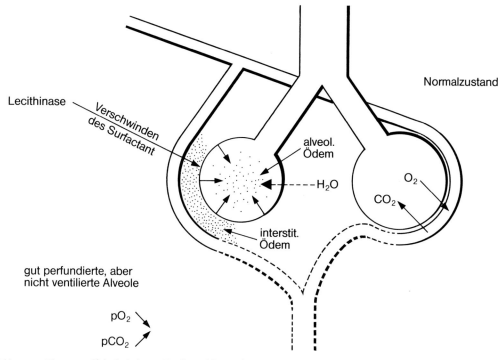

Abb. 12.2 Totraumeffekt bei akuter Pankreatitis (nach 6)

schlagartig einsetzende starke, fast unerträgliche Oberbauchschmerz, der bei über 90% der Patienten vorhanden ist. Dieser Schmerz wird in über 50% der Fälle im Epigastrium, in 50 bis 20% der Fälle im linken, gelegentlich auch im rechten Oberbauch lokalisiert. Eine Ausstrahlung des Schmerzes in den Rücken wird bei 40 bis 50% der Patienten beobachtet.

Häufig korreliert die Heftigkeit des Schmerzes mit dem Schweregrad der Erkrankung. Ausnahmen hiervon gibt es bei älteren Menschen und bei Diabetikern. Bei 70 bis 90% der Fälle wird die Schmerzsymptomatik von Übelkeit, Brechreiz und Erbrechen begleitet. Bei leichten Formen der akuten Pankreatitis besteht nur ein lokaler Druckschmerz im Oberbauch, bei schweren Formen ein diffuser Schmerz, der auf eine diffuse Peritonitis hinweist. Je nach Schweregrad der akuten Pankreatitis kommt es zur Ausbildung eines Ileus. Bei normaler Darmfunktion bzw. leichtem Subileus liegt in der Regel keine schwere Form der akuten Pankreatitis vor, so daß das Symptom Ileus einen gewissen Parameter für die Prognose der Erkrankung darstellt. Weitere vom Schweregrad der Erkrankung abhängige Begleiterscheinungen, die zu Beginn oder im Laufe der ersten Tage der Erkrankung auftreten können, sind Blutdruckabfall bis hin zum Kreislaufschock mit entsprechender reaktiver Tachykardie, eine respiratorische Insuffizienz, eine Oligurie bis zum akuten Nierenversagen, die Ausbildung eines Aszites und eines Ikterus (**Tab. 12.4**).

Tab. 12.4: Komplikationen bei der akuten Pankreatitis

Schock	35–60%
Diabetes mellitus	25–60%
Ateminsuffizienz	20–60%
Enzephalopathie	bis 50%
Sepsis	10–30%
Hypokalzämie	10–30%
Anurie	5–20%
Abszesse/Pseudozysten	5–10%
Gastrointestinale Blutung	3–10%

Tab. 12.5: Stadieneinteilung der akuten Pankreatitis

Kriterium	Stadium I	Stadium II	Stadium III
Abwehrspannung	fehlt	umschrieben	diffus
Manifeste Organkomplikation	keine	selten	häufig
Sonographie/CT	überwiegend ödematös	umschriebene Nekrosen	ausgedehnte Nekrosen

Die akute Pankreatitis wird aufgrund klinischer Befunde und biochemischer Kriterien in 3 Schweregrade eingeteilt (**Tab. 12.5**). Auf den Schweregrad I und II entfallen ungefähr 90 % aller klinisch diagnostizierten Pankreatitiden (70).

12.1.7 Diagnose

12.1.7.1 Laborbefunde. Bei der Diagnosestellung der akuten Pankreatitis steht die Enzymentgleisung im Vordergrund, wobei die Amylase ($t^1/_2$ = 11,5 Stunden) und Lipase ($t^1/_2$ = 8,0 Stunden) diagnostisch verwertbar sind. Da die Amylasebestimmung unempfindlich gegen pH-Verschiebungen und Temperaturschwankungen ist, keine Interferenz mit Bilirubin, Hämoglobin oder Glukose zeigt und im Serum und Urin sehr einfach nachweisbar ist, wurde sie der bis vor kurzem methodisch aufwendigeren Lipasebestimmung (turbimetrisch, Enzymimmunoassay), obwohl diese organspezifisch ist, vorgezogen.

Eine Korrelation zwischen dem Ausmaß der Enzymentgleisung (Lipase, Amylase) und dem Schweregrad der Pankreatitis besteht nicht. Normale Lipase- oder Amylasekonzentrationen können beobachtet werden, wenn die Bestimmung erst später als 3 Tage nach Beginn der Erkrankung durchgeführt wird und wenn die akute Pankreatitis mit einer massiven Zerstörung des Pankreas einherging.

Die höchsten Amylasewerte werden im Aszites und im Urin gefunden. Die gleichzeitige Bestimmung der Amylase- und Kreatinin-Clearance erlaubt auch bei Niereninsuffizienz die Diagnose: Pankreatitis.

Eine erhöhte Amylasekonzentration im Serum kann auch bei anderen Erkrankungen, wie Ulkusperforation, Ileus, Mesenterialarterienverschluß, Peritonitis, akuter Cholezystitis, Extrauteringravidität, Parotitis und Niereninsuffizienz, beobachtet werden.

Neben der Lipase und Amylase werden bei der akuten Pankreatitis erhöhte Konzentrationen von Desoxiribonuklease, Melastin I und II, Phospholipase A II, Carboxipeptidase A und B gefunden; entsprechende Testsysteme stehen zur Zeit für das Routinelabor aber noch nicht zur Verfügung.

Im Verlaufe der akuten Pankreatitis werden außer der „Enzymentgleisung" noch weitere la-

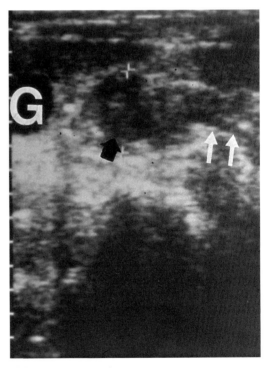

Abb. 12.3 Sonographie (Transversalschnitt): Akute Pankreatitis mit Kopfschwellung (→). V. lienalis (⇒). Gallenblase (G).

Akute Pankreatitis

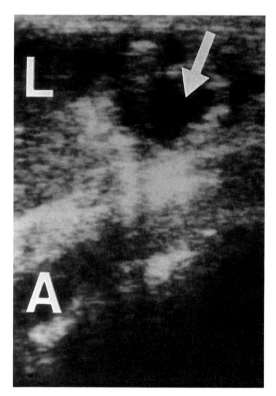

Abb. 12.4 Sonographie (Längsschnitt): Akute Pankreatitis mit umschriebener Nekrose (→) im Kopfbereich. Leber (L), Aorta (A).

borchemische Veränderungen beobachtet, die jedoch unspezifisch sind.

12.1.7.2 Sonographie. Mittels Sonographie kann die Diagnose akute Pankreatitis in 67 bis 95% der Fälle (21, 38, 42) verifiziert werden. Es findet sich eine diffuse oder lokale Vergrößerung des Organs und eine erhöhte Schalltransparenz des Pankreas. Die Organkonturen sind meistens als Folge des Ödems verwaschen, und eine Abgrenzung zur Milzvene und/oder Vena mesenterica superior ist nicht mehr möglich (Abb. 12.3; Abb. 12.4).

Der Vorteil der Sonographie ist die Möglichkeit zu engmaschigen Kontrollen, die den Patienten nicht belästigen und den Übergang von einer ödematösen in eine hämorrhagisch-nekrotisierende Form mit Nekrosebildung, Abszedierung und Aszitesbildung, aber auch die Entwicklung von Pseudozysten frühzeitig erkennen lassen. Weiterhin kann eine Cholelithiasis frühzeitig erkannt werden. Ein Nachteil der Sonographie ist, daß wegen der häufig erheblichen Gasansammlung im Magen und Darm eine vollständige Beurteilung der Pankreasregion erschwert ist.

12.1.7.3 Computertomographie. Die Computertomographie soll bei der akuten Pankreatitis durchgeführt werden, wenn mit Hilfe der Sonographie die Frage der Abszedierung und/oder die Ausdehnung der Nekrosen wegen Darmgasüberlagerungen oder Adipositas nicht beurteilt werden kann. Die zusätzliche Kontrastmittelgabe, zum Beispiel durch gezielte Bolusinjektion, bringt die intra- und peripankreatischen Gefäße deutlicher zur Darstellung und führt zum „homogenen Enhancement" des Parenchyms.

12.1.7.4 Röntgenuntersuchungen. In 40 bis 60% der Fälle finden sich bei der akuten Pankreatitis röntgenologische Veränderungen, die jedoch nicht pathognomonisch sind. Bei der Abdomenleeraufnahme können „Sentinal-loop-Zeichen", ein „Colon-cut-off-Zeichen", Spiegelbildungen, ein verwaschener Psoasschatten und Weichteilschatten im Epigastrium (Pseudozysten) beobachtet werden. Verkalkungen im Pankreasbereich sprechen immer für das Vorliegen einer chronischen Pankreatitis. Bei der Thoraxaufnahme können Plattenatelektasen, Zwerchfellhochstand und vor allem linksseitige Pleuraergüsse sowie ein interstitielles Ödem beobachtet werden.

12.1.7.5 Endoskopisch-retrograde Cholangio- und Pankreatikographie (ERCP). Die Indikation zur ERCP ist gegeben, wenn durch die Anamnese, Klinik, Sonographie und/oder Computertomographie der Verdacht auf eine biliäre Pankreatitis (dilatierter Ductus choledochus, Nachweis einer Cholelithiasis/Choledocholithiasis) besteht.

12.1.8 Überwachungsprogramm

Um die Progredienz und/oder Komplikationen der akuten Pankreatitis rechtzeitig zu erkennen, ist eine Intensivüberwachung notwendig. Die entsprechenden Untersuchungen sind in **Tab. 12.6** zusammengefaßt.

Tab. 12.6: Überwachungsprogramm bei der akuten Pankreatitis

1stündlich:	Blutdruck, Puls, Urinausscheidung
6stündlich:	Arterielle Blutgase, ZVD, Blutzucker, Hämatokrit, Flüssigkeitsbilanz
12stündlich:	Klinische Untersuchung, Serumelektrolyse, Temperatur
täglich:	Sonographie, Leuko-, Thrombo-, Erythrozyten, Hämatokrit, Amylase/Lipase, Kreatinin, Albumin und Kalzium im Serum, Prothrombinzeit, PTT, Fibrinogen

12.1.9 Verlauf und Prognose

Die akute Pankreatitis wird je nach Schweregrad in verschiedene Stadien unterteilt, wobei sich die Einteilung nach Schönborn (70) in eine ödematöse (Stadium I), eine ödematös-hämorrhagische (Stadium II) und eine hämorrhagisch-nekrotisierende Pankreatitis mit Schockorganen (Stadium III) durchgesetzt hat.
Der Verlauf der akuten Pankreatitis ist äußerst variabel. Die Prognose läßt sich bei Beginn der Erkrankung nicht sicher abschätzen, sie hängt vor allem davon ab, ob es sich um eine ödematöse Pankreatitis handelt oder ob die ödematöse Form in eine hämorrhagisch-nekrotisierende Form übergeht. Die prognostisch ungünstigen

Tab. 12.7: Prognostisch ungünstige Parameter bei der akuten Pankreatitis (modifiziert nach 61)

Bei Diagnosestellung:	
Blutzucker	> 200 mg%
Leukozytose	> 16 000/ul
LDH	> 350 U/L
SGOT	> 120 U/L
Innerhalb von 24 Stunden nach Diagnosestellung:	
Hämatokritabfall	> 10%
Serumkalzium	< 2.0 mmol/L
Basendefizit	> 4.0 mmol/L
Harnstoffanstieg	> 5 mg%
Arterieller pO_2	< 60 mm Hg
Flüssigkeitsdefizit	> 6 L

klinischen und laborchemischen Parameter sind in **Tab. 12.7** aufgeführt.
Jeder dieser Parameter korreliert mit eventuell auftretenden Komplikationen bzw. mit einer erhöhten Letalitätsrate während der ersten 7 Tage nach Auftreten der klinischen Symptomatik (63).

12.1.10 Konservative Therapie

Die Behandlungsmaßnahmen der akuten Pankreatitis richten sich nach dem jeweiligen Stadium der Erkrankung. Da der Verlauf der akuten Pankreatitis nicht voraussehbar ist, soll bei jeder akuten Pankreatitis, unabhängig vom Schweregrad, eine standardisierte Intensivtherapie über mindestens 4 Tage durchgeführt werden. Eine enge Konsultation mit dem Chirurgen ist Voraussetzung, um den Zeitpunkt (Übergang von Stadium II nach III) für eine chirurgische Intervention nicht zu versäumen (39, 60).

12.1.10.1 Volumensubstitution. Im Vordergrund der Therapie der akuten Pankreatitis steht die Vermeidung bzw. die Behebung des Kreislaufschocks. Durch Übertritt von Flüssigkeit und Blut in die Pankreasloge und in das Abdomen können bis zu 30% des gesamten intravasalen Volumens verlorengehen (27). Dies kann noch durch Verluste von Flüssigkeit in den Darm bei bestehendem Ileus oder durch Erbrechen verstärkt werden.
Selbst bei einer leichten Pankreatitis ist auf die reichliche parenterale Flüssigkeitszufuhr zu achten, da zu Beginn der Erkrankung die weitere Entwicklung nicht vorhersehbar ist. Als Minimum sollen 4 bis 5 Liter Flüssigkeit pro 24 Stunden infundiert werden. Physiologische Kochsalzlösungen oder Elektrolytlösungen genügen in den leichteren Stadien; Humanalbumin, Plasmaexpander und eventuell Vollblut sind bei den schweren Verlaufsformen notwendig. Die Kontrolle der Volumenzufuhr erfolgt immer durch Messung des zentralen Venendrucks oder des pulmonalen Drucks mit Hilfe eines Swan-Ganz-Katheters.
Wichtig ist die Substitution von Kalium, da häufig eine Hypokaliämie beobachtet wird. Die Hypokalzämie ist meistens auf die Hypoalbuminämie (29) zurückzuführen. Da die Hypokalzämie in der Pathogenese der akuten Pankreatitis eine Rolle zu spielen scheint, soll die Korrek-

tur der Hypokalzämie sehr zurückhaltend angegangen werden.

Die Frage der parenteralen Hyperalimentation wird kontrovers diskutiert. Einerseits wird über eine Stimulation der Pankreassekretion (35), andererseits über eine Reduzierung der Pankreassekretion (Volumen, Amylase) bei gleichbleibender Bikarbonatsekretion berichtet (68).

12.1.10.2 Nulldiät/Magensonde. Die Nulldiät und das kontinuierliche Absaugen von Magensaft über eine liegende Magensonde zielen auf eine Ruhigstellung des Pankreas und die Entlastung des Darms. In 5 kontrollierten Studien, in denen überwiegend Patienten mit einer ödematösen Pankreatitis behandelt wurden, wurde durch den Einsatz einer Magensonde der klinische Verlauf nicht positiv beeinflußt (16, 18, 43, 45, 54, 55). Ein kontinuierliches Absaugen von Magensaft über eine Magensonde scheint erst notwendig, wenn ein Ileus klinisch manifest ist. Mit einer oralen Nahrungsaufnahme soll erst dann begonnen werden, wenn die klinische Symptomatik sich entscheidend gebessert hat (Subileus/Ileus, abdominelle Schmerzen, Fieber, Leukozytose) und die Serum-Amylase wieder im Normbereich liegt, da bei zu früher oraler Nahrungsaufnahme häufig ein Rezidiv beobachtet wird.

12.1.10.3 Schmerztherapie. Bei der Behandlung der Schmerzsymptomatik hat sich die parenterale Applikation von Procainhydrochlorid bewährt. Procainhydrochlorid (z. B. Novocain®) soll als kontinuierliche Dauerinfusion in einer Dosis von 1 bis maximal 2 g pro 24 Stunden appliziert werden, höhere Dosen können zur Blockierung des Reizleitungssystems am Herzen führen. Kann durch Procainhydrochlorid keine ausreichende Schmerzlinderung erzielt werden, können Pentazocin, Pethidin oder Tilidin verwendet werden. Morphin ist wegen der Tonisierung des Sphincter oddi kontraindiziert. Spasmolytika sind nicht zu empfehlen, da ihre Wirkung oft nicht ausreichend ist und sie die Darmtätigkeit paralysieren.

12.1.10.4 Arzneimitteltherapie. Die Gabe von *Antazida* ist bei der akuten Pankreatitis wegen eines Subileus oder Ileus kontraindiziert. Der Einsatz von *H₂-Rezeptorenblockern* wird kontrovers diskutiert, da Cimitidin einerseits die Mortalitätsrate negativ beeinflußt (64), andererseits aber die prognostisch ungünstigen Parameter auch signifikant verbessert (59) und in anderen Studien den Verlauf der Erkrankung nicht beeinflußt (7, 45, 55, 71, 72). *Anticholinergika* wie z. B. Atropin hemmen bei gesunden Probanden die vagal stimulierte Trypsinausschüttung (5). Da jedoch der klinische Wirkungsnachweis fehlt (9) und ein Ileus begünstigt wird, soll auf die Gabe von Atropin generell verzichtet werden. *Glukagon, Calcitonin* und *Somatostatin* hemmen die basale und stimulierte Magen- und Pankreassekretion (12) und bieten sich daher theoretisch zur Ruhigstellung des Pankreas an. Prospektive Studien haben jedoch gezeigt, daß Glukagon (13, 19, 53) weder den Verlauf der akuten Pankreatitis, das Auftreten von Komplikationen noch die Letalität positiv beeinflußt, während Calcitonin (vom Lachs) (23, 56) eine schnellere Schmerzfreiheit bei geringerem Analgetikaverbrauch, eine schnellere und häufigere Normalisierung der Serum-Amylase und -Lipase bewirkt. Ein günstiger Einfluß von Calcitonin auf die Gesamtmortalität wurde allerdings nicht nachgewiesen (23, 56). In einer prospektiv kontrollierten multizentrischen Studie wurde der Effekt von Somatostatin bei der akuten Pankreatitis überprüft, nach ersten Mitteilungen sind die Ergebnisse enttäuschend (39). *Aprotinin* hemmt die Aktivität von Kallikrein, Trypsin, Chymotrypsin und Plasmin (75). In einer kontrollierten Studie konnten Trapnell et al. 1974 durch den Einsatz von Aprotinin bei Patienten mit biliärer und idiopathischer Pankreatitis die Mortalität deutlich senken (Mortalität in der Verumgruppe: 7 %, in der Plazebogruppe: 25 %). Dieses günstige Ergebnis konnte in mehreren kontrollierten Studien nicht bestätigt werden (19, 30, 53).

Gabexatmesilat (FOY), ein weiterer exogener Proteaseinhibitor mit niedrigem Molekulargewicht, soll gegenüber Aprotinin klinische Vorteile aufweisen (3). Der Einsatz von Gabexatmesilat bei der akuten Pankreatitis befindet sich aber noch im experimentellen Stadium. Auch die Anwendung von Phospholipase-A-Inhibitoren und plasminogenen Hemmkörpern befindet sich im experimentellen Stadium. *Antifibrinolytika* wie Epsilonaminocapronsäure (EACA) oder Paraaminomethylbenzolsäure (PAMBA) hemmen Plasmin und Trypsin und steigern die Antitrypsinaktivität im Plasma. In einer kontrollierten Studie (36) zeigte sich klinisch kein positiver Effekt. Bei der experimentellen Pankreatitis werden im Aszites biologisch aktive Substanzen nachgewiesen, die eine blutdrucksenkende Eigenschaft besitzen (41). Durch eine frühzeitig durchgeführte *Peritonealdialyse* kann die Überlebenszeit bei der experimentellen Pankreatitis verlängert werden (40). In einer multizentrischen Studie konnte bei 91 Patienten mit vorwiegend idiopathischer Pankreatitis kein positiver Effekt durch die Peritoneallavage erzielt werden (49). Dieses Ergebnis steht im Gegensatz zu der prospektiven Untersuchung von Stone et al. 1980 (74), die überwiegend jüngere Patienten mit alkoholischer Pankreatitis mittels Peritoneallavage behandelten. In 3 kontrollierten Studien (11, 17, 28) konnte bei Patienten mit akuter alkoholinduzierter Pankreatitis der Nutzen einer prophylaktischen Therapie mit *Ampicillin* nicht nachgewiesen werden. Seit Robertz et al. 1979 (65) zeigen konnten, daß Ampicillin nicht im Pankreassaft nachweisbar ist, müssen diese Studien (11, 17, 28) in einem neuen Licht gesehen werden. Bei einer akuten Pankreatitis mit schwerer Verlaufsform und Fieber wird von Lankisch eine Antibiotikatherapie mit Mezlocillin, Cefalotin und Cefamandol empfohlen (28), da diese Antibiotika bei der experimentellen Pankreatitis in den Pankreassaft übertreten.

12.1.10.5 Endoskopische Papillotomie. Bei der biliären Pankreatitis werden durch eine Operation innerhalb von 48 Stunden nach Auftreten der ersten klinischen Symptome septische Komplikationen verhindert und die Mortalität auf unter 3% gesenkt (47, 58). Als Alternative zum operativen Vorgehen hat sich die endoskopische Papillotomie (spontaner Steinabgang, Steinextraktion) in den letzten Jahren durchgesetzt (10, 47, 58, 67).

12.1.10.6 Respiratorische Insuffizienz. Die Indikation zu einer Sauerstofftherapie ist gegeben, wenn der pO_2-Druck kleiner als 70 mm Hg abfällt. Durch die O_2-Gabe kann die Letalität signifikant gesenkt werden (31). Nimmt die respiratorische Insuffizienz trotz O_2-Gabe zu, muß sofort mit einer maschinellen Beatmung mit PEEP begonnen werden (25). Ob die zusätzliche Gabe von hohen Dosen Methylprednisolon durchgeführt werden soll (Schutzeffekt für das Surfactant in den Alveolen, positiver Einfluß auf die kapilläre Anoxie durch Verschieben der Hämoglobindissoziationskurve nach rechts), ist umstritten (Glukocorticoide können per se eine akute Pankreatitis induzieren). Die zerebrale Hypoxie, die sich in Angst- und Agitationszuständen manifestieren kann und damit das Bild eines Dilirium tremens imitiert, führt häufig dazu, daß sedierende Medikamente mit antidepressiver Wirkung verabreicht werden, wodurch die Hypoxie noch verschlimmert wird.

12.1.10.7 Niereninsuffizienz. Treten ein Kreatininanstieg oder eine Oligurie auf, muß zuerst mittels ZVD- und/oder pulmonaler Druckmessung eine Hypovolämie ausgeschlossen werden. Nach ausreichender Volumensubstitution wird eine diuretische Therapie, zuerst mit Furosemid, bei Nichtansprechen mit Mannit (250 ml 20%iges Mannit über 30 Minuten i.v.), begonnen. Bei einem Kreatininanstieg über 4 mg% ist die Indikation zur Hämodialyse oder Peritonealdialyse mit oder ohne chirurgische Drainage gegeben.

12.1.11 Komplikationen

Von den Komplikationen der akuten Pankreatitis (vgl. **Tab. 12.4**) ist die schwerwiegendste der Kreislaufschock, der in bis zu 50% der letal verlaufenden Fälle die unmittelbare Todesursache darstellt. Als weitere vital bedrohliche Komplikationen sind das akute Nierenversagen, die pulmonalen Komplikationen, die gastrointestinalen Blutungen, die Sepsis und die Enzephalopathie anzusehen.
Die Letalität der akuten Pankreatitis ist abhängig vom Schweregrad der Erkrankung. So beträgt die Gesamtletalität der akuten Pankreatitis ca. 11%, die der ödematösen Form (Stadium I) 6%, die der ödematös-hämorrhagischen Form (Stadium II) 43% und der hämorrhagisch-nekrotisierenden Form (Stadium III) 80 bis 100% (60, 61, 70). Ein akutes Nierenversagen und eine pulmonale Insuffizienz verschlechtern die Prognose erheblich; liegen diese Komplikationen bei einer hämorrhagisch-nekrotisierenden Pankreatitis vor, ist die Prognose infaust. Die Letalität der akuten Pankreatitis ist nicht nur von dem Schweregrad der Erkrankung, sondern auch von der Ätiologie abhängig. So beträgt die Letalität bei der alko-

holinduzierten Pankreatitis 3,8 %, bei der biliären Pankreatitis 6,8 % und bei der postoperativ-induzierten Form 43,5 % (60, 61). Die Prognose ist ungünstig, wenn eine steroidinduzierte Pankreatitis (78 %), eine Pankreatitis bei Patienten mit Nierentransplantation (50 bis 70 %) oder während der Schwangerschaft (24 %) auftritt (22).

12.1.12 Chirurgische Therapie

Führen die intensivmedizinischen Maßnahmen zu keinem erkennbaren Erfolg oder entwickelt sich eine hämorrhagisch-nekrotisierende Form der Pankreatitis (Stadium III), muß operativ vorgegangen werden.

Literatur

(1) *Acosta, J. M., Ledesma, C. L.:* Gallstone migration as a cause of acute pancreatitis. New England Journal of Medicine 290: 484, 1974

(2) *Acosta, J. M., Pellegrini, C. A., Skinner, D. B.:* Etiology and pathogenesis of acute biliary pancreatitis. Surgery 88: 118, 1980

(3) *Adler, G. et al.:* General and selective inhibition of pancreatic enzyme discharge using a proteinase inhibitor (FOY-305). Klin. Wschr. 62: 406, 1984

(4) *Ammann, R. W.:* Zur Klinik und Differentialdiagnose der chronischen Pankreatitis. Schweiz. med. Wschr. 110: 1322, 1980

(5) *Anagnostides, A. et al.:* Sham feeding and pancreatic secretion. Evidence for direct vagal stimulation of enzyme output. Gastroenterology 87: 109, 1984

(6) *Boumghar, M., Cavin, R.:* Respiratorische Komplikationen bei schwerer akuter Pankreatitis. Schweiz. Rundschau Med. 38: 1394, 1978

(7) *Broe, P. J., Zinner, M. J., Cameron, J. L.:* A clinical trial of cimetidine in acute pancreatitis. Surgery, Gynecology and Obstetrics 154: 13, 1982

(8) *Buch, A., Buch, J., Carlsen, A., Schmidt, A.:* Hyperlipidemia and pancreatitis. World Journal of Surgery 4: 307, 1980

(9) *Cameron, J. L., Mehigan, D., Zuidema, G. D.:* Evaluation of atropine in acute pancreatitis. Surgery, Gynecology and Obstetrics 148: 206, 1979

(10) *Classen, M., Ossenberg, W. et al.:* Pancreatitis – an indication for endoscopic papillotomy? Endoscopy 10: 223, 1978

(11) *Craig, R. M., Dordal, E., Myles, L.:* The use of ampicillin in acute pancreatitis. Annals of Internal Medicine 83: 831, 1975

(12) *Dürr, G., Dürr, H.-K.:* Acute pancreatitis, in: Howat, H. T., Sarles, H. (Hrsg.): The exocrine pancreas. Saunders, London 1979

(13) *Dürr, H. K., Maroske, D., Zelder, O., Bode, J. C.:* Glucagon therapy in acute pancreatitis. Report for an double-bild trial. Gut 19: 175, 1978

(14) *Durbec, J. P., Sarles, H.:* Relationship between the relative risk of developing chronic pancretitis and alcohol, protein and lipid consumption. Digestion 18: 337, 1978

(15) *Eckert, P.:* Postoperative Pankreatitis. Diagnostik und Intensivtherapie 8: 10, 1983

(16) *Field, B. A., Hepner, G. W., Shabot, M., Schwartz, A. A., State, D., Worthen, N., Wilson, R.:* Nasogastric suction in alcoholic pancreatitis. Digestive Diseases and Sciences 24: 339, 1979

(17) *Finch, W. T., Sawyers, J. L., Schenker, S.:* A prospective study to determine the efficacy of antibiotics in acute pancreatitis. Annals of Surgery 183: 667, 1976

(18) *Fuller, R. K., Loveland, J. P., Frankel, M. H.:* An evaluation of the efficacy of nasogastric suction treatment in alcoholic pancreatitis. American Journal of Gastroenterology 75: 349, 1981

(19) *Gauthier, A., Gillet, M., Di Constanzo, J., Camelot, J., Maurin, P., Sarles, H.:* Etude contrôlée multicentrique de l'aprotinine et du glucagon dans le traitement des pancréatites aiguës. Gastroenterologie Clinique et Biologique 2: 777, 1978

(20) *Girard, R. M., Duké, S., Archambault, A. P.:* Hereditary pancreatitis: report of an affectet Canadian kindred and review of die disease. Can. Med. Ass. J. 125: 576, 1981

(21) *Gmelin, E., Weis, H. D., Fuchs, H. D., Reiser, R.:* Vergleich der diagnostischen Treffsicherheit von Sonographie, Computertomographie und ERCP. Fortschr. Röntgenstrahlen 134: 136, 1981

(22) *Goebell, H., Hotz, J.:* Die Begleitpankreatitis. Internist 20: 377, 1979

(23) *Goebell, H., Ammann, R., Herfarth, C., Horn, J., Hotz, J., Knoblauch, M., Schmid, M., Jaeger, M., Akovbiantz, A., Linder, E., Abt, K., Nuesch, E., Barth, E.:* A double-blind trial of synthetic salmon calcitonin in the treatment of acute pancreatitis. Scandinavian Journal of Gastroenterology 14: 881, 1979

(24) *Goebell, H., Singer, M. V.:* Wirkungen von Alkohol am menschlichen und am tierischen Pankreas. Leber Magen Darm 8: 304, 1978

(25) *Hayes, M. E., Rosenbaum, R. W., Zibelmann, M., Matsumoto, T.:* Adult respiratory distress syndrome in association with acute pancreatitis. Evaluation of positive and expiratory pressure ventilation and pharmacologic doses of steroids. American Journal of Surgery 127: 314, 1974

Pankreaserkrankungen

(26) *Hollender, L. F., Lehnert, P., Wanke, M.:* Akute Pankreatitis. Eine interdisziplinäre Synopsis. Urban & Schwarzenberg, München – Wien – Baltimore 1983
(27) *Hotz, J.:* Therapie der akuten Pankreatitis. Dtsch. med. Wschr. 107: 265, 1982
(28) *Howes, R., Zuidema, G. D., Cameron, J. L.:* Evaluation of prophylactic antibiotics in acute pancreatitis. Journal of Surgical Research 18: 197, 1975
(29) *Imrie, C. W., Benjamin, I. S., Ferguson, J. C., McKay, A. J., Mackenzie, I., O'Neill, J., Blumgart, L. H.:* A single-centre double-blind trial of trasylol therapy in primary acute pancreatitis. British Journal of Surgery 65: 337, 1978
(30) *Imrie, C. W., Blumgart, L.:* Acute pancreatitis: A prospective study on some factors in mortality. Bulletin de la Société. Internationale de Chirurgie (Bruxelles) 6: 601, 1975
(31) *Imrie, C. W., Allam, B. F., Ferguson, J. J.:* Hypocalcemia of acute pancreatitis: the effect of hypoalbuminaemia. Current Medical Research Opinion 4: 101, 1976
(32) *Job, J. N.:* Pancreatic injuries, postoperative pancreatitis and pancreatic fistulus, in: Buckus, H. L. (Hrsg.): Gastroenterology, Bd. III, S. 1081. W. B. Saunders, Philadelphia – London – Toronto 1976
(33) *Kelly, T. R.:* Gallstone pancreatitis: pathophysiology. Surgery 80: 488, 1976
(34) *Kelly, T. R.:* Gallstone pancreatitis: The timing of surgery. Surgery 88: 345, 1980
(35) *Kelly, A. G., Nahrwold, D. L.:* Pancreatic secretion in response to an elemental diet and intravenous hyperalimentation. Surgery, Gynecology and Obstetrics 143: 87, 1976
(36) *Kontinnen, Y. P.:* Epsilon-aminocaproic acid in the treatment of acute pancreatitis. Scandinavian Journal of Gastroenterology 6: 715, 1971
(37) *Kümmerle, F., Hollender, L. F., Lehnert, P., Wanke, M.:* Akute Pankreatitis – interdisziplinäre Standortbestimmung. Med. Welt 35: 2, 1977
(38) *Lackner, K., Fromhold, H., Grauthoff, H., Mödder, U., Heuser, L., Braun, G.:* Wertigkeit der Computertomographie und der Sonographie innerhalb der Pankreasdiagnostik. Fortschr. Röntgenstrahlen 132: 509, 1980
(39) *Lankisch, P. G.:* Acute and chronic pancreatitis. An update on management. Drugs 28: 554, 1984
(40) *Lankisch, P. G., Koop, H., Winckler, K., Schmidt, H.:* Continuous peritoneal dialysis as treatment of acute experimental pancreatitis in the rat. I. Effect in length and rate of survival. Digestive Diseases and Sciences 24: 111, 1979
(41) *Lanisch, P. G., Koop, H., Winckler, K., Schmidt, H.:* Continuous peritoneal dialysis as treatment of acute experimental pancreatitis in the rat. II. Analysis of its beneficial effect. Digestive Diseases and Sciences 24: 117, 1979
(42) *Lees, W. R.:* Pancreatic Ultrasonography. Clin. Gastroenterology 13: 763, 1984
(43) *Levant, J. A., Secrist, D. M., Resin, H., Sturdevant, R. A. L., Guth, P. H.:* Nasogastric suction in the treatment of alcoholic pancreatitis. A controlled study. Journal of the American Medical Association 229: 51, 1974
(44) *Link, M.:* Sektionsbefunde bei postoperativer Pankreasnekrose. Zbl. Chir. 90: 2211, 1965
(45) *Loiudice, T. A. et al.:* Treatment of acute alcoholic pancreatitis: The roles of cimetidine and nasogastric suction. Am. J. Gastroenterol. 79: 553, 1984
(46) *Ludwig, G. D., Chaykin, L. D.:* Pancreatitis associated with primary hyperparathyroidism. Medical Clinics of North America 50: 1403, 1966
(47) *Lux, G., Riemann, J. F., Demling, L.:* Biliäre Pankreatitis – Diagnostische und therapeutische Möglichkeiten durch ERCP und endoskopische Papillotomie. Z. Gastroenterologie 22: 346, 1984
(48) *Mallory, A., Kern, F.:* Drug-induced pancreatitis: a critical review. Gastroenterology 78: 813, 1980
(49) *Mayer, A. D., McMahon, M. J., Corfield, A. P., Cooper, M. J., Williams, R. C. N., Dickson, A. P., Shearer, M. G., Imrie, C. W.:* Controlled clinical trial of peritoneal lavage for the treatment of severe acute pancreatitis. N. Engl. J. Med. 312: 399, 1985
(50) *Marks, I. N., Bank, S., Barbezat, G. O.:* Alkoholpankreatitis – Ätiologie, klinische Formen und Komplikationen. Leber Magen Darm 6: 257, 1976
(51) *McCutcheon, A. D.:* A fresh approach to pathogenesis of pancreatitis. Gut 9: 296, 1968
(52) *Mixter, C. G., Keynes, W. M., Cope, O.:* Further experience with pancreatitis as a diagnostic clue to hyperparathyreoidism. New Engl. J. of Medicine 266: 265, 1962
(53) MRC Multicentre Trial of Glucagon and Aprotinin: Death from acute pancreatitis. Lancet II: 632, 1977
(54) *Naeije, R., Salingret, E., Clumeck, N., De Troyer, A., Devis, G.:* Is nasogastric suction necessary in acute pancreatitis? British Medical Journal 2: 659, 1978
(55) *Navarro, S., Ros, E., Aused, R., Pugés, A. M. G., Pinqué, J. M., Bonet, J. V.:* Comparison of Gasting, nasogastric suction and cimetidine in the treatment of acute pancreatitis. Digestion 30: 224, 1984
(56) *Paul, F., Ohnhaus, E. E., Hesch, R. D., Chemnitz, G., Hoppe-Seyler, R., Henrichs, R. H., Hartung, H., Waldmann, D., Kunze, K., Barth, E., Nuesch, E., Abt, K.:* Einfluß von Salm-Calcitonin auf den Verlauf der akuten Pankreatitis. Ergebnisse einer prospektiven Doppelblindstudie. Deutsche Med. Wochenschrift 104: 615, 1979
(57) *Pedersen, N. T., Andersen, B. N., Pedersen, G.,*

Worning, H.: Chronic pancreatitis in Copenhagen. Scand. J. Gastroenterol. 17: 925, 1982
(58) *Pellegrini, C. A.* (Hrsg.): The treatment of acute pancreatitis: a continual challenge. N. Engl. J. Med. 312: 436, 1985
(59) *Perez de Oteyza, C., Rebollar, J. L., Ballarín, M., Chantres, M. T., Alonso, A., Marín, J., García Calvo, M. I., González Perez, J., Gilsanz, V.:* Tratamienti controlado de la pancreatitis aguda. Ensayo doble ciego con cimetidina. Revista Clinica Española 158: 263, 1980
(60) *Ranson, J. H. C.:* Acute Pancreatitis: Pathogenesis outcome and treatment. Clin. Gastroenterol. 13: 843, 1984
(61) *Ranson, J. H. C.:* Etiological and prognostic factors in human acute pancreatitis: a review. American Journal of Gastroenterology 77: 633, 1982
(62) *Ranson, J. H. C.:* Etiology and management of acute pancreatitis, in: J. Brooks (Hrsg.): Surgical Diseases of the Pancreas, S. 146. W. B. Saunders, Philadelphia 1983
(63) *Ranson, J. H. C., Turner, J. W., Roses, D. F. et al.:* Respiratory complications in acute pancreatitis. Annals of Surgery 179: 557, 1974
(64) *Regan, P. T., Malagelada, J. R., Go, V. L. W., Wolf, A. M., DiMagno, E. P.:* A prospective study of the antisecretory and therapeutic effects of cimetidine and glucagon in human acute pancreatitis. Mayo Clinic Proceedings 56: 499, 1981
(65) *Robertz, E. A., Williams, R. J.:* Ampicillin concentrations in pancreatic fluid bile obtaines at endoscopic retrograde cholangiopancreatography (ERCP). Scandinavian Journal of Gastroenterology 14: 669, 1979
(66) *Sarles, H.:* Chronic calcifying pancreatitis – chronic alcoholic pancreatitis. Gastroenterology 66: 604, 1974
(67) *Safrany, L., Neuhaus, B., Krause, S., Porocarrero, G., Schott, B.:* Endoskopische Papillotomie bei akuter, biliär bedingter Pankreatitis. Dtsch. med. Wschr. 105: 115, 1980
(68) *Saito, Y., Tokutake, K., Matsuno, S., Noto, N., Honda, T., Sato, T.:* Effects of hypertonic glucose and amino acid infusions on pancreatic exocrine function. Tohoku Journal of Experimental Medicine 124: 99, 1978
(69) *Schmidt, H., Creutzfeldt, W.:* Etiology and pathogenesis of pancreatitis, in: Bockus, H. L. (Hrsg.): Gastroenterology, Bd. III, S. 1005. Saunders, Philadelphia – London – Toronto 1976
(70) *Schönborn, H., Pross, E., Olbermann, M.:* Neuere Vorstellungen zur konservativen und operativen Therapie der akuten Pankreatitis. Internist 16: 108, 1975
(71) *Sillero, C. et al.:* Controlled trial of cimetidine in acute pancreatitis. Eur. J. Clin. Parmacol. 21: 17, 1981
(72) *Sillero, C., Perez-Mateo, M., Vazquez, N., Martín, A.:* Controlled trial of cimetidine in acute pancreatitis. European Journal of Clinical Pharmacology 21: 17, 1981
(73) *Singer, M. V., Gyr, K., Sarles, H.:* Revidierte Klassifikation der Pankreatitis – Marseille 1984. Inn. Med. 12: 242, 1985
(74) *Stone, H. H., Fabian, T. C.:* Peritoneal dialysis in the treatment of acute alcoholic pancreatitis. Surg. Gynecol. Obstet. 150: 878, 1980
(75) *Trapnell, J. E., Rigby, C. C., Talbot, C. H., Duncan, E. H. L.:* A controlled trial of trasylol in the treatment of acute pancreatitis. British Journal of Surgery 61: 177, 1974
(76) *Trapnell, J. E., Rigby, C. C., Talbot, C. H., Duncan, E. H. L.:* A controlled trial of Trasylol in the treatment of acute pancreatitis. British Journal of Surgery 61: 177, 1974

12.2 Chronische Pankreatitis

12.2.1 Definition

Die chronische Pankreatitis ist durch Zerstörung und einen permanenten Verlust des exokrinen Drüsengewebes charakterisiert, die sich klinisch durch rezidivierende oder persistierende abdominelle Schmerzen manifestiert. Entzündungsreaktionen (Ödem, Nekrosen) können in unterschiedlichem Ausmaß auftreten, Zysten und Pseudozysten mit oder ohne Infektionen werden häufig gefunden.
Nach den vorherrschenden morphologischen Veränderungen wird von einer chronischen Pankreatitis mit fokaler Nekrose, mit segmentaler oder diffuser Fibrose oder von einer chronischen Pankreatitis mit Verkalkungen gesprochen. Eine Sonderstellung nimmt die obstruktive chronische Pankreatitis ein, bei der durch Einengung oder Verschluß des Gangsystems das proximale Gangsystem dilatiert ist und eine diffuse Atrophie und Fibrose des Parenchyms vorliegt (32).

12.2.2 Epidemiologie

Die Inzidenz der chronischen Pankreatitis hat in den letzten 30 Jahren parallel zum steigenden Alkoholkonsum zugenommen. Die Inzidenzrate wird für Frankreich mit 1 pro 100 000 (11) und mit 8,2 pro 100 000 Personen für Dänemark angegeben (6). In klinischen Studien beträgt die Frequenz 0,8 % (33).

Das Durchschnittsalter der Patienten mit chronischer Pankreatitis beträgt bei Krankheitsbeginn 30 bis 40 Jahre; Männer sind häufiger betroffen als Frauen. Das Geschlechtsverhältnis Männer zu Frauen liegt in der Bundesrepublik Deutschland bei 3 bis 4:1 (7, 12).

12.2.3 Ätiologie

Alkohol ist mit 66 % (38 bis 78 %; n = 2054) die häufigste Ursache der chronischen Pankreatitis (1–3, 6, 7, 11–14, 18, 27, 29, 34, 35), während die Inzidenz der Gallenwegserkrankungen (0–24 %) als Ursache der chronischen Pankreatitis nur schwer zu eruieren ist (1–3, 6, 7, 11–14, 18, 27, 29, 34, 35), da während des Verlaufes der chronischen Pankreatitis sekundäre Veränderungen am Gallengangsystem beobachtet werden (37). Bei 20 bis 30 % der Patienten mit chronischer Pankreatitis läßt sich die Ursache nicht eruieren; eine untergeordnete Rolle spielen familiäre Formen, Hyperparathyreoidismus, Hyperlipoproteinämien, Mukoviszidose oder Eiweißmangelernährung (afro-asiatischer Typ).

12.2.3.1 Alkohol. Der Pathomechanismus der alkoholinduzierten chronischen Pankreatitis ist bisher noch nicht geklärt. Eine toxische Wirkung von Azetaldehyd auf das Pankreas wurde bisher nicht nachgewiesen, obwohl bei chronischem Alkoholkonsum die Azetaldehydverstoffwechselung vermindert ist (13). Chronischer Alkoholabusus führt zu einer vermehrten Eiweißsekretion des Pankreas, zu einem Anstieg der Kalziumkonzentration im Pankreassaft ohne Erhöhung der Bikarbonatausscheidung oder Zunahme der Wassersekretion (23). Die Folge des „übersättigten" Pankreassekrets können Eiweißpräzipitate in den Ausführgängen des Pankreas sein. Als Ursache der intraduktalen Entstehung von „Eiweißplugs" wird weiterhin ein Enzymdefekt (10), eine Hyperviskosität (15) und eine Clousterbildung von abgeschilferten Epithelzellen in Kombination mit einer erhöhten Mukopolysaccharidkonzentration im Pankreassekret diskutiert (16). Mechanischer Reiz auf das Gangepithel mit Atrophie des Drüsengewebes und gleichzeitiger Wucherung des perikanalikulären Bindegewebes führen wiederum zu Stenosen der Ausführgänge. Gangdilatationen mit Ausbildung von intrapankreatischen Zysten sowie weitere Atrophie des Pankreasgewebes proximal der Stenosen sind die Folgen (31). Durch Zerplatzen von Zysten entstehen durch Retention von aktivierten Pankreasenzymen Pseudozysten. Infolge des gestörten Sekretabflusses und des erhöhten Drucks im Gangsystem gelangen aktivierte Pankreasenzyme und Kinine in das Gewebe und verursachen besonders im Frühstadium immer wieder akute Schübe. Eine peripankreatische Fibrosierung kann schließlich zu einer Stenosierung in der Vena lienalis führen.

12.2.3.2 Gallenwegserkrankungen. Chronische Gallenwegserkrankungen sind als Ursache der chronischen Pankreatitis seltener als bei der akuten Erkrankung, nur bei ca. 2 bis 8 % der Patienten mit chronischer Pankreatitis werden Gallensteine beobachtet. Bei der chronischen Pankreatitis werden morphologische Veränderungen des Ductus choledochus beobachtet (36). Ob es sich hier um sekundäre Veränderungen handelt und welcher Stellenwert diesen Veränderungen zukommt, ist bisher nicht geklärt.

12.2.3.3 Stoffwechselerkrankungen. Bei bis zu 5 % der Patienten mit Hyperparathyreoidismus oder Hyperlipoproteinämie entwickelt sich eine chronische Pankreatitis (37).

12.2.3.4 Morphologische Veränderungen im Bereiche des Pankreas, der Papille oder des Duodenums. Seltene Ursache einer chronischen Pankreatitis sind eine Pankreas divisum, ein juxtapapilläres Duodenaldivertikel, eine Duodenalzyste oder ein Duodenalpolyp.

12.2.4 Verlauf

Die klinischen Symptome der chronischen Pankreatitis sind vielgestaltig und werden im wesentlichen vom Stadium der Erkrankung **(Tab. 12.8)** und von dem Auftreten von Komplikationen bestimmt. Der Spontanverlauf der chronischen Pankreatitis kann nach Ammann (2) in 3 Stadien eingeteilt werden **(Abb. 12.5)**. Im Stadium I klagen die Patienten in fast 90 % der Fälle über

Chronische Pankreatitis

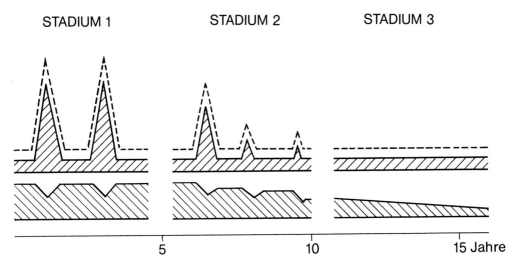

Abb. 12.5 Schema des Spontanverlaufs der chronischen Pankreatitis (nach 2). Die Intensität der Schmerzschübe (△) und der Fermententgleisung (▲) nimmt mit dem Fortschreiten der Erkrankung ab, während die exokrine und endokrine Pankreasinsuffizienz (⊠) zunimmt.

Tab. 12.8: Klinische Symptome

Gewichtsabnahme	90%
Schmerzen	80%
Depressionen	70%
Ikterus	50%
Diabetes mellitus	25%
Diarrhö/Steatorrhö	25%
Obstipation	20%
Thrombophlebitis	10%

Oberbauchschmerzen, die in der Regel jedoch nicht so dramatisch sind wie bei der akuten Pankreatitis. Sie treten oft nach Nahrungsaufnahme oder Alkoholgenuß auf, erreichen ihr Maximum 1 bis 2 Stunden später und können Stunden bis Tage anhalten. Zwischen den einzelnen Schmerzanfällen können wieder wochen- bis jahrelange beschwerdefreie Intervalle liegen. In 50 bis 80% der Fälle sind die Schmerzen im Epigastrium lokalisiert und strahlen nach links und rechts aus. In ca. 30 bis 40% der Fälle sind die Schmerzen gürtelförmig, gelegentlich strahlen sie nur in den Rücken aus. Begleitet werden die Schmerzattacken häufig von Übelkeit, Erbrechen und Meteorismus.
Über den Pathomechanismus der abdominellen Schmerzsymptomatik bei der chronischen Pankreatitis ist wenig bekannt. Eine Beziehung zwischen morphologischen Veränderungen am Pankreasgangssystem und der Schmerzsymptomatik besteht nicht (4, 30).
Auch der Pankreasverkalkung kommt keine ursächliche Bedeutung zu (2). Ein erhöhter Sekretionsdruck als Ursache der Schmerzen wird kontrovers diskutiert (5, 24). Quantitative und qualitative Veränderungen in der Zusammensetzung des Pankreassaftes sind bekannt, aktivierte proteolytische Enzyme wurden bisher aber nicht nachgewiesen.
Ein weiteres Symptom ist der Gewichtsverlust, der wahrscheinlich durch mangelnde Nahrungsaufnahme wegen der postprandialen Schmerzsymptomatik, zum Teil aber auch durch eine Maldigestion und/oder Diabetes mellitus bedingt ist.
Im weiteren Verlauf der Erkrankung nimmt die Häufigkeit der Schmerzattacken ab, und sie verlieren an Heftigkeit. Mit Rückgang der Schmerzschübe erfolgt auch wieder ein Gewichtsanstieg mit Normalisierung des Körpergewichts. Eine ausgeprägte Pankreasinsuffizienz tritt in diesem Stadium in ca. 25%, ein Diabetes mellitus in 25 bis 30% der Fälle auf.
Das Stadium II, das im Mittel nach 5,5 Jahren einsetzt und über 10 Jahre läuft, ist durch die progrediente exokrine und endokrine Pankreas-

insuffizienz gekennzeichnet. In fast 90 % der Fälle wird ein pathologischer Sekretin-Pankreozymintest beobachtet. Gewichtsverlust, voluminöse, übelriechende und fettige Stühle sind die Folge. Ein Diabetes mellitus tritt in über 50 % der Fälle in Erscheinung.

Im Stadium III ist der Patient praktisch schmerzfrei. Im Vordergrund steht die globale Pankreasinsuffizienz mit Steatorrhö, Diarrhö und Gewichtsabnahme. Ein Diabetes mellitus wird in ca. 70 % der Fälle beobachtet, wobei 20 bis 30 % klinisch manifest sind.

Angaben über die Inzidenz der Pseudozystenbildungen schwanken zwischen 9 und 48 % (1-3, 7, 9, 11, 13, 14, 22, 28, 29, 34, 35). Sie entstehen meistens als Folge eines akuten Krankheitsschubes und gehen mit erhöhter BKS und Fieber einher. Pseudozysten sind oft als palpabler Tumor im Epigastrium nachweisbar. Durch Verdrängung oder Kompression von Nachbarorganen können sie eine Choledochusstenose mit extrahepatischem Verschluß, eine Duodenalstenose oder eine Milzvenenthrombose verursachen.

Über die Inzidenz der Spontanrückbildung von Pseudozysten oder auftretender Komplikationen, wie Blutungen, Ruptur in die freie Bauchhöhle, in den Magen oder das Duodenum, liegen keine genauen Daten vor.

Eine Pankreasverkalkung wird bei 27 bis 72 % aller chronischen Pankreatitiden beschrieben (1-3, 7, 9, 11, 13, 14, 22, 28, 29, 34, 35).

12.2.5 Diagnose

Die Diagnose der chronischen Pankreatitis ist einfach, wenn typische Schmerzen angegeben werden und Steatorrhöen, Diabetes mellitus und Pankreasverkalkungen vorliegen.

12.2.5.1 Enzymbestimmung im Serum.
Nur während der Schmerzattacken gelingt es öfters, einen Anstieg von Amylase und/oder Lipase sowie allgemeine Entzündungszeichen nachzuweisen. Im schmerzfreien Intervall wird auch nach Stimulation mit Sekretin/Pankreozymin nur selten ein pathologischer Enzymanstieg im Serum beobachtet.

12.2.5.2 Stuhluntersuchungen.
Die Sammlung von Stuhl über mindestens 3 Tage, die Bestimmung von Stuhlgewicht, Fettgehalt im Stuhl unter standardisierter Zufuhr von 100 g Fett/die und der Chymotrypsinaktivität sowie die Inspektion (fettige, glänzende Stühle) haben sich als erfolgreiche, nichtinvasive und den Patienten nicht belastende Suchteste bewährt.

Stuhlgewicht: Voluminöse, z. T. nicht geformte, graue Stühle mit einem Gewicht über 250 g/die finden sich bei ausgeprägter exokriner Pankreasinsuffizienz.

Fettgehalt: Die quantitative Stuhlfettbestimmung (normal: unter 7 g Fett/die) ist das Mittel der Wahl zur Erkennung der Steatorrhö. Sie eignet sich allerdings nicht zur Frühdiagnostik der chronischen Pankreatitis. Mit falsch positiven Ergebnissen ist bei bestehender Malabsorption und/oder beschleunigter Darmpassage zu rechnen.

12.2.5.3 Chymotrypsin.
Das vom Pankreas sezernierte und im Stuhl ausgeschiedene Chymotrypsin wurde bisher turbimetrisch bestimmt. Die Nachteile der turbimetrischen Methode waren: Aufarbeitung großer Stuhlmengen (3 bis 5 g) und Aufbau eines aufwendigen Labors. Neue photometrische Verfahren besitzen diese Nachteile nicht mehr (benötigte Stuhlmenge: 200 mg). Im Vergleich zum Sekretin-Pankreozymintest liegt die Sensitivität der photometrischen Chymotrypsinbestimmung im Mittel bei 78 % und die Spezifität bei 84 % (8, 19, 20). Eine normale exokrine Pankreasfunktion besteht bei einer Chymotrypsinaktivität > 6 U/g; Werte zwischen 3 und 6 U/g können Ausdruck einer mäßigen exokrinen Pankreasinsuffizienz sein; bei einer ausgeprägten Insuffizienz fällt die Chymotrypsinaktivität unter 3 U/g Stuhl ab. Falsch negative Ergebnisse können entstehen, wenn Pankreasenzympräparate nicht rechtzeitig 3 bis 4 Tage vor der Enzymbestimmung abgesetzt werden.

12.2.5.4 Funktionsteste mittels Sonde.
Sekretin-Pankreozymintest: Nach maximaler Stimulation mit Sekretin (1 klinische E/kg) und CC-Pankreozymin (1 klinische E/kg) wird mittels Duodenalsonde (doppelläufige Sonde nach Lagerlöf, Doppelballonsonde nach Bartelheimer, dreiläufige Sonde nach Sarles) die Bikarbonat- und Enzymproduktion (Lipase, Trypsin, Chymotrypsin, Amylase) bestimmt. Der Sekretin-Pankreozymintest korreliert gut mit den morphologischen Veränderungen und stellt die sicherste Methode zur frühzeitigen Diagnose der exokrinen Pankreasinsuffizienz dar. In 8 % der

Fälle werden falsch positive und in ca. 6% falsch negative Ergebnisse erzielt (8, 25).

Lundh-Test: Der Lundh-Test wird wie der Sekretin-Pankreozymintest durchgeführt, die Stimulation des Pankreas erfolgt hier mittels einer definierten Testmahlzeit. Der Lundh-Test ist im Vergleich zum Sekretin-Pankreozymintest weniger aufwendig, dafür aber weniger empfindlich (keine maximale Stimulation des Pankreas, keine Bestimmung von Bikarbonat).

12.2.5.5 Sondenlose Funktionsteste.

Pankreolauryltest: Der oral applizierte, nicht resorbierbare Ester-Fluorescin-Dilaurat wird spezifisch durch Arylesterasen gespalten. Das freigesetzte und im Urin ausgeschiedene Fluorescin kann als Maß der Arylesterasenaktivität angesehen werden. Die Sensivität ist abhängig vom Grad der Funktionseinschränkung des exokrinen Pankreas und liegt zwischen 40 und 90%, die Angaben über die Spezifität variieren zwischen 46 und 100% (8, 20, 25).

PABA-Test: Im Duodenum wird eine oral applizierte synthetische Peptid-N-Benzoyl-L-Tyresyl-P-Aminobenzoesäure (PABA-Test) spezifisch durch Chymotrypsin gespalten.

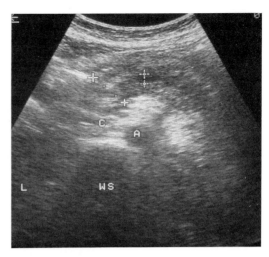

Abb. 12.7 Sonographie (Transversalschnitt): Chronische Pankreatitis mit vergrößertem Pankreaskopf (+ +), aufgelockerter Struktur und vermehrten Reflexen. Der ductus pancreaticus (✠ ✠) ist erweitert. Leber (L), V. cava (C), Aorta (A), Wirbelsäule (WS).

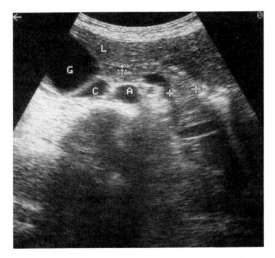

Abb. 12.6 Sonographie (Transversalschnitt): Chronische Pankreatitis mit vergrößertem Pankreasschwanz (+ +), aufgelockerter Struktur und vermehrten Reflexen. Der ductus pancreaticus (✠ ✠) ist noch normal weit. Gallenblase (G), Leber (L), V. cava (C), Aorta (A).

Die freigewordene und im Urin ausgeschiedene p-Aminobenzoesäure kann als Maß der Chymotrypsinaktivität angesehen werden. Die Sensivität und Spezifität sind denen des Pankreolauryltestes vergleichbar (8, 20). Resorptionsstörungen des Darms, beschleunigte Darmpassage, eine Niereninsuffizienz oder verschiedene Pharmaka (Farbinterferenzen im Urin) beeinflussen das Ergebnis beider Funktionsteste.

12.2.5.6 Sonographie.
Sonographisch findet sich bei der chronischen Pankreatitis meist ein vergrößertes Organ, die Konturen sind unregelmäßig und kantig, das Strukturmuster ist ungleichmäßig und scheckig (**Abb. 12.6, Abb. 12.7**). Verkalkungen erscheinen als hochintensive Reflexe. Eine sichere Unterscheidung zwischen der umschriebenen chronischen Pankreatitis und dem Pankreaskarzinom gelingt oft nicht, hier ist die sonographisch gezielte perkutane Feinnadelbiopsie notwendig. Zur Diagnostik von Pankreaspseudozysten ist die Sonographie anderen diagnostischen Verfahren eindeutig überlegen. Die Angaben über die Sensivität in der sonographischen Diagnosestellung „chronische Pankreatitis" schwanken zwischen 60 und 90%.

Pankreaserkrankungen

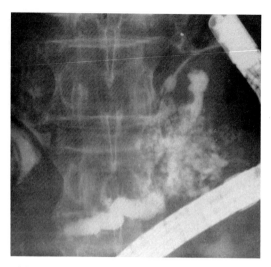

Abb. 12.8 Endoskopisch retrograde Pankreatiokographie: Chronische Pankreatitis mit Verplumpung und Dilatation des Pankreasgangsystems, sowie multiple kleine Pseudozysten.

12.2.5.7 Röntgenuntersuchungen. Eine Röntgenleeraufnahme des Abdomens ist mit der Frage nach Verkalkungen im Pankreasbereich und eine orale und/oder i.v. Cholangio-Cholezystographie zum Nachweis oder Ausschluß einer Cholelithiasis/Choledocholithiasis und von morphologischen Veränderungen im Bereich des Ductus choledochus indiziert. Bei der Duodenographie in Hypotonie können Verdrängungen und Ausweitungen der C-Schlinge durch vergrößerten Pankreas oder vorhandene Pseudozysten vor allem im Kopfbereich nachgewiesen werden.

12.2.5.8 Computertomographie. Mit Hilfe der Computertomographie können bei chronischer Pankreatitis die Größe, die Dichte und die Konturen des Pankreas sowie die Pankreasgangweite beurteilt werden. Weiterhin ist der Nachweis von Verkalkungen, Pseudozysten und peripankreatitischen Veränderungen möglich. Die Computertomographie ist der Sonographie bei der Diagnose der chronischen Pankreatitis nicht überlegen; der Vorteil gegenüber der Sonographie besteht darin, daß auch bei Luftüberlagerung durch den Magen/Darm oder bei adipösen Patienten das Pankreas gut eingesehen werden kann.

12.2.5.9 Endoskopisch retrograde Cholangio- und Pankreatikographie (ERCP). Bei der ERCP können Veränderungen am Pankreasgangssystem nachgewiesen werden, die den pathologisch-anatomisch nachweisbaren Veränderungen entsprechen: Konturunregelmäßigkeiten, Kaliberschwankungen, Verplumpung und Dilatation sowie Pseudozysten und Steine (**Abb. 12.8**). Neben diesen Gangveränderungen können im fortgeschrittenen Stadium einer chronischen Pankreatitis Stenosierungen im retroduodenalen Verlauf des Ductus choledochus beobachtet werden. Sie entstehen durch narbige Indurationen und Schrumpfung des Pankreasgewebes. Bei der Diagnose chronische Pankreatitis ist die ERCP der Röntgendiagnostik, der Sonographie und der Computertomographie in Sensitivität und Spezifität überlegen. Der Nachteil der ERCP besteht darin, daß eine Gangdarstellung nicht immer möglich ist. Bei bekannten Pseudozysten ist wegen der Gefahr von Sekundärinfektionen die Indikation streng zu stellen, eine Sonographie soll der ERCP immer vorausgehen. Nach ERCP kann in ca. 10 % der Fälle eine kurzfristige und asymptomatische Hyperamylasämie auftreten. In weniger als 1 % der Fälle kann eine klinisch manifeste Pankreatitis induziert werden.

12.2.6 Konservative Therapie

Im Vordergrund der Behandlung der chronischen Pankreatitis steht die Beseitigung ursächlicher Faktoren und Noxen. Dies bedeutet vor allem eine absolute Alkoholkarenz, gegebenenfalls eine konsequente Sanierung der Gallenwege, eine Behandlung einer bestehenden Hyperlipoproteinämie oder eines Hyperparathyreoidismus.

12.2.6.1 Diät. Zur Vermeidung der postprandialen Schmerzsymptomatik soll eine relativ proteinreiche (100 bis 200 g/die) und fettarme Kost (20 bis 25 % der Kalorien) in Form häufiger und kleiner Mahlzeiten eingenommen werden. Bei ausgeprägter Steatorrhö soll teilweise das Fett durch mittelkettige Triglyzeride (Ceres-Margarine) ersetzt werden. Zellulosehaltige Nahrungsmittel wie Salate, Gemüse und Obst werden schlecht vertragen.
Bei ausgeprägter Kachexie und/oder lokalen Komplikationen (Fisteln, Pseudozysten mit Duodenaleinengung) ist es ratsam, eine hochka-

lorische Elementardiät über eine dünnlumige naso-duodenale Sonde zu applizieren.

12.2.6.2 Pankreasfermentsubstitution. Das Ziel der Pankreasfermentsubstitution ist die Kompensation der exokrinen Pankreasinsuffizienz und dadurch eine Zunahme des Körpergewichts. Abhängig vom Ausmaß der Steatorrhö ist eine Substitution mit 3 bis 6 g Pankreatin/die notwendig. Die Dosierung der Pankreasfermentsubstitution richtet sich nach der täglichen Gesamtstuhlmenge, der Anzahl und Konsistenz der Stühle und der Gewichtszunahme: Das Stuhlgewicht soll unter 300 g/die und die Fettausscheidung unter 10 g/die abfallen. Entscheidend für die Wirksamkeit der Fermentsubstitution ist die Menge des zugeführten Pankreatin, der Schutz vor Säureinaktivierung im Magen und die schnelle Freisetzung der Substanz im Dünndarm. Die Voraussetzungen sind durch eine Mikroverkapselung erreicht worden (21), so daß die kontrovers diskutierte Frage, ob eine zusätzliche Therapie mit H_2-Rezeptorblockern oder mit Antazida sinnvoll ist, hinfällig geworden ist. Bei magenoperierten Patienten muß wegen der schnellen Passage das Pankreatin in Form von Granulat verabreicht werden. Nachdem in 1 Doppelblindstudie gezeigt werden konnte, daß durch Pankreasfermentsubstitution die abdominelle Schmerzsymptomatik bei Patienten mit chronischer Pankreatitis reduziert werden kann (17), wird bei allen Patienten mit chronischer Pankreatitis eine Pankreasfermentsubstitution empfohlen, auch wenn keine manifeste exokrine Pankreasinsuffizienz besteht.

12.2.6.3 Vitaminsubstitution. Bei bestehender Steatorrhö soll eine regelmäßige parenterale Substitution der fettlöslichen Vitamine A, D, E und K erfolgen.
Therapie bei Diabetes mellitus: Tritt bei der chronischen Pankreatitis ein klinisch manifester Diabetes mellitus auf, ist neben der diätetischen Einstellung eine Behandlung mit Insulin indiziert. Orale Antidiabetika sind nicht sinnvoll, da es sich um einen typischen Insulinmangel-Diabetes handelt. Die diätetische Einstellung ist häufig durch die notwendige Zufuhr ausreichender Mengen Kohlenhydrate erschwert. Bei der Einstellung muß auf die erhöhte Insulinempfindlichkeit geachtet werden, die wahrscheinlich auf eine verminderte Glukagonsekretion zurückzuführen ist. Die Gefahr der Hypoglykämie besteht vor allem dann, wenn die Patienten wegen postprandialer Schmerzen zu wenig Nahrung aufnehmen oder bei weiterbestehendem Alkoholabusus Mahlzeiten auslassen. In der Regel kann der Diabetes mellitus mit 20 bis 24 Einheiten Insulin morgens und 8 bis 12 Einheiten Insulin abends eingestellt werden, wobei wegen der erhöhten Insulinempfindlichkeit anfangs Blutzuckerwerte bis 200 mg% und eine Glukosurie bis 10 g/die toleriert werden sollten.

12.2.6.4 Schmerzbehandlung. Problematisch in der Behandlung sind oft die immer wieder auftretenden Schmerzattacken, die auch bei absoluter Alkoholabstinenz nicht immer verschwinden. Eine Verminderung der Schmerzen läßt sich durch Einhalten einer sehr strengen Diät (20 bis 40 g Eiweiß, 10 bis 20 g Fett/die) erreichen; diese verursacht jedoch meist wieder einen Gewichtsverlust. Eine adäquate Pankreasfermentsubstitution kann entsprechend der Studie von Isaksson et al. (17) zu einer Besserung der abdominellen Schmerzsymptomatik führen. Bei sistierender Schmerzsymptomatik soll zuerst Paracetamol, eventuell in Kombination mit Neuroleptika, eingesetzt werden. Kann hiermit keine Schmerzfreiheit erzielt werden, müssen Tilidinhydrochlorid, Pentazocin oder Buprenorphin in Kombination mit Neuroleptika verordnet werden. Bei etwa 10% der Patienten ist mit einer Analgetikaabhängigkeit zu rechnen.

Literatur

(1) *Aldrete, J. S., Jimenez, H., Halpern, N. B.:* Evaluation and treatment of acute and chronic pancreatitis. A review of 380 cases. Annals Surg. 191: 664, 1980
(2) *Ammann, R. W.:* Zur Klinik und Differentialdiagnose der chronischen Pankreatitis. Schweiz. Med. Wschr. 110: 1322, 1980
(3) *Andersen, B. N., Pedersen, N. T., Scheel, J., Worning, H.:* Incidence of alcoholic chronic pancreatitis in Copenhagen. Scand. J. Gastroenterol. 17: 247, 1982
(4) *Bornman, P. C., Marks, I. N., Girdwood, A. H. et al.:* Is pancreatic duct obstruction or stricture a

major cause of pain in calcific pancreatitis? Brit. J. Surg. 67: 425, 1980
(5) *Bradley, E. L.:* Pancreatic duct pressure in chronic pancreatitis. Amer. J. Surg. 144: 313, 1982
(6) Copenhagen Pancreatitis Study. An interim report from a prospective epidemiological multicentre study. Scand. J. Gastroenterol. 16: 305, 1981
(7) *Creutzfeld, W., Fehr, H., Schmidt, H.:* Verlaufsbeobachtungen und diagnostische Verfahren bei der chronisch-rezidivierenden und chronischen Pankreatitis. Schweiz. Med. Wschr. 100: 1180, 1970
(8) *Dürr, G. H. K.:* Diagnostik der exokrinen Pankreasfunktion. Intern. Welt 4: 101, 1984
(9) *Durbec, J. P., Sarles, H.:* Multicenter survey of the etiology of pancreatic diseases. Relationship between the relative risk of developing chronic pancreatitis and alcohol, protein and lipid consumption. Digestion 18: 337, 1978
(10) *Figarella, C., Amourie, M., Guy-Grotte, O.:* Proteolysis of human trypsinogen I: pathogenic implication in chronic pancreatitis. Digestion 28: 26, 1983
(11) *Gastard, J., Joubaud, F., Farbos, T. et al.:* Etiology and course of primary chronic pancreatitis in Western France. Digestion 9: 416, 1973
(12) *Goebell, H., Hotz, J., Hoffmeister, H.:* Hypercaloric nutrition as an aetiological factor in chronic pancreatitis. Z. Gastroenterologie 18: 94, 1980
(13) *Gullo, I., Costa, P. L., Labo, G.:* Chronic pancreatitis in Italy. Aetiological, clinical and histological observations based on 253 cases. Rendiconti di Gastroenterologia 9: 97, 1977
(14) *Haemmerli, U. P., Hefti, M. L., Schmid, M.:* Chronic pancreatitis in Zurich, 1958 through 1962. Biblioteca Gastroenterologica 7: 58, 1965
(15) *Harada, H., Ueda, O., Kochi, F. et al.:* Comparative studies on viscosity and concentration of protein and hexosamine in pure pancreatic juice. Gastroenterologica Japonica 16: 623, 1981
(16) *Harada, H., Ueda, O., Yasuoka, M. et al.:* Histochemical studies on protein plugs obtained by enodoscopic retrograde catheterization of the papilla. Gastroenterologica Japonica 16: 563, 1981
(17) *Isaksson, G., Ihse, I.:* Pain reduction by an oral pancreatic enzyme preparation in chronic pancreatitis. Dig. Dis. Sci. 28: 97, 1983
(18) *Kondo, T., Hayakawa, T., Noda, A. et al.:* Follow-up study of chronic pancreatitis. Gastroenterologica Japonica 16: 46, 1981
(19) *Lang, C.:* Tubeless tests for exocrine pancreatic function, in: Gyr, K., Singer, M. V., Sarles, H. (Hrsg.): Pancreatitis. Concepts and Classification, S. 277. Excerpta Medica, Amsterdam 1984
(20) *Lankisch, P. G., Lembcke, B., Goke, B., Creutzfeld, W.:* Therapy of pancreatogenic steatorrhea: does the acid protection of pancreatic enzymes offer any advantages? Digestion 28: 41 A, 1983
(21) *Lankisch, P. G., Lembcke, B.:* Indirect pancreatic function tests: chemical and radioisotope methods. Clin. Gastroenterol. 13: 717, 1984
(22) *Mangold, G., Neher, M., Oswald, B., Wagner, G.:* Ergebnisse der Resektionsbehandlung der chronischen Pankreatitis. Dtsch. Med. Wschr. 102: 229, 1977
(23) *Multinger, L., De Caro, A., Lombardo, D., Sarles, H.:* Implication of pancreatic stone protein in stone formation during the course of chronic calcifying pancreatitis. Digestion 28: 50, 1983
(24) *Novis, B., Bornman, P., Girdwood, A., Marks, I.:* Pancreatico-biliary manometry in patients with (chronic pancreatitis). Scand. J. Gastroenterol. 17 Suppl.): 320, 1982
(25) *Otte, M.:* Pankreasfunktionsdiagnostik. Internist 20: 331, 1979
(26) *Palmer, K. R., Jenkins, W. J.:* Impaired acetaldehyde oxidation in alcoholics. Gut 23: 729, 1982
(27) *Pedersen, N. T., Andersen, B. N., Pedersen, G., Worning, H.:* Chronic pancreatitis in Copenhagen. Scand. J. Gastroenterol. 17: 925, 1982
(28) *Petrin, P., Chiappetta, A., Del Favero, G. et al.:* Pancreatic cronica e diabete. Minerva Medica 74: 31, 1983
(29) *Philip, J., Schmid, A.:* Chronische Pankreatitis-konservative versus operative Therapie unter prognostischen Aspekten. Fortschr. Med. 95: 1875, 1977
(30) *Sahel, J., Sarles, J. C., Sarles, H.:* Appréciation par wirsungographie endoscopique des résultats du traitement chirurgical des pancréatities chroniques. Gastroenterol. Clin. Biol. 2: 973, 1978
(31) *Sarles, H., Laugier, R., Sahel, J. et al.:* The Pankreas, in: Kern, F., Blum, A. L. (Hrsg.): The Gastroenterology Annual, S. 79. Elsevier, Amsterdam 1983
(32) *Singer, M. V., Gyr, K., Sarles, H.:* Revidierte Klassifikation der Pankreatitis – Marseille 1984. Inn. Med. 12: 242, 1985
(33) *Wanke, M.:* Patho- und Morphogenese akuter Pankreatitiden nebst Bemerkungen zur Klinikopathologie. Med. Welt 21: 1226, 1970
(34) *White, T. T., Murat, J., Morgan, A.:* Pancreatitis. Review of 733 cases of pancreatitis from the Seattle hospitals. Northwest Medicine 67: 731, 1968
(35) *White, T. T., Slavotinek, A. H.:* Results of surgical treatment of chronic pancreatitis. Ann. Surg. 189: 217, 1979
(36) *Wisløff, F., Jakobsen, J., Osnes, M.:* Stenosis of the common bile duct in chronic pancreatitis. Br. J. Surg. 69: 52, 1982
(37) *Worning, H.:* Chronic pancreatitis: pathogenesis, natural history and conservative treatment. Clin. Gastroenterol. 13: 871, 1984

13. Die Tumoren des Pankreas

von *Ulrich Räth und Bertram Wiedenmann*

13.1 Die benignen, exokrinen Pankreastumoren

Die benignen von Acinus und Gangepithel ausgehenden Tumoren des Pankreas sind außerordentlich selten und führen selten zu einer klinisch manifesten Erkrankung. Histologisch handelt es sich um Adenome, Papillome, Zystadenome und Teratome. Gelegentlich werden sie bei Operationen oder als Zufallsbefunde bei einer entsprechenden Oberbauchdiagnostik entdeckt. Abhängig von Lage und Größe können sie der Auslöser von akut entzündlichen Pankreaserkrankungen sein.

13.2 Die benignen und malignen endokrinen Pankreastumoren

Obwohl endokrine Pankreastumoren auch häufig synonym Inselzelltumoren genannt werden, spricht vieles dafür, daß die Tumorzellen von pluripotenten Stammzellen (Nesidioblasten) des Gangepithel und nicht von den Inselzellen ihren Ausgang nehmen (23). Diese Nesidioblasten differenzieren sich dann im Normalfall in Inselzellen oder aber im pathologischen Falle in neuroendokrine Karzinome, welche unterschiedliche Hormone, wie z. B. Insulin, vasoaktives intestinales Polypeptid (VIP), Gastrin, Glucagon, Somatostatin etc. sezernieren. Bisher sind mindestens fünf unterschiedliche neuroendokrine Pankreastumoren, welche unterschiedliche Syndrome hervorrufen, bekannt.

Diese Tumoren haben im Vergleich zu den exokrinen Pankreaskarzinomen eine deutlich bessere Prognose. Bisher gibt es nur sehr wenige Daten über die Prävalenz und Inzidenz von neuroendokrinen Tumoren des Pankreas (Inselzelltumoren).

In einer groß angelegten Studie in den USA, welche von 1973–1977 bei ca. 10 % der Gesamtbevölkerung durchgeführt wurde, wurden 127 Inzellzellkarzinome nachgewiesen. Daraus schloß man, daß ca. 250 neue Fälle von Inselzellkarzinomen pro Jahr (ca. 1/100000) in den USA auftreten (27). Problematisch ist jedoch bei dieser Untersuchung, daß diese Tumoren nur mit konventionellen Methoden untersucht wurden, aber die erst in den letzten Jahren entwickelten neuen histochemischen Nachweisverfahren mit Neuronen-spezifischer Enolase (31), Chromogranin A (24) und Synaptophysin (12) haben die Diagnostik deutlich verbessert.

Daher liegt die Inzidenz wahrscheinlich deutlich höher als bisher angenommen.

Trotz dieser neuen Verfahren ist der Malignitätsnachweis von Inselzelltumoren jedoch häufig schwierig und nur durch das Auftreten von Metastasen klinisch nachweisbar. Die Geschlechtsverteilung von Inselzelltumoren scheint für Frauen und Männer gleich häufig zu sein.

Insulinom

Insulinome sind häufig solitäre benigne Tumoren (70–80 %), während der Rest entweder als multiple benigne Inselzell-Adenomatose oder diffuse Inselzellhyperplasie vorkommt (37, 33). Diese Tumoren lassen sich zu gleichen Teilen im gesamten Pankreas finden. Obwohl es keine klaren Daten zur Malignitätshäufigkeit gibt, werden ca. 90 % aller Insulinome als benigne angesehen. Metastasen finden sich hauptsächlich in den benachbarten Lymphknoten sowie der Leber.

Das charakteristische Syndrom des Hyperinsulinismus ist durch eine unterbrochene Feedbackreaktion von Insulinsekretion und Blutzuckerplasmaspiegel bedingt. Hyperinsulinismus, wie häufig bei diesen Tumoren beobachtet, muß jedoch nicht immer vorhanden sein.

Die Tumoren des Pankreas

Klinik

Die klinischen Symptome sind von den Symptomen der Hypoglykämie beherrscht.

Diagnose

Nüchternblutzucker von weniger als 50 mg% sowie erhöhtes Plasmainsulin und Plasmaproinsulin und Besserung mit Glukosegabe sind pathognomonisch. Zusätzlich sollte zur Diagnosesicherung ein 72-stündiger, auf Station durchgeführter Hungerversuch durchgeführt werden. Folgende Tumorlokalisationsverfahren (s. hierzu auch Abschnitt Exokrine Pankreaskarzinome) sind möglich:

1. Computertomographie
2. Sonographie
3. Selektive Arteriographie
4. Transhepatische, selektive venöse Katheterisierung zur lokalen Bestimmung der Insulinplasmakonzentration

Gastrinom

Die meisten Gastrinome sind multifokal im Pankreas verteilt und ca. $^2/_3$ der Patienten haben zum Untersuchungszeitpunkt bereits Metastasen (13, 6). Metastasen finden sich hauptsächlich in der Leber, den benachbarten Lymphknoten sowie der Lunge. Ca. 30%–50% der Gastrinome treten zusammen mit anderen neuroendokrinen Tumoren, hauptsächlich im Rahmen der multiplen endokrinen Neoplasie Typ I auf (Wermer-Syndrom).

Klinik und Diagnostik

Neben den bereits im Abschnitt Insulinom beschriebenen Verfahren sei hier nochmals auf die selektive, venöse Katheterisierung des Pankreas durch die Leber, kombiniert mit der lokalen Gastrinbestimmung verwiesen, welche in einigen Zentren durchgeführt wird.

Glukagonom

Glukagonome bestehen hauptsächlich aus α-Zellen des Pankreas. Ca. $^2/_3$ der Tumoren sind ähnlich wie beim Gastrinom maligne und metastasieren in die Leber und benachbarte Lymphknoten. Bisher wurden weltweit ca. 50 Fälle beobachtet, so daß es sich hier um eine sehr seltene Erkrankung handelt.

Klinik

Das Glukagonom-Syndrom zeichnet sich durch Gewichtsverlust, Glukoseintoleranz und das charakteristische Erythema necrolytica migrans aus. Die Hautveränderungen dabei sind bullös und ödematös und gehen dann in ein charakteristischen Ekzem über.

Diagnose

Neben der o. g. Klinik ist die Diagnose mit einem erhöhten Plasma-Glukagon-Wert gestellt. Zur Tumorlokalisationsdiagnostik s. obige Abschnitte sowie den Abschnitt exokrine Pankreaskarzinome

Verner-Morrison-Syndrom

Dieses Syndrom ist durch therapierefräktäre massive wässrige Druchfälle, Hypokaliämie sowie neuroendokrine Pankreastumoren gekennzeichnet.
Diese Tumoren produzieren u. a. VIP, aber auch pankreatisches Polypeptid (PP), Serotonin und andere Hormone, so daß der früher postulierte Kausalzusammenhang von VIP mit diesem Syndrom nicht weiter uneingeschränkt aufrecht erhalten werden kann (15, 3, 5). Ebenso wie Gastrinome und Glucagonome sind diese Inselzelltumoren großteils maligne und haben zum Zeitpunkt der Diagnose in die Leber und die benachbarten Lymphknoten metastasiert.

Klinik

Durchfälle von mehreren Litern Flüssigkeit pro Tag mit hohen Konzentrationen von Kalium im Stuhl, geringgradiger Hyperglykämie, reduzierter Magenazidität sowie erhöhtem Plasmahormonspiegeln führen zur Diagnose.

Andere neuroendokrine Pankreastumoren

Neben den o. g. Tumoren seien hier noch die sehr seltenen Tumoren wie das Somatostatinom (bisher 3 Fälle in der Weltliteratur) sowie die Pankreaskarzinoide < 0,5 % der gesamten Karzinoide) genannt. Bei entsprechender Fragestellung sei auf die einschlägige Literatur verwiesen.

Therapie der Inselzellkarzinome

Mit der Diagnose eines Inselzelltumors sollte ein ähnliches chirurgisches Vorgehen für Insulinome, Glucagonome usw. (mit Ausnahme des Zollinger-Ellison-Syndroms) gewählt werden. So sollten kleine solitäre Tumoren enukleiert werden, während große Tumoren mit einer distalen Pankreatektomie versorgt werden sollten. Nur selten ist jedoch bei multiplen Inselzelltumoren eine Pankreatikoduodenektomie oder lokale Pankreatektomie indiziert. Weiterhin sollten auch Metastasen soweit wie möglich, zur Tumormassenreduktion, reseziert werden. Falls eine Resektion von Lebermetastasen nicht mehr möglich ist, so sollte evtl. eine Embolisation über Leberarterien versucht werden.

Sollten sich operative Verfahren als erfolglos erweisen, so sollte eine Chemotherapie erwogen werden.

Bisherige Ergebnisse einer Chemotherapie von Inselzelltumoren sind aufgrund der relativen Seltenheit dieser Erkrankung nur schwer interpretierbar. Zudem scheinen die klinischen und biologischen Parameter der einzelnen Inselzellkarzinome deutlich zu variieren. Weiterhin wurde in einigen Untersuchungen nicht zwischen biochemischer Verbesserung der Hormonplasmawerte und einer objektiven Tumorrückbildung differenziert.

Das bisher am besten untersuchte Chemotherapeutikum ist Streptozotocin.

Bei Insulinomen läßt sich in bis zu 50 % der Fälle mit Streptozotocin eine Tumorgrößereduktion feststellen (8). Weniger gute Ergebnisse haben sich jedoch bei Gastrinomen, VIPomen und Glucagonomen gezeigt (s. Tab.1).

Tab. 13.1: Streptozotocin bei der Behandlung metastatischer endokriner Pankreastumoren

Erkrankung	N	Totale Streptozotocindosis(g)	Partial Response	Complete Response	Follow-up-Zeitraum in Monaten
Insulinom	6	6–34	5	0	5–64
Gastrinom	3	6–21	2	0	2–15
Glucagonom	2	4– 8	0	0	2–10
VIPoma	4	10–17	2	1	12–36
Gemischt	6	4–30	2	2	2–30

(nach Oberg et al., 1981)

Als Kombinationstherapie scheint die Gabe von Streptozotocin und 5-Fluorouracil der alleinigen Gabe von Streptozotocin überlegen zu sein.

Die symptomatische Behandlung von Inselzelltumoren sollte im Falle von Insulinom mit Diazoxid, welches angeblich die Insulinfreisetzung blockiert, durchgeführt werden. Weiterhin hat sich auch Somatostatin als sehr nebenwirkungsfreies, effektives Medikament zur symptomatischen Behandlung von hormon-aktiven Tumoren erwiesen. Der Wirkungsmechanismus liegt ebenfalls in einer Unterdrückung der Freisetzung von Hormonen.

Interessanterweise haben sich in letzter Zeit auch Berichte gehäuft, in welchen über eine Tumorregression unter der Applikation von Somatostatin berichtet wurde.

Der Einsatz von Interferon, obwohl bisher nur wenig untersucht, bietet ebenfalls noch eine therapeutische Möglichkeit, falls o. g. Therapien erfolglos verlaufen.

13.3 Die mesenchymalen Pankreastumoren

Als benigne Pankreastumoren mesenchymalen Ursprungs sind Lymphangiom, Hämangiom, Neurinom, Fibrom, Neurofibrom, Lipom, Leiomyom und Myxom zu nennen.
Die malignen Pankreastumoren mesenchymalen Ursprungs sind den Sarkomen zuzurechnen (4).

13.4 Maligne Tumoren des exokrinen Pankreas

Das Adenokarzinom und das anaplastische Karzinom gehen sowohl von ductalen als auch von Acinusepithelien aus, während das Zystadenokarzinom ausschließlich ductalen Ursprungs ist (4).
Das Pankreaskarzinom hat in den letzten Jahren in den westlichen Industrieländern stetig zugenommen. Es steht gegenwärtig in der Bundesrepublik beim Mann an 6. und bei der Frau an 8. Stelle aller malignen Neoplasien. Mit einer 5-Jahres-Überlebenszeit von 1 % ist das Pankreaskarzinom die maligne Erkrankung mit der schlechtesten Prognose. Bereits 3 Jahre nach Diagnosestellung sind 95 % der Patienten verstorben (1, 34, 9).
Das Pankreaskarzinom ist eine Erkrankung des höheren Lebensalters. Mehr als 50 % der auf diese Erkrankung zurückzuführenden Todesfälle ereignen sich in der Altersgruppe von 60–80 jährigen (10).
Da der Tumor mit besonders hoher Inzidenz in den westlichen Industrienationen auftritt, wird der Einfluß von Umweltfaktoren bei der Pankreaskarzinomentstehung diskutiert (40). Dabei sind Alkoholabusus und Pankreaskarzinom allenfalls nur schwach korreliert (11). Bei Rauchern soll allerdings die Erkrankung doppelt so häufig auftreten wie bei Nichtrauchern (22). Ein positiver Zusammenhang zwischen Kaffeekonsum und Pankreaskarzinom wurde postuliert, ist jedoch nicht gesichert (41).
Eine chronische Pankreatitis scheint ebenso wie ein Diabetes mellitus einen prädisponierenden Faktor darzustellen. Immerhin geht in 15 % der Pankreaskarzinompatienten der Erkrankung ein Diabetes mellitus voraus. Eine Assoziation zwischen Gallensteinleiden und Pankreaskarzinom besteht nicht (9).
Chemische Substanzen, wie z. B. organische Lösungsmittel, werden ebenfalls angeschuldigt, zu einem erhöhten Pankreaskarzinomrisiko zu führen (25).
Weitaus am häufigsten ist das Karzinom im Pankreaskopf lokalisiert (ca. 79 %). Danach folgen Pankreascorpus (ca. 20 %) und Pankreasschwanz (ca. 7 %). Da die Karzinome ductalen Ursprungs sind, besteht bei den allermeisten Patienten eine Verlegung des Gangsystems, die im Pankreaskopf typischerweise die Obstruktion des Ductus choledochus miteinbeziehen kann. Bei Pankreaskopftumoren besteht in etwa 20% der Fälle eine maligne Infiltration des Duodenum. Ösophagusvarizen entstehen durch Tumorobstruktion des Portalsystems.
Das Prankreaskarzinom neigt zu einer frühzeitigen Metastasierung. Zum Zeitpunkt der Diagnose ist bei weniger als 10 % der Patienten der Tumor noch auf das Ursprungsorgan begrenzt. Bevorzugte Metastasierungsorte sind regionale Lymphknotengruppen (75 %), die Leber (65 %) und das Peritoneum (46 %) ist. Der häufigste extraabdominelle Metastasierungsort ist die Lunge (21).

Klinik

Die klinischen Symptome in der Frühphase der Erkrankung sind uncharakteristisch und vielgestaltig. Am häufigsten sind Gewichtsverlust, Gelbsucht, dumpfe im Epigastrium lokalisierte und in Oberbauch und Rücken austrahlende Schmerzen, Übelkeit, Erbrechen, allgemeine Schwäche und Juckreiz. Klinisch imponieren Gelbsucht, eine tastbarer Abdominaltumor, Aszites sowie eine vergrößert tastbare Leber oder Gallenblase. In 25 % bis 50 % aller Fälle besteht ein manifester oder latenter Diabetes mellitus.
Rezidivierende Thrombophlebitiden als paraneoplastisches Syndrom scheinen beim Pankreaskarzinom gehäuft aufzutreten (20).
Psychische Störungen wie Depressionen oder Angst sind besonders häufig bei Pankraskarzinompatienten, und etwa 50 % aller Patienten berichten über mentale Symptome (16).
Pankreaskarzinome acinären Ursprungs werden mit subkutanen Fettnekrosen, die primär an den

unteren Extremitäten und dann am ganzen Körper auftreten sowie mit Poliarthralgien assoziiert. Diese als verhärtete subkutane Knoten imponierenden Fettnekrosen müssen differentialdiagnostisch von Tumormetastasen der Haut unterschieden werden.
Lediglich 65% der Patienten mit Frühsymptomen suchen einen Arzt innerhalb der ersten 6 Monate nach Auftreten ihrer Beschwerden auf. Bestehen die Symptome zur Zeitpunkt der Diagnosestellung länger als 3 Monate, sind nur noch 13% der Tumoren resektabel. Die klassische Symptomentrias Ikterus, Gewichtsverlust und Schmerzen tritt relativ spät auf und ist in der Regel mit einer schlechten Prognose vergesellschaftet (14).

Diagnose

Bei der sehr schlechten Prognose des Pakreaskarzinoms kommt der frühen Diagnosestellung eine ganz erhebliche Bedeutung zu. Ziel aller diagnostischen Maßnahmen ist die Lokalisation des Tumors, die exakte Definition seiner lokalen Ausdehnung sowie eventuell vorhandener Metastasen. Das optimale Vorgehen besteht in einer Kombination endoskopischer und bildgebender Diagnostik. Dabei stehen folgende Verfahren zur Verfügung:

Konventionelle Röntgendiagnostik: Bei der Magen-Darm-Passage, ergänzt durch die hypotone Duodenographie imponiert das im Pankreaskopf lokalisierte Karzinom durch die Rigidität und Ausweitung der duodenalen C-Schline. Kulissenphänomene und Frostberg'sches Zeichen werden bei einer Infiltration der Duodenalwand beobachtet. In fortgeschrittenen Stadien kommt es zu einer Impression der Magenhinterwand. Insgesamt erbringt jedoch die konventionelle Röntgenuntersuchung des oberen Gastrointestinaltraktes nur in 50% der Fälle entscheidende diagnostische Hinweise (38).

Oberbauchsonographie: Sonographisch stellt sich das Pankreaskarzinom als umschriebene oder diffuse Vergrößerung des Organs dar. Nicht selten findet man einen aufgestauten Pankreasgang und bei entsprechender Lokalisation des Tumors dilatierte Gallengänge. Die untere Nachweisgrenze für das Pankreaskarzinom liegt zwischen 1 cm und 2 cm, ist jedoch sehr von lokalen Untersuchungsbedingungen und vom Untersucher abhängig. Dies gilt besonders für Pankreasschwanztumoren. Differentialdiagnostisch kann die Unterscheidung zwischen Pankreaskarzinom und chronischer Pankreatitis schwierig sein, zumal beide Erkrankungen gelegentlich vorgesellschaftet sind. Die Sonographie leistet außerdem z.B. durch den Nachweis von Lebermetastasen einen wesentlichen Beitrag zur Erkennung der Tumorausbreitung im Oberbauch (28).

Computertomographie: Computertomographisch kann das Pankreas in der Regel immer dargestellt werden. Lediglich bei Patienten mit geringen abdominalen Fettdepots kann die Abgrenzung des Organs Schwierigkeiten bereiten. Die untere Nachweisgrenze für das Pankreaskarzinom liegt bei 1–1,5 cm Durchmesser, wobei es jedoch auch computertomographisch Schwierigkeiten bereiten kann, ein Karzinom von Veränderungen im Rahmen einer chronischen Pankreatitis abzugrenzen. Hinsichtlich des Tumorstagings gilt für die Computertomographie das für die Ultraschalldiagnostik Gesagte (7).

Endoskopisch-retrograde Cholangio-Pankreatikographie (ERCP): Die diagnostische Treffsicherheit der ERCP beim Pankreaskarzinom beträgt 85% bis 90%. Typische Veränderungen sind Gangabbrüche mit unregelmäßiger Begrenzung des Pankreasganges und auch der präpapillär verlaufenden Gallengänge. Über das Endoskop kann Pankreassekret für zytologische Untersuchungen sowie zur Bestimmung von Tumormarkern gewonnen werden. Endoskopisch eingebrachte interne Drainagen zur Dekompression des Gallengangsystems stellen eine sinnvolle Palliativmaßnahme bei inoperablen, lokal fortgeschrittenen Tumoren dar (35, 2).

Perkutane transhepatische Cholangiographie (PTC): Mit Hilfe der PTC kann ein extrahepatischer Verschluß, verursacht durch Kompression des Ductus choledochus durch einen Pankreastumor diagnostiziert werden. Zusätzlich kann dieses Vorgehen mit der transhepatischen Einlage eines Drainagesystems in die ableitenden Gallenwege bei lokal ausgedehntem, inoperablem Pankreaskarzinom kombiniert werden.

Selektive Angiographie: Werden angiographische Untersuchungen in sog. superselektiver Technik durchgeführt, liegt die Trefferquote dieser Untersuchung bei Pankreaskarzinomen zwischen 85% und 90%. Normalerweise ist der Pankreastumor hypovaskulär. Als weitere wichtige angiographische Zeichen sieht man die Irregularität arterieller oder venöser Gefäße sowie Gefäßabbrüche und Neubildungen. In der Spätphase der Untersuchung stellen sich Veränderungen des venösen Schenkels wie Verschluß oder Stenosierung der Milzvene und der Vena mesenterica superior und ihrer Nebenäste dar (19).

Serumtumormarker: Das carcinoembryonale Antigen (CEA) ist in mehr als 80% der Pankreaskarzinompatienten erhöht. Obwohl von hoher Sensitivität, ist die Spezifität von CEA-Erhöhungen gering, da diese sowohl bei entzündlichen Pankreaserkrankungen als auch bei anderen malignen Erkrankungen vorkommen können (29).
Das Ca 19-9 ist im Serum von Patienten mit exokrinem Pankreaskarzinom in 80–100% nachweisbar. Mittelhohe Werte können jedoch auch bei akuter und chronischer Pankreatitis, Choledocholithiasis und Leberzirrhose nachgewiesen werden.
Das pankreatische onkofetale Antigen (POA) und das Alphafetoprotein (AFP) ist in 50% bzw. 25% der Seren von Pankreaskarzinompatienten nachweisbar. Auch diese Serumtumormaker sind jedoch von geringer Spezifität für das Pankreaskarzinom (18, 26).
Das für die Serumtumormarker Gesagte gilt in noch ausgeprägterem Maße für die Veränderungen verschiedener Serumenzyme wie Amylase, Lipase, alkalische Phosphatase, LDH, Transaminasen, LAP und pankreatische Ribonuklease (R.nase).

Perkutane Biopsie des Pankreas: Die perkutane Feinnadelbiopsie des Pankreas dient der Gewinnung von Aspirationsmaterial zur zytologischen Untersuchung. Bewährt hat sich hier besonders der anteriore Zugang unter permanenter Ultraschallsicht oder CT-Kontrolle. Die zytologische Beurteilung der auf diese Weise gewonnenen Aspirate erfordert jedoch große Erfahrung, und ein negatives Resultat schließt ein Pankreaskarzinom auf keinen Fall aus. Die Komplikationsrate dieser Untersuchung liegt unter 5%. Über eine Aussaat von Tumorzellen entlang des Biopsiekanals wurde berichtet (32).

Therapie

Die einzige kurative Behandlungsmöglichkeit beim Pankreaskarzinom stellt die Resektion des auf das Organ begrenzten Tumors dar. Auch hier sind jedoch die Ergebnisse enttäuschend; die 5-Jahresüberlebensrate, auch bei kleinen und früh erkannten Tumoren, beträgt weniger als 5% (10). Hinzu kommt eine signifikante Mortalität (bis zu 20%) und Morbidität (mehr als 50%) der Pankreasresektion (39).
Bei den meisten Patienten ist jedoch nur ein palliativ operatives Vorgehen möglich. Ikterus, Juckreiz und Erbrechen werden durch Choledochojejunostomie bzw. Gastrojejunostomie beseitigt bzw. verhindert. Die durchschnittliche Überlebenszeit nach Palliativoperation beträgt 9 Monate (17, 39).
Die Chemotherapie und ihre Kombination mit anderen Therapiemodalitäten hat ebenfalls rein palliativen Charakter. 5-Fluorodurazil, Mytomizin C und Streptozotozin weisen z. B. Ansprechraten zwischen 5 und 25% auf, wobei die Ansprechdauer mit 2–4 Monaten kurz ist. Kombinationschemotherapieschemata sind ebenfalls nur von limitierter Bedeutung. Dies gilt auch für den kombinierten Einsatz von Chemo- und Strahlentherapie. Mit dem letzteren Verfahren gelingt allerdings bei bis zu 60% der Patienten eine Verminderung oder Beseitigung des typischen, oft analgetikaresistenten Pankreaskarzinomschmerzes (36).
Supportive Maßnahme bestehen in einer adäquaten Zufuhr von Kalorien, einer differenzierten Schmerztherapie sowie der Behandlung einer evtl. auftretenden Pankreasinsuffizienz durch Substitution von Pankreasenzymen.

13.5 Pankreaszysten

Bei den Pankreaszysten unterscheidet man sog. Pseudozysten ohne und echte Zysten mit epithelialer Auskleidung. Die Pankreaspseudozysten entzündlicher oder traumatischer Genese werden an anderer Stelle besprochen.
Bei den primären Zysten mit epithelialer Auskleidung handelt es sich im wesentlichen um dysonto-

genetisch entstandene Hohlraumbildungen, die entweder solitär oder multilokulär auftreten können. Häufig sind sie mit Zystenbildungen in anderen parenchymatösen Organen vergesellschaftet. Durch Abflußstörungen im Pankreasgangsystem entstehende Retentionszysten sind, wenn sie über eine epitheliale Auskleidung verfügen, ebenfalls den primären Zysten zuzurechnen. Je nach Größe und Lage bleiben die angeborenen Zysten klinisch stumm oder können Auslöser einer chronisch-rezidivierenden Pankreatitis sein. Zystische Pankreastumoren wie Zystadenome, Zystepitheliome sind selten. Sie können jedoch erhebliche differentialdiagnostische Schwierigkeiten bei der Abgrenzung zu malignen Pankreastumoren bereiten (4, 30).

Literatur

(1) *American Cancer Society* (1985). 1985. Cancer facts and figures. Amcerican Cancer Society, New York
(2) *Anacker, H., Weiss, H. D., Kramann, B., Rupp N.* (1974): Experience with endoscopic retrograde pancreaticography. Am. J. Roentgenol. Rad. Ther. Nucl. Med. 122; 375–384
(3) *Barbezat, G. O., Grossmann, M. I.* (1971): Cholera-like diarrhea induced by glucagon plus gastrin. Lancet i: 1025
(4) *Becker, V.* (1973): Bauchspeicheldrüse. In: Doerr, W., Seifert, G., Uehlinger, E. (Hrsg.): Spezielle pathologische Anatomie, Bd. 6. Springer Verlag, Berlin
(5) *Bloom, S. R.* (1978): VIP and watery diarrhea in ‚Gut hormones', pp. 583–588. In: Bloom, S. R.: Proceedings of the International Symposium on gut Hormones. Churchill–Livingston, New York
(6) *Bonfils, S., Bernades, P.* (1974): Zollinger-Ellison syndrome: Natural history and diagnosis. Clin. Gastroenterol. 3: 539
(7) *Bowie, J. D., Moossa, A. R.* (1980): Ultrasonography and computed tomography in the diagnosis of pancreatic tumors, 259–306. In: Moossa, A. R (ed.): Tumors of the Pancreas. Williams & Wilkins, Baltimore
(8) *Broder, L. E., Carter, S. K.* (1973): Results of therapy with streptozotocin in 52 patients. Ann. Intern. Med. 79: 108–118
(9) *Brooks, J. R.* (1973): Cancer of the pancreas, pp. 263–298. In: Brooks, J. R. (ed.): Surgery of the Pancreas. WB Saunders, Philadelphia
(10) *Buncher, C. R.* (1980). Epidemiology of pancreatic cancer, pp. 415–427. In: Moossa, A. R. (ed.): Tumors of the Pancreas. Williams & Wilkins, Baltimore
(11) *Burch, G. E., Ansari, A.* (1968): Chronic alcoholism and carcinoma of the pancreas. A correlative hypothesis. Arch. Intern. Med. 122: 1711–1714
(12) *Chejfec, G., Falkmer, S., Grimelius, L., Jacobsson, B., Rodensjö, M., Wiedenmann, B., Franke, W. W., Lee, L. and Gould, V. E.* (1987): Synaptophysin. A new marker for pancreatic neuroendocrine tumors. Am. J. Surg. Pathol. 11: 241–247
(13) *Creutzfeld, W., Arnold, R., Creutzfeld et al.* (1975): Pathomorphologic biochemical and diagnostic aspects of gastrinomas (Zollinger-Ellison syndrome). Hum. Pathol. 6: 47
(14) *Czygan, P.* (1977): Moderne Diagnostik des Pankreascarcinoms. Der Kassenarzt 17: 3574
(15) *Elias, E., Bloom, S. R., Welbourn, B. et al.* (1972): Pancreatic cholera due to the production of gastric inhibitory polypeptide. Lance II: 791
(16) *Fras, I., Litin E. M., Bartholomew L. G.* (1968): Mental symtoms as an aid in the early diagnosis of carcinoma of the pancreas. Gastroenterology 55: 191
(17) *Gall, F. P.* (1980): Pankreaschirurgie. Fortschr. Med. 42: 1644
(18) *Gelder, F., Reese, C., Moossa, A. R., Hunter, R.* (1978): Studies on an oncofetal antigen. POA Cancer 42: 1635–1645
(19) *Goldstein, H. M., Neimann, H. L., Bookstein, J. J.* (1974): Angiographic evaluation of pancreatic disease. A further appraisal. Radiology 112: 275–282
(20) *Gore, J. M., Appelbaum, J. S., Greene, H. L., Dexter, L., Dalen, I. E.* (1982) Ocult cancer in patients with acute pulmonary embolism. Ann. Intern. Med. 96: 556–560
(21) *Howard, J. M., Jordan G. L.* (1977): Cancer of the pancreas. Curr. Probl. Cancer 2: 1–52
(22) *Krain, L. S.* (1970): The rising incidence of carcinoma of the pancreas. An epidemiologic appraisal. Am. J. Gastroenterol. 54: 500–507
(23) *Larsson, L. I.* (1978): Endocrine pancreatic tumors. Hum. Pathol. 9: 401
(24) *Lloyd, R. V., Warner, T. F. C. S. Mervak, T., Wilson, B. S., Schmidt, K.* (1984): Immunohistochemicaldetection of chromogranin and neuron-specific enolase in pancreatic endocrine neoplasms. Am. J. Surg. Pathol. 8: 607–614
(25) *Mancuso, T. F., El-Attar, A. A* (1967): Study of workers exposed to b-naphtylamine and benzidine. J. Occupational. 9: 277
(26) *McIntire, K. R., Waldmann, T. A, Moertel, C. G., Co, V. L. W.* (1975): Serum α-fetoprotein in patients with neoplasms of the gastrointestinal tract. Cancer Res. 35: 991–996
(27) *Moldow, R. E., Connelly, R. R.* (1978) Epidemiology of pancreatic cancer in Connecticut. Gastroenterol. 55: 667–686
(28) *Rettenmaier, G.* (1978) Pancreas. In: de Vlieg-

Literatur

er (ed.): Handbook of Clinical Ultrasound. pp. 335–344. John Wiley & Sons, New York

(29) *Reynoso, G., Chu, T. H., Holyoke, D., Cohen, E., Nemoto, T., Wang, J. J., Chuang, J., Cuinan, P., Murphy, G. P.* (1972): Carcinoembryonic antigen in patients with different cancers. JAMA 220: 361–365

(30) *Ritter, U.* (1984): Geschwülste des exkretorischen Pankreas, Pankreaszysten, 494–509. In: Demling, L. (Hrsg.): Klinische Gastroenterologie, Georg Thieme Verlag, Stuttgart

(31) *Schmechel, D., Marangos, P. J., Brightman, M.* (1978): Neuronspecific enolase is a molecular marker for peripheral and central neuroendocrine cells. Nature 276: 834–835

(32) *Schwerk, W. B., Schmitz-Morrmann, P.* (1980): Sonographisch gezielte perkutane transperitoneale Aspirationsbiopsie raumfordernder Pankreasprozesse. Dtsch. Med. Wschr. 105: 1019

(33) *Service, F. J., Dale, A. J. D., Elveback, L. R. and Liang N. S.* (1976): Insulinoma: clinical and diagnostic feature of 60 consecutive cases. Mayo Clin. Proc. 51: 417

(34) *Silverberg, E.* (1982): Cancer statistics 1982. CA 32, 15

(35) *Silvis, S. E., Rohrmann, C. A., Vennes, J. A.* (1976): Diagnostic accuracy of endoscopic retrograde cholangiography in hepatic, biliary, and pancreatic malignancy. Ann. Intern. Med. 84: 438–440

(36) *Smith, F. P., Lange, S., Silgals, R. et al.* (1984): Chemotherapy of advanced Gastrointestinal malignancies, p 41. In: Levin, B., Riddel, R. H. (eds.): Frontiers in gastrointestinal cancer. Elsevier, New York

(37) *Stefanini, P., Carboni, M., Patrasi N. et al.* (1974): Beta islet cell tumors of the pancreas: Results of a study on 1067 cases. Surgery 75: 597–609

(38) *Swart, B.* (1975): Value and limitations of examination of the gastrointestinal tract in pancreatic disease, pp 42–53. In Anakcer, H. (ed.): Efficiency and Limits of Radiologic Examination of the Pancreas. Thieme Verlag, Stuttgart

(39) *Warren, K. W., Braasch, J. W., Thum, C. W.* (1968): Carcinoma of the pancreas. Surg. Clin. N. Amer. 48: 501

(40) *Wynder, E. L., Hymas, L., Shigematsu, T.* (1967): Correlation of International cancer death rates. Cancer 20: 113

(41) *Wynder, E. L., Hall, N. E. L., Polansky, M.* (1983): Epidemiology of coffee and pancreatic cancer. Cancer Res. 43: 3900–3906

Stichwortverzeichnis

Ösophagus 1–19

Achalasie 1–5, 10
Adenokarzinom 7, 13, 16
Alkohol 5, 7, 13
Analgesie 17
Antirefluxoperation 4
Antirefluxplastik 7, 8
Barrett-Ösophagus 7
Barrett-Syndrom 7
Biopsie 12, 14
Breitbandantibiotika 17
Bronchoskopie 15
Browne-McHardy-Dilatator 4
Bürstenzytologie 15
Chagas-Krankheit 2
Chemotherapie 16
– präoperative 16
Cholinergika 3
Computertomographie 15
Dilatation 4, 5
– mit der Starkschen Sonde 4
Durchzugsmanometrie 6
Dysphagie 1, 2, 4, 10, 12, 14, 16
Endobrachiösophagus 7
Endoskopie 6, 14, 18
Ernährungsfistel 17
Fette 5
Fibrom 12
Fundoplikation 8
gas-bloat syndrome 8
Gastrografin®-Schluck 4
Gastropexie, posteriore 8
Gewichtsverlust 14
Globusgefühl 10
Hämangiom 12, 13
Hämatemesis 14
Heiserkeit 14
Hiatushernie 5, 8, 10
Infektion 4
Intubation, endoskopische 17
Kachexie 4
Kardiakarzinom 13, 16
Kardiaresektion 5
Kardioplastik nach Belsey 8
Langzeit-pH-Metrie 6
Laparoskopie 15
Lasertechnik 17
Leiomyom 12
Lipom 12
Magen 1

Magenhochzug 16
Magensekretionsanalyse 7
Manometrie 6
Mediastinitis 17
Mediastinoskopie 15
Megaösophagus 4
Mehrpunktmanometrie 6
Myotomie 4, 5
Myxom 12
Nahrungstransport 1
Nikotin 5, 7, 13
Nitrosamin 13
Ösophagofundopexie 8
Ösophagoskopie 10
Ösophagusbreischluck 2, 10, 14
Ösophagusdilatation 2
Ösophagusdivertikel 10, 11
Ösophaguskarzinom 13, 15, 16
Ösophagussphinkter 1–3, 5, 6, 10, 11
Ösophagusverätzung 17
Palliation 15
Papillom 12
pH-Metrie 6
Plattenepithelkarzinom 13, 16
pneumatische Dehnung 4
Prednisolontherapie 17
Pulsionsdivertikel 10
Radiotherapie 16
Reflux 1
– gastroösophagealer 5
– pathologischer 6
Refluxbarriere 5, 6
Refluxkrankheit 6–8
Refluxösophagitis 5, 6, 8, 9
– sekundäre 5
Regurgitation 2, 3, 10, 14
Resektion, chirurgische 16
Retrosternalschmerz 2, 14
Sedierung 17
Semifundoplikation 8
Sklerodermie 5
Sonographie 15
Stenose 8
– peptische 6, 7, 10
Striktur 18
Thorakotomie 13
Thoraxübersicht 15
Traktionsdivertikel 10
Tumoren, gutartige 12

Stichwortverzeichnis

Ulcus duodeni 7, 8
Vagotomie 8
Vaskuloneuropathie, diabetische 5
Verätzung 17
Vorbestrahlung, präoperative 16
Zenkersches Divertikel 10
Zyste 12
Zytostatika 16

Magen und Duodenum 20–62

Abdomen, akutes 29
Achlorhydrie 24–26, 40, 51, 53
Adenokarzinom 50, 52, 53
Adenomatose 31, 48
Adenylatzyklase-cAMP-Phosphodiesterase-System 20
Alkali 28
Alkalose 45
Alkohol 34
Alkoholiker 55
Alkoholismus, chronischer 26, 29
allergischer Hautausschlag 35
Aminosäuren 22
Anämie 45, 47
– hypochrome mikrozytäre 43
– perniziöse 23–26, 48, 50, 53
Ann-Arbor-Schema 52
Antazida 27, 33, 36, 37, 42, 55
Anticholinergika 23, 36, 55
– selektive 33
Antimuskarinikum 36
Antirheumatika, nichtsteroidale 26, 40–42, 53
Antrektomie 47
Antrum 50
Antrumrest 46
Atrophie 25, 26
Azetylcholin 20
Bariumkontrastbrei 55
Bariumschluck 48
Basalsekretion 22
Benzimidazolen 37
Bezoar 56
Billroth-I-Anastomose 47
Billroth II 47
Billroth-II-Operation 46
Biopsie 42, 51, 52
– multiple 48
Blutbildveränderungen 35
Blutdruckabfall 43, 46
Bluterbrechen 48
Blutstillung, endoskopische 43
Blutung, gastrointestinale 26
Brechreiz 46, 48
Bronchiektase 55
Cholelithiasis 33

CHOP-Schema 52
Corticosteroide 54
Cronkhite-Canada-Syndrom 53
Diabetes mellitus 56
Diarrhö 35, 37, 48
Dilatation des Magens 55
Doppelkontrasttechnik 24
Dünndarmresektion 23
Dumpingsyndrom 46, 47
Duodenalkarzinom 33
Duodenalulkus 33
Duodenitis 33
Dyspepsie 33
– medikamenteninduzierte 33
Dysphagie 29
Dyspnoe 29
Eisenmangelanämie 25, 51, 53, 55
Elektrokoagulation 43, 44
Endoskopie 32, 33, 42, 48, 51
Energieverbrauch (ATP) 20
Erbrechen 55
– kaffeesatzartiges 29
– provoziertes 46
Escherichia coli 29
Fette 22
Fiberendoskopie 24
Fibrom 53
Fibrosarkom 52
Forrest-Typ Ia, II und III 43
Gardner-Syndrom 53
Gastrektomie 43, 48, 51
Gastrin 20, 23, 31, 48
Gastrinabbau 23
Gastrinfreisetzung 23
Gastrinom 33, 46, 48
Gastrinprovokationstest 49
Gastritis 24, 33
– atrophische 24, 25, 33, 41, 48, 49, 53
– bakteriell-phlegmonöse 29
– erosive 26
– hyperplastische 27, 28
– nichterosive 24, 26
Gastroduodenoskopie 24
Gastroenterostomie 29
Gastroparese 56
– diabetische 56
Gastropathie, hypersekretorische 27, 28
Gastroskopie 33, 42
Gewichtsverlust 47
Glukagon 20
Granulome 29
Granulozytopenie 35
G-Zell-Hyperplasie 23, 48, 49
Hämangiom 53
Hämatemesis 27, 43
Hämostase 44

Stichwortverzeichnis

Herpes-simplex-Viren 32
Hiatushernie 54, 55
– axiale 54
– paraösophageale 54
Histamin 20, 22
Histamin-H_2-Rezeptor-Antagonisten 33
Histoplasmose 29
H^+/K^+-ATPase 20
Husten 55
Hypergastrinämie 23, 33, 48
Hyperparathyreoidismus 48
Hyperplasie 55
hypersekretorische Gastropathie 28
Hypertension, portale 26
Hypertonie 37
Hypertrophie 55
Hypochlorämie 45
Hypoglykämie 47
Hypokaliämie 37, 45
Hypovolämie 27
H_2-Rezeptor-Antagonisten 23, 27, 34, 49
Ikterus 44
Insulinausschüttung 47
Intrinsic-Faktor 23, 24, 26, 47
Kaffee 34
Kalzium 48
Karzinoidtumor 52
Karzinom 28, 29, 56
– des Magens 27
– des operierten Magens 47
– zirrhöses 51
Kehlkopfödem 29
Kopfschmerzen 35
Krampfanfälle 55
Krukenberg-Tumor 51
Laparotomie 29, 52
Laserkoagulation 44
Laugenverätzung 29
Leberzirrhose 26, 32
Leiomyom 52, 53
Leiomyosarkom 33, 52
Lipom 53
Liposarkom 52
Lues 33
Lungenabszeß 55
Lungenerkrankung, chronisch obstruktive 32
Lymphangiom 33
Lymphknotenbefall 51
Lymphom, malignes 33, 52
– primäres 52
Lysolecithin 30
Magendivertikel 55
Magenentleerung, beschleunigte 31
Magenkarzinom 26, 33, 41, 49–53
Magenkarzinomrisiko 26
Magenlymphom 28
Magensaftaspiration 22

Magenstumpfkarzinom 48
Magentumoren, maligne 49
Malabsorption 44
Malignom 30
Mallory-Weiss-Syndrom 55
Mastozytose 31
Mediastinalemphysem 29
Meläna 27, 43, 48, 51
Ménétriersche Erkrankung 27, 28
Metaplasie, intestinale 25
Mischhernie 54, 55
Morbus Addison 26
Morbus Boeck 33
Morbus Crohn 29, 33
Mortalitätsrate 44
Nahrungsaufnahme 32
Nephropathie 56
Neurinom 53
Neurotensin 20
Niereninsuffizienz 23, 32
Nierentransplantation 32
Nitrate/Nitrite 49
Nitrosamine 49
Non-Hodgkin-Lymphom 52
Obstipation 35, 37
Odynophagie 29
Ösophago-Gastroduodenoskopie 27
Ösophagogastroskopie 55
Ösophagus 28, 29
Opiate, endogene (Enkephaline) 20
Osteomalazie 47
Osteoporose 47
Pankreatitis 33
Parietalzellen 20
Parietalzellvagotomie 47
Penetration 44
Pentagastrin 22
Pepsin 30, 37
Pepsinogen 23
Peptide 22
Perforation 44
Petechien 53
Peutz-Jeghers-Syndrom 53
Plasmozytom 33
Pneumonie 55
Polyp, adenomatöser 53
– epithelialer 52
– hamartomatöser 53
– hyperplasiogener 52, 53
Polyposis coli, familiäre 53
Polyposissyndrom 53
Postvagotomiediarrhö 47
Präkanzerose 50
Prophylaxe der Streßulkusblutung 27
Prostaglandinbiosynthese 32
Prostaglandine 20, 37
Proteine 22

Stichwortverzeichnis

Proteinkinase 20
Pyloroplastik 29, 45, 47
Pylorusstenose 44, 48, 56
– hypertrophische 55
Rauchen 34, 54
Reflux, biliodigestiver 47
– duodenogastraler 26, 32, 41
Refluxbeschwerden 54
Refluxgastritis, postoperative 46
Refluxösophagitis 33, 55
Resektionsverfahren 29
Retinopathie 56
Röntgenkontrastuntersuchung 42
Röntgenuntersuchung 33
– des Duodenums 24
– des Magens 24
R-Protein 24
Säure 28
Säuresekretion 20, 22, 23, 25, 28, 31, 35
– gastrale 22
– kephal-vagale 22
Säuresekretionsanalyse 23, 42
Säuresekretionsprozeß 20
Säuresekretionstest 33
Säuresekretionsverfahren 41
Säuresekretionswerte 32, 40
Säureverletzung 29
Salzsäure 30
Sarkoidose 29
Sarkom, neurogenes 52
Schilddrüsenerkrankung 25
Schilling-Test 24
Schleimhautschaden, medikamenteninduzierter 53, 54
Schmerz, epigastrischer 32
Schmerzen 41
Schock 29
Schwanom 53
Schwindel 46
Sekretin 20, 46, 48
Somatostatin 20
Staphylokokken 29
Streptokokken 29
Streßläsionen 26, 27
Synkope 43
Syphilis 29
Tachykardie 43, 46
Tachypnoe 29
Thorakotomie 29
Thrombopenie 35
TNM-Klassifikation 50
– des Magenkarzinoms 51
Tracheotomie 29
Transaminasenanstieg 35
Tuberkulose 29, 33
Typ-A-Gastritis 25, 26
Typ-B-Gastritis 25, 26

Ulcus duodeni 23, 30–44, 48, 49
– pepticum 29, 44
– pepticum jejuni 46
– ventriculi 30, 39–44
Ulkus, akutes 26
– peptisches 29, 44
Ulkusanamnese 45
Ulkusblutung 44
Ulkusoperation 38
Ulkusrezidiv 45, 46
Unterernährung 29
Upside-Down-Magen 54
Vagotomie 22, 40, 44, 45
– proximal-gastrale 38, 39, 43
– selektiv-gastrale 38
– trunkuläre 38, 47
Verätzungsgastritis 28
Visick-Klassifikation 41
Vitamin B_{12} 23, 24
Vitamin-B_{12}-Malabsorption 25, 26, 47
Volvulus 55
Wasserretention 37
Zigarettenrauchen 32, 42
Zollinger-Ellison-Syndrom 23, 27, 28, 46, 48, 49
Zytomegalieviren 32

Dünndarm 63–101

Abdominalschmerz 91
Absorption 63, 93
Abszeß, zökaler 72
Achlorhydrie 79
Adenokarzinom 86
Adenom, villöses 86
Adenylatzyklase 93
Agammaglobulinämie 78
Aktinomykose 72
Aktivkohle 93
Alopezie 86
Alphakettenerkrankung 88
Amyloidose 69, 74
Anämie 69, 71, 77, 81, 98
Anaerobier 76
Aneurysma, mykotisches 94
Angina abdominalis 90
– chronische 91
Angiodysplasie 92
Anorexia nervosa 74
Anorexie 94
Antibiotika 79–81
Antibiotikaresistenz 94
Antikörpermangel 78
Aortenstenose 92
Appendix 83
Appendixkarzinoid 83
Appendizitis, perforierte 72

Stichwortverzeichnis

Appetitlosigkeit 73, 80, 97
Arteriitis 91
Arteriographie 85, 92
– selektive 85
Arteriosklerose 91
Arthritis 95
Ascaris lumbricoides 97
Askarisenteritis 97
Asthma 97
Astronautenkost 74
Aszites 95
Ataxie 73, 80
Atrophie 64
Azidose 64, 82
Bacteroides 76
Bakteriologie 78
Bandwurm 97
Bandwurmknäuel 97
Bauchkrämpfe 95
Bauchschmerz 72
– postprandialer 80, 91
Bauchwandfistel 74
Betablocker 91
Bikarbonatersatz 92
Bikarbonatverlust, intestinaler 68
Billroth-II-Resektion 76
Biopsie 81, 85
Blähungen 82
Blindsackbildung 76
Blindsacksyndrom 75, 77–79
Blutsenkung 71
Blutung, rezidivierende 74
Blutuntersuchung 66
Bradykardie, reaktive 94
Bradykinin 84
Bronchitis 97
– chronische 80
Brunneriom 86
Bürstensaum 63
Bürstensaumenzyme 64
Campylobacter jejuni 72, 93
Candida albicans 95
Chemoprophylaxe 92
Chemotherapie 86, 87
Cholelithiasis 94
Cholera 92, 93
Choleratoxin 93
Cholesteringallensteine 89
Cholezystektomie 94
Cholezystitis 93, 94
Clostridien 76
Clostridium perfringens 93
Computertomographie 85
Corynebakterien 80
Cronkhite-Canada-Syndrom 86
Crosby-Kugler-Kapsel 65
Cryptosporidien 96

Darmerkrankung, vaskuläre 90
Darmmorphologie 93
Darmnekrose 90
Darmresektion 79, 88
Darmwandläsionen, vaskuläre 92
Darmwandödem 91
Dauerbauchschmerz 70
Delirium 94
Dermatitis herpetiformis Duhring 65, 66
Diabetes mellitus 76
Diät 66
diätetische Behandlung 74
Diätfehler 66
Diaphanie 92
Diarrhö 64, 70, 72–74, 83, 84, 86, 89, 91, 93, 94, 97, 98
– akute 92
– blutige 90
– chologene 69
– chronische 96
– infektiöse 82
– medikamentös ausgelöste 79
– osmotische 89
– Rückgang der – 79
– wäßrige 77, 82, 88, 94
Dickdarmpolypose 86
Digitalis 91
Dopamin 83
Doppelkontrastduodenographie 85
Ductus Wirsungianus 97
Dünndarmbiopsie 65, 66, 79, 81
Dünndarmdivertikel 77
Dünndarmkarzinoid 83
Dünndarmschleimhautbiopsat 82
Dünndarmstenosen 65
Dünndarmtumor 83
Dünndarmzottenatrophie 63, 66, 79
Duodenalkarzinom 86
Duodenalsaft 78, 96
Duodenalvarizen 92
Duodenoskopie 85
Duodenum 81, 83, 86, 88
Duodenumbiopsie 81
Durchfall bei Kindern 92
Eisen 64, 68, 88
Eiweiß 63, 68
Eiweißmangelödem 64
EKG-Veränderung, infarktverdächtige 80
Elementardiät 75, 83, 89
Embolektomie 90
Embolie 90
Endokardfibrose 84
Endokarditis 80, 81, 94
Endoskopie 85, 92, 98
Enteritis, infektiöse 75
– wäßrige 95
Enteroglukagon 83
Enteropathie 65

Stichwortverzeichnis

– gluteninduzierte 63
– glutensensitive 65
Enterozyten 63
Enzephalopathie 64
Erbrechen 65, 91
Ernährung, enterale 89
– parenterale 75
Erosion 69
Erythema e pudore 85
Erythema nodosum 95
Escherichia coli 93
Exsikkose 91, 93, 94
Fernmetastasen 83, 85
Fettbestimmung 65
Fette 63, 88
Fibrose 69
Fieber 69, 72, 80, 93, 94
Fissur 69
Fistel 69, 70, 74
– arteriovenöse 91
Flush 84, 85
Frührezidiv 74
Gallensäureanalyse 79
Gallensäuren 73
Gallensäurendekonjugation 78
Gallensäurenverlust, chronischer 89
Gallensäurenverlustsyndrom 89
– dekompensiertes 88
– kompensiertes 88
Ganglioneurom 86
Gardner-Syndrom 86
Gasansammlung, intraluminale 98
Gastroenteritis 94
– eosinophile 66
Gefäßgeräusch, abdominelles 91
Gefäßspasmus 90
Gefäßstenose 91
Gelenkbefall, schwerer 74
Gewichtsabnahme 72, 80
Gewichtsverlust 69
Giardia lamblia 96
Glomerulonephritis 95
Glukocorticoid 68, 72, 75
Gluten 63, 66
glutenfreie Produkte 68
Glykocholat-Atemtest 78
Glykocholattest 79
Glyzin 78
Granulom, epitheloidzelliges 69
Gruber-Widal 94
Hämangiom 86, 92
Hämoglobin 68
Hämophilus 80
Hamartom 86
Harnwegsinfekt 94
Hauptpigmentierung, bräunliche 80
Hautblässe 69

Hautflecken, rötliche 94
Hepatitis 93
Hepatomegalie 94
Hirnbiopsie 81
5-Hydroxytryptophan 83
Hypalbuminämie 64, 87
Hyperchlorhydrie 88, 89
Hyperoxalurie 90
– enterale 89
Hyperparathyreoidismus 64
Hyperplasie des lymphatischen Apparats 69
– fibromuskuläre 91
Hypogammaglobulinämie 66
Hypokalzämie 87
Hypothalamus 81
Hypoxie 91
H_2-Exkretionstest 82
Ileitis 72, 95
Ileoskopie, transkolonische 71
Ileozökalabszeß 69
Ileozökaltuberkulose 72, 95
Ileum 83, 88
Ileumkarzinom 72, 86
Ileumresektion 79
Ileus 91, 97
Immunadhärenzhämagglutionationstest 95
Immunhistologie 85
Intestinoskopie 92
Intrinsic-Faktor 77
Ischämie 90, 98
Jejunum 88
Kachexie 64
Kalium 92
Kallikrein 83
Kalzium 64, 68, 88
Karzinoid 83, 85
– des Duodenums 85
– serotoninbildendes (argentaffines) 83
Karzinoidsyndrom 84, 85
Karzinom 64
Karzinominduktion 73
Knochenmarkstoxizität 94
Kochsalz 92
Kohlehydrate 63, 66
Kohlehydratintoleranz 81
Kolon 86
– irritables 79, 82
Kompression, externe 91
Konglomerattumor 69, 72
Kontrastverfahren, optisches 96
Kopfschmerzen 94
Kryptenabszeß 69
Kurzdarmsyndrom 88–90
Laborveränderungen, entzündliche 69
Laktase 82
Laktasemangel 75, 83
Laktobazillen 76

Stichwortverzeichnis

Laktose 83
Laktoseintoleranz 64, 79, 81, 82
– primäre 82
Laktosurie 82
Lamblien 66, 78, 96
Lamina propria 98
Laparoskopie 85
Laparotomie 95
Lebermetastasen 84, 85
Leberzirrhose 92
Leiomyom 86
Leiomyosarkom 86
Leukozytose 71, 81, 90
Lipom 86
Lupenauflichtmikroskopie 65
Lymphadenitis, mesenteriale 95
Lymphangiom 86
Lymphknotenschwellung 69
Lymphom 64, 66, 72
– des Dünndarms 87
– malignes 88
Magen 86
Magenentleerung 65
Magnesium 64
Malabsorption 63, 65, 66, 77, 80
– chronische 88
Malabsorptionssyndrom 65, 69, 81, 91, 98
Malassimilation 66, 67, 77, 79, 81
Maldigestion 66
Malnutrition 64
Mangelernährung 66
Meckel-Divertikel 92
Mehl 66
Meläna 91
Melanom 86
Meningismus 94
Mesenterialarterienthrombose 90
Mesenterialarterienverschluß 90
Mesenterialinfarkt 90, 91
Metastasen 84
Meteorismus 64, 82
Milch 82, 89
Milchtrockenpulver 83
Milchzucker 82
Mitosen 63
Morbus Crohn 66, 68, 70, 72–75, 82, 86, 89, 95
Morbus Gardner 86
Morbus Whipple 66, 79–81
Muskelschwund 64
Myokarditis 95
Nagelatrophie 86
Natriumchlorid 88
Nekrose 91
Nephrolithiasis 94
Neurinom 86
Neurofibrom 86
Nierenfunktion, eingeschränkte 65

Non-Hodgkin-Lymphom 87
Noradrenalin 83
Norwalkvirus 95
Nystagmus 80
Oberbauchbeschwerden 73
Obstipation 91, 94, 98
Operation bei Morbus Crohn 73, 74
Osteomalazie 64, 66
Osteomyelitis 94
Oxalsäure 90
Pankreas 83, 86
Pankreasinsuffizienz 79
Pankreatitis 97
Parasitologie 78
Pellagra 64
Perforation 98
Perianalfistel 74
Perikarditis 80
Peutz-Jeghers-Syndrom 86
Pflastersteinrelief 70
Pfortaderthrombose 92
Phlebographie, transhepatische 85
Pigmentflecken 86
Pneumatosis cystoides intestinalis 98
Pneumonie 80, 93
Pneumoperitoneum 98
Polyarthritis 81
Polyneuropathie 73
Polypektomie 86
Polypen 85–87, 98
Polypose des Dünndarms 86
Polyserositis 80
Postcholezystektomiediarrhö 79
Primärtumor 85
Proglottiden 97
Proktektomie 74
Prostaglandine 83
Pseudoappendizitis 95
Psychotherapie 75
Quickwert 68
Reisen 92
Resorptionsepithel 77
Resorptionstest 65
Revaskularisierungsoperation 90
Rhinitis 97
Rinderbandwurm (Taenia saginata) 96
Röntgenkontrastuntersuchung 66, 85, 98
Röntgenleeraufnahme 98
Röntgenuntersuchung 66, 81, 85
– bei Verdacht auf Morbus Crohn 72
Rotavirus 95
Rundzellen 63
Rundzelleninfiltration 65
Saccharose 83
Saccharoseintoleranz 83
Salmonellen 93, 94
Saluretika 91

Stichwortverzeichnis

Schilling-Test 79, 90
Schleimhauthyperplasie 88
Schleimhautläsionen, aphthenartige 69
Schock 90
Schwäche, allgemeine 69
Schweinebandwurm 97
Schwitzen 73
Sepsis mit Meningitis 93
Serotonin 84
Serotoninsynthese 85
Serumalbumin 68
Shigellen 93, 94
Sklerosierung, endoskopische 92
Sojaproteinintoleranz 66
Sonnenlichtintoleranz 92
Sonographie 85
SPC-Zellen 79–81
Splenomegalie 94
Sprue 63–67, 69, 77, 82, 86
– endemische 66
– kollagene 66
– tropische 66, 98
Spulwürmer 97
Sputumuntersuchung 95
Staphylokokken 93
Stealsyndrom, mesenteriales 91
Steatorrhö 63–65, 76, 77, 80–82, 88, 90
Stenose 69, 70, 74–76
Strahlenenteritis 66, 72
Strahlentherapie 85, 87
Streptokokken 80
Striktur 64, 75
Strikturoplastik 74
Stuhlfistel 74
Subileus 75
Substanz P 83, 84
Tachypnoe 84
Tänieneier 97
Tänienglieder 97
Teleangiektasie (Morbus Osler), hereditäre hämorrhagische 92
Therapie, pharmakologische 85
– zytostatische 85
Thrombozytose 71
Tuberkulintestung 95
Tuberkulose 95
Tuberkulostatika 95
Tumor 85
Tumoren des Dünndarms, bösartige 86
– gutartige 86
Übelkeit 73, 80
Ulcus duodeni 89
– jejuni 89
– pepticum 89
Ulzera 64, 69
Untergewicht 69
Urtikaria 97

Vagotomie 79
Veillonella 76
Venenthrombose, mesenteriale 91
Vitamin-B_{12}-Mangel 64
Vitamine 89
Wachstumsretardation 69
Xylose-Test 65
Yersinia enterocolitica 71
– pseudotuberculosis 71
Yersinien 94
Zink 64
Zittern 73
Zökalresektion 74
Zöliakie 63
Zollinger-Ellison-Syndrom 85
Zottenatrophie 65, 68
Zucker 88
Zucker-Elektrolyt-Lösung 93

Dickdarm 102–151

Abdomen, akutes 127
Abdomenübersichtsaufnahme 105
Abdominalschmerz 126
Abszeß 104, 123, 129, 144
– im Schließmuskelbereich 103
Achalasie 141
ACTH 116
Adenokarzinom 136, 137
Adenom 139
– mit schwerer Zellatypie 136
Adenom-Karzinom-Sequenz 137
Adnexitis 129
Agangliose 141
Akne 116
Alkohol 137
Amenorrhö 125
Ammoniakresorption 102
Amöben 131, 144, 146
Amöbendysenterie 147, 148
Amöbenkolitis 110
Amöbiasis 123, 147, 149
– des Dickdarms 147
Anämie 112, 138
Anaerobier 124, 132
Analagenesie 102
Analfistel 110
Analgetika 107
Analmembran 102
Angina abdominalis 143
Angiodysplasie 143
Angiographie 129
Angiom 143
Anorexie 125
Antibiotika 124, 130, 131
Anticholinergika 142

Stichwortverzeichnis

Antikoagulation 104
Anus 102, 121, 122
Anus praeter 135
Appendizitis 103, 126, 129
- akute 126
- katarrhalische 126
- perforierende 126
- phlegmonöse 126
Arteriitis 144
Arthralgie 113
Arthritis 113, 123
Astronautenkost 117, 125
Aszites 138
Atemnot 138
Auerbachscher Plexus 102
Backwash-Ileitis 113
Bakterien 102, 146
Balantidiose 146, 149
Balantidium coli 149
Bariumbrei 105
Bariumsulfat 129
Baterientoxine 146
Bauchschmerzen 144, 146
Bestrahlung 140
Bikarbonat 146
Bilharziose 146, 148
Biopsie 108, 113, 135, 145
Blutbildkontrollen 117
Blutung 148
Blutverlust 111
Brechreiz 144
Bronchialkarzinom 136
CEA-Konzentration 140
Chlorid 146
Cholangitis, sklerosierende 113
Cholestase 124
Cholezystektomie 107, 133
Cholezystitis 103, 127, 129
Cholinergika 142
Cholinesteraseaktivität 141
Clostridium difficile 131
Colica mucosa 106
Colitis ulcerosa 108–119, 122, 123, 125, 129, 135, 137, 144, 145, 147, 148
Colon ascendens 102, 136
- descendens 102, 104
- irritabile 129
- sigmoideum 102
- transversum 102
Computertomographie 139
Crohn-Index 122
Cronkhite-Canada-Syndrom 136
Cushingschwellendosis 124
Darmgas 102, 103, 105
Darmulzera 141
Defäkationsgewohnheiten 103
Dermatitis 103

Diabetes mellitus 107
Diät 117, 124
- bei Colitis ulcerosa 117
- faserarme 130
Diarrhö 103, 106, 110, 111, 121, 134, 137, 141, 147, 148
- antibiotikaassoziierte 132
- chologene 119
- wäßrige 119
Diathermieschlinge 105, 134
Diathese, hämorrhagische 144
Dickdarm, angeborene Fehlbildungen 102
Dickdarmerkrankung, infektiöse 146
- vaskuläre 143
Dickdarmkarzinom 136, 137, 139
Dickdarmmalignom 134
Dickdarmpolypen 105, 132, 133, 135
Dickdarmtumor 136
Dilatation 141
Divertikel 105, 128
Divertikulitis 103, 105, 123, 127–130
Divertikulose 127–130
Doppelkontrastdarstellung 120
Doppelkontraströntgenuntersuchung 105, 110, 111, 122
Druckschmerz 148
Dünndarm 102, 117, 122
Duodenalulkus 127, 129
Duodenum 103, 122
Durchfall 144
Dysplasie 117
Eisen 117
Ekzem 103
Elektrolyte 102, 117
Elektrolytverlust 141
Elementardiät 125
Endoskopie 131
Entamoeba histolytica 147
Enterobiasis 149
Enterocolitis Crohn 103, 113, 119, 120–125
- Morbus Crohn des Dickdarms 118
Enterokolitis 141
- pseudomembranöse 130
Erbrechen 144
Ernährung, parenterale 125
Erythem 103
Erythema nodosum 113, 123
Escherichia coli 146, 147
Exanthem 124
Exazerbation 118
Exsikkose 112, 141, 148
Fettleber 113
Fibrin 131
Fieber 112, 122, 128, 129, 132, 145
Fissur 104, 123
Fistel 102–105, 119, 121–123, 144
Fistelöffnung 103

Stichwortverzeichnis

Gallenbeschwerden 106
Gallengangskarzinom 113
Gallensäure 102
Gallensteine 123
– verkalkte 105
Gardner-Syndrom 133, 135, 137
Gastritis 129
Gastroduodenitis 103
Gastroenteritis 127
Gefäßerkrankung, arteriosklerotische 143
Gewichtsverlust 138
Gonokokkenkolitis 109
Hämokkulttest 134, 138, 139
Hämorrhoiden 103, 104
Hamartom 132, 136
Haustren 102, 111
Hemikolektomie 112, 130
Hepatitis, chronisch aktive 113
Hernie 128
Hochdruck 116
Husten 138
Hyperämie 147
Hyperpigmentation 116
Hypoproteinämie 110, 120
Hypothyreose 107
Ikterus 138
Ileitis terminalis Crohn 127
Ileokolitis 121
Ileokolitis Crohn 124
Ileorektostomie 135
Ileostomie 117, 144
Ileozökalklappe 102, 110
Ileum 103, 122, 123
– terminales 119, 147
Ileus 102, 134
– mechanischer 138
Immunosuppressiva 125
Infekte 124
Infertilität 125
Inspektion des Anus und der Perianalregion 103
Inspektion des Stuhls, makroskopische 110
Invagination 102, 127, 134
Iridozyklitis 123
Jejunum 122
Kalium 107, 117
Kanzerophobie 106
Karzinoid 136
Karzinom 129, 135, 136
– polypöses 139
Karzinomrisiko 118, 126
Klysma 104
Knochenmarksdepression 124
Knochenmetastasen 138
Knochenschmerzen 138
Knochentumor 136
Kohlehydrate 102, 103
Kolektomie 112, 117

Kolitis 112, 129
– in der Schwangerschaft 118
– infektiöse 145
– ischämische 129, 143–145
– leichte 111
– mittelschwere 111, 116
– pseudomembranöse 132
– schwere 111
– schwere, akute 116
– segmentale ischämische 123
Kolon 102, 105, 108, 111, 112, 122, 133, 135, 147
– distales 105
– irritables 105, 107
– Lageanomalien des – 102
– proximales 119, 132
– spastisches 103, 107
Kolonadenom 137
Kolon-Doppelkontraströntgenuntersuchung 139
Kolonkarzinom 108, 111, 113, 117, 123, 135–137, 139, 140
Kolonkontrasteinlauf 112
Kolonmotilität 106
Kolonperforation 141
Kolonpolypose, hereditäre 135
Kolonulkus, solitäres unspezifisches 145
Koloproktektomie 134
Koloskop 104
Koloskopie 105, 108, 111–113, 121, 122, 129, 139, 143, 144
Kolostomie 139
Kondylome 103
Kontraktionen, fortbewegende 103
– segmentäre 103
Kontrastbreieinlauf 141
Kost, faserreiche 128, 142
– schlackenarme 128
Kotsteine 145
Kryptenabszeß 108–110
Laboruntersuchung 129, 120
Laktasemangel 117
Laxanzien 103, 107, 142
Laxanzienabusus 142
Lebermetastasen 138
Leberzirrhose 113
Leukozyten 131
Leukozytose 110, 127, 128, 132, 143, 145
Luftinsufflation 104, 129
Lungenmetastasen 138
Lymphknoten 140
Lymphom 136
Magen 103, 122
Malabsorption 119, 136
Malabsorptionssyndrom 103, 123
Malignom 137
Marisken 103
Meckelsches Divertikel 127
Megakolon 102, 108, 109

Stichwortverzeichnis

- erworbenes 142
- toxisches 110, 111, 116–118, 122, 125

Melanosis coli 108
Mesenterialarterien 127
Mesenterialinfarkt 143
Mesenterialvenenthrombose 143
Mesenterikographie 143
Mesenterium 102
Metastasen 138, 140
Meteorismus 106, 143
Morbus Bechterew 113, 123
Morbus Crohn 105, 108–110, 113, 114, 116, 119, 121, 123–125, 129, 135, 137, 144, 145, 148
Morbus Hirschsprung 108, 141, 146
- Megacolon congenitum 141

Mukosa 102, 105, 108, 110, 111, 127, 136
Multiple Sklerose 108
Muskelatrophie 124
Muskularis 102
Nachsorge 139
Nahrung, faserreiche 137
Natriumrückresorption 146
Nekrose 131, 147
Nierensteine 123
Obstipation 102, 103, 106, 134, 137, 141, 144–146
- habituelle 107, 108

Obstruktion 141, 148
Ödem 147
Ösophagus 103, 122
Opiate 108, 142
Os sacrum 111
Osteoporose 123, 124
Overflow-Phänomen 146
Oxyuriasis 146, 149
Pankolitis 118
Pankreasverkalkungen 105
Pankreatitis 103, 129
- chronische 106

Parasiten 146
Peitschenwurmkrankheit 146, 148
Perforation 148
Perianalfistel 121
Pericholangitis 113
Peritonitis 127–129, 143–145, 148
Peutz-Jeghers-Syndrom 136, 137
Pflastersteinrelief 119, 120, 122
Phlebitis 144
Pigmentanomalien 136
Pilze 146
Pneumatosis cystoides intestinalis 145
Polypen 104, 108, 134
- benigne 132
- des Dickdarms 134
- epitheliale 133
- hyperplastische 133
- juvenile 136
- maligne 132

- neoplastische 133

Polypose, familiäre 133, 136
Polyposis 137
- juvenilis 137

Postcholezystektomiebeschwerden 106
Proktokolektomie 117, 136
Proktokolitis 110
Proktoskop 104
Proktoskopie 104
Proktum 102–104, 108, 110, 118, 134
Prostata 103, 104
Prostatakarzinom 104
Prostatitis 104
Protein 117
Protozoen 146
Pseudopolypen 110, 134
Psoasschmerz 127
Psychotherapie 125
Pyoderma gangraenosum 113, 123
Rektokolitis 110
Rektoskop 146
Rektoskopie 104, 108, 129, 131, 134, 143, 144
Rektum 102, 105, 108, 110, 112, 118, 119, 121, 122, 131, 132, 135, 145, 146
Rektumatresie 102
Rektumexstirpation 139
Rektumkarzinom 136, 139, 140
Rektumsaugbiopsie 141
Rektumtumor 103
Röntgendoppelkontrast 134
Röntgenuntersuchung 105, 141
- des Kolons 121, 122
- durch Kontrastmitteleinlauf 129

Salmonellose 147
Sarkom 136
Schistosomiasis 148
Schock 148
Schwangerschaft 125
Schwermetallintoxikation 131
Schwermetallvergiftung 142
Sedativa 142, 146
Sepsis 148
Serosa 102
Shigellen 131, 144, 146, 147
Shigellose 109, 147–149
Sigma 104, 105, 112, 129, 131, 132, 137, 145, 146
- distales 104

Sigmoidoskop 104, 146
Sklerodermie 108
Sonographie 120
Spasmolytika 107
Sphinkter 103
Sphinkterbereich 104
Spontanfraktur 138
Staphylococcus aureus 131
Stenose 111, 122, 129, 137
- anorektale 102

Stichwortverzeichnis

– distale 141
Strahlenenteritis 145
Strahlenkolitis 109, 144
Streß 105, 107, 110
Submukosa 102, 108, 127, 131, 136
Tachykardie 112, 122
Tänien 128
Tenesmus 146, 148
Thumb-Prints 143
Torsion 102
Tranquilizer 107, 108, 146
Trematoden 148
Trichuris trichiura 148
Tröpfcheninfektion 147
Tubenverklebungen 125
Tuberkulose des terminalen Ileums 123
Tumor 103, 104, 132, 140
– des Dickdarms 133
– gynäkologischer 104
– polypöser 105
Tumorerkrankungen 124
Ulkus 147
– des Magens 103
– sterkorales 145, 146
Ulkusperforation 127
Ulzeration 103
Untersuchung des Urogenitaltraktes 122
Urämie 131
Uveitis 123
Vagina 102
Venenthrombose 127
Vibrio cholerae 146
Vibrionen 146
Viren 146
Vitamine 119
Volvulus 102
Wachstumsstörungen 125
Wasser 102, 103
Weichteiltumor 136
Yersiniose 123
ZNS-Metastasen 138
Zökum 102, 103, 108, 137
Zöliakie 137
Zyste 145
Zystitis, chronische 129
Zytostatikabehandlung 131, 140

Analerkrankungen 152–176

Abszeß 170
Adenom 174
After 152
Alkoholabusus 155
Analekzem 159
Analerkrankung 152
Analfissur 159, 170, 171
Analkanal 168
Antibiotika 155
Anus praeter 164
Basaliom 174
Bauchpresse 154
Colitis ulcerosa 173
Colon irritabile 154
Dermoid 174
Diarrhö 173
Elektromyographie 168
Endoskopie 157
Fibrom 174
Fissur 170
Fistel 170
Gummiligatur, elastische 164
Hämangiom 174
Hämokkult 152
Hämorrhoidalleiden 160, 161, 163, 170, 174
Hämorrhoidalplexus 158, 163, 165, 166
Hämorrhoidalpolster 155
Hämorrhoidaltherapeutika 163
Hämorrhoiden 154, 164
– äußere 160
– innere 160
Hämorrhoidenstadien 164
Harninkontinenz 154
hemoFEC 152
Infrarotkoagulation 164
Inkontinenz 154, 170
Karzinom 165, 174
– kolorektales 152
Kolondoppelkontrastuntersuchung 163
Kolonfunktion, Einflüsse auf die – 154
Kolonperistaltik 154
Koloskopie 157, 163
Kontinenz 153
Kontinenzorgan 152–154
– Anatomie des – 153
Kost, ballaststoffreiche 155
Laxanzien 154, 155
Laxanzienabusus 163, 165
Lipom 174
Manometrie 168
Marisken 160
Melanom 174
Mischgeschwulst 174
Morbus Bowen 174
Morbus Crohn 158, 172, 173
Myom 174
Nävus 174
Obstipation 154, 165
Pilonidalsinus 170
Proktalgie 159
Proktitis 165
Proktokolitis 173
Proktologie 152, 157, 174
proktologische Diagnostik 155

proktologischer Untersuchungsgang 156
Proktoskopie 156
Prolapssyndrom, rektales 164
Pseudotumor 165
Rekto-Sigmoidoskopie 163
Rektoskopie 156, 173
Rektum 153, 154, 158, 167, 168
Rektumprolaps 164
Sarkom 174
Sigma 158
Spasmen der Darmmuskulatur 154
Streß 155, 163
Tenesmen 159
Teratom 174
Thrombose, perianale 158–160
Tumor 159, 174, 175
Ulcus simplex 167

Akutes Abdomen 177–189

Abdomen, akutes 177
Adhäsion 182, 188
Adnexitis 185
Aerogramm 178
Angiographie 179
– präoperative 188
Appendizitis, akute 184–187
– retrozoekale 185
Briden 182, 188
Bruchinkarzeration 182
Cholangitis 183
Cholezystitis 187
Darmrotation 182
Divertikulitis 185
Douglasscher Raum 177
Endokarditis 184
Endoskopie 179
Erythrozyten 185
Fistel 188
Gallenblasenempyem 183
Gefäßverschluß, arterieller 188
Harnwegsaffektion 185
Hernie, paraösophageale 182
Hiatushernie, axiale 182, 184
Inkarzeration 182, 188
Intoxikation 182
Invagination 182, 188
Konglomerattumor 183
Leukozytose 178, 185
Mesenterialinfarkt 181
Milzinfarkt 184
Milzruptur 184
Morbus Crohn 185
Osteomyelosklerose 184
Pankreaskopf 183
Pankreaspseudozyste 182

Pankreatitis 178, 183
– akute 182, 187
Passagebehinderung 188
Peritonitis 185, 188
Phrenikusschmerz 177
Polyzythämie 184
Porphyrie 182
Prostatahypertrophie 186
Prostatitis 186
Pseudoperitonitis diabetica 182
Pyelogramm 179
Pyosalpinx 185
Röntgenuntersuchung 179
Schmerzen, somatische 177
– viszerale 177
Schmerzlokalisation 184
– im Epigastrium 182
– im linken Oberbauch 183
– im linken Unterbauch 185
– im mittleren Unterbauch 186
– im rechten Oberbauch 183
Serumamylase 178
Sigmadivertikulose 178
Sonographie 179
Stenose 181, 188
Strangulationsileus 182
Tumor 188
Ulcus duodeni 178, 181, 183, 187
Urämie 182
Ureterstein 185
Volvulus 188
Zwerchfellhernie 182

Intestinale Ischämie 190–200

Abgangsstenose 191
Angina intestinalis 193, 195, 197–199
Angiographie 197
Arrhythmie, absolute 195
Arteriitiden 191
Arteriosklerose 192
Azidose 193
Colitis ulcerosa 197
Darmatonie 193
Darminfarkt, akuter 195
Diabetes mellitus 191
Diarrhö 193
Divertikulitis 197
Embolieprophylaxe 199
Enteritis, ischämische 195
Facies abdominalis 195
Gefäßleiden, primäres 191
Gefäßstenose 197
Hernie, inkarzerierte 190
Herzinfarkt 195
Infarkt, hämorrhagischer 193

Stichwortverzeichnis

Intimafibrose, hyperplastische 191
Ischämie, akute 195, 197, 199
- chronische 195
- Folgen der - 192
- nonokklusive 193, 195, 197
Ischämieentstehung 192
Kolitis, ischämische 195, 197–199
Kollateralen 192
Kreislaufinsuffizienz 195
Laparotomie 197
Leberzirrhose 191
Leukozytose 197
Morbus Crohn 197
Paralyse 197
Rechtsherzinsuffizienz 191
Stenose 192
Thrombose, appositionelle 190
- intravasale 193
- venöse 191
Tumorkompression 190
Volvulus 190

Tropische Erkrankungen 201–218

Abdomen, akutes 207
Addison-Krise 207
Amöben 209
Amöbenabszeß 203, 205
Amöbendiagnostik 204
Amöbendysenterie 201, 203
Amöbenleberabszeß 203, 204, 206
Amöbenruhr 203–205
Amöbenulkus, kutanes 203
Amöbiasis 201, 204
- intestinale 206
Amöbizid 205, 206
Amöbom 203
Anämie 214
Analverkehr 201
Ancylostoma duodenale 215
Anoxie 207
Aszites 211
Azidose 207
Balantidium coli 206
Bilharziose 209
Biopsie 213
Blasenkarzinom 213
Capillaria hepatica 216
Chagaserkrankung 208
Chinin 208
Cholezystitis 207
Clonorchis sinensis 215
Colitis ulcerosa 213
Computertomogramm 205
Darmegel 215
Darmprotozoen 206

- geiseltragende 206
Diarrhö 212
Egel 209, 214
Einachweis im Stuhl 213
- im Urin 213
- in Darm- und Blasenbiopsie 214
Eiquantifikation 213
Endoskopie 211
Entamoeba coli 206
- histolytica 201, 202
Enterobius vermicularis 215
Erbrechen 212
Fasciola hepatica 215
Fasciolopsis buski 215
Fibrose 211
Fistel 213
Fokalfluoreszenz 214
Giardia lamblia 206
Hämagglutinationstest, indirekter 214
Hämatom, subkapsuläres 207
Hämorrhagie 207
Hakenwurm 215
Hepatitis-B-Virus 211
Hepatosplenomegalie 212
Husten 212
Immunfluoreszenztest 214
Kala-Azar 208
Karzinom 213
Katayamafieber 212
Kolonkarzinom 212
Kolonpolyposis 213
Kopfschmerz 212
Lamblien 206
Leberegel, chinesischer 215
- großer 215
Lebervergrößerung, palpable 201
Leishman-Donovan-Körperchen 209
Leishmanien 208
Leishmaniose 208
Madenwurm 215
Malaria 206, 213
- algide 207
- chronische 207
- tertiana 207
- tropica 206–208
Mansoniinfektion 211
Mirazidien-Schlüpfversuch 213
Morbus Crohn 213
Myelitis, transverse 212
Necator americanus 215
Obstruktion 213
Ösophagusvarikosis 211, 213
Orientbeule 209
Parasitose, chronische 209
Parenchymfluoreszenz 214
Peitschenwurm 215
Phagozytose 207

Stichwortverzeichnis

Plasmodium falciparum 206
– vivax 207
Protozoen 208
Protozoenzysten 201
Pyelonephritis, chronische 213
Querschnittslähmung 212
Reflux 213
Reisediarrhö 201
Rektoskopie 205
Ruhr, bakterielle 203
Ruhramöbe 201
Rundwürmer 209
Salmonellose 212
Saugwürmer 209, 214
Schistosoma haematobium 210, 214
– intercalatum 210
– japonicum 210–212
– mansoni 210–212, 214
– mattheei 210
– mekongi 210
Schistosomiasis 209, 210, 212, 214
– chronische 212, 213
Septikämie, rezidivierende 213
Serologie 214
Sigmoidoskopie 205
Sonographie 205
Splenomegalie 213
– tropische 207
Splenomegaliesyndrom 207
Spulwürmer 216
Spulwurm Ascaris lumbricoides 215
Strongyloides stercoralis 215
Symmersche Tonröhrenfibrose 211
Toxocara canis 216
– cati 216
Trichuris trichiura 215
Tropenreise 201
Trophozoiten 203
Trypanosoma cruzi 208
Trypanosomen 208
Untersuchung, mikroskopische 204
Urtikaria 212
Wasserschnecken 214
Wurmerkrankungen 209, 211, 213, 215
Zerkarien 214
Zerkariendermatitis 212
Zirrhose 211
Zwergfadenwurm 215

Leber 219–491

Abdominalhernie 328
Abdominalschmerz 313
Abort 267
Abstinenz 312
Abszeß 341
Adenom 480
Adenovirus 265, 266
Adult polycystic disease 463
Aflatoxin 452
Agishi-Shunt 381
Aglykon 227
Akne 275
Albumin 220, 221
Alkohol 304, 306, 309–312, 480, 482
Alkoholabstinenz 311, 312, 315, 331, 332, 353
Alkoholabusus 324
Alkoholhepatitis 327
Alkoholiker 300, 303, 308, 312
– chronischer 470
Alkoholismus 300, 312, 452
Alkoholkarenz 353, 478, 480
– absolute 313
Alkoholkonsum, chronischer 477
Alkohollebersyndrom 477
Alkoholmetabolismus 302
Alkoholprohibition 300
Alkoholstoffwechsel 302
Alkoholunverträglichkeit 274
Alkoholverbrauch 325
Alkoholzirrhose 324, 325, 327, 328, 332
Alkoholzufuhr, chronische 306–310, 313, 314
$Alpha_1$-Antitrypsin 330, 439
$Alpha_1$-Antitrypsin-Mangel 327, 440, 452
$Alpha_1$-Fetoprotein 453, 454, 456
Alveolitis, fibrosierende 276
Amöbiasis 266, 267
Anämie 224, 266, 267, 276
Anaerobier 346
Aneurysma 449
Aneurysmen der Arteria hepatica 448
Angiektasie 464
Angiographie 267, 455–458, 465, 466
Angiosarkom 477
Antibiotika 346
Antidiabetika 487
Anurie 345
Appetitlosigkeit 276, 313
ARA-A 279
ARA-AMP 279
Arteria hepatica, Erkrankung der – 447
Arteriographie 444, 448
Arthralgie 270, 275, 276
Arthritis 267, 276
– rheumatoide 270
Arthropathie 434
Aspergillus flavus 452
Asphyxie 348
Aszites 313, 327, 346, 365, 366, 368–374, 376–379, 382, 414, 442, 445, 448, 453, 454, 486
– chylöser 367
– therapierefraktärer 380
Aszitesdialyse 381

Stichwortverzeichnis

Aszitesentstehung 371
Aszitesflüssigkeit 368
Aszitespunktat 367
Aszitesretransfusion 381
Atopiker 471
Austauschtransfusion 225
Australia-Antigen (HBsAG) 236
Autoimmunhepatitis 278
Ballonsonde 345, 347
Ballontamponade 346, 347, 349–351, 354
BCG-Impfung 277
Berylliose 268
Bestrahlung 454, 458
Bilirubin, konjugiertes 223
– unkonjugiertes 222
Bilirubinbildung 219
Bilirubindiglukuronid 227
Bilirubinstoffwechsel 219–226, 228
Bilirubintransport im Plasma 220
Biliverdin 220
Biliverdinreduktase 220
Biopsiezylinder 324
Blutspende 262
Bluttransfusion 273
Blutung, gastrointestinale 313
Borrelia recurrentis 267
Borreliose 267
Bronchitis 266
Bronchopneumonie 267
Brucellose 268
Brückennekrose 240, 241
Budd-Chiari-Syndrom 341, 367, 442–445
Burkitt-Lymphom 265
Carolische Krankheit 464
Casoni-Test 465
Cavographie 443, 445
Chemotherapie 453, 454, 469
Cherry-Red-Spot 343
Child-Klassifikation 344
Cholangiokarzinom 454, 476
– hiläres 455
– peripheres 454
Cholangitis 268, 464
Choledochojejunostomie 464
Choledochuszyste 464
Cholelithiasis 478
Cholestase 241, 424, 471, 472, 478, 486
– benigne rekurrierende intrahepatische 228
– intrahepatische 269
Choleszintigraphie 456, 457
Cholezystographie 228
Cholezystolithiasis 224
Chorioretinitis 266
Co-Karzinogene 452
Colitis ulcerosa 275
Coma hepaticum 399, 444, 478
Computertomographie 443, 457, 464, 465

Cordis-Hakim-Ventil 381
Coxsackie-Virus 265
Crigler-Najjar-Syndrom Typ I 224, 225
– Typ II 225, 226
Dauerausscheider 245
Delirium tremens 303
Denver-Shunt 381
Desséscher Raum 341
Diabetes mellitus 276, 278, 303, 328, 329, 433
Diät, kalorienreiche 313
Dialyse 267, 272
Dialysepatient 262, 265, 269
Dialysepersonal 262
Dialysezentren 262
Diarrhö 275, 346, 443
Diphtherie 265
Down-Hill-Varizen 338
Down-Syndrom 246, 272
Drainage 464
Druck, hydrostatischer 368
– kolloidosmotischer 368, 369
– osmotischer 370
Druckmessung, perkutane transhepatische 338
Dubin-Johnson-Syndrom 227, 228
Ductus choledochus 486
Duodenalulkus 278
Dupuytrensche Kontraktur 327
Dyserythropoese 224
Dyspnoe 366
Ebola-Virus 265, 266
Echinococcus alveolaris 465
– granulosus 464
Echinokokkuszyste 463, 464
Echovirus 266
elektronenmikroskopische Veränderungen bei der HNANB 263
ELISA 465
Endophlebitis obliterans 341
Endoskop, flexibles 350–352
– starres 350–352
Endotoxine 374
Entamoeba histolytica 267
Enterobakterien 346
Enterovirusgruppe 266
Enzephalomyelitis 266
Enzephalopathie, hepatische 313, 345, 346, 398–408, 414
Epstein-Barr-Virus 236, 264, 265
Erythropoese 224
– ineffektive 219, 224
Erythrozytenszintigraphie 456, 457
Escherichia coli 346
extrahepatische Störungen 270
Fanconi-Anämie 452
Fehlernährung 313
Felty-Syndrom 340
Feminisierung 328

Stichwortverzeichnis

– beim Alkoholiker 306
Fettleber, alkoholische 312, 314, 315
Fettstoffwechsel 303
Fibrosarkom 455
Fibrose 425, 472
Fieber 266, 270, 275, 311, 313, 448
Fistel, ösophago-bronchiale 352
Flappingtremor (Asterixis) 398
Foetor hepaticus 401
Formaldehyd 245
Fritz-Hugh-Curtis-Syndrom 268
Gallengangsadenom 458
Gallensteine 276, 328
Gallenthrombus 241
Gastrointestinaltrakt 270
Gebißanomalie 267
Gegenstromelektrophorese 262
Gelbfieber 265, 266
Gelbsucht 235
Gewichtsverlust 274, 276, 313
Gianotti-Costa-Syndrom 253
Gichtanfall 303
Gilbert-Syndrom 226, 227
Glomerulonephritis 271, 276
Glykoproteine 279
Gonorrhö 268
Graft-versus-host-Erkrankung 412, 420
Gruppenzellnekrose 240
Guillain-Barré-Syndrom 266
Gynäkomastie 328
Hämagglutinationstest 466
Hämangioendotheliom, infantiles 458
Hämangiom, kavernöses 457
Hämangiosarkom 455
Hämochromatose 327, 431–436
Hämodialyse 269, 274
Hämolyse 312
– chronische 224
– intravaskuläre 223, 224
Hämoperitoneum 453
Hämophiliepatient 274
Hämoxygenase 219
Halothanhepatitis 479
Hamartom, mesenchymales 458
Haptoglobin 223, 224
Hautausschlag 275
Hautveränderungen 267
Hepatitis 223, 266, 270, 327, 331, 338, 400, 425, 440, 452, 453, 469
– akute 235–240, 242, 244, 252, 254
– akute simultane 260
– alkoholische 240, 311–315
– chronisch aktive 260, 275, 354, 418
– chronisch lobuläre 277
– chronisch persistierende 274
– chronische 272
– chronische lupoide 276

– extrahepatische Erkrankungen 269
– fulminante 238, 240, 241, 252, 257, 270
– limitierte 257
– simultane 261
– Therapie der akuten – 241
– virale 228
– während der Schwangerschaft 268
Hepatitis A 242–244, 270, 399, 451
– Diagnostik 245
– Prophylaxe 245
Hepatitis-A-Antigen 244, 245
Hepatitis-A-Virus 236, 243, 244
Hepatitis-A-Virusinfektion 238
Hepatitis B 246–249, 252, 253, 256, 269, 270
– chronische 253
– fulminante 399
– Prophylaxe 254, 255
Hepatitis-B-Virus 246, 247, 261, 451
Hepatitis-B-Virusinfektion, chronische 272
Hepatitis non-A, non-B 261, 264, 269, 272, 277, 399, 451
– chronische 274, 327
hepatitisähnliche Erkrankungen bei Protozoen 266
Hepatitis-Delta-Virus 256–261, 269, 272
Hepatitis-Delta-Virusinfektion 238, 239, 253
– chronische 273
Hepatitis-Nomenklatur 236, 237
Hepatoblastom 456
Hepatomegalie 313, 442, 445, 455
Hepatopathie 440
hepatorenales Syndrom 382
Hepatosplenomegalie 267, 268
Hepatozyten 241
Hernien 367
Hernienbildung 376
Herpes-simplex-Virus 236, 264
Herpesvirusgruppe 265
Herzinsuffizienz 458
Herzrotation 366
Hiatushernie 348
Hirnödem 408
Hirsutismus 276
Hormon, antidiuretisches 373
– natriuretisches 374
Hydatidenflüssigkeit 465
Hydatidensand 465
Hydrozephalus 266
Hypalbuminämie 276
Hyperbilirubinämie 219–226, 228, 229, 239
– konjugierte 227
– unkonjugierte 227
Hyperlaktazidämie 303
Hyperlipoproteinämie 312
Hyperplasie, adenomatöse 457
– fokal-noduläre 457
Hypersplenismus 414
Hypertension, idiopathische portale 476

Stichwortverzeichnis

- portale 277, 338, 339, 341, 369, 371, 419, 444, 449, 481
- postsinusoidale portale 341
- präsinusoidale portale 340
- sinusoidale portale 340

Hypertonus 278
Hyperurikämie 303
Hypogonadismus 328
Hypokaliämie 346
- bei Zirrhosepatienten 375
Hyponatriämie 375
Hypophysenhinterlappen 348
Hypoprothrombinämie 311
Hypovolämie 345
H_2-Rezeptor-Antagonisten 308
Idiosynkrasie 469
- immunologische 471
Ikterus 219, 266, 268, 270, 275, 276, 312, 313, 448, 453, 464
- dyserythropoetischer 224
Immundiffusion 262, 440
Immundoppeldiffusion 465
Immunelektrophorese 465
Immunfluoreszenz 465
Immunfluoreszenztest 466
Infektionen, bakterielle 268
Injektion, paravasale 351
Insektizide 455
Insulin 304
Insulinrezeptoren 487
Interferon 279
Kala-Azar 266
Kallikrein-Kinin-System 374
Kardiomyopathie 434
Karditis 266
Karzinogenese 451
Karzinom 300, 313
- nasopharyngeales 265
Kassabach-Merrit-Syndrom 458
Katarakt 278
Ketose 303
Klassifikation der portalen Hypertension 339
Knochenmark 223, 224
Knochenmarksdepression 313
Knochenmarkshyperplasie 224
Komaprophylaxe 345
Kontrastmittelfluß 339
Kontrazeptiva 452, 457
- orale 228, 229, 242, 456, 477, 480, 481
Koproporphyrin 477, 478
Koproporphyrinurie 477
Kreislaufstörungen 266
Kryoglobuline 271
Läuse 267
Laktazidose 303, 345
Laparoskopie 229, 330, 417, 454
Laparotomie 417, 466

Laserkoagulation 346, 353
Lassafieber 265, 266
Leber 223
Leber- und Milzschwellung 266
Leberadenom 456, 476, 480
Leberausfallkoma 454
Leberbiopsie 227, 240, 427, 444
Leberblindpunktion 330
Lebererkrankung, alkoholische 341, 368
Leberfibrose 266, 354, 432
Leberinfarkt 448
Leberkarzinom 274, 330, 443, 476
- primäres 276
Leberkoma 238, 239, 313, 408
- endogenes 399
- exogenes 401
Lebermetastasen 341, 453
Lebernekrosen 266
- fulminante 478
Leberparenchymschädigung 370
Leberschaden, alkoholischer 300
- arzneimittelbedingter 468
Lebertransplantation 370, 420, 425, 454
Lebertumoren 451, 452, 456
- gutartige 456
- maligne 451
Leberverfettung 269
Leberversagen 241
Leberzellkarzinom 452
- primäres 451
Leberzellnekrose 240, 400
Leberzellverfettung 303
Leberzirrhose 223, 273, 276, 277, 300, 302, 315, 323, 326, 329, 331, 338, 340–342, 346, 367–369, 371, 373, 374, 376, 378, 379, 402, 403, 406, 408, 432, 440, 441, 445, 452–454, 483, 484, 486, 487
- alkoholische 311, 313, 354
- dekompensierte 375
- Klassifikation der - 324, 330
Leberzyste, multiple 463
- solitäre 463
Leibschmerzen 270, 275
Leiomyosarkom 455
Leishmaniose 266
Lepra 246
Leptospirose 267
Leukämie 246
Leukopenie 239, 276
Leukozytenstimulationstest 479
Leukozytopenie 313
Leukozytose 311, 313
Le-Veen-Shunt 381, 444
lichtmikroskopische Besonderheiten der Hepatitis non-A, non-B 263
Ligandin 221
Linton-Nachlas-Sonde 347, 348
Lunge 270

Stichwortverzeichnis

Lungentuberkulose 464
Lymphozytose 239
Lysetherapie 444
Magen 338
Magenverweilsonde 345
Makrophageninhibitionstest 479
Malabsorptionssyndrom 229
Malaria 266
Malignom 367
Mallory-Weiss-Syndrom 342
Marburg-Virus 266
Marmoset-Versuch 263
Masern 265
Mediastinitis 352
Meningitis 266
Mesenterikographie 444
Meteorismus 367
Migration inhibiting factor 311
Milz 223
Milzvenendruck 339
Mononeuritis 270
Morbus Boeck 268
Morbus Wilson 424–428, 452
Müdigkeit 274, 276
Mykose 267
Myxödem 368
Narkose 350
Neodymium-Yag-Laser 353
Nephritis 267
nephrotisches Syndrom 276
Nervensystem 270
Neuropathie 419
Nieren 463
Nierenfunktion 370
Nierenfunktionsstörung 370
Nierenkrankheiten 270
Nikotinsäure 226
Nikotinsäure-Provokationstest 227
Non-A-non-B-Hepatitis 261, 264, 269, 272, 277, 327, 399, 451
Notfallendoskopie 343
Oberbauchbeschwerden 445
Oberbauchschmerz 274, 442
Obstruktion, intestinale 366
– membranöse 442
– venöse 442
Ödem 369
– peripheres 372
– skrotales 367
Ösophagitiden 367
Ösophagus 338, 343, 370
Ösophagusperforation 352
Ösophagusstenose 352
Ösophagusvarizen 327, 343, 344, 443, 449
– mechanische Kompression der 347
Ösophagusvarizenblutung 342, 344, 348, 349, 352, 353, 367, 414, 454

– Sklerosierungstherapie während der akuten – 351
– Therapie der – 345
Ösophagusvarizensklerosierung 350–352
– prophylaktische 354
– selektive 353
Östrogen 477, 480, 481
Oligurie 345
Osteochondritis 267
Osteopathie, intestinale 413
Osteoporose 278
Ovulum 340
Palmarerythem 276
Pankreas 270, 463
Pankreatitis 300, 313, 328, 367
Parasiten 340
PBC 413, 419
Peliosis hepatis 464, 476
Perihepatitis gonorrhoica 268
Perikarditis 266
Perimyokarditis 276
peritoneovenöser Shunt 381
Peritonitis 368
– bakterielle 367, 376
Pfortaderbereich 338
Pfortaderdruck 338
– Messung des – 339
Phase-I-Reaktion 482, 484, 485
Phase-II-Reaktion 482, 485
Phototherapie 225
Plasmaphorese 225, 419
Plasmodien 266
Plattenatelektase 366
Pleuraerguß 352, 366
Pleuritis 276
Poliovirus 245
Polyarteriitis nodosa 270
Polycythaemia vera 341
Porphyrie, akute hepatische 480
– chronische hepatische 480
– hepatische 477
Prodromalstadium 238
Prostaglandinsystem 373
Proteinelektrophorese 440
Protoporphyrie, erythrohepatische 481
Pruritus 413, 418, 419
Psyche 270
Psychose 278
Pyrrolizidin-Alkaloide 341, 445
Radio- und Enzymimmunoassay 262
Radioimmunoassay 260
Radiotherapie 455
Reexposition 479
Reitan-Test 398
Renin-Angiotensin-Aldosteron-System 372
Resektion 456
Rheumafaktor-Aktivität 262
rheumatische Erkrankungen 276

Stichwortverzeichnis

Rift-Valley-Fieber 266
Risikogruppen 265, 277
Röntgendoppelkontrastuntersuchung 344
Röntgenkontrastmittel 221
Röteln 265
Rotor-Syndrom 228
Salmonellose 268
Sarkom 453
Schilddrüsenhormonspiegel, hepatischer 310
Schistosomiasis 340, 354
Schock 345
Schwangerschaft 353, 457
Schwangerschaftscholestase 229
Schwarzes Fieber 257
Schwarzwasserfieber 266
Seit-zu-Seit-Shunt 444
Sengstaken-Blakemore-Sonde 347, 348
Sepsis 346
Sequenzcomputertomogramm 454
Sequestration 458
Serumbilirubin 239
Sexualsteroide 222
Shigellose 268
Shunt-Bilirubin 219
Shunt-Operation 354
Shuttle-Mechanismen 303
Sichelzellenanämie 224
Sjögren-Syndrom 276
Sklerodermie 340
Sklerose, perivenuläre 311, 312, 315
Sklerosierung, intravasale 350
Sklerosierungsmittel 351
Sklerosierungstherapie 352
Solices (Bandwurmköpfe) 465
Sonographie 267, 366, 417, 454, 466
Spidernävus 276
Spirochätose 267
Splenektomie 226
Splenomegalie 224, 313
Splenoportographie 339
Stadium, ikterisches 413
– oligosymptomatisches 413
– präsymptomatisches, der PBC 413
– symptomatisches, anikterisches 413
Steatorrhö 229, 270
Streptococcus pneumoniae 346
Streptokokkenangina 265
Streßulkusprophylaxe 345
Stuart-Bras-Syndrom 476
Syphilis 267
Syndrom, hepatorenales 313, 370
System, sympathoadrenales 373
^{99m}Tc-Scan in ECT-Technik 456
Teerstuhl 345
Teleangiektasien 328
Teratom 458
Therapie, antivirale 278

Thrombopenie 276
Thrombozytopenie 455
Thyreoiditis lymphogranulomatosa (Hashimoto) 276
Toxoplasma gondii 266
Toxoplasmose 265, 266
Transaminasenerhöhung 266
Transaminasensturz 400
Transferase 221
Transkiptase, reverse 262
Transplantation 269
Trypsininhibitorkapazität 440
Tumor 338, 453, 476
Tumorkachexie 454
Typhus abdominalis 268
Typ-I-Reaktionen 469
Typ-II-Reaktionen 470
Ulcus pepticum 328
Ultraschall 449, 464, 465
Ultraschalluntersuchung 443, 448, 454, 457
Umbilicalvenenkatheterisierung 338
Unterernährung 313
Unwohlsein 276
Urtikaria 276
Venen und Arterien der Leber 442, 444
Veno-occlusive disease 445
Verödungstechnik, paravasale 351
Virostatika 278
Viruserkrankungen mit Leberbeteiligung 265
Virushepatitis 238–240, 267, 268, 326
Vitaminmangel 313
Williams-Tubus 351
Wilsonsche Erkrankung 327, 424, 428
Wurmerkrankungen 267
Zecken 267
Zirrhose 261, 266, 274, 275, 277, 278, 370, 377, 425, 444, 457, 471, 472, 478, 481
– Ätiologie der – 324
– dekompensierte 372
– inaktive 278
– kompensierte 372
– kryptogene 327, 418
– portale 324
– primäre biliäre 268, 272, 276, 324, 327, 412, 414–418, 420, 424
Zirrhosemorbidität 325
Zöliakographie 454
Z-Protein 221
Zwerchfellhochstand 366, 463
Zystadenom, biliäres 458
Zyste 341
– traumatische 464
Zystizerkose 466
Zytomegalie 265
Zytomegalievirus 236, 264
Zytomegalievirusinfektion 265, 266

Gallenblase und Gallenwege 492–510

Abszeß 505
Adenokarzinom 508
Amidierung 493
Amöben 495
Anaerobier 504
Antibiotikatherapie 505
Begleitpankreatitis 494
Biopsie 507
Cholangiographie 498
- perkutane transhepatische 495
Cholangiopankreatikographie, endoskopisch retrograde 495
Cholangitis 499, 504, 505
- primär sklerosierende 506
- rezidivierende 498
Choledochoduodenostomie 503
Choledocholithiasis 494, 498, 499, 505, 506
Choledochoskopie 495, 498
Choledochusmanometrie 495
Cholegraphie 501
- intravenöse 495
Cholelithiasis 494, 502, 505, 508
Cholestase, extrahepatische 506–508
Cholesterin 492, 496
Cholesteringallensteine 495
Cholezystektomie 497, 499, 502
Cholezystitis, akute 496, 500, 501
- chronische 502
Cholezystogramm, orales 495
Cholezystolithiasis 495–498, 501
Colon irritabile 494
Computertomographie 495, 501, 505, 507, 508
Courvoisiersches Zeichen 507
Darmerkrankung 497
Dauerschmerz 494
Desoxycholsäure 493
Diabetes mellitus 496
Diarrhö, chologene 494, 497
Dyspepsie 503
Empyem 494
Endoskopie 507
Enterokokken 500
Escherichia coli 500
Galle, kanalikuläre 492
Gallenabflußtörung (Cholestase) 493
Gallenblasenempyem 496, 502
Gallenblasenhydrops 496
Gallenblasenkarzinom 508
Gallenblasenperforation 496
Gallenblasensteine 494, 495
Gallenflüssigkeit 493, 495, 496
Gallengangskarzinom 494, 508
Gallenkolik 494, 497
Gallenpigmente 492
Gallensäuren 492, 493, 496

Gangrän 502
Gastritis 494
Gastroduodenitis 497
Hämolyse, chronische 498
Hautikterus 494
Hydrops 494
Hyperlipidämie Typ IV 496
Ikterus 494
Ileus 501
Infektion, bakterielle 504
Infusionscholegraphie 505
Juckreiz 494
Karzinom 497
Klebsiellen 500
Kolik 503
Koloskopie 503
Kontrastmittel 495
Lamblien 495
Laparoskopie 507
Lebergalle 493
Leber-Gallen-Szintigraphie 495
Leberkarzinom 508
Leberzirrhose 496, 498
- sekundäre biliäre 493, 498
Lithocholsäure 493
Lithotrypsie, mechanische 500
Mirizzi-Syndrom 505, 506
nasobiliäre Sonde 500
Natrium-Kalium-ATPase 492
Oberbauchschmerz 503
Oberbauchsonogramm 507
Oberbauchsonographie 496, 501, 502, 505
Obstipation 503
Opiate 498, 501
Pankreaskopfkarzinom 494
Pankreatitis 497–499, 501
Papillenkarzinom 494
Papillotomie, endoskopische 499, 500
- operative 500
Peritonitis, lokale 500
Phospholipide 492, 496
Polypen 494
Postcholezystektomiesyndrom 502, 503
Primärgalle 492
Proteus 500
Röntgendiagnostik 495
Röntgenleeraufnahme 495, 507
Röntgenuntersuchung der Gallenblase 497
Salmonellen 495
Schallwellen-Lithotrypsie 500
Sepsis 499, 502, 505
Septen 494
Sonographie 494, 498, 501
Spasmus 498
Staphylokokken 500
Tumor 503, 507, 508
Übergewicht 496

Stichwortverzeichnis

Ulkuserkrankung 497
Ulkusleiden 494
Verschlußikterus 498, 499, 501
Zirrhose, primäre biliäre 504, 506
– sekundäre biliäre 504
Zystikusverschluß 494, 497
Zytostatika 508

Primär sklerosierende Cholangitis
511–514

Cholangiographie 513
Cholangitis, primär sklerosierende 511, 513
Cholestase 513
Colitis ulcerosa 512, 513
Drainageoperation 513
Endoskopie 512
Gallengangsstenose 513
Hepatitis, chronisch aktive 511
Hepatomegalie 512
Ikterus 512
Laparoskopie 513
Leberbiopsiematerial 511
Leberzirrhose 513
Lymphom 513
Röntgenuntersuchung 512
Splenomegalie 512
Zirrhose 511
– primäre biliäre 513

Pankreaserkrankungen 515–534

Alkohol 515, 528, 529
Arzneimitteltherapie 523
Begleitpankreatitis 516
Choledocholithiasis 515
Cholelithiasis 515
Chymotrypsin 530
Computertomographie 521, 532
Diabetes mellitus 517, 530, 533
Diät 532
Duodenalulkus 516
endoskopisch-retrograde Cholangio- und Pankreatikographie 521, 532
Gallensteinleiden 515
Gallenwegserkrankung 528
Hyperlipoproteinämie 517
Hyperparathyreoidismus 516
Hypokaliämie 517
H_2-Rezeptoren-Blocker 523

Insuffizienz, respiratorische 524
Leberzirrhose 516
Lundh-Test 531
Lupus erythematodes 516
Medikamente 516
morphologische Veränderungen 528
Myelom 516
Niereninsuffizienz 524
Nierentransplantation 516
Nulldiät/Magensonde 523
PABA-Test 531
Pankreatitis, chronische 531
Pankreolauryltest 531
Panarteriitis nodosa 516
Pankreasfermentsubstitution 533
Pankreaskarzinom 516
Pankreasverkalkung 530
Pankreatitis 524, 532
– akute 515–524, 529
– alkoholische 524
– biliäre 524
– chronische 521, 527–529
– experimentelle 524
– hereditäre 517
– idiopathische 524
– medikamenteninduzierte 516
Papillotomie 524
Peritonealdialyse 524
Röntgenuntersuchung 521, 532
Schmerzbehandlung 533
Schmerztherapie 523
Sekretin-Pankreozymin-Test 530
Sjögren-Syndrom 516
Sonographie 520, 521, 531
Steatorrhö 530
Stoffwechselerkrankung 528
Swan-Ganz-Katheter 522
Vitaminsubstitution 533

Die Tumoren des Pankreas 535–542

benigne, exokrine Pankreastumore 535
benigne, maligne endokrine Pankreastumore 535
Gastrinom 536
Glukagonom 536
Insulinom 535
maligne Tumore, exokriner Pankreas 538
neuroendokrine Pankreastumore 537
Pankreaskarzinom 538
Pankreaszysten 540
Verner-Morrison-Syndrom 536

Kohlhammer

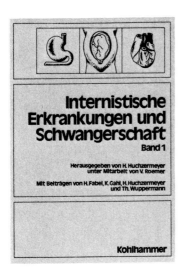

Hans Huchzermeyer (Hrsg.)
Internistische Erkrankungen und Schwangerschaft
Band 1
unter Mitarbeit von
Volker M. Roemer
Mit Beiträgen von H. Fabel,
K. Gahl, H. Huchzermeyer und
Th. Wuppermann
1986. 235 Seiten mit 9 Fotos,
57 Abbildungen, 36 Tabellen
Geb. DM 89,—
ISBN 3-17-009043-7

Internistische Erkrankungen, die zufällig während der Schwangerschaft auftreten oder ausschließlich durch sie ausgelöst werden, bergen für den behandelnden Arzt spezielle Probleme. Bei den diagnostischen und therapeutischen Maßnahmen müssen nicht nur die physiologischen Schwangerschaftsveränderungen, sondern auch Mutter und Kind gleichermaßen Berücksichtigung finden. Zudem ist zu klären, welchen Einfluß die vorliegende Erkrankung auf Schwangerschaft und Geburt und umgekehrt, die Schwangerschaft auf die Erkrankung ausübt.

Der Band 1 dieser auf drei Bände angelegten Reihe behandelt die Erkrankungen des Intestinaltraktes, des Pankreas, der Leber und Gallenwege (Prof. Huchzermeyer, Minden), des Herzens (Prof. Gahl, Braunschweig), der Gefäße (Prof. Wuppermann, Bad Bertrich), der Atemwege und der Lunge (Prof. Fabel, Hannover).
Eingehend werden dabei Ätiologie, Pathogenese, Diagnostik, Klinik und Therapie der verschiedenen Krankheiten behandelt.

In Kürze erscheint:

Hans Huchzermeyer (Hrsg.)
Internistische Erkrankungen und Schwangerschaft
Band 2

Verlag W. Kohlhammer
Stuttgart · Berlin · Köln · Mainz

Kohlhammer

B. Knick / J. Knick
Diabetologie
2. Auflage 1986. 476 Seiten,
37 Abb. Kart. DM 38,—
ISBN 3-17-009561-7
Taschenbücher Medizin

„Den Autoren ist es gelungen, eine profunde Darstellung über die heute relevante klinische Diabetologie zu geben. Das Buch ist didaktisch ausgezeichnet aufgebaut und macht die Fortschritte der Diabetologie der letzten Jahre für den Praktiker und Facharzt zugänglich. Das Buch kann bestens praktischen Ärzten und Fachärzten für Innere Medizin, aber auch allen jenen, die sich mit dem Diabetes beruflich zu beschäftigen haben, empfohlen werden."
Wiener Klinische Wochenschrift

Lukas Kappenberger
Die elektrophysiologische Herzuntersuchung
1983. 145 Seiten, 67 Abb.
Geb. DM 49,80
ISBN 3-17-008063-6

„Das Buch gibt einen Überblick über den Stellenwert der intrakardialen Elektrokardiographie. In kurzgefaßten, übersichtlich gestalteten Kapiteln werden methodische Grundlagen und das praktische Vorgehen bei der Diagnostik supraventrikulärer und ventrikulärer Herzrhythmusstörungen vermittelt.... Diese gelungene, praxisrelevante Darstellung sowohl diagnostischer als auch therapeutischer Aspekte ist dem klinisch tätigen, kardiologisch interessierten Arzt daher besonders zu empfehlen."
Ztschr. für ärztliche Fortbildung

Wilfried Kindermann (Hrsg.)
Hypertonie
Diagnostik, Therapie und körperliche Aktivität
1984. 127 Seiten mit 36 Abb., 12 Tab.
Geb. DM 49,80
ISBN 3-17-007975-1

Die Beiträge dieses Werkes haben zum Ziel, gesichertes Wissen und neue Erkenntnisse auf dem Gebiet der Diagnostik und Therapie der Hypertonie praxisnah vorzutragen, so daß sich dieses Buch in erster Linie an jene wendet, die in der täglichen Praxis tätig sind, bzw. an jene, die sich einen ersten Überblick verschaffen wollen.

Georg Sabin
Der kardiogene Schock
Grundsätze der Therapie mit Katecholaminen und Vasodilatantien
1984. 120 Seiten mit zahlr. Abb. und Tab. Geb. DM 49,—
ISBN 3-17-008618-9

„Die pathophysiologische und pharmakologische Einleitung ist didaktisch sehr gut gestaltet und behandelt das Thema – auch im Hinblick auf die sehr ausführliche Literaturübersicht – erschöpfend... Die Charakterisierung der Patienten und die Darstellung der Methodik sind sehr sorgfältig und folgen anerkannten therapeutischen und diagnostischen Richtlinien."
Herz/Kreislauf

Verlag W. Kohlhammer
Stuttgart · Berlin · Köln · Mainz